T0132919

Kohlhammer

Gerhard Neuhäuser
Hans-Christoph Steinhausen
Frank Häßler
Klaus Sarimski (Hrsg.)

# Geistige Behinderung

Grundlagen, Erscheinungsformen und klinische Probleme,
Behandlung, Rehabilitation und rechtliche Aspekte

4., vollständig überarbeitete und erweiterte Auflage

Verlag W. Kohlhammer

**Wichtiger Hinweis**

Pharmakologische Daten verändern sich fortlaufend durch klinische Erfahrung, pharmakologische Forschung und Änderung von Produktionsverfahren. Verlag und Autor haben große Sorgfalt darauf gelegt, dass alle in diesem Buch gemachten Angaben dem derzeitigen Wissensstand entsprechen. Eine Gewährleistung können Verlag und Autor hierfür jedoch nicht übernehmen. Daher ist jeder Benutzer angehalten, die gemachten Angaben, insbesondere in Hinsicht auf Arzneimittelnamen, enthaltene Wirkstoffe, spezifische Anwendungsbereiche und Dosierungen anhand des Medikamentenbeipackzettels und der entsprechenden Fachinformationen zu überprüfen und in eigener Verantwortung im Bereich der Patientenversorgung zu handeln. Aufgrund der Auswahl häufig angewendeter Arzneimittel besteht kein Anspruch auf Vollständigkeit.

Dieses Werk einschließlich aller seiner Teile ist urheberrechtlich geschützt. Jede Verwendung außerhalb der engen Grenzen des Urheberrechts ist ohne Zustimmung des Verlags unzulässig und strafbar. Das gilt insbesondere für Vervielfältigungen, Übersetzungen, Mikroverfilmungen und für die Einspeicherung und Verarbeitung in elektronischen Systemen.

Die Wiedergabe von Warenbezeichnungen, Handelsnamen und sonstigen Kennzeichen in diesem Buch berechtigt nicht zu der Annahme, dass diese von jedermann frei benutzt werden dürfen. Vielmehr kann es sich auch dann um eingetragene Warenzeichen oder sonstige geschützte Kennzeichen handeln, wenn sie nicht eigens als solche gekennzeichnet sind.

Es konnten nicht alle Rechtsinhaber von Abbildungen ermittelt werden. Sollte dem Verlag gegenüber der Nachweis der Rechtsinhaberschaft geführt werden, wird das branchenübliche Honorar nachträglich gezahlt.

4., vollständig überarbeitete und erweiterte Auflage 2013

Alle Rechte vorbehalten
© 1990/2013 W. Kohlhammer GmbH Stuttgart
Umschlag: Gestaltungskonzept Peter Horlacher
Gesamtherstellung:
W. Kohlhammer Druckerei GmbH + Co. KG, Stuttgart
Printed in Germany

ISBN 978-3-17-022192-5

# Inhalt

# Verzeichnis der Autorinnen und Autoren

## Herausgeber

Prof. Dr. Frank Häßler
Klinik für Psychiatrie, Neurologie,
Psychosomatik und Psychotherapie
im Kindes- und Jugendalter der
Universitätsmedizin Rostock
Gehlsheimer Str. 20
18147 Rostock
frank.haessler@med.uni-rostock.de

Prof. Dr. Gerhard Neuhäuser
Dresdener Str. 24
35440 Linden
gdneuhaeuser@gmx.de

Prof. Dr. Klaus Sarimski
Institut für Sonderpädagogik
Pädagogische Hochschule Heidelberg
Keplerstr. 87
69120 Heidelberg
sarimski@ph-heidelberg.de

Prof. Dr. Dr. Hans-Christoph Steinhausen
Forschungseinheit für Kinder- und
Jugendpsychiatrie
Psychiatrische Klinik
Universitätsklinik Aalborg
Mølleparkvej 10
DK-9000 Aalborg
hces@rn.dk

Klinische Psychologie und Epidemiologie
Institut für Psychologie
Missionsstrasse 60/62
CH-4055 Basel
hans-christoph.steinhausen@unibas.ch

Universitätsklinik Kinder- und
Jugendpsychiatrischer Dienst
Neptunstrasse 60
CH-8032 Zürich
hc.steinhausen@kjpd.uzh.ch

## Autoren

PD Dr. Johannes Buchmann
Klinik und Poliklinik für Kinder- und
Jugendneuropsychiatrie/Psychotherapie
Universität Rostock
Postfach 10 08 88
18055 Rostock
johannes.buchmann@med.uni-rostock.de

Prof. Dr. Maximilian Buchka
Institut für Heilpädagogik und Sozial-
therapie
Fachbereich Bildungswissenschaft
Alanus Hochschule für Kunst und
Gesellschaft
Campus II, Villestraße 3
53347 Alfter bei Bonn
maximilian.buchka@alanus.edu

Dr. Samuel Elstner MBA
  Leitender Arzt
  Behandlungszentrum für psychisch kran-
  ke Menschen mit geistiger Behinderung
  Abteilung für Psychiatrie, Psychotherapie
  und Psychosomatik
  Evangelisches Krankenhaus Konigin
  Elisabeth Herzberge gGmbH
  Herzbergstraße 79
  10365 Berlin
  s.elstner@keh-berlin.de

Prof. Dr. Klaus Fischer
  Humanwissenschaftliche Fakultät
  Universität zu Köln
  Frangenheimstrasse 4 a.
  50931 Köln
  Klaus.fischer@uni-koeln.de

Dr. Theo Frühauf
  Bundesvereinigung Lebenshilfe
  für Menschen mit geistiger Behinderung
  e. V.
  Raiffeisenstrasse 18
  35043 Marburg
  theo.fruehauf@t-online.de

Prof. Dr. Gerd Grampp
  Fachbereich Sozialwesen
  Fachhochschule Jena
  Postfach 100 314
  07703 Jena
  grampp_afebs_reha@web.de

Prof. Dr. Alexander von Gontard
  Klinik für Kinder- und Jugendpsychiatrie,
  Psychosomatik und Psychotherapie
  Universitätsklinikum des Saarlandes
  66421 Homburg
  alexander.von.gontard@uks.eu

Ulrich Hellmann, Ass. Jur.
  Pfingstweide 16
  35043 Marburg
  ulrich.hellmann@4rush.de

Prof. Dr. Theo Klauß
  Institut für Sonderpädagogik
  Pädagogische Hochschule Heidelberg
  Keplerstr. 87
  69120 Heidelberg
  Theo.klauss@urz.uni-heidelberg.de

Klaus Lachwitz, Ass. jur.
  Rossdorfer Str. 8
  35 085 Ebsdorfergrund
  Inclusion International
  4 – 6 University Way
  Docklands Campus
  GB – London E16 2 RD
  Klaus.Lachwitz@lebenshilfe.de

Dr. Olaf Reis
  Klinik für Psychiatrie, Neurologie,
  Psychosomatik und Psychotherapie
  im Kindes- und Jugendalter der
  Universitätsmedizin Rostock
  Gehlsheimer Str. 20
  18147 Rostock
  olaf.reis@med.uni-rostock.de

Christian Schanze
  Krankenhaus St. Camillus
  Dominikus-Ringeisen-Str. 20
  86513 Ursberg
  christian.schanze@t-online.de
  schanze.kh@ursberg.de

Dr. phil. habil. Susanne Wachsmuth
  FB Erziehungswissenschaften,
  Universität Gießen
  Karl-Glöckner-Str. 21 b
  35394 Gießen
  susanne.wachsmuth@erziehung.uni-
  giessen.de

Dr. Sabine Wendt
  Bundesvereinigung Lebenshilfe
  für Menschen mit geistiger Behinderung
  e. V.
  Raiffeisenstrasse 18
  35043 Marburg
  Sabine.Wendt@lebenshilfe.de

# Vorwort

Mit der Behindertenrechtskonvention (BRK), die am 26. 03. 2009 von der Bundesrepublik Deutschland unterzeichnet wurde, haben sich für Menschen mit geistiger Behinderung neue Perspektiven ergeben. Nicht nur das seit 2002 geltende Behindertengleichstellungsgesetz wurde auf eine sichere internationale Basis gestellt, sondern auch zahlreiche Gesetze und Erlasse mussten und müssen den Forderungen der BRK angepasst werden. Für den einzelnen Menschen mit geistiger Behinderung bedeutet dies, dass sich seine Möglichkeiten bei der Selbstbestimmung und für die Teilhabe bzw. Inklusion in der Gesellschaft erweitert haben. Nach wie vor sind dabei für alle Fachleute, die begleiten, unterstützen und helfen wollen, gute interdisziplinäre Kenntnisse eine entscheidende Grundlage für erfolgreiches Handeln.

Nach Auflagen in den Jahren 1990, 1999 und 2003, die eine erfreulich positive Resonanz fanden, legen wir hiermit die vierte, vollständig überarbeitete und erweiterte Ausgabe dieses für die fachliche und interdisziplinäre Kooperation bestimmten Werkes vor. Augenfälligste Veränderungen sind die Erweiterung des Herausgeberkreises und eine größere thematische Ausgestaltung. Geblieben ist wie in den früheren Auflagen das Bemühen, zur Verständigung und Zusammenarbeit unter den verschiedenen Professionen beizutragen, weil man nur interdisziplinär der Thematik im Interesse des einzelnen Menschen mit geistiger Behinderung gerecht werden kann.

In der vorliegenden Auflage haben wir diesen Ansatz weiter ausgebaut. So wurden im Teil B, der Erscheinungsbilder und klinische Probleme darstellt, Kapitel zu Suchtgefährdung und Sexualität neu aufgenommen. Im Teil C, bei der Darstellung von Behandlung und Rehabilitation, sind aktuelle Aspekte der Pflege, Probleme des Alters und Möglichkeiten der psychiatrischen Versorgung hinzugekommen. Teil D mit rechtlichen Bestimmungen und Hilfen behandelt neu die Behindertenrechtskonvention und schließt mit einer Diskussion forensischer Fragen und Probleme.

Der Titel »Geistige Behinderung« wurde beibehalten; die kontroversen Diskussionen um eine bessere Definition halten an und einen allseits akzeptierten Vorschlag gibt es nicht. Das Handbuch ist mit seinen verschiedenen Auflagen zugleich ein Abbild von Kontinuität wie von Aktualität. Bei unveränderter Grundstruktur und interdisziplinärer Ausrichtung wurde und wird es von Fachleuten geprägt, die über einen langen Zeitraum theoretisch wie praktisch das Thema aus ihrer spezifischen Kompetenz und Sichtweise reflektiert und mitgestaltet haben. Dabei stützt sich das Handbuch sowohl auf die Mitarbeit neuer Autorinnen und Autoren, welche die Aktualität der jeweiligen Inhalte sichern helfen, als auch auf die Bereitschaft jener Autorinnen und Autoren, die bereits an früheren Auflagen mitwirkten und ihre Kapitel zeitnah überarbeiteten. Ihnen allen gilt unser Dank für eine engagierte und vertrauensvolle Mitarbeit!

Dem Verlag sowie seinen Mitarbeiterinnen und Mitarbeitern danken wir für die kontinuierliche sorgfältige Betreuung dieses Werkes, das von der grundlegenden Absicht getragen ist, über die nötige Wissensvermittlung die Entfaltungsmöglichkeiten von Menschen mit geistiger Behinderung in zahlreichen Lebensbereichen zu unterstützen und damit zu ihrer Inklusion in die Gemeinschaft beizutragen.

Linden/Aalborg-Basel-Zürich/Rostock/ Heidelberg

Februar 2013

Gerhard Neuhäuser
Hans-Christoph Steinhausen
Frank Häßler
Klaus Sarimski

# Teil A:   Grundlagen

# 1 Epidemiologie, Risikofaktoren und Prävention

*Gerhard Neuhäuser und Hans-Christoph Steinhausen*

## 1.1 Definition und Aufgaben der Epidemiologie

Die Epidemiologie beschäftigt sich mit dem Auftreten und den Ursachen von Krankheiten in Bevölkerungen. Daher geht es um die Erforschung von Häufigkeiten, Verteilungen und Ursachenzusammenhängen bei Krankheiten einschließlich psychischer Störungen. Auf dem Gebiet der geistigen Behinderung wurden seit den ersten Untersuchungen von Lewis (1929) und von Penrose (1938) vor allem international epidemiologische Daten in großem Umfang gesammelt.

Mit der Ausweitung des epidemiologischen Ansatzes von beschreibenden zu analytischen Methoden sind einfache Kausalitätsvorstellungen (z. B. Verursachung durch einen Erreger) zu komplexen Modellen über Zusammenhänge zwischen Umwelt, Ursache sowie Merkmalsträger einer Störung (z. B. einer psychischen Erkrankung) weiterentwickelt worden.

Die epidemiologischen Fragestellungen der Sozialpsychiatrie gelten auch für den Bereich der geistigen Behinderung:

- Untersuchung von Häufigkeiten in verschiedenen Bevölkerungsgruppen im Querschnitt und im Längsschnitt;
- Studien über Arbeitsweise und Wirksamkeit von Gesundheitsdiensten mit dem Ziel ihrer Verbesserung;
- Einschätzung individueller Risiken auf der Basis von Gruppenstatistiken;
- Aufdeckung von Syndromen in Bevölkerungsgruppen;
- Erforschung von Ursachen und ihrem Zusammenwirken.

Bei der epidemiologischen Datenerhebung sind die Reliabilität (Zuverlässigkeit, d. h. ein Maß für die Präzision der einzelnen

15

Beurteilungen des untersuchten Parameters) und die Validität (Gültigkeit, d. h. eine Aussage über die Richtigkeit einzelner Messungen oder einer Studie) zu beachten. Als Methoden kommen vollständige Erfassungen von Populationen oder Zufallsstichproben mit deskriptiven (Korrelationsstudien, Querschnittsuntersuchungen) oder analytischen Verfahren (Fallkontrollstudien, Kohortenstudien, Interventionsstudien) in Betracht. Mit diesem Vorgehen sind unterschiedliche Aussagen möglich, was bei der Planung derartiger Untersuchungen zu berücksichtigen ist (Schlack, 2009; von Kries, 2009) und die Ergebnisse bestimmt.

Für die Epidemiologie im Bereich der geistigen Behinderung ist eine interdisziplinäre Sichtweise erforderlich, die medizinische, psychologische und soziologische Aspekte gleichermaßen berücksichtigt. Es geht nicht nur darum, Häufigkeitsverteilungen und -unterschiede in Bevölkerungsgruppen zu erfassen, sondern auch um Hinweise zur Ätiologie und Pathogenese, zur Beeinflussung durch präventive Maßnahmen, therapeutische und pädagogische Verfahren sowie zur Versorgung mit unterschiedlichen Modellen und Organisationsstrukturen unter Berücksichtigung der jeweiligen gesellschaftlichen Bedingungen.

Die Sozialepidemiologie befasst sich mit dem Beitrag bestimmter sozialer Faktoren bei der Bewältigung von Krankheiten und Behinderungen. Die geistige Behinderung bzw. eine Intelligenzminderung wird ja in vielen Bereichen auch von sozialen und soziokulturellen bzw. psychosozialen Einflüssen mitbestimmt. Diese Aspekte sind bedeutsam für Entstehungsgeschichte, Ausprägung und individuelle Lebensverläufe bei Menschen mit geistiger Behinderung und müssen deshalb auch in epidemiologischen Studien angemessen berücksichtigt werden.

## 1.2 Aspekte der Falldefinition und -identifikation

Die geistige Behinderung eines Menschen ist als Ergebnis des Zusammenwirkens von vielfältigen sozialen Faktoren und medizinisch beschreibbaren Störungen anzusehen. Diagnostizierbare prä-, peri- oder postnatal entstandene Schädigungen erlauben zunächst meist keine prognostische Aussage. Das Entstehen einer geistigen Behinderung hängt vielmehr vom Wechselspiel zwischen den potentiellen Fähigkeiten des betroffenen Menschen und den Anforderungen seitens seiner konkreten Umwelt ab. Geistige Behinderung ist also eine gesellschaftliche Positionszuschreibung aufgrund vermuteter oder erwiesener Funktionseinschränkungen angesichts der als wichtig erachteten sozialen Funktionen.

Wegen der Bedeutung sozialer Faktoren ergeben sich aber auch viele Möglichkeiten für erfolgversprechende Interventionen. So können negative Auswirkungen organisch bedingter Funktionseinschränkungen z. B. im intellektuell-kognitiven Bereich vermieden oder teilweise gemindert und begrenzt werden. Den pädagogisch-therapeutischen Bemühungen und Lernmöglichkeiten sowie den Lebensumständen kommt eine wichtige Bedeutung zu, wie durch den Normalisierungsgedanken und das Prinzip der Selbstbestimmung bzw. der Partizipation in den letzten Jahren mit weitgehenden Auswirkungen in der Praxis gezeigt werden konnte: Mit der Abkehr von primär defektorientierten Denkmodellen wird der Prozesscharakter bei geistiger Behinderung als sozial vermittelter Tatbestand in den Vordergrund gerückt.

Diese Betrachtung entspricht dem ursprünglich dreistufigen Behinderungsmodell der Weltgesundheitsorganisation (WHO). Die Unterscheidung der Dimensionen Schädigung, Beeinträchtigung und Behinderung fand für Menschen mit geistiger Behinderung ihren Niederschlag in Begriffen wie »mental deficiency«, »mental retardation« oder »mental handicap«. Bei der neu entworfenen International Classification of Functioning, Disability and Health (ICF, WHO 2001) werden hingegen weniger die Störungen, sondern die Möglichkeiten eines behinderten Menschen in den Vordergrund gestellt. Es geht um Aktivitäten (Activities – Umsetzung einer Aufgabe oder Aktion) und Partizipation (Participation – Einbindung in eine Lebenssituation), deren Begrenzung durch Schwierigkeiten bei der Durchführung bzw. wegen Problemen mit der Einbindung in eine Lebenssituation, vor allem geht es auch um die Erfassung von Umweltfaktoren, welche die physikalische, soziale und zuschreibende Umgebung eines Menschen definieren. Die ICF unterteilt in »Functioning« und »Disability« (mit den Komponenten Körperfunktionen, Körperstrukturen, Aktivitäten, Partizipation) und in »Contextual Factors« (mit den Komponenten Umwelt- sowie Persönlichkeitsfaktoren), die noch weiter zu differenzieren sind (z. B. nach Capacity – Vermögen, oder Performance – Umsetzung). Die Anwendung der ICF in der Praxis ist nicht unproblematisch, besonders für Menschen mit geistiger Behinderung (Meyer, 2004); für das Kindesalter gibt es eine eigene Version (Amorosa, 2011). Trotzdem ist mit der ICF ein wichtiger Schritt getan, um geeignete Voraussetzungen für eine nachhaltige Teilhabe zu schaffen, was auch im Sozialgesetzbuch IX von 2001 zum Ausdruck kommt und unmittelbar Konsequenzen für Menschen mit geistiger Behinderung hat. Allerdings stehen noch manche gesetzliche Änderungen an, bevor das Inklu-

sions-Ziel der UN-Behindertenrechtskonvention (2006) erreicht ist.

Im internationalen Gebrauch und auch in deutschsprachigen Publikationen wird oft nicht präzisiert, welche Dimension von geistiger Behinderung im Hinblick auf die unterschiedlichen Termini gemeint ist. Hinzu kommt, dass Fachleute und Menschen mit Behinderung immer mehr die möglicherweise diskriminierende Bezeichnung diskutieren und nach neuen, eher neutralen Begriffen suchen. In den USA ist zum Teil noch die Bezeichnung »mental retardation« gebräuchlich, die in Großbritannien als diskriminierend abgelehnt wird. Dort, und zunehmend auch in anderen Ländern, verwendet man den Oberbegriff »Intellectual Disability« (Schalock et al., 2007), welcher dem deutschen Terminus »Geistige Behinderung« durchaus entspricht. In den bald verbindlichen Klassifikationssystemen der 11. Version der International Classification of Diseases (ICD-11) der WHO und der 5. Version des Diagnostic and Statistical Manual (DSM-5) der American Psychiatric Association (APA) wird der Begriff »Intellectual Developmental Disorder« eingeführt werden (APA, 2011). Es bleibt abzuwarten, ob in der deutschen Übersetzung die Bezeichnung »Intellektuelle Entwicklungsstörung« verwendet wird und die erforderliche Akzeptanz findet.

Alle vorgestellten Begriffe sind zur Beschreibung schon deshalb problematisch, weil sie in ihren Zusammensetzungen jeweils unterschiedliche Dimensionen der Klassifikation vermischen. In der Versorgungspraxis und auch im vorliegenden Handbuch wird »geistige Behinderung« deshalb weiterhin als Oberbegriff verwendet. Es ist dann aber jeweils näher zu kennzeichnen, welche Dimension z. B. der WHO-Begriffe im Vordergrund steht. Dabei ist auf den Ebenen der Beeinträchtigung (Disability) und der Benachteiligung (Handicap) genauer zu beschreiben, in welchen Funktionsbereichen ein spezifischer Hilfebedarf besteht (z. B.

Schwierigkeiten in der Selbstversorgung, daraus resultierend spezielle pflegerische oder häusliche Unterstützung) bzw. mit welchen Maßnahmen Aktivitäten und Partizipation im Sinn der ICF zu erreichen sind.

Um eine kategoriale Festschreibung von Menschen als »geistig Behinderte« zu vermeiden, werden soziale Kategoriebezeichnungen wie »Kinder«, »Erwachsene«, »Schüler«, »Männer«, »Frauen« vorangestellt und die Behinderungsproblematik dann als sekundäres Merkmal oder als Kennzeichen einer besonderen Lebenslageproblematik hinzugefügt (z. B. Personen mit geistiger Behinderung, Kinder und Jugendliche mit Beeinträchtigung ihrer intellektuellen Fähigkeiten, Schülerinnen und Schüler mit speziellem Förderbedarf).

Die Identifikation geistiger Behinderung im Rahmen epidemiologischer Studien kann sich nicht allein auf medizinische Kriterien stützen, es müssen zusätzlich soziale, soziokulturelle und psychosoziale Aspekte berücksichtigt werden. Ältere Definitionsansätze (Deutscher Bildungsrat, 1973) können heute nicht mehr befriedigen, vor allem wenn sie sich einseitig an einem Intelligenzkriterium orientieren, wie dies auch bei der International Classification of Diseases (ICD-10) der Fall ist, in der nach verschiedenen Schweregraden unterteilt wird (leichte, mittelgradige, schwere, schwerste Intelligenzminderung, F 70 – F 73). Günstiger sind Beschreibungsansätze, die von kulturspezi-

fischen Anforderungen in bestimmten Lebenslagen eines Kindes oder eines Erwachsenen ausgehen und die erforderlichen Kompetenzen zur Bewältigung konkretisierter Aufgaben angeben (American Association on Mental Retardation, 2002) sowie daraus einen speziellen Hilfebedarf ableiten. Diesem Konzept folgt ja auch die ICF, bei der Aktivitäten und Partizipation des Menschen mit Behinderung im Vordergrund stehen.

Der international gebrauchte Begriff »mental retardation« weicht von der deutschen Bezeichnung »Geistige Behinderung« deutlich ab, da hier in Orientierung an der ICD Menschen ab einem Intelligenzquotienten von 70 (zwei Standardabweichungen unterhalb des Mittelwerts eines validen Intelligenztests) einbezogen werden. Demgegenüber orientiert sich die Pädagogik immer noch an einer Definition des Deutschen Bildungsrates (1973) mit der Grenze bei einem IQ-Wert von 55 (dritte Standardabweichung). Kinder und Jugendliche mit einem IQ zwischen 85 und 55 werden dann zum Personenkreis der Lernbehinderten gerechnet. Es ist deshalb zu beachten, dass internationale Statistiken über »mental retardation«, die sich am Intelligenzkriterium ausrichten, gemäß einem deutschen pädagogischen Verständnis immer auch Personen mit Lernbehinderung einschließen, die möglicherweise als Erwachsene überhaupt nicht mehr als behindert in Erscheinung treten.

## 1.3    Prävalenzen im Vergleich

Über die Gesamtzahl der Menschen mit geistiger Behinderung in Deutschland gibt es keine zuverlässigen Angaben. Eine neuere internationale Übersichtsarbeit (Maulik et al., 2011) hat die gesamte epidemiologische Literatur zur Häufigkeit erfasst und auf der

Basis von 52 Studien, die zwischen 1980 und 2009 publiziert wurden, mit der Methode der Meta-Analyse die Raten der Prävalenz berechnet, d. h. wie viele Individuen aus einer beobachteten Gruppe zu einem definierten Zeitpunkt betroffen sind. Diese derzeit aussagekräftigste Veröffentlichung kam zu folgenden Ergebnissen:

- Unabhängig vom Alter beträgt die *Gesamtprävalenz* für geistige Behinderung 10.37/1000 Mitglieder der Bevölkerung, was wenig mehr als 1 % der Gesamtbevölkerung entspricht. Diese Rate ist in Ländern mit hohem Einkommen (wie Deutschland) mit 9.21/1000 deutlich niedriger als in Ländern mit geringem Einkommen (16.41/1000).
- Die *Prävalenz im Kindes- und Jugendalter* ist deutlich höher (18.3/1000) als bei Erwachsenen (4.94/1000) oder in mit Erwachsenen gemischten Populationen (5.04/1000).
- Die Ergebnisse zu *Stadt-Land-Unterschieden* mit den höchsten Raten in städtischen Slums und gemischten Stadt-Land-Regionen lassen sich nicht auf deutsche Verhältnisse übertragen. Es kann aber davon ausgegangen werden, dass die international deutlich höheren Prävalenzraten in ländlichen (19.88/1000) gegenüber städtischen Regionen (7.0/1000) in der Tendenz auch für Deutschland gelten.
- Die Prävalenzrate liegt bei durchgeführten *psychologischen Testuntersuchungen* höher (14.3/1000) als bei der Anwendung diagnostischer Einstufungen auf der Basis der internationalen Klassifikationssysteme DSM und ICD.
- Die *Geschlechterrate* von weiblich zu männlich variiert bei Erwachsenen zwischen 0.7 und 0.9, bei Kindern und Jugendlichen zwischen 0.4 und 1.

Aufgrund dieser Analyse stellt die für das Schulalter ursprünglich vom Deutschen Bildungsrat (1973) angegebene Quote von 0,6 % für die Gesamtprävalenz trotz des breiteren Spektrums der Intelligenzminderung wahrscheinlich eine Unterschätzung dar. Die internationale Rate von 1.83 % für diesen Altersbereich schließt allerdings Länder mit sehr unterschiedlichem Einkommensniveau ein. Leider nimmt die Analyse von Maulik et al. (2011) keine simultane Aufgliederung nach Alter und Einkommensniveau vor.

Nach dem Ergebnis der Meta-Analyse ist anzunehmen, dass die wahre Prävalenzrate für geistige Behinderung oberhalb von 0.6 %, aber unterhalb von 1.83 % liegt.

Für *Deutschland* gibt es lediglich Schul-Statistiken mit begrenzter Aussagekraft (Frühauf, 2011). Von 1999 bis 2006 stieg die Gesamtquote von Schülern mit dem Förderschwerpunkt geistige Entwicklung von 0.71 % im Jahre 1999 bis auf 0.90 % im Jahre 2006 an. Als Gesamtquote wird dabei der Anteil aller in Förder- oder Allgemeinschulen unterrichteten Schüler mit dem Förderschwerpunkt geistige Entwicklung an der Gesamtzahl aller Schüler der Klassen 1 – 10 der allgemeinbildenden Schulen verstanden (Kultusministerkonferenz der Länder, 2008).

Bei der Betrachtung von Gesamtprävalenzen für geistige Behinderung fallen ferner die erheblichen Schwankungen in den einzelnen *Altersstufen* auf, die einen deutlichen Anstieg für die Gruppe der Schwerbehinderten (IQ unter 50) bis zum Alter von 15 Jahren aufweisen. Hierfür dürften im Wesentlichen eine ungenügende Erfassung und die Frühdiagnostik verantwortlich sein. Bis zum Alter von 30 Jahren bleiben die Prävalenzraten dann auf einem gleichbleibend hohen Niveau, um bis zum Alter von 60 und mehr Jahren kontinuierlich abzusinken (Roeleveld et al., 1997; Leonard und Wen, 2002).

Die deutlich höhere Prävalenz ab dem Schulalter ist auf verschiedene Ursachen zurückzuführen:

- Medizinische Fortschritte in der Behandlung haben die Überlebenschancen für viele Betroffene vermehrt;
- mit dem Ausbau von Förderangeboten haben sich die Erfassungsquoten erhöht;

- die Förderangebote richten sich vor allem an geistig Behinderte im Schulalter und in der ersten Berufsphase.
- Wahrscheinlich werden in den Altersgruppen ab dem Schulalter aber auch deshalb mehr Menschen als geistig behindert identifiziert, weil dann erhöhte gesellschaftliche Leistungsanforderungen über Schulen und Berufsbildungssystem wirksam sind.

Analysen der sich verändernden *Altersstruktur* in der Population geistig behinderter Menschen sind sowohl für die Abschätzung der Erfolge medizinischer, therapeutischer und pädagogischer Präventivmaßnahmen als auch für eine langfristige Versorgungsplanung von großer Bedeutung. Von der WHO (2000) sind detaillierte Erhebungen zur Altersstruktur von Menschen mit geistiger Behinderung sowie die weitere Entwicklung in verschiedenen Ländern vorgelegt worden (Janicki et al., 1999). Beispielsweise hat sich die Lebenserwartung von Menschen mit Down-Syndrom in den letzten 20 Jahren verdoppelt und ist von durchschnittlich 25 auf 49 Jahre gestiegen.

Bedeutsam für die abnehmenden Zahlen in der Altersgruppe von null bis sechs Jahren dürften die Anwendung der pränatalen Diagnostik und die damit verbundene Konsequenz eines Schwangerschaftsabbruchs sein. Dies hat sich auch auf die Inzidenzrate von Menschen mit Down-Syndrom ausgewirkt: Der Anteil dieser Kinder in Förderschulen ist von 21 % im Jahr 1974 auf etwa 11 % gesunken (Wilken, 2002).

Die relative Abnahme geistiger Behinderung in der Altersgruppe der 7- bis 21-Jährigen ist zum Teil durch eine bessere peri- und postnatale Versorgung zu erklären, insbesondere wegen des selteneren Vorkommens der schweren Asphyxie. Der Rückgang des relativen Anteils geistiger Behinderung bei den 25- bis 34-Jährigen muss wiederum vor allem auf medizinische Fortschritte zurückgeführt werden. Es kommt jedoch hinzu, dass aufgrund pädagogischer Förderung ein Teil der betreuten Menschen aus dem traditionellen System der Geistigbehindertenfürsorge entlassen werden konnte und damit nicht mehr in staatlichen Registern erfasst wird.

Das beobachtete kontinuierliche Ansteigen des relativen Anteils älterer geistig Behinderter. wird sich in Zukunft erheblich verstärken, da immer mehr Menschen mit geistiger Behinderung ein höheres Alter erreichen (Bundesvereinigung Lebenshilfe, 2002).

# 1.4    Risikofaktoren

Als Risikofaktor wird eine erhöhte Wahrscheinlichkeit bezeichnet, bestimmten Gefährdungssituationen ausgesetzt zu sein und Entwicklungsstörungen oder Krankheiten zu bekommen, wenn gewisse genetische Prädispositionen bzw. Umweltkonstellationen vorhanden sind. Epidemiologisch präzise ist ein Faktor (Odds Ratio oder relatives Risiko), der sich aus dem Vergleich der Eigenschaften zweier Gruppen mit der Häufigkeit einer bestimmten Störung oder Erkrankung ergibt. Die Ermittlung von Risikofaktoren kann einen tatsächlichen Zusammenhang nicht beweisen, aber Hinweise auf mögliche Ursachen (Ätiologie) geben (▶ **Kap. 2**).

## 1.4.1 Biologische Faktoren

Prinzipiell ist davon auszugehen, dass bei der schweren geistigen Behinderung (IQ unter 50) biologische Faktoren (Genmutationen, Chromosomenanomalien, exogene Läsionen) ätiologisch überwiegen, während bei leichter geistiger Behinderung bzw. Lernbehinderung (IQ 50 bis 70 bzw. 85) vor allem soziokulturelle Einflüsse pathogenetisch entscheidend sind. Allerdings ist immer mit einem komplexen Wechselspiel zwischen konstitutionell gegebenen bzw. biologisch-genetischen und exogenen bzw. von sozialen Bedingungen abhängigen Faktoren zu rechnen.

Eine Erfassung der einzelnen Variablen, die bei der Ätiologie und Pathogenese geistiger Behinderung infrage kommen, setzt vergleichbare Untersuchungsmethoden voraus. Die technischen Möglichkeiten haben sich im Verlauf der letzten 30 Jahre wesentlich erweitert, besonders durch die Fortschritte auf dem Gebiet der Zyto- und Molekulargenetik, bei den metabolischen Störungen (Stoffwechselanalytik) sowie im Bereich bildgebender Diagnostik (vor allem Magnetresonanztomographie). Damit sind die Aussagen sehr viel genauer geworden und ältere Untersuchungen allein aufgrund der unterschiedlichen Methoden kaum mehr mit neuen Erhebungen zu vergleichen.

In mehreren skandinavischen Studien ist die Ätiologie der geistigen Behinderung analysiert worden (Gustavson et al., 1977 a-c; Dyggve und Kodal, 1979; Blomquist et al., 1981; Hagberg und Kyllerman, 1983; Stromme und Hagberg, 2000). Wegen der einheitlichen Erfassung und einer differenzierten Methodik haben diese Ergebnisse heute noch Gültigkeit (Prävalenzen bei schwerer geistiger Behinderung 0,62 %, bei leichter geistiger Behinderung 0,35 %; Stromme und Hagberg, 2000). Bei schwer ausgeprägten Formen geistiger Behinderung, bei denen vielfach auch körperlich fassbare Befunde zu erheben sind, überwiegen prä-

natale Ursachen, vor allem Genmutationen und Chromosomenanomalien (▶ **Abb. 1.1**). Unter Menschen mit leichter geistiger Behinderung ist der Anteil an ungeklärter Ätiologie deutlich höher (▶ **Abb. 1.2**).

Wie erwähnt können die angegebenen Werte bezüglich der prä-, peri- oder postnatal entstandenen Störungen, die zu einer geistigen Behinderung führen, nicht verallgemeinert werden, sondern sind differenziert zu analysieren. Dies zeigt sich beispielsweise, wenn man die Häufigkeit einer Konsanguinität (Blutsverwandtschaft) berücksichtigt: Der Anteil genetisch bedingter Formen nimmt dann zu (Fernell, 1998).

### Schwere geistige Behinderung

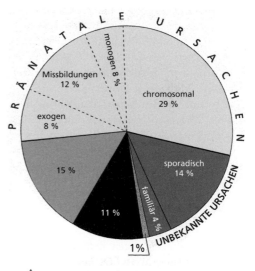

 pränatale Ursachen 55 %

 perinatale Ursachen 15 %

postnatale Ursachen 11 %

Psychosen 1 %

 unbekannte Ursachen 18 %

**Abb. 1.1:** Verteilung der Ursachen bei Kindern mit schwerer geistiger Behinderung (nach Hagberg und Kyllerman, 1983) (aus Propping, 1989)

Bedeutsam sind aber auch äußere Lebensbedingungen, wie die bisher noch selten durchgeführten transkulturellen Vergleiche zeigen: In den sogenannten Entwicklungsländern ist die Prävalenz geistiger Behinderung deutlich höher und der Anteil exogener Faktoren an der Ätiologie größer (Roeleveld et al., 1997).

**Pränatale Faktoren**

Unter den pränatalen Faktoren sind genetische Bedingungen und exogene Belastungen der Schwangerschaft durch Substanzmissbrauch der Mutter, Umweltgifte sowie Infektionen bedeutsam. Der Anteil genetischer Faktoren wird aus entsprechenden Kapiteln dieses Buches ersichtlich. Es wird heute angenommen, dass etwa 7 – 15 % aller Formen von geistiger Behinderung und 30 – 40 % aller bekannten Ursachen auf genetische Bedingungen (bei mehr als 500 genetischen Erkrankungen) zurückgeführt werden können (vgl. Murphy et al., 1998).

Ein mütterlicher Substanzmissbrauch ist sowohl hinsichtlich eines erhöhten Risikos für die Entwicklung einer geistigen Behinderung durch Rauchen als auch in besonderer Weise durch Alkoholabusus während der Schwangerschaft nachgewiesen. Das Fetale Alkoholsyndrom (FAS) hat eine geschätzte Prävalenz von 0,2 – 1 pro 1000 Lebendgeborenen und geht bei nahezu 60 % der Betroffenen mit einer geistigen Behinderung aller Schweregrade einher, wobei eine enge Beziehung von körperlichen Fehlbildungen und Intelligenzminderung besteht (Spohr und Steinhausen, 1996). Selbst das sogenannte soziale Trinken der Mutter in der Schwangerschaft weist einen statistischen Zusammenhang mit einer IQ-Minderung von mehreren Punkten bei betroffenen Kindern auf.

Auch hohe Dosen von Umweltgiften, wie die polychlorierten Biphenyle (PCB), können in einzelnen Fällen zu schweren neurologischen Schädigungen einschließlich geistiger Behinderung führen. Hingegen scheint die

## Leichte geistige Behinderung

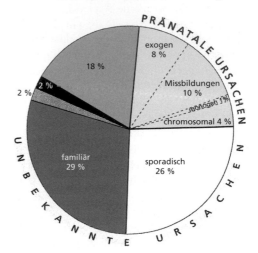

 pränatale Ursachen 23 %

 perinatale Ursachen 18 %

 postnatale Ursachen 2 %

 Psychosen 2 %

unbekannte Ursachen 55 %

**Abb. 1.2:** Verteilung der Ursachen bei Kindern mit leichter geistiger Behinderung (nach Hagberg und Kyllerman, 1983) (aus Propping, 1989)

Häufigkeit von intrauterinen Infektionen als Ursache einer geistigen Behinderung eher abzunehmen; dies gilt für connatale Toxoplasmose, Zytomegalie- und Rötelninfektion sowie Syphilis, andererseits ist die Infektionsrate mit dem HI-Virus (Aids) weltweit dramatisch angestiegen, wobei der spezifische Beitrag zur Häufigkeit geistiger Behinderung noch unklar ist.

**Perinatale Faktoren**

Zu den perinatalen Faktoren, die eine geistige Behinderung verursachen können, zählen Infektionen z. B. neonatal mit Herpes simplex Viren oder Streptokokken der Gruppe B. Für die perinatale Asphyxie ist nachgewiesen worden, dass sie für nur 5 % aller Manifestationen einer geistigen Behinderung bedeutsam ist, während Frühgeburt und niedriges Geburtsgewicht für bis zu 28 % aller Betroffenen mit einer geistigen Behinderung ursächlich infrage kommen. Umgekehrt waren in den letzten drei Jahrzehnten 4–21 % aller Kinder mit diesen Risikofaktoren bei einem leicht abnehmenden Trend geistig behindert, während dies nur für 1–2 % der Termingeborenen galt. Ein verzögertes Gehirnwachstum sowie zahlreiche weitere perinatale Komplikationen können im Sinn einer »Noxenkette« spezielle Bedeutsamkeit für die Entwicklung einer geistigen Behinderung haben (Risikokonstellation, vgl. Murphy et al., 1998).

**Postnatale Faktoren**

Unter den nachgeburtlichen Faktoren sind wiederum Umweltgifte, wie PCB, Quecksilber oder Blei in hohen Dosen, ursächlich bedeutsam für neurologisch-organische Schädigungen einschließlich geistiger Behinderung. Die Häufigkeit postnataler Störungen bei geistiger Behinderung wird auf 3–15 % geschätzt, wobei zwei Drittel der auf diese Weise geschädigten Kinder Mehrfachbehinderungen mit Cerebralparesen, Epilepsien und Sinnesstörungen haben, während dies nur für 20 % bei anderen Ursachen gilt. 35 % der postnatal bedingten geistigen Behinderung sind Folge von Infektionen, vor allem einer bakteriellen oder viralen Meningoencephalitis. Schließlich sind schwere Schädel-Hirn-Traumen durch Misshandlung, Verkehrsunfälle und Stürze für 52 % aller postnatal bedingten Zustandsbilder einer geistigen Behinderung verantwortlich (vgl. Murphy et al., 1998).

## 1.4.2 Psychosoziale Faktoren

Es wurde bereits dargestellt, dass psychosoziale Faktoren vorwiegend bei leicht ausgeprägter geistiger Behinderung eine Rolle spielen. Dafür spricht die im Gegensatz zu schwerer Intelligenzminderung häufigere »*familiäre Belastung*« mit geistiger Behinderung, aber auch der stärkere Zusammenhang mit einer Herkunft aus *niedrigeren Sozialschichten*. Unter beiden Bedingungen lassen sich mangelnde psychosoziale Anregungsfaktoren als ungünstige Voraussetzungen für die Entwicklung einschließlich ihrer Auswirkungen auf die Hirnreifung ausmachen. Diese Faktoren wirken oft zusätzlich zu einer höheren Exposition gegenüber anderen ungünstigen Bedingungen, wie Alkoholismus, Mangelernährung, höherem prä- und perinatalem Risiko bei ungenügender Inanspruchnahme der Gesundheitsversorgung, die sich in unteren Sozialschichten häufen und mit biologischen Risikofaktoren interagieren.

Starke Hinweise für die Wirksamkeit psychosozialer Bedingungen kommen ferner aus den Erkenntnissen der Forschung zu den Folgen von *psychosozialer Deprivation*, die seit mehreren Jahrzehnten vorliegen. In neuerer Zeit sprechen dafür vor allem die Befunde der britischen Kohortenstudie zur Entwicklung von Kindern, die während der Diktatur in Rumänien unter extrem mangelhaften Anregungs- und Versorgungsbedingungen in Waisenhäusern aufwuchsen und nach dem Zusammenbruch des Regimes nach Großbritannien adoptiert wurden. Diese Studien haben einmal mehr belegt, dass neben den spezifischen psychopathologischen Bildern der Bindungsstörung, der Aufmerksamkeitsdefizit-Hyperaktivitätsstörung (ADHS) und eines dem klassischen Autismus weitgehend ähnlichen Störungsbildes vor allem Intelligenzminderungen unterschiedlich starken Ausmaßes als Folge von Deprivation anzusehen sind (Beckett et al., 2010). Gleichwohl ließe sich auch hier kritisch einwenden, dass über die zusätzliche Wirksamkeit biologischer Faktoren (z. B. aufgrund biologischer Risikofaktoren bei den Eltern) keine Aussage getroffen werden kann, zumal entsprechende Informationen fehlten und daher in der Forschung nicht berücksichtigt werden konnten. Allerdings spricht die zumindest partielle Reversibilität der Intelligenzminderung bei der dann viele Anregungen bietenden Versorgung in den Adoptionsfamilien für die Bedeutsamkeit psychosozialer Faktoren im Bedingungsgefüge einiger Manifestationen der geistigen Behinderung. Von dieser positiven Entwicklung, die sich auch auf begleitende psychopathologische Störungen erstreckte, waren gleichwohl nicht alle Kinder betroffen.

Ferner können Ergebnisse der *Zwillingsforschung* bedingt als Beleg für die Annahme der Wirksamkeit von Umweltfaktoren angesehen werden. Während die deutlich höhere gleichsinnige Belastung mit geistiger Behinderung bei eineiigen Zwillingen eindeutig für die Annahme genetischer Faktoren spricht, könnten psychosoziale Umweltfaktoren für die immer noch erhöhte Belastung auch bei zweieiigen Zwillingen sprechen, sofern die vermehrte Rate von geistiger Behinderung nicht vornehmlich durch den biologischen Risikofaktor der Zwillingsschwangerschaft zu erklären ist.

Schließlich werden psychosoziale Bedingungen vor allem in der Verursachung zusätzlicher *psychischer Störungen* bedeutsam. In Orientierung an einem allgemeinen Modell der Ätiologie unter Beteiligung bio-psycho-sozialer Faktoren (Steinhausen, 2010) wirken sich zahlreiche familiäre Situationen mit einer Belastung der Eltern-Kind-Beziehung ungünstig aus. Hierzu zählen in besonderem Umfang Probleme bei der Erziehung und Disziplingestaltung, Störungen der elterlichen Partnerbeziehung, Trennung oder Verlust von Bindungspersonen, psychische und soziale Auffälligkeiten sowie niedriges Bildungsniveau von Bezugspersonen, ebenso widrige Lebensbedingungen in Form von unzureichenden Wohnverhältnissen und fehlender sozialer Integration

# 1.5 Prävention

Vorbeugen (Prophylaxe, Prävention) gilt seit je als ein zentrales Anliegen der Kinderheilkunde, ist es doch »besser als heilen«. So konnte eine drastische Senkung der Säuglingssterblichkeit zu Beginn des letzten Jahrhunderts vor allem durch Impfungen, verbesserte Ernährung und Hygiene erreicht werden.

Bei primärer Prävention wird angestrebt, Krankheiten zu vermeiden, also ihr Auftreten ganz zu verhindern. Im Rahmen der sekundären Prävention ist man bemüht, Krankheiten möglichst früh zu erkennen und sie wirksam zu behandeln, so dass keine nachteiligen Auswirkungen entstehen.

Durch tertiäre Prävention sollen die Folgen von Krankheiten, vor allem ihre Komplikationen weitgehend vermieden oder wenigstens gemindert werden.

Im Hinblick auf die geistige Behinderung ist zu bedenken, dass es sich nicht um eine Krankheit, sondern um eine besondere Form menschlichen Daseins handelt. Damit sind präventive Bemühungen auch aus ethischer Perspektive zu betrachten: Jede durch derartige Maßnahmen mögliche Diskriminierung ist unbedingt zu vermeiden, wie die aktuelle Diskussion um pränatale Diagnose und Präimplantationsdiagnostik (PID) sowie die geplante Einführung einfacherer

Tests zum Nachweis einer Chromosomenstörung in der 10. Schwangerschaftswoche zeigen. Sekundäre Prävention hat jedoch ihre Berechtigung, wenn es darum geht, durch eine Frühbehandlung Störungen oder Krankheiten zu verhindern, die zu strukturellen oder funktionellen Veränderungen im Gehirn und dabei auch zu geistiger Behinderung führen. Besondere Bedeutung kommt natürlich der tertiären Prävention zum Erhalten einer guten seelischen und körperlichen Gesundheit für Menschen mit geistiger Behinderung zu.

## 1.5.1 Primärprävention

Zur primären Prävention gehören vor allem die Beratung und Aufklärung bezüglich einer gesunden Lebensführung. Umweltverhältnisse und individuelles Verhalten sind dabei zu bedenken. Bekanntermaßen nachteilige Situationen sollen nach Möglichkeit vermieden werden, z. B. Alkoholgenuss während der Schwangerschaft wegen der Gefahr einer Schädigung des Kindes (Fetales Alkoholsyndrom). Eine »eugenische« Sichtweise hat sich als illusionär erwiesen, sie ist irreführend und ethisch nicht zu rechfertigen.

Somit haben als wesentliche Maßnahmen der Primärprävention zu gelten:

* Gesundheitliche Aufklärung, Beratung in Risikosituationen, Hygienemaßnahmen
* Impfungen (nach den Empfehlungen der Ständigen Impfkommission Stiko)
* Gesunde Ernährung, angepasst an die jeweiligen Bedürfnisse des Körpers

## 1.5.2 Sekundärprävention

Im Rahmen der Sekundärprävention verfolgt man das Ziel, Krankheiten möglichst früh zu erkennen, am besten noch bevor sie Symptome verursachen. Es müssen also Methoden verfügbar sein, die verlässlich anzeigen, ob mit einer bestimmten Krankheit zu rechnen ist. Die Sensitivität und Spezifität von dafür geeigneten Früherkennungstests muss möglichst nahe bei 100 % liegen, d. h. die Angabe, welche der krankheitsgefährdeten Personen als krank identifiziert werden bzw. welche der Gesunden richtig zugeordnet werden können. Die Frühdiagnose ist nur dann sinnvoll, wenn es eine Frühtherapie gibt und die Langzeitprognose verbessert werden kann.

Im Rahmen des von der gesetzlichen Krankenversicherung finanzierten neonatalen Screeningprogramms wurde seit den 70er Jahren zunächst nach der Phenylketonurie (PKU), später auch nach Galaktosämie und Hypothyreose gesucht. Seit April 2005 erfasst man mittels der Tandem-Massenspektrometrie (TMS) 12 – wenn auch sehr seltene – Stoffwechselstörungen (Aminosäuren, organische Säuren, Fettsäuren) und zwei hormonelle Erbleiden. Bedeutsam ist natürlich, dass alle neugeborenen Kinder untersucht werden und eine lückenlose Informationskette vorhanden ist, die sofortige Maßnahmen gewährleistet.

Bei der PKU (Prävalenz im erweiterten Neugeborenenscreening 1 : 7144) hat sich gezeigt, dass die meisten der erfassten Kinder (86 – 92 %), die frühzeitig mit Diät behandelt werden, sich normal entwickeln; das gilt auch für Kinder mit einer angeborenen Hypothyreose (Schilddrüsenunterfunktion, Prävalenz 1 : 4165).

## 1.5.3 Tertiärprävention und Versorgung

Die Tertiärprävention zur Vorbeugung einer möglichen zusätzlichen Behinderung durch psychische Störungen und körperliche Krankheiten sowie zur Vermeidung weiterer Komplikationen setzt eine differenzierte Versorgung in mehreren Lebensbereichen voraus und ist für Menschen mit geistiger Behinderung besonders wichtig. Die Bereitstellung angemessener Versorgungsstrukturen orientiert sich zunehmend am *Normalisierungsprinzip* und am Bemühen um *Partizipation im Sinn der ICF bzw. UN-Behindertendeklaration,* also auch an der Selbstbestimmung von Menschen mit geistiger Behinderung.

Hinter der ursprünglichen Fassung des Normalisierungsgedankens, dass Menschen mit geistiger Behinderung ein Leben so normal wie möglich führen sollten, steht die pädagogische Idee, alltägliche Lebensbedingungen in einer Weise zu gestalten, dass ein so weit wie möglich altersentsprechendes, selbstständiges Leben als Mitbürger realisiert wird (Thimm, 2005). Normale Lebens- und Lernumwelten bieten die größte Chance, Behinderungsfolgen zu vermeiden, sie allmählich aufzuheben, zumindest aber zu begrenzen. Die Vorsorge bezüglich des Erhaltens einer möglichst guten körperlichen und seelischen Gesundheit lässt sich jedoch meist nicht ohne geeignete Maßnahmen der Unterstützung sicherstellen. Auf jeden Fall muss gewährleistet sein, dass die allgemein üblichen Vorsorgemaßnahmen (Krebsfrüherkennung, Frühdiagnose von Zuckerkrankheit oder Bluthochdruck) im der erforderlichen Weise durchgeführt werden.

Die wesentlichen Prinzipien einer Tertiärprävention im Sinn von Teilhabe, Partizipation und Selbstbestimmung lassen sich in einigen Leitsätzen zusammenfassen:

- Es muss ein Angebot verfügbar sein, das die *zentralen Bedürfnisse* von Menschen mit geistiger Behinderung auf angemessenes Wohnen, adäquate Erziehung und Ausbildung sowie entsprechende Beschäftigung sichert. Wohnen, Schule, Arbeiten und Freizeit sind wichtige Lebensbereiche, die räumlich und auch hinsichtlich der professionellen Betreuung zu trennen sind.
- Ferner sollte ein differenziertes, aufeinander abgestimmtes und sinnvoll koordiniertes Angebot zu angemessener Unter-

stützung und Hilfe *regional organisiert* werden, das sich an den Standards der Wohnbevölkerung dieser Region orientiert. Dabei muss ein Höchstmaß an Durchlässigkeit innerhalb des speziellen Hilfesystems für Menschen mit geistiger Behinderung und zu Einrichtungen für Nichtbehinderte garantiert sein.

- Der Ausbau von *ambulanten Diensten* für die Familienentlastung und zur psychologischen Beratung ist eine notwendige Voraussetzung zum Abbau von Sondereinrichtungen. Hier hat die Bundesvereinigung Lebenshilfe wichtige Anstöße zu einer Verbesserung gegeben und mit dem »familienentlastenden Dienst« (FeD) neue Versorgungsstrukturen aufgebaut.
- Auch bei Berücksichtigung der Interdisziplinarität in der Versorgung ist eine vorherrschend *pädagogische Orientierung* innerhalb des Hilfesystems für Menschen mit geistiger Behinderung anzustreben. Medizinische, therapeutische und pflegerische Maßnahmen werden grundsätzlich davon mitbestimmt, müssen aber je nach den individuellen Bedürfnissen gewichtet sein. Dieses Verständnis hat sich auch in den von den Fachverbänden der Behindertenhilfe (2001) herausgegebenen Empfehlungen zur gesundheitlichen Versorgung von Menschen mit geistiger Behinderung niedergeschlagen. Bei sinnvoller »Mischfinanzierung« sollte eine gut organisierte medizinische Versorgung, die jeweils pädagogisch zu vermitteln ist, dabei helfen, für seelische und körperliche Gesundheit bei Menschen mit geistiger Behinderung zu sorgen (Dosen, 2010; Materialien der Deutschen Gesellschaft für seelische Gesundheit bei Menschen mit geistiger Behinderung, DGSGB).
- In Abhängigkeit von Lebensalter müssen für Menschen mit geistiger Behinderung jeweils angemessene Lebens- und Wohnformen verfügbar sein: Kinder und Jugendliche sollten vornehmlich in ihren

Familien leben, für Erwachsene ist durch ein regionalisiertes und differenziertes Wohnangebot mit abgestufter pädagogischer und pflegerischer Betreuung eine Loslösung vom Elternhaus anzustreben.

In diesem differenzierten Wohnspektrum sind sicher auch in Zukunft Vollheimplätze vor allem angesichts des wachsenden Anteils älterer Menschen erforderlich.

## Zusammenfassung

Epidemiologische Studien haben zum Ziel, Daten über die Häufigkeit der geistigen Behinderung (Intelligenzminderung) sowie weitere Merkmale der betroffenen Menschen zu erheben. Damit sollen vor allem Hinweise auf mögliche Ursachen und Planungsgrundlagen für die notwendige Versorgung erarbeitet werden. Die vorliegenden Erhebungen sind nur schwer miteinander zu vergleichen, zeigen aber die Bedeutung von Definitionskriterien und die Vielfalt möglicher Einflussfaktoren. In aktuellen Meta-Analysen wurde eine Prävalenz der geistigen Behinderung (IQ unter 70 bzw. 55) von 0,6 – 1,8 % ermittelt, sie wird beeinflusst vom Lebensalter und durch soziale wie regionale Faktoren, ist also Veränderungen unterworfen.

Risikofaktoren geben Hinweise auf mögliche Ursachen. Bei schwerer Intelligenzminderung überwiegen biologische Faktoren (genetische und exogene Einflüsse während der Schwangerschaft), bei leichter Behinderung sind eher psychosoziale Bedingungen bedeutsam; vielfach kommen Wechselwirkungen vor; oft ist die eigentlich verantwortliche Ursache (noch) nicht eindeutig anzugeben. Präventive Bemühungen beziehen sich bei Menschen mit geistiger Behinderung vor allem auf Maßnahmen der Tertiärprävention, eine selbstbestimmte Versorgung, was ausgewogene Interdisziplinarität und Beachten individueller Bedürfnisse erfordert.

## Literatur

American Association on Mental Retardation (2002) Mental Retardation. Definition, Classification, and Systems of Support, 10th ed. Washington, AAMR Publications

American Psychiatric Association. DSM-5 Development. A 00 Intellectual Developmental Disorder. http://www.dsm5.org/ProposedRevision/Pages/proposedrevision.aspx?rid=384 (Stand vom 16. Juli 2011)

Amorosa H (2011) Die Internationale Klassifikation der Funktionsfähigkeit, Behinderung und Gesundheit für Kinder und Jugendliche. Ein Überblick über die Klassifikation und einige Anwendungsmöglichkeiten. Teilhabe 50, 60 – 65

Beckett C, Castle J, Rutter M, Sonuga-Barke EJ (2010) VI. Institutional deprivation, specific cognitive functions, and scholastic achievement: English and Romanian Adoptee (ERA) study findings. Monographs of the Society for Research in Child Development 75, 125 – 142

Blomquist HK, Gustavson K-H, Holmgren G (1981) Mild mental retardation in children in a northern Swedish county. Journal for Mental Deficiency Research 25, 169 – 186

Bundesvereinigung Lebenshilfe für Menschen mit geistiger Behinderung (Hrsg.) (2002) Familien

27

mit behinderten Angehörigen. Lebenswelten – Bedarfe – Anforderungen. Marburg, Lebenshilfe-Verlag

Deutscher Bildungsrat (Hrsg.) (1973) Zur pädagogischen Förderung behinderter und von Behinderung bedrohter Kinder und Jugendlicher. Stuttgart, Klett

Dosen A (2010) Psychische Störungen, Verhaltensprobleme und intellektuelle Behinderung. Ein integrativer Ansatz für Kinder und Erwachsene. Göttingen, Hogrefe

Dyggve H, Kodal T (1979) Disease pattern among 942 mentally retarded persons in a Danish county. Acta Psychiatrica Scandinavica 59, 381–394

Fachverbände (Hrsg.) (2001) Gesundheit und Behinderung. Expertise zu bedarfsgerechten gesundheitsbezogenen Leistungen für Menschen mit geistiger und mehrfacher Behinderung als notwendiger Beitrag zur Verbesserung ihrer Lebensqualität und zur Förderung ihrer Partizipationschancen. Reutlingen, Diakonie-Verlag

Fernell E (1998) Aetiological factors and prevalence of severe mental retardation in children in a Swedish municipality: the possible role of consanguinity. Developmental Medicine and Child Neurology 40, 608–611

Frey, GC, Temple, VA, Stanish, HI (eds.) (2006) Preventive health and individuals with mental retardation. Mental Retardation and Developmental Disabilities Research Reviews 12, 1–82

Frühauf T (2011) Verteilung von Schülerinnen und Schülern im Förderschwerpunkt geistige Entwicklung in Förderschulen und in allgemeinen Schulen im Jahr 2008. UN-Behindertenrechtskonvention und Inklusion (noch) wenig zu spüren. Teilhabe 50, 29–35

Gustavson K-H, Hagberg B, Hagberg G, Sars K (1977a) Severe mental retardation in a Swedish county. I. Epidemiology, gestational age, birth weight and associated CNS handicaps in children born 1959–1970. Acta Paediatrica Scandinavica 66, 373–379

Gustavson K-H, Hagberg B, Hagberg G, Sars K (1977b) Severe mental retardation in a Swedish county. II. Etiologic and pathogenetic aspects of children born 1959–1970. Neuropädiatrie 8, 293–304

Gustavson K-H, Holmgren G, Jonsell R, Blomquist K (1977c) Severe mental retardation in children in a northern Swedish county. Journal for Mental Deficiency Research 21, 161–179

Hagberg B, Kyllerman M (1983) Epidemiology of mental retardation – a Swedish survey. Brain and Development 5, 441–449

Internationale Klassifikation psychischer Störungen – ICD-10 Kapitel V (F) (1991) Klinisch diagnostische Leitlinien, Bern, Huber

Janicki MP, Dalton AJ, Henderson CM, Davidson PW (1999) Mortality and morbidity among older adults with intellectual disability: health services considerations. Disability and Rehabilitation 21, 284–294

Kultusministerkonferenz der Länder (2008) Statistische Veröffentlichungen Dokumentation Nr. 159. Sonderpädagogische Förderung in Schulen 1999 bis 2008. Bonn, KMK

Leonard H, Wen X (2002) The epidemiology of mental retardation: Challenges and opportunities in the new millennium. Mental Retardation and Developmental Disabilities Research Reviews 8, 117–134

Lewis EO (1929) Report in an Investigation into the Incidence of Mental Deficiency in Six Areas, 1925–1927. Part IV of the Report of the Mental Deficiency Committee of the Board of Education and Board of Control. London, His Majesty's Stationary Office

Maulik, M, Mascarenhas MN, Mathers CD, Dua T, Saxena S (2011) Prevalence of intellectual disabilities: A meta-analysis of population-based studies. Research in Developmental Disabilities 32, 419–436

Meyer AD (2004) Kodieren mit der ICF: Klassifizieren oder Abklassifizieren. Potenzen und Probleme der »Internationalen Klassifikation der Funktionsfähigkeit, Behinderung und Gesundheit«. Ein Überblick. Heidelberg, Winter

Murphy CC, Boyle C, Schendel D, Decouflé P, Yeargin-Allsopp M (1998) Epidemiology of mental retardation in children. Mental Retardation and Developmental Disabilities Research Reviews 4, 6–13

Penrose LS (1938) A Clinical and Genetic Study of 1280 Cases of Mental Defect (Colchester Survey). Special Report Series of the Medical Research Council Nr. 229. London, His Majesty's Stationary Office

Propping P (1989) Psychiatrische Genetik. Befunde und Konzepte. Berlin, Springer

Roeleveld N, Zielhuis GA, Gabreels F (1997) The prevalence of mental retardation: a critical review of recent literature. Developmental Medicine and Child Neurology 39, 125–139

Schalock RL, Luckasson RA, Shogren KA, Borthwick-Duffy S, Bradley V, Buntinx, WH, Coulter DL, Craig EM, Gomez SC, Lachapelle Y, Reeve A, Snell ME, Spreat S, Tassé MJ, Thompson JR, Verdugo MA, Wehmeyer ML, Yeager MH (2007) The renaming of mental retardation: understanding the change to the term intellectual disability. Intellectual and Developmental Disabilities 45,116–24

Schlack R (2009) Epidemiologie; in H Bode, HM Straßburg, H Hollmann (Hrsg.) Sozialpädiatrie in der Praxis. München, Elsevier, 77–96

Spohr HL, Steinhausen H-C (Hrsg.) (1996) Alcohol, Pregnancy and the Developing Child. Cambridge, Cambridge University Press

Steinhausen, H-C (2010) Psychische Störungen bei Kindern und Jugendlichen. Lehrbuch der Kinder- und Jugendpsychiatrie und -psychotherapie. 7. Auflage. München, Elsevier

Stromme P, Hagberg G (2000) Aetiology in severe and mild mental retardation: a population based study of Norwegian children. Developmental Medicine and Child Neurology 42, 76–86

Thimm, W. (Hrsg.) (2005) Das Normalisierungsprinzip. Ein Lesebuch zur Geschichte und Gegenwart eines Reformkonzepts. Marburg, Lebenshilfe-Verlag

UN-Konvention (2006) Übereinkommen über die Rechte von Menschen mit Behinderungen. Bundesgesundheitsblatt Jg. 2008, Teil II, Nr. 35

von Kries, R (2009) Sozialpädiatrische Epidemiologie: Datengrundlagen und Fragestellungen, in HG Schlack, U Thyen, R von Kries (Hrsg.) Sozialpädiatrie, Gesundheitswissenschaft und pädiatrischer Alltag. Heidelberg, Springer, 63–73

Wilken E (2002) Kinder mit Down-Syndrom und ihre Familien. Aktuelle Ergebnisse zur Prävalenz, zu syndromspezifischen Problemen und zur Familiensituation. Geistige Behinderung 41, 137–148

World Health Organization (2000) Healthy Aging – Adults with Intellectual Disabilities: Summative Report. Geneva, WHO

World Health Organization (2001) Revision of the International Classification of Impairments, Disabilities, and Handicaps – The International Classification of Functions. Geneva, WHO

# 2 Genetische und biologische Grundlagen

*Alexander von Gontard*

## Einleitung

Geistige Behinderung ist eine ätiologisch heterogene, überwiegend organisch bedingte Gruppe von Störungen, die durch den Schweregrad der Intelligenzminderung und der sozialen Einschränkungen definiert wird. Schon vor 120 Jahren wies John Langdon Down (1828–1896), der Erstbeschreiber des nach ihm benannten Syndroms, auf die Notwendigkeit hin, beide Ebenen, die psychopathologischen Symptome und die zugrundeliegende organische Störung, als untrennbare Phänomene zu betrachten. Aufgrund von Sektionsbefunden verstorbener geistig Behinderter, genauer Beobachtungen und genauen anthropometrischen Untersuchungen, beschrieb er nicht nur Veränderungen am zentralen Nervensystem, sondern auch an anderen Organen (Down, 1887). Sein Zeitgenosse W. W. Ireland (1832–1909) klassifizierte die geistige Behinderung sowohl nach dem Grad der Intelligenzmin-

derung wie auch nach Ätiologie in zehn, später zwölf Subtypen (Ireland, 1877; siehe auch von Gontard, 1988).

Auch heutzutage ist es Konsens, die geistige Behinderung nach Schweregrad der kognitiven Beeinträchtigung und nach den biologischen Ursachen zu klassifizieren. Auch die speziellen Zusammenhänge zwischen der Psychopathologie und den biologischen Grundursachen, dem sog. Verhaltensphänotyp, stehen im Zentrum der Forschung der geistigen Behinderung (Dykens und Hodapp, 2001, ▶ Kapitel 5).

Die genetische Forschung hat in den letzten Jahrzehnten enorme Entwicklungen durchlaufen, die wesentlich zur Aufklärung der Grundlagen der geistigen Behinderung beigetragen haben. Andererseits haben diese neuen Techniken gleichzeitig die Komplexität der Zusammenhänge verdeutlicht.

In diesem Kapitel sollen allgemeine Aspekte der genetischen und biologischen Grundlagen der geistigen Behinderung dargestellt werden, während in ▶ **Kapitel 4** (»Klinische Syndrome«) spezifische Zusammenhänge bei einzelnen Syndromen diskutiert werden. Bei einem ätiologisch so heterogenen Phänomen wie der geistigen Behinderung sind Befunde über die Gesamtgruppe häufig wenig aussagekräftig, so dass zunächst die Subgruppen der leichten und der schweren geistigen Behinderung getrennt betrachtet werden müssen. Dazu werden vor allem repräsentative, bevölkerungsbezogene Studien berücksichtigt. Eine genaue Aufschlüsselung der genetischen und biologischen Grundlagen lässt sich nur für einzelne Syndrome und Störungen erzielen. Als Beispiel für neue Erkenntnisse der Zusammenhänge zwischen Genotyp und Phänotyp wird deshalb das Fragile-X-Syndrom angeführt.

## 2.1 Definition und Klassifikation der geistigen Behinderung

Die geistige Behinderung wird klinisch und psychometrisch nach dem allgemeinen Intelligenzniveau und nach dem Grad der sozialen Adaptabilität definiert. So wird eine Intelligenzminderung nach dem Klassifikationsschema der ICD-10 (Weltgesundheitsorganisation (WHO), deutsch: Remschmidt et al., 2001) definiert als »ein Zustand von verzögerter oder unvollständiger Entwicklung der geistigen Fähigkeiten; besonders beeinträchtigt sind Fertigkeiten, die sich in der Entwicklungsperiode manifestieren und die zum Intelligenzniveau beitragen, wie Kognition, Sprache, motorische und soziale Fähigkeiten. Eine Intelligenzminderung kann allein oder zusammen mit jeder anderen psychischen oder körperlichen Störung auftreten.«

Es werden eine leichte, eine mittelgradige, eine schwere und eine schwerste Form unterschieden (▶ **Tab. 2.1**). Eine Zusammenfassung der letzten drei, selteneren Formen zu einer »schweren« im Vergleich zu der häufigeren »leichten« Form ist in vielen Arbeiten üblich und hat sich bei der Differenzierung unterschiedlicher Ätiologien bewährt.

**Tab. 2.1:** Klassifikation der geistigen Behinderung nach der ICD-10 der WHO

| Allgemeine Klassifikation | Klassifikation nach ICD-10 | ICD-10-Nr. | IQ-Werte | Anteil (aller geistig Behinderter) |
|---|---|---|---|---|
| Leichte | leichte Intelligenzminderung | F 70 | IQ 50–69 | 80 % |
| schwere | mittelgradige Intelligenzminderung | F 71 | IQ 35–49 | 12 % |
| | schwere Intelligenzminderung | F 72 | IQ 20–34 | 7 % |
| | schwerste Intelligenzminderung | F 73 | IQ < 20 | <1 % |

# 2.2 Zwei-Gruppen-Hypothese

## 2.2.1 Leichte und schwere geistige Behinderung

Die Unterteilung der geistigen Behinderung in zwei Gruppen mit leichter und schwerer Intelligenzminderung beruht auf einer langen historischen Tradition (Burack, 1990). Die aktuelle Unterscheidung der leichten von der schweren Form der geistigen Behinderung geht auf die Beobachtungen von Penrose (1963) zurück und wurde u.a. von Zigler und Hodapp (1988) ergänzt.

Zusammengefasst besagt die Zwei-Gruppen-Hypothese, dass die Gruppe der leicht geistig Behinderten (IQ 50–70) das linke Ende der Gauß'schen IQ-Normalverteilung darstellt, deren Gipfel definitionsgemäß bei IQ = 100 liegt. Sie wird über einen polygenen-multifaktoriellen Erbgang vermittelt und durch familiär-kulturelle Umweltfaktoren beeinflusst. Geschwister und andere

Verwandte ersten Grades sind häufig ebenfalls geistig behindert.

Bei der Gruppe der schwer geistig Behinderten ist eine organische Ursache nachweisbar, der IQ verteilt sich nach einer zweiten Kurve mit einem Gipfel um einen IQ von 30 (▶ Abb. 2.1). Geschwister und andere Verwandte sind durchschnittlich intelligent (siehe Zigler und Hodapp, 1988; Burack, 1990). Eine Übersicht über die wichtigsten klinischen Merkmale der beiden Gruppen vermittelt ▶ Tabelle 2.2.

Die Einteilung in schwere und leichte Formen ist insofern auch sinnvoll, weil im Langzeitverlauf von der Kindheit zum Erwachsenenalter der wichtigste prognostische Faktor für die psycho-soziale Entwicklung und Adaptation nach wie vor die Höhe des IQ im Kindesalter ist (Stein et al., 2011). Dabei werden die Auswirkungen der Grundintelligenz durch vermittelnde Variablen wie Motivation, Selbstbestimmung, Grad der Ausbildung und komorbide körperliche und psychische Störungen moduliert (Stein et al., 2011).

Der Schweregrad der geistigen Behinderung steht auch zur psychiatrischen Komorbidität (▶ Kap. 5) in einer Beziehung. In einer norwegischen epidemiologischen Untersuchung von 30 037 Kindern betrug die psychiatrische Komorbidität für eine ICD-10 Diagnose bei allen geistig behinderten Kindern 37 %. Die häufigsten Diagnosen waren bei 16 % eine Hyperkinetische Störung, bei 8 % eine tiefgreifende Entwicklungsstörung und bei 5,5 % eine stereotype Bewegungsstörung (Stromme und Diseth, 2000). Dabei hatten 42 % aller schwer und 33 % aller leicht geistig Behinderten eine psychische Störung. Auch in der neuen Übersicht von Einfeld et al. (2011) konnte eindeutig gezeigt werden, dass die Komorbiditätsrate von psychischen Störungen bei Kindern mit geistiger Behinderung eindeutig

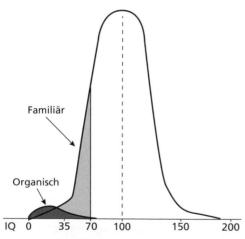

**Abb. 2.1:** Die IQ-Verteilung der beiden Formen der geistigen Behinderung. Die leichte, familiäre Form entspricht dem linken Ende der Normalverteilung, während die schwere Form ihre eigene, überlappende Kurve bildet (nach Zigler und Hodapp, 1988).

**Tab. 2.2:** Unterschiedliche Merkmale bei leichter und schwerer geistiger Behinderung (adaptiert nach Propping, 1989)

| | Schwere geistige Behinderung | Leichte geistige Behinderung |
|---|---|---|
| Definition | IQ < 50 | IQ 50–70 |
| soziale Funktionsfähigkeit | deutlich eingeschränkt | gering oder nicht eingeschränkt |
| durchschnittliche Häufigkeit | selten | häufig |
| Häufigkeit in Institutionen | häufig, 25 % | selten, 3 % |
| Geschlecht | mehr männlich: 1,5–1,8:1 | deutlich mehr männlich: 2–5:1 |
| Ätiologie | häufig organische Befunde; oft spezifische exogene oder genetische Ursache; seltene, monogene Erbgänge | häufig keine organischen Befunde; vorwiegend endogen und genetisch bedingt; häufige Gene, multifaktorielle, polygene Vererbung |
| Familiäre Belastung | Eltern und Geschwister häufig durchschnittlich intelligent | Eltern und Geschwister häufig erniedrigte Intelligenz |
| Soziale Faktoren | gleiche Verteilung in allen sozialen Schichten Vernachlässigung unwahrscheinlich | überrepräsentiert in niedrigen sozialen Schichten Deprivation wahrscheinlicher |
| Phänotyp | häufig Dysmorphiezeichen | keine Dysmorphiezeichen |
| Medizinische Komplikationen | häufig körperliche Behinderung; häufige Krankheiten; reduzierte Lebenserwartung; Fertilität gering | selten körperliche Behinderung normale Gesundheit durchschnittliche Lebenserwartung durchschnittliche Fertilität |
| Psychiatrische Komplikationen | tiefgreifende Störungen wie Hyperaktivität, Autismus und Automutilation häufig | ähnliche Störungen wie bei Kindern ohne geistige Behinderung; Prävalenz erhöht |

um den Faktor 2,8 bis 4,5 erhöht ist. 30–50 % aller Kinder haben eine zusätzliche psychische Störung – sowohl Kinder mit einer leichten wie auch einer schweren geistigen Behinderung. Von fünf hochwertigen Studien, die Einfeld et al. (2011) in ihrer systematischen Übersicht berücksichtigten, fanden sich nur in einer Studie signifikante Zusammenhänge mit dem Schweregrad der geistigen Behinderung.

## 2.2.2 Neue Entwicklungen in epidemiologischen Studien

Die Einteilung in leichte und schwere Formen der geistigen Behinderung hat sich bewährt und wird in den meisten klinischen und epidemiologischen Studien beibehalten. Allerdings mussten einige der bisherigen Annahmen mit der Entwicklung von neuen diagnostischen Verfahren revidiert werden. So können nicht nur bei der schweren, sondern auch bei der leichten geistigen Behinderung zunehmend spezifische biologische Ursachen identifiziert werden.

Die Fortschritte der letzten 30 Jahre werden deutlich, wenn man die Ergebnisse der skandinavischen epidemiologischen Untersuchungen der letzten Jahrzehnte miteinander vergleicht (Hagberg et al., 1981; Stromme und Diseth, 2000; Stromme und Hagberg, 2000; Stromme und Magnus, 2000; Lundvall et al., 2012). Sie ermöglichen eine repräsentative Übersicht unterschiedlicher Ätiologien der geistigen Behinderung und damit einen Vergleich der diagnostischen Möglichkeiten der 70er des letzten und der neuen Zahlen des 21. Jahrhunderts.

In frühen schwedischen Studien konnte aufgezeigt werden, dass biologische pränatale Ursachen sowohl bei der schweren (55 %) als auch bei der leichten geistigen Behinderung überwiegen (23 %). Dennoch konnten damals bei der leichten geistigen Behinderung in 55 % der Fälle keine eindeutige Ursache identifiziert werden – aber auch bei der schweren geistigen Behinderung waren es immerhin 18 % (Hagberg et al., 1981). Zwanzig Jahre später konnte in der norwegischen epidemiologischen Studie von Stromme und Hagberg (2000) die Zahl der geistig Behinderten ohne eindeutige Ursa-

chen auf 20 % eingeschränkt werden – auf 4 % bei der schweren und 32 % bei der leichten geistigen Behinderung. Die wichtigsten Ergebnisse sind in ▶ Tabelle 2.3 zusammengefasst.

Die Ätiologie der 178 Probanden mit geistiger Behinderung (aus einer Bevölkerungskohorte von 30 037 Kindern) wurde in mehreren diagnostischen Schritten identifiziert (Stromme und Magnus, 2000): bei 26 durch genaue Familienanamnese, Stammbaumanalyse sowie Erfassung von Substanzmissbrauch während der Schwangerschaft, bei 71 durch exakte klinische Untersuchung und Erfassung der Dysmorphiezeichen und bei 31 durch Chromosomenanalysen, FISH-, metabolische Untersuchungen und bildgebende Verfahren. Im Laufe des diagnostischen Prozesses mussten bei 15 % (27) der Patienten die Diagnosen revidiert werden. Wie aus ▶ Tabelle 2.3 ersichtlich wird, konnte bei 96 % der Kinder mit einer schweren geistigen Behinderung eine biologisch-organische Ursache identifiziert werden – bei der leichten geistigen Behinderung waren es immerhin 68 % (Stromme und Hagberg, 2000).

Tab. 2.3: Ätiologie der schweren und der leichten geistigen Behinderung

| Ätiologie | Schwere geistige Behinderung (Lundvall et al., 2012) (n = 133) | schwere geistige Behinderung (Stromme und Hagberg, 2000) (n = 79) | leichte geistige Behinderung (Stromme und Hagberg, 2000) (n = 99) | Gesamt (Stromme und Hagberg, 2000) (n = 178) |
|---|---|---|---|---|
| BIOLOGISCH-ORGANISCHE URSACHEN | | 96 % | 68 % | 80 % |
| Pränatale Ursachen | 62 % | 70 % | 51 % | 59 % |
| Genetisch | 43 % | 48 % | 25 % | 35 % |
| Chromosomal | (26 %) | (22 %) | (4 %) | (12 %) |
| Spezifische Syndrome | (11 %) | (13 %) | (12 %) | (12 %) |
| Neurodegenerative Störungen | (7 %) | (8 %) | (0) | (3 %) |
| Familiäre geistige Behinderung | | (6 %) | (9 %) | (8 %) |
| Erworben | 2 % | 4 % | 5 % | 4,5 % |

| Ätiologie | Schwere geistige Behinderung (Lundvall et al., 2012) (n = 133) | schwere geistige Behinderung (Stromme und Hagberg, 2000) (n = 79) | leichte geistige Behinderung (Stromme und Hagberg, 2000) (n = 99) | Gesamt (Stromme und Hagberg, 2000) (n = 178) |
|---|---|---|---|---|
| Unbekannt | 14 % | 18 % | 20 % | 19 % |
| Unspezifische Dysmorphiesyndrome | (8 %) | (9 %) | (13 %) | (11 %) |
| ZNS Anomalien | | (9 %) | (7 %) | (8 %) |
| Perinatale Ursachen | 11 % | 4 % | 5 % | 4,5 % |
| Postnatale Ursachen | 6 % | 5 % | 1 % | 3 % |
| Undeterminiert | 22 % | 18 % | 11 % | 14 % |
| Überwiegend psychiatrisch | (20 %) | (9 %) | (5 %) | (7 %) |
| Überwiegend neurologisch | (2 %) | (8 %) | (4 %) | (6 %) |
| Gemischt | | (1 %) | (2 %) | (1 %) |
| UNBEKANNTE URSACHEN | | 4 % | 32 % | 20 % |

In der neuesten schwedischen epidemiologischen Studie wurden 133 Kinder (von über 46 000) mit schwerer geistigen Behinderung (IQ < 50) identifiziert, was einer Prävalenz von 2.9/1000 entspricht. Es waren fast doppelt so viele Jungen wie Mädchen betroffen (90: 43). Die Verteilung der verschiedenen Ätiologien ist vergleichbar mit den vorherigen Studien. Neu ist die Tatsache, dass sechs Kinder erst mittels der neuen Technik der Micro-Arrays diagnostiziert werden konnten. Durch Nachweis von Copy Number Variants (CNVs) konnten eine distale 10 q Deletion, eine 5 q Mikrodeletion, eine 22q11 Deletion und zweimal eine Xq28 Duplikation identifiziert werden (Lundvall et al., 2012).

Durch diese genauere Diagnose lassen sich Wiederholungsrisiken bestimmen (▶ Tab. 2.4), um eine gezieltere genetische Beratung vornehmen zu können. Das jeweilige Wiederholungsrisiko richtet sich nach der spezifischen Ätiologie und reicht von 0 % bei rein exogenen Störungen ohne genetische Disposition, über ein 25 %iges Risiko bei autosomal rezessiven bis zu 50 % bei autosomal dominanten Erbgängen unter Berücksichtigung der jeweiligen Penetranz. Die X-chromosomalen Erbgänge zeigen die typischen Geschlechtsverteilungen und sind in erster Linie verantwortlich für die Überrepräsentanz von Jungen bei geistig Behinderten. Besonderheiten zeigen Syndrome wie das Fragile-X-Syndrom (Hagerman und Hagerman, 2002). Das empirische Wiederholungsrisiko für die leichte idiopathische (»nonspecific«) geistige Behinderung wurde von Herbst und Baird (1982) auf 3,2–5,4 % und bei der schweren idiopathischen Behinderung ähnlich hoch auf 3,6–5,2 % berechnet; d. h. das Wiederholungsrisiko ist bei der selteneren idiopathischen geistigen Behinderung sehr viel höher.

**Tab. 2.4:** Wiederholungsrisiken der geistigen Behinderung

| Ätiologie | Wiederholungsrisiko (bei max. Penetranz) |
|---|---|
| exogene Störungen | 0 % |
| autosomal rezessiv | 25 % |
| autosomal dominant | 50 % |
| X-chromosomal rezessiv | 50 % der Söhne von Überträgerinnen |
| polygen-multifaktoriell | |
| leichte idiopathische geistige Behinderung | 3,2–5,4 %, |
| schwere idiopathische geistige Behinderung | 3,6–5,2 % |

## 2.2.3 Ätiologie der leichten geistigen Behinderung

Bisher ging man bei der leichten geistigen Behinderung von einer multifaktoriellen, polygenen Vererbung aus. Bei diesem Modell ist nicht ein umschriebenes Gen, sondern das Zusammenwirken von mehreren Genen (polygen) und Umwelteinflüssen (multifaktoriell) entscheidend. Phänotypisch manifest wird ein Merkmal erst, wenn die Zahl der Gene ausreicht, um eine »Schwelle« zu überschreiten. Das Wiederholungsrisiko ist bei Verwandten ersten Grades am höchsten und nimmt mit dem Verwandtschaftsgrad ab. Inzwischen ist deutlich geworden, dass auch die leichte geistige Behinderung als ätiologisch heterogen aufgefasst werden muss.

### Hinweise auf eine multifaktorielle Vererbung

Die multifaktorielle, polygene Ätiologie der leichten geistigen Behinderung zeigt sich darin, dass Geschwister von leicht geistig behinderten Probanden hoch signifikant häufiger geistig behindert waren (z. B. bei einem IQ von 60 – 79 waren 39 % behindert) als Geschwister von schwer geistig Behinderten (z. B. bei einem IQ von 0 – 19 waren 17 % behindert). Schwer Behinderte hatten seltener behinderte Geschwister; war dies jedoch der Fall, so waren diese schwerer behindert als die Geschwister von leicht Behinderten. Eltern von leicht Behinderten stammten aus einer niedrigeren sozialen Schicht und waren häufiger selber behindert (Johnson et al., 1976).

Bei den leichter Behinderten ließen sich in manchen Arbeiten weitergehende Einflüsse von sozioökonomischen Faktoren nachweisen. In einer Studie lag die Rate von leichter geistiger Behinderung in der unteren sozioökonomischen Gruppe bei 7,8 % bei schwarzen und bei 3,3 % bei weißen Kindern, in der oberen sozioökonomischen Gruppe waren es jeweils 1,2 %, bzw. 0,3 % (Broman et al., 1987).

Auch Drews et al. (1995) konnten den Einfluss von soziodemographischen Faktoren nachweisen – aber nur bei den isolierten (idiopathischen) Formen und nicht wenn neurologische Begleitsymptome vorlagen. Im Gegensatz zu früheren Untersuchungen zeigte sich dieser Effekt sowohl bei leichten wie auch bei schweren Formen: So war eine niedrige mütterliche Schulbildung mit einem 4,9-fach erhöhten Risiko für eine isolierte geistige Behinderung (leicht und schwer) assoziiert, aber mit einem nur 2,7-fachen Risiko bei leichter und einem 1,2-fachen Risiko bei schwerer geistiger Behinderung mit neurologischen Zeichen.

Auch in der großen norwegischen Untersuchung von 30 037 Kindern stammten Kinder mit einer leichten geistigen Behinderung (n = 99) aus einer niedrigeren sozialen Schicht als Kinder mit einer schweren geistigen Behinderung (n = 79). Die Wahrscheinlichkeit (Odds-ratio), aus unteren sozialen Schichten (IV und V) zu stammen, war für die leichte geistige Behinderung 6.3 bzw. 5.0

höher als bei der schweren geistigen Behinderung. Das Risiko war am ausgeprägtesten, wenn beide Eltern aus unteren sozialen Schichten stammten. Für die idiopathischen Formen (n = 35) war die Odds-ratio, einer unteren sozialen Schichten anzugehören, 7.0- bzw. 5.6-fach höher als für die Formen mit eindeutiger organischer Ätiologie (Stromme und Magnus, 2000).

### Hinweise auf eine biologisch-organische Ätiologie

Viele neue Arbeiten zeigen, dass die leichte geistige Behinderung nicht nur auf einen multifaktoriellen, polygenen Erbgang zurückzuführen ist, da in einem hohen Prozentsatz spezifische organische Faktoren nachgewiesen werden können. Schon Hagberg et al. (1981) konnten bei 91 Kindern bei 23 % eine pränatale, bei 18 % eine perinatale und bei 2 % eine postnatale Ursache feststellen. Bei 55 % handelte es sich um idiopathische Fälle: Nur 29 % hatten eine familiäre Belastung, die mit einer polygenen Vererbung vereinbar wäre, 26 % waren sporadisch. Multiple Risikofaktoren waren häufig. Auch in der norwegischen Studie von Stromme und Hagberg (2000) konnte bei der leichten geistigen Behinderung in 68 % der Fälle eine biologisch-organische Grundlage gefunden werden.

Durch Verbesserung der diagnostischen Möglichkeiten wird in der Zukunft die Rate an identifizierbaren organischen Ursachen zunehmen. Schon jetzt sind Mikro-Arrays mit Nachweis von Copy Number Variants (CNVs) Bestandteil der Diagnostik (Lundvall et al., 2012; Morrow, 2010), während die Exom-Sequenzierung zu den zukunftsweisenden Verfahren gehört (Topper et al., 2011).

Zusammengefasst ist die leichte geistige Behinderung ätiologisch heterogen – ein Teil folgt einem multifaktoriellen, polygenen Erbgang, wie von der klassischen Zwei-Gruppen-Theorie postuliert. Der größere Teil weist – wie bei der schweren geistigen Behinderung – eine spezifische biologisch-organische Ätiologie auf.

## 2.2.4 Ätiologie der schweren geistigen Behinderung

Die schwere geistige Behinderung hat eine Prävalenz von 0,3 – 0,5 %, wird wenig durch die soziale Schichtzugehörigkeit beeinflusst und ist überwiegend durch umschriebene organische Faktoren bedingt (Ropers, 2010). Es überwiegen pränatale Ursachen, perinatale und postnatale sind seltener. Gerade perinatale Komplikationen sind häufig nicht als Ursache der Behinderung anzusehen, sondern stellen Marker für eine schon vorher existierende Störung dar, die mit einem erhöhten perinatalen Risiko verbunden ist.

Bei den Geschwistern von schwer geistig Behinderten fand sich in mehreren Untersuchungen eine der Allgemeinbevölkerung entsprechende IQ-Verteilung. Nur im untersten IQ-Bereich war ein zweiter, kleinerer Gipfel nachzuweisen, der auf eine gemeinsame genetische Ätiologie hinweist (Zigler und Hodapp, 1988) (► **Abb. 2.1**). Hagberg et al. (1981) konnten die entscheidende Bedeutung pränataler Faktoren bei der schweren geistigen Behinderung verdeutlichen: 55 % der Fälle der schweren und 23 % der leichten geistigen Behinderung konnten auf pränatale Faktoren zurückgeführt werden.

Genaue Angaben zur Ätiologie finden sich bei Stromme und Hagberg (2000) (► **Tab. 2.3**). Die pränatalen Ursachen umfassten: Down-Syndrom, Cri-du-Chat-Syndrom, Fragiles-X-Syndrom, Williams-Syndrom, Angelman-Syndrom, Prader-Willi-Syndrom, neurodegenerative und teratogene Syndrome wie das Fetale Alkoholsyndrom. Bei den unbekannten Gruppen fanden sich 14 Kinder mit Fehlbildungen des ZNS und

20 mit unspezifischen Dysmorphiesyndro-men. Auch bei den familiären Formen hatten acht von zehn Kinder einen auffälligen Phä-notyp. Bei den unbekannten Syndromen fanden sich ebenfalls ausgeprägte Dysmor-phiezeichen. In der Gruppe mit perinatalen Ursachen hatten fünf von acht Kinder ein Geburtsgewicht $\leq 1000$ g. Signifikante pe-rinatale Risiken für eine geistige Behin-derung waren: Gestationsalter < 32 Wochen, Geburtsgewicht < 1500 g, Kopfumfang < 3. Perzentile und Apgarwerte von $0-2$ nach 1 und 5 Minuten. Die wenigen Kinder mit

postnatalen Ursachen hatten u. a. intrakra-nielle Raumforderungen und Infektionen des ZNS. Die nicht determinierte Gruppe umfassten u. a. tiefgreifende Entwicklungs-störungen und infantile Cerebralparesen.

Auch die neueste epidemiologische Studie erbrachte eine hohe Zahl von ätiologisch klar zuweisbaren Grundlagen der schweren geistigen Behinderung, wobei 5 % der iden-tifizierten Deletions- und Duplikationssyn-drome ohne neue Mikro-Array Techniken nicht erkannt worden wären (Lundvall et al., 2012).

# 2.3    Diagnostische Verfahren

Wegen der hohen Rate an genetisch und biologisch bedingten Formen der geistigen Behinderung sollte in jedem Fall eine aus-führliche medizinische Diagnostik erfolgen (▶ Kap. 8). Die Reihenfolge und Wertigkeit einzelner diagnostischer Schritte wurden von der amerikanischen pädiatrischen Aka-demie beschrieben (Moelscher et al., 2006), wobei allein die genetischen Fortschritte der letzten fünf Jahre zu einer Verschiebung der Bedeutung einzelner Verfahren geführt ha-ben (Moelscher, 2008).

Wie in ▶ Tabelle 2.5 dargestellt, steht die klinische Diagnostik nach wie vor im Vor-dergrund. Eine ausführliche Eigen- und Fremdanamnese und eine gründliche Stammbaumerhebung wird in vielen Fällen eine Verdachtsdiagnose und Hinweise auf den Erbgang – ob monogen (autosomal rezessiv, autosomal dominant oder X-chro-mosomal rezessiv) oder polygen – ermögli-chen. Als nächste Schritte sind eine systema-tische Erfassung aller Dysmorphiezeichen sowie eine neurologische Untersuchung durchzuführen. Durch klassische zytogene-tische Untersuchungen können strukturelle (z. B. Deletionen, Duplikationen, Transloka-

**Tab. 2.5:** Empfehlungen der American Academy of Pediatrics zur Diagnostik der geisti-gen Behinderung (Moelscher et al., 2006)

| Diagnostische Schritte |
| --- |
| 1.    Klinische Anamnese |
| 2.    Familienanamnese (mit Stammbaum) |
| 3.    Dysmorphologische Untersuchung |
| 4.    Neurologische Untersuchung |
| 5.    Chromosomenanalyse |
| 6.    Mikro-Arrays: CNVs/FISH: subtelomeri-sche Anomalien |
| 7.    Molekulargenetik: Fragiles-X-Syndrom |
| 8.    Molekulargenetik: andere Syndrome |
| 9.    Bildgebung (MRT, CT) |
| 10.   Stoffwechseluntersuchungen |

tionen, Inversionen) wie auch numerische (z. B. Monosomien und Trisomien) Chromo-somenaberrationen erfasst werden.

Bei dem gezielten Verdacht auf subtelo-merische (d. h. distale) Mikrodeletionen, die nicht in der üblichen Chromosomenanalyse erkannt werden können, stand bisher die Fluoreszenz in-situ Hybridisation (FISH) an. Die FISH dient inzwischen der Bestätigung einer spezifischen klinischen Verdachtsdiagnose einer Mikrodeletion (wie z. B. das Williams-Syndrom bei 7q11.23 oder das Smith-Magenis-Syndrom bei 17q11.2) (Moelscher, 2008). An Relevanz wurde die FISH-Untersuchung inzwischen von Micro-Arrays mit der CGH (Comparative Genomic Hybridisation) überholt. Mit modernen Micro-Arrays können ohne diagnostische Vorannahmen genomweit mengenmäßige Veränderungen der DNA, sogenannte Copy Number Variants (CNVs) nachgewiesen werden. Es wird geschätzt, dass durch diese Methode 4–20 % der Fälle von ungeklärter geistiger Behinderung diagnostiziert werden können, wie in der neuen schwedischen Studie oben beschrieben (Moelscher, 2008; Lundvall et al., 2012). Es kann sich dabei um häufige, bekannte Veränderungen (wie die 15q11–13 Duplikation beim Autismus) wie auch seltene, neue Syndrome handeln, die vererbt werden, aber auch de novo entstehen können (Morrow, 2010). Da CNVs häufig auch ohne pathogenetische Relevanz sein können, ist die Interpretation der Ergebnisse mit besonderer Sorgfalt vorzunehmen (Moelscher, 2008).

Bei allen molekulargenetischen Untersuchungen hat die Diagnostik des Fragilen-X-Syndroms einen besonderen Stellenwert (siehe unten). Sie ist bei allen ungeklärten Fällen der geistigen Behinderung sowohl beim männlichen als auch beim weiblichen Geschlecht indiziert (Moelscher, 2006). Falls der Verdacht auf andere Syndrome besteht, für die eine molekulargenetische Diagnostik zur Verfügung steht (wie bei dem Prader-Willi-, Angelman- und Rett-Syndrom), sollte diese als nächstes erfolgen. Möglicherweise werden Micro-Arrays und Nachweis von CNVs diese Rolle übernehmen. Zukunftsweisende Technologien wie die Sequenzierung des Exoms (d. h. der Abschnitte der DNA, die exprimiert werden) werden zurzeit für die Diagnostik der geistigen Behinderung entwickelt (Topper et al., 2011).

Bildgebende Verfahren (MRT und CT) sollten gezielt bei entsprechenden neurologischen Zeichen und Symptomen erfolgen, stehen aber nicht an vorderster Stelle bei der Diagnostik der ungeklärten geistigen Behinderung. Erst an letzter Stelle wird wegen der geringen Rate an positiven Diagnosen eine Stoffwechseldiagnostik empfohlen.

## 2.4 Das Fragile-X-Syndrom als Beispiel

Eine besondere Bedeutung haben in den letzten Jahren an das X-Chromosom gebundene Formen der geistigen Behinderung gewonnen (XLID – X-linked intellectual disablity). Es wird geschätzt, dass diese für 10–12 % aller Fälle der geistigen Behinderung beim männlichen Geschlecht verantwortlich sind (Ropers, 2010). Es handelt sich um eine heterogene Gruppe von Störungen, die mindesten 200 nicht-syndromale und 70 syndromale Formen umfasst (Raymond 2006). Das wichtigstes Syndrom dabei ist das Fragile-X-Syndrom (▶ Kap. 4), dessen

Bedeutung in der Diagnostik schon betont wurde (Moelscher et al., 2006).

Exemplarisch können gerade beim Fragilen-X-Syndrom die aktuellen genetischen und neurobiologischen Entwicklungen verdeutlicht werden, wie in ▶ Tabelle 2.6 vereinfacht dargestellt ist. In diesem Zusammenhang werden nur die Grundprinzipien des Genotyps, der Genexpression und des Phänotyp kursorisch zusammengefasst. Einzelheiten finden sich bei Hagerman und Hagerman (2002) und im ▶ Kapitel 4 zu den klinischen Syndromen.

Tab. 2.6: Übersicht zu Genotyp und Phänotypen des Fragilen-X-Syndroms

| | Zahl der CGG Repeats | | Pathomechanismus | | Phänotyp |
|---|---|---|---|---|---|
| Normal | 5– 50 | | | | |
| ↓ | | | | | Männl. Überträger |
| Prämutation | 50– 200 | → | m-RNA Toxizität | → | |
| ↓ | | | | | Weibl. Überträgerin |
| Weibliche Meiose | | | | | |
| ↓ | | | | | Männl. Vollmutierte |
| Vollmutation | 200–2000 | → | Methylierung, Inhibition der Genexpression, Mangel an FMR-1 Protein | → | |
| | | | | | Weibl. Vollmutierte |

Mit einer Prävalenz von 1: 4000 ist das Fragile-X-Syndrom die zweithäufigste genetische Ursache der geistigen Behinderung. Zytogenetisch lässt sich in folsäurearmem Medium eine fragile Stelle an Xq27.3 nachweisen, worauf der Name des Syndroms beruht. Molekulargenetisch ist das FMR-1 Gen als Ursache identifiziert. Bei dem Fragilen-X Syndrom findet sich in den meisten Fällen eine Zunahme von CGG Triplet Repeats. In seltenen Fällen können auch Deletionen und Punktmutationen verantwortlich sein. Dies führt zu einer Methylierung des Gens und einer mangelnden Bildung des Genprodukts, dem FMR-1 Protein, das im ZNS exprimiert wird. Ein Mangel des Genprodukts führt zu einer zellulären Überproliferation im Cerebellum, Cortex und Hippocampus und ist für den Phänotyp der Fragilen-X-Vollmutationen verantwortlich. Das FMR-1 Protein ist dabei bei Jungen mit einer Vollmutation deutlich niedriger als bei vollmutierten Mädchen, die über ein zweites, kompensatorisches X-Chromosom verfügen.

Eine Besonderheit des Fragilen-X-Syndroms besteht darin, dass sich nicht ein, sondern im Prinzip vier verschiedene Phänotypen identifizieren lassen, die sich aus dem Erbgangs des Fragilen-X-Syndroms herleiten. Wie in ► Tabelle 2.6 zusammengefasst, haben Nichtbetroffene ca. 5–50 CGG Triplet Repeats im FRM-1 Gen. Spontan kann es zu einer Prämutation mit 50–200 Repeats kommen. Prämutationsträger sind nicht, wie früher angenommen, asymptomatisch.

Männliche Prämutationsträger können leichte Dysmorphiezeichen, Ängstlichkeit, Aufmerksamkeitsstörungen und exekutive Funktionsprobleme aufweisen. Im höheren Alter (Beginn 50–70 Jahre) können sich Intentionstremor, Ataxie, Gleichgewichtsprobleme, Demenz, Hirnatrophie und Parkinsonismus progressiv entwickeln (Hagerman et al., 2001). Dieses Krankheitsbild, das erstmals an Großvätern von Kindern mit Fragilem-X-Syndrom beobachtet wurde, wird als Fragile X-associated Tremor/Ataxia Syndrome (FXTAS) bezeichnet (siehe Hagerman und Hagerman, 2002). Diese Störung beruht nicht auf einer Verminderung des FMR1-Proteins, das im Normbereich liegt. Vielmehr wurde eine Überproduktion von m-RNA Mengen mit vielen CGG-repeats beobachtet, die sich zu intranukleären Inklusionen in Neuronen aggregieren und Proteine mit der Folge von zellulären Funktionseinschränkungen binden. Die Folgen der Prämutation sind also nicht auf einen Mangel des Genprodukts, sondern auf eine m-RNA Toxizität zurückzuführen. Das FXTAS ist eine der häufigsten monogenen neurodegenerativen Erkrankungen und betrifft 17 % der 50-, 38 % der 60- und 75 % der 80-jährigen Prämutationsträger.

Trotz eines zweiten, kompensierenden X-Chromosoms können auch weibliche Prämutationsträgerinnen Auffälligkeiten zeigen: Sie sind häufiger scheu, sozial ängstlich und depressiv (Hagerman und Hagerman, 2002). Neben dem FXTAS in leichterer Ausprägung entwickeln 20–30 % eine vorzeitige Menopause, die sich bei vollmutierten Frauen nicht zeigt. Auch bei weiblichen Trägerinnen ist die m-RNA Toxizität – und nicht eine FMR-1 Protein Mangel – Grundlage der Störung.

Wenn eine Prämutation eine weibliche Oogenese (aber nicht eine männliche Spermiogenese) durchläuft, kommt es zu einer sprunghaften Zunahme der CGG-Repeats auf 200 bis 2000 von einer Generation zur nächsten, ein Phänomen, das als Antizipation bezeichnet wird. Bei den Vollmutierten wird das Gen methyliert und die Genexpression gehemmt, so dass das FMR-1 Protein reduziert ist – mit niedrigeren Mengen bei den männlichen als bei den weiblichen Betroffenen.

Männliche Vollmutierte zeigen die typischen Dysmorphiezeichen von länglichem Gesicht, großen Ohren und einer Macroorchidie, die sich im Laufe der Kindheit immer deutlicher ausprägen. Eine meist schwere Intelligenzminderung, Hyperaktivität, Auf-merksamkeitsprobleme, Wutanfälle, leichte Irritierbarkeit, Autismus-Spektrum-Störungen, soziale Ängstlichkeit, Stereotypien, eine Sprachstörung und eine Störung der Grob- und Feinmotorik sind typisch (Backes et al., 2000; Hagerman und Hagerman, 2002, ▸ **Kap. 4 und 5**).

Bei weiblichen vollmutierten Personen sind die Dysmorphiezeichen geringer ausgeprägt. Affektive und Angststörungen, schizotype Persönlichkeitstörungen wie auch ADHS können vorkommen. Bei einem Drittel liegt die Intelligenz im Durchschnittsbereich, allerdings oft mit neuropsychologischen Defiziten (wie Dyskalkulie und visuellräumliche Teilleistungsschwächen) verbunden. Bei zwei Dritteln liegt die Intelligenz im Bereich der Lernbehinderung oder sogar der geistigen Behinderung (IQ < 85).

Das Beispiel des Fragilen-X-Syndroms verdeutlicht, dass die Kenntnis der genetischen und biologischen Grundlagen nicht nur Vorraussetzung für eine genetische Beratung ist. Sie ermöglicht auch eine syndrom-spezifische Therapieplanung. Die Mehrgenerationen-Perspektive ist auch hilfreich, um weiteren Unterstützungsbedarf der Familie zu erkennen. Die Mütter von Kindern mit einem Fragilen-X-Syndrom sind Prämutationsträgerinnen und können auch eigene Beeinträchtigungen aufweisen. Die Großväter mütterlicherseits können ebenfalls Prämutationsträger mit einem erhöhten Risiko für Demenz und Ataxie sein.

# Zusammenfassung

Die Ergebnisse aus epidemiologischen, genetischen und klinischen Studien zeigen eindeutig, dass biologische und genetische Faktoren in der Genese der geistigen Behinderung die wichtigste Rolle spielen. Bei fast allen Personen mit einer schweren und den meisten mit einer leichten geistigen Behinderung kann eine organische Grunddiagnose gestellt werden. Durch zunehmende Verbesserung der Diagnostik wird die Gruppe der ungeklärten (»idiopathischen«) geistigen Behinderung auch in Zukunft weiter reduziert werden.

Die Einteilung in eine leichte (IQ 50–70) und schwere (IQ < 50) geistige Behinderung hat sich klinisch bewährt, da sich beide Gruppen unterscheiden. Eine genaue Diagnostik der spezifischen Ursachen sollte bei beiden Formen systematisch erfolgen. Erst eine genaue Diagnose ermöglicht eine spezifische Therapieplanung für die Betroffenen und ihre Familien.

# Literatur

Backes M, Genc B, Doerfler W, Schreck J, Lehmkuhl G, von Gontard A (2000) Cognitive and behavioral profile of Fragile X boys – correlations to molecular data. American Journal of Medical Genetics 95, 150–156

Broman S, Nichols PL, Shaughnessy P, Kennedy W (1987) Retardation in young children – a developmental study of cognitive deficit. Hillsdale, Lawrence Erlbaum

Burack JA (1990) Differentiating mental retardation: the two-group approach and beyond, in RM Hodapp, JA Burack, E Zigler (Eds.) Issues in the developmental approach to mental retardation. Cambridge, Cambridge University Press, 27–48

Down JL (1887) On some of the mental affections of childhood and youth. London, Churchill

Drews CD, Yeargin-Allsopp M, Decoufle P, Murphy CC (1995) Variation in the influence of selected sociodemographic risk factors for mental retardation. American Journal of Public Health 85, 329–334

Dykens E, Hodapp RM (2001) Research in mental retardation: toward an etiological approach. Journal of Child Psychology and Psychiatry 42, 49–71, 2001

Einfeld SL, Ellis LA, Emerson E (2011) Comorbidity of intellectual disability and mental disorder in children and adolescents: A systematic review. Journal of Intellectual and Developmental Disability 36, 137–143

von Gontard A (1988) The development of child psychiatry in 19th century Britain. Journal of Child Psychology and Psychiatry 29, 569–588

Hagberg B, Hagberg G, Lewerth A, Lindberg U (1981) Mild mental retardation in Swedish school children. 2. Etiologic and pathogenetic aspects. Acta Paediatrica Scandinavica 70, 445–452

Hagerman RJ, Leehey M, Heinrichs W, Tassone F, Wilson R, Hills J, Grigsby J, Gage B, Hagerman, PJ (2001) Intention tremor, parkinsonism, and generalized brain atrophy in male carriers of fragile X. Neurology 57, 127–130

Hagerman RJ, Hagerman PJ (2002) Fragile X Syndrome (3. Auflage). Baltimore, The John Hopkins University Press

Herbst DS, Baird PA (1982) Sib risks for nonspecific mental retardation in British Columbia. American Journal of Medical Genetics 13, 197–208

Ireland WW (1987) On idiocy and imbecility. London, Churchill

Johnson CA, Ahern FM, Johnson RC (1976) Level of functioning of siblings and parents of probands of varying degrees of retardation. Behavior Genetics 6, 473–477

Lundvall M, Rajaei S, Erlandson A, Kyllerman M (2012) Aetiology of severe mental retardation and further genetic analysis by high-resolution microarray in a population-based series of 6- to 17-year-old children. Acta Paediatrica 101, 85–91

Moelscher JB, Shevell M, and the Committee on Genetics (2006) Clinical genetic evaluation of the child with mental retardation or developmental delays. Pediatrics 117, 2304–2316

Moelscher JB (2008) Medical genetics diagnostic evaluation of the child with global developmental delay or intellectual disability. Current Opinion in Neurology 21, 117–122

Morrow EM (2010) Genomic copy number variation in disorders of cognitive development. Journal of the American Academy of Child and Adolescent Psychiatry 49, 1091–1104

Penrose LS (1963) The biology of mental defect. London, Sidgwick and Jackson

Propping P (1989) Psychiatrische Genetik – Befunde und Konzepte. Berlin, Springer

Raymond FL (2006) X linked mental retardation: a clinical guide. Journal of Medical Genetics 43, 193–200

Remschmidt H, Schmidt MH, Poustka F (Hrsg.) (2001) Multiaxiales Klassifikationsschema für psychische Störungen des Kindes- und Jugend-alters nach ICD-10 der WHO (4. Auflage). Bern, Huber,

Ropers HH (2010) Genetics if early onset cognitive impairment. Annual Review of Genomica and Human Genetics 11, 161–178

Stein DS, Blum NJ, Barbaresi WJ (2011) Developmental and behavioral disorders through the life span. Pediatrics 128, 364–373

Stromme P, Diseth TH (2000) Prevalence of psychiatric diagnoses in children with mental retardation: data from a population-based study. Developmental Medicine and Child Neurology 42, 266–270

Stromme P, Hagberg G (2000) Aetiology in severe and mild mental retardation: a population-based study of Norwegian children. Developmental Medicine and Child Neurology 42, 76–86

Stromme P, Magnus P (2000) Correlations between socioeconomic status, IQ and aetiology in mental retardation: a population-based study of Norwegian children. Social Psychiatry and Psychiatric Epidemiology 35, 12–18

Topper S, Ober C, Das S (2011) Exome sequencing and the genetics of intellectual disability. Clinical Genetics 80, 117–126

Zigler E, Hodapp RM (1988) Understanding mental retardation. Cambridge, Cambridge University Press

# 3 Psychologische Theorien geistiger Behinderung

*Klaus Sarimski*

Das psychologische Verständnis des Wesens der geistigen Behinderung hat sich in den letzten Jahrzehnten gewandelt. Während die geistige Behinderung in der Vergangenheit vorwiegend durch funktionelle Störungen der kognitiven und sprachlichen Prozesse aufgrund organischer Schädigungen definiert wurde, wird sie heute als normale Variante menschlicher Lebensweise mit besonderem Unterstützungsbedarf in der persönlichen Verwirklichung und Teilnahme am gesellschaftlichen Leben verstanden (ICF; Internationale Klassifikation der Funktionsfähigkeit, Behinderung und Gesundheit, DIMDI 2005). Diese Definition macht die Relativität des Begriffs von Behinderung und ihre Abhängigkeit von der Lebenswelt des betroffenen Menschen deutlich.

Menschen mit geistiger Behinderung wird nicht mehr aufgrund einer vom sogenannten Normalen abweichenden Entwicklung das Recht auf Beteiligung am sozialen Leben in Familie, Schule und Gesellschaft abgesprochen; vielmehr wird ihnen ein besonderer Bedarf an pädagogischer Begleitung in Alltag, Förderung, Therapie und Pflege zuerkannt, der erfüllt werden muss, damit sie ihren Fähigkeiten und Bedürfnissen entsprechend leben, lernen, wohnen und arbeiten können. Eine solche Beschreibung unterscheidet sich wesentlich von der defektorientierten Sichtweise früherer Jahre, die als fachliche Rechtfertigung für Maßnahmen der Ausgrenzung und Überweisung in Sonderkindergärten, Sonderschulen und Heime benutzt wurde – eine Praxis, durch die Kinder, Jugendliche und Erwachsene mit Behinderungen in ihrer Entwicklung oft mehr behindert als gefördert wurden.

Das Gelingen sozialer Integration durch pädagogische Assistenz setzt ein Verständnis für die individuellen Schwierigkeiten voraus, die ein Kind, Jugendlicher oder Erwachsener bei der Aneignung kognitiver, sprachlicher und sozialer Kompetenzen und der Bewältigung seiner alltäglichen Lebensanforderungen hat. Ein solches Verständnis der Entwicklungsbesonderheiten bei geistiger Behinderung muss sich auf ein allgemeines Modell beziehen, wie Kinder komplexe Fähigkeiten in einer dynamischen Wechselwirkung mit ihrer Umwelt entwickeln und wie hierarchisch geordnete Prozesse der Informationsverarbeitung bei der Planung ihrer Tätigkeiten zusammenwirken. Der Bezug auf ein gemeinsames Entwicklungsmodell impliziert, dass Entwicklungsverläufe bei Kindern mit und ohne geistige Behinderung einheitlichen Mechanismen unterliegen und vom Gelingen der Anpassung der Umgebung an die Fähigkeiten und spezifischen Bedürfnisse des Kindes abhängen (Hodapp, 1998).

In einer solchen Perspektive lassen sich traditionelle Kontroversen zwischen einer entwicklungspsychologischen, differentialpsychologischen oder sozialpsychologischen Theorienbildung auflösen, die insbesondere im englischsprachigen Raum die fachliche Diskussion über lange Zeit bestimmt haben. Jede dieser Sichtweisen beschrieb einen Teilaspekt des »Wesens der geistigen Behinderung«. Vertreter einer entwicklungspsychologischen Sichtweise sahen geistige Behinderung als reine Entwicklungsverzögerung an, die im Wesentlichen eine Unreife einer oder mehrerer Komponenten des zentralen Nervensystems widerspiegelte. Forscher mit einer differentialpsychologischen Orientierung analysierten statische Differenzen in bestimmten Merkmalen der Informationsverarbeitung und versuchten, das Verhalten von Menschen mit Behinderung als Ausdruck von Defiziten in der Geschwindigkeit der Informationsverarbeitung, der Steuerung von Aufmerksamkeits- und Speicherprozessen oder im Gebrauch von Sprache zur Vermittlung von Lernerfahrungen zu beschreiben. Vertreter einer sozialpsychologischen Perspektive sahen in einer Behinderung lediglich eine soziale Konstruktion, bei der Merkmale der Entwicklung und des Verhaltens eines Kindes, Jugendlichen oder Erwachsenen als nicht normal klassifiziert werden und damit eine Ausgrenzung begründet wird, durch die das Individuum erst zu einem (in der Partizipation am gesellschaftlichen Leben) Behinderten wird.

## 3.1 Kognitive Funktionen in einem mehrdimensionalen Informationsverarbeitungsmodell

Unter kognitiven Funktionen lassen sich alle Prozesse verstehen, durch die ein Individuum Wissen über die Umwelt erwirbt. Sie umfassen die mentalen Funktionen der Aufmerksamkeit, Wahrnehmung, des Gedächtnisses und schlussfolgernden Denkens mit sequentiellen und simultanen Verarbeitungsprozessen sowie die integrativen und kontrollierenden Prozesse (exekutive Funktionen), die für das Planen, die Auswahl und Bewertung von Lösungsstrategien und die Kontrolle ihrer Ausführung verantwortlich sind (Das und Naglieri, 1996). Eine ausführliche Übersicht über den Forschungsstand auf neuropsychologischer Grundlage bietet das Handbuch von Kaufmann et al. (2007).

Die modernen theoretischen Konzepte von kognitiver und intellektueller Entwicklung gehen davon aus, dass es sich bei diesen Funktionen um multiple Komponenten eines Verarbeitungssystems handelt, die als mehr oder weniger eigenständige Einheiten unabhängig voneinander, aber nach gemeinsamen, zugrundeliegenden Prinzipien arbeiten. Ihre Entwicklung vollzieht sich nicht zeitgleich. Im Säuglings- und Kleinkindalter entwickeln sich die Aufmerksamkeits- und Wahrnehmungsfunktionen rasch, während in der späteren Kindheit und im Jugendalter die Entwicklung der höheren sprachlichen, räumlich-perzeptiven und exekutiven Komponenten im Vordergrund steht. Individuelle Unterschiede in der Fähigkeit zur Informationsverarbeitung erklären sich aus Unterschieden in der Wissensbasis, Gedächtniskapazität, Effizienz der Repräsentation von

Informationen, Geschwindigkeit des Bearbeitungsprozesses sowie Breite und Verfügbarkeit von Strategien bei seiner exekutiven Kontrolle (Anderson, 1999, 2008).

Individuelle Differenzen innerhalb einer Altersgruppe und Unterschiede in den intellektuellen Fähigkeiten zwischen verschiedenen Altersgruppen lassen sich in Analogie zu den Funktionsbausteinen eines modernen Computers ansehen als Unterschiede in der »software« und »hardware«. Unterschiede in der »software« beziehen sich auf individuelle Unterschiede in der metakognitiven Bewusstheit und im Gebrauch mehr oder weniger effektiver Bearbeitungsstrategien. Unterschiede in der »hardware«

manifestieren sich in unterschiedlichen Geschwindigkeiten der Verarbeitung, Differenzen in der Größe des Arbeitsspeichers und in der Fähigkeit zur Hemmung irrelevanter Reaktionen. Die Verfügbarkeit und Effektivität von Bearbeitungsstrategien steigen mit dem Alter, sind also primär entwicklungsabhängig, während die Verarbeitungsgeschwindigkeit, Größe des Arbeitsspeichers und Fähigkeit zur Hemmung irrelevanter Reaktionen von der Anlage des neuronalen Verarbeitungssystems abhängen und sich mit zunehmendem Alter nicht wesentlich verändern. Sie bestimmen die Grundkapazität für den Prozess der Verarbeitung von Informationen, das Denken und Lernen.

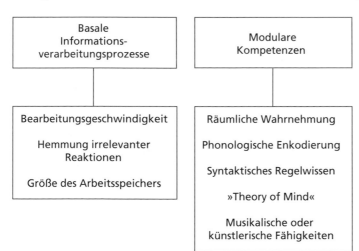

**Abb. 3.1:**
Kompetenzerwerb nach der »Theorie der minimalen kognitiven Architektur« (Anderson, 1992)

Neben diesen basalen kognitiven Funktionen gehören sogenannte modulare Fähigkeiten zur Kompetenz eines Kindes oder Erwachsenen, die nicht erst im Laufe der Entwicklung durch Anleitung erworben werden müssen und unabhängig von der Geschwindigkeit des basalen Systems funktionieren (Fodor, 1983). Solche Module werden z.B. für die Wahrnehmung des dreidimensionalen Raums, das phonologische Enkodieren beim Lesen, die Bildung von Sätzen nach syntaktischen Regeln oder das Erkennen von sozialen Situationen (»Theory of

Mind«) angenommen. Anderson (1992, 2008) hat ein solches zweidimensionales Modell aus Grundkapazität (Arbeitsgeschwindigkeit, Größe des Arbeitsspeichers und Fähigkeit zur Hemmung irrelevanter Reaktionen) und einzelnen Fähigkeitsmodulen unter dem Begriff der »minimalen kognitiven Architektur« der kognitiven Funktionen zusammengefasst (▶ **Abb. 3.1**).

Mit einem zweidimensionalen Modell der »minimalen kognitiven Architektur« lassen sich die Entwicklungsprozesse erklären, die von Piaget als Stufenmodell der Intelligenzentwicklung beschrieben wurden. Piaget unterscheidet vier Stufen der intellektuellen Entwicklung: die sensomotorische, anschaulich-repräsentative, logisch-operationale und formale Intelligenz. Auf der Stufe der sensomotorischen Intelligenz macht das Kind Erfahrungen über Zusammenhänge in seiner Umwelt durch handelnden Umgang mit den Gegenständen. Auf der folgenden Entwicklungsstufe vermag es sich diese Zusammenhänge vorzustellen, ohne sie konkret mit Gegenständen erproben zu müssen, und nutzt dieses Wissen zu »inneren« Problemlöseprozessen. Sein Verständnis ist aber noch auf anschauliche Zusammenhänge beschränkt. Logische Operationen und abstrakt-formale Denkprozesse vermag es erst später zu bewältigen.

Die einzelnen Stufen unterscheiden sich im Komplexitätsgrad der kognitiven Strukturen, d. h. der mentalen Operationen, die bei der Verarbeitung von Informationen ausgeführt werden. Die Entwicklung komplexerer kognitiver Strukturen ist ein Reorganisationsprozess, der in erster Linie vom Erwerb und der Steigerung der Effektivität von Bearbeitungsstrategien abhängt. Sie ermöglichen die gleichzeitige Verarbeitung mehrerer Dimensionen im Arbeitsspeicher, die zusammenfassende Kategorisierung von Informationen und die Planung, Regulation und Kontrolle von Arbeitsschritten sowie Hemmung irrelevanter Reaktionen durch interne Steuerungsprozesse (Case, 1985; Björklund und Harnishfeger, 1990; Drechsler, 2007). Ein Kind macht kognitive Fortschritte, indem es Informationsverarbeitungsprozesse automatisiert und sich Speicher- und Verarbeitungsstrategien aneignet, um sein Arbeitsgedächtnis effektiver nutzen und mehrere Dimensionen einer Aufgabe gleichzeitig bearbeiten zu können. Daneben eignet es sich zunehmend mehr Wissen an, das es im Speicher verfügbar halten, mit neuen Informationen vergleichen und kombinieren kann.

Solche Entwicklungsfortschritte hängen von einer stimulierenden und unterstützenden Umgebung ab. Sie kommen zustande, wenn das Kind mit »herausfordernden« Aufgaben konfrontiert wird und im sozialen Dialog mit einem Erwachsenen neue Handlungs- und Bearbeitungsstrategien erwirbt. Der Erwachsene unterstützt das Kind durch seine Hilfe und Instruktion beim Übergang in die »Zone der nächsten Entwicklung« (Wygotsky, 1964; Rogoff, 1990).

## 3.2    Verzögertes Erreichen von Entwicklungsstufen

In der Nachfolge Piagets wurde versucht, die kognitive Entwicklung von Kindern mit geistiger Behinderung als verzögertes Erreichen von Entwicklungsstufen zu beschreiben und verschiedene Schweregrade der Behinderung den verschiedenen Stufen der Intelligenzentwicklung zuzuordnen (Inhelder, 1968). Diese Zuordnung basiert auf der Annahme, dass es sich bei den Entwicklungsstufen um eine invariante Entwicklungssequenz handelt, die sich in verschiedenen Entwicklungsbereichen in einem koordinierten, parallelen Zusammenspiel von Entwicklungsschritten vollzieht. Menschen mit schwerster Behinderung (IQ < 20) bleiben danach auf der Stufe der sensomotorischen Intelligenz, Kinder und Erwachsene mit schwerer Behinderung (IQ 20 – 35) erreichen die prä-operationale, an anschauliche Erfahrungen gebundene Stufe, Kinder und Erwachsene mit geistiger Behinderung mäßigen Grades (IQ 40 – 55) erreichen die späte prä-operationale

Stufe und Menschen mit leichter geistiger Behinderung (IQ 50–70) die Stufe der konkreten operationalen Intelligenz.

Vertreter dieses entwicklungspsychologischen Ansatzes verglichen die Entwicklung des sensomotorischen und symbolischen Spiels, der Fähigkeit zur Klassifikation und Seriation und der Aneignung des Längen- und Zahlbegriffs von Kindern mit geistiger Behinderung und Kindern gleichen mentalen Alters (gleicher kognitiver Entwicklungsstufe) miteinander. Longitudinalstudien und Querschnittsuntersuchungen bestätigten die Hypothese einer gemeinsamen Entwicklungsabfolge (»similar sequence«-Hypothese) zumindest für die frühen Stadien der kognitiven Entwicklung (Weisz und Zigler, 1979; Beeghly, 1998). Kinder mit einer geistigen Behinderung benötigen mehr Zeit, um ihre Informationsverarbeitungsprozesse zu automatisieren, sich Speicher-, Bearbeitungsstrategien und Wissen anzueignen und machen daher langsamere Fortschritte von einer Entwicklungsstufe zur nächsten. Die Entwicklungsabfolge selbst ist aber die gleiche wie bei Kindern, deren neurologische Integrität und kognitive Prozesse unbeeinträchtigt sind.

Gegen ein reines Verzögerungsmodell von geistiger Behinderung spricht jedoch, dass der Entwicklungsverlauf nicht linear ist und Kinder mit geistiger Behinderung in vorhersagbarer Weise mit bestimmten Übergängen von einer zu einer folgenden Stufe größere Schwierigkeiten haben. Bei genauer Betrachtung stellt z. B. der Übergang von der Stufe IV (Koordination von Handlungsmustern) zur Stufe V (Antizipation von Handlungserfolgen bei der Auswahl von Handlungen) der sensomotorischen Entwicklung, bei der sich die Fähigkeit zur Antizipation von Handlungsergebnissen herausbildet, für viele Kinder mit geistiger Behinderung eine besondere Hürde dar. Sie benötigen für diesen Übergang wesentlich mehr Zeit als für andere. Ihre Leistungen sind instabil, d. h. Kompetenzen der Nachahmung, des beginnenden symbolischen Spiels oder der Speicherung der Lokalisation von Objekten (Objektpermanenz) können zu einem Untersuchungszeitpunkt verfügbar, kurze Zeit später dann aber nicht mehr abrufbar sein (Morss, 1983). Ähnliche Beobachtungen machen Sprachentwicklungsforscher beim Übergang zur Stufe III der syntaktischen Entwicklung, der durch den Erwerb komplexer grammatischer Strukturen wie Frage- oder Verneinungsformen gekennzeichnet ist. Auch dieser Übergang fällt Kindern mit geistiger Behinderung in der Regel schwer. In Längsschnittstudien der intellektuellen Entwicklung zeigt sich schließlich eine Verlangsamung des Entwicklungsverlaufs in bestimmten Zeitspannen. Bei Kindern mit Down-Syndrom z. B. findet sich eine solche Verlangsamung der Entwicklung bei sechs bis elf Jahren, bei Jungen mit Fragilem-X-Syndrom in der Altersspanne zwischen acht und 15 Jahren.

Gegen ein reines Verzögerungsmodell spricht auch eine wachsende Zahl von Untersuchungsergebnissen, die einen asynchronen Entwicklungsverlauf zeigen. Der Entwicklungsverlauf kann sich in einzelnen Bereichen, die sich in der »typischen« oder »normalen« Entwicklung parallel zueinander entfalten, bei Kindern mit geistiger Behinderung sehr unterschiedlich gestalten. Eine solche Dissoziation findet sich sehr oft zwischen der kognitiven Entwicklung und der expressiven Sprachentwicklung sowie dem Verständnis für quantitative Konzepte und widerspricht der Annahme einer gemeinsamen Struktur der Fähigkeitsentwicklung (»similar structure«-Hypothese). Einige solcher Dissoziationen sind charakteristisch für bestimmte genetische Syndrome. Das deutet daraufhin, dass biologisch determinierte Anlagen die Fähigkeit zur Informationsverarbeitung in den jeweiligen Bereichen in sehr unterschiedlichem Maße beeinträchtigen können und geistige Behinderung keine einheitliche Einschränkung aller Fähigkeiten darstellt.

## 3.3    Beeinträchtigte Prozesse der Informationsverarbeitung

Eine Fülle von (zumeist englischsprachigen) empirischen Forschungsbefunden liegt zu Besonderheiten kognitiver Verarbeitungsprozesse bei Kindern, Jugendlichen und Erwachsenen mit geistiger Behinderung im Vergleich zur unbeeinträchtigten Entwicklung vor. Frühe psychologische Ansätze hoben dabei einzelne Defizite hervor, z. B. eine besondere Rigidität der Verarbeitungsprozesse (Lewin, Kounin), eine »Reizspurschwäche« (Ellis) oder fehlende sprachliche Mediation von Erfahrungen (Luria), die nicht klar voneinander abzugrenzen waren und dem Gesamtbild des Verhaltens von Menschen mit Behinderungen nicht gerecht wurden. Weiterführende Theoriebildungen sind dagegen bemüht, die einzelnen Befunde in ein Modell hierarchischer Komponenten der Informationsverarbeitung zu integrieren (▶ **Abb. 3.2**). Sie sehen in Einschränkungen in basalen Prozessen der Aufmerksamkeitsregulation (selektive Aufmerksamkeit, Daueraufmerksamkeit und flexibles Wechseln der Aufmerksamkeitsrichtung), der Verarbeitung von Informationen im Arbeitsgedächtnis sowie der Planung und Kontrolle von Arbeitsschritten bei der Problemlösung die Ursache für Schwierigkeiten bei der Bewältigung kognitiver Anforderungen bei geistiger Behinderung. Diese beeinträchtigen jedoch nicht nur den Erwerb von Wissen und Kompetenzen im schulischen Kontext, sondern ebenso das Lernen von praktischen und sozial-emotionalen Fähigkeiten, die für die Alltagsbewältigung von entscheidender Bedeutung sind. Die meisten Studien beziehen sich dabei auf Kinder und Erwachsene mit leichter intellektueller Behinderung, da differenzierende Testverfahren zur Beurteilung von Aufmerksamkeitsprozessen, Gedächtnisfähigkeiten und exekutiven Funktionen bei schwerer Behinderung nur begrenzt durchführbar sind.

Es entspricht der Alltagserfahrung, dass es Kindern mit geistiger Behinderung größere Schwierigkeiten bereitet, bei einer Aufgabe zu bleiben oder ihre Aufmerksamkeit zwischen mehreren Aspekten der Situation aufzuteilen, so dass sie nicht auf alle relevanten Informationen achten. Sie können sich schlecht auf Veränderungen einstellen und neigen dazu, in ihrem Verhalten zu perseverieren. Verschiedene Studien haben untersucht, auf welche einzelnen Komponenten der Aufmerksamkeitssteuerung diese Beobachtungen zurückzuführen sind (Iarocci und Burack, 1998).

Kinder und Jugendliche mit geistiger Behinderung machen bei Proben zur Beurteilung der selektiven Aufmerksamkeit oder der Daueraufmerksamkeit nicht grundsätzlich mehr Fehler in den Reaktionen auf relevante Reize. Im Vergleich zu nicht-behinderten Kindern gleichen Entwicklungsalters benötigen sie jedoch bis zur Reaktion eine wesentlich längere Inspektionszeit und haben mehr Schwierigkeiten, ihre Reaktionen auf irrelevante Reize zu hemmen (Tomporowski und Tinsley, 1997). Diese Ergebnisse lassen sich nicht allein durch eine Verzögerung der normalen Entwicklung erklären, sondern deuten auf anlagebedingte Besonderheiten oder Schädigungen von Hirnstrukturen hin, die für die Prozesse der Aufmerksamkeitssteuerung relevant sind. Die Unterschiede zu den Leistungen nicht-behinderter Kinder nehmen zu, wenn die gestellten Aufgaben zusätzliche kognitive Verarbeitungsprozesse, z. B. neben der Aufmerksamkeitssteuerung auch eine Speicherung von Informationen oder kategoriale Einordnung, erfordern.

Auch bei Gedächtnisproben haben Kinder, Jugendliche und Erwachsene mit geistiger Behinderung besonders mit jenen Aufgaben Schwierigkeiten, die aktive mentale (vor allem sprachliche) Verarbeitungspro-

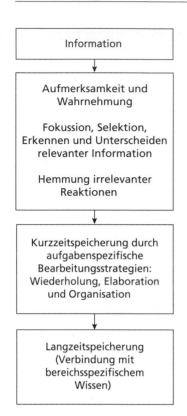

**Abb. 3.2:**
Komponenten kognitiver
Verarbeitungsprozesse und
Probleme bei geistiger
Behinderung

zesse erfordern. Sie setzen entweder keine gezielten Lernstrategien ein (Bray und Turner, 1986; Bray et al., 1997) oder benötigen für ihren Einsatz mehr Kapazität ihres limitierten Arbeitsgedächtnisses, so dass weniger Raum bleibt, um die Inhalte selbst zu speichern. Die Defizite im Gebrauch von Lern- und Speicherstrategien verändern sich kaum mit zunehmendem Alter (Turner et al., 1996) und haben einen kumulativen negativen Effekt, d. h. führen dazu, dass sich ihre Wissensbasis zunehmend langsamer erweitert als bei nicht-behinderten Kindern.

Im Einzelnen zeigen Untersuchungen mit experimentellen Gedächtnisaufgaben, dass sie sich im Unterschied zu nicht behinderten Kindern gleichen Alters die Informationen während des Lernvorgangs seltener »leise vorsprechen« (erkennbar z. B. an Mitbewegungen der Lippen) oder in Kategorien gruppieren, um sich die Einprägung zu erleich-

tern (Turner und Bray, 1985). Sie sind nicht behinderten Kindern unterlegen, wenn sie bei der Einprägung über die Zugehörigkeit von Informationen zu einzelnen Kategorien unterscheiden müssen oder visuelle Vorgaben wiedererkennen sollen, die sich sprachlich beschreiben lassen (Constantine und Sidman, 1975; Ellis et al., 1989). Andere Gedächtnisleistungen, bei denen zur Speicherung von Informationen keine sprachliche »Vermittlung« oder sequentielle Verarbeitung erforderlich ist, um sie in einer bestimmten Reihenfolge wiederzugeben, sind dagegen im Wesentlichen unbeeinträchtigt. Wenn sich behinderte Kinder den Ort von bestimmten Dingen (quasi als »inneres Bild«), motorische Abläufe oder Gesichter von Menschen merken sollen, schneiden sie meist nicht schlechter ab als andere Kinder gleichen Alters. Es handelt sich dabei um implizite Gedächtnisleistungen, die nicht vom Gebrauch mentaler Strategien zur Bearbeitung der Informationen abhängen.

Auch wenn sie sich einzelne Strategien aneignen, bleiben diese meist auf die jeweilige Aufgabe bezogen und können weniger gut auf neue Aufgaben übertragen werden (Brown und Barclay, 1976). Dies gilt für das Problemlöseverhalten im Allgemeinen. Die spontane Generierung von geeigneten Strategien zur Lösung komplexer Probleme und die Übertragung gelernter Strategien auf neue Aufgaben stellen ein zentrales Defizit bei Kindern, Jugendlichen und Erwachsenen mit geistiger Behinderung dar, so dass sie in hohem Maße darauf angewiesen bleiben, dass sie eine Anleitung erhalten und Aufgaben für sie vorstrukturiert werden (Ferretti und Cavalier, 1991). Auch dieses »Produktionsdefizit« lässt sich als Ausdruck ihres limitierten Arbeitsspeichers interpretieren. Die innere Formulierung einer Selbstinstruktion als Problemlösestrategie sowie ihre laufende Überprüfung am Ergebnis stellt eine zusätzliche Anforderung an das Arbeitsgedächtnis dar, indem sowohl die Instruktionen wie auch die aufgabenrelevanten Informationen selbst und Zwischenergebnisse gespeichert und präsent gehalten werden müssen.

Im Einzelnen zeigt sich z. B., dass Jugendliche mit geistiger Behinderung bei Testverfahren zur Beurteilung exekutiver Funktionen (»Tower of Hanoi«-Test, Porteus-Labyrinth-Test) wesentlich schlechter abschneiden als nicht behinderte Jugendliche (Vakil et al., 1997). Im Stroop-Test, der die Fähigkeit prüft, naheliegende, automatisierte Reaktionen zu unterdrücken und Aufgaben gemäß Anweisung entgegen anschaulicher Hinweise zu lösen, haben sie große Schwierigkeiten (Dulaney und Ellis, 1997). Bei Aufgaben zur Analogiebildung schließlich benötigen sie mehr Zeit, um einen der Aufgabe gemäßen Ansatz zu finden, machen mehr Fehler als nicht behinderte Probanden gleichen mentalen Alters und greifen häufiger auf einfaches Raten bei der Zuordnung zurück (McConaghy und Kirby, 1987).

## 3.4    Spezifische neuro-biologisch-genetische Dispositionen

Eine verlangsamte Arbeitsgeschwindigkeit, limitierte Größe und weniger effektive Nutzung des Arbeitsspeichers für kognitive Operationen, reduzierte Hemmung von Reaktionen auf irrelevante Reize und unzureichende Planung und Kontrolle der Arbeitsschritte bei Problemlöseprozessen sind allgemeine Merkmale der kognitiven Prozesse bei Kindern, Jugendlichen und Erwachsenen mit geistiger Behinderung. Sie machen es verständlich, dass sie Entwicklungsstufen später erreichen als Andere und mit der Bewältigung komplexer kognitiver Aufgaben überfordert sind. Diese Komponenten sind aber nicht bei allen Menschen mit geistiger Behinderung in gleichem Maße beeinträchtigt, sondern variieren nach Schweregrad und Ätiologie der Behinderung. So weisen Kinder, Jugendliche und Erwachsene mit einigen genetischen Syndromen einen spezifischen »Verhaltensphänotyp« auf (Dykens, 1995). Unter einem Verhaltensphänotyp versteht man Entwicklungs- und Verhaltensmerkmale, die bei Kindern, Jugendlichen und Erwachsenen mit einem bestimmten genetischen Syndrom häufiger auftreten als bei Kindern, Jugendlichen und Erwachsenen mit einer anderen Behinderungsursache (▶ Kap. 5).

Das Konzept des Verhaltensphänotypen impliziert nicht, dass sich Kinder mit einem definierten Syndrom in allen ihren Entwicklungs- und Verhaltensmerkmalen ähneln und von Kindern mit anderen Formen geistiger Behinderung unterscheiden. Vielmehr ist davon auszugehen, dass diese Kinder Entwicklungsmerkmale haben, die allen Kindern mit geistiger Behinderung eigen sind, und solche, die für diese (und vielleicht einige wenige andere) Gruppen charakteristisch sind (partielle Spezifität). In der englischsprachigen Literatur sind in den letzten 20 Jahren zahlreiche Studien zu syndromspezifischen Entwicklungsprofilen bei Kindern, Jugendlichen und Erwachsenen mit unterschiedlichen Syndromen erschienen, deren Ergebnisse in umfangreichen Handbüchern zusammengefasst sind (z. B. Tager-Flusberg, 1999; Mazzocco und Ross, 2007). Das Williams-Beuren-Syndrom (Morris et al., 2006; Martens et al., 2008), das Fragile-X-Syndrom (Cornish et al., 2007), das Velokardiofaciale Syndrom (Deletion 22q11; Zinkstok und van Amelsvoort, 2005; Simon et al., 2007) sowie das Down-Syndrom (Chapman und Hesketh, 2000) haben dabei das besondere Interesse der Forscher gefunden. Eine deutschsprachige Übersicht ist unter dem Titel »Entwicklungspsychologie genetischer Syndrome« erschienen (Sarimski, 2003). Es finden sich dabei charakteristische Dissoziationen innerhalb der Profile kognitiv-sprachlicher Verarbeitungsfähigkeiten, die als Ausdruck von durch die genetische Anlage veränderten Hirnreifungsprozessen und im Kontext von syndromspezifischen Verhaltensdispositionen als Ausdruck beeinträchtigter Fähigkeiten zur (kognitiven und emotionalen) Selbstregulation interpretiert werden. So lassen sich Unterschiede in der Motivation zur Kontaktaufnahme mit der Umwelt und der Toleranz für Umweltanforderungen schon im frühen Kindesalter beobachten, ebenso wie syndromspezifische Besonderheiten in der neugierigen Erkundung der Umgebung, im Interesse an sozialem Kontakt, in der Ausdauer bei der Auseinandersetzung mit herausfordernden Aufgaben, der Neigung

zu Perseverationen und Ritualen, Ängstlichkeit und Irritierbarkeit sowie Empfindlichkeit für Überforderung.

Zahlreiche Untersuchungen bei Kindern mit Down-Syndrom belegen z. B. eine relative Verlangsamung der expressiven Sprachentwicklung gegenüber den allgemeinen kognitiven Fähigkeiten und Schwächen in der Merkfähigkeit, die bei anderen Kindern mit vergleichbarem Behinderungsgrad so nicht zu finden sind (Chapman und Hesketh, 2000). Kinder mit Williams-Beuren-Syndrom weisen ein ungewöhnliches Begabungsprofil mit ausgeprägten Stärken im sprachlichen Ausdrucksvermögen, in der Sensibilität für auditive Reize, der sprachbezogenen Merkfähigkeit und im Erkennen von Gesichtern auf. Die gleichen Kinder haben aber große Probleme mit der integrierenden Gestalterfassung und visuell-konstruktiven Aufgaben (Mervis et al., 1999). Bei Jungen und Mädchen mit Fragilem-X-Syndrom sind Prozesse der Affektregulation, Aufmerksamkeitskontrolle und Hemmung von Reaktionen auf irrelevante Reize in besonderem Maße beeinträchtigt, so dass ihnen Aufgaben, die sequentielle Verarbeitungsprozesse und Planungsfähigkeiten erfordern, schwerfallen und sie zu impulsiven und stereotypen Verhaltensformen neigen (Backes et al., 2000). Bei Kindern mit Angelman-Syndrom bleibt die expressive Sprachentwicklung meist gänzlich aus.

Das Wissen um solche neurobiologisch-genetische Dispositionen trägt dazu bei, die Schwierigkeiten eines Kindes mit bestimmten Lernanforderungen und sein individuelles Verhalten in sozialen Situationen besser zu verstehen und die Umweltanforderungen an seine Grenzen anzupassen. Es ist für die Praxis nützlich, um pädagogische Vorgehensweisen (z. B. beim Lese- oder Rechenlehrgang) auf spezifische Stärken und Schwächen des Kindes abzustimmen und den Kindern zu helfen, sich mögliche Kompensationsstrategien anzueignen (Hodapp und Fidler, 1999).

# 3.5    Risiken der motivationalen Entwicklung

Die Besonderheiten der kognitiven Prozesse und spezifische neurologisch-genetische Dispositionen haben unmittelbare Auswirkungen auf die Interaktion des Kindes mit seiner Umwelt. Die Kind-Umwelt-Interaktion vollzieht sich in einer dynamischen Wechselwirkung zwischen einem aktiven, sich entwickelnden Kind und sozialen Partnern, die sich auf seine jeweiligen Fähigkeiten und Schwierigkeiten einstellen. Kinder mit konstitutionellen Bedingungen, die ihre Lern- und Verarbeitungsfähigkeiten beeinträchtigen, brauchen eine spezifisch auf ihre Bedürfnisse abgestimmte Umgebung. Sie sind in besonderem Maße auf das Angebot vielfältiger Lerngelegenheiten und die Vermittlung von Lernangeboten im Dialog mit ihren Bezugspersonen angewiesen. Die Entwicklung neuer Fähigkeiten und unbelasteter Beziehungen hängt auch davon ab, wie gut den Eltern und Pädagogen dieser Anpassungsprozess gelingt.

Motivationale Aspekte bei der Lösung kognitiver Probleme durch Kinder, Jugendliche und Erwachsene mit geistiger Behinderung sind in den letzten Jahren verstärkt zum Gegenstand empirischer Forschung geworden. Schüler mit Lernbeeinträchtigungen haben im Allgemeinen eine geringere Zuversicht in die eigenen Fähigkeiten und entwickeln häufiger ein Gefühl der Hilflosigkeit und Vermeidungsstrategien bei der Konfrontation mit herausfordernden Aufgaben. Sie zeigen eine geringere intrinsische Motivation zur Auseinandersetzung mit Schwierigkeiten, sind stärker auf externe Anreize angewiesen, attribuieren Misserfolge eher als Zeichen unzureichender eigener Fähigkeiten und arbeiten weniger effektiv und ausdauernd. Schüler mit hoher intrinsischer Motivation machen hingegen eher äußere Faktoren für Misserfolge verantwortlich und bleiben ausdauernder bei der Sache, wenn sie auf Schwierigkeiten stoßen. Eine reduzierte Motivation zur selbstständigen Problemlösung und Selbstregulation, eine Neigung zu Ängstlichkeit und Vermeidungsstrategien bei herausfordernden Aufgaben (negative Reaktionstendenz), reduzierte Erfolgszuversicht und stärkere Außengerichtetheit (Orientierung an sozialen Hinweisreizen) erweisen sich auch als charakteristisch für Kinder mit geistiger Behinderung (Switzky, 1997).

Diese motivationalen Besonderheiten lassen sich bereits bei kleinen Kindern feststellen, wenn man ihr Spielverhalten beobachtet. Kinder mit Down-Syndrom oder Fragilem-X-Syndrom beschäftigen sich weniger engagiert mit Spielmaterialien, bleiben kürzere Zeit bei zielgerichteten Tätigkeiten, wenden sich häufiger vom Spielzeug ab und zeigen weniger Freude am Erfolg, wenn sie etwas erkunden oder einen Zusammenhang verstanden haben (Ruskin et al., 1994; Sarimski, 1999). Die stärkere Außengerichtetheit führt bei älteren Kindern z. B. dazu, dass sie sich bei (Mosaik- oder Puzzle-) Aufgaben häufiger als andere beim Untersucher rückversichern, ob ihr Lösungsversuch richtig ist. Während dieses Verhaltensmuster bei nicht-behinderten Kindern nur bei sehr anspruchsvollen Aufgaben zu beobachten ist, ist es bei retardierten Kindern übergeneralisiert und unabhängig vom Schwierigkeitsgrad der Aufgabe. Sie übernehmen auch Einzelheiten, z. B. Körperhaltung und Gestik des Erwachsenen, die für die Aufgabenlösung irrelevant sind (Bybee und Zigler, 1999).

Reduziertes Vertrauen in die eigenen Fähigkeiten ist nicht nur ein Aspekt der Selbstwahrnehmung des Kindes. Die Diagnose einer geistigen Behinderung führt auch leicht zu einer veränderten Erwartung seitens der Eltern und Pädagogen. Kindern mit geistiger Behinderung wird eine geringere Erfolgsaussicht bei der Bewältigung kognitiver Anforderungen zugeschrieben, so dass sie z. B. weniger Gelegenheiten zum Erwerb des Lesens, Schreibens und Rechnens und zu selbstbestimmten Tätigkeiten im Alltag erhalten als ihrem Entwicklungspotenzial entspräche. Wenn sie von den Möglichkeiten des gemeinsamen Lernens mit nicht behinderten Kindern ausgeschlossen werden, bleiben ihnen zudem viele Anregungen vorenthalten. Eine Teilhabe an inklusivem Unterricht – eine entsprechende pädagogische Assistenz vorausgesetzt – kann einer solchen Deprivation von Lerngelegenheiten entgegenwirken.

Subjektive Hilflosigkeit, geringe Zuversicht in die eigenen Fähigkeiten und eine Neigung zur Außengerichtetheit sind motivationale Merkmale, die sich in der frühen Eltern-Kind-Interaktion herausbilden. Untersuchungen zur Entwicklung früher Interaktionsprozesse zwischen Eltern und behinderten Kindern zeigen viele Gemeinsamkeiten zur Interaktion mit nicht behinderten Kindern, aber auch einige Besonderheiten, die diesen Prozess erklären können (Marfo, 1998). Sie zeigen in den meisten Fällen die gleichen intuitiven Verhaltensanpassungen in der Gestaltung des frühen Wechselspiels wie die Eltern nicht behinderter Kinder und erleichtern es ihnen so, sich am Dialog zu beteiligen. Sie passen die Form ihrer sprachlichen Äußerungen an und bieten dem Kind so ein günstiges Modell für die Ausbildung kommunikativer Fähigkeiten (Papoušek, 1996). Geringere Aktivität – oft mitbedingt durch eine muskuläre Hypotonie –, leichtere Ablenkbarkeit und langsamere Informationsverarbeitung führen jedoch dazu, dass behinderte Kinder im gemeinsamen Spiel mit dem Erwachsenen die sozialen und gegenständlichen Erfahrungen schlechter integrieren und eine intendierte Tätigkeit seltener erfolgreich abschließen können.

Eltern von Kindern mit geistiger Behinderung reagieren auf diese kindlichen Schwierigkeiten, indem sie das Spiel stärker steuern. Die stärkere Lenkung birgt die Gefahr, dass das Kind dadurch das Interesse an neuen »Aufgaben« und der selbstständigen Aneignung neuer Fähigkeiten verliert, weniger Ausdauer bei herausfordernden Aufgaben zeigt und bei »schweren« Aufgaben rasch aufgibt. Ausweichendes Verhalten, frühzeitiges Bitten um Hilfe oder soziale Verhaltensweisen, die den Erwachsenen vom Beharren auf einer Anforderung ablenken sollen, werden von den Eltern dann oft ungewollt bestärkt. Ungünstige Muster verfestigen sich leicht, wenn es dem Erwachsenen schwerfällt, die Fähigkeiten des Kindes angemessen einzuschätzen und seine kommunikativen Signale von Interesse sowie Überforderung wahrzunehmen.

Entwicklungsförderung von Kindern mit geistiger Behinderung im Dialog bedeutet Anpassung der sozialen Umwelt, indem sich Eltern und Pädagogen auf die verlangsamte motorische Aktivität, verminderte Klarheit von kommunikativen Signalen sowie ihre reduzierte Fähigkeit zur Reizverarbeitung, Aufmerksamkeitskontrolle, Speicherung von Informationen und Handlungsplanung einstellen und die Motivation der Kinder zur Auseinandersetzung mit herausfordernden Aufgaben durch sensible Unterstützung und positive Bestärkung für kleine Erfolge erhöhen (Sarimski, 2009).

## 3.6 Herausforderungen für die zukünftige Forschung

Für weiterführende Forschungen zum psychologischen Verständnis der geistigen Behinderung bieten sich drei Schwerpunkte an. Erstens gilt es zu prüfen, ob die Konzepte zur

Beschreibung der kognitiven Prozesse bei geistiger Behinderung für die Erklärung von Entwicklungsverläufen in anderen Entwicklungsbereichen und Dissoziationen zwischen Fähigkeitsbereichen brauchbar sind.

- Defizite des Symbolgebrauchs im Spiel lassen sich verstehen als Folge von Problemen der Abstimmung der Aufmerksamkeit, der Nachahmung eines Modells und der inneren Handlungsplanung; diese Fähigkeiten sind für die Beteiligung an symbolischen (Rollen-)Spielen unerlässliche Voraussetzungen (Charman, 1997).
- Die Fähigkeit zur sequentiellen Aufmerksamkeitssteuerung und Integration gegenstandsbezogener und sozialer Informationen sowie die Initiative zur Kommunikation durch Gesten und Blickrichtung stellen Voraussetzungen für den Spracherwerb dar und erweisen sich als relativ stabiles Merkmal zur Vorhersage der späteren Sprachentwicklung (Sigman und Ruskin, 1999).
- Die Fähigkeit zur Speicherung und sequentiellen Verarbeitung von sprachlichen Informationen ist Voraussetzung für die Fähigkeit zur Satzbildung. Probleme des Erwerbs syntaktischer Kompetenzen, wie sie z. B. bei Kindern mit Down-Syndrom zu beobachten sind, können als Ausdruck von Merkfähigkeitsgrenzen verstanden werden (Chapman, 1997).
- Schwierigkeiten der Gesprächsführung (pragmatische Defizite) lassen sich als Teilaspekt allgemeiner Defizite in den exekutiven Funktionen interpretieren, die es Kindern, Jugendlichen und Erwachsenen erschweren, auf Fragen einzugehen, Mitteilungen so zu formulieren, dass der Zuhörer alle relevanten Informationen erhält, auf die er zum Verständnis angewiesen ist, und Missverständnisse durch Nachfragen oder klärende Ergänzungen aufzulösen (Abbeduto und Hesketh, 1997).
- Das Gelingen der sozialen Interaktion mit Gleichaltrigen setzt die Fähigkeit zum Erfassen sozial relevanter Hinweise, eine angemessene Situationsbewertung, das Wissen um Lösungsstrategien zur Abstimmung von Zielen und zur Lösung von Konflikten sowie die Antizipation von Konsequenzen des eigenen Handelns voraus. Schwierigkeiten der Aufmerksamkeitssteuerung, Speicherung und Selbstregulation bei der Problemlösung erschweren Kindern, Jugendlichen und Erwachsenen mit geistiger Behinderung auch den Erwerb solcher sozialen Kompetenzen (Sarimski, 2005).

Zweitens gilt es, in stärkerem Maße neuropsychologische Untersuchungsansätze für die psychologische Theoriebildung geistiger Behinderung zu nutzen, um modulare Fähigkeiten und spezifische Anlagestörungen sowie Dissoziationen in elementaren Prozessen der kognitiven Verarbeitung besser zu verstehen. Erste interdisziplinäre Untersuchungen mit modernen bildgebenden Verfahren (Computer-Tomographie, Magnet-Resonanz-Tomographie, Positronen-Emissions-Tomographie) bei Kindern und Erwachsenen mit Fragilem-X-, Down-, Williams-Beuren- und Velokardiofacialem Syndrom machen sichtbar, dass bestimmte Hirnregionen bei einzelnen Syndromen disproportional stärker in ihrer Entwicklung beeinträchtigt sind als andere (Reiss et al., 2000). Der Weg, wie die besondere genetische Anlage über veränderte Hirnreifungsprozesse zu spezifisch beeinträchtigten kognitiven Funktionen führt, ist jedoch noch nicht schlüssig zu beschreiben. Die Klärung dieser Fragen wird erschwert durch das unzureichende Wissen, wie sich die Vielzahl der relevanten Hirnstrukturen altersbezogen »normal« darstellt, und die Durchführungs- und Interpretationsprobleme, die sich beim Einsatz von bildgebenden Verfahren bei vielen jüngeren oder schwer behinderten Kindern stellen (Bookheimer et al., 2000).

Drittens wird das Verständnis der geistigen Behinderung als Wechselwirkung zwischen spezifischen Beeinträchtigungen der Informationsverarbeitungsprozesse und der Anpassung der Umweltanforderungen an die besonderen Bedürfnisse des einzelnen Kindes zu einer stärkeren Individualisierung von Förder- und Therapiekonzepten beitragen können. Diese Entwicklung ist durchaus mit stärker ätiologiespezifischen Ansätzen vereinbar. Sie löst sich von einem Verständnis der geistigen Behinderung als homogene Entwicklungsretardierung aller kognitiven Fähigkeiten und führt über die sorgfältige Analyse von Fähigkeitsprofilen und neurobiologisch-genetischen Dispositionen zu Schlussfolgerungen für die Planung pädagogischer Lernprozesse. Beispielsweise liegt es nahe, anzunehmen, dass sich besondere Stärken in der Erfassung anschaulicher Zusammenhänge und in der visuellen Merkfähigkeit beim Lernen nutzen lassen, um Defizite in anderen kognitiven Funktionen teilweise auszugleichen; Kinder mit modularen Defiziten im Spracherwerb werden von einer frühzeitigen Anbahnung alternativer Kommunikationsformen über Handzeichen- oder Bildkartensysteme profitieren (Hodapp und Fidler, 1999). Psychologische Analysen können auf diesem Wege zur Formulierung individualisierter Entwicklungs- und Förderpläne beitragen, die von den Stärken der Kinder ausgehen und ihre Möglichkeiten zur persönlichen Verwirklichung und Teilnahme am gemeinsamen Leben von Menschen mit und ohne Behinderung erweitern (Eggert, 1997).

## Zusammenfassung

Geistige Behinderung lässt sich aus psychologischer Sicht als verzögertes Erreichen von Entwicklungsstufen, Beeinträchtigung von Informationsverarbeitungsprozessen und Risiko für die motivationale Entwicklung verstehen. Dabei können Probleme in der Steuerung von Aufmerksamkeitsprozessen, in der Speicherung und im Abruf von Informationen sowie in exekutiven Funktionen voneinander unterschieden werden. Spezifische neurobiologische Dispositionen tragen zum Verhaltensphänotyp bei einzelnen genetischen Syndromen bei. Die Wechselwirkungen zwischen beeinträchtigten Informationsverarbeitungsprozessen und der Anpassung von Umweltanforderungen müssen bei der Gestaltung individualisierter Förderpläne berücksichtigt werden.

## Literatur

Abbeduto L, Hasketh L (1997) Pragmatic development in individuals with mental retardation: Learning to use language in social interactions. Mental Retardation and Developmental Disabilities Research Reviews 3, 323–333

Anderson M (1992) Intelligence and development: A cognitive theory. Oxford, Blackwell

Anderson M (1999) The development of intelligence. Hove, Psychology Press

Anderson M (2008) The concept and development of general intellectual ability. In J Reed, J Warner-Rogers (Eds.) Child Neuropsychology. Chichester, Wiley, 112–135

Backes M, Genc B, Schreck J, Doerfler W, Lehmkuhl G, von Gontard A (2000) Cognitive and behavioral profile of Fragile X boys: Correlations to molecular data. American Journal of Medical Genetics 95, 150–156

Beeghly M (1998) Emergence of symbolic play: Perspectives from typical and atypical development. In J Burack, R Hodapp, E Zigler (Hrsg.), Handbook of mental retardation and development, Cambridge, Cambridge University Press, 240–289

Björklund D, Harnishfeger K (1990) The resources construct in cognitive development: Diverse sources of evidence and a theory of inefficient inhibition. Developmental Review 10, 48–71

Bookheimer S (2000) Methodological issues in pediatric neuroimaging. Mental Retardation and Developmental Disabilities Research Reviews 6, 161–165

Bray N, Turner L (1986) The rehearsal deficit hypothesis. In N Ellis, N Bray (Eds.), International review of research in mental retardation (Vol. 14), New York, Academic Press, 47–71

Bray N, Fletcher K, Turner L (1997) Cognitive competencies and strategy use in individuals with mental retardation. In W MacLean (Ed.), Ellis' handbook of mental deficiency, psychological theory and research, Mahwah, Lawrence Erlbaum, 197–217

Brown A, Barclay C (1976) The effects of training specific mnemonics on the metamnemonic efficiency of retarded children. Child Development 47, 71–80

Bybee J, Zigler E (1999) Outerdirectedness in individuals with and without mental retardation: a review. In E Zigler, D Bennett-Gates (Eds.), Personality development in individuals with mental retardation, Cambridge, University Press, 165–205

Case R (1985) Intellectual development: Birth to adulthood. Orlando, Academic Press. (dt.: (1999) Die geistige Entwicklung des Menschen. Heidelberg, Winter)

Chapman R (1997) Language development in children and adolescents with Down syndrome. Mental Retardation and Developmental Disabilities Research Reviews 3, 307–312

Chapman R, Hesketh L (2000) Behavioral phenotype of individuals with Down syndrome. Mental Retardation and Developmental Disabilities Research Reviews 6, 84–95

Charman T (1997) The relationship between joint attention and pretend play in autism. Development and Psychopathology 9, 1–16

Constantine B, Sidman M (1975) Role of naming in delayed matching-to-sample. American Journal of Mental Deficiency 79, 680–689

Cornish K, Levitas A, Sudhalter, V (2007) Fragile X syndrome: The journey from genes to behavior. In M Mazzocco, J Ross (Eds.) Neurogenetic developmental disorders. Cambridge, MIT, 73–104

Das J, Naglieri J (1996) Mental retardation and assessment of cognitive processes. In J Jacobson, J Mulick (Eds.), Manual of diagnosis and professional practice in mental retardation. New York, American Psychological Association, 115–126

DIMDI (2005) ICF. Internationale Klassifikation der Funktionsfähigkeit, Behinderung und Gesundheit. Köln, DIMDI

Drechsler R (2007) Exekutive Funktionen. Zeitschrift für Neuropsychologie 18, 233–248

Dulaney C, Ellis N (1997) Rigidity in the behavior of mentally retarded persons. In W MacLean (Ed.), Ellis' handbook of mental deficiency, psychological theory and research. Mahwah, Lawrence Erlbaum, 175–195

Dykens E (1995) Measuring behavioral phenotypes: Provocations from the »New Genetics«. American Journal on Mental Retardation 99, 522–532

Dykens E, Hodapp R, Finucane B (2000) Genetics and Mental Retardation Syndromes. A New Look at Behavior and Interventions. Baltimore, Brooks

Dykens E, Hodapp R (2001) Research in mental retardation: Toward an etiological approach. Journal of Child Psychology and Psychiatry 42, 49–71

Eggert D (1997) Von den Stärken ausgehen. Dortmund, Verlag Modernes Lernen

Ellis N, Woodley-Zanthos P, Dulaney C (1989) Memory for spatial location in children, adults, and mentally retarded persons. American Journal on Mental Retardation 93, 521–527

Ferretti R, Cavalier A (1991) Constraints on the problem solving of persons with mental retardation. In NW Bray (Ed.), International review of research in mental retardation (Vol. 4). New York, Academic Press, 1–32

Fodor J (1983) The modularity of mind. Cambridge, MIT Press

Hodapp R (1998) Development and disabilities. Intellectual, sensory and motor impairments. Cambridge, University Press

Hodapp R, Fidler D (1999) Special education and genetics: Connections for the 21th century. Journal of Special Education 33, 130–137

Kaufmann L, Nuerk HC, Konrad K, Willmes K (2007) Kognitive Entwicklungsneuropsychologie. Göttingen, Hogrefe

Iarocci G, Burack J (1998) Understanding the development of attention in persons with mental retardation: Challenging the myths. In J Burack, R Hodapp, E Zigler (Eds.), Handbook of mental retardation and development. Cambridge, Cambridge University Press, 349–381

Inhelder B (1968) The diagnosis of reasoning in the mentally retarded. New York, John Day Co

Marfo K, Dedrick C, Barbour N (1998) Mother-child interactions and the development of children with mental retardation. In J. Burack, R. Hodapp, E. Zigler (Eds.), Handbook of mental retardation and development. Cambridge, Cambridge University Press, 637–668

Mazzocco M, Ross J (2007) Neurogenetic developmental disorders. Cambridge, MIT

McConaghy J, Kirby N (1987) Analogical reasoning and ability level: An examination of R. J. Sternberg's componential method. Intelligence 11, 137–159

Mertens M, Wilson S, Reutens D (2008) Research review: Williams syndrome: a critical review of the cognitive, behavioural, and neuroanatomical phenotype. Journal of Child Psychology and Psychiatry 49, 576–608

Mervis C, Morris C, Bertrand J, Robinson B (1999) Williams syndrome: Findings from an integrated program of research. In H Tager-Flusberg (Ed.), Neurodevelopmental Disorders. Cambridge, MIT, 65–110

Morris C, Lenhoff H, Wang P (2006) Williams-Beuren Syndrome. Research, evaluation, and treatment. Baltimore, John Hopkins

Morss J (1983) Cognitive development in the Down syndrome infant: slow or different. British Journal of Educational Psychology 53, 40–47

Papoušek M (1996) Frühe Eltern-Kind-Beziehungen: Gefährdungen und Chancen in der Frühentwicklung von Kindern mit genetisch bedingten Anlagestörungen. Kindheit und Entwicklung 5, 45–52

Reiss A, Eliez S, Schmitt E, Patwardhan A, Haberecht M (2000) Brain imaging in neurogenetic conditions: Realizing the potential of behavioral neurogenetics research. Mental Retardation and Developmental Disabilities Reviews 6, 186–197

Rogoff B (1990) Apprenticeship in thinking. Oxford, University Press

Ruskin E, Mundy P, Kasari C, Sigman M (1994) Object mastery motivation of children with Down syndrome. American Journal on Mental Retardation 98, 499–509

Sarimski K (1999) Beobachtungen zum Spiel- und Sprachverhalten bei Jungen mit Fragilem-X-Syndrom im frühen Kindesalter. Zeitschrift für Kinder- und Jugendpsychiatrie 27, 175–181

Sarimski K (2003) Entwicklungspsychologie genetischer Syndrome. (3., vollst. überarb. Aufl.). Göttingen, Hogrefe

Sarimski K (2005) Psychische Störungen bei behinderten Kindern und Jugendlichen. Göttingen, Hogrefe

Sarimski K (2009) Frühförderung behinderter Kleinkinder. Göttingen, Hogrefe

Sigman M, Ruskin E (1999) Continuity and change in the social competence of children with autism, Down syndrome, and developmental delays. Monographs of the Society for Research in Child Development 64, 256

Simon T, Burg-Malki M, Gothelf D (2007) Cognitive and behavioural characteristics of children with chromosome 22q11.2 deletion syndrome. In M Mazzocco, J Ross (Eds.) Neurogenetic developmental disorders. Cambridge, MIT, 163–198

Switzky H (1997) Individual differences and motivational systems in persons with mental retardation. In W MacLean (Ed.), Ellis' handbook of mental deficiency, psychological theory and research. Mahwah, Lawrence Erlbaum, 343–377

Tager-Flusberg H (1999) Neurodevelopmental disorders. Cambridge, MIT

Tomporowski P, Tinsley V (1997) Attention in mentally retarded persons. In W MacLean (Ed.), Ellis' handbook of mental deficiency, psychological theory and research. Mahwah, Lawrence Erlbaum, 219–244

Turner L, Bray N (1985) Spontaneous rehearsal in mildly mentally retarded children and adolescents. American Journal of Mental Deficiency 90, 57–63

Turner L, Hale C, Borkowski J (1996) Influence of intelligence on memory development. American Journal on Mental Retardation 100, 468–480

Vakil E, Shelef-Reshef E, Levy-Shiff R (1997) Procedural and declarative memory processes: Individuals with and without mental retardation. American Journal on Mental Retardation 102, 147–160

Weisz B, Zigler E (1979) Cognitive development in retarded and nonretarded persons: Piagetian tests of the similiar sequence hypothesis. Psychological Bulletin 86, 831–851

Wygotski L (1964) Denken und Sprechen. Stuttgart, Fischer

Zinkstok J, van Amelsvoort T (2005) Neuropsychological profile and neuroimaging in patients with 22q11.2 deletion syndrome: A review. Child Neuropsychology 11, 21–37

# Teil B: Erscheinungsbilder und klinische Probleme

# 4 Klinische Syndrome

*Gerhard Neuhäuser*

Bei der ärztlichen Untersuchung von Menschen mit geistiger Behinderung sind nicht nur Funktionen des Zentralnervensystems zu prüfen und Lokalisation oder Ausdehnung einer Störung zu bestimmen, sondern auch deren Ursache und Entstehungsgeschichte (Ätiologie und Pathogenese). Lernt man viele geistig behinderte Kinder, Jugendliche und Erwachsene kennen, ist es nicht einfach, eine gewisse Ordnung in die Vielfalt der Erscheinungen zu bringen, obwohl es Ähnlichkeiten im Aussehen oder im Verhalten gibt. Ordnung aber ist ein Ziel der Diagnose, die erkennen und verstehen will. Manche äußeren Merkmale vermitteln hilfreiche Hinweise: Bei gemeinsamem Auftreten bestimmter Symptome kann ein Syndrom vorliegen und eine gemeinsame Ursache bzw. Entstehungsgeschichte haben, die mit geeigneten Methoden aufzuklären ist. Im Folgenden soll dargestellt werden, welche ärztlichen Überlegungen bei »klinischen Syndromen« von Menschen mit geistiger Behinderung angestellt werden und welche Folgerungen sich daraus ergeben. Die Schilderung ausgewählter Syndrome legt Wert auf Praxisbezug und pädagogische Relevanz, weniger auf molekulargenetische und pathogenetische Einzelheiten. Die Vielschichtigkeit der Symptome und des Verhaltens soll deutlich werden lassen, was für die Behandlung und Förderung des einzelnen Menschen aus ärztlicher Sicht zu bedenken ist.

## 4.1 Diagnose und Bedeutung von Syndromen

Hippokrates (tätig um 440/410 v. Chr.) verwandte den Begriff »Syndrom«, um die »zusammen vorkommenden« Erscheinungen einer krankhaften Störung, deren »Syndromie«, zu kennzeichnen. Seit Thomas Sydenham (1624–1689) beschreibt man damit eine regelhafte Kombination von Krankheitszeichen, die ursächlich (ätiologisch) oder entstehungsgeschichtlich (pathogenetisch) verknüpft ist (»kausales Syndrom«) und grenzt sie ab von einem zufälligen Zusammentreffen (»assoziatives Syndrom, Zufallssyndromie«).

Fehlbildungs-Retardierungs-Syndrome kennzeichnen eine Kombination von körperlichen Auffälligkeiten bei Menschen mit geistiger Behinderung: Ist das Aussehen charakteristisch, kann ein bekanntes Syndrom diagnostiziert werden. Ob dies gelingt, wird von dessen Häufigkeit und von den Erfahrungen der Untersuchenden bestimmt. Hilfreich sind dabei Syndromatlanten (z. B. Kunze 2010; Leiber-Olbrich 1990; Witkowski et al., 2003) und Datenbanken (Winter und Baraitser 1995).

Falls man zu einer bestimmten Kombination von Auffälligkeiten keine Parallele findet, kann es sich um ein zufälliges Zusammentreffen handeln oder aber um ein neues, bis dahin nicht bekanntes Syndrom. Es sind auch die Familienangehörigen des Patienten genau zu betrachten, da bestimmte Eigenarten vererbt werden und bei dem behinderten Menschen, der zur Untersuchung kommt, besonders deutlich sein können, z. B. Kopfform, Nase, Mund, Ohren. Bei »variablem familiären Entwicklungsmuster« würde dann zu Unrecht ein Syndrom diagnostiziert.

Eindeutig definiert sind Fehlbildungs-Retardierungs-Syndrome erst nach Kenntnis ihrer Ätiologie und Pathogenese. Nun ist ihre Entstehung genau zu verfolgen, es kann das »phänotypische Spektrum« bzw. die Spielbreite (Variabilität) der Symptome bestimmt werden. Auslesefaktoren führen nämlich mitunter zu einem »schiefen Bild«. So ist bei Menschen mit Klinefelter-Syndrom (S. 122), die in Einrichtungen für Menschen mit geistiger Behinderung leben, die Intelligenzminderung relativ häufig; wird die Diagnose aber bei Untersuchung wegen eines anderen Symptoms, der Infertilität, gestellt, findet man fast nur Männer mit normaler oder überdurchschnittlicher Intelligenz.

Anomalien oder Fehlbildungen sind eine Folge von Entwicklungsstörungen. Sie entstehen während der Embryogenese, im ersten Drittel der Schwangerschaft, durch genetische, chromosomale, exogene oder multifaktorielle Ursachen. Als primäre Fehlbildungen bezeichnet man abnorme Anlagen von Organen oder Systemen; sie sind von Disruptionen (exogen bedingte Defekte) und Deformationen (mechanisch entstandene Verformungen) zu unterscheiden. Störungen der Histogenese (Gewebsdifferenzierung) führen zu Dysplasien mit einer abnormen zellulären Organisation.

Die Kombination von Anomalien ist Folge der Störung eines Entwicklungsfeldes, z. B. der medianen Gesichtsstrukturen (kraniofaciale Dysmorphie, oft verbunden mit Hirnfehlbildungen). Andere komplexe Entwicklungsstörungen sind Sequenzen, bei denen eine Ursache mehrere Abweichungen zur Folge hat (Potter-Sequenz bei Oligohydramnion durch Nierenagenesie, Robin-Sequenz bei Spaltbildung des Kiefers).

Bei der Zuordnung klinischer Syndrome müssen molekulargenetische und embryologische Zusammenhänge berücksichtigt werden, auch um zusätzlich vorhandene Abweichungen aufzuspüren. Aussagen zur Entwicklungs- oder Funktionsprognose werden davon bestimmt, wie genau und umfassend eine Diagnose ist.

Im Folgenden werden beispielhaft einzelne Syndrome geschildert, die bei Menschen mit geistiger Behinderung vorkommen. Die Zahl der bekannten Bilder nimmt stetig zu, manches neue Syndrom stellt sich allerdings als zufällige Assoziation heraus. Gut bekannte Syndrome kommen mit einer gewissen Häufigkeit vor und haben deshalb praktische bzw. wegen ihres »Verhaltensphänotyps« auch pädagogische Bedeutung.

Für die Diagnose von Syndromen sind neben der klinischen Befunderhebung oft weitere Untersuchungen nötig (▶ Kap. 8), um bestimmte Anomalien nachzuweisen (Gehirn, Sinnesorgane, Herz, Nieren) und die Ätiologie zu erschließen (Gendefekt, Chromosomenaberration, Stoffwechselstörung); gelegentlich gibt schon die Anamnese den entscheidenden Hinweis, wie beispielsweise bei einer Virusinfektion in der Schwangerschaft.

Beim Identifizieren von Syndromen ist ein schrittweises Vorgehen sinnvoll und rationell: Anamnese und klinischer Befund bestimmen, welche weiteren Untersuchungen nötig sind. Damit werden Belastungen vermieden und rasch relevante Informationen gesammelt.

Die folgende Darstellung der Erscheinungsbilder ist an ihrer Ursache und Entstehungsgeschichte orientiert. Damit wird die früher übliche Einteilung in »endogen« oder »exogen« vermieden; denn stets wirken sowohl biologisch-konstitutionelle (endogene, genetische) Faktoren wie schädigende bzw. störende oder aber günstige Einflüsse von außen ein (exogen, epigenetisch).

Die klinische Sichtweise ist medizinisch und damit kausal orientiert; Abbildungen sollen charakteristische Merkmale verdeutlichen; auf Photographien wurde bewusst verzichtet. Auch wenn die Diagnose dem einzelnen Menschen mit einer Behinderung oft wenig nützt und als »Etikett« zur raschen fachlichen Verständigung beiträgt, ist sie doch die Voraussetzung dafür, biologische Grundlagen recht zu werten und die Interaktionen mit den immer wirksamen Umwelteinflüssen zu beachten. Nur so sind geeignete präventive bzw. therapeutische Maßnahmen zu planen und zu realisieren.

Bei der ärztlichen Diagnse interessieren natürlich auch Ausmaß und Ausprägung der geistigen Behinderung. Deshalb sind psychologische, psychosoziale und pädagogische Informationen nötig, will man den einzelnen Menschen in seiner Situation recht verstehen. Werden dabei aber medizinischen Aspekte und (neuro-)biologische Grundlagen vernachlässigt, kann dies verhängnisvolle Folgen haben.

Wichtig ist stets eine enge Kooperation mit den Eltern und mit Selbsthilfeorganisationen, die es für die meisten Syndrome gibt. Umfassende aktuelle Informationen sind über die jeweiligen Internetportale und beim Kindernetzwerk (Hanauerstraße 8, 63 739 Aschaffenburg; www.kindenetzwerk.de) zu erhalten (Schmid, 2009/2010).

## 4.2    Pränatal entstandene Formen geistiger Behinderung

### 4.2.1 Die Entwicklung des Nervensystems

Zum Verständnis der pränatal entstandenen Formen geistiger Behinderung muss zunächst eine kurze Darstellung der Entwicklung des Nervensystems vorausgeschickt werden. Das Nervensystem entsteht aus dem äußeren Keimblatt (Ektoderm): In den ersten Wochen nach der Befruchtung bildet sich am Rücken des Embryos die Neuralplatte aus, die sich zur Neuralrinne einsenkt, um schließlich das Neuralrohr zu formen. Diese Vorstufe des Zentralnervensystems wird später von Bindegewebe des Mesoderms umgeben, aus dem die Wirbelsäule mit dem Rückenmarkskanal sowie Hirnhäute und Schädel entstehen. Am vorderen Ende wächst das Neuralrohr besonders rasch, aus mehreren »Hirnbläschen« gehen die einzelnen Abschnitte des Gehirns hervor: Mittelhirn, Zwischenhirn und Endhirn, die Verbindungen zwischen den Hemisphären (Kommissuren, vor allem Balken), schließlich auch Kleinhirn und Hirnstamm. Diese Entwicklungsvorgänge verlaufen nach einem genetisch fixiertem Programm (▶ Tab. 4.1).

Mit Abschluss der Embryogenese, im 3. bis 4. Schwangerschaftsmonat, ist die Form des Zentralnervensystems weitgehend ausgebildet. Es folgen wichtige Entwicklungsschritte bei der Differenzierung und inneren Strukturierung. So müssen die Nervenzellen vom »Keimlager« nahe der Ventrikelwände an ihren Bestimmungsort in der Hirnrinde (angeordnet in sechs Schichten) wandern, sie

werden bei dieser Migration von den Stütz-
zellen der Glia geleitet. Gegen Ende der
Schwangerschaft entstehen die Hirnwindungen und -furchen (Gyri und Sulci). Nach der
Geburt werden noch einige Nervenzellen,
vor allem die funktionell wichtigen Verbindungen (Bahnen) gebildet.

Im Verhältnis zum übrigen Körper wächst
das Gehirn vor und nach der Geburt besonders rasch (allometrisch); dies erklärt auch
die besonderen Proportionen beim Feten
und Säugling.

**Tab. 4.1:** Entwicklungsperioden des Zentralnervensystems und Gefährdung durch Fehlbildungen oder
Differenzierungsstörungen

| Normale Entwicklung | Zeitraum | Fehlbildung |
|---|---|---|
| Neuralplatte | 17.–21. Tag | Araphie, Amyelie |
| Neuralrohr | 19.–26. Tag | Akranie, Anencephalie |
| Schluß des Neuroporus anterior | 26. Tag | Encephalocele, Kranioschisis |
| Schluß des Neuroporus posterior | 27.–28. Tag | Myelozelen, Rachischisis |
| Bildung des Prosencephalon | 29.–30. Tag | Holoprosencephalie, Zyklopie |
| Bildung des Fünf-Bläschen-Stadiums | 31.–32. Tag | Arrhinencephalie |
| Bildung der Kleinhirnbläschen | 33.–34. Tag | Kleinhirnaplasie oder -hypoplasie |
| Kleinhirnentwicklung | 2.–5. Monat | Kleinhirndysgenesien |
| Bildung der Kommissuren-platte | 2.–6. Monat | Balkenmangel |
| Dreischichtenbildung des Cortex | 47. Tag | Agyrie, Pachygyrie, Lissen-cephalie |
| Erste Migrationswelle | 2.–3. Monat | Mikropolygyrie |
| Zweite Migrationswelle | 3.–4. Monat | |
| Bildung der Sechsschichten-rinde | Ende 7. Monat | Differenzierungsstörungen |

Das Hirngewicht beträgt bei der Geburt
etwa 300 g und nimmt bis zum 2. Lebensjahr
auf 900 g zu (Erwachsene 1300–1500 g),
bedingt vor allem durch Aussprossen von
Verzweigungen (Dendriten), Bildung von
Synapsen (Kontaktstellen) und Myelinisierung von Bahnen (Leitfähigkeit).

Bei den komplizierten Strukturierungs-
prozessen sind frühzeitig neben biologischen, genetisch festgelegten Programmen
auch Umwelteinflüsse bedeutsam, sie wirken
beispielsweise dabei mit, welche Verknüpfungen oder »Module« (Zellgruppen zur
Informationsverarbeitung) in der Hirnrinde
entstehen; Genwirkungen (Strukturgene,

Regulatorgene, Suppressorgene) werden
»epigenetisch« modifiziert und so gewissermaßen an die Umgebung angepasst.

Bereits während der intrauterinen Entwicklung kommt es zum Untergang von
Nervenzellen (cell death). Diese »Apoptose«
kann damit erklärt werden, dass aufgrund
der genetischen Programme zunächst viele
Nervenzellen gebildet werden, die dann in
der Auseinandersetzung mit den jeweiligen
Umweltbedingungen ihre weitere Differenzierung und Ausgestaltung erfahren. Zellen,
die nicht benötigt werden, gehen zugrunde.

Für das Verständnis der Grundlagen geistiger Behinderung ist bedeutsam, dass Ver-

änderungen in ganz verschiedenen Hirnarealen vorkommen können und trotzdem ähnliche Auswirkungen haben. Anomalien der Form, also Hirnfehlbildungen, sind meistens, aber keineswegs immer mit Funktionsstörungen verbunden. Entscheidend dafür sind fehlerhaft differenzierte Nervenzellen bzw. abnorme synaptische Verbindungen. Durch Verfahren der »funktionellen Bildgebung« können z.B. Heterotopien oder Dysgenesien bei Migrationsstörungen direkt sichtbar gemacht werden. Morphologische Grundlagen einer geistigen Behinderung sind aber auch Veränderungen im Bereich der Synapsen (und der hier wirksamen Überträgerstoffe) bzw. von Zellmembranen (z.B. Ionenkanäle), die selbst bei spezieller Technik nicht immer direkt erfasst werden. Dass sogar bei schwerer Mehrfachbehinderung mitunter keine strukturellen Befunde nachzuweisen sind, hängt also mit den verfügbaren Untersuchungsmethoden zusammen. Molekulare Störungen oder Veränderungen an Neurotransmittern bzw. Rezeptoren sind (noch) nicht sichtbar zu machen.

## 4.2.2 Genmutationen als Ursache geistiger Behinderung

Eine Vielzahl von Entwicklungsschritten ist durch Gene festgelegt (codiert), auch wenn Umweltfaktoren beeinflussend und modifizierend wirken. Der genetische Code ist in den Basensequenzen der Desoxyribonukleinsäure (DNS) verankert. Über verschiedene Zwischenstufen, an denen Ribonukleinsäuren (RNS) beteiligt sind, werden die Bildung verschiedener Bausteine des Körpers (vor allem Proteine) und die Wirksamkeit von Enzymen reguliert. Der Mensch hat etwa 25 000 – 30 000 Gene, die auf den Chromosomen lokalisiert sind. Viele Genorte (Genloci) sind identifiziert und mit molekulargenetischen Methoden

nachzuweisen. Noch weniger gut bekannt sind die Genwirkungen, wie und über welche Zwischenstufen die jeweiligen Genprodukte entstehen.

Eine Änderung von Genen durch Mutationen infolge der Einwirkung von Strahlen oder Chemikalien, oft aber auch spontan, verursacht Änderungen in den Entwicklungsabläufen: Es kann sich positiv auswirken (Evolution), aber auch zu Entwicklungsstörungen oder Krankheiten führen.

Genmutationen werden – wie die genetische Information – prinzipiell nach den von Gregor Mendel (1822 – 1884) entdeckten Gesetzen vererbt (Regeln der »formalen Genetik«). Entsprechend ihrer Durchsetzungskraft sind rezessive und dominante Gene zu unterscheiden; bedeutsam sind ihre Lokalisation auf Autosomen oder Gonosomen und das Vorkommen in homo- oder heterozygotem Zustand. In 2 x 43 Chromosomen (44, XY) ist jedes Merkmal durch zwei Allele (korrespondierende Orte an zwei Chromosomen) repräsentiert; homozygot stimmen sie überein, heterozygot nicht. Die »moderne Genetik« hat verschiedene Abweichungen aufgezeigt, die gegebenenfalls zu berücksichtigen sind (Imprinting, d.h. Prägung, Trinukleotidexpansion, d.h. Vermehrung von Basentriplets; ▶ Kap. 2).

Rezessive Genveränderungen machen sich im heterozygoten Zustand meist nicht bemerkbar, da sie durch normale Allele ausgeglichen werden. Oft bleiben sie zunächst unerkannt und werden über Generationen weitergegeben. Erst bei homozygotem Vorkommen verursachen sie die Störung, wenn nämlich das Kind zweier Träger derselben rezessiven Anlage mit einer Wahrscheinlichkeit von 25 % (1: 4) die mutierte Anlage sowohl vom Vater als auch von der Mutter bekommt; für Geschwister beträgt das Wiederholungsrisiko wiederum 25 %. Da die Wahrscheinlichkeit, dieselbe Erbanlage zu besitzen, unter Verwandten größer ist, findet man nicht selten Konsanguinität (Blutsverwandtschaft), abhängig auch davon, wie oft die Genmutation in der Bevölkerung vorkommt (Genfrequenz).

Rezessiv vererbt sind vielfach Enzymdefekte, da Gene über Enzyme ihre Wirkung entfalten. Diese haben im Stoffwechsel (Metabolismus) als »Katalysatoren« wichtige Aufgaben, im Energiehaushalt oder beim Auf- oder Abbau von Strukturen. Im Gehirn kann es zur Speicherung von Stoffwechselprodukten kommen, wenn Abbauprozesse gestört sind, oder zu destruktiven Veränderungen, wenn Umbauvorgänge betroffen werden. Geistige Behinderung kann somit Folge unzureichender Entwicklungsprozesse sein oder aber die Endstufe von Abbaugeschehen (Degeneration, Demenz). Rezessiv vererbte Stoffwechselstörungen führen, wenn sie nicht zu beeinflussen sind, meist zu fortschreitenden (progredienten) Symptomen (»Entwicklungsknick«), was bei geistiger Behinderung nicht der Fall ist.

## a. Rezessiv vererbte Stoffwechselstörungen (inborn errors of metabolism)

### Phenylketonurie (PKU, Phenylbrenztraubensäureschwachsinn, Fölling-Krankheit)

Im Jahre 1934 entdeckte der Schwede Ivar Asbjörn Fölling (1888–1973) bei geistig behinderten Patienten mit auffallendem Uringeruch, dass sie vermehrt Phenylbrenztraubensäure ausschieden. Weitere Analysen zeigten die eigentliche Ursache: Da das Enzym Phenylalanin-4-Monooxygenase (Phenylalanin-Hydroxylase) fehlt, kann die essentielle Aminosäure Phenylalanin nicht zu Tyrosin abgebaut werden (▶ **Abb. 4.1**), ihr Blutspiegel steigt (normal unter 1,65 mg/100 ml, bei PKU mehr als 20 mg bzw. 1200 umol/l). Auch aus Tyrosin entstehende Stoffwechselprodukte, z. B. Melanin oder Adrenalin, werden nicht ausreichend gebildet. Um das vermehrte Phenylalanin auszuscheiden, kommt

es durch Transaminierung und Oxydierung zu Phenylmilchsäure, Phenylbrenztraubensäure sowie Phenylessigsäure; sie verursachen den »muffeligen« Geruch nach »Mäuseurin«.

Die Entwicklung des Gehirns wird entweder durch toxische Metaboliten oder wegen Substratmangel beeinträchtigt; während seine Funktionen bei Geburt noch (fast) ungestört sind, lassen sie im Verlauf der Entwicklung rasch nach, es entsteht eine geistige Behinderung. Weitere Kennzeichen der Krankheit sind blonde Haare und blaue Augen (Fehlen von Pigmenten), nicht selten ekzematöse Hautveränderungen und epileptische Anfälle (BNS-Krämpfe).

Eine Frühdiagnose der PKU ist durch Bestimmen des Phenylalaninblutspiegels möglich, der ja bereits kurz nach der Geburt ansteigt. Der Guthrie-Test, eine mikrobiologische Methode (Bacterium subtile wird im Wachstum durch Phenylalanin gehemmt) wird zum »Neugeborenen-Screening« eingesetzt. Ein »Windeltest«, bei dem Phenylbrenztraubensäure im Urin mit der Fölling-Probe (Eisen(III)chlorid) nachgewiesen wird, ist abhängig von der Nahrung erst nach ein bis zwei Wochen zu verwerten.

Die Häufigkeit der PKU beträgt 1 : 10 000. Nicht immer ist sie die Ursache des vermehrten Phenylalaninblutspiegels (Hyperphenylalaninämie). Passagere Stoffwechselveränderungen kommen vor, verschiedene Varianten aber erfordern eine Behandlung So muss bei positivem Guthrie-Test immer eine genaue Stoffwechselanalyse mit Belastungsproben erfolgen; der Nachweis des Biopterinmangels hat wichtige therapeutische Konsequenzen.

Die Therapie der klassischen PKU besteht in einer phenylalaninarmen Diät: Nahrungsmittel sind zu meiden, die Phenylalanin enthalten. Um trotzdem ausreichend Eiweiß zuzuführen, werden spezielle Aminosäurengemische gegeben (z. B. Albumaid-X®). Genaue Kontrollen müssen sicherstellen, dass der Spiegel des Phenylalanins nicht zu hoch

ansteigt; ist er zu niedrig, drohen Wachstumsstörungen und Mangelerscheinungen.
Nach Längsschnittstudien soll die Diät bis
zur Beendigung der Hirnentwicklung (Abschluss der Myelinisierung) fortgeführt werden, mindestens bis zum 14. Lebensjahr.

Bei der PKU ist also eine wirksame Prävention möglich, auch wenn der verantwortliche Enzymdefekt selbst nicht behoben,
sondern die Stoffwechselblockade nur um-
gangen wird. Für mehr als 90 % der betroffenen Kinder ist eine ungestörte Entwicklung
zu gewährleisten.

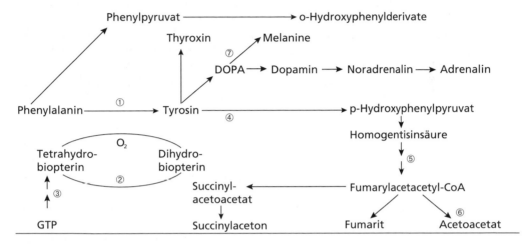

1. Phenylalaninhydroxylase-Mangel
2. Dihydrobiopterinreduktase-Mangel
3. Biopterinsynthesestörungen
4. Tyrosinaminotransferase-Mangel (Tyrosinämie II, Richner-Hanhart-Syndrom)
5. Alkaptonurie
6. Tyrosinämie I
7. Albinismusformen

**Abb. 4.1:** Schema der Störungen im Phenylalanin-Stoffwechsel als Beispiel für verschiedene Enzymdefekte

Das Gen für die Phenylalaninhydroxylase
liegt auf Chromosom 12 q23. Eine pränatale
Diagnose ist möglich. Durch Belastungsver-
suche wird Heterozygotie nachgewiesen, da
eine verminderte Enzymaktivität nicht ganz
ausreicht, den normalen Stoffwechsel zu
garantieren.

Wenn Menschen mit behandelter PKU
Nachkommen haben wollen, ist das genetische Wiederholungsrisiko nicht vermehrt,
sofern der Partner nicht zufällig auch das
PKU-Gen trägt; die Kinder werden heterozygot sein. Probleme ergeben sich bei Frauen
mit PKU dadurch, dass ein vermehrter Phe-

nylalaninblutspiegel während der Schwangerschaft beim Kind zu Wachstumsstörung
(pränatale Dystrophie) mit Mikrocephalie
(Mangelentwicklung des Gehirns) und kleinen Anomalien führen kann. Deshalb muss
eine werdende Mutter mit PKU wieder eine
strenge Diät einhalten. Auch eine symptom-
arme mütterliche Hyperphenylalaninämie,
die nicht erkannt wurde, kann eine Mikrocephalie verursachen (S. 113).

Andere Störungen des Aminosäurenstoffwechsels und der organischen Säuren
(► Tab. 4.2) sind selten; die wichtigsten werden beim Neugeborenen-Screening mit der

Tandem-Massenspektrometrie (TMS) erfasst.

**Tab. 4.2:** Geistige Behinderung bei Störungen des Aminosäurenstoffwechsels

| |
|---|
| Ahornsirupkrankheit (Leuzinose) mit Varianten |
| ß-Alaninämie |
| Cross-Syndrom (Albinismus) |
| Glutaracidurie |
| Hartnup-Syndrom |
| Histidinämie |
| Homozystinurie |
| Hyperammonämien |
| Hyperlysinämie |
| Hypervalinämie |
| Isovalerianacidämie |
| Methylmalonacidämie |
| Hyperglyzinämie |
| Phenylketonurie und Varianten |
| Kongenitale Laktacidose |
| Propionacidämie |
| Tyrosinämie |

## Galaktosämie

Bei dieser Störung des Kohlenhydratstoffwechsels sind ebenfalls durch die Frühdiagnose Schäden zu vermeiden. Infolge einer autosomal rezessiven Genmutation fehlt das Enzym Galaktose-1-Phosphat-Uridyl-Transferase, dies hat mit unterschiedlichem Verlauf Auswirkung in mehreren Stoffwechselbereichen.

Bei akuten Symptomen wird die Diagnose meist rasch gestellt; eine protrahierte Störung führt zu mangelndem Gedeihen, Vergrößerung und Funktionstörung der Leber (später Zirrhose), Trübung der Augenlinse (Katarakt) sowie Beeinträchtigung der Hirnentwicklung (psychomotorische Retardierung, Anfälle).

Die Diagnose erfolgt mit dem Nachweis des Enzymdefekts in Erythrozyten, sie ist auch beim Neugeborenen-Screening möglich. Die Behandlung erfordert eine galaktose- und laktosefreie Diät.

## Mukopolysaccharidosen

Störungen im Stoffwechsel komplexer Kohlenhydrate (▶ **Tab. 4.3**) führen zur Ablagerung entsprechender Substanzen; man unterscheidet Mukopolysaccharidosen (MPS), Mukolipidosen, Oligosaccharidosen und Glykanosen.

MPS betreffen hauptsächlich Knochenwachstum und Skelettentwicklung; Speichersubstanzen werden auch in Leber, Milz, Gehirn, Auge und Haut abgelagert. Neben dysproportioniertem Kleinwuchs findet man Bewegungsstörungen, Anfälle und progrediente Demenz. Elektronenoptisch, histochemisch und biochemisch sind vermehrt teilgradierte komplexe Kohlenhydrate in den Lysosomen von Organen, Leukozyten oder Fibroblasten sowie in Körperflüssigkeiten festzustellen. Hinweisend ist die Ausscheidung von Mukopolysacchariden und/oder Oligosacchariden im Urin, diagnostisch eindeutig ist die Aktivitätsbestimmung der

**Tab. 4.3:** Geistige Behinderung bei Störungen des Kohlenhydratstoffwechsels (einschließlich der komplexen Kohlenhydrate)

| |
|---|
| Galaktosämie |
| Hereditäre Fruktoseintoleranz |
| Fukosidose |
| Mannosidose |
| Mukolipidosen |
| Sialidose |
| Mukopolysaccharidosen |
|     Typ I–H (Pfaundler-Hurler) |
|     Typ I–S (Scheie) |
|     Typ I–H/S (Hurler-Scheie) |
|     Typ II A/B (Hunter) |
|     Typ III A/B/C (Sanfilippo) |
|     Typ VII A/B |
| Mukosulfatidose |

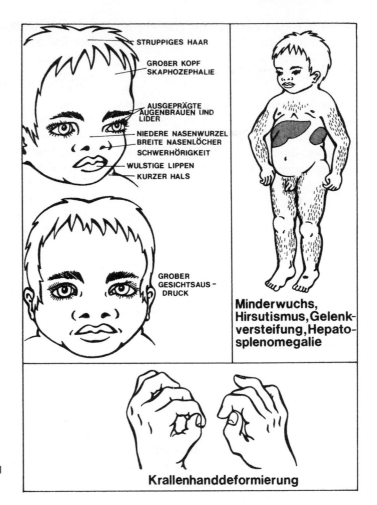

STRUPPIGES HAAR

GROßER KOPF
SKAPHOZEPHALIE

AUSGEPRÄGTE
AUGENBRAUEN UND
LIDER

NIEDERE NASENWURZEL
BREITE NASENLÖCHER
SCHWERHÖRIGKEIT

WULSTIGE LIPPEN

KURZER HALS

GROBER
GESICHTSAUS-
DRUCK

**Minderwuchs,
Hirsutismus,Gelenk-
versteifung,Hepato-
splenomegalie**

**Krallenhanddeformierung**

**Abb. 4.2:**
Mukopolysaccharidose Typ III
(Sanfilippo-Syndrom)

lysosomalen Enzyme, ggf. nach Gewebeentnahme an Fibroblastenkulturen. Molekulargenetisch kann der verantwortliche Gendefekt nachgewiesen werden.

Nicht alle MPS gehen mit geistiger Behinderung einher, fast immer aber führen sie zu dysproportioniertem Kleinwuchs (Dysostosis multiplex bei Pfaundler-Hurler-Syndrom – MPS I). Geistige Behinderung und Schwerhörigkeit findet man bei MPS II (Hunter-Syndrom), geschlechtsgebunden rezessiv vererbt. Neuerdings ist dabei eine Enzymersatztherapie möglich.

## Sanfilippo-Syndrom (MPS III)

Die Symptome werden nach leicht verzögerter Entwicklung im 2. bzw. 3. Lebensjahr deutlich: eine zunehmende starke erethische (motorisch unruhige) Verhaltensänderung und ein »Entwicklungsknick« mit Verlust bereits erworbener Fähigkeiten (Häufigkeit 1: 500 000). Durch biochemische und molekulargenetische Untersuchung sind mehrere Untertypen zu differenzieren (Defekt der Heparan-N-Sulfatse bei Typ A, der N-Azetylglukosaminidase bei Typ B, der Azetyl-CoA-Transferase bei Typ C, der N-Azetylglukosamin-6-Sulfatase bei Typ D). Möglicherweise erklärt dies, dass die Erscheinungen stark variieren; Typ A soll den ungünstigsten Verlauf haben.

Wegen allmählich zunehmender Speicherung macht sich das Syndrom nicht unmittelbar bei der Geburt bemerkbar. Die Entwicklungsverzögerung betrifft dann besonders sprachliche Funktionen und äußert sich im Verhalten durch allgemeine Unruhe und Schlafstörungen. Körperliche Symptome (▶ **Abb. 4.2**) werden im Alter von etwa 4–5 Jahren deutlich: »Grobe Gesichtszüge« mit flacher Nasenwurzel, vollen Lippen, breiter Zahnleiste, großer Zunge, unterstrichen durch struppiges (oft blondes) Haar sowie buschig-dichte, ineinander übergehende Augenbrauen und vermehrte Körperbehaarung (Hirsutismus). Das Wachstum verläuft zunächst normal, nach dem 10. Lebensjahr verlangsamt; der Kopf bleibt auffallend groß. Durch MPS-Speicherung kommt es zur Vergrößerung von Leber und Milz; nicht selten entstehen Leistenbrüche. Hilfreich für die Diagnose ist die Röntgenuntersuchung des Skeletts: dicke Kalotte, ovale Form der Wirbelkörper, breite Rippen, hypoplastische Hüftpfannen, grobe Knochenstruktur. Die Gelenkbeweglichkeit nimmt ab, es entstehen Kontrakturen. Ausscheidung von MPS-Spaltprodukten im Urin und Nachweis des Enzymdefektes in Körperzellen sowie Molekulargenetik bestätigen die Diagnose.

Die MPS-Ablagerung im Nervensystem führt mit fortschreitendem Abbau geistiger und psychischer Funktionen zur Demenz. Das Verhalten ist durch Erethie mit dranghafter Reizbarkeit und aggressiv-impulsiven Reaktionen, aber auch von Ängstlichkeit und Kontaktstörung gekennzeichnet. Trotz allen pädagogischen Bemühens nehmen diese Schwierigkeiten zu, wenn auch individuell unterschiedlich. Vielfach ist nach dem 10. Lebensjahr eine echte Kontaktaufnahme nicht mehr möglich. Das Entstehen einer spastischen Bewegungsstörung bedingt Pflegebedürftigkeit; oft kommt es zum Auftreten

schwer beeinflussbarer cerebraler Anfälle. Der Tod tritt meist vor Vollendung des 20. Lebensjahres wegen zusätzlicher Erkrankungen ein (Lungenentzündung, Herzversagen).

Eine Behandlung der Stoffwechselstörung ist bisher nicht möglich, mit Knochenmarktransplantation wurde keine Besserung erreicht, eine Enzymersatztherapie ist (noch) nicht verfügbar. Beeinflussbare Symptome sind sorgfältig zu behandeln, so durch Infektionen begünstigte Entzündungen mit Antibiotika, Verhaltensauffälligkeiten mit Psychopharmaka, Anfälle mit Antikonvulsiva.

## Glykanosen (CDG-Syndrom)

Störungen im Stoffwechsel der Glykoproteine (Congenital Disorders of Glycosylation, Glykanosen) führen als »Multiorganerkrankung« durch veränderte Aufbauprozesse zu verschiedenen Funktionsstörungen, auch zu geistiger Behinderung. Häufig besteht eine Strukturveränderung von Kleinhirn und Hirnstamm (olivo-ponto-cerebelläre Hypoplasie). Verantwortliche Enzymdefekte sind durch biochemische Untersuchungen nachzuweisen und charaktersisieren unterschiedliche Formen (Typ Ia-e, IIa-b, III, IV, X); verantwortliche Gene werden molekulargenetisch bestimmt.

Bei Typ Ia (Carbohydrate-Deficient-Glykoprotein- oder CDG-Syndrom) kommt es bald nach der Geburt zu Gedeih-und Entwicklungsstörungen (Häufigkeit 1: 40 000–80 000). Bestimmte Anomalien ermöglichen eine »Blickdiagnose«: eigenartige Hautveränderungen mit Fettpolstern oberhalb des Gesäßes oder an anderen Stellen sowie eingezogene Brustwarzen. Die Kinder schielen, haben abnorme Augenbewegungen, einen besonderen Gesichtsausdruck und relativ große Ohren. Leber und Milz können vergrößert sein, es gibt auch Hinweise auf Herz- und Nierenbeteiligung. Zustände von Bewusstlosigkeit und Anfällen werden lebensbedrohlich (bei etwa 20 % Tod im ersten Lebensjahr). Bildgebende Verfahren (MRT) zeigen die olivo-ponto-cerebelläre Hypoplasie, evtl. auch Veränderungen am Großhirn. Die Kinder bleiben schlaff und hypoton, Muskeleigenreflexe werden schwach oder fehlen, ataktische Symptome nehmen zu. Im Kleinkindalter *(Stadium II)* stehen Ataxie und geistige Behinderung im Vordergrund, gelegentlich treten Bewusstlosigkeit und schlaganfallähnliche Lähmungen auf. Die geistige Behinderung ist mässig ausgeprägt, eine Beteiligung peripherer Nerven äußert sich in Muskelatrophie an den Beinen. Durch die Retinopathie entsteht eine Sehbehinderung. Das *Stadium III* (Jugendalter) wird von Schwäche und Atrophie der Beinmuskeln mit Ataxie und Gleichgewichtsstörung beherrscht. Sonst kommt es zu einer gewissen Stabilisierung mit begrenzter Verständigung und zu Fortschritten im sozialen Verhalten bei zugewandt-extrovertiertem oder zufrieden-ausgeglichenem Wesen. Der Kleinwuchs wird durch Skelettdeformierung mit Verkrümmung der Wirbelsäule und Kielbrust, auch osteoporotische Knochenveränderungen verstärkt. Bei Erwachsenen *(Stadium IV)* sind besonders Hormonstörungen, auch vorzeitige Alterungsvorgänge zu beobachten.

Die Glykanosen werden autosomal rezessiv vererbt, bei den heterozygoten Eltern lassen sich Veränderungen der Glykan-Synthese nachweisen. Der Enzymdefekt betrifft bei Typ Ia die Phosphomannomutase (Chromosom 16p13.3 – 13.2); genomische Prägung (Imprinting) spielt bei der Ausprägung eine Rolle. Diagnostisch hinweisend sind eine Verminderung des Transferrin sowie verschiedener Eiweißkörper (Hypoalbuminämie, Hypobetalipoproteinämie, geringes thyroxinbindendes Globulin usw.). Therapeutische Möglichkeiten gibt es bisher nicht; vor Operationen ist eine Gerinnungsanalyse erforderlich.

## Lipidosen

Fette (Lipide, Lipoide) spielen beim Aufbau von Strukturen des Nervensystems eine wichtige Rolle. Veränderungen ihres Stoffwechsels (▶ Tab. 4.4) gehen mit Ablagerung und Speicherung von Substanzen einher, auch mit vorzeitigem Abbau oder mangelnder Strukturbildung. Je nach dem verantwortlichen Enzymdefekt sind die Symptome dieser lysosomalen Störungen unterschiedlich. Es können hauptsächlich Nervenzellen betroffen sein, dann kommt es zu einer Funktionstörung der Ganglienzellen (Gangliosidosen, z.B. Tay-Sachs-Syndrom) mit Verhaltensänderung, cerebralen Anfällen und dementiellem Abbau, bevor neurologisch fassbare Symptome auftreten (Dyskinesien usw.).

**Tab. 4.4:** Geistige Behinderung bei Störungen des Lipid- und Lipoidstoffwechsels

| |
|---|
| Globoidzellen-Leukodystrophie (Krabbe) |
| GM$_1$-Gangliosidose Typ I (Landing) |
| GM$_1$-Gangliosidose Typ II |
| GM$_2$-Gangliosidose Typ I (Tay-Sachs) |
| GM$_2$-Gangliosidose Typ II (Sandhoff) |
| GM$_2$-Gangliosidose Typ III |
| GM$_3$-Gangliosidose |
| Metachromatische Leukodystrophie |
| Morbus Gaucher |
| Morbus Niemann-Pick (Sphingolipidose) |
| |
| **Zentralnervöse Affektionen mit vermutetem Stoffwechseldefekt** |
| |
| Adrenoleukodystrophie (Peroxisomen) |
| Neuronale Zeroidlipofuszinose (Typ Jansky-Bielschowsky, Typ Spielmeyer-Vogt, Typ Batten) |
| Alpers-Syndrom (Mitochondrien) |
| Disseminierte Lipogranulomatose (Faber) |
| Morbus Pelizaeus-Merzbacher |
| Progressive Myoklonusepilepsie (Unverricht-Lundborg) |
| Morbus Alexander |

Betrifft die Erkrankung hauptsächlich die weiße Substanz, also Bahnsysteme (z. B. metachromatische Leukodystrophie), stehen Bewegungsstörungen (Spastik) im Vordergrund, während psychische Veränderungen und Demenz später hinzukommen.

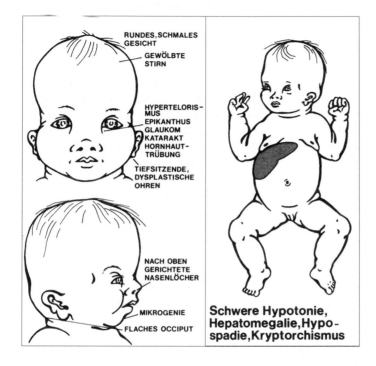

RUNDES, SCHMALES GESICHT

GEWÖLBTE STIRN

HYPERTELORIS-MUS
EPIKANTHUS
GLAUKOM
KATARAKT
HORNHAUT-TRÜBUNG

TIEFSITZENDE, DYSPLASTISCHE OHREN

NACH OBEN GERICHTETE NASENLÖCHER

MIKROGENIE

FLACHES OCCIPUT

**Schwere Hypotonie, Hepatomegalie, Hypo-spadie, Kryptorchismus**

**Abb. 4.3:** Zellweger-Syndrom als Beispiel einer peroxisomalen Störung

## Störung von Zellorganellen (Mitochondrien, Peroxisomen)

Eine Veränderung funktionell wichtiger Zellorganellen führt zu Multisystemerkrankungen. Sind die Mitochondrien betroffen, die als »Kraftwerke« der Zellen u. a. für Atmungsvorgänge verantwortlich sind, kommt es zu Störungen an Gehirn und Muskeln (Encephalomyopathie), Sinnesorganen und Herz mit meist progredientem Verlauf (► Tab. 4.5): Es kann geistige Behinderung vorkommen (z. B. Kearns-Sayre-Syndrom), auch bei im Verlauf auftretenden Komplikationen (Lähmungen, Anfälle, Sinnesstörungen). Die mitochondriale Vererbung erfolgt über die Mutter, aber auch durch im Zellkern lokalisierte Gene.

Eine Erkrankung der für den Fettstoffwechsel wichtigen Peroxisomen liegt dem

**Tab. 4.5:** Vererbte mitochondriale Encephalomyopathien

| |
|---|
| Alpers-Syndrom (zerebrale Poliodystrophie) |
| Morbus Canavan (spongiöse Dystrophie) (Asparaginsäure) |
| Carnitin-Mangel-Syndrom (Fehlen der Carnitinpalmityltransferase) |
| Kearns-Sayre-Syndrom (Ophthalmoplegia plus) |
| Leigh-Syndrom (subakute nekrotisierende Encephalomyelopathie) |
| Melas-Syndrom (mitochondriale Encephalomyopathie mit Laktatazidose) |
| Merrf-(Fukuhara-)Syndrom (Myoklonus-Epilepsie mit ragged red fibers) |
| Menkes-Syndrom (Trichopoliodystrophie) |
| Refsum-Syndrom (Heredopathia atactica polyneuritiformis) (Peroxisomen) |
| Zellweger-Syndrom (Zerebro-hepato-renales Syndrom) (Peroxisomen) |

*Zellweger-Syndrom* (Cerebro-hepato-renales Syndrom) zugrunde; die Diagnose wird u. a. durch die Bestimmung der überlangkettigen Fettsäuren gestellt, sie kann aufgrund der klinischen Symptome nur vermutet werden (▶ **Abb. 4.3**).

## Hormonelle Störungen

Für die Entwicklung des Gehirns ist das Schilddrüsenhormon wichtig. Dies ist längst durch die Beobachtung des Kretinismus wegen Jodmangels (z. B. im Gebirge) erwiesen. Infolge der *Schilddrüsenunterfunktion* kommt es zu Minderwuchs, geistiger Behinderung und Kropf. Ursache können auch Anlagestörungen (Schilddrüsenhypoplasie oder -aplasie) oder Enzymdefekte sein. Beim *Pendred-Syndrom* ist die Schilddrüsenstörung mit Schwerhörigkeit kombiniert. Die Bildung des Hormons Thyroxin aus Eiweißstoffen und Jod wird beeinträchtigt, die Schilddrüse versucht, dies durch Größenzunahme (Kropf) zu kompensieren.

Unbehandelt führt die *angeborene Hypothyreose* (Myxödem) zu einer schweren Behinderung; beim Säugling werden veränderter Gesichtsausdruck (»grobe Züge«, dicke Zunge), heiseres Schreien, trockene Haut, mangelndes Wachstum und Obstipation beobachtet (▶ **Abb. 4.4**). Alle Stoffwechselvorgänge sind verlangsamt.

Die hypothyreote Stoffwechselsituation muss so früh wie möglich erkannt werden. Beim Neugeborenen-Screening weist eine Vermehrung des thyreotropen Hormons der Hypophyse (TSH) auf die Störung hin. Ist die Diagnose sicher, wird Thyroxin in ausreichender Menge substituiert. Dann verläuft die weitere Entwicklung meist ungestört; regelmäßige Kontrollen haben eine ausgeglichene Stoffwechsellage zu sichern.

## Störungen des Kupfer- und des Purinstoffwechsels

Bei der *Wilsonschen Krankheit* (hepatolentikuläre Degeneration) kommt es wegen eines Synthesedefektes von Coeruloplasmin (Eiweißkörper für den Kupfertransport) zur Speicherung von Kupfer in Leber und Stammganglien des Gehirns; Ablagerung in

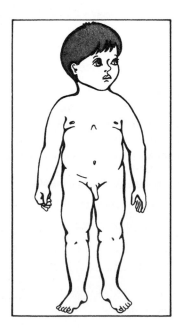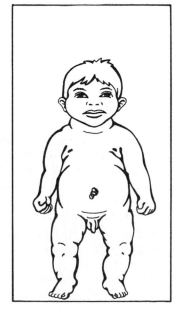

**Abb. 4.4:**
Hypothyreose – Kretinismus mit Minderwuchs, disproportioniertem Habitus, auffallender Gesichtsform und geistiger Behinderung

der Hornhaut des Auges verursacht den Kayser-Fleischerschen Cornealring.

Bei Kindern treten zuerst Fieberschübe mit Hämolyse (Ikterus) und kolikartigen Bauchschmerzen auf, später Leberfunktionsstörung, extrapyramidal-motorische Bewegungen (Choreoathetose, Dystonie, Tremor, Rigor) und psychopathologische Symptome (Verwirrtheit, Wesensänderung, Demenz) sowie epileptische Anfälle.

Für die Diagnose sind neben dem Cornealring (Spaltlampenuntersuchung) niedrige Werte von Coeruloplasmin und Gesamtkupfer im Serum wichtig; das freie ungebundene Kupfer und die Kupferausscheidung im Urin sind vermehrt, besonders nach Gabe von Penicillamin; beweisend ist ein hoher Kupfergehalt in der Leber. Die autosomal rezessiv vererbte Störung (ATB7B-Gen auf Chromosom 13q14.3) kann durch eine kupferarme Diät mit Gabe von Kaliumsulfid und D-Penicillamin beeinflusst werden; mitunter ist eine Lebertransplantation indiziert.

## Menkes-Syndrom

Diese geschlechtsgebunden rezessiv vererbte Störung des Kupferstoffwechsels betrifft (fast) nur Jungen (Genlokus MNK bei Xq13.3). Kennzeichnend sind »wie Stahlwolle« aussehende, pigmentarme Haare (kinky-hair syndrome, Kräuselhaarkrankheit, Trichopoliodystrophie; die Haarschäfte sind bei Vergrößerung statt parallel begrenzt korkenzieherartig gedreht). Ikterus, Störung der Temperaturregulation (Hypothermie), Entwicklungsverzögerung und Krämpfe treten frühzeitig auf. Betroffene Knaben (▶ **Abb. 4.5**) mit typischem Gesichtsausdruck (schmale Lidspalten, Karpfenmund) sterben meist innerhalb des ersten Lebensjahres an Komplikationen (z. B. Subduraleguss wegen Gefäßbrüchigkeit). Infolge unzureichender Resorption im Darm sind der Kupfer-Spiegel und das Coeruloplasmin im Blut vermindert. Injektionen von Kupferhistidin können die ungünstige Prognose verbessern.

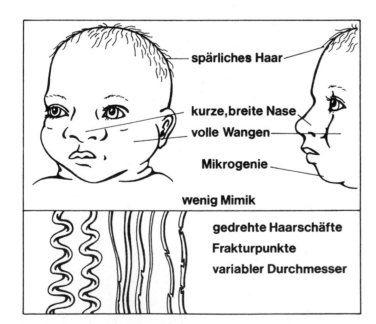

**Abb. 4.5:**
Menkes-Syndrom als Beispiel einer Störung der Kupfer-Resorption und Mitochondriopathie

## Lesch-Nyhan-Syndrom

Purinkörper sind wichtige Bestandteile der Zelle, vor allem der DNS und RNS; bei ihrem Abbau entsteht Harnsäure. Das rezessiv geschlechtsgebunden vererbte Lesch-Nyhan-Syndrom ist Folge des Fehlens der Hypoxanthin-Guanin-Phosphoribosyltransferase (HGPRT-Gen bei Xq26–27); wie bei Gicht resultiert eine vermehrte Ausscheidung von Harnsäure (Hyperurikämie). Symptome sind geistige Behinderung (IQ meist 35–60), cerebrale Bewegungsstörungen (Spastik, Choreoathetose), Nierensteinbildung (Nephrolithiasis) mit Hämaturie und Nierenfunktionsstörung, häufig auch autoaggressive Verhaltensweisen (▶ **Abb. 4.6**) mit dranghaftem Beißen in Lippen, Wangen, Hände und

Finger. Nach normaler Schwangerschaft und Geburt ist das erste Anzeichen die vermehrte Ausscheidung orangefarbener Harnsäurekristalle. Etwa im dritten Lebensmonat fällt eine zunehmende Irritabilität auf, mit dem 4. bis 6. Monat tritt die Verzögerung der statomotorischen Entwicklung hinzu. Eine Verminderung des Muskeltonus (Hypotonie, Schlaffheit) geht allmählich in spastische Tonussteigerung über, bald stellen sich auch unwillkürliche »extrapyramidale« Bewegungen ein mit Choreoathetose und Dystonie (allgemeine Bewegungsunruhe, ruckartige und drehende Bewegungen, Tonuswechsel). Die Neigung zur Automutilation (Selbstverletzung) wird im 2. Lebensjahr deutlich, gelegentlich auch später (8–10 Jahre), sie fehlt nur selten (▶ **Kap. 5**).

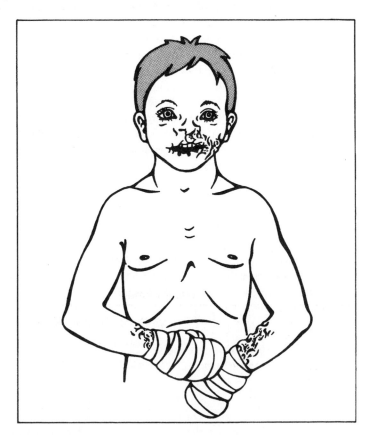

**Abb. 4.6:**
Lesch-Nyhan-Syndrom als Folge einer Störung im Purinstoffwechsel mit Neigung zu Automutilationen (Gesicht, Hände)

Die Diagnose wird durch den Nachweis der Hyperurikämie mit vermehrter Harnsäureausscheidung gestellt, der Enzymdefekt ist in Erythrocyten und Fibroblasten nachzuweisen. Harnsäurekristalle lagern sich nach dem 10. Lebensjahr im Gewebe ab (Gicht-Tophi an den Ohrmuscheln, Arthritis urica mit Gelenkbeschwerden). Bei langsam progredientem Verlauf beträgt die Lebenserwartung 20–30 Jahre (Komplikationen meist seitens der Nieren).

Viele Patienten haben Krampfanfälle. Wie diese und die anderen cerebralen Symptome zustande kommen, ist nicht sicher geklärt. HGPRT fehlt jedenfalls auch im Gehirn, was Veränderungen von Neurotransmittern (Gamma-Amino-Buttersäure, Dopamin, Acetylcholin) zur Folge hat und Bewegungsstörungen erklärt, weniger das autoaggressive Verhalten. Behandlungsversuche mit Medikamenten (L-5-Hydroxytryptophan, Carbidopa, Imipramin) bringen meist wenig Änderung; andererseits sind Restriktion und Maßnahmen der Verhaltenstherapie wirksam. Bei Gicht nützliche Mittel (Allopurinol, Probenecid) senken die Harnsäurewerte, beeinflussen aber nicht den fortschreitenden Verlauf und die cerebralen Symptome. Manche Kinder können sich sprachlich äußern und den zwanghaften Charakter ihrer autoaggressiven Handlungen erklären.

Die pränatale Diagnose des Syndroms (Häufigkeit 1: 100 000–380 000) erfolgt durch biochemische Untersuchung von Amnionflüssigkeit; bei heterozygoten Genträgerinnen ist die Enzymbestimmung hilfreich. Es gibt verschiedene Varianten, auch »Schwachformen«.

## b. Dysplasie-Syndrome mit meist dominanter Vererbung

Dominante Mutationen betreffen meist »Strukturgene«, die zur Differenzierung von Geweben benötigt werden, sie führen zu Dysplasien. Schon im heterozygoten Zustand verursachen sie Symptome (häufig Neuerkrankung durch Spontanmutation) und werden mit einer Wahrscheinlichkeit von 50 % an Kinder weitergegeben. Man beobachtet wechselnde Penetranz (unterschiedliche Durchsetzungsfähigkeit) und variable Expressivität (unterschiedliche Ausprägung der klinischen Erscheinungen); dies erklärt eine große Variabilität in den betroffenen Familien.

## Phakomatosen (neurokutane Syndrome)

Dysplasien des Ektoderms können Haut und Nervensystem betreffen: Die Bezeichnung Phakomatose verweist auf Hautflecken, die mit neurologischen Störungen kombiniert sind. Die Dysplasie kann über Metaplasie zur Neoplasie von Zellen führen, weshalb gut- und bösartige Geschwülste bei diesen neurokutanen Syndromen relativ oft auftreten (Vorkommen von Suppressorgenen bzw. Onkogenen).

## Tuberöse Sklerose (Morbus Bourneville-Pringle; Epiloia)

Erste Symptome sind weiße (depigmentierte), blatt- oder lanzettförmige Hautflecken (white spots) an Rumpf und Extremitäten, schon beim Neugeborenen und Säugling (► Abb. 4.7), die aber manchmal bei blasser Haut übersehen werden; man erkennt sie besser unter dem ultraviolettem Licht der Wood-Lampe. Im Verlauf der ersten Lebensmonate treten oft Anfälle auf, zunächst als BNS-Krämpfe (infantile spasms, West-Syndrom) mit dem EEG-Bild der Hypsarrhythmie; sie lassen sich nur schwer mit den üblichen Antikonvulsiva, am besten noch durch Vigabatrin (Risiko von Gesichtsfeldveränderungen) oder ACTH (verschiedene Komplikationen) beeinflussen. Bei der CT- oder MRT-Untersuchung des Gehirns findet man gliomatöse, später verkalkende Knötchen an der Ventrikelwand oder im Hirngewebe. Gelegentlich entwickeln sich hier auch Riesenzellastrozytome, die epileptogene Herde, Raumforderung oder Blockade der Liquorpassage verursachen; zur Prävention wird neuerdings das Medikament Everolimus (Rapamycin als mTOR-Inhibitor) eingesetzt.

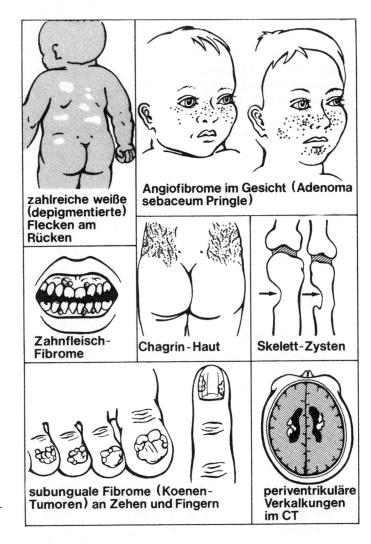

**zahlreiche weiße (depigmentierte) Flecken am Rücken**

**Angiofibrome im Gesicht (Adenoma sebaceum Pringle)**

**Zahnfleisch-Fibrome**

**Chagrin-Haut**

**Skelett-Zysten**

**subunguale Fibrome (Koenen-Tumoren) an Zehen und Fingern**

**periventrikuläre Verkalkungen im CT**

**Abb. 4.7:**
Tuberöse Sklerose (Bourneville-Pringle), Beispiel einer Phakomatose mit Veränderungen an zahlreichen Organen

Beim Säugling wird eine statomotorische und psychische Retardierung zunehmend deutlich; letztlich entsteht meist eine geistige Behinderung. Nach dem Kleinkindalter erscheinen im Gesicht mit schmetterlingsförmiger Ausbreitung die für eine »Blickdiagnose« charakteristischen gelblich-roten Papeln und verhornenden Knötchen (Angiofibrome) des Adenoma sebaceum (Morbus Pringle). Am Rücken bilden sich »Chagrin-Hautbezirke«, an Händen und Füssen Fibroepitheliome und sub- oder periunguale Angiofibrome (Koenen-Tumoren), am Augenhintergrund gliomatöse Knötchen (pilz-

oder maulbeerartige Wucherungen). Auch Lidtumoren, Konjunktivalknötchen und Zahnfleischwucherungen kommen vor.

Gelegentlich sind mesenchymale Strukturen betroffen: Tumoren (Rhabdomyome) des Herzens können schon bei Neugeborenen Symptome verursachen, Geschwülste der Nieren (Zystennieren, Hamartome, Angiomyolipome) oder Veränderungen an den Lungen machen sich später durch Funktionsbeinträchtigung bemerkbar.

Die Ausprägung des »Tuberöse Sklerose Komplexes« (TSC, Häufigkeit 1:20 000–40 000) kann sehr verschieden sein; manchmal treten nur Hautveränderungen auf, oft kommt es zum »Vollbild« mit schwerer Mehrfachbehinderung und progredienten Symptomen. Welche Faktoren die unterschiedliche Expressivität bestimmen, ist unklar. Verantwortliche Gene (TSC1, Hamartin; TSC2, Tuberin) sind auf Chromosom 9q34.3 und 16p13.3 lokalisiert.

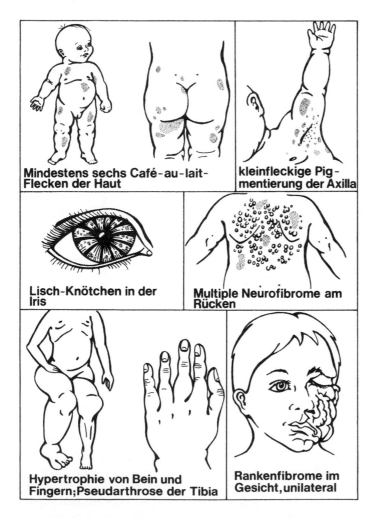

**Abb. 4.8:**
Neurofibromatose (Morbus von Recklinghausen) mit verschiedenen Hautveränderungen

## Neurofibromatose (NF 1, Morbus von Recklinghausen)

Erste Veränderungen sind schon beim Säugling vorhanden (Häufigkeit 1: 2500–3300 Geburten): hellbraune Hautflecken von unterschiedlicher Form und Größe, besonders am Rumpf, auch an den Extremitäten und im Gesicht (► **Abb. 4.8**). Von diesen Café-au-lait-Flecken sollten mehr als 5–6 vorhanden sein und sie müssen mindestens 1,5 cm Durchmesser haben.

Funktionsstörungen am Nervensystem treten meist erst im späteren Alter auf: Knötchen an den peripheren Nerven, fibröse Tumoren der Hautoberfläche, die sich leicht eindrücken lassen, gelegentlich Tumoren im Schädelinneren, bei Erwachsenen Neurinome des Kleinhirnbrückenwinkels (NF 2), bei Kindern Opticusgliome sowie Astrozytome im Kleinhirn und Hirnstamm. Nicht selten

zeigt das MRT diffuse Veränderungen im Bereich von Stammganglien und basalen Strukturen (»unidentified bright objects«, UBOs), die sich spontan zurückbilden. Neben geistiger Behinderung kann es zu Sehstörungen und Anfällen kommen, häufig liegt eine Makrocephalie.vor.

Umschriebener Riesenwuchs (z. B. im Gesicht oder an einer Extremität) wird schon bei Neugeborenen oder später als Rankenfibrom beobachtet. Auch mesenchymale Organe sind gelegentlich betroffen (abdominelle Manifestation).

Da die Ausprägung einer Hirnfunktionsstörung sehr unterschiedlich sein kann, ist bei Kleinkindern mit Neurofibromatose die Entwicklungsprognose schwierig. Vielfach machen sich lediglich umschriebene Entwicklungsstörungen bemerkbar.

In der Pathogenese spielt offenbar der »nerve growth factor« eine Rolle, besonders

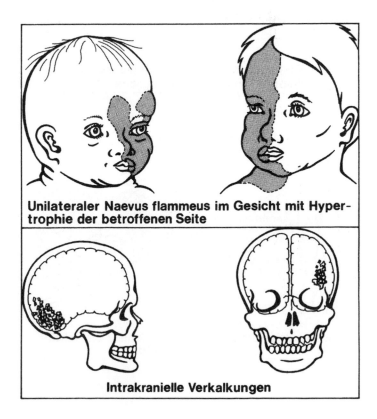

**Unilateraler Naevus flammeus im Gesicht mit Hypertrophie der betroffenen Seite**

**Intrakranielle Verkalkungen**

**Abb. 4.9:**
Encephalotrigeminale Angiomatose (Sturge-Weber) mit Veränderungen im Gesicht und am Gehirn

beim Entstehen von Tumoren. Die verschiedenen Typen der NF haben unterschiedliche Genlokalisation (17q11.2 (Neurofibromin) bei NF1, 22q12.2 (Merlin) bei NF2). Neuerdings wird zur Prävention ein RAS-Inhibitor erprobt.

## Andere Phakomatosen

Beim *Syndrom des linearen Naevus sebaceus (Schimmelpenning-Feuerstein-Mims)* erfassen sklerodermie-ähnliche Hautveränderun-

gen eine Gesichtshälfte und führen zu Wachstumsstörung und Beeinträchtigung des Gehirns. Geistige Behinderung, cerebrale Anfälle und Hemiparese sind die Folge.

Bei der *encephalotrigeminalen Angiomatose (Sturge-Weber)* tritt ein Naevus flammeus (Feuermal) im Bereich des Ausbreitungsgebietes eines oder mehrerer Äste des Nervus trigeminus auf; die Folge sind halbseitige Bewegungsstörung, fokale Anfälle und geistige Behinderung (▶ **Abb. 4.9**). Ein Glaukom entsteht, wenn das Auge erfasst

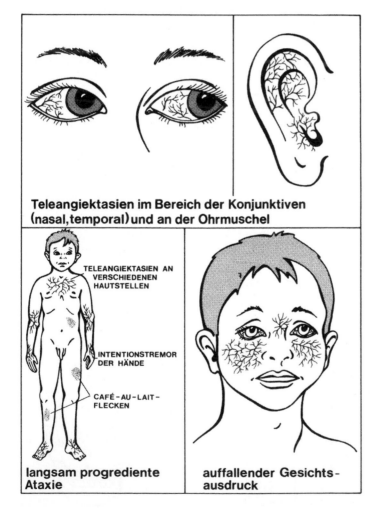

**Teleangiektasien im Bereich der Konjunktiven (nasal, temporal) und an der Ohrmuschel**

TELEANGIEKTASIEN AN VERSCHIEDENEN HAUTSTELLEN

INTENTIONSTREMOR DER HÄNDE

CAFÉ-AU-LAIT-FLECKEN

**langsam progrediente Ataxie**

**auffallender Gesichtsausdruck**

**Abb. 4.10:**
Ataxia teleangiectatica (Louis Bar-Syndrom) mit Hautveränderungen und neurologischen Symptomen, zusätzlich Chromosomenbrüchigkeit

wird. Proliferative Gefäßveränderungen verursachen Durchblutungsstörungen; sie sind als girlandenartige Verkalkungen im Röntgenbild sichtbar. Gegebenenfalls muß eine operative Entfernung (Hemisphärektomie) erwogen werden. Ein verantwortliches Gen wird auf 9p21 vermutet.

Beim *Hippel-Lindau-Syndrom* findet man eine Angiomatosis retinae mit Gefäßtumoren (Angiom) im Kleinhirn, manchmal kommt geistige Behinderung vor (HL-Gen auf Chromosom 3p25).

## Ataxia teleangiectatica (Louis Bar-Syndrom)

Die *autosomal rezessiv vererbte* Differenzierungsstörung führt zu einem Nebeneinander embryonaler Gewebsanteile (Vermehrung von Alpha-Fetoprotein) mit vorzeitigen Alterungsprozessen. Wie beim Bloom-Syndrom oder der Fanconi-Anämie ist die Chromosomenbrüchigkeit als Folge einer Störung des DNS-Repair-Mechanismus deutlich vermehrt, was das Entstehen bösartiger Tumoren, besonders von Lymphomen begünstigt (▶ **Abb. 4.10**).

Im Kleinkindalter kommen zunächst häufig rezidivierende Infekte vor, weil wichtige Immunstoffe fehlen, vor allem Immunglobulin A und E. Die Diagnose kann durch die Bestimmung des Alpha-Fetoproteins und auch durch den Nachweis der Chromosomenbrüchigkeit frühzeitig gestellt werden.

Eine Rumpfataxie wird im Schulalter zunehmend deutlich. Dann erscheinen auch die charakteristischen Teleangiektasien, erweiterte Gefäße in den Konjunktiven oder an den Ohrmuscheln, auch entstehen degenerative Hautveränderungen. Die langsam progrediente ataktische Bewegungsunsicherheit erfasst Rumpf und Extremitäten, erfordert wegen Astasie und Abasie (Unfähigkeit zum Stehen und Gehen) einen Rollstuhl und macht die Kinder pflegebedürftig. Auch treten extrapyramidale Choreoathetosen und Myoklonien auf. Die geistigen Fähigkeiten lassen progredient nach (Demenz). Der Tod im Alter von 15–20 Jahren ist meist Folge von pulmonalen Komplikationen.

Eine Beeinflussung der fortschreitenden Störung ist nicht möglich. Es gibt Geschwistererkrankungen bei nicht vermehrter Konsanguinität. Das ATM-Gen bei 11q22–23 ist molekulargenetisch nachzuweisen.

## c. Geschlechtsgebunden vererbte Störungen mit geistiger Behinderung

Bei auf dem X-Chromosom gelegenen Genen fehlt der männlichen Konstitution XY jeweils ein Allel, somit werden rezessive Mutationen hemizygot manifest. Bei Frauen (XX) sind sie heterozygot und nicht oder nur unter bestimmten Bedingungen zu bemerken, können aber auf Söhne vererbt werden und führen bei diesen zu Symptomen. Töchter sind gesund oder erneut Überträgerin (Konduktorin). Eine Vererbung vom Vater auf den Sohn ist nicht möglich. Vielfach wird die Fortpflanzungsfähigkeit eingeschränkt. Dass die Gene trotzdem nicht verschwinden, liegt an Neumutationen, die bei Knaben unmittelbar zu Symptomen führen. Für die Angabe des Wiederholungsrisikos in einer Familie ist bedeutsam, ob die Mutter eines betroffenen Jungen das Gen trägt. Ein Stammbaum mit Erkrankung männlicher Verwandter der Mutter weist darauf hin. Ferner sind Heterozygotentests verfügbar. Die seltenen dominanten Mutationen auf dem X-Chromosom machen sich schon heterozygot bemerkbar, homozygot oder hemizygot wirken sie meist letal und führen zur Fehlgeburt.

83

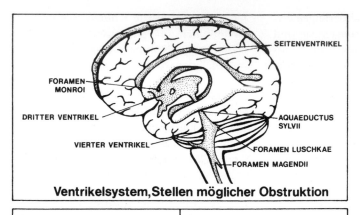

**Ventrikelsystem, Stellen möglicher Obstruktion**

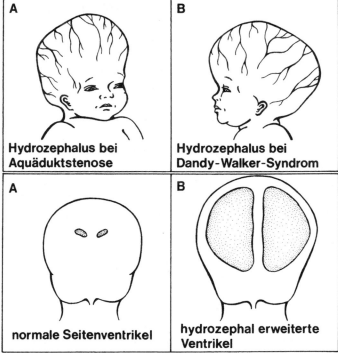

Abb. 4.11:
Schema des Ventrikelsystems mit Lokalisation möglicher Obstruktion, klinisches und radiologisches Bild des Hydrocephalus

## Aquäduktstenose

Der angeborene Hydrocephalus (▶ **Abb. 4.11**) als Folge einer Aquäduktstenose (Verschluss oder Enge des Aquaeductus Sylvii zwischen dem dritten und vierten Ventrikel) kann durch eine X-gebundene Genmutation (Xq28) verursacht sein. Die Diagnose wird nach entsprechendem Hinweis im Stammbaum bzw. durch molekulargenetische Analyse (Gen L1CAM) gestellt. Meist ist der Kopfumfang schon vor der Geburt vergrößert (Ultraschalluntersuchung), bei Neugeborenen weisen stark eingeschlagene Daumen auf eine cerebrale Läsion hin. Liquorableitende Maßnahmen sind dringlich, da sonst die Hirnschädigung zunimmt.

## X-chromosomal rezessiv vererbte Formen geistiger Behinderung

In größeren Statistiken fällt auf, dass unter geistig behinderten Menschen das männliche Geschlecht überwiegt. Dies kann nicht allein mit sozialen Umständen erklärt werden, vielmehr auch durch genetische Faktoren, d. h. auf dem X-Chromosom lokalisierte Gene, die bei Männern (hemizygot) eher zu einer Störung führen als bei Frauen. Dementsprechend gibt es verschiedene Syndrome, bei denen die geistige Behinderung hauptsächlich das männliche Geschlecht betrifft.

### Fragiles-X-Syndrom (Marker-X-Syndrom)

Bei einer erstmals 1943 von James Purdon Martin und Julia Bell beschriebenen Form geistiger Behinderung mit X-chromosomal rezessiver Vererbung wurde nach Anwendung spezieller zytogenetischer Methoden (folsäurearmes Kulturmedium) eine brüchige Stelle (Konstriktion) am langen Arm des X-Chromosoms (Xq27–28) nachgewiesen und später das verantwortliche FMR1-Gen molekulargetisch identifiziert. Die Häufigkeit beträgt 1 : 1000 bis 1 : 10 000, bei Männern mit geistiger Behinderung 1,7–6,2 %.

Das körperliche Wachstum verläuft ungestört. Beim Säugling ist der Kopfumfang eher groß, später normal. Diagnostische Hinweise sind eine längliche Gesichtsform mit ausgeprägtem periorbitalen Gewebe, dicke Nasenflügel, breite Nasenscheidewand, kräftige Ober- und Unterkiefer, relativ große, nicht selten abstehende Ohren (Makrotie, Otapostaxis). Gelegentlich kommen weitere kleine Anomalien vor. Häufig ist eine Vergrößerung der Hoden (Makrorchie), auch schon vor der Pubertät (► **Abb. 4.12**); bei Erwachsenen beträgt das Volumen 30 ml (normal bis 25 ml); ohne veränderte histologische Struktur ist bei normalen Hormonwerten die Fertilität vermindert. Verschiedene neurologische Symptome deuten auf eine Hirnfunktionsstörung hin; Krampfanfälle sind häufig. Bildgebende Verfahren zeigen keine spezifischen Befunde.

Zahlreiche detaillierte neuropsychologische Studien verweisen auf Besonderheiten im »Verhaltensphänotyp« (► **Kap. 5**). Eine geistige Behinderung ist häufig, wenn auch nicht obligat. Meist sind alle Intelligenzleistungen deutlich gemindert, allerdings unterschiedlich stark. Im frühen Kindesalter fällt eine verzögerte Bewegungsentwicklung mit Hypotonie und Verhaltensabweichungen auf, besonders die Ausbildung sprachlicher Fähigkeiten bleibt zurück. Autistische Symptome äußern sich in mangelndem Blickkontakt (»Grußverweigerung«), Neigung zu Bewegungsstereotypien, autoaggressiven Handlungen oder sprachlicher Perseveration. Besonders jüngere Kinder zeigen hyperaktives Verhalten, das erzieherische Probleme mit sich bringt und erst im Verlauf der Entwicklung allmählich nachlässt (► **Kap. 5**).

Bei nicht geistig behinderten Jungen mit fragilem X und bei Konduktorinnen kommt es zu Lernstörungen mit Aufmerksamkeitsdefizit, visuell-motorischer Dyskoordination, Sprachauffälligkeiten und Rechenschwäche (► **Kap. 2**).

Die Vererbung des Syndroms entspricht den Mendelschen Regeln, allerdings mit Ausnahmen wegen unterschiedlich langer Trinucleotid-Repeats (Basentriplets im genetischen Code): Normalerweise sind bis zu 50 Kopien vorhanden, wenn es mehr als 200 oder gar Tausende sind, führt dies zum Phänotyp. Als Basisdefekt der verschiedenen Symptome *und* der Chromosomenanomalie gilt die Genmutation (FMR 1), deren molekulargenetischer Nachweis die Diagnose sichert. Welche Rolle die Folsäure spielt, deren Mangel die brüchige Stelle des X-Chromosoms in der Leukozytenkultur provoziert, ist unklar. Manchmal hat eine Substitution mit Folsäure günstige Wirkung auf das Verhalten. Gegen eine bedeutsame Stoffwechsel-

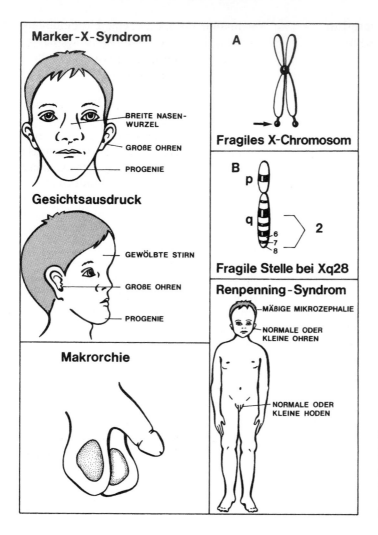

**Abb. 4.12:**
Fragiles-X-Syndrom (auffallende Gesichtsform, Makrorchie, fragiles X-Chromosom) und Renpenning-Syndrom als X-gebunden vererbte Formen geistiger Behinderung

störung spricht, dass die Symptome nicht fortschreiten und mit sonderpädagogischen bzw. verhaltenstherapeutisch orientierten Maßnahmen sowie Mototherapie oft gute soziale Kompetenzen zu erreichen sind. Bei starker Hyperaktivität müssen gelegentlich Psychopharmaka (Stimulantien, ▶ Kap. 11) eingesetzt werden. Neuerdings wird ein Glutamatantagonist (mGluR-Inhibitor) erprobt. Die genetische Beratung erfordert spezielle Erfahrung. Eine pränatale Diagnose ist mit molekulargenetischen Methoden möglich; prognostische Aussagen sind aber bei der unterschiedlichen Entwicklung schwierig, besonders für Mädchen. Bei Trägern einer Prämutation kann im Erwachsenenalter ein cerebelläres Syndrom mit Tremor und Ataxie (FXTAS) oder eine prämature Ovarialinsuffizienz (POF) auftreten (▶ Kap. 2).

## X-chromosomal rezessiv vererbte Syndrome mit Balkenmangel

Das Fehlen der großen Kommissur zwischen den Hirnhälften (Corpus callosum), mitunter ein Zusfallsbefund bei der bildgebenden Diagnostik, kann geschlechtsgebunden vererbt sein. Beim *FG-Syndrom* (Opitz und Kaveggia) ist es kombiniert mit kraniofacialer Dysmorphie schwerer geistiger Behinderung, cerebralen Anfällen, Hypotonie und Analatresie (Gen DXS135 bis DXS72 bei Xq12–21.31).

## Andere X-chromosomal rezessiv vererbte Störungen

Knaben mit *Duchenne-Muskeldystrophie* (DMD), dem im Schulalter relativ rasch progredienten »Muskelschwund«, haben nicht selten Lernstörungen oder eine leichte Intelligenzminderung. Dies wird als Folge der zunehmend begrenzten Bewegungsmöglichkeiten oder als kombiniertes cerebrales Symptom bei genetisch bedingtem Mangel an Dystrophin angesehen.

Bei der *Hämophilie A* (Bluterkrankheit) können als Komplikation Hirnblutungen entstehen oder eine bei unsachgemässer Transfusion erworbene HIV-Infektion kann zur Demenz führen.

## X-chromosomal dominant vererbte Störungen mit geistiger Behinderung

### Incontinentia pigmenti (Bloch-Sulzberger-Syndrom)

Schon bei Neugeborenen und Säuglingen treten exanthemartige, entzündliche Hautveränderungen auf mit Blasenbildung, später streifen-, flecken- und spindelförmiger, irregulärer graubrauner Pigmentierung, besonders am Rumpf und an den Extremitäten, mit Atrophie und Warzen sowie Haarausfall

(Alopezie). Zahnstruktur und Knochenwachstum sind beeinträchtigt (▶ **Abb. 4.13**). Es kommt häufig zu cerebralen Bewegungsstörungen und Anfällen, auch zu Sehbehinderung durch Strabismus, Retinadysplasie, Uveitis, Keratitis, retrolentale Dysplasie. Verantwortlich ist ein X-gebundenes Gen (Xp11.21 bzw. Xq28).

Bei der *Hypomelanosis (Ito-Syndrom)* kommen bevorzugt depigmentierte Hautveränderungen vor.

## Aicardi-Syndrom

Im Säuglingsalter sind BNS-Krämpfe mit Hypsarrhythmie im EEG das führende Symptom. Man findet Veränderungen im Bereich der retinalen Chorioidea mit Lakunenbildung (»Löcher«), schwere geistige Behinderung, Balkenmangel und Skelettveränderungen (Wirbelanomalien).

## Rett-Syndrom

Der Wiener Pädiater Andreas Rett beschrieb 1966 ein »eigenartiges hirnatrophisches Syndrom bei Hyperammonämie im Kindesalter«. Dieses ist seit 1983 von besonderem Interesse, nachdem Hagberg, Aicardi, Dias und Ramos von 35 Mädchen mit entsprechenden Symptomen berichteten. Die ursprünglich vermutete Stoffwechselstörung war nicht zu bestätigen; als ätiologisch bedeutsam hat sich das MeCP2-Gen bei Xq28 erwiesen.

Schwangerschaft und Geburt wie auch die Körpermaße des Neugeborenen sind normal. Im zweiten Lebenshalbjahr verschwinden bereits erreichte Bewegungsfertigkeiten, z. B. im Handgebrauch; Kommunikation, Sprachverständnis und emotionaler Kontakt lassen stetig nach. Das Kopfwachstum bleibt zurück, es entsteht eine sekundäre Mikrocephalie. Frühzeitig treten stereotype Bewegungen auf, besonders an den Händen als Wringen, Klappen und Wa-

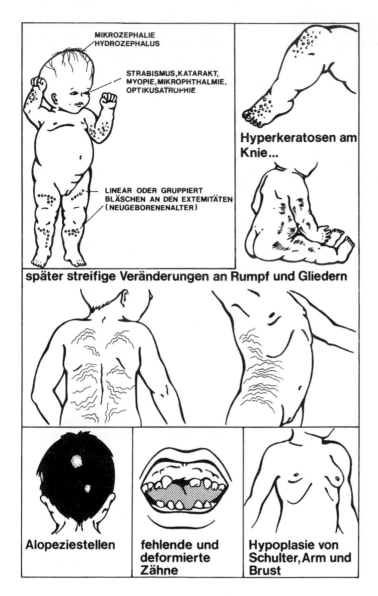

**Abb. 4.13:**
Bloch-Sulzberger-Syndrom
(Incontinentia pigmenti) mit
Hautveränderungen

schen, auch Zähneknirschen, Jaktationen (Kopf- und Körperwackeln) sowie episodische Zustände von Hyperventilation (Mehratmung). Innerhalb von ein bis drei Jahren verschlechtert sich der Zustand, Perioden sozialen Rückzugs nehmen zu, bei nachlassenden geistigen Fähigkeiten überwiegt autistisches Verhalten. Bis zu 80 % der Mädchen bekommen epileptische Anfäl-

le. Eine zunehmende Gleichgewichtsstörung (Ataxie, Rumpf- und Gangapraxie) beeinträchtigt die Fortbewegung. Im Spätstadium besteht Pflegebedürftigkeit, oft entwickelt sich eine schwere Skoliose (Rückgratverkrümmung). Die Pubertätsentwicklung verläuft normal.

Bei der neurologischen Untersuchung findet man neben der Ataxie extrapyramidale

Symptome (Dyskinesien) oder bilaterale Pyramidenbahnzeichen (Spastik). Die fast immer auftretenden stereotypen Handbewegungen, die gezieltes Greifen verhindern, sind charakteristisch für das Syndrom (»Verhaltensphänotyp«; ▶ **Kap. 5**).

Trotz vieler Bemühungen ist es bisher nicht gelungen, die Pathogenese eindeutig zu klären: Übliche Stoffwechselanalysen sind normal; bildgebende Verfahren zeigen keine spezifischen Strukturveränderungen, im EEG wird neben einer Allgemeinstörung hypersynchrone Aktivität als Ausdruck des Vorliegens einer gesteigerten Anfallsbereitschaft beobachtet. Manche Studien deuten darauf hin, daß Neurotransmitter-Systeme betroffen sind, da einzelne Metaboliten vermehrt im Liquor auftreten bzw. die Substantia nigra einen niedrigen Melaningehalt aufweist. Möglicherweise wird auch durch den Gendefekt wegen fehlender neurotropher Faktoren die zelluläre oder dendritische Differenzierung gestört.

Geschwistererkrankungen kommen vor. Molekulargenetisch ist das MeCP2-Gen oft, aber nicht immer nachzuweisen, es kommt andererseits bei Kindern mit epileptischer Encephalopathie, Paraplegie, Ataxie, Autismus oder Mikrocephalie vor. Nach epidemiologischen Untersuchungen in Schweden wird die Häufigkeit des Syndroms auf 1 : 5000 geschätzt. Die Lebenserwartung ist mäßig vermindert.

Möglichkeiten der Behandlung sind bisher nicht bekannt. Versucht wurden Medikamente, die in den Neurotransmitter-Stoffwechsel eingreifen (Dopamin usw.), allerdings ohne viel Erfolg. Es gibt wohl verschiedene Varianten und Schwachformen, was die Variabilität des Syndroms erklärt. Musikpädagogische Maßnahmen sind bei der Förderung günstig, Verhaltenstherapie ist nur wenig wirksam.

### 4.2.3 Monogen bzw. durch Mikrodeletionen und multifaktoriell bedingte Störungen (Fehlbildungs-Retardierungs-Syndrome)

Manche der hier in alphabetischer Reihenfolge dargestellten und nach Praxisrelevanz ausgewählten Fehlbildungs-Retardierungs-Syndrome kommen in Familien vor, was für eine monogene Vererbung spricht, bei anderen wurden mit zyto- bzw. molekulargenetischer Technik »Mikrodeletionen« nachgewiesen. Mitunter ist eine multifaktorielle Genese, ein Zusammenwirken genetischer und exogener Faktoren für die Störung verantwortlich.

#### Angelman-Syndrom

Harry Angelman beschrieb 1965 drei Kinder, die er wegen ihrer eigenartigen, an Marionetten erinnernden Bewegungen als »puppet children« bezeichnete; 1967 nannten Bower und Jeavons zwei ähnliche Kinder, die cerebrale Anfälle hatten und immer wieder heftig lachten, »happy puppets«. Das Syndrom kommt meist sporadisch, selten bei Geschwistern vor. Als Ursache wurde eine Mikrodeletion am Chromosom 15 (15q11 – 13) gefunden.

Nach ungestörtem Schwangerschaftsverlauf erfolgt die Geburt meist normal. Bald fällt die verzögerte statomotorische Entwicklung der Kinder auf, eine Diagnose wird aufgrund der Symptome oft zwischen dem zweiten und vierten Lebensjahr gestellt: Brachymikrocephalie (kleiner, runder Schädel mit okzipitaler Abflachung), hypoplastisches Mittelgesicht, tief liegende Augen, relativ breiter Mund, vorgestreckte Zunge, schmale Oberlippe, auseinander stehende Zähne, kräftiger Unterkiefer mit spitzem Kinn. Das Sehvermögen kann durch Veränderungen am Augenhintergrund (Opticusatrophie, Anomalie der Chorioidea) gestört sein. Die zunehmend deutliche geistige Behinderung betrifft besonders sprachliche Fähigkeiten, selten werden mehr als sechs Wörter erworben. Laufen gelingt mit zwei bis drei Jahren, die Bewegungen bleiben steif und ungelenk. Oft kommen Stereotypien (Händeschütteln) und auch autistische Verhaltensweisen vor (▶ **Kap. 5**). Cerebrale Anfälle treten früh auf (Blitz-Nick-Salaam-Krämpfe, absenceähnliche oder generalisierte Anfälle). Im Verlauf nimmt die Anfallsneigung auch ohne Behandlung allmählich ab; falls erforderlich wird die Gabe von Valproat und Benzodiazepinen empfohlen. Ziemlich charakteristisch sind EEG-Veränderungen, schon vor dem Auftreten von Anfällen: Rhythmische 4–6/Sekunden-Aktivität, generalisiert in längeren Folgen über den vorderen Hirnabschnitten, auch mit »spikes and sharp-waves«, ferner »spikes« mit 3–4/Sekunden-Wellen von hoher Amplitude über den hinteren Regionen, besonders nach Augenschluss. Die bildgebende Diagnostik zeigt eine Hirnatrophie, aber keine spezifische Veränderung. Die Genese der immer wieder auftretenden »Lachanfälle« ist unklar, es handelt sich jedenfalls nicht um epileptische Phänomene, da sie unabhängig vom EEG-Befund auch ohne ersichtlichen Anlass vorkommen. Bei der neurologischen Untersuchung fallen besonders die ataktischen Bewegungen auf, die man als »puppenhaft« bezeichnen kann (die Benennung »happy puppets« sollte aber nicht gebraucht werden). Die Kinder gehen breitbeinig und unsicher; ihr Muskeltonus wechselt, ist meist vermindert; die Muskeleigenreflexe sind lebhaft oder gesteigert. Mitunter kommen extrapyramidale Dyskinesien (Athetosen usw.) hinzu.

Der Verlauf zeigt keine Progredienz, es wurde ein 75 Jahre alter Mann mit dem Syndrom beschrieben. In 70 % wird eine Deletion im Bereich von 15q11–13 nachgewiesen. Davon ist das maternale, über die Mutter vererbte Chromosom betroffen; eine uniparentale (paternale) Disomie (beide Chromosomen stammen vom Vater) kann ebenfalls die Ursache sein (etwa 2–4 %) und ist Folge einer Störung des »genomic imprinting« (genomische Prägung). Auch Punktmutationen (25 %) können das auf Chromosom 15 lokalisierte UBE3A-Gen betreffen.

### Coffin-Lowry-Syndrom

Das Syndrom (Grange Simons Coffin 1966, Brian Lowry 1971) wurde bisher nur beim männlichen Geschlecht beobachtet, was für eine X-chromosomal rezessive Vererbung spricht (RSK2(RPS6KA3)-Gen auf Xp22). Im ersten Lebensjahr bleibt die körperliche und geistige Entwicklung zurück. Kennzeichnend ist das Gesicht mit »groben Zügen«, nach unten-außen geneigten Lidspalten und Hypoplasie des Oberkiefers. Die Augen stehen weit auseinander, ihre Brauen sind kräftig. Die Nase hat einen breiten Rücken mit dicken Flügeln und kräftigem Septum. Am Brustkorb beobachtet man ein kurzes Sternum oder Pectus carinatum (Hühnerbrust), an der Wirbelsäule Knochenanomalien und Skoliose. Die großen Hände sind weich und haben zusätzliche Furchen, auch Trommelschlegelfinger. Bei schlaffen Gelenken entstehen oft Plattfüße. Eine zunehmend gebeugte Haltung bei allgemeiner Schwäche spricht für Veränderungen an der Muskulatur. Die geistige Behinderung ist meist so schwer, dass eine sprachliche Kommunikation nicht gelingt.

### Cohen-Syndrom

Die statomotorische und geistige Entwicklung verläuft von Geburt an langsam, eine starke Gewichtszunahme führt ab dem Alter von vier bis sechs Jahren zu ausgeprägter Adipositas. Relativ charakteristisch ist das Gesicht mit schmalen, schräg nach außen-unten geneigten Lidspalten, ausgeprägtem Nasenrücken, kurzem Philtrum, breiter Oberlippe, meist offenem Mund, vorstehenden, relativ großen Schneidezähnen, schmalem Oberkiefer und zurückweichendem Kinn. Der Kopfumfang ist vermindert, das Haar reicht tief in den Nacken. An den Augen gibt es Brechungsfehler, Schielen, Kolobom, Mikrophthalmie. Herzfehler und Skelettveränderungen (Hüftdysplasie, Kyphoskoliose). Kleinwuchs, Anomalien der ableitenden Harnwege, epileptische Anfälle und Verhaltensauffälligkeiten kommen vor. Kinder mit dem Syndrom (Michael M. Cohen 1973) werden als freundlich und zugewandt beschrieben, die Intelligenzminderung ist mäßig ausgeprägt (IQ um 50). Vereinzelt wurden Hirnanomalien gefunden (Verkalkung im Bereich der Stammganglien, Kleinhirnhypoplasie). Auffallend sind kleine Hände und Füße mit kurzen, konisch zulaufenden Fingern und Zehen, auch Vierfingerfurche und häutige Syndaktylie. Oft besteht eine ausgeprägte Muskelhypotonie, die Pubertät setzt verzögert ein; eine Infektneigung bei verminderter Leukozytenzahl kommt vor. Der Gewichtszunahme sollte man frühzeitig mit einer geeigneten Diät begegnen.

Ursache des Syndroms ist wohl eine autosomal rezessive Genmutation (Chromosom 8q22–23).

## Cornelia de Lange (Brachmann-de Lange)-Syndrom

Als »Typus degenerativus Amstelodamensis« beschrieb die holländische Kinderärztin Cornelia de Lange 1933 (wie Brachmann 1916) mehrere Kinder mit Kleinwuchs, geistiger Behinderung und auffallender Physiognomie sowie Veränderungen an den Gliedmaßen. Die Häufigkeit soll 1 : 50 000 betragen.

Auffallend ist eine kraniofaciale Dysmorphie (▶ Abb. 4.14): buschige, sich über der Nasenwurzel treffende Augenbrauen (Synophrys), breiter Augenabstand (Telekanthus), schräg nach außen-unten geneigte Lidachsen, lange Wimpern, flache Nase mit nach vorn gerichteten Öffnungen, breiter Abstand zwischen Nase und Mund (vorgewölbtes Philtrum), schmales Lippenrot, herabgezogene Mundwinkel, hoher Gaumen (gelegentlich mit Spalte), kleiner Unterkiefer (Mikrogenie). Der Umfang des breiten Kopfes ist vermindert (Mikrobrachycephalie); das lange, strähnige, selten dichte Haar reicht tief in Stirn und Nacken; bei marmorierter Haut ist die Körperbehaarung vermehrt (Hirsutismus). Schon bei der Geburt sind die Körpermaße vermindert; später besteht Kleinwuchs. Die Kinder haben eine tiefe, raue Stimme.

Häufig sind Veränderungen an den Gliedmaßen: Die Hände und Füße bleiben klein, die schmächtigen Daumen sind auffallend hoch angesetzt und oft eingeschlagen; man beobachtet einen verkürzten 5. Finger, eine Vierfingerfurche und spezielle Hautleistenmuster, selten auch unterentwickelte Mittelhandknochen oder Armstümpfe (Dysmelie).

Als Säuglinge sind betroffene Kinder wegen eines stark vermehrten Muskeltonus auffallend steif (Hypertonie). Fütterungsprobleme und Ernährungsschwierigkeiten stehen damit in Zusammenhang. Nach verzögerter statomotorischer Entwicklung ist das Gangbild breitbeinig, bei hyperaktivem Verhalten sind die Bewegungen aber nicht ungeschickt. Beeinträchtigend wirken Augenfehler mit Kurzsichtigkeit, Strabismus und Nystagmus.

Unterschiedlich stark verzögert ist die geistige Entwicklung (IQ zwischen 30 und 50), selten gibt es nur gering verminderte bzw. normale Leistungen.

Frühzeitig treten autistische Verhaltensweisen auf mit mangelnder Kontaktfähigkeit, Ablehnung auch vertrauter Personen, fehlenden Emotionen (maskenhaftes Gesicht), Veränderungsangst, Neigung zu Stereotypien und Aggressionen. Autoaggressi-

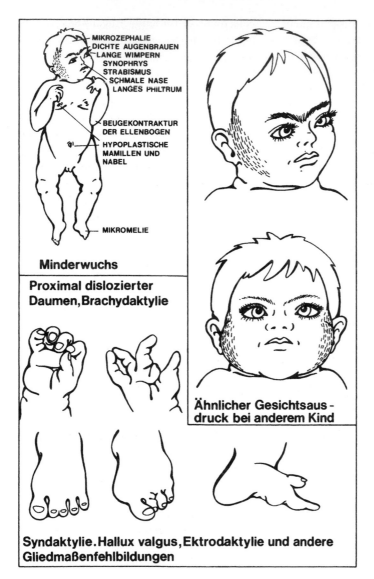

MIKROZEPHALIE
DICHTE AUGENBRAUEN
LANGE WIMPERN
SYNOPHRYS
STRABISMUS
SCHMALE NASE
LANGES PHILTRUM

BEUGEKONTRAKTUR
DER ELLENBOGEN

HYPOPLASTISCHE
MAMILLEN UND
NABEL

MIKROMELIE

**Minderwuchs**

**Proximal dislozierter
Daumen, Brachydaktylie**

**Ähnlicher Gesichtsaus-
druck bei anderem Kind**

**Syndaktylie. Hallux valgus, Ektrodaktylie und andere
Gliedmaßenfehlbildungen**

**Abb. 4.14:**
Cornelia de Lange-Syndrom
mit Minderwuchs, auffallender Gesichtsform und Extremitätenanomalien

ves Verhalten (Selbstbeschädigung) kommt vor; dabei dürften Umwelteinflüsse eine Rolle spielen, auch ein Schmerzen verursachender gastroösophagealer Reflux (▶ Kap. 5). Verhaltenstherapeutische Maßnahmen bzw. Operationen sind dann erforderlich. Oft besteht ein Hypogonadismus. Bei Infektneigung ist die Lebenserwartung vermindert.

Das Syndrom tritt meist sporadisch auf. Geschwisterbeobachtungen sprechen für autosomal rezessive Vererbung (Wiederholungsrisiko 25 %, sonst empirisch 2–5 %). Bei 50 % sind Punktmutationen im NIPBL-Gen auf 5p13.1 nachzuweisen (seltener SMC1A-Gen bei Xp11.21–22 oder SMC3-Gen bei 10q25), die auch dominant vererbt werden. Die Pathogenese des Syndroms ist noch unklar. Vielleicht kommen verschiedene Ursachen in Frage, es gibt auch »Schwachformen«.

## Crash-Syndrom

Das Akronym soll die Hauptsymptome des Syndroms kennzeichnen: Corpus callosum hypoplasia, *r*etardation, *a*dducted thumbs, *s*pastic paraparesis, *h*ydrocephalus. Ursache ist eine Veränderung des L1CAM-Gens auf Xq28, von dem mehr als 100 Mutationen bekannt sind. Das »cerebral resp. cell adhesion molecule« (CAM) ist als Mitglied der »Immunglobulin-Superfamilie« wichtig für die Entwicklung und Funktion des Nervensystems.

Familiäres Vorkommen eines angeborenen Hydrocephalus mit geschlechtsgebundenem Erbgang ist meist Folge einer Aquäduktstenose (S. 94). Betroffene Kinder haben eingeschlagene Daumen, die sie wegen einer Schwäche des Streckmuskels nicht recht bewegen können. Ihre Entwicklung ist unterschiedlich stark beeinträchtigt.

Ähnliche Symptome hat das MASA-Syndrom: *M*ental retardation, *A*phasia, *S*pasticparesis, *A*dducted thumbs. In manchen Familien hatten männliche Angehörige spastische Lähmungen der Beine und eine Entwicklungsstörung des Balkens. Da auch hier Veränderungen des L1CAM-Gens zu finden sind, werden verschiedenartige Störungsbilder als Crash-Syndrom zusammengefasst.

## De Morsier-Syndrom

Die septo-optische Dysplasie (Georges de Morsier 1956) ist Folge einer Entwicklungsstörung (Sequenz) in der 8. bis 10. Schwangerschaftswoche mit Veränderungen am Sehnerv (Hypoplasie des Opticus), Fehlen des Septum pellucidum, hormonellen Abweichungen (Hypothalamus, Hypophyse), Cerebralparese, Anfällen und geistiger Behinderung.

Nach ungestörter Schwangerschaft und Geburt sind meist Augenzittern (Nystagmus) und ausbleibendes Fixieren erste Symptome. Die Untersuchung des Augenhintergrundes zeigt den Befund einer Mikropapille und Opticushypoplasie. Dies muss Anlass für eine bildgebende Diagnostik sein (beim Säugling Sonographie, sonst MRT), um das Septum pellucidum und Vorderhirn sowie Hirnrinde, weiße Substanz und Kleinhirn zu beurteilen. Die hormonelle Dysfunktion macht sich allmählich bemerkbar: Der Mangel an Wachstumshormon führt zu Kleinwuchs (Hypopituitarismus); andere Hormone werden ebenfalls unzureichend gebildet (TSH, ACTH, ADH), so dass Hypogonadismus und Diabetes insipidus centralis auftreten. Nach Funktionstests ist die notwendige Hormonsubstitution zu sichern.

Das De Morsier-Syndrom kann auch oligosymptomatisch sein und sich nur in Sehstörungen und Gesichtsfeldausfällen äußern. Die hormonellen und cerebralen Störungen erfordern spezielle Untersuchungen. Selten sind Anomalien an Schädel, Händen und Füßen; häufiger Cerebralparese und Epilepsie; die geistige Behinderung kann unterschiedlich stark ausgeprägt und mangelndes Verständnis durch Taubheit vorgetäuscht sein.

Die Ursache des Syndroms ist unbekannt; die Beobachtung des familiären Vorkommens spricht für eine autosomal dominante oder rezessive Vererbung (Gene HESX1 und PAX3 auf Chromosom 3p21.1–21.2). Es gibt auch Hinweise auf die Wirkung von Infektionen während der Schwangerschaft oder von teratogenen Noxen; auffallenderweise sind die Mütter betroffener Kinder oft sehr jung.

## Dubowitz-Syndrom

Das wohl autosomal rezessiv vererbte Syndrom (Victor Dubowitz 1965) führt zu einem pränatal beginnenden Wachstumsrückstand (Geburtsgewicht durchschnittlich 2,3 kg) mit verzögerter Knochenreifung. Man beobachtet eine leichte bis mäßige Intelligenzminderung, hyperaktives Verhalten, kurze Aufmerksamkeitsspanne, Dickköpfigkeit und Scheu; die hohe Stimme klingt oft rau. Bei Mikrocephalie ist das schmale Gesicht relativ klein, die Stirn geht in flache Supraorbitalwülste und eine niedrige Nasenwurzel über (► **Abb. 4.15**). Weit auseinander stehende Lidspalten (Telekanthus bzw. Hypertelorismus) sind kurz und schmal (Ptose bzw. Blepharophimose), das Kinn weicht zurück (Mikrogenie). Ekzemartige Hautveränderungen treten besonders im Gesicht und in Beugefalten auf, die Behaarung ist spärlich. Der Zahndurchbruch erfolgt verzögert, häufig entsteht Karies. Man findet submuköse Gaumenspalte, Plattfüße, Metatarsus adductus, Hypospadie, Kryptorchismus, Klinodaktylie V, Steißgrübchen. Im Säuglingsalter gibt es Fütterungsschwierigkeiten und rezidivierende Durchfälle; Rhinitis und Otitis sind häufig. Das Ekzem verschwindet meist im Verlauf der ersten Lebensjahre.

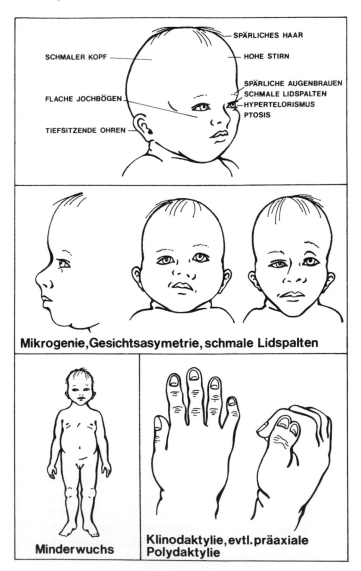

**Abb. 4.15:**
Dubowitz-Syndrom mit Minderwuchs, kraniofacialer Dysmorphie und Handanomalien

## Fraser-Syndrom

Beim Kryptophthalmos-Syndrom (George R. Fraser 1962) sind meist beide Augen unterentwickelt und die Lider völlig verschlossen, nur selten findet man enge Lidspalten. Die Augäpfel fehlen (Anophthalmie) oder sind sehr klein (Mikrophthalmie); Verwachsungen verschließen die Tränengänge. Eine craniofaciale Dysmorphie bei relativ kleinem Kopf entsteht durch breite Stirn und Nasenwurzel, weiten Augenabstand, Deformierung der Nase (mediane Furche, mitunter Doppelung oder Spalte), relativ kleinen Mund, dysplastische Ohren; Schwerhörigkeit kommt vor und eine geistige Behinderung tritt nicht immer auf. Fehlbildungen betreffen auch Kehlkopf (Larynxstenose), Lungen (Hypoplasie), Herz und Nieren. Häufig sind Syndaktylien mit Schwimmhautbildung an Händen und Füßen. Die Genitalien können unterentwickelt sein, Zwitterbildung wird beobachtet; selten sind Lippen-Kiefer-Gaumenspalte und Spina bifida.

Bei variabler Ausprägung gibt es vier Hauptkriterien (Kryptophthalmos, Syndaktylien, Genitalanomalien, betroffene Geschwister) und acht Nebenkriterien (Veränderungen an Nase, Ohren und Larynx, Spaltbildung, Nabelhernie, Nieren- und Skelettanomalien, geistige Behinderung). Auf eine autosomal rezessive Gemutation (Gen bei 4p21) verweisen vermehrte Konsanguinität und häufigeres Vorkommen in bestimmten Volksgruppen. Bei der vorgeburtlichen Diagnostik geben Nierenveränderungen, Syndaktylien, Genitalanomalien und geringe Fruchtwassermenge wichtige Hinweise. Isoliert wird Kyptophthalmos mit Blindheit autosomal dominant vererbt. Wichtig bei der Förderung betroffener Kinder sind sinnesspezifische Maßnahmen. Mitunter können die Lider operativ geöffnet werden, um zumindest ein geringes Sehvermögen zu erreichen.

## Kabuki-Syndrom

Bei leicht geistig behinderten Kindern wurde auf den japanischen Inseln Hokkaido und Kanagawa ein besonderes Aussehen beobachtet, das dem »Make-up« traditioneller Schauspieler ähnlich ist. Das Kabuki-Syndrom ist dann auch außerhalb Japans beschrieben worden (Häufigkeit bei Neugeborenen 1 : 32 000).

Nach normalem Geburtsgewicht kommt es zu einer Wachstumsverzögerung. »Orientalische« Gesichtszüge entstehen durch breite, schrägstehende Lidspalten und gebogene Augenbrauen mit spärlicher lateraler Hälfte sowie langen, kräftigen Wimpern. Unterlidektropium und Epikanthus sind häufig, auch eine breite, eingesunkene Nasenwurzel und ein kurzes Septum. Die Nackenhaargrenze ist tief. Große Ohren stehen oft ab. Hoher Gaumen und Gaumenspalte kommen vor, die Zähne stehen weit auseinander und haben vermehrt Karies. Infektneigung kann zu Ohrenentzündung und Schwerhörigkeit führen. Skelettanomalien findet man an Händen (Klinodaktylie, Brachymesophalangie) und Wirbelsäule (Anomalien der Wirbel, Skoliose). Bei auffallenden Hautleistenmustern gelten persistierende Fettpölsterchen auf den Fingerspitzen als charakteristisch. Selten wurden Hüftdysplasie, Coxa valga, Patellahypoplasie und -dislokation beschrieben. Neurologische Störungen umfassen Muskelhypotonie, Überstreckbarkeit der Gelenke, Anfälle und Ernährungsschwierigkeiten. Herzfehler, besonders der Aorta, sind nicht selten. Ältere Kinder haben oft Übergewicht.

Die Ursache des Syndroms ist unbekannt. Gelegentlich ähnelt das Aussehen den Eltern, so dass dominante Vererbung infrage kommt; Gene werden bei 1p, 8p22 – 23.1 und 13q11 vermutet. Exogene Noxen konnten nicht nachgewiesen werden.

### Laurence-Moon/Bardet-Biedl-Syndrom

Das Syndrom (John Laurence, Robert Moon 1866, Georges Bardet 1920, Arthur Biedl 1922) wird meist autosomal rezessiv vererbt, ein irregulär-dominanter Erbgang und polygen-multifaktorielle Ätiologie sind aber auch möglich (Häufigkeit 1 : 170 000). Als wesentliche Symptome gelten Adipositas (Übergewicht), verzögerte geistige Entwicklung (85 %), Poly- und Syndaktylie (überzählige Finger und Zehen; 75 %), Augenstörungen (vor allem Retinitis pigmentosa mit der Folge allmählicher Erblindung; bis 90 %) sowie Hypogenitalismus bzw. Hypogonadismus (65 %). Beim *Laurence-Moon-Syndrom* ist die Adipositas schon früh ausgeprägt, sie betrifft vor allem den Rumpf und proximale Extremitätenabschnitte (▶ **Abb. 4.16**). Infolge einer mit Pigmentierung einhergehenden Veränderung der Netzhaut (tapetoretinale Degeneration) entstehen Nachtblindheit (etwa 3 Jahre), später Verlust des zentralen Sehens (5–10 Jahre) und dann Blindheit (Amaurose; 70 % im 2. Lebensjahrzehnt, 80 % später). Die geistige Behinderung ist mäßig, nur selten schwer ausgeprägt und kann fehlen. Im Verhalten fallen besonders Verlangsamung und Antriebsarmut auf. Zusätzliche Symptome sind Minderwuchs, Mikrocephalie und veränderte Kopfform (Turmschädel, Knochenverdickung), Augenanomalien (Mikrophthalmie, Katarakt, Iriskolobom, Myopie, Strabismus, Nystagmus), Schwerhörigkeit, hormonelle Störungen (vor allem Diabetes insipidus).

Beim *Bardet-Biedl-Syndrom* kommt es zu Anomalien und Funktionsstörungen der Nieren (Urämie), Verbreiterung von Fingern und Zehen, Klinodaktylie. Als neurologische Symptome werden Hirnnervenausfälle, spinocerebelläre und extrapyramidale Störungen, beeinträchtigte Koordination und abnorme Bewegungen beobachtet, auch cerebrale Anfälle. Das Gehirn kann Strukturveränderungen aufweisen (Balkenmangel); im EEG findet man unspezifische Veränderun-

gen. Zur Pathogenese gibt es nur Vermutungen; viele Befunde sprechen für eine Störung diencephaler Funktionen (hormonell-vegetative Regulationszentren). Die Ausprägung des Syndroms ist auch innerhalb von Familien recht variabel. Es werden bis zu 12 Typen unterschieden. Verantwortlich Gene sind auf Chromosom 11 (BBS1), 16 (BBS2), 3 (BBS3) und 15 (BBS4) lokalisiert worden.

### Lowe-Syndrom (Okulo-cerebro-renales Syndrom)

Die geschlechtsgebunden rezessiv vererbte Störung (OCRL1-Gen bei Xq25–26) führt im Säuglingsalter zu mangelndem Gedeihen mit Muskelhypotonie und überstreckbaren Gelenken bei Fehlen der Muskeleigenreflexe (Muskelhypoplasie mit Fettinfiltration), später zu Hyperaktivität und geistiger Behinderung (mäßig bis schwer), auch zu cerebralen Anfällen. Weitere Symptome sind cortikaler Katarakt (grauer Star) mit oder ohne Glaukom und tubuläre Nierenfunktionsstörung mit begrenzter Ammoniakproduktion, hyperchlorämischer Azidose, Phosphaturie (Hypophosphatämie), Hyperaminoacidurie, Albuminurie, Organoacidurie. Stoffwechselveränderungen führen zu Rachitis und Osteoporose; Craniostenose, Zahnzysten, Trichterbrust und Frakturen kommen vor. Die Stoffwechselstörung ist zu beeinflussen, die Prognose hinsichtlich der geistigen Entwicklung aber meist ungünstig.

### Marden-Walker-Syndrom

Die Symptomkombination (R. M. Marden, W. A. Walker 1966) besteht aus einem maskenhaft wirkenden Gesicht mit engen Lidspalten, hypoplastischem Oberkiefer, hohem Gaumen, Mikrogenie, tief sitzenden Ohren, schlaffer Muskulatur, Gelenkkontrakturen, dünnen Fingern sowie verzögerter körperlicher und geistiger Entwicklung. Neben Mikrocephalie und Kyphoskoliose infolge

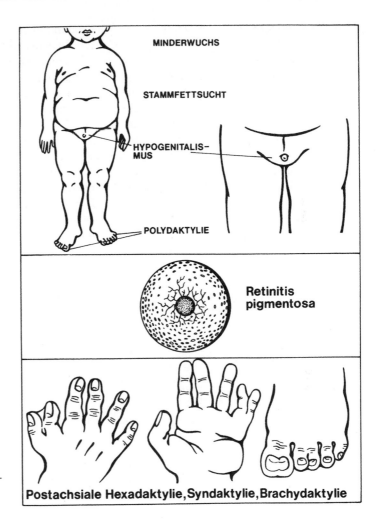

**Abb. 4.16:**
Laurence-Moon/Bardet-Biedl-Syndrom mit Minderwuchs, Adipositas, Sehstörung durch Retinitis pigmentosa, Hypogonadismus und Hexadaktylie

von Wirbelanomalien findet man mikrozystische Nierendegeneration, Pylorusstenose, Zollinger-Ellison-Syndrom, Lungenhypoplasie, Verlagerung des Kehlkopfes, hypertrophische Cardiomyopathie, Klumpfüße, Balkenmangel, Unterentwicklung von Kleinhirn und Hirnstamm, Dandy-Walker-Syndrom, Kolpocephalie mit Differenzierungsstörungen.

Betroffene Kinder haben bald nach der Geburt Atemprobleme und gedeihen schlecht. Sie können ihr Verhalten wenig regulieren, schreien selten und reagieren kaum auf akustische Reize. Gelenkkontrak-

turen sprechen für eine fetale Hypokinesie, manche Anomalien sind somit sekundär bedingt. Das Aussehen erinnert an Muskelkranke, ohne dass myopathische Veränderungen nachzuweisen sind.

Meist tritt das Syndrom sporadisch auf, einzelne Familienbeobachtungen sprechen für autosomal rezessive Vererbung; der Gendefekt wirkt vor allem auf die Struktur und Funktion von Cilien (Ciliopathie). Die Lebenserwartung ist begrenzt, ein betroffener Mann hat kürzlich 40 Jahre erreicht.

97

## Noonan-Syndrom

Auffälligkeiten des 1962/63 von Jacqueline Noonan beschriebenen Syndroms werden im Verlauf der ersten Lebensjahre deutlich mit proportioniertem Kleinwuchs und leicht verzögerter statomotorischer und geistiger Entwicklung (▶ **Abb. 4.17**). Bei weitem Augenabstand (Hypertelorismus, Telekanthus) und schräg nach unten-außen geneigten Lidachsen beobachtet man hängende Lider (Ptosis) und eine zusätzliche Falte über dem inneren Lidwinkel (Epikanthus). Kurzsichtigkeit (Myopie), abnorme Hornhaut-

krümmung (Keratokonus) und Schielen (Strabismus) kommen vor; die Ohrmuscheln mit einer »Krempe« sind tief angesetzt; Schwerhörigkeit kann auftreten. Bei nach unten gezogenen Mundwinkeln ist der Gaumen hoch gewölbt und der Unterkiefer relativ klein (Mikrogenie). Zahnfehlstellungen sind nicht selten. Charakteristisch ist ein breiter Nacken mit zur Schulter ziehender Hautfalte (Flügelfell, Pterygium) bei tiefer Haargrenze. Häufig findet man angeborene Herzfehler, besonders Pulmonalstenosen (Verengung der Lungenschlagader im Bereich ihres Ursprungs, auch peripher) und

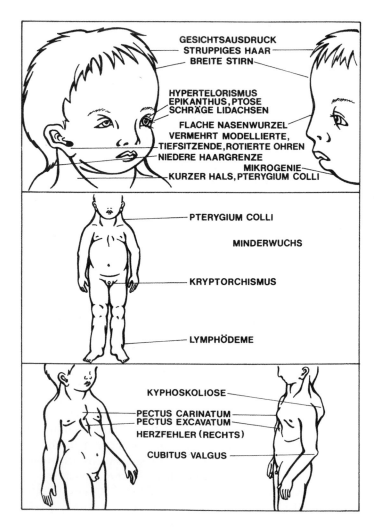

**Abb. 4.17:**
Noonan-Syndrom mit einem dem Ullrich-Turner-Syndrom ähnlichen Habitus, Skelett- und Herzfehlbildungen

Septumdefekte. Der breite, schildförmige Thorax kann im Sinn einer Hühner- oder Trichterbrust verändert sein; die wenig entwickelten Brustwarzen stehen weit auseinander. Anomalien der Wirbelsäule führen zu Kyphoskoliose. Häufig ist eine Achsenabweichung der ausgestreckten Arme (Cubitus valgus), man findet Klinodaktylie, Vierfingerfurche, kurze breite Fingernägel und veränderte Hautleistenmuster. Bei Knaben entwickeln sich die äußeren Genitalien unvollkommen, die Hoden sind nicht ins Scrotum verlagert (Kryptorchismus). Im frühen Kindesalter kann eine Verdickung von Hand- und Fußrücken durch Veränderungen an den Lymphgefäßen (Lymphödem) auftreten. Blutungsneigung kommt vor (verlängerte aktivierte Thromboplastinzeit). Es entstehen Hautnaevi, Keloide und hyperelastische Hautbezirke. Fast immer liegt eine leichte Intelligenzminderung vor. Manchmal werden abnorme neurologische Befunde, auch Veränderungen am Gehirn festgestellt. Sprachschwierigkeiten bessern sich durch Behandlung, meist sind soziale Kompetenzen gut ausgebildet.

Eine Kombination des Noonan-Syndroms mit der Neurofibromatose ist offenbar nicht zufällig, sondern genetisch bedingt (RAS-MAPK-Signalweg); dies erklärt das Vorkommen bösartiger Geschwülste. Die Entwicklungsperspektive wird hauptsächlich durch den Herzfehler bestimmt. Differentialdiagnostisch abzugrenzen ist vor allem das Ullrich-Turner-Syndrom, es betrifft nur Mädchen (XO-Konstitution mit Varianten) und führt meist nicht zu geistiger Behinderung. Beim Noonan-Syndrom ist eine autosomal dominante Vererbung mit variabler Penetranz anzunehmen (Genlokalisation auf 12q24); in 30–50 % kann eine Mutation im PTPN11-Gen nachgewiesen werden, seltener sind Mutationen des KRAS-Gens.

## Prader-(Labhart-)Willi-Syndrom

Das »Syndrom von Adipositas, Kleinwuchs, Kryptorchismus und Oligophrenie nach myotonieartigem Zustand im Neugeborenenalter« (Andrea Prader, Alexis Labhart, Heinrich Willi 1956) hat eine Häufigkeit von 1 : 10 000–24 000. Im Entwicklungsverlauf gibt es zwei Phasen: Beim Neugeborenen treten Schluck- und Trinkschwierigkeiten sowie Temperaturregulationsstörungen auf; im Säuglingsalter, etwa bis zum 2. Lebensjahr, findet man eine ausgeprägte Muskelhypotonie mit überstreckbaren Gelenken und abgeschwächten bzw. fehlenden Muskeleigenreflexen. Die statomotorische und geistige Entwicklung des »floppy infant« verläuft langsam, mitunter wird zunächst eine neuromuskuläre Erkrankung vermutet. Mit dem 2. bis 3. Lebensjahr werden geistige Behinderung und Fettleibigkeit zunehmend deutlich. Die Gewichtszunahme kann trotz geringer Kalorienzufuhr extrem sein; sie ist auf gesteigerten Appetit, aber auch auf abnorm gute Nahrungsverwertung zurückzuführen. Manchmal kommen später Müdigkeit und Atemstörungen hinzu (Pickwick-Syndrom). Das Längenwachstum bleibt zurück.

Verschiedene äußere Merkmale sprechen für das Syndrom (▶ **Abb. 4.18**): relativ schmale Stirn, mandelförmige, schräg stehende Lidspalten, dreieckiger, meist offener Mund, unvollkommener Zahnschmelz und Kariesneigung, kleine Hände und Füße (Mikromelie); oft entwickelt sich eine Verkrümmung der Wirbelsäule (Kyphose). Hypothalamische Störungen sind Ursache für wenig entwickelte Genitalien: Bei Jungen ein kleiner Penis und ein gering ausgebildetes Scrotum, bei Mädchen das Fehlen der kleinen und Hypoplasie der großen Schamlippen. Vielfach manifestiert sich ein Diabetes mellitus Typ 2. Faktor IX-Mangel und verschiedene vegetative Symptome werden beobachtet, frühzeitig auch Anzeichen einer Arteriosklerose.

In ihrem Verhalten sind Kinder mit Prader-Willi-Syndrom einander recht ähnlich: Als junge Säuglinge bereiten sie Probleme bei der Ernährung durch Schluckstörungen, häufiges Spucken und allgemeine Unruhe. Dann setzen Appetitsteigerung mit mangelndem Sättigungsgefühl und Gewichtszunahme ein; der Hunger kann so stark sein, dass Nahrung gestohlen oder wenig Genießbares verschlungen wird. Das Wesen der Kinder wird als gutmütig und freundlich beschrieben; sie haben eine heitere, zum Teil euphorische Grundstimmung, können aber auch eigenwillig und verstimmt sein, schwere Erregungsphasen mit Wutausbrüchen und Angstzuständen bekommen, gelegentlich psychotische Zustände mit paranoid-halluzinatorischen Symptomen. Bei kleinkindhaftem Verhalten und mangelnder Einsicht sind sie meist gut kontaktfähig, aber antriebsarm und ohne Eigeninitiative, bequem und wenig interessiert. Der Intelligenzquotient schwankt zwischen 20 und 100 (etwa 80 % geistig behindert); besondere Schwächen gibt es im rechnerischen Denken und bei visuomotorischen Fertigkeiten. Die Aussprache ist oft undeutlich, näselnd, schlecht artikuliert.

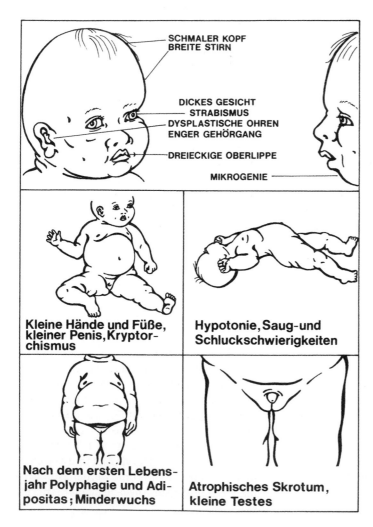

SCHMALER KOPF
BREITE STIRN

DICKES GESICHT
STRABISMUS
DYSPLASTISCHE OHREN
ENGER GEHÖRGANG

DREIECKIGE OBERLIPPE

MIKROGENIE

**Kleine Hände und Füße, kleiner Penis, Kryptorchismus**

**Hypotonie, Saug- und Schluckschwierigkeiten**

**Nach dem ersten Lebensjahr Polyphagie und Adipositas; Minderwuchs**

**Atrophisches Skrotum, kleine Testes**

**Abb. 4.18:**
Prader-(Labhart-)Willi-Syndrom mit Hypotonie beim Säugling, Adipositas, kraniofacialer Dysmorphie und Hypogonadismus

Pädagogische Probleme ergeben sich durch starke Stimmungsschwankungen, mangelnde Einsichtsfähigkeit und große Impulsivität, besonders wegen »Triebenthemmung«, da der gesteigerte Appetit unbedingt nach Sättigung drängt. Mit strenger, kalorienarmer und eiweißreicher Diät ist eine Gewichtsregulation möglich, wenn man früh auch mit verhaltens- bzw. familientherapeutisch orientierten Maßnahmen beginnt. Die Ernährungsprobleme sind Folge der Grundstörung und des Verhaltensphänotyps; sie sind nicht auf fehlerhafte oder ungeschickte erzieherische Maßnahmen zurückzuführen (▶ **Kap. 5**).

Meist tritt das Syndrom sporadisch auf; das Vorkommen bei Geschwistern und Zwillingen spricht für autosomal rezessive oder dominante Vererbung. In etwa 60–70 % ist eine strukturelle Aberration am Chromosom Nr. 15 festzustellen (Translokation, meist interstitielle Deletion 15q11–13). Bei 25–30 % wird eine uniparentale (maternale) Disomie nachgewiesen (genomische Prägung): Hier wurden nur die mütterlichen Chromosomen 15 weitergegeben, somit fehlen die väterlichen Informationen. Selten kommen Punktmutationen vor. Es wurden verschiedene Gene identifiziert (ZNF127, SNRPN, NDN). Pathogenetisch ist eine hypothalamische Störung bedeutsam; es gibt Hinweise auf Störungen im Serotonin-Metabolismus; selektive Serotonin-Wiederaufnahmehemmer (SSRI) wirken bei manchen Patienten günstig auf das Verhalten.

### Rubinstein-Taybi-Syndrom

Die Häufigkeit unter geistig Behinderten wird auf 1 : 500 geschätzt. Neben einer unterschiedlich stark ausgeprägten Intelligenzminderung (IQ zwischen 17 und 86) findet man Kleinwuchs (Länge bei oder unter 3. Perzentile), auffallend breite, nicht selten abgeknickte Daumen und Großzehen sowie einen ziemlich typischen Gesichtsausdruck (▶ **Abb. 4.19**). Der relativ kleine Kopf hat eine prominente Stirn; bei ausgeprägten Brauen und Wimpern sowie breitem Augenabstand sind die Lidspalten nach außen-unten geneigt, Schielen und Brechungsfehler kommen vor. Die akzentuierte Nase ist oft gebogen, der Nasensteg nach unten verlängert, der Gaumen schmal und hoch. Der kleine Unterkiefer bedingt ein fliehendes Kinn (Mikrogenie). Die tief angesetzten Ohren sind abnorm modelliert. Man beobachtet Feuermale (Naevus flammeus), vermehrt Körperbehaarung (Hirsutismus), Verbiegung der Wirbelsäule (Kyphoskoliose), Herzfehler (offener Ductus Botalli, Septumdefekt), Nierenanomalien (Hydronephrose), Kryptorchismus. Häufig sind Abweichungen der Hautleistenmuster, besonders auf den breiten Daumen und Großzehen. Das Röntgenbild zeigt Knochenveränderungen; Klinodaktylie und überlappende Zehen kommen vor. Im EEG finden sich unspezifische Veränderungen, im MRT mitunter Hirnanomalien (Balkenmangel).

Säuglinge mit dem Syndrom (Jack H. Rubinstein, Hooshang Taybi 1963) sind unruhig, bereiten Fütterungsschwierigkeiten und neigen zu Erkältungen. Die Sprachentwicklung verläuft langsam und bleibt gestört, trotz relativ gut ausgebildetem Sprachverständnis. Im Bewegungsverhalten fällt ein steifer, unsicherer Gang auf; feinmotorische Funktionen sind weniger beeinträchtigt, wenn auch die Daumen differenziertes Hantieren erschweren. Oft sind die Kinder ängstlich, umtriebig und schwer auf eine Beschäftigung zu fixieren; andererseits kontaktfreudig, freundlich und zugewandt, sie lernen gut durch Nachahmen. Bei ihrer Förderung sollten Reizüberflutung vermieden, eindeutige Situationen geschaffen und emotionale Bedürfnisse befriedigt werden. Feste Beziehungen und »soziale Verstärkung« sowie motorische Aktivitäten sind wichtig. Neigung zu Selbstbeschädigung und Aggressivität verlangen spezielle Therapieprogramme, bei starker Unruhe sind Medikamente indiziert.

Ursache des Syndroms ist eine Mikrodeletion oder Mutation bei 16p13.3, im Bereich des CREBBP-Gens, seltener im EP300-Gen bei 22q13.2; das genetische Wiederholungsrisiko beträgt etwa 1 %. Eine Kombination mit anderen Krankheiten wird beobachtet (z. B. Nephrose), was die Lebenserwartung vermindert.

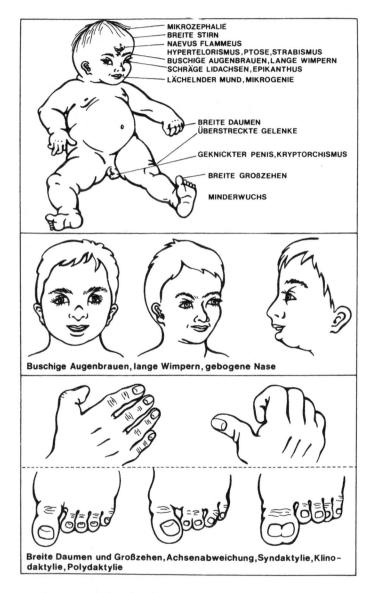

MIKROZEPHALIE
BREITE STIRN
NAEVUS FLAMMEUS
HYPERTELORISMUS, PTOSE, STRABISMUS
BUSCHIGE AUGENBRAUEN, LANGE WIMPERN
SCHRÄGE LIDACHSEN, EPIKANTHUS
LÄCHELNDER MUND, MIKROGENIE

BREITE DAUMEN
ÜBERSTRECKTE GELENKE

GEKNICKTER PENIS, KRYPTORCHISMUS

BREITE GROßZEHEN

MINDERWUCHS

**Buschige Augenbrauen, lange Wimpern, gebogene Nase**

**Breite Daumen und Großzehen, Achsenabweichung, Syndaktylie, Klinodaktylie, Polydaktylie**

Abb. 4.19:
Rubinstein-Taybi-Syndrom mit kraniofacialer Dysmorphie und Anomalien an Händen und Füßen

## Sjögren-Larsson-Syndrom

Das Syndrom mit Hautveränderungen einer Ichthyosis congenita (Fischschuppenhaut), Cerebralparese und geistiger Behinderung (Karl Gustaf Torsten Sjögren, Tage Konrad Leopold Larsson 1956/57) kommt besonders in Schweden (Häufigkeit 0.6 : 100 000

Einwohner), aber auch in anderen Ländern vor. Es wird autosomal rezessiv vererbt und geht mit einer Fettstoffwechselstörung einher. Hauterscheinungen treten bald nach der Geburt auf, sie äußern sich in Rötung und starker Verhornung, vor allem am Hals und in den Gelenkbeugen. Durch histologische Untersuchung eines Hautstückchens ist die Diagnose zu sichern (Differenzierung anderer Formen der Ichthyosis congenita). Haare und Nägel sind im Allgemeinen normal, das Schwitzen ist selten beeinträchtigt. Eine Veränderung der Fettalkohole und -aldehyde resultiert aus verminderter Aktivität der Fettalkohol-NADT-Oxydoreduktase (Gen auf Chromosom 17q). Eine cerebrale Bewegungsstörung wird gegen Ende des ersten oder zu Beginn des zweiten Lebensjahres deutlich, meist als spastische Diparese (beinbetonte Spastik), seltener als Tetraparese (Arme stärker betroffen als Beine), im Verlauf des Kindesalters zunehmend, dann unverändert, aber zu Kontrakturen und Deformierung führend. Veränderungen an den langen Rückenmarksbahnen (De- und Dysmyelinisierung) wurden nachgewiesen. Geistige Behinderung ist ein obligates Symptom. Die Sprachentwicklung bleibt meist unvollkommen oder fehlt (IQ zwischen 30 und 80). Wesen und Verhalten werden als freundlich und zugewandt, umgänglich und sozial angepasst beschrieben. Ein diagnostisch wichtiges Frühsymptom sind »glitzernde Tüpfel« im Bereich der Macula am Augenhintergrund.

Die Veränderung essentieller Fettsäuren ist durch Diät zu beeinflussen. Mit Salben kann die Verhornung gebessert werden. Die Lebenserwartung beträgt etwa 50 Jahre

## Smith-Lemli-Opitz-Syndrom (SLO- oder RSH-Syndrom)

Das Syndrom (David W. Smith, Luc Lemli, John M. Opitz 1964) geht mit einer Störung des Cholesterinstoffwechsels einher (Häufig-

keit 1 : 40 000, Knaben öfter betroffen als Mädchen).

Die charakteristische Kombination der Symptome (▶ **Abb. 4.20**) führt früh zur Diagnose, allerdings gibt es verschiedene Formen und Überschneidungen mit anderen Syndromen (Meckel-Syndrom, Joubert-Syndrom). Familienbeobachtungen sprechen für eine autosomal rezessiv vererbte Mutation (DHCR7-Gen bei 11q12–13). Sie führt zu einer Störung der Cholesterinsynthese infolge 7-Dehydrocholesterin-Reduktase-Defizienz (Plasmacholesterin niedrig, 7-Dehydrocholestrin vermehrt) und ist durch Diät zu beeinflussen.

Meist kommen die Kinder aus Steißlage mit einem niedrigen Geburtsgewicht zur Welt. Sie gedeihen schlecht, sind infektanfällig und erbrechen häufig. Bald wird eine Verzögerung der motorischen und geistigen Entwicklung deutlich; der Muskeltonus ist zunächst schlaff, später vermehrt; die geistige Behinderung hat eine schwere bis mäßige Ausprägung. Eine kraniofaciale Dysmorphie entsteht bei vermindertem Kopfumfang (Mikrocephalie) und oft blonden Haaren durch schmale Stirn (Mittelleiste), breite Nasenwurzel, enge Lidspalten (Ptosis) mit zusätzlicher innerer Falte (Epikanthus), nach hinten rotierte, tief sitzende Ohren, breite Nase mit nach vorne gerichteten Öffnungen (antevertierte Nares), prominentem Alveolarfortsatz des Oberkiefers, nicht selten gespaltenen harten Gaumen, kleiner Zunge und Mikrogenie mit zurückweichendem Kinn.

Bei Strabismus kann durch Katarakt Sehbehinderung entstehen. An den Gliedmaßen finden sich Vierfingerfurche, Veränderungen der Hautleistenmuster auf den Fingerbeeren (häufig Wirbel) und eine ziemlich typische häutige Verbindung zwischen der 2. und 3. Zehe (»V-förmige Syndaktylie«), auch Beugekontrakturen, Asymmetrie und Verkürzung der Finger, Polydaktylie, Fußdeformitäten und Hüftdysplasie. Die Hoden werden oft nicht ins Scrotum verlagert; bei

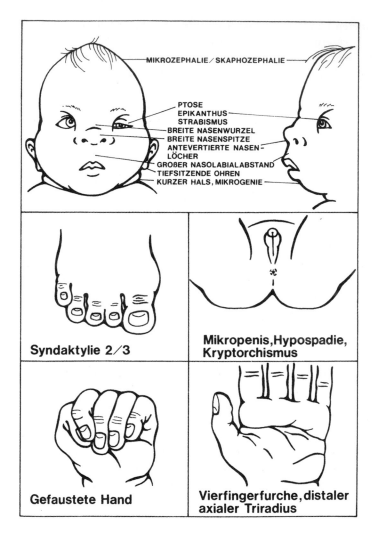

**Abb. 4.20:**
Smith-Lemli-Opitz (RSH)-Syndrom mit kraniofacialer Dysmorphie sowie Anomalien an den Extremitäten und am Genitale

Hypospadie kann die Geschlechtszuordnung schwierig sein. Zusätzlich treten Herzfehler, Nierenanomalien, Thymushypoplasie, Grübchen im Bereich von Steiß und Anus auf.

Im Säuglingsalter gibt es meist erhebliche Ernährungsprobleme mit häufigem Erbrechen infolge Pylorospasmus. Etwa 20 % der Kinder sterben vor Vollendung des ersten Lebensjahres, meist an Infektionen. Überlebende sind schwer bis mäßig geistig behindert (IQ um 20); irritierbar und unruhig neigen sie zu autoaggressivem Verhalten

(evtl. Folge von Sehbehinderung). Neurologische Befunde und Anfälle mit EEG-Veränderungen werden nachgewiesen; die bildgebende Diagnostik zeigt vermindertes Hirnvolumen, Hypoplasie des Frontallappens sowie von Kleinhirn und Hirnstamm, Balkenmangel, unregelmäßige Ausbildung der Furchen und cortikale Dysplasien. Es gibt unterschiedliche Verlaufsformen; bei nur gering ausgeprägten Symptomen und möglicher Behandlung muss die Prognose nicht ungünstig sein.

## Smith-Magenis-Syndrom

Bei deutlicher geistiger Behinderung findet man Kleinwuchs und Mikrocephalie, eine prominente Stirn und schräg stehende Lidachsen, Telekanthus und Epikanthus. Der Abstand zwischen Nase und prominenter Oberlippe ist kurz, die Mundwinkel sind etwas nach unten gezogen, das Mittelgesicht ist hypoplastisch, das Kinn springt vor. Die Ohrmuscheln können abnorm geformt sein. Plumpe Hände haben kurze Finger mit Klinodaktylie des Kleinfingers und Vierfingerfurche, bei flachem Fußgewölbe ist eine Syndaktylie zwischen 2. und 3. Zehe nicht selten. Gelegentlich findet man Zeichen einer peripheren Neuropathie, mitunter Mikrophthalmie, Herzfehler, Lippen-Kiefer-Gaumenspalte, Nierenagenesie, Doppeldaumen, Skoliose. Epileptische Anfälle sind häufig. Rezidivierende Infektionen haben Mittelohrschwerhörigkeit zur Folge. Die Stimme ist oft tief und rau; ausreichende sprachliche Fähigkeiten werden nur selten erworben.

Besonders auffällig ist der Verhaltensphänotyp (▶ **Kap. 5**): Kinder mit dem Syndrom (Ann C. Smith, Ellen Magenis 1971) sind meist hyperaktiv, neigen zu impulsiven, auch aggressiven Reaktionen und zu Selbstverletzung. Bei geringer Frustrationstoleranz wechselt ihre Stimmung rasch, sie zeigen autistische Verhaltensweisen. Autoaggressive Tendenzen äußern sich auch im Abbeißen von Finger- und Fußnägeln, Haarausreißen (Onychophagie, Trichotillomanie) und in der Neigung, Gegenstände in Körperöffnungen zu stecken (Polyembolokoilomanie). Heftiges Anschlagen von Kopf und Körper (Jaktationen) und schwere Schlafstörungen belasten die Familie außerordentlich. Vielfach kommt es zu eigenartigen Stereotypien mit Armen und Händen, besonders bei Freude oder Erregung: Die Hände werden gegeneinander gepresst, die Arme an den Körper gedrückt, als wolle man sich selbst umarmen, und in Kleidung verwickelt.

Das Syndrom tritt sporadisch auf, häufiger beim männlichen Geschlecht. Die Ursache ist eine Mikrodeletion an Chromosom 17p11.2 (RAI1-Gen). In diesem Bereich liegt auch das PMP22-Gen für die hereditäre Neuropathie Charcot-Marie-Tooth, was gelegentlich auftretende Lähmungen an Unterschenkeln und Füßen erklärt.

## Wiedemann-Beckwith-Syndrom (EMG-Syndrom)

Ein verstärktes Wachstum führt zu Makrosomie mit ausgeprägter Muskulatur, dickem subkutanen Gewebe, beschleunigter Knochenreifung. Eine geistige Behinderung ist selten und dann mäßig bis leicht ausgeprägt. Typische Symptome sind Makroglossie, Anomalien der Nabelregion und Organvergrößerung (»*Exomphalos-Makroglossie-Gigantismus-Syndrom*«). Man findet auffallend große Fontanellen, prominentes Occiput, vorspringende metopische Leiste über der Stirn, große Augen, kapilläre Hämangiome, Progenie, Malocclusion, ungewöhnliche Furchen und Fisteln an den Ohren (Kerbenohr). Hyper- und Dysplasien betreffen Nieren, Nebennieren, Pankreas, Gonaden und Hypophyse (Entwicklung von Tumoren). Bei Neugeborenen kommt es zu Polyzythämie und Hypoglykämie. Omphalozele oder andere Nabelanomalien können fehlen, Rektusdiastase, Zwergfellhernien und Kryptorchismus sind häufig. Ferner werden Hepatomegalie, Mikrocephalie, Hemihypertrophie, Nebennierenkarzinom, Wilms-Tumor, Gonadoblastom, große Ovarien, hyperplastischer Uterus und große Blase, Uterus bicornis, Hypospadie und Immundefizienzen beobachtet.

Das Syndrom (Hans-Rudolf Wiedemann, John Bruce Beckwith 1963/64) tritt gewöhnlich sporadisch auf, betrifft zu 60 % Mädchen, selten Geschwister. Eine sog. Prämutation führt zur Disomie des Segmentes

11p15.5 (JGF2-Gen), dabei spielt genomische Prägung eine Rolle.

## Williams-Beuren-Syndrom

Die Mikrodeletion auf Chromosom 7q11.2 (Gen ELN und LIMK1) führt zu Wachstumsrückstand, geistiger Behinderung, auffallendem Gesichtsausdruck und Herzfehlern. Das Syndrom (J.C.P. Williams, Alois J. Beuren 1961/62) tritt meist sporadisch, gelegentlich bei Geschwistern auf (autosomal rezessive Vererbung), die Kombination mit Hyperkalzämie im Säuglingsalter weist auf eine Störung im Mineralstoffwechsel hin.

Wesentliche Symptome (▶ **Abb. 4.21**) sind Kleinwuchs, Mikrocephalie und »Elfengesicht«: kurze Lidspalten, sternförmiges Muster der Regenbogenhaut, Schielen, schmale, oft niedrige Nasenwurzel, Stupsnase, volle Wangen bei flachem Mittelgesicht, großer Abstand zwischen Nase und Mund, dicke Lippen, Zahnanomalien (Fehlen, vergrößerter Abstand). Gelegentlich findet man Veränderungen am Skelett (frühzeitige Verknöcherung der Schädelnähte, Thoraxdeformierung, Verbiegung des Kleinfingers).

Die geistige Behinderung ist wechselnd stark ausgeprägt (IQ zwischen 40 und 80). Im Säuglingsalter bereiten die Kinder häufig Ernährungsprobleme und sind recht unru-

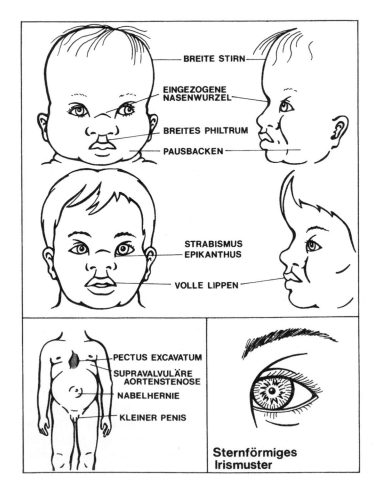

**Abb. 4.21:**
Williams-Beuren-Syndrom mit »Elfengesicht«, verschiedenen anderen Anomalien und Herzfehler

hig. Später haben sie ein freundliches, zugewandt-lustiges Wesen, zeigen aber häufiger eine allgemeine Überbesorgtheit und spezifische Ängste (▶ **Kap. 5**). Durch leichte Koordinationsstörungen erscheinen sie ungeschickt in der Fein- und Grobmotorik. Mit meist rauer Stimme sind sie recht gesprächig, mitunter hyperaktiv. Herzfehler betreffen hauptsächlich die großen Schlagadern (supravalvuläre Aortenstenose, periphere Pulmonalstenosen), gelegentlich die Scheidewand; auch Veränderungen an Nieren- und Darmgefäßen werden beobachtet.

Beim Säugling führt Hyperkalzämie zu Appetitlosigkeit und Erbrechen, evtl. zu Nierenversagen wegen Verkalkungen. Die operative Therapie der Herzfehler muss rechtzeitig erfolgen, da die Lebensaussichten besonders von diesen Komplikationen bestimmt sind.

## CHARGE-Assoziation

Die überzufällige Kombination mehrerer Anomalien wird als Assoziation bezeichnet, wenn es sich nicht um einen polytopen Defekt, ein Syndrom oder eine Sequenz handelt; man versteht darunter auch Fehlbildungskomplexe, die durch (noch) unbekannte Ursache bald nach der Befruchtung, während der Blastogenese entstehen, z. B. die Kombination von »*C*oloboma, *H*eart Anomaly, *C*hoanal *A*tresia, *R*etardation, *G*enital and *E*ar Anomalies«.

Erste Symptome verursacht eine stets vorhandene Choanalatresie (Verschluß der Nasen-Rachen-Öffnung) kurz nach der Geburt. Meist sind akut operative Maßnahmen notwendig, um das Atmen zu ermöglichen. Augenveränderungen (bei 80 %) äußern sich in Spaltbildungen (Iris-, Retina- und/oder Opticuskolobom), selten durch zu kleine oder fehlende Augäpfel (Mikro- oder Anophthalmie), und führen zu Sehbehinderung bzw. Blindheit. Angeborene Herzfehler (bei 60 %) betreffen Aorta oder Septum (Fallot-Tetralogie, Truncus arteriosus,

Ventrikel- oder Vorhofseptumdefekt, AV-Kanal) und müssen korrigiert werden. Die verzögerte körperliche und geistige Entwicklung (bei 90 %) führt zu Kleinwuchs und geistiger Behinderung. Nach neuroradiologischen und neuropathologischen Untersuchungen sind Hirnfehlbildungen relativ häufig (etwa 55 %), besonders des Vorderhirns (Holoprosencephalie, Arrhinencephalie) und der Mittellinienstrukturen (Septum pellucidum, Corpus callosum), auch Migrationsstörungen (Lissencephalie, Heterotopien). Facialisparese oder erschwertes Schlucken durch velopharyngeale Dysfunktion sowie Anosmie werden durch Anlagedefekte von Hirnnerven verursacht. Eine Unterentwicklung der Genitalien kommt vor (bei 74 %); Frauen können fertil sein, während bei Männern ein hypogonadotroper Hypogonadismus (verbunden mit Kryptorchismus und Hypospadie) Unfruchtbarkeit zur Folge hat.

Ziemlich charakteristisch sind Veränderungen an den breiten Ohrmuscheln mit umgebogenem Helix (»snipped-off ear«), fehlenden Ohrläppchen, prominentem Anthelix und dreieckförmiger Concha. Schallleitungs- oder Schallempfindungsstörungen kommen vor. Selten sind Spaltbildungen des Kiefers, hoher Gaumen, Ösophagusatresie und ösophagotracheale Fisteln, Nierenanomalien und Fehlbildungen der Extremitäten. Thymushypoplasie kann zu Immunstörungen, Anlagefehler der Nebenschilddrüsen zu Calciumstoffwechselstörung führen.

Die CHARGE-Assoziation tritt im Allgemeinen sporadisch auf. Verantwortliche Teratogene konnten bisher nicht identifiziert werden, vereinzelt gibt es Hinweis auf autosomal rezessive bzw. dominante Vererbung und Chromosomenanomalien. Das Fehlbildungsmuster spricht für eine Differenzierungsstörung zwischen dem 35. und 38. Tag nach der Befruchtung.

## VATER- oder VACTERL-Assoziation

Das gemeinsame Vorkommen von »Vertebral Defects, Anal Atresia, Trachoesophageal Fistula/esophageal atresia, Renal and Radial Defects«, auch mit »Cardiac Defects and Limb Anomalies«, kommt bei 1–2: 10 000 lebendgeborene Kinder vor und kann recht variabel sein. Drei der Hauptsymptome sprechen für die Diagnose: Wirbelanomalien (60 %) in verschiedener Ausprägung mit Veränderungen an den Rippen, Analatresie (60 %), Ösophagusatresie oder -stenose, oft mit Ösophagotrachealfistel (60 %), Radiusdysplasie oder -aplasie mit Veränderungen an den Fingern (44 %), Nierenfehlbildungen (74 %), Herzfehler (73 %), Fehlbildungen der Beine (43 %), Fehlen der Nabelarterie (33 %), Ohranomalien (39 %). Ferner kommen Kleinwuchs, Darmstenosen, Genitalanomalien, Hernien, Spina bifida, Lippen-Kiefer-Gaumenspalte, Larynx- und Lungenanomalien vor, die Intelligenzentwicklung ist nur selten beeinträchtigt.

Die Assoziation tritt meist sporadisch, nur selten mit Chromosomenanomalien auf. Deshalb sind exogene Faktoren als Ursache anzunehmen. Dass zu Beginn der Schwangerschaft eingenommene Antikonzeptiva verantwortlich sein könnten, hat sich nicht bestätigt. Es ist noch unbekannt, warum es vor dem 33. bis 35. Schwangerschaftstag zu einer mesenchymalen Differenzierungsstörung (axiale mesodermale Dysplasie als Entwicklungsfelddefekt) kommt.

Eine Kombination mit Hirnfehlbildungen, vor allem mit Hydrocephalus, ist wohl Folge einer autosomal oder geschlechtsgebunden rezessiv vererbten Mutation. Bei Hydranencephalie, Encephalo- oder Meningozelen, cerebellärer Agenesie oder Mikrocephalie ist die Entwicklung meist stark beeinträchtigt.

## ADAM-Komplex

Durch mechanische Faktoren können Disruptionen bzw. eine Sequenz von Abweichungen verursacht sein. So entstehen Furchen an den Gliedmaßen, auch mit Amputation von Fingern oder Zehen; diese amniotischen Abschnürungen sind bei Tieren experimentell zu erzeugen (»Streeter bands«). Mitunter entstehen komplexe Deformierungen, besonders an Kopf, Gesicht oder Bauchwand (Amniotic Deformity, Adhesions and Mutilations). Je nach dem Entstehungszeitpunkt ist die Ausprägung sehr verschieden. Vereinzelt wurde ein familiäres Vorkommen beschrieben. Bei der Ultraschalluntersuchung können schon pränatal Formveränderungen am Kopf, im Bereich des Rumpfes und an den Gliedmaßen auffallen. Nach der Geburt beobachtet man zirkuläre Einschnürungen der Weichteile, oft auch des darunterliegenden Knochens (bis zur Amputation) an Fingern, Zehen und anderen Gliedmaßenabschnitten, seltener Schnürfurchen an Brust, Bauch und Kopf. Wird die Entwicklung der Schädeldecke gestört, kann Gehirn austreten (Exencephalie). Meist sind mehrere Furchen bei einem Kind zu beobachten, das sonst keine Fehlbildungen aufweist (am häufigsten noch Lippen-Kiefer-Gaumenspalte). Je nach Lokalisation resultiert keine oder eine schwere Behinderung, die geistige Entwicklung verläuft im Allgemeinen normal. Bei einem ausgeprägten ADAM-Komplex finden sich Anomalien durch Adhäsionen an der Amnionwand mit nachfolgender Disruptionssequenz und es entstehen Defekte am Kopf sowie im Gesicht (quere Gesichtsspalten, Lippen-Kiefer-Gaumenspalte, Encephalozele, Hydrocephalus).

Die Pathogenese ist nicht völlig geklärt. Neben der Bildung von Eihautsträngen dürfte die Ruptur des Amnionsackes bedeutsam sein, auch eine Anheftung von Teilen des Feten an der Amnionwand. Genetische Faktoren könnten eine verminderte Festigkeit des Amnions bedingen.

## 4.2.4 Fehlbildungen des Nervensystems

Dem Entwicklungszeitplan (► **Tab. 4.1**) ist zu entnehmen, wann die einzelnen Hirnstrukturen entstehen. Kann bei Nachweis von Fehlbildungen deren Enstehung und mögliche Ursache angegeben werden, sind nicht selten unberechtigte Schuldzuweisungen bzw. Schuldgefühle objektiv zu widerlegen.

### Dysraphische Fehlbildungen und Hydrocephalus

Dysraphische Störungen sind Folge einer mangelhaften Ausbildung des Neuralrohrs in der Frühentwicklung, können an jeder Stelle des primitiven Nervensystems entstehen und liegen stets dorsal in der Mittellinie. Als Entwicklungsfelddefekte betreffen sie verschiedene Strukturen (Nervensystem, Bindegewebe usw.).

Bei völlig fehlendem Verschluss kommt es zu Anencephalie und Rachischisis totalis; diese schweren Anomalien sind nur selten mit Lebens- und Funktionsfähigkeit vereinbar. Eine geringe Dysraphie, wie Skalpdefekt, Knochenlücke oder Spina bifida occulta, hat meist keine funktionelle Folge. Bei (Meningo-)Encephalozelen kommt es oft zu Dysgenesie und geistiger Behinderung. Bei spinalen Meningo- oder Myelo-(meningo-)zelen entsteht vielfach wegen der assoziierten Arnold-Chiari-(II-)Anomalie ein Hydrocephalus (gelegentlich pränatal); eine Intelligenzminderung ist die Folge, wenn die fortschreitende Ventrikelerweiterung Hirnfunktionen in Mitleidenschaft zieht.

Eine geistige Behinderung wird auch bei Fehlbildung von Mittellinienstrukturen des Gehirns beobachtet: Agenesie des Corpus callosum (Balkenmangel) oder Septum pellucidum mit Zysten (Cavum septi pellucidi, Cavum Vergae). Die Bedeutung solcher Anomalien ist manchmal unklar, sie können aber darauf hinweisen, dass auch anderswo Entwicklungsstörungen entstanden und für Symptome (Anfälle, geistige Behinderung) verantwortlich sind.

Ein *Hydrocephalus (Wasserkopf)* hat unterschiedliche Ursachen; er entsteht meist bei Blockade der ableitenden Liquorwege (► **Abb. 4.11**), auch durch Überproduktion oder wegen mangelnder Resorption (kommunizierender bzw. Verschlußhydrocephalus, Hydrocephalus internus sive externus). »Hydrocephalus e vacuo« bedeutet (relative) Ventrikelerweiterung infolge »Schwinden« des Gehirns (Atrophie).

Entwicklungsstörungen manifestieren sich an der engsten Stelle des liquorableitenden Systems, auch Entzündungen oder Blutungen führen zum Verschluß des Aquaeductus Sylvii zwichen 3. und 4. Ventrikel. Entzündungen der basalen Meningen verursachen mitunter Membranen, welche die Öffnungen des 4. Ventrikels verschließen. Die Liquorresorption kann durch Haubenmeningitiden oder subdurale Hygrome beeinträchtigt werden. In jedem Lebensalter verursachen Tumoren einen akuten Hydrocephalus durch Blockade der Liquorwege.

Beim Säugling macht sich die Vergrößerung der Ventrikel durch einen rasch wachsenden Kopf bemerkbar, oft noch bevor Beschwerden auftreten. Sind die Schädelknochen bereits verwachsen, führt Druckanstieg zu Kopfschmerz und Erbrechen, Stauungspapille, auch Sehstörungen, Augenmuskellähmungen und Ataxie.

Die Erweiterung des Ventrikelsystems geht auf Kosten der Hirnsubstanz; dies kann zu einem gewissen Ausmaß toleriert werden, bis Funktionseinbußen auftreten. Dabei ist die Korrelation zwischen Hirndicke und geistiger Leistungsfähigkeit nicht besonders eng; es kommt sehr darauf an, wann der Hydrocephalus entstand und was seine Ursache ist. Durch Einsetzen eines Ventilsystems, das den Liquor vom Ventrikel in den rechten Vorhof des Herzens und damit in die Blutbahn bzw. in die Bauchhöhle zur peritonealen Resorption ableitet, kann eine Schädigung weitgehend vermieden werden. Bei behinderten Kindern mit Hydrocephalus sind die Bewegungsfunktionen mitunter schon wegen des schweren Kopfes eingeschränkt; eine Cerebralparese kann hinzukommen. Bei Intelligenzminderung durch Hydrocephalus ist vor allem das logisch-abstrahierende Denken betroffen, während die verbalen und sozialen Fähigkeiten gut entwickelt sind.

## Fehlbildungen des Vorderhirns

Die Entwicklung der frontalen Hirnstrukturen vollzieht sich in enger Verbindung mit den in ihrer Umgebung gelegenen mesodermalen Geweben, die an der Gestaltung des Gesichts beteiligt sind. Bestimmte Gesichtsanomalien können deshalb auf Veränderungen am Gehirn hinweisen (▶ **Abb. 4.22**): Die schwerste Fehlbildung des Vorderhirns ist die Zyklopie. Die Augenhöhlen sind verschmolzen, ein in der Mitte gelegenes Hautanhängsel (Proboscis) erinnert an die mythische Gestalt des Zyklopen. Bei der Zebo- und Ethmocephalie stehen die Augen eng

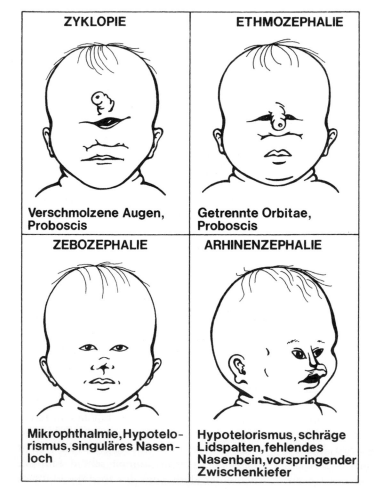

| ZYKLOPIE | ETHMOZEPHALIE |
| --- | --- |
| **Verschmolzene Augen, Proboscis** | **Getrennte Orbitae, Proboscis** |
| ZEBOZEPHALIE | ARHINENZEPHALIE |
| **Mikrophthalmie, Hypotelorismus, singuläres Nasenloch** | **Hypotelorismus, schräge Lidspalten, fehlendes Nasenbein, vorspringender Zwischenkiefer** |

**Abb. 4.22:**
Verschiedene Gesichtsfehlbildungen bei Holoprosencephalie

110

nebeneinander (Hypotelorismus), die fehlgebildete Nase hat nur eine Öffnung, es treten Lippen-Kiefer-Gaumenspalten auf (meist doppelseitig mit vorspringendem Zwischenkiefer). Bei der Arrhinencephalie findet man manchmal nur unpaare Schneidezähne.

Am Gehirn sind bei der Holoprosencephalie die Frontallappen miteinander verschmolzen, die sonst getrennten Ventrikel zu einer Höhle vereinigt. Bei leichteren Anomalien fehlt das Riechhirn (Arrhinencephalie); es resultiert Anosmie (beim Kallmann-Syndrom mit Hypogonadismus). Eine Holoprosencephalie-Sequenz kann durch Genmutationen (autosomal rezessiv oder dominant), Chromosomenaberrationen (Trisomie 13, Deletion 18 p-) oder exogene Einwirkungen entstehen (teratogene Wirkung von Veratrum californicum bei Schafen). Die Ausprägung der funktionellen Störungen ist unterschiedlich; vielfach kommt es zu schwerer Behinderung mit schlecht beeinflussbaren Anfällen, vegetativen Regulationsstörungen und begrenzter Lebensfähigkeit.

## Fehlbildungen der Rindenentwicklung des Gehirns

Die funktionell wichtigen Nervenzellen der Hirnrinde stammen ursprünglich aus der »Keimlagerzone« in Ventrikelnähe und wandern von Fasern des Stützgewebes (Gliazellen) geleitet an ihren Bestimmungsort (Migration). Die damit verbundene Entstehung von Hirnwindungen und -furchen (Sulci und Gyri) ist erst gegen Ende der Schwangerschaft abgeschlossen. Störungen beim Aufbau der Rinde führen zu einem »glatten Gehirn« (Agyrie, Lissencephalie) und sind mit veränderter Differenzierung der sonst regelmäßig angeordneten sechs Zellschichten verbunden, so beim *Miller-Dieker-Syndrom*, der Folge einer rezessiv vererbten Genmutation mit Mikrodeletion am Chromosom 17p13.3 (LIS1-Gen). Eine Lissencephalie tritt in unterschiedlicher Ausprägung auch isoliert auf. Manche nicht eindeutig geklärte Ursache geistiger Behinderung und von Epilepsien kann sich nach bildgebender und molekulargenetischer Diagnostik als Folge von Migrationsstörungen bzw. Dysgenesien erweisen (▶ Tab. 4.6).

**Tab. 4.6:** Als Ursache von Differenzierungsstörungen der Hirnrinde bekannte Gene (nach Hehr und Schulerer 2011) (d: dominant, r: rezessiv, X: geschlechtsgebunden)

| Differenzierungsstörungen | Gene |
|---|---|
| Fokale corticale Dysplasie | TSC1, TSC2 (d) |
| Periventrikuläre noduläre Heterotopie | Filamin A (X), ARFGEF2 (r) |
| Subcorticale Bandheterotopie (Doppelcortex) | DCX (X), LIS1 (d), TUBA 1A (d) |
| Klassische Lissenzephalie | LIS1 (d), DCX (X), TUBA 1A (d) |
| Pflasterstein-Lissenzephalie (alle r) | POMT1, POMT2, POMGnT1, Fuktin, FKRP, LARGE |
| Polymikrogyrie | CPR56 (r), TUBB2B (d), TUBA8 (r), TUBB3 (d), TUBA1A (d), OCLN (r), SRPX2 (X), PAX6 (d), KIAA1279 (r), COL18A1 (r), TBR2 (r) |

## Cerebelläre Fehlbildungen

Die Entwicklung des Kleinhirns hat enge Beziehungen zur Bildung des Großhirns. Deshalb sind Anomalien von Strukturen der hinteren Schädelgrube (Kleinhirn, Hirnstamm, Hirnnerven) nicht selten mit cerebralen Funktionsstörungen kombiniert, so bei der *Arnold-Chiari-Anomalie* (oft mit dysraphischer Störung), dem *Dandy-Wal-*

*ker-Syndrom* (Zystenbildung im Bereich des 4. Ventrikels mit Fehlbildung des Kleinhirns und Hydrocephalus) oder beim *Joubert-Syndrom* (Hypoplasie bzw. Aplasie des Kleinhirnwurms mit Atem- und Augenmotilitätsstörungen; Spektrum cerebello-okulo-renaler Syndrome mit Genorten JBTS1–7 bzw. AH1 auf Chromosom 6q32.3 bzw. 11q11–12).

## Porencephalie

Umschriebene Strukturveränderungen, isolierte Löcher (Pori) oder Zysten, sind meist auf Durchblutungsstörungen zurückzuführen: Bei einem Gefäßverschluss, der sich auch schon pränatal ereignen kann (»Fruchtwasserembolie«), werden durch mangelnde Versorgung mit Sauerstoff Enzyme aktiviert, was zum Untergang betroffener Hirnabschnitte führt und einen Hohlraum entstehen lässt; der mit Flüssigkeit gefüllte Porus kann mit dem Ventrikelsystem kommunizieren. Als Symptome findet man umschriebene Funktionsstörungen (z. B. Halbseitenlähmung, fokale Anfälle); eine geistige Behinderung ist selten, aber möglich, wenn Pori bzw. Zysten Folge einer hypoxisch-ischämischen Encephalopathie sind (multizystische Leukencephalopathie). Bei der Schizencephalie findet man temporal symmetrische Defekte.

## Megalencephalie (Makrocephalie)

Bei abnorm großem Kopf wird zuerst an einen Hydrocephalus gedacht; es können aber auch subdurale Blut- bzw. Flüssigkeitsansammlungen (nach Schütteltrauma) oder Tumoren die Ursache sein. Vermehrtes Hirnwachstum oder Speicherung abnormer Stoffwechselprodukte führen ebenfalls zu Megalencephalie. Tritt diese isoliert auf, kommt eine autosomal dominante oder X-chromosomal rezessive Vererbung in Be-

tracht. Die Hirnfunktion kann, muss aber nicht beeinträchtigt sein; Intelligenzleistungen werden ja weniger von der Masse, sondern von der Differenziertheit des Gehirns bestimmt. Bei Hemimegalencephalie ist nur eine Seite von der vermehrten Größenentwicklung betroffen, was immer mit Strukturveränderungen und oft mit Anfällen einhergeht.

## Mikrencephalie (Mikrocephalie)

Ein verminderter Kopfumfang (fronto-occipitaler Wert unterhalb der 2. bzw. 3. Perzentile) entspricht einer Verkleinerung des Gehirns (Mikrencephalie), evtl. mit Ventrikelerweiterung (Mikrohydrocephalie). Ursachen sind Genmutationen (autosomal rezessiv; geschlechtsgebunden; autosomal dominant, dann oft normale Intelligenz) oder aber exogene Faktoren. Wirkten diese pränatal ein, ist der Kopfumfang bereits bei der Geburt vermindert (primäre Mikrocephalie), ereignete sich die Schädigung zur Zeit der Geburt oder später, entsteht nach bis dahin normalem Wachstum eine sekundäre Mikrocephalie. Es kommt zu einem Missverhältnis zwischen Hirn- und Gesichtsschädel, bei Fehlbildungs-Retardierungs-Syndromen (Chromosomenaberrationen) findet man weitere Anomalien

Die Mikrocephalia vera wird autosomal rezessiv vererbt (Genlokalisation auf Chromosom 1q25, 8p22, 9q34, 15q15, 19q13; Wiederholungsrisiko 25 %). Ultraschalluntersuchungen zeigen bereits pränatal ein langsames Kopfwachstum (Umfang bei Geburt unter der Norm von 34–36 cm). Nach zunächst oft ungestörter motorischer Entwicklung zeigt sich eine geistige Behinderung vor allem durch Sprachverzögerung bei Hyperaktivität; selten ist (fast) normale Intelligenz. Besondere Strukturveränderungen am Gehirn fehlen.

Bei pränatalen Infektionen oder Einwirken chemischer Substanzen ist nicht selten eine Mikrocephalie die Folge und meist mit weiteren Anomalien kombiniert (S. 124). Als teratogene Noxe kann eine Hyperphenylalaninämie der Mutter zur Mikrocephalie beim Kind führen. Ursachen sekundärer Mikrocephalie sind cerebrale Läsionen der Peri- und Neonatalzeit, beispielsweise hypoxisch-ischämische Encephalopathie (mit nachfolgender multizystischer Leukencephalopathie) oder Infektionen (Meningoencephalitis), auch Traumen durch Hirnödem und Druckschädigung.

## 4.2.5 Chromosomenanomalien und geistige Behinderung

Eine veränderte Zahl und Struktur der Chromosomen beeinträchtigt die genetische Information und hat meist ausgeprägte Entwicklungsstörungen zur Folge. Die Ursache vieler Frühaborte sind Chromosomenanomalien, weil sie die Entwicklung stark beeinträchtigen und nicht lebensfähige Zygoten »eliminiert« werden (bis zu 50 %).

Offenbar hat eine Störung des »genetischen Gleichgewichts« ungünstige Folgen für die Strukturbildung und Funktionsfähigkeit; dies kann mit molekulargenetischen Verfahren auch an »Tiermodellen« gezeigt werden, z. B. bei der dem Down-Syndrom ähnlichen Trisomie 16 der Maus. Wesentliche Symptome von Chromosomenanomalien sind Wachstumsverzögerung, größere und kleinere Anomalien sowie Hirnfunktionsstörungen mit Intelligenzminderung. Oft kann bei einer bestimmten Symptom-Kombination (Syndrom) schon nach klinischer Untersuchung, die Diagnose gestellt werden; aber auch Syndrome haben eine individuelle Variabilität und werden von Familieneigenschaften geprägt, so dass die »Blickdiagnose« nicht immer einfach ist. Dann trägt die zyto- und molekulargenetische Analyse zur Klärung bei.

## a. Trisomien

Bei der Trisomie ist ein Chromosom dreifach (statt doppelt) vorhanden, nachdem während der Reifeteilung ein Chromosomenpaar nicht getrennt wurde (Non-Disjunktion).

### Down-Syndrom (Trisomie 21)

Das Syndrom tritt bei einem von 600 bis 900 neugeborenen Kindern auf. Wie alte Bilder zeigen, ist es seit Jahrhunderten bekannt; die erste genaue Darstellung der Symptome im Jahr 1866 und die heute nicht mehr gebrauchte Bezeichnung als »Mongolismus« stammen von John Haydon Langdon Down (1828–1896). Über die Ursache wurde viel spekuliert, bis 1959 Jerome Lejeune und Mitarbeiter die Trisomie 21 als konstantes Merkmal nachwiesen; sie ist nicht nur Symptom, sondern wesentlicher Faktor in der Pathogenese.

90 % der Kinder mit Down-Syndrom haben eine »freie« Trisomie 21 als Folge der Non-Disjunktion des Chromosomenpaars 21 beim Entstehen mütterlicher bzw. väterlicher Keimzellen (Gameten) oder während der ersten Teilungen nach der Befruchtung. Das Wiederholungsrisiko ist gering vermehrt (1–2 %), weil offenbar selten die Non-Disjunktion durch genetische Faktoren begünstigt wird. Ein wichtiger Faktor ist das Alter: Die Häufigkeit der Geburt eines Kindes mit Down-Syndrom ist nach dem 40. Lebensjahr der Mutter mehr als 50-mal größer; allerdings kommt Trisomie 21 auch bei Kindern sehr junger Mütter vor. Welche Faktoren sonst verantwortlich sind, ist unklar; diskutiert werden Röntgenstrahlen, Virusinfektionen, Hormone oder Schadstoffe. Nach dänischen Statistiken hat trotz deutlich geringerem Gebäralter die Häufigkeit nicht abgenommen. Ob das Alter des Vaters eine Rolle spielt (mehr als 50 Jahre), ist strittig; manchmal stammt das überzäh-

113

lige Chromosom 21 von ihm, häufiger jedoch von der Mutter.

Bei etwa 8–10 % der Kinder mit Down-Syndrom wird eine Translokation gefunden: Das Chromosom 21 ist mit einem anderen akrozentrischen Chromosom (meist 13–15, seltener 21 oder 22) verbunden. Diese sogenannte Robertsonsche Translokation kann neu entstanden sein (Wiederholungsrisiko nicht vermehrt), aber auch von einem Elternteil stammen. Translokationsträger sind erscheinungsfrei, da ja nur die Zahl, nicht die Substanz der Chromosomen verändert ist; es besteht ein vermehrtes Risiko, das Translokationschromosom weiterzugeben (8–10 % statt »theoretisch« 33 %). Etwa 1–2 % der Menschen mit Down-Syndrom weisen ein Mosaik auf, neben der Zelllinie mit dem überzähligen Chromosom 21 gibt es andere mit normalem Chromosomensatz (Non-Disjunktion während der ersten Zellteilungen nach der Befruchtung). Die Merkmale des Syndroms sind recht variabel, ohne dass es eindeutige Beziehungen zum Anteil normaler oder trisomer Zellen am Mosaik gibt.

Chromosomenanomalien sind pränatal zu erkennen, da sie ja mit den Gameten entstehen. An Zellen des durch Amniozentese gewonnenen Fruchtwassers (12. bis 16. Schwangerschaftswoche) oder des Chorion (Biopsie, 6. bis 9. Woche, etwas größeres Risiko) erfolgt eine Chromosomenanalyse. Neuerdings soll diese Diagnostik ein angeblich sicherer Bluttest ersetzen. Die pränatale Diagnose der Trisomie 21 oder anderer Aberrationen gilt als medizinische Indikation im Sinne des § 218a StGB, was besonders bei Spätabtreibung ethische Probleme aufwirft.

Die Schwangerschaft ist meist normal, die Geburt oft etwas zu früh. Bezogen auf die Gestationsdauer sind die Kinder untergewichtig (pränatal dystroph) und haben einen verminderten Kopfumfang. Die Diagnose wird meist unmittelbar wegen der Kombination kleiner Anomalien (▶ **Abb. 4.23**) ge-

stellt, kann aber auch für Erfahrene schwierig sein. Man findet schräg stehende Lidachsen, weiten Augenabstand, weiße »Brushfield-Flecken« in der Iris, flache Nasenwurzel, kleine, deutlich modellierte Ohren, große, furchige, oft etwas vorgestreckte Zunge, Wangenrötung und lockere Nackenhaut, relative kurze und plumpe Finger und Hände, häufig mit Klinodaktylie des 5. Fingers, Vierfingerfurche, Veränderung der Hautleistenmuster (distaler axialer Triradius usw.) und Sandalenlücke zwischen 1. und 2. Zehe. Als große Fehlbildungen kommen hauptsächlich Herzfehler (besonders AV-Kanal bzw. isolierte Septumdefekte) und Darmverschluss durch Ösophagusatresie, Duodenalstenose oder Analatresie vor. Bei der neurologischen Untersuchung fällt eine Muskelhypotonie mit überstreckbaren Gelenken auf.

Sobald die Diagnose feststeht, muss sie mit den Eltern ausführlich besprochen werden; ist sie unklar, sollte so rasch als möglich die zytogenetische Analyse erfolgen. Verzögerung oder gar Verschweigen der Diagnose bringt für die Eltern nur zusätzliche Probleme. müssen sie doch Gelegenheit haben, sich frühzeitig mit der gegebenen Situation auseinanderzusetzen. Sie benötigen dabei Unterstützung durch Erklärungen bzw. Gespräche.

Im Aussehen sind sich Kinder mit Down-Syndrom recht ähnlich, ohne dass individuelle Züge fehlen. Auch der Entwicklungsverlauf weist einige besondere Merkmale auf. Im frühen Säuglingsalter kann es Ernährungsschwierigkeiten geben; das Verhalten weicht aber zunächst kaum von der sogenannten Norm ab. Erst gegen Ende des 1. Lebensjahres wird eine Verzögerung beim Erwerb statomotorischer Funktionen deutlich (Sitzen mit etwa 9–12, Laufen mit 18–25 Monaten, gelegentlich später). Mit etwa 2–3 Jahren sprechen die Kinder einzelne Wörter, verharren dann länger oder ganz auf dieser Stufe. Ihre fein- und grobmotorischen Bewegungen sind ungeschickt (dyskoordiniert). Manche körperlichen Merkmale verändern sich im Entwicklungsverlauf und werden deutlicher (Minderwuchs), andere schwächen sich ab (Epikanthus).

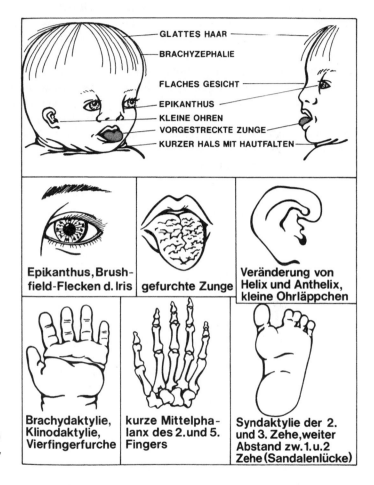

GLATTES HAAR
BRACHYZEPHALIE
FLACHES GESICHT
EPIKANTHUS
KLEINE OHREN
VORGESTRECKTE ZUNGE
KURZER HALS MIT HAUTFALTEN

Epikanthus, Brushfield-Flecken d. Iris | gefurchte Zunge | Veränderung von Helix und Anthelix, kleine Ohrläppchen

Brachydaktylie, Klinodaktylie, Vierfingerfurche | kurze Mittelphalanx des 2. und 5. Fingers | Syndaktylie der 2. und 3. Zehe, weiter Abstand zw. 1. u. 2 Zehe (Sandalenlücke)

**Abb. 4.23:**
Verschiedene Symptome bei Down-Syndrom (Trisomie 21) am Gesicht, an Augen, Ohren, Zunge, Händen und Füßen

Die geistige Entwicklung ist fast immer verzögert; die meisten Kinder mit Down-Syndrom sind geistig behindert (IQ zwischen 30 und 70), manche können aber in Schulen für Lernbehinderte oder in Regelklassen mit integrativ-inklusiven Maßnahmen erfolgreich gefördert werden. Imitationsvermögen und soziale Fertigkeiten sind oft gut, logisch-abstrahierendes Denken und Zahlenvorstellung hingegen eher schwach ausgebildet. Fördermaßnahmen versprechen besonders bei frühem Beginn gute Fortschritte und volle soziale Integration. Viele Jugendliche und Erwachsene mit Down-Syndrom können bei nur geringer Hilfe bzw. in geschützter Umgebung ihr Leben selbstbestimmt gestalten. Sie haben ein liebenswert-freundliches Wesen, sind meist fröhlich, mitfühlend und ausgeglichen, vor allem musisch ansprechbar. Manchmal gibt es Probleme durch Hyperaktivität (besonders beim konstitutionell schlanken »Typ«), Bockigkeit, Trotz und Antriebsminderung (beim eher pyknisch-adipösen »Typ«; ▶ Kap. 5).

Die in allen Zellen und Organen vorhandene Chromosomenanomalie erklärt zahlreiche funktionelle Veränderungen auch bei Enzymmustern und im Immunsystem (verminderte humorale und zelluläre Abwehr); das Risiko des Entstehens einer Leukämie ist vermehrt (20-fach), für die Hepatitis B besteht eine größere Empfänglichkeit. Wegen einer Instabilität der oberen Halswirbelsäule (Gelenk zwischen Atlas und Axis) kann es bei verstärkten Bewegungen zur Luxation mit Gefahr neurolgischer Störungen kommen. Bei älteren Menschen mit Down-Syndrom gibt es vorzeitige Alterungserscheinungen oder Zeichen einer Alzheimer Erkrankung (Demenz); dafür typische Strukturveränderungen im Gehirn entstehen früh und

regelhaft, was mit dem Chromosom 21 zusammenhängt.

Verantwortlich für das Entstehen des Down-Syndroms ist der distale Anteil des Chromosoms 21 (q21–22). Die Zahl synaptischer Verbindungen zwischen den Neuronen ist verringert, bestimmte Enzyme sind verändert (z. B. Superoxiddismutase), manche Regulationssysteme gestört. Behandlungsmaßnahmen können nur symptomatisch sein, die Chromosomenanomalie ist nicht zu beeinflussen. Eine Hormon- oder Enzymgabe sollte nur erfolgen, wenn ein Mangel nachgewiesen wird (z. B. Schilddrüsenhormon, Verdauungsfermente). Die »Therapie« mit Frischzellen will organspezifisch fehlende Substanzen »ausgleichen«,

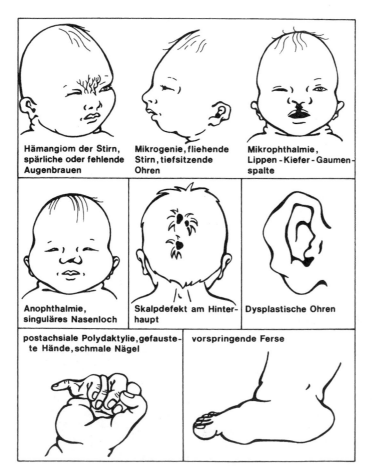

**Abb. 4.24:** Kraniofaciale Dysmorphie und Extremitätenanomalien bei Pätau-Syndrom (Trisomie 13)

hat aber keine wissenschaftlich fundierte Grundlage. Frischzellen können sogar gefährlich sein, da anaphylaktische (allergische) Reaktionen mit tödlichem Ausgang vorkommen, und nicht auszuschließen ist, dass »langsame Viren« oder »Prionen« übertragen werden, die nach langer Inkubationszeit zu Nervenkrankheiten führen. Für eine Frischzellenbehandlung sprechen keine stichhaltigen Argumente, wird sie trotzdem durchgeführt, muss das Risiko bekannt sein und getragen werden; Misstrauen ist besonders dann angebracht, wenn finanzielle Opfer gefordert werden.

Wie viele Erfahrungen der letzten Jahrzehnte zeigen, bietet die frühe und integrativ-inklusive Förderung die beste Gewähr dafür, dass Kinder und Jugendliche mit Down-Syndrom ihre individuellen Fähigkeiten voll entfalten können.

### Andere Trisomien

Beim *Pätau-Syndrom* (Trisomie 13; ▶ Abb. 4.24) kommen Hirnfehlbildungen mit Holoprosencephalie vor; das Gesicht ist durch Hypotelorismus und Spaltbildung verändert, weitere Anomalien sind Hexadaktylie und schwere, lebensbegrenzende Herzfehler.

Kinder mit dem *Edwards-Syndrom* (Trisomie 18; ▶ Abb. 4.25) werden mitunter älter als zehn Jahre, sind dann kleinwüchsig und voll pflegebedürftig.

Bei Chromosomen der C-Gruppe (8, 9, 10, 12) ist nur die partielle Trisomie bzw. ein Mosaik mit dem Leben vereinbar. Neben verschiedenen Dysplasien und Veränderungen im Gesicht, an Händen und Füßen (tiefe Hautfurchen) wird fast immer eine geistige Behinderung beobachtet.

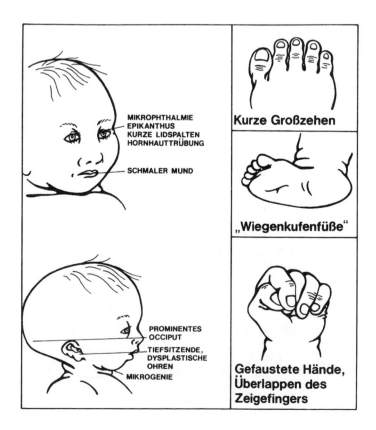

**Abb. 4.25:**
Kraniofaciale Dysmorphie und Extremitätenanomalien bei Edwards-Syndrom (Trisomie 18)

## b. Deletionen

Zum Verlust von Chromosomenabschnitten kommt es bei Bruchereignissen während der Zellteilung, dabei können auch Translokationen mit Stückaustausch oder Ringchromosomen entstehen. Die Symptome werden vom jeweils betroffenen Chromosom und vom Ausmaß der Deletion bzw. den in diesem Bereich lokalisierten Genen bestimmt.

### Katzenschrei-Syndrom (5 p-Syndrom)

Die »Maladie de cri du chat«, Folge einer Deletion am kurzen Arm des Chromosom 5, kommt in einer Häufigkeit von 1 : 50 000 vor (bei Menschen mit schwerer Intelligenzminderung 1 : 350). Charakteristisch ist ein eigenartiges Schreien besonders bei betroffenen Neugeborenen, das auch spektroskopisch dem Miauen einer Katze entspricht.

Nach meist ungestörter Schwangerschaft und bei vermindertem Gewicht haben die Kinder nach der Geburt oft Anpassungsschwierigkeiten mit Atemstörungen, Trinkschwäche und Erbrechen. Der Schädel ist klein und länglich, das Gesicht rund mit flacher Nasenwurzel und weit auseinanderstehenden, nach außen-unten geneigten Lidspalten und Epikanthus (► Abb. 4.26). Die leicht dysplastischen Ohrmuscheln (»gerader« Helixbogen) sitzen tief. Der Mund ist groß, der Gaumen hoch gewölbt, der Unterkiefer relativ klein; Zahnfehlstellungen sind häufig. Lippen-Kiefer-Gaumenspalte, ebenso Myopie, Optikusatrophie, Präaurikularanhängsel, Uvula bifida. Gesichtsasymmetrie, kurzer Hals und Herzfehler, besonders Septumdefekte kommen vor, auch Skoliose, Anomalien der Nieren, Kryptorchismus und Hypoplasie des äußeren Genitale, Klump- und Plattfüße. An den Händen

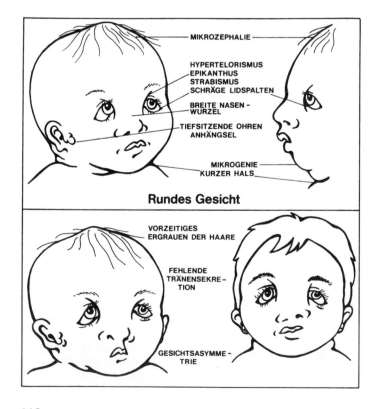

**Abb. 4.26:**
Kraniofaciale Dysmorphie bei Katzenschrei-Syndrom (Deletion 5 p)

findet man Vierfingerfurchen und auffallende Hautleistenmuster.

Als Säuglinge sind betroffene Kinder hypoton-schlaff und vermehrt unruhig. Die Kopfkontrolle wird etwa mit einem Jahr, das selbstständige Sitzen mit zwei Jahren erreicht; das Laufen gelingt selten vor dem vierten Lebensjahr. Die sprachliche Entwicklung ist gestört, nur wenige Kinder erwerben einen begrenzten Wortschatz. Die IQ-Werte liegen zwischen 20 und 50, ausnahmsweise höher. In ihrem Wesen werden die Kinder als liebenswert und freundlich beschrieben; gelegentlich haben sie aber auch destruktive und autoaggressive Neigungen und sind leicht reizbar (▶ Kap. 5). Bei ungelenken Bewegungsabläufen wirkt das Gangbild unsicher, ist breitbeinig, mit gebückter Haltung und leicht gebeugten Knien. Manchmal treten Anfälle auf. Mit zunehmendem Alter verändert sich die Stimme, verliert den Katzenschrei, bleibt aber weiter auffallend hoch und gepresst; nicht immer ist die Ursache eine Hypoplasie des Kehlkopfs, auch eine zentrale Funktionsstörung kommt infrage.

Die Deletion bei 5p15.2 tritt überwiegend sporadisch auf, selten familiär als Folge von Translokationen. Ohne ersichtlichen Grund sind Mädchen häufiger betroffen als Jungen. Die Lebenserwartung ist vermindert.

## Wolf-Hirschhorn-Syndrom (4p-Syndrom)

Eine Wachstumsstörung setzt schon pränatal ein, auch die Mikrocephalie besteht bereits bei der Geburt. Man beobachtet vorspringende Stirn, Strabismus, Deformierung der Iris, Hypertelorismus, Epikanthus, Lippen-Kiefer-Gaumenspalte, nach unten gezogene Mundwinkel mit fischartigem Mund, kurze Oberlippe mit schmalem Philtrum und Mikrogenie. Bei Schädelasymmetrie kommen Skalpdefekte occipital in der Medianlinie vor. Präaurikulare Anhängsel sind häufig, auch Vierfingerfurche und hypoplastische Hautleisten. Gelegentlich werden Exophthalmus, Fehlen des medialen Anteils der Augenbrauen, Herzfehler, Fußdeformitäten, Schambeinhypoplasie, verzögertes Knochenalter oder Pubertas praecox beobachtet.

Die Kinder sind hypoton und schwer geistig behindert und haben oft Anfälle in unterschiedlicher Ausprägung. Wird das Kleinkindalter überlebt, besteht bei verzögertem Wachstum eine Neigung zu Atemwegsinfektionen. Die Deletion von Band 4p16 tritt meist sporadisch auf und kann sehr klein sein. Gelegentlich ist sie Folge einer bei den Eltern balancierten Translokation.

## Jacobsen-Syndrom (11q-Syndrom)

Die Deletion am langen Arm des Chromosoms 11 (11q23.3–4) führt zu einem variabel ausgeprägten Fehlbildungssyndrom. Das körperliche Wachstum ist schon vor der Geburt langsam; als Säuglinge sind betroffene Kinder hypoton, haben einen kleinen, dreieckförmigen Kopf mit vorspringender Stim (Trigonocephalie) sowie eine kraniofaciale Dysmorphie mit schrägstehenden Lidachsen, weitem Augenabstand, Epikanthus und Ptose, relativ kleiner, eingesunkener Nase, tief angesetzten Ohren, »Karpfenmund« mit nach unten gezogenen Winkeln, kleinem Kinn und kurzem Hals. An den Augen werden Strabismus, Iriskolobom, Katarakt, Glaukom, Peters'sche Anomalie oder Opticusatrophie beobachtet. Häufig sind Herzfehler, vor allem ein hypoplastisches Linksherz, Septumdefekte und Anomalien des Truncus; sie begrenzen die Lebenserwartung. An den Extremitäten kommen konisch zulaufende Finger, Syndaktylie, Hexadaktylie, Knick-Senk-Füße, Hammerzehe und Gelenkkontrakturen vor. Selten sind Pylorusstenose, Inquinalhernien oder endokrine Störungen, häufiger Thrombocytopenie bzw. Pancytopenie (Beziehung zum Hermansky-Pudlak-Syndrom). Die geistige Behinderung ist meist mäßig oder schwer und betrifft neben kognitiven besonders sprachliche Fähigkeiten; es kommen psychotische Erkrankungen vor.

Das Syndrom tritt meist sporadisch auf, gelegentlich bei Translokationen, Inversionen oder Ringchromosombildung. Im Bereich der Deletion befindet sich eine folatsensitive fragile Stelle (FRA11B), die Beziehung zum Protooncogen CBL2 mit Repeatexpansion hat.

## Syndrome des Chromosoms Nr. 9

Beim *Trisomie 9-Mosaik* beginnt die Wachstumsretardierung pränatal. Man beobachtet eine flache, schmale Stirn, kurze, schräg stehende Lidachsen, tief liegende Augen, dysplastische Ohren, vorspringende Nasenwurzel, betonte Nasenspitze, schlitzförmige Nasenlöcher, ausgeprägte Oberlippe, kleinen Unterkiefer. Als charakteristisch gelten Gelenkveränderungen mit Kontrakturen, Verbiegung der Wirbelsäule, schmaler Brustkorb, Unterentwicklung von Kreuzbein, Darmbein und Schambein sowie verkürzte Zehen. Häufig sind Herzfehler, Nieren- und Genitalanomalien. Die Störung der Hirnentwicklung äußert sich in Mikrocephalie, Ventrikelerweiterung, Balkenagenesie, Agyrie, Dandy-Walker-Syndrom, Opticusaplasie und Mikrophthalmie. Lippen-Kiefer-Gaumenspalte, Lungensegmentierungsstörungen, Proliferation von Gallengängen und Darm-Fehlrotation werden beobachtet, auch punktförmige Verkalkungen im Knorpel. Die Lebenserwartung ist vermindert.

Bei *Trisomie 9p* ist meist der gesamte kurze Arm dupliziert (9pter/p12 – 13). Wird auch der lange Arm einbezogen (bis 9q31 oder 32), ähnelt das Bild dem Trisomie 9-Mosaik.

Bei doppelter distaler Hälfte des kurzen Arms kann die Prognose günstiger sein. Wachstum, sprachliche und geistige Entwicklung verlaufen langsam. Ausdruck der

kraniofacialen Dysmorphie sind Mikrocephalie, geneigte Lidachsen, breite Nasenwurzel, dysplastische Ohren, prominente Nasenwurzel, nach unten gezogene Mundwinkel. Häufig treten Knochenveränderungen auf mit kurzen Fingern und Zehen, gering ausgebildeten Nägeln bei kurzen Endgliedern, Klinodaktylie. Eine Kyphoskoliose entsteht im zweiten Lebensjahrzehnt. Schultermuskeln sind gering entwickelt, Hautgrübchen über dem Schulterblatt deutlich. Im Röntgenbild beobachtet man fehlende Verknöcherung des Schambeins und Pseudoepiphysen an den Mittelhandknochen, verzögerten Naht- und Fontanellenschluß am Schädel. Ferner kommen Mikrogenie, Syndaktylien, Herzfehler, Lippen-Kiefer-Gaumenspalte, Hydrocephalus, Nieren- und Genitalanomalien vor.

Beim *9p-Syndrom* ist der terminale Abschnitt deletiert (p22 oder p21), meist als Neumutation. Bei Trigono-Brachycephalie beobachtet man eine schmale Stirn, Synophrys, schräge Lidspalten, Telekanthus, Exophthalmus, Epikanthus, breite, eingesunkene Nasenwurzel, nach oben gerichtete Nasenlöcher, langes Philtrum, hohen Gaumen, kleines Kinn sowie dysplastische Ohren, ferner weiten Mamillenabstand, Hernien und Skoliose, hypoplastische Labien, Klitorishypertrophie, Kryptorchismus und Hypospadie. Das Wachstum ist nur leicht verzögert. Störung der Hirnentwicklung führt zu Muskelhypotonie, Anfällen und geistiger Behinderung. Gelegentlich treten Lippen-Kiefer-Gaumenspalte, Zwerchfellhernie, Nierenanomalien (Hydronephrose), Wirbelfehlbildungen, Hexadaktylie und andere Extremitätenveränderungen auf.

## Syndrome des Chromosoms Nr. 22

Die kleinen akrozentrischen Chromosomen (21 und 22) tragen eine Reihe wichtiger Gene. Eine *Trisomie 22* wird bei Spontanaborten gefunden (8 – 12 %), selten bei überlebenden Kindern mit schweren Fehlbildungen.

Das »*Katzenaugensyndrom*« ist Folge einer partiellen Tetrasomie 22 (pter-q11). Bei unterschiedlich stark verzögerter psychomotorischer und geistiger Entwicklung ist die Symptomkombination variabel: Iriskolobom (Spaltbildung der Regenbogenhaut das Auges), Analatresie, Herzfehler, Nierenanomalien sowie kraniofaciale Dysmorphie mit nach unten geneigten Lidachsen, breitem Augenabstand, Mikrophthalmie, Strabismus und Ohrfehlbildungen.

Eine *Deletion* im Bereich von *22q11.2* führt zu verschiedenen Fehlbildungssyndromen, die als *CATCH 22* zusammengefasst werden (Cardiac anomalies, Abnormal facies, Thymic hypoplasia, Cleft palate, Hypocalcemia). Der Phänotyp wird von der Ausdehnung der Deletion bzw. durch Punktmutationen im Bereich der dort lokalisierten Gene bestimmt.

Beim *DiGeorge-Syndrom* wurde eine Deletion am Chromosom 22 gefunden. Hauptsymptom ist die Thymushypoplasie bzw. -agenesie, was einen Immundefekt mit Fehlen der dort gebildeten T-Zellen zur Folge hat (Störung der Infektabwehr). Da auch die Nebenschilddrüsen betroffen sind, gibt es Regulationsprobleme im Calziumstoffwechsel. Der Entwicklungsfelddefekt betrifft noch weitere Abkömmlinge der 3. und 4. Schlundtasche bzw. des 4. Kiemenbogens. Es entstehen Herzfehler (unterbrochener Aortenbogen, hypoplastische Aorta, Truncus arteriosus) und eine kraniofaciale Dysmorphie (Hypertelorismus, enge Lidspalten, breite Nasenwurzel, kurzes Philtrum, schmaler Mund, tief sitzende Ohren, wenig entwickeltes Kinn). Die Deletion kann dominant vererbt sein, dann haben die Eltern gering ausgeprägte Symptome. Jungen sind häufiger betroffen, ohne dass eine »genetische Prägung« nachgewiesen wurde. Das im Bereich der Deletion lokalisierte Gen HOX-1.5 spielt im Entwicklungsprozess eine wichtige Rolle, nach Tierexperimenten kommen

aber auch exogene Faktoren als Ursache in Betracht (Diabetes, Alkohol, Vitamin A).

Auch für das *Velokardiofaciale Syndrom* (Shprintzen et al. 1978) ist eine Deletion am Chromosom Nr. 22 verantwortlich, wiederum mit großer Variabilität; eine Lernbehinderung wird oft, geistige Behinderung selten beobachtet. Leitsymptome sind Gaumenspalte (auch submukös) und Herzfehler (Septumdefekte, Fallot'sche Tetralogie, rechts deszendierende Aorta). Es kommt zu Kleinwuchs und Mikrocephalie, man beobachtet ein langes, schmales Gesicht mit kleinem Kinn, Zahnfehlstellungen, prominente Nase mit breiter Wurzel, schmaler Spitze und wenig entwickelten Flügeln, hypoplastischen Oberkiefer, Hypertelorismus, enge, schräg stehende Lidspalten, dysmorphe Ohren, ferner schmale Hände und Füße, dichtes Haar, hypotone Muskeln, gelegentlich Leisten- und Nabelbrüche sowie Kryptorchismus. Mit schwankender Expressivität ist die Vererbung autosomal dominant.

Bei Lernbehinderung (in 45 % IQ unter dem Durchschnitt) sind häufig Teilleistungsstörungen sowie Defizite in den Bereichen von Wahrnehmungsfunktionen, Planen, Aufmerksamkeit, Sozialverhalten und Kommunikation zu beobachten. Psychotische Erkrankungen sind nicht selten. Es kann auch der Herzfehler ganz im Vordergrund stehen (conotruncal-face-syndrome); unterschiedliche Ausprägungen sind mit Punktmutationen zu erklären.

### c. Translokationen

Der Austausch von Chromosomenmaterial führt zu reziproken Translokationen oder zur Vereinigung akrozentrischer Chromosomen (Robertson'sche Translokation), dabei gehen kleine Stücke verloren. An komplexen Austauschvorgängen können mehrere Chromosomen beteiligt sein. Bandenfärbung und andere Methoden lassen erkennen, welche Anteile jeweils verschoben wurden, ob es zu

121

Deletionen oder Duplikationen kam. Balancierte Translokationen haben keine Auswirkung im Phänotyp, nicht balancierte aber verursachen vielfältige Symptome. Im Einzelfall sind Aussagen zur Bedeutung meist schwierig. Geeignete molekulargenetische Methoden (Mikro-Arrays, FISH, PCR) stellen die auf den Chromosomen lokalisierten Gene direkt oder indirekt dar und ermöglichen genauere Aussagen zur Entwicklungsprognose.

### d. Gonosomale Aberrationen

Veränderungen der Zahl und Struktur der Geschlechtschromosomen (beim Mann XY, bei der Frau XX) führen zu Störung der Entwicklung innerer und äußerer Geschlechtsorgane, sie haben oft auch Auswirkungen auf Wachstum und geistige Funktionen.

### XO-Konstitution (Ullrich-Turner-Syndrom und Varianten)

Bei gonosomaler Monosomie entwickeln sich die undifferenzierten Gonaden zu Eierstöcken und es werden weibliche Geschlechtsmerkmale ausgebildet; die abnormen Ovarien bestehen oft nur aus »streaks«, die sich zu malignen Tumoren entwickeln können. Folge der gestörten Sexualentwicklung sind Amenorrhoe und Infertilität. Ferner resultieren Kleinwuchs mit kräftig-athletischer Konstitution, Pterygium colli, Schildthorax bei weitem Mamillenabstand, Cubitus valgus, Herzfehler (vor allem Aortenistmusstenose und Nierenfehlbildungen (▶ Abb. 4.27).

Eine geistige Behinderung ist die Ausnahme, häufiger sind Lernschwierigkeiten bzw. Teilleistungsschwächen. Psychosomatische und neurotische Beschwerden entstehen als Reaktion auf die körperlichen Symptome. Bei Varianten des XO-Karyotyps (Mosaik XO/XX usw.), X-Isochromosom oder Fragmenten des X-Chromosoms kann die Sexualentwicklung normal sein.

### XXY-Konstitution (Klinefelter-Syndrom und Varianten)

Ist ein Y-Chromosom vorhanden, entwickelt sich die undifferenzierte Gonade zu Hodengewebe, das allerdings nur wenig Hormone produziert und die Hypophyse stimuliert (hypergonadotroper Hypogonadismus). Die männlichen Geschlechtsorgane sind normal, wegen einer Tubulussklerose bleibt aber das Pubertätswachstum der Hoden aus. Neben Infertilität kommt es zu Hochwuchs und eunuchoidem Habitus mit weiblicher Fettverteilung, mangelnder Behaarung und Gynäkomastie. Selten sind Anomalien, oft findet man nur veränderte Hautleistenmuster. Die Intelligenzentwicklung verläuft im Allgemeinen ungestört, wenn auch eine geistige Behinderung häufiger auftritt als bei normalem Karyotyp. Psychopathologische Auffälligkeiten äußern sich in Antriebsstörungen und Zeichen cerebraler Dysfunktion (endokrines Psychosyndrom); es kommt auch Hochbegabung vor.

### XYY-Konstitution

Männer mit einem überzähligen Y-Chromosom sind im Phänotyp unauffällig, oft ist nur ihr Wachstum beschleunigt. Die Annahme, sie seien zu Delikten und Kriminalität disponiert, war Folge eines Ausleseeffekts nach Reihenuntersuchungen in Strafanstalten. Wie Erhebungen bei Neugeborenen zeigten, ist das Syndrom »normalerweise« häufig und nicht Ausdruck eines »Verbrecher-Chromosoms«.

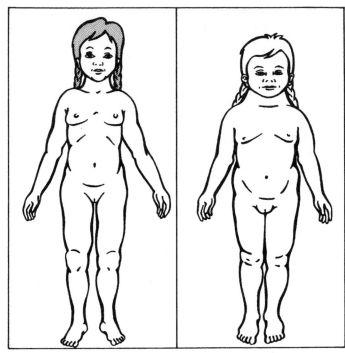

**Abb. 4.27:**
Habitus bei Ullrich-Turner-Syndrom (XO-Konstitution) im Vergleich zur Entwicklung bei normalem Chromosomensatz

**normal**

## XXX-Konstitution

Überzählige X-Chromosomen werden zwar entsprechend der Lyon-Hypothese inaktiviert, stören aber das genetische Gleichgewicht. Beim *Triple-X-Syndrom* treten verschiedene uncharakteristische Anomalien und geistige Behinderung auf. Für Nachkommen ist das Risiko einer Chromosomenanomalie erhöht.

Bei den meisten gonosomalen Aberrationen sind psychopathologische Symptome zu beobachten, die mit hormonellen Veränderungen, aber auch direkt mit der Chromosomenanomalie zusammenhängen: Antriebsschwäche, Veränderungen im affektiv-emotionalen Verhalten, Teilleistungsstörungen, Intelligenzminderung und psychotische Erkrankungen.

## 4.2.6 Exogen verursachte pränatale Entwicklungsstörungen und geistige Behinderung

Verschiedene ungünstige Faktoren können trotz des Schutzes, den Gebärmutter, Plazenta, Eihäute und Amnionflüssigkeit dem sich entwickelnden Kind bieten, zu einer bleibenden Schädigung führen: In den ersten drei Monaten der Schwangerschaft, wenn sich während der Embryogenese die Organsysteme ausbilden, entstehen Fehlbildungen (Embryopathie). Kommt es bei der Organdifferenzierung zu Beeinträchtigungen (Fetopathie), so hat dies auch verschiedene Funktionsstörungen zu Folge, die fast immer mit einer Wachstumsverzögerung (pränatale Dystrophie, »small for date infant« bei Geburt) verbunden sind.

## a. Infektionen als exogene Ursache pränataler Schädigung

### Rötelnembryopathie (Gregg-Syndrom)

Die Beobachtung, dass Kinder mit angeborener Linsentrübung (Katarakt; grauer Star) in zeitlichem Zusammenhang mit einer Rötelnepidemie häufig vorgestellt wurden, ließ den australischen Augenarzt Norman McAllister Gregg 1941 einen Zusammenhang vermuten, der später bestätigt wurde. Bei Rötelnerkrankung der Mutter geht das Virus durch die Plazenta auf das Kind über und verursacht eine Embryopathie bzw. Fetopathie. Zahlreiche Beobachtungen haben gezeigt, dass die Infektion in der Frühschwangerschaft zu anderen Störungen führt als während der Fetalzeit. Bei der Embryopathie sind vor allem die Entwicklung von Augenlinse, Innenohr, Herz und Gehirn betroffen und neben Linsentrübung (Sehbehinderung) werden Schwerhörigkeit bzw. Taubheit, Mikrocephalie mit geistiger Behinderung und Herzfehler (vor allem Septumdefekte) beobachtet (▶ **Abb. 4.28**).

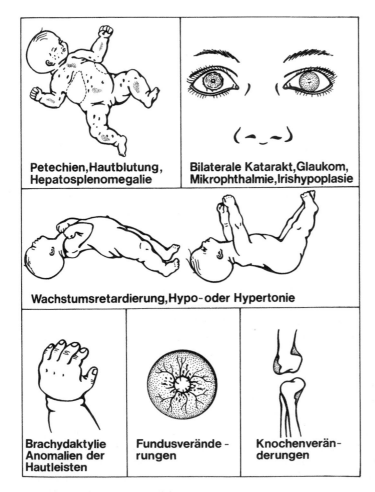

**Petechien,Hautblutung, Hepatosplenomegalie**

**Bilaterale Katarakt,Glaukom, Mikrophthalmie,Irishypoplasie**

**Wachstumsretardierung,Hypo- oder Hypertonie**

**Brachydaktylie Anomalien der Hautleisten**

**Fundusveränderungen**

**Knochenveränderungen**

**Abb. 4.28:**
Verschiedene Anomalien bei Rubeolen-Embryopathie (Gregg-Syndrom). Hauterscheinungen beim Neugeborenen, neurologische Symptome, Veränderungen an den Augen und am Skelett

Beim »erweiterten Rötelnsyndrom«, nach Infektion in der Fetalzeit, kommt es in den ersten Lebenswochen zu Hautblutungen (Thrombopenie), man findet Leber-Milzvergrößerung und Knochendestruktion sowie encephalitische Veränderungen mit Hirnfunktionsstörungen. Das Rötelnvirus kann lang im Organismus persistieren und von pränatal infizierten Kindern ausgeschieden werden (Infektionsgefahr bei der Pflege).

Durch rechtzeitige Impfung ist eine Rötelnerkrankung der Mutter zu verhindern: Alle Mädchen, die keine Röteln durchgemacht haben, sollten vor Erreichen der Geschlechtsreife geimpft werden; die Impfung ist auch später möglich, allerdings muss eine Schwangerschaft ausgeschlossen sein.

## Cytomegalie (CMV-Infektion)

Das Cytomegalovirus (CMV) gehört zur Herpesgruppe, ist relativ weit verbreitet (Durchseuchungsrate 20–100 %) und verursacht uncharakteristische, grippeähnliche Krankheitserscheinungen. Bei pränataler Primärinfektion (etwa 3 % der schwangeren Frauen) kann es beim Kind zu Encephalitis, Hepatitis und Entzündung anderer Organe kommen. Es entstehen intracerebrale Verkalkungen, Mikrocephalie und schwere geistige Behinderung. Bei mikrocephalen Neugeborenen wird die Diagnose durch den Nachweis von Verkalkungsherden, positive serologische Reaktionen (IgM) und Virusnachweis im Urin gestellt. Cerebrale Anfälle treten häufig auf; die Lebenserwartung ist bei schwer behinderten Kindern gering, auch wegen fortschreitender Folgen der Infektion.

Ob und wie oft CMV-Infektionen Ursache einer geistigen Behinderung sind, ist unklar; manche Studien deuten auf einen Zusammenhang hin. Es kann nach den ersten Lebensmonaten aber schwer entschieden werden, ob es sich um eine prä- oder postnatal erworbene Infektion handelt; Zweiterkrankungen kommen vor.

## HIV-Infektion (AIDS)

Infizierte oder AIDS-kranke Mütter können das Retrovirus pränatal auf ihre Kinder übertragen. Dabei ist die Infektion von der manifesten Erkrankung nicht sicher zu unterscheiden. Später kommt es zu Störungen am Nervensystem, wo das HI-Virus zu spezifischen Veränderungen mit Entwicklungsstörungen führt. Daneben kommen durch opportunistische Erreger (CMV, Toxoplasmose) verursachte Krankheitssymptome vor. Seropositive Kinder können lange Zeit symptomfrei sein; sie müssen auch nicht in besonderer Weise behandelt werden und sind unbedingt vor Diskriminierung zu schützen. Die cerebrale Erkrankung führt nach einer Inkubationszeit von zwei Monaten bis zu fünf Jahren (Mittel 18 Monate) zum Verlust bereits erworbener Fähigkeiten und Funktionen, Intelligenzminderung und fortschreitenden Bewegungsstörungen; die bildgebende Diagnostik zeigt symmetrische Verkalkungen der Basalganglien. Der progrediente, schicksalhafte Verlauf mit fatalem Ausgang ist auch mit neuen Medikamenten nur wenig zu beeinflussen.

## Andere Virusinfektionen

Pränatale Infektionen mit Masern, Varizellen, Mumps, Herpes simplex, Parvoviren oder Hepatitis kommen selten vor und führen im Allgemeinen nicht zu einer Entwicklungsstörung des kindlichen Nervensystems.

## Konnatale Toxoplasmose

Das Toxoplasma gondii wird von Nagetieren, auch durch Haustiere und rohes Fleisch übertragen. Bei Erwachsenen kommt es zu uncharakteristischen Krankheitserscheinungen mit Fieber und Lymphknotenschwellungen; der Durchseuchungsgrad entspricht etwa dem Lebensalter. Erkrankt die Mutter während der Schwangerschaft, kann der Erreger auf das Kind übergehen und zu Krankheitserscheinungen besonders an Gehirn (Encephalitis, vor allem Ependymitis) und Augen (Chorioretinitis) führen (▶ Abb. 4.29).

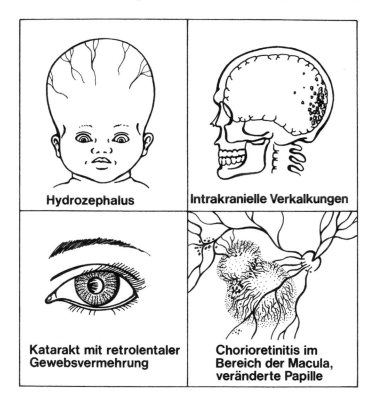

Hydrozephalus

Intrakranielle Verkalkungen

Katarakt mit retrolentaler Gewebsvermehrung

Chorioretinitis im Bereich der Macula, veränderte Papille

Abb. 4.29:
Hydrocephalus und Augenveränderungen bei pränataler Toxoplasmose-Infektion

Bei entzündlich bedingtem Verschluss der Liquorwege entsteht schon pränatal ein Hydrocephalus. Die Entzündung schreitet nach der Geburt fort, wenn keine Behandlung erfolgt. Es kommt zu Sehbehinderung und Blindheit bei Mikrophthalmie (Phthisis bulbi).

Eine konnatale Toxoplasmose ist zu vermuten, wenn Hydrocephalus und Chorioretinitis sowie radiologisch intracerebrale und subependymale Verkalkungen nachgewiesen werden. Serologische Reaktionen (Sabin-Feldmann-Test) und der Nachweis von IgM-Antikörpern bestätigen den Verdacht. Eine Behandlung mit Chemotherapeutika und Antibiotika ist nötig. Die Therapie von Schwangeren, bei denen eine frische

Toxoplasmose nachgewiesen wird, kann die Schädigung beim Kind verhindern; bei einem weiteren Kind gibt es kein Wiederholungsrisiko (Immunität).

### Lues (Syphilis)

Eine konnatale Infektion mit der Spirochaeta pallida ist heute selten, da die Penicillinbehandlung der Mutter während der Schwangerschaft die Übertragung des Erregers verhindert. Bei Neugeborenen mit angeborener Lues kommt es zu Hautveränderungen (Blasen und Pusteln, Pemphigus) sowie zu infektiöser grob-lamellärer Schuppung an Hand- und Fußflächen, Leber-Milzvergrößerung; blutigem Schnupfen und Knochenveränderungen. Serologische Raktionen sind positiv. Durch Penicillinbehandlung sind weitere Folgen wirksam zu verhindern, die früher zur *Hutchinson-Trias* (Schwerhörigkeit, Keratitis parenchymatosa, Zahnveränderungen) bzw. zu tertiär-syphilitischen Veränderungen am Nervensystem führten.

## b. Chemische Einflüsse auf die Entwicklung

Chemikalien müssen die semipermeable Plazentaschranke überwinden und in einer gewissen Konzentration beim Kind ankommen, um als Teratogen auf Wachstums- und Entwicklungsvorgänge einzuwirken. Die Empfindlichkeit bestimmter Organe in gewissen Differenzierungsphasen ist Ursa-

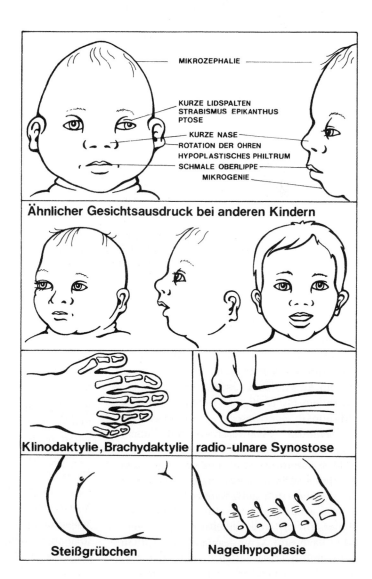

**Abb. 4.30:**
Kraniofaciale Dysmorphie und Anomalien an den Extremitäten bei Fetalem Alkoholsyndrom

che recht unterschiedlicher Schädigungsmuster.

## Alkohol (C$_2$H$_5$OH)

Seit dem 19. Jahrhundert ist immer wieder auf schlimme Auswirkungen der Trunksucht für die Nachkommenschaft hingewiesen worden. 1967/68 konnten französische Ärzte zeigen, dass Alkohol teratogen wirkt. Demgegenüber ist ein mutagener Effekt nicht erwiesen. Weiterhin erklären auch soziale Faktoren die ungünstige Entwicklungsprognose von Kindern aus Alkoholikerfamilien.

Der fettlösliche Alkohol geht gut von der Mutter aufs Kind über; dessen Blutwerte können infolge unzureichender Enzymaktivität für den Abbau über dem mütterlichen Blutspiegel liegen und Wachstum bzw. Differenzierung beeinträchtigen. Die Menge des genossenen Alkohols spielt ebenso wie exzessiver Alkoholkonsum innerhalb kurzer Zeiträume (binge drinking) eine gewisse Rolle; nicht immer ist die Mutter alkoholkrank.

Die von einem Fetalen Alkoholsyndrom (FAS) betroffenen Kinder kommen pränatal dystroph, für die Gestationsdauer zu klein und zu leicht auf die Welt, haben eine Mikrocephalie und verschiedene Anomalien (▶ Abb. 4.30): Kraniofaciale Dysmorphie mit schmalen, schräg stehenden Lidachsen, weitem Augenabstand, schmaler Oberlippe, fehlendem Philtrum, tief sitzenden Ohren; radioulnare Synostose; Veränderungen an den Händen (Handfurchen) und Füßen; oft Herzfehler und stets Kleinwuchs.

Die statomotorische und geistige Entwicklung verläuft langsam, es kommt zu Lernbehinderung und Intelligenzminderung. Häufig sind Verhaltensauffälligkeiten mit Hyperaktivität und Teilleistungsstörungen. Grundlage sind Veränderungen im Aufbau des Gehirns, Dysgenesien bzw. Differenzierungsstörungen, selten ein Hydrocephalus.

Nach der klinischen Ausprägung werden verschiedene Schweregrade unterschieden (▶ Tab. 4.7); dabei korrelieren die somatischen Befunde in etwa mit der geistigen Entwicklung, es gibt ein Spektrum vom ausgeprägten Syndrom bis zu leichten »Fetalen Alkoholeffekten«. im Sinne Fetaler Alkohol-Spektrum-Störungen (fetal alcohol spectrum disorders, FASD). Längsschnittstudien zeigen, dass betroffene Kinder bei günstigen Bedingungen des Heranwachsens in förderndem Kontext oft gute Fortschritte erzielen können; allerdings mehrheitlich keine normale Schullaufbahn absolvieren und als Erwachsene auf soziale Unterstützung angewiesen bleiben.

**Tab. 4.7:** Unterschiedliche Ausprägung der Alkoholembryopathie (nach Majewski)

| Schwere Manifestation (AE III) fast alle von 28 Symptomen |
| --- |
| Hauptsymptome |
| intrauteriner und postnataler Minderwuchs |
| Untergewicht |
| Mikrozephalie |
| geistige Behinderung |
| Muskelhypotonie, Hyperexzitabilität |
| kraniofaziale Dysmorphie |
| innere Fehlbildungen |
| weitere Anomalien |
| Mittlere Ausprägung (AE II) |
| Gesicht leicht auffällig |
| Minderwuchs, Untergewicht |
| Mikrozephalie |
| leichte neurologische Auffäligkeiten |
| Minderbegabung |
| selten innere Fehlbildungen |
| Milde Symptomatik (AE I) |
| Fazies normal oder uncharakteristisch |
| Minderwuchs, Untergewicht |
| Mikrozephalie |
| Teilleistungsstörungen |
| (Diagnose nur bei Kenntnis der mütterlichen Alkoholanamnese möglich) |

Bedingt auch durch die Zunahme von problematischem Alkoholkonsum und Alkoholismus bei Frauen kommt dem Fetalen Alkoholsyndrom unter den Ursachen der geistigen Behinderung mit einem angenommenen Anteil von 10–15 % eine wichtige Rolle zu. Präventive Maßnahmen müssen noch intensiviert werden.

## Teratogene Wirkung von Medikamenten und Umweltbelastung

Bei kritischer Betrachtung gibt es nur wenige Medikamente, von denen eine ungünstige Wirkung auf pränatale Entwicklungsvorgänge wirklich erwiesen ist (▶ Tab. 4.8). Wird ein möglicher Zusammenhang vermutet, sind immer kritische Analysen nötig; vielfach ist der Wirkungsmechanismus nicht einfach zu durchschauen.

Dass Thalidomid (Contergan) teratogen ist, besonders die Entwicklung der Extremitäten beeinträchtigt und zu Dysmelie führt, haben der Humangenetiker Widukind Lenz und der Kinderarzt Hans-Rudolf Wiedemann 1961 erkannt. Damit war auf eine neue Möglichkeit vorgeburtlicher Schädigung hingewiesen; auch wurden die zeitlichen Zusammenhänge mit »sensiblen Perioden« deutlich. Thalodomid führt hauptsächlich zu Gliedmaßfehlbildungen, nur selten zu Veränderungen am Nervensystem (Schwerhörigkeit, Hirnnervenausfälle).

Mögliche weitere Ursachen einer geistigen Behinderung sind teratogen wirksame Antiepileptika. Muss eine Schwangere wegen cerebraler Anfälle behandelt werden, ist das Risiko für Fehlbildungen beim Kind vermehrt. Ein Verzicht auf Medikamente ist nicht möglich, da auch häufig auftretende Anfälle das Kind schädigen können. Nach Einnahme von Phenytoin werden ähnliche Veränderungen wie beim Fetalen Alkoholsyndrom sowie Lippen-Kiefer-Gaumenspalten beobachtet. Die Behandlung mit Val-

**Tab. 4.8:** Teratogen wirksame Arzneimittel

| | |
|---|---|
| Sicher teratogen | Androgene (männliche Sexualhormone) |
| | Antiandrogene |
| | Synthetische Progestagene (Vorstufen weibl. Sexualhormone) |
| | Stilboestrol |
| | Zytotoxische Substanzen |
| | Folsäure-Antagonisten |
| | Thalidomid (Contergan) |
| | Quecksilberverbindungen |
| | Alkohol |
| Wahrscheinlich teratogen | Antiepileptica |
| | Tuberculostatica |
| | Anti-Tumormittel |
| | Antikoagulantien |
| | Mittel gegen Malaria |
| | Mittel gegen Schilddrüsenüberfunktion |
| | Mittel zur Blutdrucksenkung |
| | Kortikosteroide |
| | Salizylate |

129

proat vermehrt das Risiko für eine Spina bifida und kann ein Fehlbildungssyndrom verursachen.

Nach Möglichkeit sollte bei Frauen mit einer Epilepsie vor Eintritt einer Schwangerschaft ein Mittel mit geringem teratogenem Risiko gegeben werden.

Die gerinnungshemmende Substanz Cumarin kann ein schweres Fehlbildungssyndrom verursachen. Hormone greifen in Entwicklungsvorgänge vor allem der Genitalorgane ein. Auch Rauschdrogen und Psychopharmaka gehen auf das Kind über, bei Neugeborenen können Entzugserscheinungen mit Übererregbarkeit oder Bewegungsstörungen auftreten und einige Zeit anhalten. Teratogene Organveränderungen sind selten, wenngleich man noch wenig über »verhaltensteratologische Folgen« weiß, die durch Wirkungen auf Neurotransmitter und ihre Rezeptoren drohen.

Letztlich bleibt die präventive Konsequenz, auf Chemikalien bzw. Medikamente während der Schwangerschaft nach Möglichkeit völlig zu verzichten. Falls eine Behandlung nötig ist, um Gefahr für Mutter und Kind abzuwenden, sind Mittel einzusetzen, die kein oder nur ein sehr geringes teratogenes Potential haben. Dies erfordert entsprechend differenzierte Prüfverfahren und auch Tierversuche.

In diesem Zusammenhang sind natürlich alle »Umweltgifte« bedeutsam, über deren Bedeutung noch viel zu wenig bekannt ist; gesichert sind ungünstige Wirkungen von Blei auf die Hirnentwicklung mit Entstehen von Verhaltensauffälligkeiten. Immer muss mit Kumulation und Potenzierung sowie gegenseitiger Beeinflussung gerechnet werden. So ist vorstellbar, daß manche Formen geistiger Behinderung, deren Ursache heute noch nicht zureichend erklärt werden kann, auf derart komplexe exogene Faktoren (»Noxenkette«) zurückzuführen sind.

### c. Strahlen und geistige Behinderung

Röntgenstrahlen können als energiereiche Wellen Wachstumsvorgänge beeinflussen und auch zu Genveränderungen führen, die sich bei rezessiven Mutationen ggf. erst nach Generationen zeigen. Die von kosmischer Strahlung verursachte Mutationsrate nimmt mit vermehrter Strahlenbelastung zu; eine teratogene Wirkung haben deutlich höhere Dosen. Mehrfach ist eine Mikrocephalie dokumentiert worden, beispielsweise nach Behandlung eines Karzinoms der Mutter mit Radiumeinlagen oder bei Opfern der Atombombenkatastrophe von Hiroshima und Nagasaki. Immer war die Strahlenbelastung höher als beispielsweise bei einer Röntgenaufnahme der Bauchorgane.

## 4.2.7 Idiopathische geistige Behinderung

Bei allem Bemühen, die Ursache einer geistigen Behinderung aufzuspüren, gelingt es nicht immer, die Ätiologie und Pathogenese eindeutig zu klären. Es gibt offenbar Abweichungen auf zellulärer oder molekularer Ebene, die mit den heute verfügbaren Untersuchungsmethoden nicht nachzuweisen sind. In diesen ungeklärten Fällen wird die Diagnose einer idiopathischen geistigen Behinderung gestellt.

Bei der »symptomlosen«, idiopathischen geistigen Behinderung stützt sich die Diagnose auf den Nachweis einer cerebralen Funktionsstörung, die zur Intelligenzminderung führt; körperliche Symptome fehlen oder sind sekundär entstanden. Das sicher uneinheitliche klinische Syndrom hat verschiedene Ursachen: Manchmal sind genetische Faktoren bedeutsam, manchmal psychosoziale Einflüsse, vielfach komplexe Bedingungen. Erfahrungen der letzten Jahrzehnte haben gezeigt, dass verbesserte technische Verfahren die Diagnose »idiopathisch« durch spezifische Befunde korrigierten (▶ Kap. 2).

Bei einer »Noxenkette« kann die Kombination mehrerer ungünstiger Faktoren, ihre Addition oder Potenzierung Schädigungen bedingt haben, die sonst, bei singulärem Ereignis, nicht eingetreten wären. Das ist allerdings nur schwer zu beweisen. Letzlich muss geistige Behinderung nicht immer Folge eines »pathologischen Ereignisses« sein, sondern ist eine »Extremvariante« der Normalverteilung, vergleichbar der »Hochbegabung«.

## 4.3 Perinatale Komplikationen als Ursache geistiger Behinderung

Die Geburt ist ein »gefährlicher Lebensabschnitt«, da wegen des relativ engen und gekrümmten Gebärkanals ungünstige Voraussetzungen für den infolge der Entwicklung des Großhirns prominenten Kopf gegeben sind. Schädel und Gehirn müssen sich beim Geburtsvorgang verformen, damit steigt die Gefahr von Komplikationen, besonders bei Lageanomalien. Die Blutzufuhr von der Plazenta zum Kind kann beeinträchtigt werden, die Folge ist eine pränatale bzw. perinatale Asphyxie. Mangelnde Sauerstoffversorgung des Kindes (Hypoxie) führt zu Stoffwechselveränderungen (Azidose, freie Radikale, exzitatorische Neurotransmitter), Kreislauf- und Gerinnungsstörungen sowie weiteren Komplikationen. Dann muss die Geburt rasch beendet werden, da die »Reserven« des Kindes begrenzt sind. Bei manchen ungünstigen Bedingungen (extreme Frühgeburt, Querlage) wird von vornherein die schonendere Schnittentbindung (primäre Sectio caesarea) geplant. Diese kann aber eine normale Geburt keinesfalls ersetzen, da sie mit einem größeren Risiko für die Mutter verbunden ist. Für die kindliche Prognose ist bedeutsam, ob es sich um eine primäre oder um eine sekundäre Sectio handelte, die bei Komplikationen einer erhofften Spontangeburt erfolgte.

Bei der geburtshilflichen Überwachung von Mutter und Kind (Ultraschall, Cardiotokographie (CTG) mit Aufzeichnen von Wehen und Herzaktion, Blutgasanalysen) sind Indikationen für bestimmte geburtshilfliche Maßnahmen festgelegt. Durch Medikamente ist der Geburtsverlauf gegebenenfalls zu beeinflussen (»programmierte Geburt«). Falls Komplikationen auftreten, müssen alle Möglichkeiten der modernen Geburtshilfe genutzt werden. »Risikoschwangerschaften« sind deshalb am besten in Perinatalzentren mit neonatologischer Intensivabteilung zu betreuen. Ein Kinderarzt (Neonatologe) ist schon bei der Geburt anwesend und kann sofort mit der notwendigen Behandlung beginnen.

Während früher die geistige Behinderung und andere cerebrale Funktionsstörungen relativ oft auf Geburtskomplikationen bezogen werden mussten, haben diese heute an Bedeutung verloren. Es muss eher damit gerechnet werden, wenn bereits während der pränatalen Entwicklung irgendwelche Störungen vorkamen (»Noxenkette«). Retrospektiv ist es oft außerordentlich schwierig, das komplexe Geschehen befriedigend zu analysieren und die Bedeutung einzelner Ereignisse zu bestimmen. Dies wird offenkundig, wenn Haftpflichtansprüche wegen eines »Kunstfehlers in der Geburtshilfe« gestellt werden. Sind entsprechende Zusammenhänge zu vermuten, können Schlichtungsstellen der Landesärztekammern ange-

131

rufen werden, die Fachgutachten anfordern und über den möglichen Rechtsweg informieren.

### 4.3.1 Das sogenannte Geburtstrauma

Verletzungen des Gehirns und seiner Häute, selten auch der Schädelknochen, können durch eine starke Verformung des Kopfes, auch bei Zangen- (Forceps-) oder Vakuumextraktion entstehen. Neben einer Kompression von Hirnteilen gibt es Blutungen, besonders im empfindlichen Areal des subependymalen »Keimlagers« oder im Bereich der Hirnhäute (subarachnoidal, epidural bzw. subdural). Besonders bei Beckenendlage drohen Verletzungen der Wirbelsäule (geburtstraumatisches Querschnittsyndrom) oder der Armnerven (Plexuslähmung). Ohne Bedeutung sind »Geburtsgeschwulst«, Caput succedaneum und Kephalhämatom, spontan oder durch den Unterdruck der Vakuumglocke entstandene Blutungen außerhalb des Schädels.

Die Sonographie zur Diagnose intrakranieller Veränderungen hat gezeigt, dass Hirnblutungen nicht selten sind, vor allem im subependymalen Keimlager von Frühgeborenen; je nach Ausdehnung unterscheidet man verschiedene Grade. Die spätere Entwicklung des Kindes ist bei Blutungen vom Grad I und II meist nicht beeinträchtigt; bei Hämorrhagien vom Grad III und IV (mit Ventrikeleinbruch und Gefahr eines Hydrocephalus) sind Folgen zu erwarten.

### 4.3.2 Hypoxisch-ischämische Encephalopathie

Zu einer Sauerstoffmangelsituation kann es bereits pränatal, häufiger während oder unmittelbar nach der Geburt kommen, z. B. durch vorzeitiges Ablösen der Plazenta bzw. Kompression der Nabelschnur, auch wegen unzureichender Atmung nach Aspiration von Fruchtwasser. Hypoxie verändert die kindliche Herzaktion (Decelerationen im CTG) und führt zu Stoffwechselveränderungen mit Azidose (pH-Wert des Blutes unter 7,2).

Bei der hypoxisch-ischämischen Encephalopathie, Folge einer Sauerstoffmangelversorgung des Gehirns, gehen Nervenzellen zugrunde (Nekrosen). Durch »Einschmelzen« schwer betroffener Hirnabschnitte kann eine multizystische Leukencephalopathie entstehen. Das begleitende Ödem (Hirnschwellung) führt zum Anstieg des intrakraniellen Drucks und zu weiteren Zirkulationsstörungen (»Teufelskreis«) mit einer »Kaskade« von Stoffwechselveränderungen (Freisetzen des exzitatorischen Neurotransmitters Glutamin mit Calciumeinstrom in die Zelle usw.).

Asphyktisch geborene Kinder sind blau oder extrem blass; sie atmen nicht und bewegen sich kaum (Kreislaufschock). Der Apgar-Score ist niedrig (0–4). Sofortmaßnahmen umfassen das Freimachen der Atemwege mit Intubation und Beamtung sowie den Ausgleich der Azidose. Die Kinder bleiben oft komatös und schlaff, es können cerebrale Anfälle auftreten. Das trotz ausreichender Beatmung mögliche Hirnödem erfordert drucksenkende Maßnahmen. Im Verlauf kann die Sonographie hypoxisch bedingte Läsionen, Blutungen und Ödem zeigen, später Zysten, Ventrikelerweiterung und grobe Hirnfurchen (»Ödematrophie«).

Dank Intensivbehandlung kann sich das Kind erholen, die Möglichkeiten der modernen Neonatologie haben nicht nur die Mortalität, sondern auch die Morbidität deutlich gesenkt. Neurologische Befunde und Bewegungsanalysen (»general movements« nach Prechtl) gestatten prognostische Aussagen: Normalbefunde sind günstig, abnorme Symptome bei »Risikokindern« werden entweder später normal oder bleiben pathologisch. Die hypoxisch-ischämische Encephalopathie führt neben geistiger Behinderung meist zu cerebralen Bewegungsstörungen und Anfällen; körperliche Anomalien fehlen oder entstehen sekundär. Bei sekundärer Mikrocephalie zeigt die bildgebende Diagnostik oft Strukturveränderungen, z. B. eine multizystische bzw. periventrikuläre Leukencephalopathie.

## 4.3.3 Frühgeburt

Wird ein Kind vor Ende der normalen Gestationsdauer von 40 (± 4) Schwangerschaftswochen geboren, bedeutet dies ein Risiko, da verschiedene Organe noch unreif sind. Dies gilt besonders für »untergewichtige« Frühgeborene, die sich pränatal verzögert entwickelt haben.

Heute ist es möglich, auch recht unreife Frühgeborene (Geburtsgewicht weniger als 500 g, Schwangerschaftsdauer weniger als 24 Wochen) nicht nur am Leben zu erhalten, sondern bei ihnen vielfach auch Folgeschäden zu vermeiden. Während noch vor 30 Jahren die Mortalität von Kindern unter 1500 g Geburtsgewicht etwa 50 % betrug, ist sie heute auf weniger als 10–15 % gesunken; die Morbidität hat sich ebenfalls verringert, d. h. durch Intensivmaßnahmen werden nicht vermehrt Behinderungen hervorgerufen. Alle Möglichkeiten der modernen Geburtshilfe und Intensivbehandlung müssen von Beginn an ausgeschöpft werden, eine Selektion ist unmöglich und ethisch nicht zu vertreten, da es keine sichere Prognose gibt. Gelegentlich treten jedoch im Verlauf der Intensivbehandlung Situationen auf, bei denen nach reiflicher Überlegung und Diskussion unter allen Beteiligten der Entschluss gefasst werden kann, auf Maßnahmen zu verzichten, die nur begrenzte Lebensverlängerung erreichen, aber schwere bleibende Behinderung nicht vermeiden.

Besonders gefährdet sind Frühgeborene durch Blutungen im subependymalen Marklager, die offenbar von Blutdruckschwankungen begünstigt werden. Sie sind mit so-

nographischer Untersuchung rasch zu erkennen und in ihren Auswirkungen zu verfolgen: Eine Ventrikelerweiterung entsteht nach Zerstörung weißer Substanz (Ausbildung einer spastischen Diplegie), ein Hydrocephalus durch Verschluss des Aquädukts.

Da bei frühgeborenen Kindern häufiger Anomalien vorkommen als bei Reifgeborenen, müssen pränatale Entwicklungsstörungen zur Frühgeburt disponieren; auch wegen der Unreife sind die Entwicklungschancen nach Frühgeburt nicht immer günstig, besonders bei intrauteriner Wachstumsstörung (»encephalopathy of prematurity«).

## 4.3.4 Erkrankungen des Neugeborenen

Nach der Geburt muss sich das Kind an neue Lebensumstände anpassen. In verschiedenen Organen kommt es zu tiefgreifenden Umstellungen, teilweise ganz plötzlich (Lunge), teilweise auch allmählich (»werdende Funktion« von Enzymsystemen). Es ist besonders auf Atmung, Temperaturregulation, Infektanfälligkeit, Nahrungsverträglichkeit, Ausscheidungsfunktionen zu achten. »Sanfte Pflege« und ausreichend Kontakt zu den Eltern sind wichtig. Alle Erkrankungen haben in dieser Zeit mehr als später Auswirkungen auf den Gesamtorganismus. Infektionen mit Bakterien oder Viren können rasch zur Sepsis führen und Hirnhäute bzw. Gehirn einbeziehen (neonatale Meningitis oder Meningoencephalitis). Bei Atemstörungen (respiratory distress, RDS) drohen cerebrale Hypoxie und hypoxisch-ischämische Encephalopathie.

Eine Unverträglichkeit der Blutgruppen von Mutter und Kind ist Ursache des Morbus haemolyticus neonatorum: Mütterliche Antikörper gehen auf das Kind über und führen zum Blutzerfall (Hämolyse). Dadurch steigt der Wert des indirekten Bilirubins im Serum an, es kann zu einem Icterus gravis kommen; Werte von 20 mg% und mehr signalisieren die Gefahr eines »Kernikterus«. Eine Schädigung von Nervenzellen im Bereich der Stammganglien hat dann dyskinetische Bewegungsstörungen zur Folge. Unverträglichkeit der Rhesus-Blutgruppen (Rh, besonders Untergruppe D) ist die häufigste Ursache einer Inkompatibilität; gefährdet sind vor allem Kinder mit zusätzlichen Komplikationen. Berichten Eltern eines geistig behinderten Kindes von verstärkter Gelbsucht als möglicher Ursache, ist zu prüfen, ob wirklich eine Blutgruppenunverträglichkeit vorlag, selbst bei unterschiedlichen Blutgruppen ist dies selten (10–15 %). Cerebrale Schäden sind nur zu erwarten, wenn der Bilirubinwert die kritische Grenze überstieg bzw. auch andere Komplikationen dokumentiert sind.

Bei der Rh-Unverträglichkeit ist durch frühzeitige Gabe eines Anti-D-Immunglobulins wirksame Vorbeugung möglich, wenn nach der Geburt des ersten Kindes einer Rh-negativen Mutter Antikörper gebildet wurden. Der Icterus gravis ist mit Photötherapie bzw. Austauschtransfusion wirksam zu behandeln (Komplikationen sind Kreislaufbelastung, Venenthrombosen, Infektion). Das seltene Vorkommen dyskinetischer Bewegungsstörungen seit Prävention und Behandlung der Inkompatibilität spricht für den Erfolg dieser Maßnahmen.

Bei schweren Erkrankungen im Neugeborenenalter ist die Entwicklung betroffener Kinder unterschiedlich, es kann zu Mehrfachbehinderung mit sekundärer Mikrocephalie, cerebralen Anfällen, Bewegungsstörung, Intelligenzminderung und allgemeiner Wachstumsretardierung, auch zu Hydrocephalus oder bronchopulmonaler Dysplasie kommen. Leichte Folgen äußern sich möglicherweise »nur« in Teilleistungsschwächen und Verhaltensauffälligkeiten. Bedeutsam ist stets aber auch die psychosoziale Siutation: Ungünstige Bedingungen können leichte Störungen verstärken; günstige Voraussetzungen erleichtern es dem Kind, mit seinen Schwächen umzugehen und sie zu kompensieren.

# 4.4 Postnatale Ursachen geistiger Behinderung

## 4.4.1 Entzündliche Erkrankungen des Zentralnervensystems

Entzündungen der Hirnhäute (Meningitis), von Viren, Bakterien, Pilzen oder anderen Erregern hervorgerufen, können auf das Hirngewebe übergehen (Meningoencephalitis), dieses aber auch primär betreffen (Encephalitis). Die akute Erkrankung kennzeichnen Bewusstseinsstörung (Somnolenz, Koma), selten vorwiegend psychische Symptome, Fieber, Krämpfe und Lähmungen. Liquor- und EEG-Veränderungen sind häufig, aber nicht obligat; CT und MRT zeigen Ödembildung, Demyelinisierung oder Veränderungen der Blut-Hirn-Schranke. Zu temporal lokalisierten Läsionen kommt es bei der Herpes-Encephalitis, zu Verkalkungen der Basalganglien bei der HIV-Infektion. Durch bakteriologische, virologische und serologische Untersuchung des Liquors wird versucht, den Erreger zu identifizieren, um eine gezielte Behandlung einzuleiten; leider gelingt dies nicht immer.

Die Encephalitis kann folgenlos heilen oder aber zu einem Defektsyndrom führen, das von schwerer Beeinträchtigung mit geistiger Behinderung, cerebralen Bewegungsstörungen und Anfällen bis hin zu leichten Funktionseinbußen durch Lern- und Verhaltensstörungen (Teilleistungsschwächen) reicht. Gewisse psychopathologische Besonderheiten kommen in Abhängigkeit von der Ätiologie und Lokalisation des Krankheitsprozesses vor (z. B. Erethie, Dyskinesien). Auch Encephalopathien, die »neuro-allergisch« bedingt bei Infektionskrankheiten (Masern, Varizellen, Mumps usw.) oder nach Impfungen (Pocken, Pertussis usw.) entstehen, können bleibende Folgen haben. Um einen kausalen Zusammenhang nachzuweisen, müssen die Symptome der akuten Erkrankung genau analysiert werden; bei unterschiedlicher Inkubationszeit ist ein zeitlicher Zusammenhang zu fordern. Wenn nach einer Impfung mit fieberhafter Reaktion später Anfälle auftreten und allmählich eine geistige Behinderung deutlich wird, reicht dies im Allgemeinen für die Diagnose eines Impfschadens nicht aus.

Folgen encephalitischer Erkrankungen sind besonders schwer, wenn sie Säuglinge und Kleinkinder betreffen (Ödemneigung des Gehirns, Schädigung von Entwicklungspotenzen). Bei Infektion mit »langsamen Viren« (SSPE, subakute Rötelnencephalitis) oder Prionen (BSE, Creutzfeld-Jakob) ist ein fortschreitender Krankheitsverlauf zu beobachten. Neuerdings werden zunehmend Encephalopathien als Folge von Autoimmunprozessen beobachtet (Anti-NMDA-Encephalitis), die unterschiedlichen Verlauf und Prognose haben.

## 4.4.2 Schädel-Hirn-Trauma

Hirnverletzungen werden am häufigsten durch Verkehrsunfälle verursacht; im häuslichen Bereich durch Stürze. Bei Säuglingen und Kleinkindern kommt stets auch eine Kindesmisshandlung infrage (Schleudertrauma). Gewalteinwirkung auf den Schädel führt zu umschriebenen Verletzungen und durch ein Hirnödem oft rasch zu intrakranieller Drucksteigerung mit Zirkulationsstörungen, Einklemmung und sekundären Lä-

sionen, vor allem im Hirnstamm (Wachkoma, apallisches Syndrom).

Je nach der Lokalisation einer Verletzung sind entweder umschriebene Ausfälle zu erwarten (Lähmungen, Sprachstörung usw.) oder aber eine globale Funktionsminderung. So umfassen die Folgen einerseits schwere diffuse Defizite, andererseits spezifische Werkzeugstörungen (Apraxie, Agnosie, Aphasie) und Teilleistungsschwächen bzw. Perzeptionsstörungen sowie Symptome eines psychoorganischen Syndroms.

Der Zusammenhang zwischen Schädel-Hirn-Verletzung und geistiger Behinderung ergibt sich aus der Anamnese, auch nach bestimmten Läsionen bei der bildgebenden Diagnostik. Da jene Kinder häufiger Unfälle erleiden, die bereits leichte Funktionsstörungen und Verhaltensauffälligkeiten zeigen, kann es zur Kombination kausaler Faktoren kommen.

## 4.4.3 Hirntumoren

Geschwülste des Gehirns und seiner Hüllen verursachen umschriebene Funktionsstörungen. Liegen sie aber im Bereich »stummer Regionen«, entstehen oft erst dann Symptome, wenn durch Verschluss der Liquorpassage oder wegen Ödembildung der intrakranielle Druck steigt (Raumforderung). Durch »Massenverlagerung« kommt es zu diffuser kortikaler Schädigung bzw. zu Zirkulationsstörungen in basalen Regionen. Die Folge können bleibende Funktionseinbußen und geistige Behinderung sein, auch wenn der Tumor erfolgreich zu entfernen war.

## 4.4.4 Hirnschädigung durch Intoxikation, Hypoxie, Stoffwechselkrisen

Nach einem Ertrinkungsunfall oder bei anderen Sauerstoffmangelzuständen entsteht eine hypoxisch-ischämische Encephalopathie; besonders ein Hirnödem führt zu bleibenden Folgen. Intoxikationen haben ähnliche Auswirkungen; bei der Verbrennungskrankheit können toxische Substanzen zu cerebralen Schäden führen. Als Komplikation verschiedener Stoffwechselstörungen (Hypoglykämie, Ketoazidose, Hypertensionsencephalopathie) drohen Defektsyndrome, auch geistige Behinderung.

# 4.5 Geistige Behinderung und zusätzliche Störungen

## 4.5.1 Cerebrale Anfälle

Cerebrale Anfälle treten bei geistig behinderten Menschen häufiger auf als in der Allgemeinbevölkerung (20–30 % gegenüber 0,3–0,4 %). Die Ausprägung einer Epilepsie kann verändert sein; mitunter sind Anfallssymptome schwer von reaktiven oder stereotypen Verhaltensweisen abzugrenzen.

Die bei cerebralen Anfällen (Epilepsien) notwendige Diagnostik und Therapie entspricht den üblichen Richtlinien (▶ Kap. 10).

## 4.5.2 Cerebrale Bewegungsstörungen

Wegen gemeinsamer Ursachen ist eine Kombination der geistigen Behinderung mit unterschiedlich ausgeprägten Bewegungsstörungen nicht selten. Auch wenn die motorische Entwicklung zunächst normal verläuft, können später Symptome einer Dyskoordination durch unzureichende Anpassungsfähigkeit deutlich werden. Bei cerebralen Bewegungsstörungen (infantile Cerebralparesen, Little-Krankheit) kommt es keineswegs immer zu einer Intelligenzminderung, besonders bei spastischer Hemiplegie oder dyskinetischen Störungen; Lokalisation und Ausmaß der Läsion sind bedeutsam. Die Beurteilung der Intelligenz kann schwierig sein, wenn die motorischen Fähigkeiten beeinträchtigt sind.

Die Förderung von motorischen Funktionen ist wegen der engen Verbindungen zwischen Wahrnehmen, Bewegen und Persönlichkeitsentwicklung bei Menschen mit geistiger Behinderung besonders wichtig (▶ Kap. 17).

## 4.5.3 Perzeptionsstörungen

Störungen der Wahrnehmung betreffen die Sinnesorgane (modale Perzeption); dabei nötige Kompensationsvorgänge können einem Menschen mit geistiger Behinderung nur begrenzt gelingen und erfordern besondere Hilfen.

Wahrnehmungsstörungen entstehen auch wegen beeinträchtigter integrativer Funktionen, die Sinnesinformationen intermodal verknüpfen bzw. serial organisieren. Bei geistiger Behinderung kommt es zu mehr oder weniger spezifischen »Ausfällen«, die man z. B. durch Maßnahmen der »sensorischen Integration« zu beeinflussen sucht (▶ Kap. 12).

## 4.5.4 Demenz

Die geistige Behinderung ist ein »statischer« Zustand, auch wenn sich im Verlauf der Entwicklung Veränderungen im Sinne von Besserung bei guten Fördermöglichkeiten und gelungener sozialer Integration bzw.

Inklusion und Verschlechterung bei Auftreten von Komplikationen oder vorzeitigem Altern einstellen können

Demenzprozesse führen nach einer zunächst ungestörten Entwicklung in einem bestimmten Lebensabschnitt zu fortschreitendem Verlust geistiger Fähigkeiten wie z. B. die Heller'sche Demenz im Kindesalter oder die präsenile Demenz (Pick, Alzheimer) im Erwachsenenalter mit dem Endzustand einer geistigen Behinderung.

## Schlussbemerkung

Betrachtet man geistige Behinderung aus ätiologisch-pathogenetischer Sicht, ist das zweifellos einseitig. Die Kenntnis der Ursachen hilft aber, Zusammenhänge zu verstehen, spezielle Behandlung und Förderung sowie präventive Maßnahmen gezielt zu planen und durchzuführen. Für das einzelne Kind, den Jugendlichen oder den Erwachsenen mit geistiger Behinderung spielen die Ursachen seiner Beeinträchtigung nur eine untergeordnete Rolle. Neurobiologische und genetische Voraussetzungen dürfen trotzdem nicht vernachlässigt werden, stecken sie doch gleichsam Möglichkeiten und Grenzen ab, sind also wichtig für eine realistische Beurteilung der individuellen Entwicklungsprognose. Eine kritische Wertung der bei klinischen Syndromen festgestellten Befunde ist somit eine wesentliche Aufgabe im interdisziplinären Bemühen um Teilhabe und Inklusion von Menschen mit geistiger Behinderung.

## Literatur

Aase JM (1990) Diagnostic Dysmorphology. New York, Plenum

Adler G, Burg G, Kunze J, Pogratz D, Schinzel A, Spranger J (Hrsg.) (1996) Leiber, Die klinischen Syndrome. Syndrome, Sequenzen und Symptomenkomplexe. 8. Auflage. München, Urban & Schwarzenberg

Aicardi J (2009) Diseases of the Nervous System in Childhood. 3rd ed. London, Mac Keith-Press

Aksu F (Hrsg.) (2011) Neuropädiatrie. 4. Auflage. Bremen, Uni-Med

Baraitser M (1982) The Genetics of Neurological Disorders. Oxford, Oxford Univ. Press

Baraitser M, Winter RM (2001) Fehlbildungssyndrome. 2. Auflage. Bern, Huber

Barkovich AJ (2005) Pediatric Neuroimaging. 4th ed. Philadelphia, Lippincott Williams & Wilkins

Baroff GS (1986) Mental Retardation: Nature, Cause and Management. 2nd ed. New York, Wiley & Sons

Barth PG (Ed.) (2003) Disorders of Neuronal Migration. London, Mac Keith Press

Batshaw ML (Ed.) (1998) Children with Disabilities. Baltimore, P.H. Brookes

Benda CE (1952) Developmental Disorders of Mentation and Cerebral Palsies. New York, Grune & Stratton

Boltshauser E, Schmahmann J (Eds.) (2011) Cerebellar Disorders in Children. Clinics in Developmental Medicine No 191–192. London, Mac Keith Press

Bundey S (1985) Genetics and Neurology. Edinburgh, Churchill Livingstone

Buyse ML (Ed.) (1990) Birth Defects Encyclopedia. Cambridge, Blackwell

Carter CH (Ed.) (1978) Medical Aspects of Mental Retardation. 2nd ed. Springfield, C. C. Thomas

Cohen MM jr (1982) The Child with Multiple Birth Defects. New York, Raven-Press

Crome L, Stern J (1972) Pathology of Mental Retardation. 2nd ed. Edinburgh, Churchill Livingstone

Curatolo P (Ed.) (2003) Tuberous Sclerosis Complex. From Basic Science to Clinical Phenotypes. London, Mac Keith Press

De Grouchy J, Turleau C (1977) Atlas des Maladies Chromosomiques. Paris, Expansion Scientifique

Drillien CM, Drummond MB (Eds.) (1977) Neurodevelopmental Problems in Early Childhood. Oxford, Blackwell

Dupont A (1988) Oligophrenien, in KP Kisker, H Lauter, J-F Meyer, H Müller, E Strömgren (Hrsg.) Psychiatrie der Gegenwart. 3. Auflage, Bd. 7. Berlin, Springer, 147–195

Dupont A, Rasmussen K (1988) Genopathien, in KP Kisker, H Lauter, J-F Meyer, C Müller, E Strömgren (Hrsg.) Psychiatrie der Gegenwart. 3. Auflage, Bd. 7. Berlin, Springer, 187–213

Dykens EM, Hodapp RM, Finucane BM (2000) Genetics and Mental Retardation Syndromes. A New Look at Behavior and Interventions. Baltimore, P. H. Brookes

Eggers C, Bilke O (1995) Oligophrenien und Demenzprozesse im Kindes- und Jugendalter. Stuttgart, Thieme

Emery AEH, Rimoin DL (Eds.) (1983) Principles and Practice of Medical Genetics, Vol. 1 and 2. Edinburgh, Churchill Livingstone

Epstein CJ (Ed.) (1986) The Neurobiology of Down Syndrome. New York, Raven-Press

Fegert JM, Eggers Ch, Resch F (Hrsg.) (2012) Psychiatrie und Psychotherapie des Kindes- und Jugendalters. 2. Auflage. Berlin, Springer

Frank R (Hrsg.) (2006) Geistige Behinderung. Verhaltensmuster und Verhaltensauffälligkeiten. Freiburg, Lambertus

Friede RL (1988) Developmental Neuropathology. 2nd ed. Wien, Springer

Gilbert PC (1999) A–Z of Syndromes and Inherited Disorders. Cheltenham, Staudy Thorne

Gillberg C, O'Brien G (Eds.) (2000) Developmental Disability and Behaviour. Clinics in Developmental Medicine No. 149. London, Mac Keith-Press

Gomez MR (Ed.) (1987) Neurocutaneous Diseases. Boston, Butterworths

Goodman RM, Gorlin RJ (1977) Atlas of the Face in Genetic Disorders. 2nd ed. St. Louis, Mosby

Goodman RM, Gorlin RJ (1983) The Malformed Infant and Child. An Illustrated Guide. Oxford, Oxford University Press

Gordon N, McKinley I (Eds.) (1986) Children with Neurological Disorders. Book 1: Neurologically Handicapped Children. Treatment and Management. Oxford, Blackwell

Graham JM (1988) Smith's Recognizable Patterns of Human Deformation. 2nd ed. Philadephia, Saunders

Hagberg B (1993) Rett Syndrome. Clinical and Biological Aspects. Clinics in Developmental Medicine No. 127. London, Mac Keith-Press

Hagerman RJ, Cronister A (1996) Fragile X Syndrome: Diagnosis, Treatment and Research. Baltimore, Johns Hopkins University Press

Harris JC (1995) Developmental Neuropsychiatry. Vol. I: Fundamentals; Vol. II: Assessment, Diagnosis, and Treatment of Developmental Disorders. New York, Oxford University Press

Häßler F (2011) Intelligenzminderung – eine ärztliche Herausforderung. Heidelberg, Springer

Hennekam RCM, Allanson JE, Krantz I (2010) Gorlin's Syndromes of the Head and Neck. 5th ed. Oxford, Oxford University Press

Hensle U, Vernooij MA (2000) Einführung in die Arbeit mit Behinderten I, 3. Auflage. Wiebelsheim, Quelle & Meyer

Hoffman HJ, Epstein F (Eds.) (1986) Disorders of the Developing Nervous System. Oxford, Blackwell

Hoffmann GF, Nyhan WL, Kahler S, Mayapatek E, Zschocke J (2002) Inherited Metabolic Diseases. Philadelphia, Williams & Wilkins

Hoffmann GF, Grau AJ (Hrsg.) (2004) Stoffwechselerkrankungen in der Neurologie. Stuttgart, Thieme

Holmes LB, Moser HW, Halldorsson S, Mack C, Pant SS, Matzilevich B (1972) Mental Retardation. An Atlas of Diseases with Associated Physical Abnormalities. New York, MacMillan

Iivanainen M (1985) Brain Developmental Disorders Leading to Mental Retardation. Modern Principles of Diagnosis. Springfield, C. C. Thomas

Irblich D, Stahl B (Hrsg.) (2003) Menschen mit geistiger Behinderung. Psychologische Grundlagen, Konzepte und Tätigkeitsfelder. Göttingen, Hogrefe

Jansen O, Stephani U (Hrsg.) (2007) Fehlbildungen und frühkindliche Schädigungen des ZNS. Stuttgart, Thieme

Jones KL (2006) Smith's Recognizable Patterns of Human Malformation. 6th ed. Philadelphia, Elsevier-Saunders

Kunze J (2010) Wiedemanns Atlas klinischer Syndrome. Phänomenologie, Ätiologie, Differenzialdiagnose. 6. Auflage. Stuttgart, Schattauer

Lemire RJ, Loeser JD, Leech RW, Alvord EC jr (1975) Normal and Abnormal Development of the Human Nervous System. Hagerstown, Harper

Löser H (1995) Alkoholembryopathie und Alkoholeffekte. Stuttgart, Fischer

Lyon G, Kolodny EH, Pastores GM (2006) Neurology of Hereditary Metabolic Diseases of Children. 3rd ed. New York, McGraw-Hill

Majewski F (Hrsg.) (1987) Die Alkohol-Embryopathie. Umwelt & 38; Medizin, Frankfurt

Menkes JH, Sarnat HB (Eds.) (2000) Child Neurology. 6th ed. Philadelphia, Lippincott Williams & Wilkins

Menolascino FJ, Egger ML (1978) Medical Dimensions of Mental Retardation. University of Nebraska Press, Lincoln-London

Menolascino FJ, Neman R, Stark JA (Eds.) (1983) Curative Aspects of Mental Retardation. Baltimore, P.H. Brookes

Michaelis R, Niemann G (2010) Entwicklungsneurologie und Neuropädiatrie. Grundlagen und diagnostische Strategien. 4. Auflage. Stuttgart, Thieme

Miller G, Ramer JC (Eds.) (1992) Static Encephalopathies of Infancy and Childhood. New York, Raven Press

Moore BC, Haynes JD, Laing CR (1978) Introduction to Mental Retardation Syndromes and Terminology. Springfield, C.C. Thomas

Murken JD, Stengel-Rutkowski S (Hrsg.) (1987) Pränatale Diagnostik. 2. Auflage. Stuttgart, Enke

Neuhäuser G (1982) Genetische Aspekte der Behinderung. Berlin, Marhold

Neuhäuser G (2010) Syndrome bei Menschen mit geistiger Behinderung. Ursachen, Erscheinungsformen und Folgen. 3. Auflage. Marburg, Lebenshilfe-Verlag

Norman MG, McGillivray BC, Kalousek DK, Hill A, Poskitt KJ (1995) Congenital Malformations of the Brain. Pathologic, Embryologic, Clinical, Radiologic, and Genetic Aspects. New York, Oxford University Press

North K (1997) Neurofibromatosis Type I in Childhood. London, Mac Keith Press

Nyhan WL, Sakati NA (1987) Diagnostic Recognition of Genetic Disease. Philadelphia, W.B. Saunders

O'Brien G (Ed.) (2002) Behavioural Phenotypes in Clinical Practice. Clinics in Developmental Medicine. No. 157. London, Mac Keith-Press

O'Brien G, Yule W (1996) Behavioural Phenotypes. Clinics in Developmental Medicine No. 138. London, Mac Keith-Press

Opitz JM (Ed.) (1986) The Developmental Field Concept. New York, Liss

O'Rahilly R, Müller F (1999) Embryologie und Teratologie des Menschen. Bern, Huber

Peiffer J (1984) Neuropathologie, in W Remmele (Hrsg.) Pathologie, Bd. 4. Berlin, Springer, 1–287

Penrose LS (1963) The Biology of Mental Defect. 3rd ed. London, Sidwick & Jackson

Pfaff DW, Berrettini WH, Joh TH, Maxson SC (Eds.) (2000) Genetic Influences on Neural and Behavioral Functions. London, Boca Raton

Pratt RTC (1967) The Genetics of Neurological Disorders. Oxford, Oxford University-Press

Preece PM, Riley EP (Eds.) (2011) Alcohol, Drugs and Medication in Pregnancy. The Long Term Outcome for the Child. Clinics in Developmental Medicine. No. 188. London, Mac Keith Press

Propping P (1989) Psychiatrische Genetik. Berlin, Springer

Pueschel SM, Canning CD, Murphy A, Zausmer E (1978) Down Syndrome. Growing and Learning. Kansas City, Andrews & McMeel

Pueschel SM, Tingey C, Rynders JE, Crooker AC, Crutcher DM (Eds.) (1987) New Perspectives on Down Syndrome. Baltimore, P.H. Brookes

Raymond GV, Eichler F, Fatemi A, Naidu S (Eds.) (2011) Leukodystrophies. London, Mac Keith Press

Rieß O, Schöls L (Hrsg.) (2002) Neurogenetik. Molekulargenetische Diagnostik neurologischer und psychiatrischer Erkrankungen. 2. Auflage. Stuttgart, Kohlhammer

Rondal JA, Perera J, Nadel L (Eds.) (1999) Down's Syndrome: A Review of Current Knowledge. London, Whurr

Rosenberg RN (1986) Neurogenetics. Principles and Practice. New York, Raven

Salmon MA (1978) Developmental Defects and Syndromes. Aylesbury, HM + TA Publ.

Sarimski K (2003) Entwicklungspsychologie genetischer Syndrome. 3. Auflage. Göttingen, Hogrefe

Sarimski K (2001) Kinder und Jugendliche mit geistiger Behinderung. Göttingen, Hogrefe

Sarnat HB (1992) Cerebral Dysgenesis. Embryology and Clinical Expression. Oxford, Oxford University Press

Schaumann B, Alter M (1976) Dermatoglyphics in Medical Disorders. Heidelberg, Springer

Schlack HG, Thyen U, von Kries R (Hrsg.) (2009) Sozialpädiatrie. Gesundheitswissenschaft und pädiatrischer Alltag. Heidelberg, Springer

139

Schmid F (1987) Das Down-Syndrom. Münsterdorf, Hansen & Hansen

Schmid R (2009/10) Kindernetzwerk. Elternselbsthilfegruppen. Wer hilft weiter? 4. Auflage. Lübeck, Schmidt-Römhild

Schmidt MH, Voll R (1985) Intelligenzminderungen und andere Varianten der Intelligenz, in H Remschmidt, MH Schmidt (Hrsg.) Kinder- und Jugendpsychiatrie in Klinik und Praxis, Bd. II. Stuttgart, Thieme, 29–140

Schumacher H-G, Fanghänel J, Persaud TV (1992) Teratologie. Stuttgart, Fischer

Scriver CR, Beaudet AL, Sly WJ, Vafle D (Eds.) (2001) The Metabolic and Molecular Basis of Inherited Diseases. 8th ed. New York, McGraw-Hill

Shevell M (Ed.) (2009) Neurodevelopmental Disabilities: Clinical and Scientific Foundations. London, Mac Keith Press

Smith GF, Berg JM (1976) Down's Anomaly. 2nd ed. Edinburgh, Churchill Livingstone

Spreen O, Tupper D, Risser A, Ruokko H, Edgell D (1984) Human Developmental Neuropsychology. Oxford, Oxford University Press

Stark JA, Menolascino FJ, Albareili M, Gray V (Eds.) (1987) Mental Retardation and Mental Health. Classification, Diagnosis, Treatment, Services. Berlin, Springer

Steinhausen H-C (2010) Psychische Störungen bei Kindern und Jugendlichen. Lehrbuch der Kinder- und Jugendpsychiatrie. 7. Auflage. München, Elsevier

Stengel-Rutkowski S, Schimanek P (1985) Chromosomale und nicht-chromosomale Dysmorphiesyndrome. Stuttgart, Enke

Storm W (1995) Das Down-Syndrom. Stuttgart, Wissenschaftliche Verlagsgesellschaft

Straßburg HM, Dacheneder W, Kreß W (2008) Entwicklungsstörungen bei Kindern. Grundlagen der interdisziplinären Betreuung. 4. Auflage. München, Elsevier

Swann JW, Messer A (Hrsg.) (1988) Disorders of the Developing Nervous System. New York, Liss

Tager-Flusberg H (Ed.) (1999) Neurodevelopmental Disorders. Cambridge MA, MIT Press

Therman E (1980) Human Chromosomes. Structure, Behavior, Effects. New York, Springer

Vinken PJ, Bruyn GW, Myrianthopoulos NC (Eds.) (1977) Congenital Malformations of the Brain and Skull, Part I and II, in Handbook of Clinical Neurology, Vol. 30 and 31. Amsterdam, Elsevier

Warkany J (1971) Congenital Malformations, Notes and Comments. Chicago, Year Book Medical Publishers

Warkany J, Lemire RJ, Cohen MM jr (1981) Mental Retardation and Congenital Malformations of the Central Nervous System. Chicago, Year Book Medical Publishers

Warner TT, Hammans SR (2009) Practical Guide to Neurogenetics. Philadelphia, Saunders-Elsevier

Wilson GN (2000) Clinical Genetics. A Short Course. New York, Wiley-Liss

Winter RM, Baraitser M (1995) The London Dysmorphology Database: A Computerized Database for the Diagnosis of Rare Dysmorphic Syndromes. New York, Oxford University Press

Witkowski R, Prokop O, Ullrich E (2003) Lexikon der Syndrome und Fehlbildungen. Ursachen, Genetik und Risiken. 7. Auflage. Berlin, Springer

Zellweger H, Ionasescu V (1983) Genetics in Neurology. New York, Raven

*Aktuelle Informationen über Gendiagnostik und Syndrome*
www.genetests.org
Internetportale von Selbsthilfegruppen

# 5 Psychische Störungen und Verhaltensprobleme

*Hans-Christoph Steinhausen, Frank Häßler und Klaus Sarimski*

## 5.1 Klassifikation

Voraussetzung für die Bildung von Klassifikationen im Sinne wissenschaftlicher Ordnungssysteme ist die Abgrenzung unterscheidbarer Einheiten. Bezogen auf ein psychiatrisches Klassifikationssystem ist also zunächst zu fordern, dass verschiedene psychische Störungsbilder in Form von Diagnosen erfasst werden. Diagnosen erfüllen dabei mehrere Funktionen: Sie ermöglichen nicht nur eine Zusammenfassung von abnormen Verhaltensweisen und Symptomen und lenken damit die Erforschung von Ursachen, Behandlung und Verlauf seelischer Störungen, sondern strukturieren auch das Handeln in der Praxis, zumal therapeutische Maßnahmen bei verschiedenen Diagnosen unterschiedlich gehandhabt werden müssen. Es kommt schließlich hinzu, dass erst die Klassifikation von psychiatrischen Störungen die wissenschaftliche Kommunikation über diese Auffälligkeiten ermöglicht.

Das international am weitesten verbreitete Klassifikationsschema ist das von der Weltgesundheitsorganisation (WHO) entwickelte System der »International Classification of Diseases« (ICD). Das Kapitel über die psychiatrischen Störungen ist zugleich Bestandteil eines von der WHO herausgegebenen multiaxialen Klassifikationsschemas (MAS, deutsche Übersetzung durch Remschmidt et al., 2001). Dieses mehrdimensionale Schema trägt dem Umstand Rechnung, dass medizinische Modelle mit der Ableitung von Krankheiten aus vornehmlich oder ausschließlich biologischen Ursachen nur für sehr wenige psychiatrische Störungen angemessen sind. Dies gilt in besonderem Maße für die in der Kinder- und Jugendpsychiatrie geläufigen Diagnosen. Entsprechend werden im MAS neben der Ebene der Psychopathologie auf einer Achse zur Erfassung (1) psychiatrischer Störungen weitere Achsen zur Klassifikation (2) umschriebener Entwicklungsrückstände, (3) des Intelligenzniveaus, (4) der körperlichen Symptomatik, (5) aktueller abnormer psychosozialer Umstände und (6) eine Globalbeurteilung der psychosozialen Anpassung berücksichtigt.

In den USA wird bei psychischen Störungen gegenwärtig nach der IV. Version des Diagnostic and Statistical Manual (DSM-IV) klassifiziert. Sowohl ICD-10 als auch DSM-IV sind gegenwärtig in Bearbeitung und werden in naher Zukunft als ICD-11 und DSM-5 publiziert werden. Beide Systeme sollen aufeinander abgestimmt werden.

Für Menschen mit Behinderungen existiert eine weitere Klassifikation (ICF), die sich insbesondere in der Rehabilitation bewährt und durchgesetzt hat. Die in der ICD-10 klassifizierten Gesundheitsprobleme werden in der »Internationalen Klassifikation der Funktionsfähigkeit, Behinderung und Gesundheit – ICF der WHO« (Stand Oktober 2005, www.dimdi.de) um Funktionsfähigkeit, Partizipation (Teilhabe) und Umweltfaktoren erweitert und mit diesen verknüpft.

Sowohl im Sozialgesetzbuch (SGB) IX (2001) als auch in der Internationalen Klassifikation der Funktionsfähigkeit, Behinderung und Gesundheit der WHO (ICF) (2001) erfolgt eine Abkehr von primär am Defekt orientierten Denkmodellen (disability, impairment, handicap) zu am Prozess orientierten Modellen, die auf individuelle Ressourcen/Kompetenzen (empowerment), Normalisierung und Selbstbestimmung abzielen und Funktionen sowie Teilhabe in den Vordergrund stellen (Seidel, 2005). Seit Oktober 2005 liegt eine deutschsprachige Version der ICF vor, die man auf der Webseite des Deutschen Instituts für Medizinische Dokumentation und Information (DIMDI) kostenlos herunterladen kann (www.dimdi.de). Die ICF geht bei jeder Beeinträchtigung der funktionalen Gesundheit von Behinderung aus. Die ▶ Tabellen 5.1 und 5.2 geben einen Überblick über den Aufbau der ICF.

Die Lernbehinderung wird nicht als separate psychiatrische Kategorie der ICD-10 geführt. Sie ist gemäß internationaler Terminologie als grenzwertige Intelligenz mit einem IQ zwischen 85 und 70 definiert.

**Tab. 5.1:** Überblick über die ICF – Funktionsfähigkeit und Behinderung

| Komponenten | Körperfunktionen und -strukturen | Aktivitäten und Partizipation |
|---|---|---|
| Domänen | Körperfunktionen und Körperstrukturen | Lebensbereiche /(Aufgabe, Handlungen) |
| Konstrukte | Veränderung in Körperfunktion (physiologisch) und in Körperstruktur (anatomisch) | Leistungsfähigkeit (Durchführung von Aufgaben in standardisierter Umwelt), Leistung (in üblicher Umwelt) |
| Positiver Aspekt | Funktionale und strukturelle Integrität | Aktivitäten und Partizipation |
| Negativer Aspekt | Schädigung – Behinderung | Beeinträchtigung der Aktivität und/oder Partizipation – Behinderung |

**Tab. 5.2:** Überblick über die ICF – Kontextfaktoren

| Komponenten | Umweltfaktoren | Personenbezogene Faktoren |
|---|---|---|
| Domänen | Äußere Einflüsse auf Funktionsfähigkeit und Behinderung | Innere Einflüsse auf Funktionsfähigkeit und Behinderung |
| Konstrukte | Fördernde oder beeinträchtigende Einflüsse von Merkmalen der materiellen, sozialen und einstellungsbezogenen Welt | Einflüsse von Merkmalen der Person |
| Positiver Aspekt | Positiv wirkende Faktoren | n. anwendbar |
| Negativer Aspekt | | n. anwendbar |

# 5.2 Häufigkeiten psychischer Störungen

Die exakte Bestimmung von Häufigkeiten psychischer Störungen bei geistiger Behinderung stößt auf eine Reihe von Schwierigkeiten. Zunächst müssen verschiedene Untersucher über ein gleiches *Klassifikationssystem* verfügen. Dies ist in der Vergangenheit jedoch nur sehr begrenzt der Fall gewesen, zumal das Bewusstsein für ein einheitliches Klassifikationssystem erst in jüngster Zeit gewachsen ist und auch hier für die Zukunft die Existenz eines separaten nordamerikanischen Klassifikationsschemas – des DSM (Diagnostic and Statistical Manual) – neben der ICD die wissenschaft-

liche Kommunikation zumindest streckenweise behindern wird. Die mangelnde Einheitlichkeit der psychiatrischen Klassifikation ist daher einer der gewichtigen Gründe, warum ältere Untersuchungen zur Häufigkeit psychischer Störungen nur sehr begrenzt Vergleiche zulassen. Zusätzliche Einschränkungen aufgrund von methodischen Schwächen der Klassifikation ergeben sich aber auch aus der Tatsache, dass die Definition der geistigen Behinderung variiert. Mehrheitlich orientiert sie sich am IQ, wobei überwiegend der Grenzwert von IQ = 70, vereinzelt aber auch Abweichungen von diesem Wert festzustellen sind. Andere Orientierungen erfolgen eher pragmatisch auf der Basis der Bildung.

Die Aussagekraft von Untersuchungen zur Häufigkeit psychiatrischer Störungen ist ferner neben den bisher erörterten Aspekten zentral von der *Repräsentativität* der jeweils untersuchten Patientengruppe bzw. Stichprobe abhängig. Vielfach hat die psychiatrische Epidemiologie, die sich mit der Häufigkeit und Verteilung psychiatrischer Störungen befasst, ihren Ausgang bei Patienten von Institutionen bzw. Krankenhäusern genommen. Entsprechend liegen auch bedeutend mehr Erkenntnisse über geistig Behinderte aus derartigen Einrichtungen vor. Da jedoch nicht sämtliche geistig Behinderte, sondern eher eine Minderheit von Schwerbehinderten institutionell betreut wird, können Zahlen auf der Basis derartiger Stichproben schwerlich repräsentativ sein. Ergänzend sind demgemäß Erkenntnisse notwendig, die auf repräsentativen Erhebungen in der Allgemeinbevölkerung beruhen. Derartige Untersuchungen liegen nur in sehr begrenztem Umfang vor.

Schließlich geben sehr wenige Studien explizit den erfassten *Prävalenzzeitraum* an, sodass offen bleibt, ob die erfassten Raten beispielsweise für die letzten sechs Monate oder längere Zeiträume gelten. Hier liegt vielfach ein bedeutsames Defizit vor, zumal Punktprävalenzen entscheidend von Lebenszeitprävalenzen abweichen und unterschiedliche Implikationen für die Versorgungsplanung haben.

Von Whitaker und Read (2006) stammt eine neuere *zusammenfassende epidemiologische Analyse*, die sehr systematisch die gesamte Literatur zur Prävalenz psychischer Störungen erfasst und dabei auch auf die jeweiligen Defizite der vorliegenden Untersuchungen hingewiesen hat. Die Autoren haben die Befunde der Literatur separat für Kinder und für Erwachsene dargestellt und die Details der Studien tabellarisch aufgelistet. Entsprechend kann hier auf eine Wiedergabe einzelner Studienergebnisse zugunsten der folgenden Kernaussagen verzichtet werden.

- Bei Kindern mit geistiger Behinderung ist im Vergleich zu normal begabten Kindern die Prävalenzrate für psychische Störungen erhöht. Die Raten variieren zwischen 17.9 und 23.6 %. Zum Vergleich kann festgestellt werden, dass eine systematische Analyse der internationalen epidemiologischen Studien in der Normalbevölkerung von Kindern und Jugendlichen zu einer mittleren Prävalenzrate von 16 % bei gleichzeitiger Berücksichtigung der Funktionstüchtigkeit kam (Eschmann et al., 2007).

- Die Prävalenzraten sind sowohl bei Kindern als auch bei Erwachsenen mit schwerer Behinderung im Vergleich zu leichter Behinderung oder Normalbegabung erhöht. Dabei wirken sich die mit schweren Behinderungen einhergehenden Hirnschädigungen und neurologischen Störungen erschwerend aus.

- Hinsichtlich der Verteilung einzelner psychischer Störungen bestehen große Ähnlichkeiten zwischen geistig behinderten und normal intelligenten Kindern. Eine Ausnahme bilden die tiefgreifenden Entwicklungsstörungen (vornehmlich Autismus) und die Aufmerksamkeits-/Hyperaktivitätsstörung, die bei geistig Behinderten häufiger zu beobachten sind. Die Depressionsraten sind bei geistig Behinderten nicht sicher erhöht, während die Häufigkeiten für Angststörungen und Störungen des Sozialverhaltens eher höher sind.

- Bei den meisten Studien an Erwachsenen mit einer geistigen Behinderung liegen die Prävalenzraten nicht höher als in der Normalbevölkerung. Höhere Raten werden eher in Studien aus Institutionen mit eher mangelnder Repräsentativität berichtet.

- Die Raten von diagnostisch ungenügend klar definierten Verhaltensproblemen sind sowohl bei Kindern als auch bei Erwachsenen mit einer geistigen Behinderung höher als bei normal Intelligenten.
- Unter den speziell bei Erwachsenen auftretenden psychischen Störungen ist die Rate von Schizophrenien unter geistig Behinderten nicht erhöht und die für Depressionen eher erniedrigt. Dafür haben Menschen mit einer geistigen Behinderung eine wesentlich höhere Wahrscheinlichkeit, mit Ende des 6. Lebensjahrzehnts an einer Demenz zu erkranken (Strydom et al., 2009).

Die Gründe für die erhöhte *psychopathologische Vulnerabilität* bei geistiger Behinderung, speziell im Kindesalter, sind gemäß dem gegenwärtigen Wissensstand in vier Bereichen angesiedelt (Dykens, 2000). Sie können (1) mit der Persönlichkeit geistig Behinderter verbunden sein. Hierzu zählen das weniger differenzierte Selbstkonzept, die Versagenserlebnisse in der Lerngeschichte, die Außenorientierung bei der Problembewältigung sowie die von enthemmt bis isoliert reichenden, abweichenden sozialen Stile, welche die Persönlichkeit geistig Behinderter kennzeichnen. Ein weiterer Bereich von Risikobedingungen erstreckt sich (2) auf familiäre Faktoren. In diesen Bereich fallen die aus der geistigen Behinderung resultierende und auf sie zurückwirkende familiäre Belastung, die jedoch nicht durchgängig zu beobachten ist, die möglicherweise gleichzeitig bestehende elterliche Minderbegabung sowie Partnerbeziehungsstörungen und psychische Störungen der Eltern. Ferner begünstigen (3) soziale Faktoren spezieller Art die Entwicklung psychischer Störungen bei geistig Behinderten. Ein erhöhtes Misshandlungsrisiko einschließlich sexuellen Missbrauchs, die soziale Stigmatisierung sowie die soziale Ablehnung sind diesem Bereich zuzurechnen. Schließlich sind (4) biologische Faktoren bedeutsam. So können aus begleitenden Epilepsien, aus Selbstverletzungen, aus Sinnesbehinderungen und teratogenen Schädigungen (z. B. beim Fetalen Alkoholsyndrom) spezielle Risiken für die Entwicklung einer psychischen Störung erwachsen. Ebenso wird angenommen, dass bei der Verknüpfung von bestimmten genetischen Syndromen und dem Verhalten eine spezielle biologische Vermittlung vorliegt, die mit dem Begriff der Verhaltensphänotypen bezeichnet wird.

Ähnlichkeiten mit den Verhältnissen bei normal intelligenten Personen bestehen auch insofern, als *Geschlecht* und *Alter* in einer charakteristischen Beziehung zu den psychiatrischen Störungen stehen. In beiden Gruppen sind aggressiv-dissoziale Störungen häufiger beim männlichen und emotional-neurotische Störungen häufiger beim weiblichen Geschlecht anzutreffen. Alterseffekte sind insofern festzustellen, als auch bei geistig Behinderten eine spezifische Symptomatik in bestimmten Entwicklungsabschnitten dominiert: In der Kindheit handelt es sich um Hyperaktivität, Enuresis, Enkopresis, Sprachentwicklungsstörungen, Aggressivität und Angstzustände; bei Jugendlichen liegen besondere Schwerpunkte im Bereich von Verwahrlosung und Delinquenz sowie der Entwicklung schizophrener Psychosen; bei Erwachsenen schließlich kommt es zu einer Häufung von Depressionen, psychosomatischen Symptomen, auch von Konversionssyndromen (Hysterien), Psychosen und Demenz.

# 5.3 Spezielle Psychopathologie bei geistiger Behinderung

In diesem Abschnitt kann keine vollständige Darstellung aller psychopathologischen Phänomene bei geistig Behinderten erfolgen. Es sollen aber wichtige Problemfelder aufgezeigt werden. Eine detaillierte Darstellung der auch bei normal intelligenten Kindern und Jugendlichen zu beobachtenden psychischen Störungen findet sich bei Steinhausen (2010).

## 5.3.1 Tiefgreifende Entwicklungsstörungen

Als *frühkindlicher Autismus* wird eine im Säuglings- bzw. Kleinkindalter beginnende, hoch charakteristische Symptomatik verstanden, die durch Unfähigkeit zur sozialen Beziehungsentwicklung, Verzögerung der Sprachentwicklung sowie eine Reihe von Auffälligkeiten des Sprachgebrauchs, hochgradig repetitive und stereotype Spielaktivitäten, ein zwanghaftes Bestehen auf Gleichartigkeit und einen Mangel an Imagination gekennzeichnet ist. Die Kriterien (1) der Beziehungsstörung, (2) der Sprachretardierung mit gestörtem Sprachverständnis, Echolalie und Pronominalumkehr sowie (3) die verschiedenen ritualistischen und zwanghaften Phänomene sind zugleich allgemeingültig und spezifisch für alle Menschen mit frühkindlichem Autismus.

Autismus und geistige Behinderung sind häufig koexistent, zumal nach älteren Untersuchungen drei Viertel aller frühkindlichen Autisten einen IQ im Bereich der geistigen Behinderung haben. In neueren Untersuchungen unter Verwendung einer »Autismus-Spektrum-Störung« liegt dieser Anteil nunmehr unter 50 % (Baron-Cohen et al., 2009). Die beiden Begriffe – Autismus und geistige Behinderung – sind jedoch nicht synonym. Unterschiede ergeben sich aus der Tatsache, dass bei Menschen mit Autis-

mus ein charakteristisches Intelligenzprofil mit stärkeren Leistungen im Handlungsteil der WECHSLER-Skalen, anhaltende Sprachentwicklungsstörungen, eine stärkere Betonung von Mittelschichtfamilien, ausgeprägtere Speicher- und Konzept- sowie Kodierungs- und Kategorisierungsstörungen als bei geistig Behinderten in experimentellen Studien festgestellt wurden. Im Unterschied zu geistig Behinderten weisen Autisten demnach ein spezifisches kognitives Defizit der Sprache und zentraler Kodierungsprozesse auf, während bei geistig Behinderten die Entwicklungsrückstände mehr homogen, typischerweise in allen Bereichen auftreten und die motorischen, sozialen und kognitiven Entwicklungssequenzen koordiniert bleiben.

Die Reaktionen des geistig Behinderten auf sensorische Reize, Menschen und Objekte sowie die Entwicklung von Sprechen und Sprache sind in Einklang mit dem allgemeinen Entwicklungsniveau kognitiver Funktionen. Die bei geistiger Behinderung wie auch beim frühkindlichen Autismus auftretende Beeinträchtigung sozialer Beziehungen lässt sich weniger über die Blickvermeidung und den körperlichen Rückzug von anderen als über die geringere Initiative zu sozialen Kontakten und die geringere visuelle Orientierung an Personen und Objekten beim frühkindlichen Autismus differenzieren.

Eine klinische Differentialdiagnose muss neben den verschiedenen Typen (a) einer geistigen Behinderung ohne frühkindlichen Autismus, (b) eines frühkindlichen Autismus mit geistiger Behinderung sowie (c) eines frühkindlichen Autismus mit normaler Intelligenz auch den Typus der (d) geistigen Behinderung mit autistischen Zügen berücksichtigen. Im zuletzt genannten Fall handelt es sich um geistig Behinderte, bei denen einige Teilmerkmale des Autismussyndroms vorliegen. Hierzu sind vornehmlich Stereotypien und motorische Manierismen, Defizite der sozialen Beziehungsgestaltung, eher im Sinne von fehlenden Fertigkeiten und Rückständigkeit als aktiver Vermeidung, und des Sprachverständnisses zu zählen.

Kinder mit einer *desintegrativen Störung* nehmen zunächst bis zu etwa drei bis vier Jahren eine normale Entwicklung und sind dann durch eine massive Entwicklungsregression und Desintegration ihres Verhaltens gekennzeichnet.

Unter dem Bild des Verlustes von sozialen und sprachlichen Fertigkeiten in Verbindung mit emotionalen Störungen und Kontaktstörungen kommt es bei vermehrter Irritabilität, Ängstlichkeit, motorischer Unruhe sowie Stereotypien und Manierismen innerhalb von Monaten zu hochgradigen Rückschritten in der Entwicklung. In den meisten Fällen liegt auch ein Intelligenzabbau vor, wenngleich ein intelligenter Gesichtsausdruck, das sogenannte Prinzengesicht bleibt. Dieses Bild entwickelt sich bisweilen nach Masern-Enzephalitis oder einer anderen Form der Hirnschädigung, häufiger fehlt jedoch jeglicher Hinweis auf eine organische Läsion. Die Prognose ist in der Regel sehr ungünstig, wenngleich vielfach eine stagnierende Entwicklung im Sinne eines Plateaus resultiert. Die in ihren Ursachen und ihrem klinischem Erscheinungsbild nicht einheitlichen desintegrativen Störungen decken sich weitgehend mit der Beschreibung der Dementia infantilis durch Heller (1930).

## 5.3.2 Schizophrene Psychosen

Schizophrene Psychosen werden selten im Kindesalter beobachtet. Ab der Pubertät und Adoleszenz ist die Symptomatik ähnlich wie bei Erwachsenen. Kernmerkmale sind Denkstörungen, Halluzinationen, Wahn, Stimmungsveränderungen, Verwirrung, Affektverflachung, Manierismen und Grimassieren. Damit gehen, zum Teil bereits im Vorfeld der Erkrankung, sozialer Rückzug, Beeinträchtigung in der Erfüllung von Rollen, eigentümliche und bizarre Verhaltensweisen sowie möglicherweise auch eine Vernachlässigung der Körperhygiene einher.

In der Fachliteratur besteht Uneinigkeit dahingehend, ob bei Patienten mit einem IQ unter 50 eine Schizophrenie-Diagnose hinreichend sicher gestellt werden kann. Hier lassen sich einige Kernmerkmale wie Denkstörungen, Halluzinationen oder Wahn häufig nur sehr schwer objektivieren, so dass die Diagnose einer Schizophrenie vielfach auf der Basis von Stereotypien, bizarren motorischen Verhaltensweisen und Manierismen gestellt wird und damit weniger zuverlässig ist. Hingegen ist die Diagnose bei leichter geistiger Behinderung in der Regel sicher möglich. Insgesamt korreliert die Prognose für die Schizophrenie deutlich mit dem IQ, so dass das Zusammentreffen von geistiger Behinderung und Schizophrenie meistens einen ungünstigen Verlauf der Psychose bedeutet.

Ein erhöhtes Risiko für die Entwicklung einer schizophrenen Psychose bzw. atypischen Schizophrenie besteht beim Prader-Willi-Syndrom und bei dem Velokardiofacialen Syndrom (VCFS, Murphy 2004), das auch als 22q11-Syndrom bezeichnet wird (▶ Kap. 4). Im Kindesalter werden schließlich auch atypische Psychosen diagnostiziert. Hierzu zählen Autismus-ähnliche Bilder, die beispielsweise nach dem Alter von 30 Lebensmonaten entstehen oder unspezifische Störungen mit psychotischer Qualität, die nicht die Kriterien für eine Schizophrenie, eine desintegrative Psychose oder den frühkindlichen Autismus erfüllen. Derartige Störungen entstehen häufig auf der Basis einer schweren geistigen Behinderung und/oder Hirnschädigung, wobei Stereotypien, Hyperaktivität, Automutilation, Pica, verlangsamte Sprachentwicklung und Kontaktstörungen beobachtet werden können.

## 5.3.3 Aufmerksamkeitsdefizit-Hyperaktivitätsstörung (ADHS)

Zu den häufigen psychopathologischen Symptomen bei geistiger Behinderung zählt eine oft dranghaft ausgeprägte motorische Unruhe im Sinne wenig strukturierter und mangelnder Zielorientierung. Mit ihr sind in der Regel eine ungenügende Zentrierung der Aufmerksamkeit, hochgradige Ablenkbarkeit und fehlende Ausdauer verknüpft. Das im DSM-IV als *Aufmerksamkeitsdefizit-Hyperaktivitätsstörung* und in der ICD-10 als *hyperkinetische Störung* bezeichnete Syndrom mit den Symptomen Hyperaktivität, Aufmerksamkeitsdefizit und Impulsivität beschreibt die psychopathologischen Phänomene auch bei geistiger Behinderung angemessen, wenngleich diese Diagnose eher bei normal intelligenten Personen gestellt wird (Steinhausen et al., 2010). Die Wahrscheinlichkeit für die Ausbildung dieser Symptome wächst aber mit zunehmendem Schweregrad der geistigen Behinderung, wobei der Schweregrad »schwerst« eine Ausnahme bildet.

Die terminologische Empfehlung, für ausgeprägte motorische Unruhezustände bei geistiger Behinderung den alten psychopathologischen Begriff der *Erethie* zu gebrauchen, wird international nicht einheitlich befolgt. Bei einem hypermotorischen Syndrom sind insbesondere bei geistig behinderten Menschen differentialdiagnostische Abgrenzungen gegenüber Tics, Jaktationen, Dystonien, Chorea, Myoklonien, Faszikulationen und Tremor erforderlich.

In älteren Beschreibungen geistiger Behinderung gelten Aufmerksamkeitsprobleme als konstituierendes Merkmal der Behinderung. Entweder wurden Aufmerksamkeitsleistungen behinderter Kinder, Jugendlicher oder Erwachsener mit denen von gleichaltrigen Personen verglichen und dabei signifikante Unterschiede festgestellt oder sie wurden mit denen jüngerer Personen auf gleichem allgemeinen Entwicklungsniveau verglichen und als Aspekte einer allgemeinen Entwicklungsretardierung gewertet. Während in diesen Studien von einem globalen Konzept von »Aufmerksamkeitsproblemen« ausgegangen wurde, hat sich in letzter Zeit das Bemühen durchgesetzt, verschiedene Teilkomponenten der Steuerung von Aufmerksamkeitsprozessen voneinander zu unterscheiden, um Befunde zu erklären, dass Menschen mit geistiger Behinderung keineswegs in allen Aspekten der Aufmerksamkeitssteuerung beeinträchtigt sind (Deutsch et al., 2008). Entsprechend sind z. B. zu unterscheiden:

- die selektive Aufmerksamkeit, d. h. das Erkennen relevanter Stimuli und die Fokussierung der Aufmerksamkeit auf diese Reize,
- die Daueraufmerksamkeit, d. h. das Aufrechterhalten der Aufmerksamkeit über längere Zeit trotz Ablenkungen, und
- die Fähigkeit, die Aufmerksamkeitsrichtung flexibel zu wechseln, z. B. zwischen verschiedenen Anforderungen oder zwischen Gegenständen und Personen.

Menschen mit sehr schwerer geistiger Behinderung können ihre Aufmerksamkeit z. B. sehr lange auf einzelne, sie interessierende Objekte richten, während Menschen mit autistischen Verhaltensmerkmalen besondere Schwierigkeiten haben, die relevanten Reize einer Situation zu erkennen, und Jungen mit Fragilem-X-Syndrom es besonders schwer fällt, impulsive Reaktionen auf ablenkende Reize zu hemmen.

Dieser Heterogenität der Probleme bei der Aufmerksamkeitssteuerung wird das Konzept der Defizite in »exekutiven Funktionen« besser gerecht. Es umfasst alle Teilkomponenten der Regulation von Aufmerksamkeit ebenso wie Speicher- und Abrufprozesse im Arbeits- und Langzeitgedächtnis und Prozesse der Handlungssteuerung und -kontrolle, die sich in motorischer Unruhe und geringer Kontrolle über plötzliche Handlungsimpulse widerspiegeln.

Bei vielen Kindern mit genetischen Syndromen gehören diese Probleme zum charakteristischen Verhaltensphänotyp. Defizite in exekutiven Funktionen werden ursächlich auf neurobiologische Störungen in der (Frontal-)Hirnreifung und von Neurotransmitterprozessen zurückgeführt.

Im Vergleich zum Forschungsstand bei nicht behinderten Kindern steht der Einsatz moderner bildgebender Verfahren zum Verständnis einzelner Symptome bei geistiger Behinderung bzw. genetischen Syndromen noch am Anfang. Daher lässt sich noch keine verlässliche Aussage machen, ob bei ihnen ähnliche neurobiologische Auffälligkeiten zu finden sind wie bei Kindern und Jugendlichen mit normaler Intelligenz und ADHS oder ob es sich um jeweils spezifische Störungen handelt.

Bis dato belegen bildgebende Untersuchungen bei ADHS eher eine allgemeine Hirnvolumenminderung mit einer Dominanz frontaler Strukturen, der Basalganglien und des Corpus callosum, während bei Intelligenzminderung eher Temporal- und Parietallappen sowie auch das Corpus callosum betroffen sind (Häßler und Thome, 2012).

Bei einer Reihe spezifischer Syndrome sind Hyperaktivität und Aufmerksamkeitsstörungen überzufällig häufig anzutreffen oder haben sogar den Charakter obligater Symptome. Hierzu zählen beispielsweise das erworbene *Fetale Alkoholsyndrom* (Spohr und Steinhausen, 1996, 2008) sowie folgende genetische Syndrome: das Fragile-X-Syndrom, das Deletionssyndrom 22q11, die Neurofibromatose Typ I, die Tuberöse Hirnsklerose, das Klinefelter-Syndrom, das Turner-Syndrom und das Williams-Beuren-Syndrom (Häßler und Thome, 2012). Schließlich besteht auch eine spezifische Beziehung zur Psychopathologie bei den Epilepsien. Hier kommt es gerade bei organisch geschädigten, geistig behinderten Patienten mit Epilepsie zur Ausbildung eines sogenannten *erethisch-hyperkinetischen Syndroms*, das besonders charakteristisch für die Psychopathologie der Epilepsie vor der Pubertät ist.

Im Zusammenhang dieses Abschnittes sei auch auf das andere Extrem einer Antriebsstörung verwiesen: Nicht wenige geistig Behinderte zeichnen sich durch eine Antriebsverminderung in Form von Hypoaktivität aus. Beispielsweise sind viele Menschen mit einem *Down-Syndrom* eher antriebsgemindert. Die Therapie von Antriebsstörungen und Aufmerksamkeitsdefizit wird in ► Kapitel 11 dargestellt.

Obgleich grundsätzlich kein Zweifel besteht, dass die Kriterien einer ADHS als komorbide Störung bei Kindern, Jugendlichen und Erwachsenen mit geistiger Behinderung häufig erfüllt werden (Seager & O'Brien, 2003; Hastings et al., 2005), sollte in der klinischen Praxis die Diagnose einer ADHS nur dann gestellt werden, wenn im Einzelfall die Probleme der Steuerung von Aufmerksamkeit und Aktivität weit über das Maß hinausgehen, das bei geistiger Behinderung im Allgemeinen zu beobachten ist.

### 5.3.4 Angststörungen

Angststörungen gehören wie bei Normalintelligenten auch bei geistig Behinderten zu den am häufigsten zu beobachtenden Störungen und sind im Erscheinungsbild insbesondere bei leichter geistiger Behinderung identisch. Dennoch weisen geistig Behinderte häufiger eine Angststörung als Normalintelligente auf (Emerson, 2003). Die diagnostischen Kriterien für die *Panikstörung, Agoraphobie, spezifischen Phobien, sozialen Phobien* und *generalisierte Angststörung*, aber auch die der von Angst und depressiven Verstimmungen dominierten *Belastungs- und Anpassungsstörungen*

149

können ohne Weiteres bei dieser Gruppe angewendet werden.

Die Diagnostik von Angststörungen bei Menschen mit einer schweren geistigen Behinderung ist schwieriger und kann sich wegen der eingeschränkten Kommunikationsfähigkeit in der Regel nur auf Beobachtungen durch Bezugspersonen stützen. Dabei kann es zu einer Unterschätzung der Häufigkeit von Angststörungen kommen. Angstsymptome lassen sich eher als vollständige klinische Bilder einer komplexen Angststörung beobachten.

## 5.3.5 Affektstörungen

Depressive und manische *Verstimmungen* kommen wahrscheinlich ebenso häufig bei geistig Behinderten wie bei normal Intelligenten vor, wobei die affektiven Symptome mit zunehmendem Schweregrad der Behinderung weniger typisch und damit schwieriger zu diagnostizieren sind. Glücklicherweise sind Suizide bei geistig Behinderten selten (Hurley, 2006). Abhängig vom Grad der Intelligenzminderung kann sich eine Depression unterschiedlich auf der Verhaltensebene äußern, d. h. schwerer geistig behinderte Menschen fallen eher durch fremdaggressives Verhalten auf, während sie sich bei leicht bis mittelgradig Intelligenzgeminderten durch selbstverletzendes Verhalten äußern kann (Myrbakk und von Tetzchner, 2008).

*Affektive Psychosen* im Sinne von endogenen Depressionen, Manien sowie manisch-depressiven Erkrankungen kommen auch bei geistig Behinderten vor. Insbesondere bei leicht und mittelgradig geistig Behinderten können die üblichen Methoden der psychiatrischen Untersuchung, d. h. das Interview, die Fremdbeurteilung und die direkte Beurteilung, die Diagnose sichern, während bei schwerer geistiger Behinderung die Methode des Interviews entfällt.

## 5.3.6 Ausscheidungsstörungen

Mit *Enuresis* wird das unwillkürliche wiederholte Einnässen ohne organische Schädigung (z. B. des harnableitenden Systems) in einem Alter bezeichnet, in dem normalerweise die Sauberkeitserziehung abgeschlossen ist. Dieses Stadium ist im Alter von fünf Jahren bei etwa 16 % der Kinder noch nicht erreicht. Ab diesem Alter gewinnt die Diagnose einer Enuresis angesichts des Übergangs in das Schulalter eine praktische Bedeutung. Je nachdem, ob das Kind noch nie oder bereits für einen längeren Zeitraum trocken war, wird von einer primären oder einer sekundären Enuresis gesprochen. Hinsichtlich des Zeitpunktes des Einnässens tagsüber oder nachts wird zwischen Enuresis diurna und Enuresis nocturna unterschieden, wobei kombinierte Formen als Enuresis diurna et nocturna möglich sind. Allerdings wird der Begriff der Enuresis diurna in neuerer Zeit eher durch den der *funktionellen Harninkontinenz* als Bezeichnung für mehrere, verschiedene Störungen des Einnässens am Tage ersetzt (von Gontard, 2001; Steinhausen, 2002)

Wie bereits ausgeführt wurde, ist die *Enuresis* ein außerordentlich häufiges Symptom bei geistiger Behinderung. Diese Verknüpfung verweist nicht notwendigerweise nur auf die Bedeutsamkeit hirnorganischer Faktoren, sondern auch auf die zum Teil damit verbundenen beeinträchtigten Lernvorgänge bei geistig Behinderten. Gerade die beträchtlichen Erfolge in der lerntheoretisch begründeten Verhaltenstherapie bei allen Schweregraden der geistigen Behinderung (▶ Kap. 9) verweisen auf die Möglichkeit, dass dieser Personenkreis möglicherweise weniger effektiv zur Sauberkeit erzogen wird. Sehr wahrscheinlich machen die ursächlich bedeutsamen Entwicklungs- und Reifungsrückstände bei Kindern und Jugendlichen mit Enuresis aller Intelligenzgrade ein sehr spezifisches Sauberkeitstraining erforderlich, das mit den jeweiligen Lernmöglichkeiten in Einklang steht.

Unter *Enkopresis* wird die wiederholte, unwillentliche Stuhlentleerung in die Kleidung ohne organische Ursache verstanden. Auch hier sollte die Diagnose realistischerweise nicht vor dem Alter von vier Jahren gestellt werden. Insgesamt tritt die Enkopresis sehr viel seltener als die Enuresis auf. Die Symptomatik der Enkopresis kommt wesentlich häufiger bei lernschwachen oder geistig behinderten als bei normal intelligenten Kindern vor. Sie ist bei geistig Behinderten Ausdruck einer globalen Retardierung, während sie bei normal intelligenten Kindern eher mit intrapsychischen und interaktionellen Problemen bei eventueller Bahnung durch neuromotorische Entwicklungsdefizite in Verbindung zu bringen ist. Auch bei der Enkopresis können verhaltenstherapeutische Methoden mit gutem Erfolg eingesetzt werden.

### 5.3.7 Essstörungen

Geistig Behinderte zeigen nicht nur gehäuft Auffälligkeiten im Erwerb von Essfertigkeiten als Bestandteil von Entwicklung und Sozialisation, sondern auch eine Reihe spezifischer Essstörungen, die sowohl mit einem Über- als auch mit einem Untergewicht einhergehen können (Gravestock, 2000).

Mit *Pica* wird die Aufnahme nicht essbarer Substanzen bezeichnet, wobei es sich um Abfälle, Schmutz, Sand, Kot, Mörtel, Wandfarben oder andere Substanzen handeln kann. Dieses Symptom wird nicht nur bei geistig behinderten Kindern, sondern auch bei sozial benachteiligten Kindern oder intrafamiliären wie auch institutionellen Deprivationsbedingungen beobachtet. Ein gemeinsames Auftreten mit autostimulativem Verhalten, Stereotypien, Hyperaktivität, autistischen Zügen, fehlender Sauberkeit im Sinne von Enuresis und Enkopresis sowie gestörtem Sozialverhalten ist

häufig. Pica tritt bei Jungen öfter als bei Mädchen auf.

Unter *Rumination* wird das willkürliche Heraufwürgen bzw. Erbrechen von zuvor geschluckter Nahrung mit erneutem Kauen und Verschlucken verstanden. Die Symptomatik wird vornehmlich bei Säuglingen vor dem Hintergrund von Deprivationsbedingungen, aber auch bei älteren geistig Behinderten jenseits des frühen Kindesalters beobachtet. Auch hier wird der pathogenetische Stellenwert von Deprivationsbedingungen aus dem Umstand ersichtlich, dass andere autostimulatorische Verhaltensweisen, wie Jaktationen und genitale Manipulationen häufig mit dem Symptom der Rumination vergesellschaftet sind.

Schließlich können Polyphagie und Polydipsie, d. h. abnorme Mengenaufnahme fester und flüssiger Nahrung im Sinne einer Triebstörung (binge eating) gehäuft bei geistig Behinderten insbesondere beim Prader-Willi-Syndrom beobachtet werden. Auch eine hirnorganische Schädigung wie beim Kleine-Levin- und beim Kluver-Bucy-Syndrom kann eine zwanghafte Nahrungsaufnahme oder Binge eating verursachen.

### 5.3.8 Demenz

In ▸ **Kapitel 4** (Klinische Syndrome) ist eine Vielzahl von Syndromen detailliert beschrieben, die auf Gendefekte, Chromosomenaberrationen und Stoffwechselstörungen zurückzuführen sind und häufig mit zunehmenden Verschlechterungen (Abbau) in der Kognition, der Sprache und/oder der Motorik einhergehen. Spezielle dementielle Syndrome wie die Hellersche Demenz und die Erkrankung Niemann Pick Typ C, auf die im Folgenden etwas ausführlicher eingegangen werden soll, sind im ▸ **Kapitel 4** nur kurz erwähnt.

Die 1908 von dem Pädagogen Heller beschriebenen sechs Fälle kindlicher degenerativer Prozesse wurden bis in die 1960er Jahre im Schrifttum als *Dementia infantilis (Heller)* bezeichnet. International setzte sich in den 1970ern und 1980ern Jahren die Bezeichnung »Kindliche Desintegrative Störung« (Childhood Disintegrative Disorder – CDD) durch, die später unter die »Tiefgreifenden Entwicklungsstörungen« subsummiert wurde (Hendry, 2000). Auch wenn es im Verhalten von Kindern mit Autismus und Kindern mit einer Hellerschen Demenz durchaus Parallelen gibt, weisen beide Störungsbilder doch deutliche Unterschiede auf. Die Hellersche Demenz beginnt im Gegensatz zur autistischen Störung nach einer völlig normalen frühkindlichen Entwicklung erst im Alter von 3–4 Jahren (Mouridsen, 2003) und verläuft dann progredient bis zur völligen Demenz mit Leerlaufstereotypien, Interessensverlust und einem Sprachzerfall bis hin zum Sprachverlust. In der Regel fehlen neurologische Symptome. Hendry (2000) und Mouridsen (2003) plädieren aufgrund der beschriebenen Unterscheidungskriterien gegenüber den autistischen Störungen für eine eigenständige Diagnose in den entsprechenden Klassifikationssystemen.

Die fälschlicherweise als präsenile Demenz bezeichnete autosomal-rezessiv vererbte lysosomale Speichererkrankung *Niemann Pick* manifestiert sich als Typ C (Mutation der NPC1 und NPC2 Gene) häufig schon pränatal und lässt sich in eine frühinfantile, eine spätinfantile, eine juvenile und eine adulte Form unterteilen (Wraith et al., 2009). Während von der Niemann Pick Erkrankung 1 von 2000 Menschen betroffen ist, liegt die Prävalenz für den Typ C bei 1 : 130 000. Klinisch kann das Bild sehr heterogen sein. Im Vordergrund stehen neurologisch eine vertikale Blickparese, Kataplexie (emtionsgebundener Verlust des Muskeltonus), Ataxie, Dysarthrie, Dystonie, epileptische Anfälle und eine progressive Spastik. Im MRT finden sich oft geringe Atrophiezei-

chen (Xiong et al. 2012). Psychiatrisch imponieren ein früher dementieller Abbau sowie ab der späten Kindheit psychotische Symptome. Für die Behandlung der Erkrankung wurde das Medikament Miglustat (Zavesca®) zugelassen, was in ersten Studien zu einer Progressionsverlangsamung, insbesondere bei den späteren Manifestationen der Erkrankung führte (Wraith et al., 2009).

Im höheren Lebensalter haben Erwachsene mit einer Intelligenzminderung ein höheres Risiko, an einer Demenz zu erkranken als gleich alte Personen ohne eine Intelligenzminderung. Derzeit ist noch weitgehend unbekannt, wie sich Alter und Intelligenzminderung unabhängig von einer Trisomie 21 (Down-Syndrom) auf die Entwicklung einer Demenz auswirken. Die Häufigkeit der Demenz beträgt beim Down-Syndrom insgesamt 16,8 % und steigt von 8,9 % vor dem Alter von 50 Jahren über 17,7 % (50–54 Jahre) auf 32,1 % (55–59 %) und 25,6 % (> 60 Jahre) an, während sie bei Intelligenminderungen ohne Down-Syndrom insgesamt 18,3 % und in der Allgemeinbevölkerung nach dem Alter von 65 Jahren 5,7 % und zuvor 0,23 % beträgt (Rice et al., 2001, Coppus et al., 2006, Strydom et al., 2009). Eine Demenz kommt demnach bei intelligenzgeminderten Erwachsenen dreimal häufiger vor als in der Allgemeinbevölkerung. Die Häufigkeiten differieren nicht für die Schweregrade der geistigen Behinderungen und für die Geschlechter und sind insbesondere bei den noch nicht 65-Jährigen deutlich gegenüber der Normalbevölkerung erhöht.

Die Demenz verläuft in der Regel chronisch oder fortschreitend. Dabei sind höhere kortikale Funktionen wie Gedächtnis, Denken, Orientierung, Auffassung, Rechnen, Lernfähigkeit, Sprache und Urteilsvermögen beeinträchtigt. Kognitive Beeinträchtigungen können mit Veränderungen der Motivation, der emotionalen Kontrolle und des Sozialverhaltens einhergehen. Manchmal treten diese Begleitsymptome vor den kognitiven Defiziten auf.

Die Diagnose einer Alzheimer-Demenz stützt sich laut ICD-10 auf folgende Merkmale:

1. Schleichender Beginn mit langsamer Verschlechterung und Irreversibilität
2. Fehlen klinischer Hinweise oder spezieller Untersuchungsbefunde, die auf eine System- oder Hirnerkrankung hinweisen, welche eine Demenz verursachen kann (z. B. Hypothyreose, Hyperkalzämie, Neurosyphilis)
3. Fehlen eines plötzlichen apoplektischen Beginns oder neurologischer Herdzeichen

Da das klinische Bild der Alzheimer-Demenz sehr bunt sein kann, sollte die Diagnostik einem Entscheidungsalgorithmus folgen. Im ersten Schritt ist zu prüfen, ob höhere psychische Funktionsbeeinträchtigungen seit mindestens sechs Monaten vorhanden sind. Eine Leistungsabnahme im Gedächtnis, im Urteilsvermögen und im Denken geht in der Regel mit spürbaren Behinderungen im Alltag einher. Hinsichtlich des typischen Verlaufes (schleichend und langsam) darf keine deutliche Verbesserung eintreten. Als drittes Kriterium wird in der ICD-10 eine verminderte Affektkontrolle aufgeführt, die durch emotionale Labilität, Reizbarkeit, Apathie und/oder Vergröberung des Sozialverhaltens charakterisiert sein kann.

Der dritte Schritt beinhaltet die differentialdiagnostischen Erwägungen sowie allgemeinkörperliche, neurologische, neurophysiologische, laborchemische und bildgebende Untersuchungen (CT bzw. MRT). Als vierter Entscheidungsschritt fungieren diagnostische Maßnahmen, welche die Diagnose erhärten. Dazu zählen Positronenemissionstomographie (PET) und Single-Photonen-Emissionstomographie (SPECT). Eine endgültige Diagnose der AD ist erst

nach dem Tod histopathologisch durch Nachweis von massenhaft auftretenden Neurofibrillen, Angiopathien sowie allgemeinen Zellnekrosen möglich.

Bei Menschen mit geistiger Behinderung ergeben sich zusätzliche diagnostische Schwierigkeiten, da ihre prämorbiden Fähigkeiten häufig unterhalb der in Standardtestverfahren (Global Deterioration Scale – GDS, Mini Mental Status Test – MMST, Alzheimer's Disease Assessment Scale – ADAS) abgeprüften Leistungen liegen und die verbale Kommunikation erheblichen Einschränkungen unterliegt. Eine Übersicht zu standardisierten Untersuchungsinstrumenten findet sich bei Rösler et al. (2003). Aus klinischer Erfahrung fallen die Betroffenen neben einem veränderten Verhalten (Psychopathologie, Sozialverhalten, soziale Kompetenz) in erster Linie durch verstärkte Tagesmüdigkeit und Orientierungsstörungen auf. Deshalb eignet sich der Einsatz der Epworth Sleepiness Scale (ESS) in der Frühdiagnostik.

### 5.3.9 Andere Störungen

Neben den mit der geminderten Intelligenz einhergehenden kognitiven Störungen der Abstraktion und Begriffsbildung, des Denkens und der Wahrnehmung sowie der Merkfähigkeit und des Gedächtnisses sind der psychomotorische Ausdruck, Stimmungen und Affekte sowie einzelne Triebfunktionen auffällig, ohne immer das Vollbild einer der beschriebenen psychischen Störungen zu präsentieren.

Die *Psychomotorik* des geistig Behinderten ist vielfach wenig differenziert, eher grob und dysharmonisch. Viele der Betroffenen neigen ferner zu plötzlichen und ausgeprägten *Stimmungsveränderungen*, wobei depressive, zum Teil gereizt-missmutige (dysphorische) häufiger als euphorische Verstimmungen beobachtet werden können. Ferner können episodisch Affektdurchbrüche von großer Intensität mit bisweilen für die Umwelt nicht ungefährlichen, wenig gesteuerten Affekthandlungen auftreten. Im Zusammenhang mit dieser geringen Differenzierung psychischer Strukturen sind nicht nur die emotionalen Störungen und die gehäufte Ausbildung von *dissoziativen Störungen* etwa in Form einer sogenannten hysterischen Gangstörung bei jugendlichen und vor allem erwachsenen geistig Behinderten, sondern auch *dissoziale Störungen* mit oft dranghaft wirkender Aggressivität und Delinquenz zu sehen.

Die gestörten *Triebfunktionen* werden neben den bereits erörterten Essstörungen sowie der Antriebsstörung auch im Bereich der sexuellen Entwicklung deutlich (▶ **Kap. 7**).

# 5.4    Verhaltensprobleme

Bei der Beurteilung von Verhaltensproblemen von Kindern, Jugendlichen und Erwachsenen mit geistiger Behinderung wird in der Regel nicht der bisher beschriebene klassifikatorische Ansatz, einzelne Störungen voneinander abzugrenzen, sondern ein dimensionaler Ansatz verwendet. Dabei werden einzelne Verhaltensweisen, die bei Kindern, Jugendlichen und Erwachsenen mit und ohne Behinderung auftreten, in ihrem Schweregrad und in ihrer Häufigkeit eingeschätzt und dann zu Verhaltensmerkmalen gruppiert. Dies erfolgt mit standardisierten Fragebögen, in denen Eltern, Pädagogen oder andere Bezugspersonen ihre Eindrücke vom Verhalten der Kinder, Jugendlichen und Erwachsenen dokumentieren. Ausprägungen und Häufigkeiten, die deutlich vom Durchschnitt der Vergleichsgruppe abweichen, werden als Verhaltensprobleme angesehen. Sie werden nicht als individuelle Störungen angesehen, sondern werden als Ausdruck einer Störung der Interaktion und Beziehung zwischen dem Individuum und seiner Umwelt betrachtet. Es wird davon ausgegangen, dass das jeweilige Verhalten für das Kind, den Jugendlichen oder den Erwachsenen in seiner jeweiligen sozialen Situation funktional sinnvoll ist, also die ihm jeweils mögliche Umgangsweise mit sozialen Anforderungen darstellt. Wie bei psychischen Störungen ist anzunehmen, dass diese von biologischen Dispositionen, Entwicklungs- und Persönlichkeitsmerkmalen, der Lerngeschichte und sozialen Lebensbedingungen bestimmt werden (▶ **Abb. 5.1**)

Eine klare Abgrenzung von Verhaltensproblemen und psychischen Störungen ist nicht immer möglich. Das liegt z. T. daran, dass die Diagnose einer psychischen Störung – z. B. einer antisozialen Störung oder einer Depression – zumindest teilweise auf der Interpretation beobachtbarer Verhaltensweisen beruht; dies gilt insbesondere bei Kindern, Jugendlichen und Erwachsenen mit schwerer Behinderung, bei denen eine Introspektion und eine Befragung der Betroffenen selbst nur sehr eingeschränkt möglich sind. Zumindest im Erwachsenenbereich gibt es einige Hinweise auf spezifische Korrelationen zwischen psychischen Störungen und einzelnen Verhaltensproblemen, die mit einem dimensionalen Untersuchungsansatz erfasst werden. So findet sich aggressives Verhalten gehäuft bei Impulskontrollstörungen und antisozialen Störungen, Selbstverletzungen bei akuten psychotischen Episoden oder stereotype Verhaltensformen bei autistischen Störungen (Rojahn et al., 2004).

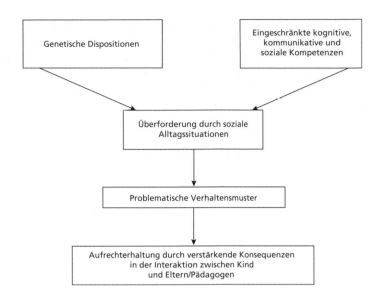

**Abb. 5.1:**
Bedingungsgefüge bei der
Ausbildung von Verhaltens-
problemen

## 5.4.1 Formen, Prävalenz und Verlauf

Verhaltensprobleme bei Kindern, Jugendlichen und Erwachsenen mit geistiger Behinderung lassen sich – wie bei nicht behinderten – nach externalisierenden und internali-
sierenden Verhaltensauffälligkeiten gruppieren. Zur ersten Gruppe gehören z. B.
aggressive Verhaltensformen wie Treten,
Schlagen, Kratzen, Anschreien, Haarezie-
hen, Bewerfen mit Gegenständen, Anspu-
cken oder destruktive Verhaltensformen
wie Gegenstände zerstören, Bilder von den
Wänden reißen, Möbel umwerfen, Gegenstände vom Tisch werfen, Brillen zerbrechen.
Zur zweiten Gruppe gehören ängstliche Verhaltensweisen und sozialer Rückzug. Eine
Mischform stellen Aufmerksamkeitsstörungen und hyperaktive Verhaltensweisen dar.
Alle diese Verhaltensweisen können grundsätzlich auch bei Kindern, Jugendlichen und
Erwachsenen mit normaler Intelligenz beobachtet werden. Nur sehr selten kommt es in
jener Gruppe dagegen zu Stereotypien wie
Körperschaukeln, Armwedeln, bizarren

Handbewegungen, ritualistischem Umgehen
mit Gegenständen oder selbstverletzenden
Verhaltensweisen wie Schlagen an den eigenen Kopf oder Körper, Haare ausreißen, sich
selbst beißen, in den Augen bohren, die Haut
aufkratzen oder Finger- oder Fußnägel ausreißen. Diese Verhaltensprobleme sind bei
schwerer Behinderung häufiger und stellen
eine besonders große Belastung für die Beziehungen zur Umwelt dar. Ein Leitfaden zur
Diagnostik und Behandlung von psychischen Störungen und Verhaltensproblemen bei geistiger Behinderung findet sich bei
Sarimski und Steinhausen (2008).

Entsprechend der weniger klaren Definition von Verhaltensproblemen ist es nicht
unerwartet, dass epidemiologische Studien,
die mit einem dimensionalen Untersuchungsansatz arbeiten, eine höhere Prävalenz von auffälligen und als behandlungsbedürftig eingeschätzten Verhaltensmerkmalen belegen als Studien, die auf der individuellen Diagnose einer psychischen
Störung beruhen. Sie liegt um das Drei-
bis Vierfache höher als bei Kindern, Jugendlichen und Erwachsenen ohne Behinderung
(Dykens, 2000). Dies gilt sowohl beim Ver-

gleich mit nicht behinderten Kindern, bei dem z. B. die »Child Behavior Checklist« (CBCL) verwendet wird, wie auch bei Untersuchungen innerhalb der Gruppe der Kinder mit geistiger Behinderung, bei denen adaptierte Fragebögen wie der »Verhaltensfragebogen für Entwicklungsstörungen« (VFE) bzw. seine internationale Form »Developmental Behavior Checklist« (DBC) eingesetzt werden. So gaben z. B. in einer repräsentativen großen Stichprobe in den Niederlanden über 50 % der Eltern von Kindern mit einem IQ zwischen 30 und 60 im Schulalter soziale Verhaltensprobleme an, 38 % Aufmerksamkeitsstörungen, 22 % soziales Rückzugsverhalten und fast 20 % aggressives Verhalten (Dekker et al., 2002). In einer australischen Studie wurde das Verhalten der geistig behinderten Kinder und Jugendlichen von ihren Eltern in mehr als 40 % der Fälle als behandlungsbedürftig eingeschätzt (Einfeld und Tonge, 1996). In einer repräsentativen Erhebung mit mehr als 1600 Schülern der entsprechenden Schulform in Bayern werden 52 % der Schüler nach den Kriterien des »Verhaltensfragebogens für Entwicklungsstörungen« (VFE) als behandlungsbedürftig eingestuft (Dworschak et al., 2012).

Signifikante Unterschiede in der Prävalenz von Verhaltensproblemen zwischen behinderten und nicht behinderten Kindern finden sich bereits im Alter von zwei bis drei Jahren (Emerson & Einfeld, 2010). Longitudinalstudien, bei denen die Bezugspersonen zu mehreren Zeitpunkten in der Entwicklungsspanne zwischen sechs und 18 Jahren befragt wurden, sprechen für eine beträchtliche Stabilität und Persistenz solcher Verhaltensprobleme. In der australischen Studie wurden z. B. 65 % der Kinder, die zum ersten Erhebungszeitpunkt als auffällig klassifiziert wurden, auch zu einem späteren Zeitpunkt als (weiter) behandlungsbedürftig eingeschätzt (Einfeld et al., 2006). Die niederländische Studie zeigt einen sehr ähnlichen Verlauf bei Kindern mit und

ohne geistige Behinderung. In beiden Gruppen nimmt die Gesamtzahl der Kinder mit behandlungsbedürftigen Problemen im Eltern- (nicht im Lehrer-)Urteil im Zeitraum zwischen sechs und 18 Jahren ab, wobei der Verlauf in den einzelnen Problembereichen unterschiedlich ist. Lediglich bei aggressiven Verhaltensformen zeigt sich bei Kindern mit geistiger Behinderung in diesem Zeitraum jedoch eine stärkere Abnahme als bei nicht behinderten Kindern (de Ruiter et al., 2007). Das gilt für Kinder mit leichter und mittelgradiger Behinderung gleichermaßen (de Ruiter et al., 2008). Vorsicht geboten ist vor einer Generalisierung dieser Aussagen auf Kinder und Jugendliche mit sehr schwerer Behinderung (»profound intellectual disabilities«), deren Verhaltensmerkmale von Fragebögen wie der »Developmental Behavior Checklist« nur unzureichend erfasst werden (Forster et al., 2011).

Der Forschungsstand zu Risikofaktoren für die Ausbildung von Verhaltensproblemen zeigt ähnliche Zusammenhänge wie bei psychischen Störungen, die mit klassifikatorischem Ansatz definiert sind. Eine Metaanalyse von McClintock et al. (2003) belegt eine höhere Prävalenz von aggressiven Verhaltensproblemen in Abhängigkeit vom Geschlecht und von stereotypem und selbstverletzendem Verhalten in Abhängigkeit vom Schweregrad der geistigen Behinderung und der Einschränkung in den rezeptiven und expressiven Sprachfähigkeiten. Höhere Raten von Verhaltensproblemen finden sich – wie bei nicht behinderten Kindern und Jugendlichen – darüber hinaus in Familien mit allgemein belasteten Familienbeziehungen und sozioökonomischen Problemen sowie in Abhängigkeit von der Zahl erlebter belastender Lebensereignisse (Koskentausta et al., 2007; Hulbert-Williams und Hastings, 2008).

## 5.4.2 Aggressive Verhaltensprobleme

Die Bedeutung von biologischer Disposition, individuellen Entwicklungs- und Persönlichkeitsmerkmalen, Lernerfahrungen und sozialen Lebensbedingungen lässt sich am Beispiel der Erklärung des gehäuften Auftretens aggressiver Verhaltensprobleme illustrieren (Gardner, 2007). Aggressive und destruktive Verhaltensformen treten unter spezifischen und individuell unterschiedlichen Situationsbedingungen auf. Eine differenzierte diagnostische Analyse zeigt in der Regel bestimmte Auslöser, z. B. Aufforderungen oder Aufgaben, die an das Kind, den Jugendlichen oder Erwachsenen gestellt werden, Wünsche, die ihm verweigert werden, Veränderungen gegenüber vertrauten Routinen oder Konflikte mit Gleichaltrigen.

Ob diese unmittelbaren Auslöser zu einer aggressiven Reaktion führen, hängt wiederum von der individuellen Disposition und dem Spektrum der alternativen Fertigkeiten des Individuums ab, mit der Situation umzugehen. Individuelle Dispositionen können dabei von genetischen Bedingungen bestimmt sein, die die Fähigkeit zur Selbstregulation und Handlungssteuerung beeinflussen (► Kap. 5.5), von überdauernden Persönlichkeitsmerkmalen wie einer allgemeinen Irritabilität, geringen Frustrationstoleranz oder einem besonders hohen Bedürfnis nach sensorischen Anregungen bzw. von fluktuierenden Bedürfnissen (z. B. einer Deprivation von sozialer Aufmerksamkeit oder sensorischer Anregung). Zusätzliche neurologische Erkrankungen (z. B. eine Epilepsie) oder körperliche Beeinträchtigungen (z. B. chronische Kopf-, Zahn- oder Ohrenschmerzen, allergische Reaktionen, gastrointestinale Probleme), die vor allem bei nicht sprechenden, schwer Behinderten leicht unerkannt bleiben, können die Wahrscheinlichkeit wachsen lassen, dass ein – zu anderen Zeiten als neutral erlebtes – Ereignis

als aversiv erlebt wird und es zu aggressiven Verhaltensformen kommt. Auch eine psychische Störung, z. B. eine psychotische Episode oder eine Depression, kann in diesem Kontext als eine Bedingung (»eliciting situation«) angesehen werden, die mit über das Auftreten einer aggressiven Reaktion entscheidet.

Die Art und Weise, wie das Kind, der Jugendliche oder Erwachsene die soziale Situation wahrnimmt und einschätzt, bestimmt seine Reaktion mit. Mit der geistigen Behinderung sind dabei Einschränkungen in sozial-kognitiven Kompetenzen verbunden, d. h. in der Verarbeitung von Situationsmerkmalen, dem Erkennen von Zusammenhängen und Absichten, dem Anknüpfen an vorherige Erfahrungen und dem Erkennen eigener Handlungsalternativen und ihrer Konsequenzen. So zeigen einige Untersuchungen, dass sozial nicht ganz eindeutige Situationen von Menschen mit geistiger Behinderung oft falsch interpretiert, dem Gegenüber böswillige Absichten unterstellt und Folgen eigener Reaktionen nicht vorhergesehen werden können. Es mangelt ihnen an sozialen Problemlösefähigkeiten und, alternativen Formen, mit Ärger oder Frustration umzugehen oder an kommunikativen Kompetenzen, um ihre Bedürfnisse angemessen mitteilen und Kompromisse aushandeln zu können.

Unter diesen Bedingungen kommt es leicht zu aggressiven Verhaltensformen; die sozialen Reaktionen, die damit ausgelöst werden, entscheiden mit, ob sie im Verhaltensrepertoire mit hoher Präferenz aufrechterhalten werden. Wenn auf diese Weise ein Bedürfnis erfüllt, ein Wunsch durchgesetzt oder eine unangenehme Anforderung erfolgreich vermieden bzw. ein unangenehmer Zustand beendet werden kann, ist die Wahrscheinlichkeit hoch, dass sich dieses Verhaltensmuster verfestigt. Ebenso bedeutsam ist es, ob das Kind, der Jugendliche oder der Erwachsene in seinem sozialen Umfeld angemessene Modelle für sozial adaptives Verhalten vorfindet, eine Unterstützung für das Lernen sozial angemessenen Verhaltens in kritischen Situationen erlebt und hinreichende soziale Bestärkung erfährt für positive Verhaltensansätze, die er in kritischen Situationen zeigt.

### 5.4.3 Sozial ängstliches und zurückgezogenes Verhalten

Sozial ängstliches und zurückgezogenes Verhalten stellt ein weiteres Beispiel dar, an dem das Zusammenwirken von biologischer Disposition, Entwicklungs- und Persönlichkeitsmerkmalen, Lernerfahrungen und sozialen Bedingungen im Lebensumfeld deutlich wird. Bei nicht behinderten Kindern gilt eine erhöhte Irritabilität im frühen Kindesalter im Sinne einer individuellen Temperamentsdisposition als Prädiktor für die Ausbildung einer sozialen Ängstlichkeit. In stärker ausgeprägter Form kann eine erhöhte Irritabilität und soziale Scheu bei Kindern mit geistiger Behinderung im Allgemeinen, aber auch bei einzelnen genetischen Syndromen vorliegen (► **Kap. 5.5**) auftreten. Sie reagieren dann auf soziale Anforderungen leichter verunsichert. Während sich Kinder mit altersgemäßer Entwicklung in diesen Situationen durch Prozesse der emotionalen Selbstregulation (z.B. indem sie sich selbst Mut zusprechen oder sich die geringe Bedrohlichkeit der Situation bewusst machen) kontrollieren, sind die Kompetenzen zur emotionalen Selbstregulation bei Kindern mit geistiger Behinderung häufig überfordert. Sie haben u.U. weniger Unterstützung bei der Entwicklung von Bewältigungsfähigkeiten erhalten oder weniger Gelegenheit gehabt, sozial-kompetentes Verhalten bei anderen (vor allem nicht behinderten) Kindern zu beobachten. Das lässt die Wahrscheinlichkeit steigen, sich in kritischen Situationen zurückzuziehen. Stark behütendes Erziehungsverhalten der Eltern oder der Verzicht auf die Konfrontation mit sozialen Anforderungen können dazu beitragen, dieses Verhaltensmuster zu verfestigen. Gering ausgeprägte Fähigkeiten zu emotionaler Selbstregulation und fehlende Lernmöglichkeiten für sozial-kompetentes Verhalten tragen analog zu sozial ängstlichem und zurückgezogenem Verhalten im Erwachsenenalter bei.

### 5.4.4 Schlafprobleme

Grundsätzlich lassen sich drei Formen von Schlafproblemen voneinander unterscheiden: Ein- und Durchschlafprobleme, übermäßiges Schlafbedürfnis und Störungen des erholsamen Schlafs. Ein- und Durchschlafprobleme werden bei mehr als der Hälfte aller Kinder mit geistiger Behinderung beobachtet; sie sind nicht auf das frühe Kindesalter beschränkt, sondern persistieren häufig. Sie sind zum Einschlafen auf bestimmte Rahmenbedingungen (z.B. die Anwesenheit der Eltern, das Elternbett oder zumindest ihre vertraute Umgebung) angewiesen, entwickeln die Gewohnheit, die erzieherischen Grenzen der Eltern oder Betreuer zu »testen«, finden bei nächtlichem Aufwachen nicht wieder selbstständig in den Schlaf oder wachen extrem früh auf. Teilweise ist der circadiane Rhythmus verschoben, so dass sie erst sehr verspätet einschlafen können. Der ruhige Schlaf kann durch zentral oder anatomisch bedingte Atemregulationsstörungen oder Parasomnien beeinträchtigt sein. Unzureichend erholsamer Schlaf ist häufig assoziiert mit allgemeiner Unruhe, Irritierbarkeit und erhöhter Reizbarkeit tagsüber.

Bei einigen genetischen Syndromen (z.B. Autismus, Angelman-Syndrom, Rett-Syndrom, Smith-Magenis-Syndrom) gehört ein geringeres Schlafbedürfnis zum charakteristischen Verhaltensphänotyp. In den meisten Fällen entwickeln sich Ein- und Durchschlafstörungen jedoch aus ungünstigen Interaktionsmustern, die sich in diesem Kontext zwischen dem Kind und seinen Eltern ausbilden. Eltern mögen unsicher sein in der Einschätzung der kindlichen Signale von Müdigkeit, in ihrer Alltagsbewältigung hoch belastet, so dass sie auf klare Rituale und konsistente Regeln beim Zubettgehen verzichten, oder unsicher in der Einschätzung des kindlichen Befindens sein, wenn es in der Nacht schreiend aufwacht. So widmen sie den Ein- oder Durchschlafproblemen des Kindes oft ein hohes Maß an Aufmerksamkeit, das ungewollt verstärkend wirkt.

## 5.4.5 Stereotypes und selbst-verletzendes Verhalten

Stereotypien und – mit geringerer Häufigkeit – selbstverletzendes Verhalten gehören bei einem beträchtlichen Teil von Kindern, Jugendlichen und Erwachsenen zu den charakteristischen Verhaltensproblemen. Bei Stereotypien handelt es sich um rigide, zwanghaft anmutende und nicht situationsadäquate Verhaltensweisen wie gleichförmige, sich mit hoher Frequenz wiederholende und oft bizarr wirkende Bewegungen oder ritualisiertes Manipulieren von Objekten. Einige dieser Verhaltensmuster gehören zu den charakteristischen Merkmalen des Verhaltensphänotyps bei bestimmten Syndromen (► Kap. 5.5). Selbstverletzende Verhaltensweisen können unterschiedliche Ausprägungen haben; teilweise sind sie beschränkt auf bestimmte Körperteile. Bei schweren Formen kommt es zu nachhaltigen Wunden oder Verletzungen, z. B. durch Beißen in die eigene Hand oder Lippe oder durch Schlagen des Kopfes an Wand oder Möbelstücke. Auch diese Verhaltensweisen können bei bestimmten genetischen Syndromen gehäuft auftreten. Es gibt erste Hinweise aus Einzelfallstudien, bei denen die Entwicklung von Kindern mit geistiger Behinderung im frühen Kindesalter über mehrere Jahre beobachtet wurde, dass sich selbstverletzende Verhaltensweisen aus ste-

reotypen Verhaltensmustern entwickeln können (Richman, 2008).

Aus Beobachtungen im Tierversuch und bei Kindern, die unter vernachlässigenden Bedingungen in Heimen aufwuchsen, wurde zunächst die Hypothese entwickelt, dass es sich um eine Reaktion auf soziale Deprivation handelt. In Erweiterung dieses Erklärungsansatzes wurde angenommen, dass stereotype Verhaltensweisen die Funktion einer Stressreduzierung (Arousal-Regulation) oder einer sensorischen Selbststimulation haben können. Dafür spricht das gehäufte Auftreten bei sehr schwer behinderten, nicht mobilen Kindern und Erwachsenen sowie beim Vorliegen zusätzlicher Sinnesschädigungen (z. B. Blindheit).

Eine Vielzahl von Studien zeigt jedoch, dass Stereotypien und selbstverletzende Verhaltensweisen – auch wenn sie zunächst aus anderen Gründen auftreten mögen – genauso wie andere Verhaltensprobleme durch soziale Lernerfahrungen verstärkt werden können. Funktionale Analysen der Zusammenhänge ihres Auftretens belegen zumindest bei einem Teil der Fälle, dass sie situationsspezifische Auslösebedingungen (z. B. soziale Deprivation von Aufmerksamkeit) haben (Oliver et al., 2005; Petty et al., 2009) und durch positive oder negative Verstärkungsprozesse aufrechterhalten werden (Iwata et al., 1994; Kurtz et al., 2003; Oliver et al., 2005). Dazu können eine kontingente soziale Zuwendung der Bezugspersonen auf das Auftreten von stereotypen oder selbstverletzenden Verhaltensweisen gehören oder der Verzicht auf soziale Anforderungen, die für das Kind, den Jugendlichen oder Erwachsenen unangenehm oder aversiv sind.

Bei stereotypen Verhaltensweisen können häufig keine solchen sozialen Zusammenhänge identifiziert werden. Sie scheinen eher durch die mit der Stereotypie verbundenen visuellen, akustischen, taktilen oder vestibulären sensorischen Erfahrungen verstärkt zu werden. Auch bei selbstverletzenden Verhaltensweisen ist nicht immer eine positive oder negative Verstärkung als aufrechterhaltender Faktor nachzuweisen. Bei ihrer Analyse muss insbesondere an kritische Auslösebedingungen gedacht werden, die ihr Auftreten provozieren können. Dazu gehören z. B. akute oder chronische Schmerzzustände, Schlafdefizite oder Überforderung durch Umgebungsreize, die von den Betroffenen aufgrund fehlender sprachlicher Ausdrucksmöglichkeiten nicht anders kommuniziert werden können.

Neurobiologische Erklärungsansätze sehen die Ursache in Störungen des Transmitterstoffwechsels oder in Störungen der Funktion der Basalganglien. Dafür spricht die Häufung bei bestimmten genetischen Syndromen. Allerdings treten sie bis auf wenige Ausnahmen (▶ Kap. 5.5) jeweils nur bei einem Teil der Kinder, Jugendlichen und Erwachsenen mit dem jeweiligen Syndrom auf. Für die Rolle neurobiologischer Faktoren spricht auch die Wirksamkeit von pharmakologischen Behandlungen bei einigen (aber nicht allen) Kindern, Jugendlichen und Erwachsenen mit selbstverletzenden Verhaltensweisen. Angesichts der Heterogenität der Forschungsbefunde muss davon ausgegangen werden, dass die Entstehung von Stereotypien und selbstverletzendem Verhalten multifaktoriell bedingt ist und sich nicht eindimensional aus bestimmten biologischen Voraussetzungen oder sozialen Bedingungen erklären lässt.

Die Forschung der letzten Jahre zeigt, dass Stereotypien und selbstverletzende Verhaltensformen häufig miteinander assoziiert sind und gemeinsam mit anderen zwanghaften Verhaltensformen (z. B. zwanghaftes Anordnen von Gegenständen, Fixierung auf bestimmte Abläufe beim Essen, Anziehen, Spielen, Widerstand gegen Veränderungen und Beschränkungen auf bestimmte Interessen, perseverierende Sprachäußerungen) auftreten. Das gilt z. B. für das Cornelia de Lange-Syndrom, Fragile-X-Syndrom und Prader-Willi-Syndrom (Arron et al., 2011). Daher werden sie heute als Teile eines Spektrums von abnormen repetitiven Verhaltensweisen betrachtet (Bodfish, 2007). Auch eine Assoziation von zwanghaften repetitiven und impulsiv-hyperaktiven Verhaltensweisen konnte bei mehr als 700 Kindern, Jugendlichen und Erwachsenen mit schwerer Behinderung belegt werden (Burbidge et al., 2010). Diese Befunde lassen sich als Hinweis darauf interpretieren, dass auch hier Störungen der exekutiven Funktionen eine Rolle bei der Ausbildung der Verhaltensprobleme spielen können.

## 5.5 Verhaltensphänotypen

### 5.5.1 Konzept der Verhaltensphänotypen

Aufgrund der Fortschritte, die die Humangenetik gemacht hat, sind mehr als 1000 genetisch bedingte Störungen identifiziert, die mit einer geistigen Behinderung assoziiert sind. Viele von ihnen sind so selten, dass kaum syndromspezifische Erfahrungen zu Entwicklungs- und Verhaltensmerkmalen bei diesen Störungsbildern vorliegen. Zu den häufigeren Störungen wurden in den letzten 20 Jahren jedoch von Psychologen, Psychiatern, Kinderärzten und Humangenetikern zahlreiche Forschungsarbeiten vorgelegt, die – als Ergänzung zum körperlichen Phänotyp – den Verhaltensphänotyp beschreiben. Das Konzept der Verhaltensphänotypen meint Entwicklungs- und Verhaltensmerkmale, die bei einem bestimmten genetischen Syndrom mit höherer Wahrscheinlichkeit oder in stärkerer Ausprägung auftreten als bei Kindern, Jugendlichen oder Erwachsenen mit einer geistigen Behinderung anderer Ursache (Dykens, 1995). Im Folgenden werden die wichtigsten Forschungsergebnisse hierzu vorgestellt. Zur Forschungslage wird auf die ausführliche Darstellung bei Sarimski (2003) verwiesen; nur für neuere Befunde, die dort noch nicht aufgenommen sind, werden daher in diesem Kapitel Quellenangaben gemacht. Die Aussagen beruhen überwiegend auf Studien, bei denen eine Stichprobe mit einem bestimmten genetischen Syndrom mit einer Kontrollgruppe verglichen wurde, die hinsichtlich Alter und Schweregrad der Behinderung parallelisiert wurde, und bei denen standardisierte Untersuchungsverfahren (vor allem Fragebögen zur Dokumentation von Verhaltensmerkmalen) verwendet wurden. Sie sind in enger Zusammenarbeit mit Eltern-Selbsthilfegruppen durchgeführt worden, zu denen sich betroffene Eltern zusammengeschlossen haben.

Dass bestimmte Verhaltensauffälligkeiten für ein einzelnes Syndrom spezifisch sind, ist dabei die Ausnahme. Meist geht es vielmehr um Verhaltensmerkmale, die bei Kindern, Jugendlichen und Erwachsenen mit Behinderungen unterschiedlicher Ursachen auftreten können, in dieser Kombination jedoch bei einem Syndrom mit signifikant erhöhter Häufigkeit zu beobachten sind. Häufiger ist, dass eine Kombination von Verhaltensmerkmalen bei einem Syndrom signifikant häufiger auftritt als bei Kindern, Jugendlichen und Erwachsenen mit Behinderung durch andere Ursache. In diesem Fall spricht man von einer »partiellen Spezifität« des Verhaltensphänotyps. Auch dann muss aber davon ausgegangen werden, dass die jeweiligen Symptome innerhalb der Gruppe eine beträchtliche interindividuelle Variabilität aufweisen und sich altersspezifisch unterschiedlich ausprägen können. Die Gründe

für diese individuelle Variabilität und die spezifischen Veränderungen in der Hirnreifung, die zu den syndromspezifischen Verhaltensmerkmalen führen, sind noch unzureichend geklärt.

Das Konzept der Verhaltensphänotypen birgt Chancen und Risiken. Das Wissen um syndromspezifische Merkmale kann Eltern und Fachkräften helfen, bestimmte Verhaltensauffälligkeiten besser zu verstehen und sich auf die durch die genetische Disposition bedingten besonderen Bedürfnisse der Betroffenen einzustellen. Es kann auch dazu beitragen, Präventions- und Interventionskonzepte zu entwickeln, die die genetische Disposition der Kinder, Jugendlichen und Erwachsenen angemessen berücksichtigen. Sie bergen aber andererseits das Risiko einer Bildung von Stereotypen und einer sich selbsterfüllenden Prophezeiung, indem sie Eltern und Fachkräfte auf erste Anzeichen eines als syndromspezifisch beschriebenen Verhaltensmerkmals mit besonderer Aufmerksamkeit reagieren lassen und dies ungewollt zu einer Verstärkung der Problematik führt. Das Wissen um Forschungsergebnisse zu Verhaltensphänotypen kann daher nur sinnvoll genutzt werden, wenn es mit einer Analyse der individuellen Auftretensbedingungen und einer fachkundigen Beratung verbunden wird.

## 5.5.2 Down-Syndrom

Erhebungen zu Verhaltensmerkmalen bei Kindern und Jugendlichen mit Down-Syndrom sprechen generell für eine niedrigere Rate von Verhaltensproblemen als bei anderen Behinderungsformen. Allerdings bedeutet das nicht, dass die sozialen Beziehungen in jedem Einzelfall unbelastet sind. Oppositionelle Verhaltensformen (Verweigerung bei Anforderungen, »Sturheit«, provokatives Weglaufen u. Ä.), aber auch Aufmerksamkeits- und Angststörungen werden bei bis zu 15 % der Kinder und Jugendlichen mit

Down-Syndrom berichtet. Zu den häufigen Verhaltensmerkmalen von Kindern mit schwerer geistiger Behinderung und Down-Syndrom gehören Stereotypien. Eine Koinzidenz von Down-Syndrom und autistischer Störung ist nicht so selten wie früher angenommen.

Die Wahrscheinlichkeit des Auftretens affektiver Störungen (vor allem Depressionen) steigt im Erwachsenenalter. Ab dem fünften Lebensjahrzehnt zeigen relativ viele Menschen mit Down-Syndrom Anzeichen einer Alzheimerschen Demenz (Apathie, Verlust kognitiver und lebenspraktischer Fähigkeiten, Tagesmüdigkeit und deutliche Verhaltensänderungen).

## 5.5.3 Fragiles-X-Syndrom

Zum Verhaltensphänotyp von Kindern mit Fragilem-X-Syndrom gehört eine schwere Aufmerksamkeits-/Hyperaktivitätsstörung, soziale Scheu und stereotype sowie selbstverletzende Verhaltensweisen. Die Symptomatik ist in der Regel bei Jungen mit Fragilem-X-Syndrom wesentlich ausgeprägter als bei Mädchen. Physiologische Studien zeigen eine verzögerte Habituation auf visuelle, akustische, taktile und olfaktorische Reize; die Analyse der Reaktionen auf Aufgaben zur Beurteilung der exekutiven Funktionen spricht für spezifische Schwierigkeiten bei der Kontrolle der Aufmerksamkeit, der Hemmung impulsiver Reaktionen und der Handlungssteuerung. Dies zeigt sich im Alltag z. B. auch in einer Neigung zu sprachlichen Echolalien und Perseverationen, in einer Vermeidung des Blickkontakts und in stereotyp wirkendem Wedeln mit den Armen und Handbeißen als milder Form selbstverletzenden Verhaltens. Diese Phänomene sind jedoch abhängig vom Alter des Kindes, von der Komplexität der jeweiligen sozialen Anforderung sowie von der Vertrautheit des sozialen Partners (Hall et al., 2006). Die auffälligen Verhaltensweisen sind

Reaktionen auf Veränderungen von gewohnten Abläufen (Symons et al., 2003) oder haben zumindest teilweise die Funktion, soziale Anforderungen zu vermeiden und werden von der Umgebung ungewollt negativ verstärkt (Langthorne et al., 2011). Sie lassen sich verstehen als Ausdruck einer genetischen Disposition, die die Selbstregulation von Handlungen und Affekten erschwert, und als soziale Ängstlichkeit interpretieren (Sullivan et al., 2007). Vor allem jüngere Kinder mit Fragilem-X-Syndrom bedürfen daher eines besonderen Schutzes vor Reizüberforderung und einer strukturierten Umgebungsgestaltung, die ihnen durch vertraute Rituale und Orientierungshilfen Halt gibt.

Bei 15 – 30 % der Jungen mit Fragilem-X-Syndrom werden die Kriterien einer Autismus-Spektrum-Störung erfüllt, wenn sie mittels des DSM-IV oder des Untersuchungsinstruments ADOS beurteilt werden. Die sprachliche und soziale Entwicklung dieser Teilgruppe vollzieht sich auffälliger als bei Jungen mit Fragilem-X-Syndrom ohne autistische Symptomatik. Während einige Forscher darin zunächst einen Anhaltspunkt sahen, dass es sich beim Fragilem-X-Syndrom um eine häufige Ursache für Autismus handelte, zeigen die neueren Analysen qualitative Unterschiede in den Verhaltensmerkmalen der beiden Störungsbilder. Während bei Kindern mit einer autistischen Störung der Beziehungsstörung eine schwere Störung in der Verarbeitung sozialer Informationen zugrunde liegt, haben Jungen mit Fragilem-X-Syndrom durchaus Interesse am sozialen Kontakt, ihre Selbstregulationsprobleme führen aber zu sozialem Rückzug. Je älter sie sind und je vertrauter sie mit der Anforderung sind, desto besser vermögen sie auf soziale Interaktionen einzugehen (Roberts et al., 2007).

## 5.5.4 Prader-Willi-Syndrom

Beim Prader-Willi-Syndrom (PWS) stehen ein ungehemmtes Essverhalten (Hyperphagie) und weitere zwanghafte Verhaltensweisen (z. B. Fixierung auf bestimmte Fragen und vorhersagbare Abläufe, Horten und Ordnen von Gegenständen), Wutanfälle und selbstverletzendes Verhalten (»skin-picking«) im Vordergrund. Zwanghafte Verhaltensweisen sind schon im frühen Kindesalter zu beobachten, nehmen aber so wie die Häufigkeit und Schwere von Wutanfällen im Jugendalter zu (Dimitropoulos et al., 2006; Steinhausen et al., 2004). Bei jungen Erwachsenen mit PWS ist das Risiko zur Ausbildung psychotischer Symptome erhöht (Boer et al., 2002). Einige Befunde weisen darauf hin, dass Patienten, bei denen eine maternale Disomie vorliegt, häufiger von psychischen Störungen betroffen sind als Patienten mit einer paternalen Deletion (Veltman et al., 2004; Dykens und Roof, 2008).

Kritische Auslöser für problematische Verhaltensweisen sind auch für sie solche, bei denen sie mit Neuem konfrontiert oder gewohnte Abläufe verändert werden; ihre Fähigkeit zur Kontrolle über ihre Affekte und zur Planung sozial angemessener Reaktionen droht dadurch überfordert zu werden. Es kommt bei ihnen aber nicht – wie bei Jungen mit Fragilem-X-Syndrom – zu sozialem Rückzug, sondern gehäuft zu Wutanfällen, destruktiven oder aggressiven Verhaltensweisen (Woodcock et al., 2009; 2011). In Phasen erhöhter Erregung, z. B. wenn der Zugang zu Speisen verwehrt wird oder Streit mit anderen Kindern oder Erwachsenen entsteht, beginnen viele Kinder, Jugendliche und Erwachsene mit PWS auch, sich selbst Hautverletzungen zuzufügen (z. B. indem sie kleine Wunden aufkratzen). Dieses »skin-picking« korreliert mit dem Auftreten und dem Ausprägungsgrad anderer zwanghafter Verhaltensweisen und scheint die Funktion

einer Arousal-Reduktion zu haben (Didden et al., 2007).

Die körperlichen Risiken, die mit der Hyperphagie verbunden sind, können durch eine Behandlung mit Wachstumshormonen und eine strikte Restriktion des Zugangs zu Speisen unter Kontrolle gehalten werden. Auch wenn dies gelingt, stellen die zwanghaften und impulsiven Verhaltensweisen aber eine hohe Belastung für die sozialen Beziehungen dar. Kinder, Jugendliche und Erwachsene mit PWS brauchen in besonderer Weise Hilfen, um Veränderungen von gewohnten Abläufen tolerieren zu lernen und sich sozial verträgliche Formen des Umgangs mit Frustration und Wut anzueignen.

## 5.5.5 Williams-Beuren-Syndrom

Für Kinder und Jugendliche mit Williams-Beuren-Syndrom (WBS) sind Aufmerksamkeits-/Hyperaktivitätsstörungen, eine allgemeine Überbesorgtheit und spezifische Ängste charakteristisch. Ängste ohne biographisch nachvollziehbare Anlässe und Phobien treten auch bei Erwachsenen mit WBS gehäuft auf (Stinton et al., 2010). Sozial distanzloses, ungehemmtes Verhalten bedeutet zudem ein erhöhtes Risiko, dass sie zu Missbrauchsopfern werden. Bei vielen Kindern liegt eine Hyperakusis vor. Ihre Ursache und Rolle bei der Entstehung von Verhaltensauffälligkeiten ist ebenso Gegenstand weiterer Forschung wie die Untersuchung atypischer hirnphysiologischer Grundlagen bei der Verarbeitung sozialer Informationen.

## 5.5.6 Smith-Magenis-Syndrom

Hyperaktivität, Impulsivität, destruktives Verhalten, Wutanfälle und aggressive Ausbrüche werden bei der Mehrzahl der Kinder, Jugendlichen und Erwachsenen mit Smith-

Magenis-Syndrom (SMS) beschrieben. Bei mindestens zwei Dritteln von ihnen kommt es auch zu selbstverletzendem Verhalten in Form von Handbeißen, Aufkratzen von Wunden, Kopfschlagen oder Ausreißen von Finger- und Fußnägeln. Als stereotype Verhaltensweise fällt ein spezifisches Muster auf, bei dem sich die Betroffenen selbst zu umarmen scheinen (»spasmodic upper-body squeeze«). Die Verhaltensprobleme sind meist stark ausgeprägt, treten in allen Altersgruppen und mit geringerer interindividueller Variabilität auf als bei anderen Syndromen (Arron et al., 2011).

Sehr viele Patienten mit SMS leiden auch unter schweren Ein- und Durchschlafstörungen mit langen nächtlichen Wachzeiten. Physiologische Studien belegen eine Störung im circadianen Rhythmus der Melatonin-Ausschüttung als Ursache der Schlafstörungen, eine Besserung durch eine Melatonin-Behandlung in Kombination mit anderen Präparaten ist möglich. Außerdem zeigt sich eine reduzierte Schmerzempfindlichkeit, welche die schweren selbstverletzenden Verhaltensweisen mit aufrechterhält.

Für den Verhaltensphänotyp beim SMS scheint ein besonderes Bedürfnis nach sozialem Kontakt charakteristisch. Funktionale Verhaltensanalysen sprechen dafür, dass die schweren aggressiven Verhaltensweisen als Störung der Impulskontrolle anzusehen sind, wenn ihnen Wünsche verweigert werden, sie sich körperlich unwohl und müde fühlen oder frustriert sind. Sie treten insbesondere in Phasen auf, wenn die soziale Aufmerksamkeit gering ist, und werden durch die intensive Zuwendung, die sie hervorrufen, sozial verstärkt (Taylor und Oliver, 2008; Sloneem et al., 2011). Selbstverletzende Verhaltensweisen scheinen dagegen mehr selbst-stimulatorischen Charakter zu haben. Diese Auftretenszusammenhänge der problematischen Verhaltensweisen unterscheiden sich z. B. signifikant von denen bei Jungen mit Fragilem-X-Syndrom (Langthorne und McGill, 2011).

## 5.5.7 Cri-du-Chat-Syndrom

Rhythmische Kopf- und Körperbewegungen, mit der Faust gegen den Kopf oder den Kopf gegen Möbel schlagen sowie sich kratzen sind stereotype und selbstverletzende Verhaltensweisen, die gehäuft bei Kindern, Jugendlichen und Erwachsenen mit Cri-du-Chat-(5 p-)Syndrom auftreten (Ross und Cornish, 2002). Aggressive Verhaltensweisen, z. B. Schlagen und Haare ziehen, werden im Kindesalter bei fast der Hälfte der Betroffenen beobachtet, sind im Erwachsenenalter aber seltener (Arron et al., 2011). Das spricht dafür, dass sie vorwiegend eine kommunikative Funktion haben, die mit wachsenden sprachlichen Kompetenzen dann auf andere Weise erfüllt werden kann.

## 5.5.8 Cornelia de Lange-Syndrom

Oppositionelles Verhalten, Hyperaktivität und Aufmerksamkeitsprobleme, sozialer Rückzug, zwanghafte und selbstverletzende Verhaltensweisen werden als Charakteristika des Verhaltensphänotyps beim Cornelia de Lange-Syndrom (CdLS) beschrieben. Die Variabilität der Verhaltensmerkmale innerhalb dieser Gruppe ist aber beträchtlich (Basile et al., 2007). Bei einem Teil der Kinder, Jugendlichen und Erwachsenen mit CdLS können selbstverletzende Verhaltensweisen durch gastro-intestinale Störungen und andere Schmerzzustände provoziert werden, die bei der Diagnostik zu berücksichtigen und adäquat zu behandeln sind.

Selbstverletzende Verhaltensweisen sind beim CdLS allerdings nicht generell häufiger als bei anderen Kindern, Jugendlichen oder Erwachsenen mit vergleichbarem Alter, Behinderungsgrad und Mobilitätseinschränkung (Oliver et al., 2009). Wenn sie auftreten, sind sie meist mit anderen zwanghaften Verhaltensweisen assoziiert. Auch wenn sie häufiger als bei anderen Syndromen einen zwanghaften Charakter zu haben scheinen, lassen sich auch bei ihnen teilweise Zusammenhänge zu bestimmten Umweltbedingungen nachweisen. So trat das selbstverletzende Verhalten in einer Studie mit 27 Betroffenen mit CdLS bei einem Drittel signifikant gehäuft auf in Situationen, in denen sie wenig sozialen Kontakt hatten oder in denen sie mit einer sozialen Anforderung konfrontiert waren (Sloneem et al., 2009). Angesichts der sehr geringen und oft gänzlich fehlenden sprachlichen Ausdrucksmöglichkeiten von Kindern, Jugendlichen und Erwachsenen mit CdLS kann in diesen Fällen von einer kommunikativen Funktion dieser Verhaltensweisen ausgegangen werden. Sie sind in besonderem Maße auf die Förderung von alternativen nicht-sprachlichen Verständnisformen angewiesen, um ihre Bedürfnisse mitteilen zu können.

## 5.5.9 Rett-Syndrom

Das Rett-Syndrom gehört zu den wenigen Syndromen, bei denen der Verhaltensphänotyp so spezifisch ist, dass aus dem Vorliegen der charakteristischen Symptome mit hoher Wahrscheinlichkeit auf die Diagnose geschlossen werden kann (die in der Regel dann noch molekulargenetisch zu bestätigen ist). Neben dem charakteristischen Entwicklungsverlauf mit einem Verlust bereits erworbener Fähigkeiten zum Handgebrauch und zur Kommunikation zeigen die betroffenen Mädchen ein spezifisches Muster von Handstereotypien auf. Die Hände werden mit hoher Frequenz unwillkürlich gewrungen (»Handwaschbewegungen«), zusammen geklatscht oder zum Mund geführt. Die Verhaltensweisen lassen sich kaum unterbrechen, hindern die Mädchen an zielgerichteten Handlungen und können mit der Zeit zu Hautverletzungen oder Zahnschäden führen. Bei vielen Mädchen sind sie assoziiert mit atypischer Regulation von Atembewegungen (Luftanhalten im Wechsel mit Hyperventilation) und schweren Schlafstörungen. Der Schweregrad der Verhaltensauffälligkeiten nimmt nach der Phase der Regression meist ab, es kommt jedoch kaum zu einem Wiedergewinn von Fähigkeiten, sondern zu einer Entwicklungsstagnation.

Verhaltenstherapeutische Interventionen zur Behandlung der Handstereotypien haben sich nicht als erfolgreich erwiesen. In vielen Fällen sind mechanische Restriktionen (z. B. durch Armmanschetten) angezeigt, die die Stereotypien für einige Zeit unterbinden und von den Mädchen gut toleriert werden.

## 5.5.10 Lesch-Nyhan-Syndrom

Ein weiteres Beispiel, dass sehr spezifische Verhaltensauffälligkeiten eine entsprechende Diagnose nahelegen, ist das Lesch-Nyhan-Syndrom. Bei allen Kindern, Jugendlichen oder Erwachsenen mit diesem genetischen Syndrom kommt es – neben neurologischen Störungen – zu schweren und früh einsetzenden selbstverletzenden Verhaltensweisen. In der Regel beginnen die Kinder, sich in die eigenen Lippen oder Fingerkuppen zu beißen, sich in die Augen zu bohren oder mit dem Kopf gegen Möbel zu schlagen; die Ausprägung kann so heftig sein, dass es zu Substanzverlusten an Lippe oder Fingern kommt. Die Kinder scheinen das Verhalten antizipieren zu können, zeigen Zeichen von Schmerz, akzeptieren Restriktionen zum Selbstschutz, sind aber nicht in der Lage, das Verhalten selbst zu kontrollieren. Zusätzlich treten oft verbale oder körperliche Aggressionen gegen Bezugspersonen auf, die für die Kinder ebenso unkontrollierbar scheinen (Schretlen et al., 2005). Auch bei dieser Gruppe ist das Auftreten der selbstverletzenden Verhaltensweisen nicht gänzlich unabhängig von Umgebungsvariablen. So stellten Hall et al. (2001) eine erhöhte Wahrscheinlichkeit in Phasen geringer sozialer Zuwendung und in Phasen von erhöhtem Stress fest.

Beim Lesch-Nyhan-Syndrom haben sich herkömmliche verhaltenstherapeutische Interventionen, die auf einer Veränderung positiver oder negativer Konsequenzen beruhen, als wirkungslos erwiesen, so dass auch hier oft nur mechanische Restriktionen bleiben, um die Ausführung der selbstverletzenden Verhaltensweisen zu verhindern, Lippen, Finger und Kopf zu schützen und schweren Verletzungen vorzubeugen.

## 5.5.11 Angelman-Syndrom

Zum charakteristischen Verhaltensphänotyp beim Angelman-Syndrom gehören eine besonders freundliche Persönlichkeit mit häufig situationsinadäquatem Lächeln und Lachen (deshalb zunächst die Bezeichnung »Happy-puppet-syndrome«), eine ausgeprägte soziale Zugewandtheit sowie eine weitgehend ausbleibende Sprachentwicklung. In einer umfangreichen Übersicht über Einzelfallberichte und vergleichende Studien zum Angelman-Syndrom durch Horsler und Oliver (2006) zeichnen sich eine ausgeprägte Hyperaktivität und Aufmerksamkeitsprobleme, Ess- und Schlafstörungen (mit nächtlichen Schlafzeiten von lediglich 5–6 Stunden) sowie eine ausgeprägte Neigung, Dinge in den Mund zu stecken, die nicht zum Verzehr geeignet sind, als charakteristische Verhaltensmerkmale ab. Diese Verhaltensweisen finden sich bei sehr vielen Kindern und Jugendlichen, während der Verhaltensphänotyp bei Erwachsenen offenbar weniger ausgeprägt ist. Auch bei diesem Syndrom wurden erste Studien zur Situationsabhängigkeit syndromspezifischer Verhaltensmerkmale durchgeführt. Das häufige Lächeln und Lachen ist an soziale Situationen gebunden, tritt aber unabhängig davon auf, ob es sich um einen vertrauten oder fremden Erwachsenen als Gegenüber handelt (Mount et al., 2011).

## 5.5.12 Fetales Alkoholsyndrom (FAS)

Studien zu charakteristischen Verhaltensmerkmalen liegen nicht nur für genetisch bedingte Entwicklungsstörungen vor, wie sie bisher vorgestellt wurden. Als abschließendes Beispiel soll noch auf das Fetale Alkoholsyndrom (FAS) hingewiesen werden, das auf eine teratogene, d.h. in der Schwangerschaft durch Alkoholkonsum der Mutter entstandene Schädigung zurückzuführen ist. Die Diagnose stützt sich auf charakteristische kraniofaciale Dysmorphie, Wachstumsstörungen und neurologische Auffälligkeiten. Auch hier wird versucht, den Verhaltensphänotyp von dem anderer Formen der geistigen Behinderung zu differenzieren (z.B. Steinhausen et al., 2002).

Die Rate ausgeprägter und dauerhafter Aufmerksamkeitsstörungen, externalisierender Verhaltensauffälligkeiten und sozialer Kompetenzdefizite ist deutlich erhöht. Aufmerksamkeitsstörungen, Impulsivität, Missachten von Regeln, Hyperaktivität und Probleme der Emotionskontrolle in unterschiedlicher Ausprägung, Anzeichen einer depressiven Störung, Probleme in der Interaktion mit Gleichaltrigen sowie eine Neigung zu sozialer Distanzlosigkeit (undiskriminative, freundliche Kontaktaufnahme zu fremden Personen) sind bereits bei Kindern im Vorschulalter zu erkennen und lassen sich als Ausdruck einer generalisierten Beeinträchtigung exekutiver Funktionen beschreiben (u.a. O'Connor et al., 2002; Kodituwakku, 2010).

## 5.5.13 Zusammenwirken biologischer und sozialer Bedingungen

Wie bei Verhaltensauffälligkeiten im Allgemeinen muss auch bei Kindern, Jugendlichen und Erwachsenen mit genetischen

Syndromen von einer komplexen Wechselwirkung von biologisch-genetischen Dispositionen, Entwicklungseffekten und sozialen Einflussfaktoren ausgegangen werden, die darüber entscheidet, ob und in welcher Ausprägung einzelne psychische Störungen und Verhaltensauffälligkeiten auftreten. Sie sind nicht eindimensional durch die genetische Anlage determiniert, sondern haben bestimmte soziale Bedingungen als Auslöser oder werden durch soziale Konsequenzen aufrechterhalten. Das bedeutet, dass grundsätzlich die Möglichkeit besteht, ihrer Ausbildung durch Beratung vorzubeugen und sie durch gezielte Interventionen zu beeinflussen. Es gilt dabei, die Eltern und andere Bezugspersonen über die genetischen Dispositionen zu informieren und ihnen zu helfen, sich in der Gestaltung der Umwelt und in ihren Interaktionen bestmöglich auf den spezifischen Hilfebedarf der Betroffenen einzustellen.

Dabei ist auch an indirekte Effekte zu denken; genetisch angelegte Verhaltensdispositionen, die die Ausreifung der kindlichen Selbstregulationsfähigkeiten beeinträchtigen, rufen u. U. auch bestimmte Reaktionen bei den Eltern, Geschwistern und anderen Bezugspersonen hervor, die die Ausbildung von Verhaltensauffälligkeiten begünstigen können. So finden sich regelmäßig Zusammenhänge zwischen dem Grad elterlicher Belastung und der Ausprägung von Verhaltensauffälligkeiten; es liegt nahe, anzunehmen, dass es Eltern, die den Alltag als sehr belastend erleben, schwerer fällt, sich auf die besonderen Verhaltensdispositionen und Hilfebedürfnisse ihres Kindes einzustellen. Eine Beratung der Eltern zum Umgang mit syndromspezifischen Verhaltensmerkmalen muss deshalb immer familienorientiert sein und die Bedürfnisse der ganzen Familie nach Entlastung einbeziehen.

## Schlussbemerkung

Psychische Störungen und Verhaltensprobleme treten bei geistig Behinderten gehäuft auf. Insgesamt überwiegen im Vergleich mit normal Intelligenten insbesondere bei leichter und mittelgradiger Behinderung eher die Parallelen zum Bild der Psychopathologie. Charakteristische Verknüpfungen einzelner Störungsbilder und Symptome bestehen eher mit den schweren Störungsgraden der geistigen Behinderung, bei denen hirnorganische Faktoren in der Verursachung dominieren. Vor der Bildung von Stereotypen bei der Beschreibung der psychopathologischen Merkmale von geistig Behinderten kann nicht nachdrücklich genug gewarnt werden, wobei die zunehmende Orientierung an modernen Klassifikationssystemen diesem in der älteren Psychiatrie häufiger zu beobachtenden Trend erfolgreich entgegengewirkt hat.

# Literatur

Arron K, Oliver C, Moss J, Berg K, Burbidge C (2011) The prevalence and phenomenology of self-injurious and aggressive behaviour in genetic syndromes. J Intell Disab Res 55, 109–120

Baron-Cohen S, Scott FJ, Allison C, Williams J, Bolton P, Matthews FE, Brayne C (2009) Prevalence of autism-spectrum conditions: UK school-based population study. Br J Psychiatry 194, 500–509

Basile E, Villa L, Selicorni A, Molteni M (2007) The behavioural phenotype of Cornelia de Lange syndrome: a study of 56 individuals. J Intell Disab Res 51, 671–681

Bodfish J (2007) Stereotypy, self-injury, and related abnormal repetitive behaviours, in J Jacobson, J Mulick, J Rojahn (Eds.) Handbook of intellectual and developmental disabilities. New York, Springer, 481–506

Boer H, Holland A, Whittington J, Butler J, Webb T, Clarke D (2002) Psychotic illness in people with PWS due to chromosome 15 maternal uniparental disomy. The Lancet 359, 135

Burbidge C, Oliver C, Moss J, Arron K, Berg K, Furniss F, Hill L, Trusler K, Woodcock K (2010) The association between repetitive behaviours, impulsivity and hyperactivity in people with intellectual disability. J Intell Dis Res 54, 1078–1092

Coppus A, Evenhuis H, Verberne GJ, Visser F, van Gool P, Eikelenboom P, van Duijin C (2006) Dementia and mortality in persons with Down's syndrome. J Intellect Disabil Res 50, 768–777

Dekker M, Koot H, von der Ende J, Verhulst F (2002) Emotional and behavioural problems in children and adolescents with and without intellectual disability. J Child Psychol Psychiat 43, 1087–1098.

deRuiter K, Dekker M, Verhulst F, Koot H (2007) Developmental course of psychopathology in youths with and without intellectual disabilities. J Child Psychol Psychiat 48, 498–507

deRuiter K, Dekker M, Douma J, Verhulst F, Koot H (2008) Development of parent- and teacher-reported emotional and behavioural problems in young people with intellectual disabilities: Does level of intellectual disability matter? J Applied Res Intell Dis 21, 70–80

Deutsch C, Dube W, McIlvane W (2008) Attention deficits, attention-deficit hyperactivity disorders, and intellectual disabilities. Dev Dis Res Rev 14, 285–292

Didden R, Korzilius H, Curfs L (2007) Skin-picking in individuals with Prader-Willi syndrome: Prevalence, functional assessment, and its comorbidity with compulsive and self-injurious behaviours. J Applied Res Intell Dis 20, 409–419

Dimitropoulos A, Blackford J, Walden T, Thompson T (2006) Compulsive behaviour in Prader-Willi syndrome: Examining severity in early childhood. Res Dev Disab 27, 190–202

Dworschak W. Kannewischer S, Ratz C, Wagner M (2012) Verhaltensstörungen bei Schülern im Förderschwerpunkt geistige Entwicklung in Bayern, in C Ratz (Hrsg.) Verhaltensstörungen bei geistiger Behinderung. Oberulm, Athena, 67–82

Dykens EM (1995) Measuring behavioral phenotypes: Provocations from the »New Genetics«. Am J Ment Retardation 99, 522–532.

Dykens EM (2000) Annotation: Psychopathology in children with intellectual disability. J Child Psychol Psychiat 41, 407–417

Dykens EM, Roof E (2008) Behavior in Prader-Willi syndrome: relationship to genetic subtypes and age. J Child Psychol Psychiat 49, 1001–1008

Einfeld S, Piccinin A, MacKinnon A (2006) Psychopathology in young people with intellectual disability. JAMA 296, 1981–1989

Einfeld S, Tonge B (1996) Population prevalence of psychopathology in children and adolescents with intellectual disability: II. Epidemiological findings. J Intell Dis Res 40, 99–109

Emerson E (2003). Prevalence of psychiatric disorders in children and adolescents with and without intellectual disability. J Intell Dis Res 47, 51–58

Emerson E, Einfeld S (2010) Emotional and behavioural difficulties in young children with and without developmental delay: a bi-national perspective. J Child Psychol Psychiat 51: 583–593

Emerson E, Einfeld S, Stancliffe R (2010) The mental health of young children with intellectual disabilities or borderline intellectual functioning. Soc Psychiatry Psychiatr Epidemiol 45: 579–587

Eschmann S, Weber Häner Y, Steinhausen H-C (2007). Die Prävalenz psychischer Störung bei Kindern und Jugendlichen unter Berücksichtigung soziodemografischer Merkmale – Übersicht und Forschungsnotwendigkeiten. Z Klin Psychol Psychother 36, 270–279.

Flint J, Yule WC (1994) Behavioral phenotypes, in M Rutter, E Taylor, L Hersov (Eds.), Child and Adolescent Psychiatry. 3rd ed. Blackwell, Oxford

Forster S, Grac K, Taffe J, Einfeld S, Tonge B (2011) Behavioural and emotional problems in people with severe and profound intellectual disability. J Intell Dis Res 55, 190–198

Gardner W (2007) Aggression in persons with intellectual disabilities and mental disorders, in, J Jacobson, J Mulick, J Rojahn (Eds.) Handbook of intellectual and developmental disabilities. New York, Springer, 541–562

Gravestock S (2000) Eating disorders in adults with intellectual disability. J Intell Dis Res 44, 625–637

Häßler F, Thome J (2012) Intelligenzminderung und ADHS. Z Kinder- Jugendpsychiat Psychother 40, 83–94

Hall S, DeBernardis G, Reiss A (2006) Social escape behaviours in children with fragile X syndrome. J Autism Dev Dis 36, 935–947

Hall S, Oliver C, Murphy G (2001) Self-injurious behaviour in young children with Lesch-Nyhan syndrome. Dev Med Child Neurol 43, 745–749

Hastings R, Beck A, Daley D, Hill C (2005) Symptoms of ADHD and their correlates in children with intellectual disabilities. Res Dev Dis 26, 456–468

Heller T (1908) Dementia infantilis. Mschr Kinderheilkd 2, 1–8

Heller T (1930) Über Dementia infantilis. Z Erforsch. Behandl. Jug. Schwachsinns 2, 17–25

Hendry CN (2000) Childhood disintegrative disorder: Should it be considered a distinct diagnosis? Clin Psychol Rev 20, 77–90

Horsler K, Oliver C (2006) The behavioural phenotype of Angelman syndrome. J Intell Dis Res 50, 33–53

Hulbert-Williams L, Hastings R (2008) Life events as a risk factor for psychological problems in individuals with intellectual disabilities: a critical review. J Intell Dis Res 52, 883–895

Hurley AD (2006) Modd disorders in intellectual disability. Curr Opinion Psychiatry 19, 465–469

ICF – Internationale Klassifikation der Funktionsfähigkeit, Behinderung und Gesundheit. 2005. http://www.dimdi.de

Iwata B, Dorsey M, Slifer K, Bauman K, Richman G (1994) Toward functional analysis of self-injury. J Appl Behav Analysis 27, 197–209

Jacobsen JW (1982) Problem behavior and psychiatry impairment in a developmentally delayed population: I. Behavioral frequency. Appl Res Ment Retardation 3, 121–139

Kodituwakku P (2010) Is there a behavioural phenotype in children with Fetal Alcohol Spectrum Disorders?, in B Shapiro, P Accardo (Eds.) Neurogenetic syndromes. Behavioral issues and treatment. Baltimore, Brookes

Koskentausta T, Ilvanainen M, Almqvist F (2007) Risk factors for psychiatric disturbance in children with intellectual disability. J Intell Dis Res 51, 43–53

Kurita H, Osada H, Miyake Y (2004) External validity of childhood disintegrative disorder in comparison with autistic disorder. J Autism Dev Dis 34, 355–362

Kurtz P, Chin M, Heute J, Tarbox R, O'Conner J, Paclawskyi T (2003) Functional analysis and treatment of self-injurious behaviour in young children: a summary of 30 cases. J Appl Behav Analysis 36, 205–219

Langthorne P, McGill P (2011). An indirect examination of the function of problem behaviour associated with Fragile X syndrome and Smith-Magenis syndrome. J Autism Dev Dis, march 26 (Epub ahead of print)

Langthorne P, McGill P, O'Reilly M, Lang R, Machalicek W, Chan JM, Rispoli M (2011) Examining the function of problem behaviour in Fragile X syndrome: Preliminary experimental analysis. Am J Intell Dev Dis 116, 65–80

McClintock K, Hall S, Oliver C (2003) Risk markers associated with challenging behaviours in people with intellectual disabilities: a meta-analytic study. J Intell Dis Res 47, 405–416

Moldavskay M, Lev D, Lerman-Sagie T (2001) Behavioural phenotypes of genetic syndromes: a reference guide for psychiatrists. J Amer Acad Child Adolesc Psychiatry 40, 749–761

Mount R, Oliver C, Berg K, Horsler K (2011) Effects of adult familiarity on social behaviours in Angelman syndrome. J Intell Dis Res 55: 339–350

Mouridsen SE (2003) Childhood disintegrative disorder. Brain Dev 25, 225–228

Murphy KC (2004) The behavioural phenotype in velo-cardio-facial syndrome. J Intell Dis Res 48, 524–530

Myrbakk E, von Tetzchner S (2008) Psychiatric disorders and behavior problems in people with intellectual disability. Res Dev Disabil 29, 316–332

O'Connor M, Shah B, Whaley S, Cronin P, Gunderson B, Graham J (2002) Psychiatric illness in a clinical sample of children with prenatal alcohol exposure. Am J Drug Alc Abuse 28, 743–754

Oliver C, Hall S, Murphy G (2005) The early development of self-injurious behaviour: Evaluating the role of social reinforcement. J Intell Dis Res 49, 591–599.

Oliver C, Sloneem J, Hall S, Arron K (2009) Self-injurious behaviour in Cornelia de Lange syndrome: I. Prevalence and phenomenology. J Intell Disab Res 53, 575–589

Petty J, Allen D, Oliver C (2009) Relationship among challenging, repetitive, and communicative behaviours in children with severe intellectual disabilities. Am J Intell Dev Dis 114, 356–368

Remschmidt H, Schmidt M, Poustka F (2001) Multiaxiales Klassifikationsschema für psychische Störungen des Kindes- und Jugendalters nach ICD-10 der WHO. 4. Auflage. Bern, Huber

Rice DP, Fillit HM, Max W, Knopman DS, Lloyd JR, Duttagupta S (2001) Prevalence, costs, and treatment of Alzheimer's disease and related dementia: a managed care perspective. Am J Manag Care 7, 809–818

Richman D (2008) Early intervention and prevention of self-injurious behavior exhibited by young children with developmental disabilities. J Intell Dis Res 52, 3–17

Roberts J, Weisenfeld LA, Hatton D, Heath M, Kaufmann W (2007) Social approach and autistic behavior in children with Fragile X syndrome. J Autism Dev Dis 37, 1748–1760

Rösler M, Frey U, Retz-Junginger P, Supprian T, Retz W (2003) Diagnostik der Demenzen: Standardisierte Untersuchungsinstrumente im Überblick. Fortschr Neurol Psychiat 71, 187–198

Rojahn J, Matson J, Naglieri J, Maville E (2004) Relationships between psychiatric conditions and behavior problems among adults with mental retardation. Am J Ment Retardation 109, 21–33

Ross Collins M, Cornish K (2002) A survey of the prevalence of stereotypy, self-injury and aggression in children and young adults with Cri du Chat syndrome. J Intell Dis Res 46, 133–140

Saeger M, O'Brien G (2003) Attention deficit hyperactivity disorder: review of ADHD in learning disability: the Diagnostic Criteria for Psychiatric Disorders for Use with Adults with Learning Disabilities/Mental Retardation (DC-LD) criteria for diagnosis. J Intell Dis Res 47, 26–31

Sarimski K (2003) Entwicklungspsychologie genetischer Syndrome. 3., erweiterte und überarbeitete Auflage. Göttingen, Hogrefe

Sarimski K, Steinhausen H-C (2008) Psychische Störungen bei geistiger Behinderung. Göttingen: Hogrefe

Schretlen D, Ward J, Meyer S, Yun J, Puig J, Nyhan W, Jinnah H, Harris J (2005) Behavioral aspects of Lesch-Nyhan disease and its variants. Dev Med Child Neurol 47, 673–677

Seidel M (2005) Die Internationale Klassifikation der Funktionsfähigkeit, Behinderung und Gesundheit. Nervenarzt 76, 79–90

Sloneem J, Arron K, Hall S, Oliver C (2009) Self-injurious behaviour in Cornelia de Lange syndrome: 2. Association with environmental events. J Intell Dis Res 53, 590–603

Sloneem J, Oliver C, Udwin O, Woodcock K (2011) Prevalence, phenomenology, aetiology and predictors of challenging behaviour in Smith-Magenis syndrome. J Intell Dis Res 55, 138–151

Spohr HL, Steinhausen H-C (Eds.) (1996) Alcohol, pregnancy and the developing child. Cambridge, Cambridge University Press

Spohr HL, Steinhausen H-C (2008) Fetale Alkohol-Spektrum-Störungen. Dtsch Ärztebl 105, 693–698

Steinhausen H-C (2010) Psychische Störungen bei Kindern und Jugendlichen. Lehrbuch der Kinder- und Jugendpsychiatrie. 7. Auflage. München, Elsevier

Steinhausen H-C, Eiholzer U, Hauffa B, Malin Z (2004) Behavioral and emotional disturbances in people with Prader-Willi syndrome. J Intell Dis Res 48, 47–52

Steinhausen H-C, Rothenberger A, Döpfner M (2010) Handbuch ADHS. Grundlagen, Klinik, Therapie und Verlauf der Aufmerksamkeitsdefizit-Hyperaktivitätsstörung. Stuttgart, Kohlhammer

Steinhausen H-C, von Gontard A, Spohr HL, Hauffa BP, Eiholzer U, Backer M, Willmer J, Malin Z (2002) Behavioral phenotypes in four mental retardation syndromes: fetal alcohol syndrome, Prader-Willi-Syndrome, fragile X Syndrome, and tuberosis sclerosis. Amer J Med Genetics 111, 381–387

Stinton C, Elison S, Howlin P (2010) Mental health problems in adults with Williams syndrome. Am J Intell Dev Disab 115, 3–18

Stromme P, Diseth TH (2000) Prevalence of psychiatric diagnoses in children with neutral retardation: data from a population-based study. Dev Med Child Neurol 42, 266–270

Strydom A, Hassiotis A, King M, Livingston G (2009) The relationship of dementia prevalence in older adults with intellectual disability (ID) to age and severity of ID. Psychol Med 39, 13–21

Sullivan K, Hooper S, Hatton D (2007) Behavioral equivalents of anxiety in children with fragile X syndrome: parent and teacher report. J Intell Dis Res 51, 54–65

Symons F, Clark R, Hatton D, Skinner M, Bailey D (2003) Self-injurious behavior in young boys with fragile X syndrome. Amer J Med Genetics 118A, 115–121

Taylor L, Oliver C (2008) The behavioural phenotype of Smith-Magenis syndrome: evidence for a gene-environment interaction. J Intell Dis Res 52, 830–841

von Gontard A (2001) Störungen der Ausscheidung, in H-C Steinhausen (Hrsg.), Entwicklungsstörungen im Kinder- und Jugendalter. Ein interdisziplinäres Handbuch. Stuttgart: Kohlhammer, 114–147

Veltman M, Thompson R, Roberts S, Thomas S, Whittington J, Bolton P (2004) Prader-Willi syndrome. A study comparing deletion and uniparental disomy cases with reference to autism spectrum disorders. Eur Child Adolesc Psychiatry 13, 42–50

Whitaker S, Read S (2006) The Prevalence of Psychiatric Disorders among People with Intellectual Disabilities: An Analysis of the Literature. J Appl Res Intell Disab 19, 330–345

Woodcock K, Oliver C, Humphreys G (2009) Associations between repetitive questioning, resistance to change, temper outbursts and anxiety in Prader-Willi and Fragile-X syndromes. J Intell Dis Res 53, 265–278

Woodcock K, Oliver C, Humphreys G (2011) The relationship between specific cognitive impairment and behaviour in Prader-Willi syndrome. J Intell Dis Res 55, 152–171

Wraith JE, Baumgartner MR, Bembi B, Covanis A, Levade T, Mengel E, Pineda M, Sedel F, Topcu M, Vanier MT, Widner H, Wijburg FA, Patterson MC (2009) Recommendations on the diagnosis and management of Niemann-Pick disease type C. Mol Genet Metab 98, 152–165

Xiong H, Bao XH, Zhang YH, Xu YN, Qin J, Shi HP, Wu XR (2012) Niemann-Pick disease type C: analysis of 7 patients. World J Pediatr 8, 61–66

# 6 Substanzmissbrauch

*Frank Häßler*

## Einführung

Im »Praxisbuch Sucht« (Batra und Bilke-Hentsch, 2012) finden Menschen mit geistiger Behinderung keinerlei Erwähnung. Dieser Sachverhalt könnte einerseits damit begründet sein, dass Menschen mit einer Intelligenzminderung sich hinsichtlich ihres Substanzkonsums nicht von normal Intelligenten unterscheiden oder andererseits damit, dass bei ihnen Alkohol- und Drogenkonsum, Substanzmissbrauch oder Abhängigkeitsproblematiken überhaupt nicht vorkommen. Für die erste Annahme sprechen die Ergebnisse von Clarke und Wilson (1999), dass Alkoholmissbrauch unter intelligenzgeminderten Personen genauso häufig verbreitet zu sein scheint wie unter nicht intelligenzgeminderten Personen. Die zweite Hypothese wird eher durch die älteren Untersuchungen von Edgerton (1986) unterstützt, der niedrigere Raten für Alkohol- und/oder Drogengebrauch bzw. Missbrauch bei Menschen mit geistiger Behinderung im Vergleich zu normal intelligenten Personen fand. Eigene Erfahrungen belegen, dass Menschen mit geistiger Behinderung zwar generell eine geringere Affinität zu Alkohol haben, da sie häufig unter betreuten Bedingungen leben, aber die kleine Gruppe der Alkoholkonsumenten unter ihnen ein hohes Risiko zum Substanzmissbrauch aufweist. Im Folgenden soll auf einige Aspekte der Sucht bei geistig behinderten Menschen unter Berücksichtigung neuerer Untersuchungsergebnisse detaillierter eingegangen werden. Die wenigen vorliegenden Daten bezüglich des Konsums illegaler Drogen sprechen für einen frühen Einstieg und eine gewisse Kontinuität in Bezug auf »harte« Drogen (Kepper et al., 2011).

# 6.1 Begriffsbestimmungen und Klassifikationen

Die Spannbreite psychischer und Verhaltensstörungen, die auf den Gebrauch einer oder mehrerer psychotroper Substanzen zurückgeführt werden, reicht von der akuten Intoxikation über den schädlichen Gebrauch bis zu eindeutig hirnorganischen und/oder psychotischen Störungen (Schepker et al., 2012).

## 6.1.1 Akute Intoxikation (ICD-10: F1 x.0)

Nach der Einnahme psychotroper Substanzen kann es zu vorübergehenden akuten Rauschzuständen mit und ohne folgende psychotische und somatische Begleiterscheinungen kommen:

- Primär qualitative, weniger quantitative Bewusstseinsveränderungen
- Verzerrte Sinneswahrnehmungen, Halluzinationen (Delir)
- Wahnhafte Situationsverkennungen
- Koordinationsstörungen bis hin zur Ataxie
- Epileptiforme Anfälle

Die Grenze zwischen Berauschung und Intoxikation ist bei Kindern und Jugendlichen, speziell bei Unerfahrenen unscharf. Im Vordergrund akuter Rauschzustände stehen meistens eine eingeschränkte Wahrnehmungs- und Kritikfähigkeit, psychomotorische Verlangsamung oder Erregung, wobei letztere nicht selten aggressiv ausgestaltet ist und das Auftreten suizidaler Impulse. Treten rauschartige Zustände und Enthemmungen bei geringen Mengen psychotroper Substanzen auf, kann ein pathologischer Rausch vorliegen.

## 6.1.2 Schädlicher Gebrauch (ICD-10: F1 x.1)

Von schädlichem Gebrauch spricht man, wenn das Konsumverhalten zu psychischen, sozialen und/oder organischen Schäden führt. Die Palette reicht dabei von depressiven oder dysthymen Symptomen über neurotoxische Symptome, wie z. B. Polyneuropathien, Encephalopathien, und cerebrale Krampfanfälle bis hin zum sozialen Abstieg (Arbeitsplatzverlust etc.).

## 6.1.3 Abhängigkeitssyndrom (ICD-10: F1 x.2)

Die Abhängigkeit zeigt kein einheitliches Erscheinungsbild. Die frühere Differenzierung in körperliche und psychische Abhängigkeit ist aufgrund der erschwerten und unscharfen klinischen Unterscheidung aufgegeben worden. In den unterschiedlichen Diagnostiksystemen ICD-10 und DSM-IV sind jeweils acht bzw. mal neun Kriterien enthalten, von denen drei mindestens einen Monat oder mehrfach in den vergangenen 12 Monaten erfüllt sein müssen.

In der ICD-10 sind es folgende Kriterien:

- Der starke Wunsch oder eine Art Zwang, Substanzen oder Alkohol zu konsumieren
- Die verminderte Kontrollfähigkeit bezüglich des Beginns, der Beendigung und der Menge des Substanz- oder Alkoholkonsum
- Substanzgebrauch mit dem Ziel, Entzugssymptome zu mildern und die entsprechende positive Erfahrung
- Ein körperliches Entzugssyndrom
- Der Nachweis einer Toleranz; um die ursprünglich durch niedrige Dosen erreichten Wirkungen der Substanz hervorzurufen, sind zunehmend höhere Dosen erforderlich (eindeutige Beispiele hierfür sind die Tagesdosen von Alkoholikern und Opiatabhängigen, die Konsumenten ohne Toleranzentwicklung schwer beeinträchtigen würden oder sogar zum Tode führen würden)
- Ein eingeengtes Verhaltensmuster im Umgang mit Alkohol oder der Substanz wie z. B. die Tendenz, Alkohol an den Werktagen wie an Wochenenden zu trinken und die Regeln eines gesellschaftlich üblichen Trinkverhaltens außer Acht zu lassen
- Die fortschreitende Vernachlässigung anderer Vergnügungen oder Interessen zugunsten des Substanzkonsums
- Der anhaltende Substanz- oder Alkoholkonsum trotz Nachweis eindeutiger schädlicher Folgen; diese können körperlicher Art sein, wie z. B. eine Leberschädigung durch exzessives Trinken, oder sozial, wie Arbeitsplatzverlust durch eine substanzbedingte Leistungseinbuße, oder psychisch, wie depressive Zustände nach massivem Substanzkonsum

Im DSM-IV wird der »starke Wunsch«, eine Substanz zu konsumieren, nicht erwähnt.

Hingegen findet ein weiteres Kriterium Berücksichtigung:

- Der anhaltende Wunsch oder erfolglose Versuche, den Substanzgebrauch zu verringern oder zu kontrollieren

## 6.1.4 Entzugssyndrom (ICD-10: F1 x.3 und F1 x.4)

In Abhängigkeit von der Dauer des Suchtmittelmissbrauchs treten mehr oder minder schwere substanzspezifische Symptome auf, die bei Jugendlichen nicht selten verstärkt werden. Unspezifische Symptome sind am ehesten innere Unruhe, ängstliche oder depressive Verstimmungen bis hin zu suizidalen Krisen, Schlafstörungen und vegetativer Labilisierung. Beim Opiatentzug stehen neurovegetative Symptome im Vordergrund, während beim Alkohol- und Hypnotika-Entzug eher delirante Zustandsbilder die Symptomatik kennzeichnen. Letztere werden in der ICD-10 unter F1 x.4 klassifiziert.

## 6.1.5 Psychotische Störungen (ICD-10: F1 x.5)

Die durch psychotrope Substanzen verursachten psychischen Syndrome ähneln oder gleichen anderen psychotischen (schizophrenen bzw. affektiven) oder wahnhaften Störungen (DGKJP, 2007). Differentialdiagnostisch von herausragender Relevanz ist die Überlegung, ob bei Bestehen einer blanden oder auch ausgeprägten psychotischen Symptomatik Drogen im Sinne einer Selbstmedikation bzw. zur Symptomkaschierung konsumiert werden oder ob der Substanzmissbrauch die psychotische Symptomatik auslöst, verstärkt oder fixiert.

## 6.1.6 Amnestische Syndrome und Demenzen (ICD-10: F1 x.6, F1 x.73)

Unabhängig von der Dauer des Substanzmissbrauchs können sowohl bei aktueller Substanzeinwirkung als auch bei länger dauerndem Substanzmissbrauch kognitive Störungen auftreten. In der Regel sind Kurzzeit- und Langzeitgedächtnis, Konzentration, Lernfähigkeit, kognitive Flexibilität und Antrieb beeinträchtigt. Dementielle Zustandsbilder werden am ehesten bei langjährigem Alkoholmissbrauch (Korsakow-Syndrom) gesehen.

## 6.1.7 Residualzustände (ICD-10: F 1 x.7)

Trotz Abstinenz können Störungen der kognitiven Fähigkeiten, des Antriebs, des Affekts und/oder des Verhaltens fortbestehen. Dazu zählen Nachhallzustände (flashbacks), persistierende Wesensveränderung und Suchtverlagerungen in eine nichtstoffgebundene Abhängigkeit. Wegen der meist noch kurzen Konsumdauer ist die Wahrscheinlichkeit des Auftretens einer »süchtigen Wesensveränderung« bei Jugendlichen eher gering. Ob solch eine Wesensveränderung nur durch die psychotropen Substanzen verursacht wird, erscheint zweifelhaft. Eher verstärken und modulieren sich intraindividuelle somatische und psychische, substanzspezifische und situative Faktoren. Die Symptomatik wird von Interessenverlust, Merkfähigkeitsstörungen, Impulsivität, Frustrationsintoleranz, Affektlabilität sowie defizitärer Kritik- und Einsichtsfähigkeit geprägt.

## 6.2 Epidemiologie

Repräsentative Untersuchungen aus Deutschland liegen bis dato weder zum Alkoholkonsum von intelligenzgeminderten Kindern und Jugendlichen noch von Erwachsenen vor.

Emerson und Turnbull (2006) reanalysierten die Daten von 4526 Kindern im Alter von 11 bis 15 Jahren, die 1999 erhoben worden waren, und fanden bei intelligenzgeminderten Kindern sowohl bei den Kriterien »Konsum im letzten Monat« als auch »zu irgendeinem Zeitpunkt« um 10 % niedrigere Prävalenzen im Vergleich zu normal intelligenten Kindern. Im Mittel aller Studien, die in Großbritannien und den USA durchgeführt wurden, liegt die Prävalenz des Substanzmissbrauchs durch Menschen mit geistiger Behinderung zwischen 0,5 und 2,0 %, während sie in der Normalbevölkerung 5–8 % beträgt (Baretti und Paschos, 2006; Slayter, 2010). Die mit Abstand am häufigsten konsumierte Substanz ist Alkohol. Westermeyer et al. (1996) verglichen den Substanzmissbrauch durch Personen mit Intelligenzminderung mit dem durch Personen ohne Intelligenzminderung. Die Intelligenzgeminderten wiesen einen späteren Beginn des Alkoholkonsums, eine geringere Lebenszeitprävalenz, einen geringeren Konsum im vorangegangenen Jahr sowie weniger schwerwiegende und kürzere Substanzmissbrauchsanamnesen auf.

Geistige Beeinträchtigungen und psychische Störungen können mit verschiedenen alkoholbezogenen Problemen einhergehen (Tyas und Rush,1993), die im Folgenden näher beschrieben werden. Krishef (1986) zeigte, dass Personen mit geistigen Störungen häufig über gesundheitliche Probleme berichten. Von 111 Personen mit geistiger Retardierung, die Alkohol konsumierten, gaben 40 % medizinische Probleme, 36 % Anfallsleiden und 50 % Medikamenteneinnahme an (Krishef, 1986). Verschiedene Studien beschreiben darüber hinaus, dass mit Alkoholkonsum zusammenhängende Probleme insbesondere auf der sozialen Ebene und im Verhalten bei Menschen mit Intelligenzminderung häufiger und schon beim Konsum geringerer Mengen als bei Personen ohne Intelligenzminderung auftreten (Edgerton, 1986; Westermeyer et al., 1996; Degenhardt, 2000, Baretti und Paschos, 2006). Speziell internalisierende Störungen wie Angststörungen und Depressionen sowie somatoforme Störungen treten bei Alkohol konsumierenden Intelligenzgeminderten 2,5- bis 5-mal häufiger auf als bei Abstinenten (Slayter, 2010).

In der bereits erwähnten Untersuchung von Kepper et al. (2011) wurde die Lebenszeitprävalenz des Konsums von Cannabinoiden sowie »harter« Drogen (Ecstasy, Kokain, Amphetamine, LSD, Halluzinogene, Crack und Heroin) unter Förderschülern mit Lernstörungen mit einer Regelschulpopulation verglichen. Bei den 12 bis 13 Jahre alten Förderschülern lag die Lifetimeprävalenz bezüglich Cannabiskonsum um das 1,5-Fache und bei den »harten« Drogen um das 4-Fache über der der Normalschüler. Bei den harten Drogen wiesen die 14 und 15 Jahre sowie die 16 Jahre alten Förderschüler eine doppelt so hohe Lebenszeitprävalenz auf. In diesen beiden Altersgruppen lag die Lifetimeprävalenz hinsichtlich Cannabis aber unter der der Regelschüler.

## 6.3    Risikofaktoren

Die Entwicklung von geistig beeinträchtigten Kindern verläuft deutlich verzögert und kann mit unterschiedlichen Störungen insbesondere in der Entwicklung von sozialen Beziehungen einhergehen. Dazu gehören eher unbestimmte Beziehungen, selten tiefer gehende Freundschaften mit Altersgenossen, fehlende Autonomie, mangelnde Verantwortung, Abhängigkeit und Suggestibilität, kognitiver Stress bei Umgebungsveränderungen und Mangel an sozialer Akzeptanz und Unterstützung, welche die persönliche Entwicklung beeinflussen können. Die besonderen psychosozialen Belastungsfaktoren in der Suchtentwicklung, wie mangelnde Kompensationsmöglichkeiten aufgrund intellektueller und emotionaler Beeinträchtigung oder fehlende Selbstentwicklung, beschreibt auch Schinner (2000). Menschen mit primären psychischen Störungen einschließlich Intelligenzminderung können zum Suchtmittelmissbrauch neigen, um psychosozialen Problemen zu entkommen. Diese Annahme konnte durch eine irische Studie bestätigt werden, in der zehn Menschen mit Intelligenzminderung nach den Gründen für ihren Alkoholkonsum befragt wurden und insbesondere das Trinken im Sinne einer Selbstmedikation aufgrund negativer Lebensereignisse angaben (Taggart et al., 2006).

In den wenigen Studien über Risikofaktoren für Substanzmissbrauch unter Intelligenzgeminderten gelten jedoch männliches Geschlecht, junges Alter und eher eine leichte

Intelligenzminderung als Risikofaktoren (Didden et al., 2009). Ferner konnten bestimmte problematische Verhaltensweisen als Risikofaktoren identifiziert werden. Zu diesen zählen aggressives Verhalten, Schwierigkeiten, Beziehungen aufrechtzuhalten, Stimmungsschwankungen und sexuelle Ausnutzung (Taggart et al., 2007).

Untersuchungen bezüglich des Zusammenhangs zwischen Alkohol- und Zigarettenkonsum unter nicht intelligenzgeminderten Personen haben ergeben, dass Menschen, die Alkohol trinken ebenfalls häufig rauchen und umgekehrt. Darüber hinaus wird ein quantitativer Zusammenhang beschrieben: Je mehr Alkohol konsumiert wird, umso mehr Zigaretten werden geraucht (Drobes, 2002). Untersuchungen des Rauch- und Trinkverhaltens von Personen mit Intelligenzminderung haben ebenfalls ergeben, dass Raucher signifikant häufiger dazu neigen, Alkohol zu konsumieren (Hymowitz, 1997). Regelmäßiger Tabakkonsum kann dementsprechend als ein den Alkoholkonsum förderndes Merkmal bewertet werden. Hymowitz et al. (1997) konnten zeigen, dass in der von ihnen untersuchten Gruppe Intelligenzgeminderter der Zigarettenkonsum häufiger als in der Normalbevölkerung auftrat. Eine leichte Intelligenzminderung konnte demnach in dieser Untersuchung nicht als Schutz-, sondern musste eher als Risikofaktor für den Zigarettenkonsum identifiziert werden.

Emerson und Turnball (2005) untersuchten den Alkohol- und Zigarettenkonsum unter 95 intelligenzgeminderten Jugendlichen im Vergleich zu 4069 nicht intelligenzgeminderten Jugendlichen: Mehr Jugendliche mit Intelligenzminderung als Jugendliche ohne Intelligenzminderung gaben an, mindestens einmal im Monat zu rauchen, weniger Jugendliche mit Intelligenzminderung als nicht Intelligenzgeminderte berichteten dagegen mindestens einmal im Monat Alkohol zu konsumieren. Keine signifikanten Unterschiede zwischen den beiden untersuchten Gruppen konnten hinsichtlich der Lebenszeitprävalenz des Alkohol- und Zigarettenkonsums sowie des regelmäßigen Konsums von mehr als sieben Zigaretten pro Tag festgestellt werden. Der höhere Anteil an Intelligenzgeminderten, die mindestens einmal im Monat rauchten, wurde als Nebeneffekt einer höheren Armutsrate unter Intelligenzgeminderten gewertet (Emerson und Turnball, 2005).

Ein hoher Tabakkonsum unter Intelligenzgeminderten erhöht ebenso wie unter nicht Intelligenzgeminderten das Risiko für tabakassoziierte Folgeerkrankungen wie Arteriosklerose, Herz-Kreislauferkrankungen oder Hypertonie. Rauchfreie Schulen und Förderschulen stellen einen Schritt zur Prävention und Senkung des Tabakkonsums unter Jugendlichen und speziell unter intelligenzgeminderten Jugendlichen dar. Aufgrund des mit hohem Zigarettenkonsum assoziierten höheren Alkoholkonsums (Hymowitz, 1997) ist die rauchfreie Förderschule zugleich ein wichtiger präventiver Ansatz hinsichtlich des Alkoholkonsums unter intelligenzgeminderten Jugendlichen.

Die Wohnsituation Intelligenzgeminderter kann als ein weiterer wichtiger Faktor hinsichtlich des Trinkverhaltens angesehen werden. DiNitto und Krishef (1983) verglichen den Alkoholmissbrauch bei geistig Behinderten, die jeweils in Gruppeneinrichtungen bzw. in Familien lebten und fanden keine signifikanten Unterschiede bezüglich des Alkoholkonsums in Abhängigkeit von den Lebensumständen. Ebenso konnte Edgerton (1986) in einer umfangreichen Untersuchungsreihe keine signifikanten Unterschiede bezüglich des Alkoholkonsums und -missbrauchs in Abhängigkeit von der Wohnsituation feststellen.

Ein wichtiger und bisher in der Literatur wenig beachteter Aspekt ist die Obdachlosigkeit von Menschen mit Intelligenzminderung. Nach Oakes und Davis (2008) lassen sich unter Obdachlosen signifikant häufiger Menschen mit einer Intelligenzminderung finden.

Sozioökonomische Faktoren wie Arbeitslosigkeit und Armut konnten unter nicht intelligenzgeminderten Personen als Risiko faktoren für den Alkoholmissbauch identifiziert werden. Untersuchungen von Taanila et al. (2005) zeigten zudem ein erhöhtes Risiko für Arbeitslosigkeit unter intelligenzgeminderten Erwachsenen. Diese Studie zur Erwerbssituation von 129 intelligenzgeminderten Erwachsenen im Alter von 34 Jahren in Finnland ergab, dass mehr als 80 % der Untersuchten von einer Rente lebten. Nur 19 Personen mit leichter Intelligenzminderung übten eine einfache Tätigkeit aus und waren in den Arbeitsmarkt integriert. Innerhalb des untersuchten Zeitraumes von acht Jahren waren weniger Personen als in der Referenzgruppe nicht Intelligenzgeminderter arbeitstätig und hatte die Dauer der Arbeitslosigkeit der Intelligenzgeminderten jeweils länger angehalten (Taanila, 2005).

## 6.4 Therapeutische Ansätze

Die Interventionen unterscheiden sich im Wesentlichen nicht von allgemein gültigen Behandlungsprinzipien, wie sie bei nicht Intelligenzgeminderten zum Einsatz kommen, da Missbrauchs- und Abhängigkeitsproblematiken fast ausschließlich bei leicht geistig behinderten Menschen auftreten (siehe Batra und Bilke-Hentsch, 2012). Dabei sollte die Prävention aber immer Vorrang vor der Therapie haben. Als präventive Frühintervention nach behandlungsbedürftigen Alkoholintoxikationen hat sich das HALT-Projekt bewährt, das nach der bundesweiten Modellphase am effektivsten war, sobald ein Jugendpsychiater bei Intoxikierten direkt nach der Akutbehandlung auf der Basis einer adäquaten Diagnostik intervenieren konnte (Reis et al., 2009).

Wichtig ist das Wissen um den Drogenkonsum, d. h. auch die Kontexte, in denen er stattfindet, um dann niedrigschwellige mul-tiprofessionelle Hilfsangebote im Sinne einer indizierten Prävention rechtzeitig anbieten zu können. Häufig geht es bei Menschen mit Intelligenzminderung vordergründig um soziale Unterstützung in problematischen Lebenslagen. Eltern, Betreuer, Lehrer und Freunde sollten so weit wie möglich und erwünscht in alle psychoedukativen, integrierenden, strukturierenden und fördernden Maßnahmen einbezogen werden. Die regionalen Suchthilfenetzwerke sind eine gute Basis für ambulante Hilfen. Nur in Ausnahmefällen werden eine qualifizierte stationäre Entzugsbehandlung und eine stationäre rehabilitative Nachbehandlung erforderlich sein. Voraussetzungen für eine erfolgreiche Therapie in diesem Bereich sind eine tragfähige Beziehung auf der Basis gegenseitigen Verständnisses, Flexibilität, Geduld und das Prinzip der Freiwilligkeit.

# 6.5 Ausblick

Die Ergebnisse der Europäischen Schüler-studie zu Alkohol und anderen Drogen (ESPAD) (Kraus et al., 2008) und der Ernährungsstudie als Teil der bundesdeutschen Studie zur Gesundheit von Kindern und Jugendlichen (KiGGS) (Kohler et al., 2009) beschreiben einen riskanteren Alkoholkonsum unter den 16–17 Jahre alten Haupt- und Realschülern als unter Gymnasiasten. Dies lässt vermuten, dass eine niedrigere schulische Bildung mit einem erhöhten Risiko für die Entwicklung eines riskanten Trinkverhaltens einhergeht. Intelligenzgeminderte Jugendliche wurden in beiden Studien nicht berücksichtigt.

Hinsichtlich des Problembewusstseins intelligenzgeminderter Jugendlicher im Vergleich zu nicht intelligenzgeminderten Jugendlichen besteht weiterer Forschungsbedarf.

Zu prüfen ist, ob eine normale Intelligenz mit einer höheren Gesundheitskognition gleichzusetzen ist und ob diese zu einem risikoärmeren Trinkverhalten führt oder ob die Intelligenzminderung umgekehrt einen Risikofaktor für einen riskanten Alkoholkonsum darstellt. Völlig ungeklärt ist auch, inwieweit Aufklärungskampagnen, Präventionsprogramme und therapeutische Interventionen bei Menschen mit einer Intelligenzminderung effektiv sind. Ist unter intelligenzgeminderten Jugendlichen überhaupt ein Verständnis zur Ausbildung eines Problembewusstseins in dieser Richtung vorhanden? Um diese Fragen ausreichend beantworten zu können, sind umfängliche Untersuchungen mit explizitem Bezug auf Jugendliche bzw. Erwachsene mit Intelligenzminderung, insbesondere in Deutschland, dringend notwendig.

# Zusammenfassung

Während das Alkoholkonsumverhalten bei leicht geistig Behinderten mit dem in der Normalbevölkerung vergleichbar ist, trinken Menschen mit einer mittelschweren und schweren Intelligenzminderung deutlich weniger Alkohol. Wenn aber Menschen mit einer Intelligenzminderung Alkohol trinken, besteht bei ihnen ein höheres Risiko für die Entwicklung psychischer, vor allem internalisierender Störungen. Des Weiteren treten mit Alkoholkonsum zusammenhängende Probleme insbesondere auf der sozialen Ebene und im Verhalten bei Menschen mit Intelligenzminderung häufiger und schon beim Konsum geringerer Mengen als bei Personen ohne Intelligenzminderung auf.

In Bezug auf den Konsum illegaler Drogen liegen nur wenige Untersuchungen vor, sodass die Ergebnisse kaum zu verallgemeinern sind. Die therapeutischen Interventionen bei Substanzmissbrauch unterscheiden sich nicht von denen bei normal intelligenten Patienten. Rechtzeitige präventive und niedrigschwellige Ansätze haben immer Vorrang vor stationären Entzugsbehandlungen.

# Literatur

Barrett N, Paschos D (2006) Alcohol-related problems in adolscents and adults with intellectual disabilties. Curr Opin Psychiatry 19, 481–485

Batra A, Bilke-Hentsch O (Hrsg.) (2012) Praxisbuch Sucht. Stuttgart, Thieme

Clarke JJ, Wilson DN (1999) Alcohol problems and intellectual disability. J Intellect Disabil Res 43, 135–139

Degenhardt L (2000) Intervention for people with alcohol use disorder and an intellectual disability: A literature review. J of Intellectual and Mental Disability 25, 135–146

Deutsche Gesellschaft für Kinder- und Jugendpsychiatrie und Psychotherapie u. a. (Hrsg.) (2007) Leitlinien zur Diagnostik und Therapie von psychischen Störungen im Säuglings-, Kindes- und Jugendalter. 3. überarbeitete Auflage. Deutscher Ärzte Verlag

Didden R, Embregts P, van der Toorn M, Laarhoven N (2009) Substance abuse, coping strategies, adaptive skills and behavioral and emotional problems in clients with mild to borderline intellectual disability admitted to a treatment facility: A pilot study. Research in Developmental Disabilities 30, 927–932

DiNitto D, Krishef C (1983) Drinking patterns of mentally retarded persons. Alcohol Health and Research World 8, 40–42

Drobes D (2002) Cue reactivity in alcohol and tobacco dependence. Alcohol Clin Exp Res 26, 1928–1929

Edgerton RB (1986) Alcohol and Drug Use by Mentally Retarded Adults. Am J Ment Deficiency 90, 602–609

Emerson E, Turnball L (2005) Self-reported smoking and alcohol use among adolescents with intellectual disabilities. I Intellect Disabil 9, 58–69

Hymowitz N, Jaffe FE, Gupta A, Feuerman M (1997) Cigarette smoking among patients with mental retardation and mental illness. Psychiatric Servcies 48, 100–102

Kepper A, Monshouwer K, van Dorsselaer S, Vollebergh W (2011) Substance use by adolescents in special education and residential youth care institutions. Eur Child Adolesc Psychiatry 20, 311–319

Kohler S, Richter A, Lampert T, Mensink GBM (2009) Alkoholkonsum bei Jugendlichen in Deutschland. Bundesgesundheitsbl 52, 745–752

Kraus L, Pabst A, Steiner S (2008) Europäische Schülerstudie zu Alkohol und anderen Drogen 2007 (ESPAD). München: IFT (http://www.ift. de/literaturverzeichnis/Bd_165_Espad-2007. pdf)

Krishef CH (1986) Do the mentally retarded drink? A study of their alcohol usage. Journal of Alcohol and Drug Education 31, 64–70

Oakes P, Davies RC (2008) Intellectual disability in homeless adults: a prevalence study. J Intellect Disabil 12, 325–334

Reis O, Pape M, Häßler F (2009) Ergebnisse eines Projektes zur kombinierten Prävention jugendlichen Rauschtrinkens. Sucht 55, 347–356

Schepker R, Fegert JM, Häßler F (2012) Schädlicher Gebrauch und Abhängigkeit, in JM Fegert, C Eggers, F Resch (Hrsg.) Psychiatrie und Psychotherapie des Kindes- und Jugendalters. Springer, Berlin Heidelberg, 411–435

Schinner P (2000) Beratung alkoholgefährdeter Menschen mit geistiger Behinderung, in Seminar »Sucht in der Wohnstätte – Alkoholismus bei Menschen mit geistiger Behinderung«

Slayter EM (2010) Demographic and clinical characteristics of people with intellectual disabilities with and without substance abuse disorders in a medicaid population. Intellect Dev Dis 48, 417–431

Taggart L, McLaughlin D, Quinn B, Milligan V (2006) An exploration of substance misuse in people with intellectual disabilities. Journal of Intellectual Disability Research 50, 588–597

Taggart L, McLaughlin D, Quinn B, McFarlane C (2007) Listening to people with intellectual disabilities who misuse alcohol and drugs. Health Soc Care Community 15, 360–368

Taanila A, Rantakallio P, Koiranen M, von Wendt L, Järvelin MR (2005) How do persons with intellectual disability manage in the open labour markets? A follow-up of the Northern Finland 1966 Birth Cohort. J Intellect Disabil Res. 49, 218–227

Tyas S, Rush B (1993) The treatment of disabled persons with alcohol and drog problems: a resu. Journal of Studies on Alcohol, New Brunswick, NJ, Rutgers University 54, 275–282

Westermeyer J, Kemp K, Nugent S (1996) Substance Disorder Among persons with Mild Mental Retardation: A Comparative Study. American Journal on Addictions 5, 23–31

# 7 Sexualität und sexuell abweichendes Verhalten

*Frank Häßler*

Die menschliche Geschlechtlichkeit zeichnet sich durch biologische, psychologische und soziale Wirkfaktoren aus, weist unterschiedliche Dimensionen auf und erfüllt miteinander in Wechselbeziehung stehende verschiedene Funktionen wie:

- die Lustdimension,
- die retroproduktive Dimension und
- die beziehungsorientierte Dimension (Beier et al., 2001).

Grundsätzlich gelten diese Dimensionen der Sexualität und deren geschlechts- und entwicklungsabhängige Ausprägung auch für Menschen mit geistiger Behinderung. Abhängig von dem Grad der Behinderung, von komorbiden somatischen und psychischen Störungen sowie von dem aktuellen sozialen Umfeld ist die Integration von sexueller Lust und reproduktiven Impulsen innerhalb einer auf Sicherheit, Akzeptanz, Vertrauen und Nähe bis hin zur Intimität basierenden Beziehung eine extrem schwierige Aufgabe, deren Lösung häufig subjektiv nicht zufriedenstellend gelingt und deshalb nicht selten problematische Verhaltensweisen nach sich zieht. Obwohl zumindest bei leicht bis mittelschwer geistig behinderten Menschen weder die Sexualität an sich noch die damit verbundenen Grundbedürfnisse vergleichbar mit denen normal intelligenter Kinder, Jugendlicher und Erwachsener sind, verläuft die körperlich-sexuelle Reifung in der Regel normal bis akzeleriert (überprüfbar mittels der sogenannten Tanner-Kriterien), während die psychosexuelle Entwicklung verzögert ist. Um sexuelle Besonderheiten und Abweichungen überhaupt adäquat einordnen zu können, bedarf es zuerst des Wissens um die normale sexuelle Entwicklung.

181

# 7.1 Psycho- und soziosexuelle Entwicklung

## 7.1.1 Sexualwissen und Sexualverhalten im Kindesalter

Zu den wenigen empirischen deutschsprachigen Untersuchungen bezüglich des Wissens über Sexualität bei normal intelligenten Kindern zählen zwei ältere Studien von Grassel und Bosinski (1983) und Volbert und Homburg (1996). Entsprechende Daten bezüglich des Sexualwissens bei intelligenzgeminderten Kindern liegen nicht vor. Grasselt und Bosinski (1983) konnten zeigen, dass die meisten Kinder im Alter von 5–7 Jahren sowohl bekleidete als auch unbekleidete Kinder und Erwachsene hinsichtlich ihres Geschlechtes richtig benannten; das Identifizieren einer Schwangeren gelang 70 % der Kinder, die weibliche Brust wurde von 86 % als solche genannt, während die Genitalien hingegen von 70 % der Kinder »unsachlich« definiert wurden. Insgesamt 77 % der Jungen und 92 % der Mädchen wussten, woher Kinder kommen und 13 % der Jungen sowie 22 % der Mädchen schrieben den Genitalien eine Rolle bei der Geburt zu.

Volbert und Homburg (1996) befragten 147 Kinder im Alter von 2–7 Jahren (im wiedervereinten Deutschland). Sowohl bezüglich Geschlechtszuordnungen als auch Geschlechtsidentität machten nahezu alle Kinder richtige Angaben. 80 % kannten für die Genitalien nur umgangssprachliche Ausdrücke und nur 6 % der Kinder schrieben dem weiblichen Genitale eine Funktion bei der Geburt zu. Über die Zeugung machten nur drei Kinder in diesem Alter annähernd richtige Angaben. Die Entwicklung des Sexualwissens über das Kindesalter ist in ▶ Tabelle 7.1 dargestellt. Bei geistig behinderten Kindern ist zu erwarten, dass die entsprechenden Fragen in einem späteren Alter gestellt werden.

**Tab. 7.1:** Das Sexualwissen von normal intelligenten Kindern in der Vorpubertät (Volbert 2010)

| 2 Jahre | Fragen zu Geschlechtsunterschieden Geschlechtszuordnungen werden richtig vorgenommen nicht begründet Begriffe für Geschlechtsorgane |
|---|---|
| 3 Jahre | Geschlechtszuordnungen nach äußeren Merkmalen |
| 4 Jahre | Fragen nach Schwangerschaft und Geburt vage Kenntnisse über intrauterines Wachstum sehr vage Kenntnis über den Geburtsweg |
| 5 Jahre | Geschlechtszuordnungen werden mit genitalen Unterschieden begründet (abhängig vom Material) Kenntnis über den Geburtsweg via Vagina oder Sectio |
| 8 Jahre | Fragen zu Empfängnis und Geschlechtsverkehr |
| 9–11 Jahre | Wissen über Empfängnis und Geschlechtsverkehr |

Nach Volbert (2010) lässt sich Sexualverhalten grob in selbststimulierendes und interpersonelles Verhalten einteilen. Obwohl genital selbststimulierendes Verhalten schon bei Säuglingen zu beobachten ist, spricht man erst nach Vollendung des 2. Lebensjahres von Masturbation. Während in einer eigenen, noch nicht publizierten Untersuchung (insgesamt 158 Kindern, davon 54 im Vorschulalter) knapp über 90 % der Eltern und Erzieher kein masturbatorisches Verhalten ihrer Kinder beschrieben, sind die Zahlen aus den Untersuchungen an gleich alten Kindern von Gagnon (1985) und Gordon et al. (1990) genau umgedreht; 85 % der befragten Mütter bzw. Eltern gaben an, dass ihre Kinder an sich selbst genitale Manipulationen vornehmen würden. Die Diskrepanz zwischen den eigenen Ergebnissen und denen von Gagnon (1985) sowie Gordon et al. (1990) ist damit zu erklären, dass wir Anfassen und Spielen am eigenen Genital nicht als Selbstbefriedigung gewertet haben. Auch in der Untersuchung von Friedrich et al. (1991) berichteten weniger als 20 % aller Mütter über Masturbation ihrer Kinder. Somit kann man davon ausgehen, dass eigene genitale Berührungen im Vorschulalter häufig sind, Masturbation hingegen seltener vorkommt und nur in Ausnahmen bis zum Orgasmus praktiziert wird. ▶ **Tabelle 7.2** gibt einen Überblick über die Entwicklung normalen sexuellen Verhaltens.

**Tab. 7.2:** Entwicklung normalen sexuellen Verhaltens bis zur Pubertät (Gordon und Schroeder 1995)

| | |
|---|---|
| bis 2 Jahre | genitale Exploration Erektionen und vaginale Lubrikationen Erfahrung von angenehmen genitalen Gefühlen Berührung der Genitalien anderer Genießen von Nacktheit |
| 3 bis 5 Jahre | Lustvolles Masturbieren, ggf. bis zum Orgasmus Sexuelle Spiele mit Gleichaltrigen und Geschwistern, Zeigen der eigenen Genitalien und der von anderen Genießen von Nacktheit, Ausziehen in Gegenwart von anderen |
| 6 bis 12 Jahre | Masturbation, wenn allein Scham und Verlegenheit, sexuelle Spiele werden vor Erwachsenen verborgen ggf. sexuelle Träume und Phantasien Interesse an medial präsentierter Sexualität Beginn körperlicher Veränderungen: ggf. Menarche und Ejakularche |

In einer Übersicht berichtete Kellogg (2009), dass von 339 normal intelligenten Kindern unter 13 Jahren 74 % über sexuelle Erfahrungen mit anderen Kindern verfügten und 5 % anale und/oder vaginale Objekteinführungen erfahren hatten. Unter den Mädchen schilderten 17 % genitale Berührungen und 4 % Oralsex. Geistig behinderte Kinder zeigen ähnliche sexuelle Verhaltensmuster, häufig aber ungenierter, hemmungsloser und oft in unpassenden Situationen und/oder an inadäquaten Orten mit einem deutlicheren autoerotischen Zug.

Bereits im frühen Kindesalter können sich Störungen der Geschlechtsidentität (ICD-10; F 64.2) manifestieren, die als Erkrankung aufgrund eines komplexen biopsychosozialen Bedingungsgefüges gelten. Die betroffenen Kinder wünschen sich, dem anderen Geschlecht anzugehören, verleugnen das eigene Geschlecht und die eigenen Genitalien und zeigen gegengeschlechtliche Verhaltensweisen im Alltag (Spielzeugwahl, Kleidung, Freunde) (Korte et al., 2008).

## 7.1.2 Sexualverhalten im Jugendalter

Im 2010 veröffentlichten Bericht der Bundeszentrale für gesundheitliche Aufklärung zur Jugendsexualität (http://dnb.ddb.de) finden sich aktuelle Angaben zum sexuellen Verhalten Jugendlicher. Befragt wurden 1456 Mädchen und 1354 Jungen ohne Migrationshintergrund im Jahr 2009. Über Masturbationserfahrungen verfügten 75 % der 14-jährigen Jungen und ca. 20 % der gleichaltrigen Mädchen. Bei Jungen stieg der Anteil auf 80 % bei den 17-Jährigen. Mädchen befriedigen sich in diesem Alter nur halb so häufig (40 %) wie die männlichen Jugendlichen. Insgesamt 49 % der 14-jährigen Mädchen und 36 % der gleichaltrigen Jungen deutscher Staatsangehörigkeit hatten noch keinerlei Erfahrungen mit Petting. Abgefragt worden waren Küssen, Streicheln der Brust und Berühren von Geschlechtsteilen. Bei den 17-jährigen Mädchen und Jungen betrug dieser Anteil nur noch 8 %, d. h.,

92 % der Jugendlichen verfügten in diesem Alter über einschlägige Erfahrungen mit körperlichen Annäherungen, wobei Küssen die häufigste Form des Austausches von Zärtlichkeiten war und von Brustpetting gefolgt wurde. Während Brustpetting im Vergleich von 1980 zu 2009 von Jungen gleich häufig praktiziert wurde, war diese Erfahrung bei den Mädchen sogar leicht rückläufig. Erfahrungen im männlich- sowie weiblich-aktiven Genitalpetting haben in diesem Zeitraum durchweg zugenommen. Über Erfahrungen mit Geschlechtsverkehr verfügten 21 % der Mädchen und 17 % der Jungen zwischen 14 und 15 Jahren. Bei den 16- bis 17-Jährigen beiderlei Geschlechts lag dieser Anteil bei 65 %. Im Vergleich zu 2005 berichteten bis auf die 16-jährigen Mädchen alle Befragten im Jahr 2009 über weniger Koituserfahrungen.

## 7.1.3 Sexualverhalten bei geistig Behinderten

Neben dem bereits erwähnten Schweregrad der Behinderung hängen sexuelle Bedürfnisse und Erfahrungen geistig behinderter Menschen auch von der hormonellen Ausstattung ab, da einige genetische Syndrome (siehe auch sexualtherapeutische Intervention) durch einen Hypogonadismus gekennzeichnet sind. Darüber hinaus spielt das mehr oder minder restriktive Umfeld eine große Rolle. Chamberlain et al. (1984) berichteten, dass 50 % der 11–23 Jahre alten, leicht intelligenzgeminderten Mädchen und Frauen einvernehmlichen Geschlechtsverkehr hatten, während dies bei nur 9 % der

mittelschwer bis schwer geistig Behinderten der Fall war. In nahezu allen internationalen Untersuchungen hatten in einem unterstützenden toleranten Umfeld 40–82 % der leicht bis mittelschwer geistig behinderten Menschen wiederkehrende sexuelle Koituserfahrungen mit Partnern. Bei mittelgradig bis schwer geistig behinderten Menschen lag diese Rate nur noch bei 9 % (Conod und Servais, 2008). Über Erfahrungen mit Petting und vor allem mit Küssen verfügten nahezu 80 % (Siebelink et al., 2006). In einer Untersuchung von Pueschel und Scola (1988) bekundeten über 50 % der befragten 73 Teenager mit Trisomie 21 Interesse am Geschlechtsverkehr und 40 % der Jungen sowie 22 % der Mädchen verfügten über Masturbationserfahrungen. 20 Jahre später kamen Barg et al. (2008) zu einem ähnlichen Ergebnis: 47 % der Befragten mit Trisomie 21 zeigten Interesse an Sex mit dem anderen Geschlecht und 50 % planten eine Familie. In der deutschen Untersuchung von Bever (2003), in der keine speziellen Subpopulationen von Menschen mit geistiger Behinderung befragt wurden, wünschten sich nur 13 % Geschlechtsverkehr, 8 % eine Heirat/Verlobung und 8 % hegten einen Kinderwunsch. Zwischen den Vorstellungen von Eltern, Heimleitern und Betreuern bezüglich der sexuellen Bedürfnisse von Intelligenzgeminderten und denen der Betroffenen liegen aber teils große Unterschiede, die von Unwissenheit, Tabuisierung und Ängsten um Schwangerschaften geprägt sind. Zwei Drittel der von Barg et al. (2008) befragten Eltern lehnten einen Nachwuchs ihrer intelligenzgeminderten Kinder kategorisch ab.

# 7.2 Deviante Sexualität

Hill et al. (2007) haben die sexuelle Devianz/Paraphilie zutreffend als über einen Zeitraum von mindestens sechs Monaten wiederkehrende Schwierigkeiten definiert, sexuelle Phantasien oder Verhaltensweisen zu kontrollieren:

- Die sexuellen Phantasien und Verhaltensweisen beinhalten nicht-paraphile Symptome wie exzessive Masturbation, Pornographie-, Telefon- oder Cybersex oder protrahierte Promiskuität.
- Die sexuellen Phantasien und Verhaltensweisen verursachen klinisch relevante Schwierigkeiten oder Einschränkungen in sozialen, beruflichen oder anderen funktionell wichtigen Bereichen.
- Die Störung wird nicht durch eine andere psychische Störung besser erklärt und ist nicht Folge einer körperlichen Erkrankung.

Die Störungen der Sexualpräferenz/Paraphilie gemäß den beiden gängigen internationalen Klassifikationssystemen sind in ▶ Tabelle 7.3 zusammengefasst.

Nach Beier (2011) münden nicht alle sexuell erregenden Phantasien, die sich auf nicht-menschliche Objekte, auf Leiden und Demütigen anderer Menschen oder auf Kinder und andere nicht-einwilligungsfähige Personen beziehen, auch in einem entsprechenden Verhalten. Die Übergänge sind aber nicht selten fließend. Unter sexuellen Verhaltensstörungen versteht man all diejenigen Handlungen, bei denen das Wohl und die

**Tab. 7.3:** Störungen der Sexualpräferenz und Kodierung in ICD-10 und DSM-IV

| ICD-10 | DSM-IV |
|---|---|
| F 65.0 Fetischismus | 302.81 |
| F 65.1 Fetischistischer Transvestitismus | 302.3 |
| F 65.2 Exhibitionismus | 302.4 |
| F 65.3 Voyeurismus | 302.82 |
| F 65.4 Pädophilie | 302.2 |
| F 65.5 Sadomasochismus | 302.83 (Masochismus) und 302.84 (Sadismus) |

sexuelle Selbstbestimmung anderer Menschen direkt oder indirekt beeinträchtigt oder geschädigt wird und die aus diesem Grunde strafrechtlich verfolgt werden können (▶ **Kap. 25**). Bis dato gibt es keinen Beleg dafür, dass sexuelle Devianz/Paraphilie bei Menschen mit geistiger Behinderung häufiger als in der Normalbevölkerung vorkommt. Vor dem Hintergrund der durchaus vorhandenen Wahrnehmung von Geschlechtsunterschieden kommt es bei Menschen mit einer geistigen Behinderung aber auf der Ebene der Lustdimension, insbesondere bei Jungen und Männern, häufig schneller und inadäquater zu sexuellen Kontakten ohne ausreichende Prüfung der Angemessenheit der Situation, des Einvernehmens des vermeintlichen Sexualpartners und damit oft ohne eine beziehungsorientierte Dimension.

# 7.3    Viktimologie

Über die Opfer von sexuellen Übergriffen auf geistig Behinderte liegen nur wenige sogenannte viktimologische Untersuchungen vor. In dem bereits erwähnten Bericht der Bundeszentrale für gesundheitliche Aufklärung zur Jugendsexualität (2010) dominierten bezüglich erlebter sexueller Repressionen die Mädchen mit 13 % gegenüber 1 % der Jungen, wobei 22 % der sexuell aktiven Mädchen berichteten, schon einmal sexuellem Druck ausgesetzt gewesen zu sein. Hierbei handelte es sich um zumindest eindeutig sexuell übergriffiges Verhalten, da dieses per definitionem mit Zwang, Gewalt und einem Machtgefälle assoziiert ist. In nahezu allen Fällen waren die »Täter« bekannt, meistens handelte es sich um Exfreunde, Freunde, Mitschüler oder Arbeitskollegen. Bezüglich der Art der erlebten sexuellen Gewalt kam es bei 24 % der sexuell erfahrenen Mädchen sogar zum erzwungenen Geschlechtsverkehr.

Bei institutionell untergebrachten Menschen mit geistiger Behinderung begünstigen die Wohnumstände derartige Repressionen. Weniger als 20 % verfügten in der Untersuchung von Bever (2003) über ein Einzelzimmer. Von einer Intimsphäre kann also mitnichten die Rede sein.

Zemp (2002) befragte je 130 behinderte Frauen und Männer im Alter von 18–78 Jahren, die in Institutionen lebten und betreut wurden. In dieser Untersuchung gaben 64 % der Frauen und 50 % der Männer sexuelle Gewalterfahrungen an, eine doppelt höhere Rate im Vergleich zur Normalbevölkerung, und 26,2 % der Frauen sowie 7 % der Männer waren vergewaltigt worden. In 13 % der Fälle erfolgten die Übergriffe durch das Pflegepersonal! Diese Zahlen decken sich mit internationalen Studien. Der Anteil geistig behinderter Frauen, die sexuell missbraucht wurden, liegt demnach zwischen 25 und 63 % (Chamberlain et al., 1984; Elkins et al., 1986), wobei international diejenigen, die nicht in einem geschützten/betreuten Rahmen wohnten, häufiger betroffen waren.

Auf der anderen Seite weisen Menschen mit einer geistigen Behinderung auch viele Risikofaktoren auf, selbst zum Sexualtäter zu werden. Dazu gehören die einschlägigen Opfererfahrungen, eine hohe Impulsivität, häufig ein Mangel an (Opfer-)Empathie, eine geringe Aufklärungsrate zur Sexualität und nicht zuletzt ein geringes Angstniveau, was als Hemmmechanismus fungieren könnte (Lindsay und Lees, 2003).

Wissend um diese Probleme kommt es auf eine pädagogisch therapeutische Begleitung der Sexualität geistig behinderter Menschen an. Voraussetzung für eine emanzipatorische Sexualerziehung durch Sorgeberechtigte und/oder Betreuer ist neben fachlichem Wissen und einer vorurteilsfreien, empathischen Herangehensweise die Überprüfung eigener Einstellungen zur Sexualität.

# 7.4    Sexualerziehung

Die Sexualaufklärung ist sicherlich in erster Linie eine Aufgabe der Eltern und sollte dies bei entsprechenden Voraussetzungen auch bleiben. Zu diesen Voraussetzungen zählt einerseits die Bereitschaft zur Aufklärung und andererseits das notwendige Wissen.

Wenn diese Basisvoraussetzungen gegeben sind, bedarf es darüber hinaus einer vertrauensvollen Beziehung zwischen dem Aufklärendem/der Aufklärenden und dem aufzuklärenden Kind, eines angemessenen Einfühlungsvermögens und eines hinlänglichen pädagogischen Geschicks. Ergänzend zur vorrangigen elterlichen Aufklärung bzw. wenn die genannten Voraussetzungen nicht gegeben sind, müssen Institutionen wie Kindergarten, Kindertagesstätte oder Tagesmütter, Schule und Heime bzw. betreute Wohnformen diese Aufgabe übernehmen. Zahlreiche mehr oder minder zur Verfügung stehenden Materialien, die in erster Linie für nicht intelligenzgeminderte Kinder entwickelt wurden, können nicht nur unterstützend eingesetzt werden (manchmal in einem späteren Altersabschnitt), sondern garantieren durch ihre manualisierte Struktur und mediale Aufbereitung bis hin zu Videos und Demonstrations-CDs eine gewisse Wissens- bzw. Vermittlungshomogenität. So geht es im Handbuch für Erzieherinnen und Erzieher »entdecken, schauen, fühlen«, das Bestandteil der »Kindergartenbox« ist und 2003 von der Bundeszentrale für gesundheitliche Aufklärung (BZgA) herausgegeben wurde, um Informationen zur psychosexuellen Entwicklung und zu Ausdrucksformen kindlicher Sexualität im Kindergartenalter. Inhalt sind u. a. folgende Themen: den Körper entdecken, Körperkontakt und Bewegung, Geschlechtsidentität und Geschlechtsrollen, Gefühle, Sinneserfahrungen, Grenzen setzen, Zeugung, Schwangerschaft, Geburt, Familie und Vertrautes sowie Fremdes. Ebenfalls 2003 hat die BZgA das FORUM Heft »Sexualaufklärung und Familienplanung« herausgegeben. Auf der Basis gesicherten Wissens (siehe oben) sind die dafür prädestinierten Personen somit durchaus in der Lage, entwicklungsadäquat und gezielt über die vielfältigen Facetten von Sexualität aufzuklären.

Bei einer aktuellen Literaturrecherche fällt auf, dass zwar einerseits der Wert früher Gespräche zwischen Eltern und ihren Kindern über sexuelle Themen einhellig als wichtig angesehen wird, andererseits die Realität aber mit dieser Forderung kontrastiert (Wilson et al., 2010; Beckett et al., 2010). Sexuelle Aufklärung sollte mit dem Erfragen des entwicklungsabhängigen individuellen Wissens der Kinder beginnen, um die Kinder weder zu über- noch zu unterfordern und selbst als Gesprächspartner glaubhaft zu bleiben. Wenn die Eltern diese Aufgabe nicht im Vorschulalter übernehmen, werden die Kinder, ob sie dazu bereit sind oder auch nicht, ungefiltert ihre Informationen von Gleichaltrigen, Älteren und/ oder aus den Medien beziehen. Das Vertrauen in die Eltern könnte dann soweit gestört sein, dass sie auch später, wenn es in der Adoleszenz um Schwangerschaft, Verhütung, Geschlechtskrankheiten etc. geht, den Eltern nicht zuhören bzw. deren Ratschläge als Einmischung auffassen und sich ihnen oppositionell widersetzen.

Günstige Voraussetzungen für eine effektive sexuelle Aufklärung sind (Häßler et al., 2010):

1. Eine gute Vorbereitung, auch bezüglich der Überprüfung des eigenen Wissens bzw. der Reflexion eigener Einstellungen
2. Eine gute, tragfähige emotionale Beziehung
3. Günstige Gelegenheiten für ein solches Gespräch vorzubereiten oder zu nutzen
4. Von vornherein die Scheu und die Scham vor diesem Thema zu nehmen
5. Das Gespräch suchen, solange die Kinder noch jung sind – möglichst vor der Einschulung (Kindern, die bereits über mediale pornographische Erfahrungen verfügen, braucht man nichts mehr über Geschlechtsunterschiede und die Rolle der Genitalien zu erzählen)
6. Die Ausstrahlung von Selbstsicherheit, Normalität und Kompetenz

7. Die Wahl einer dem Entwicklungsstand angemessenen Sprache und eines angemessenen Themas (Verhütung wäre kein Thema für Vorschulkinder)
8. Einbeziehung von Anschauungsmaterial und Nutzung anderer Ressourcen
9. Das wiederholte oder kontinuierliche Gespräch über sexuelle Themen anstelle des »big talk« im Rahmen eines Familienrates

Je älter das aufzuklärende Kind ist, desto mehr muss auf seine Erfahrungen, Einstellungen und Erwartungen eingegangen werden. Mit Einsetzen der Pubertät werden viele intelligenzgeminderte Mädchen von ihrer Regelblutung überrascht und überfordert. Nach Erhebungen von Conod und Servais (2008) haben 14–88 % der schwer und nur 1–27 % der leicht bis mittelschwer geistig behinderten Mädchen und Frauen damit Probleme. Nach diesen Autoren hängt ein adäquater hygienischer Umgang mit der Menstruation nicht nur vom Grad der geistigen Behinderung, sondern vielmehr vom Grad der oft koinzidenten motorischen Behinderung ab. Eine entsprechende Vorbereitung, Unterstützung und Anleitung der geschlechtsreifen Mädchen ist eine vordringliche Aufgabe der Sexualaufklärung. Bei persistierenden Problemen ist eine angemessene pharmakologische Kontrazeption ange-

zeigt, wobei der »Monatsspritze« gegenüber der »Pille« der Vorzug einzuräumen ist. Nur selten ist eine endometrische Ablation erforderlich (Grover, 2002).

Ein weiterer wichtiger Aspekt der Sexualaufklärung ist der Schutz vor Infektionskrankheiten wie AIDS und Hepatitis B. Dazu gehört auch das Erlernen des richtigen Umgangs mit Kondomen, denn nach einer Studie von Mc Gillivary (1999) verfügten 87 % aller untersuchten Personen mit einer geistigen Behinderung über kein ausreichendes Wissen bezüglich des adäquaten Gebrauches (warum, wann und wie) von Kondomen. Sexualaufklärung im Sinne von »best practice« dient nicht zuletzt effektiv dem Schutz vor sexueller Gewalt. Viele diesbezügliche Studien, die über positive Effekte berichten, sprechen sich für eine Kombination aus individuenzentrierten und individuenübergreifenden Präventionsstrategien aus. Es findet sich bisher jedoch kein umfassender systemischer Ansatz; die einzelnen Studien fokussieren vielmehr jeweils auf einen einzelnen Aspekt der Missbrauchsprävention (vgl. Muccigrosso, 1991; Barger et al., 2009). Die Wichtigkeit der Sexualaufklärung der Betroffenen unter Einbeziehung der Eltern/Betreuer ist auch bereits in Entwicklungsländern wie Mexiko erkannt worden (Katz und Lazcano-Ponce, 2008).

## 7.5 Sexualtherapeutische Interventionen

Sexuelle Dysfunktionen, Geschlechtsidentitätsstörungen sowie Störungen des sexuellen Erlebens und Verhaltensabweichungen bedürfen, wenn sie einen individuellen Leidensdruck oder einen des sozialen Umfelds erzeugen, der therapeutischen Intervention. Wichtig zu wissen und dementsprechend einzuordnen und aufzuklären ist der Zusammenhang zwischen sexuellen Funktionsstö-

rungen und einem Hypogonadismus (Unterfunktion der Keimdrüsen), welcher aufgrund eines Testosteronmangels zu unterschiedlichen sexuellen Beeinträchtigungen bis hin zur Infertilität führt. Exemplarisch liegt sowohl beim Klinefelter- als auch beim Prader-Willi-Syndrom ein Hypogonadismus vor. Die Entwicklung sekundärer Geschlechtsmerkmale ist entsprechend verzögert oder bleibt ganz aus (Köhn, 2004).

Bezüglich der unabdingbaren Diagnostik sind die Praxisleitlinien sexualmedizinischer Diagnostik (Beier et al., 2005) auf das individuelle Funktionsniveau der betroffenen geistig behinderten Menschen zu adaptieren. Insbesondere dissexuelles Verhalten, das die Integrität und Individualität eines anderen Menschen direkt verletzt, ist nicht selten ein sexuelles Ersatzverhalten für nicht realisierbare einvernehmliche Sexualkontakte mit adäquaten Sexualpartnern. Die Dissexualität bedarf eindeutig sexualtherapeutischer Maßnahmen bis hin zur medikamentösen Behandlung mit triebhemmenden Substanzen wie selektiven Serotonin-Wiederaufnahmehemmern oder gar als ultimo ratio mit Antiandrogenen oder LHRH-Analoga, um die Impulsivität direkt bzw. durch eine Minderung des Testosteronspiegels zu senken (Beier, 2005). Aber auch bei paraphilen Symptombildern ohne Dissexualität leiden geistig Behinderte wahrscheinlich mehr als normal intelligente Betroffene, da sie aufgrund ihrer eingeschränkten sozialen Kompetenz der Problematik noch hilfloser ausgeliefert sind, noch weniger Verständnis im sozialen Umfeld erlangen, noch weniger Kompetenzen zur inneren Auseinandersetzung mit dieser Problematik haben und noch restriktiver vom Umfeld behandelt werden. Wichtig ist somit das Wissen von und das Verständnis für ihre Störung und die damit verbundene Suche nach legalen, allgemein akzeptablen Möglichkeiten des Auslebens.

## 7.6 Sterilisation

Die reproduktive Dimension spielt mit zunehmendem Behinderungsgrad eine untergeordnete Rolle. Die Fertilität schwer geistig behinderter Menschen ist eingeschränkt bis nicht existent. Die Wahrscheinlichkeit einer Schwangerschaft ist bei intelligenzgeminderten Frauen 118-mal geringer als in einer normal intelligenten Vergleichsgruppe (Huovinen, 1993). Dennoch haben viele Eltern und Betreuer vor einer ungewollten Schwangerschaft Angst und sehen in einer Sterilisation eine geeignete vorbeugende Maßnahme. Die Rechtslage bezüglich einer irreversiblen Sterilisation ist eindeutig, zumal auch Menschen mit einer geistigen Behinderung alle nicht invasiven bzw. invasiven reversiblen Verhütungsmaßnahmen zugänglich sind. In der Neuregelung des Betreuungsgesetzes vom 1. 1. 1992 mit dem Ziel der Schaffung einer möglichst hohen Rechtssicherheit werden heute drei Personengruppen unterschieden:

1. Minderjährige,
2. Geschäftsunfähige Volljährige und
3. Einwilligungsunfähige Volljährige (Braun et al., 2003).

Zu 1: Die Sterilisation minderjähriger geistig behinderter Menschen ist unzulässig und nicht durch Einwilligung zu rechtfertigen! Auch Eltern können nach § 1631c BGB nicht in eine Sterilisation des Kindes einwilligen. Auch das Kind selbst kann nicht in die Sterilisation einwilligen.

Zu 2: Die Sterilisation geschäftsunfähiger geistig behinderter volljähriger Menschen bedarf für ihre Zulässigkeit der Einwilligung des Patienten ungeachtet der Frage, ob er unter rechtlicher Betreuung steht (bezüglich Einwilligungs- und Geschäftsfähigkeit siehe im Abschnitt 12.3.4.)! Gemäß § 1905 Abs. 1 Satz 1 Nr. 1 BGB muss die Sterilisation unterbleiben, wenn sie dem Willen des

Betreuten widerspricht. Darunter ist im Gegensatz zur Einwilligung, für deren Wirksamkeit es auf die Einsichts- und Steuerungsfähigkeit des Betroffenen ankommt, der natürliche Wille zu verstehen. Der Widerstand muss sich nach dem Gesetzeswortlaut gegen die Sterilisation richten, bei Zweifeln hat die Sterilisation zu unterbleiben. Kommt der Widerwille schon im vormundschaftsgerichtlichen Verfahren zum Ausdruck, ist die Genehmigung gemäß § 1905 Abs. 2 Satz 1 BGB zu versagen.

Zu 3: Die Entscheidung über die Durchführung einer Sterilisation für diese einwilligungsunfähigen Menschen fällen andere Personen (Betreuer, Sachverständiger) und Institutionen (Betreuungsbehörde, Vormundschaftsgericht). Diese ist bindend für den behandelnden Arzt.

Für die Entscheidungsfindung muss ein besonderer Betreuer bestellt werden, dessen Aufgabenbereich auf die Sterilisation beschränkt ist (§ 1899 Abs. 2 BGB). Die Einwilligung des Betreuers ist im Übrigen nur wirksam, wenn drei situationsgebundene Erfordernisse zusammentreffen, nämlich

- wenn anzunehmen ist, dass es ohne die Sterilisation zu einer Schwangerschaft kommen würde (§ 1905 Abs. 1 Satz 1 Nr. 3 BGB),
- wenn infolge dieser Schwangerschaft der Eintritt einer der im Gesetz näher umschriebenen Notlagen zu erwarten wäre, die nicht auf andere zumutbare Weise abgewendet werden könnte (§ 1905 Abs. 1 Satz 1 Nr. 4 BGB) und
- wenn die Schwangerschaft nicht durch zumutbare andere Mittel verhindert werden kann (§ 1905 Abs. 1 Satz 1 Nr. 5 BGB).

Diese Voraussetzungen gelten kumulativ und müssen alle für eine Einwilligung des Betreuers in die Sterilisation erfüllt sein; fehlt eine dieser Voraussetzungen, muss eine Sterilisation unterbleiben.

Besonders wichtig ist, dass zunächst nach § 1905 Abs. 1 Satz 1 Nr. 5 BGB die Schwangerschaft, aus der die Notlage droht, zumutbar durch andere Verhütungsmittel vermieden werden kann. In Betracht kommen alle üblichen chemischen und mechanischen Mittel der Empfängnisverhütung, sofern sie zuverlässig angewendet werden können und nicht mit unverhältnismäßigen Nebenwirkungen oder Unzuträglichkeiten verbunden sind. Schließlich ist darauf hinzuweisen, dass als schwerwiegende Gefahr für den seelischen Gesundheitszustand der Schwangeren auch die Gefahr eines schweren und nachhaltigen Leides gilt, das ihr drohen würde, weil vormundschaftsgerichtliche Maßnahmen, die mit ihrer Trennung vom Kind verbunden wären, gegen sie ergriffen werden müssten (Schwarz, 2009). Nach Abs. 2 des § 1905 bedarf die Einwilligung des Betreuers in jedem Fall der Genehmigung des Vormundschaftsgerichts. Jeder Arzt muss sich, bevor es zu einer solchen Sterilisation kommt, die Genehmigung des Vormundschaftsgerichts vorlegen lassen. Besonders wichtig ist in diesem Zusammenhang, dass die Sterilisation erst zwei Wochen nach Wirksamkeit der Genehmigung durchgeführt werden darf (§ 1905 Abs. 2 Satz 2 BGB). Dies ist deshalb erforderlich, um etwaige Rechtsmittel und deren Entscheidung abzuwarten. Jeder verantwortungsvolle Arzt muss daher den Betreuer bei der Einwilligung und vor der Operation befragen, ob die vormundschaftsgerichtliche Entscheidung auch rechtskräftig bzw. wirksam ist. Bei der Sterilisation ist stets der reversiblen Methode der Vorzug zu geben.

Das Vorgehen zum Erlangen einer vormundschaftlichen Genehmigung sieht folgende Schritte vor:

1. Bestellung eines Verfahrenspflegers
2. Persönliche Anhörung des Patienten und seiner Angehörigen durch das Vormundschaftsgericht

3. Durchführung einer Sachverständigen-
begutachtung, welche die medizinischen,
psychologischen, sozialen, sonder- und
sozialpädagogischen Gesichtspunkte berücksichtigt. Hierbei müssen mindestens
zwei Gutachter gehört werden.
4. Besprechung der Ergebnisse der Anhörung und der Gutachten mit dem Betreuten und seiner Angehörigen

5. Die Bekanntmachung der Entscheidung
erfolgt an den Verfahrenspfleger, den Betreuer, Betroffenen und die eventuell ein-
geschaltete Betreuungsbehörde.
6. Die Sterilisation darf erst zwei Wochen
nach Wirksamkeit der Genehmigung
durchgeführt werden. Bei der Sterilisation
ist stets die Methode der Vorzug zu geben,
die eine Refertilisierung zulässt.

## Zusammenfassung

Bei Menschen mit einer geistigen Behinderung können folgende Probleme der Sexualität auftreten:

- Mangelnde Empathie und Nachhaltigkeit
  in der Beziehungsgestaltung
- Direktheit der sexuellen Aktion ohne
  Rücksicht auf andere (Masturbation in
  der Öffentlichkeit)
- Gefahr von genitaler (Selbst-)Verletzung
- Objektorientierung bei sexueller Aktivi-
  tät
- Häufig bisexuelle oder autoerotische Ori-
  entierung

- Tabuisierung sexuellen Verhaltens und
  sexueller Bedürfnisse durch die Umwelt
- Mangel an angemessener sexueller Aufklärung und damit geringeres Wissen
- Mangelnde Intimhygiene
- Ungenügende Sorgfalt bezüglich der Einnahme oraler Kontrazeptiva
- Erhöhte Gefahr, Opfer eines sexuellen
  Missbrauchs durch andere geistig Behinderte bzw. auch Nichtbehinderte zu werden.
- Eine komplizierte Rechtslage bezüglich
  einer Sterilisation

## Literatur

Barger E, Wacker J, Macy R, Parish S (2009)
Sexual Assault Prevention for Women With
Intellectual Disabilities: A Critical Review of
the Evidence. Intellectual and Developmental
Disabilities 47(4), 249–262
Beckett MK, Elliott MN, Martino S, Kanouse DE,
Corona R, Klein DJ, Schuster MA (2010)
Timing of parent and child communication
about sexuality relative to children's sexual
behaviors. Pediatrics 125, 34–42
Beier KM, Bosinski HAG, Loewit K (2005) Se-
xualmedizin. 2. Auflage. München, Urban &
Fischer

Beier KM (2005) Sexualität und geistige Behinderung, in F Häßler, JM Fegert (Hrsg.) Geistige
Behinderung und seelische Gesundheit. Stuttgart, Schattauer, 18–47
Beier KM (2011) Störungen der Sexualpräferenz,
in: F Häßler, W Kinze, N Nedopil (Hrsg.)
Praxishandbuch Forensische Psychiatrie des
Kindes-, Jugend- und Erwachsenenalters. Berlin, Medizinisch Wissenschaftliche Verlagsgesellschaft, 271–290
Bever K (2003) Sexualität und geistige Behinderung. Gesundheitswesen 65, Sonderheft 1,
43–48

Chamberlain A, Rauh J, Passer A (1984) Issues in fertility for mentally retarded female adolescents: I Sexual activity, sexual abuse, and contraception. Pediatric 73, 445–450

Conod L, Servais L (2008) Sexual life in subjects with intellectual disability. Salud publico de mexico 50 (suppl. 2), 230–238

Elkins TE, Gafford LS, Wilks CS (1986) A model clinic approach to the reproduce health concerns of the mentally handicapped. Obstetrical and Gynecology 68,185–188

Friedrich WN, Grambsch P, Broughton D, Kuiper J, Beilke RL (1991) Normative sexual behavior in children. Pediatrics 88, 456–464

Gagnon JH (1985) Attitudes and responses of parents to preadolscent mastubation. Archives of Sexual Behavior 14, 451–466

Gordon BN, Schroeder CS, Abrams M (1995) Age and social-class differences in children's knowledge of sexuality. Journal of Clinical Child Psychology 19, 33–43

Grassel H, Bosinski HAG (1983) Sexualwissen und Geschlechtsrollenvorstellungen bei Vorschulkindern. Ärztliche Jugendkunde 74,110–120

Grover SR (2002) Menstrual and contraception management in women with an intellectual disability. Medical Journal of Australia 176, 108–110

Häßler F, Reis O, Wunsch K, Häßler H (2010) Sexualaufklärung bei Vorschul- und Grundschulkindern. Frühe Kindheit 12, 29–31

Häßler F (2011) Intelligenzminderung. Berlin, Springer

Hill A, Briken P, Berner W (2007) Pornographie und sexuelle Gewalt im Internet. Bundesgesundheitsblatt Gesundheitsforschung und Gesundheitsschutz 50, 90–102

Katz G, Lazcano-Ponce E (2008) Sexuality in subjects with intellectual disability: an educational intervention proposal for parents and counselors in developing countries. Salud publico de mexico 50 (suppl. 2), 239–254

Kellogg ND, Committee on Child Abuse and Neglect. American Academy of Pediatrics (2009) Clinical report-the evaluation of sexual behaviors in children. Pediatrics 124, 992–998

Korte A, Goecker D, Krude H, Lehmkuhl U, Grüters-Kieslich A, Beier KM (2008) Geschlechtsidentitätsstörungen im Kindes- und Jugendalter. Deutsches Ärzteblatt 105, 834–841

Köhn FM (2004) Diagnosis and therapy of hypogonadism in adult males. Urologe A 43, 1563–81

Lindsay WR, Lees MS (2003) A comparison of anxiety and depression in sex offenders with intellectual disability and a control group with intellectual disability. Sexual Abuse 15, 339–345

Mc Gillivary JA (1999) Level of knowledge and risk of contracting HIV/AIDS amongst young adults with mild/moderate intellectual disabillty. J Apll Res Int Dis 12,113–121

Muccigrosso L (1991) Sexual abuse prevention strategies and programs for persons with developmental disabilities. Sexuality and Disability, 9, 261–271

Pueschel SM, Scola PS (1988) Parents' perception of social and sexual functions in adolescents with Down syndrome. Journal of Mental Deficiency Research 32, 215–220

Schwarz J (2009) Rechtsprobleme bei der Sterilisation von Betreuten. Gynäkologie 42, 577–578

Siebelink EM, deJong MDT, Taal E, Roelvink L (2006) Sexuality and people with intellectual disabilities: assessment of knowledge, attitudes, experiences, and needs. Journal of Mental Retardation 44, 283–294

Volbert R, Homburg A (1996) Was wissen zwei- bis sechsjährige Kinder über Sexualität. Zeitschrift für Entwicklungspsychologie und Pädagogische Psychologie 28(3), 210–227

Volbert R (2010) Sexualisiertes Verhalten von Kindern, in M Clauß, M Karle, N Günter, G Barth (Hrsg.) Sexuelle Entwicklung und sexuelle Gewalt. Lengerich, Pabst Science Publisher, 41–65

Wilson EK, Dalberth BT, Koo HP, Gard JC (2010) Parent's perspectives on talking to preteenage children about sex. Perspectives on Sexual and Reproductive Health 42(1), 56–63

Zemp A (2002) Sexualisierte Gewalt gegen Menschen mit Behinderung in Institutionen. Praxis Kinderpsychologie Kinderpsychiatrie 51, 610–625

# 8 Klinische Diagnostik und Früherkennung

*Gerhard Neuhäuser und Hans-Christoph Steinhausen*

Ziel der ärztlichen Untersuchung ist auch bei Menschen mit geistiger Behinderung, Ursachen und Entstehungsgeschichte (Ätiologie und Pathogenese) vorhandener Funktionsstörungen aufzuklären. Dies gelingt trotz aller Bemühungen nicht immer, stets aber kommt es darauf an, bei einer »Bestandsaufnahme« individuelle Stärken und Schwächen zu bestimmen, Mehrfachbehinderung oder Komorbiditäten nachzuweisen und für erforderliche Interventionen wichtige organisch-biologische und psycho-soziale Aspekte aufzudecken.

# 8.1 Anamnese

## 8.1.1 Familienanamnese

Hinweise auf Entwicklungsstörungen und Behinderungen bei Eltern, Geschwistern oder anderen Verwandten sind zu erfragen und möglichst drei Generationen in einem Stammbaum zu dokumentieren (► **Abb. 8.1**). Bei Verdacht auf genetische Ursachen interessieren Blutsverwandtschaft, Spontanaborte oder Totgeburten; manche Informationen sind besser zu ermitteln, wenn ein gewisses Vertrauensverhältnis besteht. Befundberichte und Photographien können wertvolle Hinweise geben.

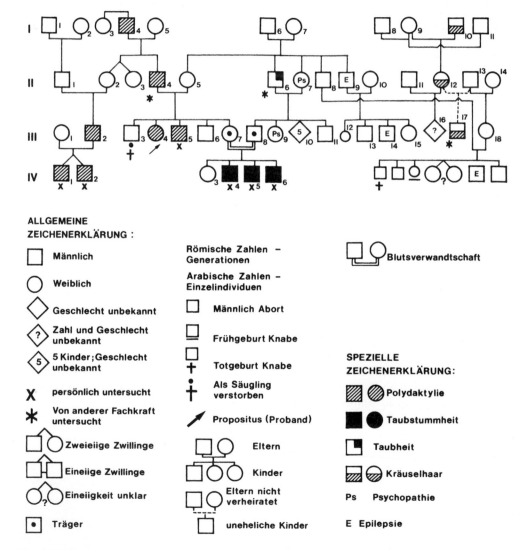

**Abb. 8.1:** Beispiel einer Stammbaumerhebung mit Symbolen (nach Neuhäuser, 1982)

**Tab. 8.1 a:** Anamnese von Schwangerschaft und Geburt

| | |
|---|---|
| *I. Gynäkologische Anamnese*<br>Menarche mit … Jahren<br>Periodenblutung alle … Tage, Dauer. Tage regelmäßig/unregelmäßig/Beschwerden<br>Antikonzeptiva: Pille (Präparat:  ) Spirale/<br>Diaphragma/andere:<br>Vorausgehende Schwangerschaften:<br>Gynäkologische Erkrankungen:<br>Operationen:<br><br>*II. Gravidität (Anzahl: …; IVF?)*<br>Dauer: … Wochen<br>Konzeptionsdatum: Datum der letzten Periode:<br>Feststellung: wann:    ; wie: geplant/ungeplant<br>Adresse des Frauenarztes:<br>Kindsbewegungen: Beginn: stark/mittel/schwach<br>Gewichtszunahme: von … kg auf … kg<br>Krankheiten:<br>Unfälle:<br>Berufstätigkeit:<br>Medikamenteneinnahme:<br>Pränatale Diagnostik<br>Alkoholgenuß: Ja/Nein; Menge: welcher Monat:<br>Rauchen: Ja/Nein; Menge: welcher Monat:<br>Andere Genußmittel:<br>Ernährung:<br>Hinweise auf EPH-Gestose: Ja/nein (s. Mutterpaß)<br>Hinweise auf Infektionen: Ja/nein (s. Mutterpaß) | Andere Einflüsse (Röntgen usw.):<br>Sonographiebefunde:<br>CTG-Befunde<br><br>*III. Geburt (Zahl:…)*<br>Ort: Zuhause/Klinik, Adresse:<br>Leitung: Hebamme/Arzt<br>Beginn: Spontan/nach Einleitung/nach Blasensprengung<br>Blasensprung: spontan/vorzeitig/induziert<br>Errechneter Entbindungstermin:<br>Dauer: … Std. (Stadium I: … Std.; Stadium II: … Std.)<br>Kindslage:<br>Entbindung: normal/Extraktion/Zange/Sectio/Vakuum<br>Komplikationen:<br>Fruchtwasser: Farbe:    Menge: … ml; Geruch:<br>Placenta: Gewicht: … g; Aussehen:<br>Nabelschnur: Zahl der Gefäße: …; Länge: … cm; Ansatz:<br>Anästhesie:<br>Zustand der Mutter bei der Geburt:<br>Zustand des Kindes bei der Geburt:<br>Apgar-Score: nach 1 Min …; nach 5 Min …; nach 10 Min.<br>Geburtsgewicht: … g; Länge: … cm;<br>Kopfumfang: … cm |

## 8.1.2 Eigenanamnese

Mögliche Belastungen oder Komplikationen während Schwangerschaft und Geburt werden erfasst, ebenso genaue Angaben zum Entwicklungsverlauf beim behinderten Kind (▶ Tab. 8.1 a und 8.1 b).

Mütterliche Faktoren, zu Verlauf von Schwangerschaft und Geburt können auch anhand einer »Optimalitätsliste« erfragt werden, nach der eine »reduzierte Optimalität« zu ermitteln ist (Prechtl, 1980).

Perinatale Risiken beziehen sich auf die vor bzw. bei der Geburt vorkommenden Komplikationen, z. B. vorzeitiger Blasensprung, verlängerte Austreibungsperiode, trübes bzw. grünes Fruchtwasser. Ungünstige Bedingungen sind Lageanomalien (Steißlage, Gesichtslage), Störungen der Plazenta, Veränderungen an der Nabelschnur, Früh- und Mangelgeburt sowie Übertragung. Auf eine Notsituation des Neugeborenen verweisen im APGAR-Score Atemstörungen und Veränderung von Blutgasen (Azidose), Körpertemperatur oder Muskeltonus (▶ Tab. 8.2).

Während der Neugeborenenperiode können Bewusstseinsstörung (Koma) und Krämpfe, Atemnotsyndrom, Trinkschwäche und Gewichtsabnahme, Gelbsucht oder Unterzuckerung Risikosituationen sein (Berichte zu den Maßnahmen der neonatalen Intensivpflege, z. B. Dauer maschineller Beatmung).

**Tab. 8.1 b:** Entwicklungsanamnese

| *I. Neugeborenenperiode* | | *II. Frühkindliche Entwicklung* |
|---|---|---|
| Geburtsdatum: ; Ort: | | Allgemeine Aktivität |
| Geburtsgewicht: ... g; Länge ... cm; Kopfumfang: ... cm | | Muskeltonus |
| Apgar-Score (nach 1/5/10 Min.): | | Ernährung |
| Nabelschnur pH: | | |
| | | Erste Zähne |
| Besonderheiten: | Wiederbelebung | Sitzen |
| | Krämpfe | Freies Laufen |
| | Atemnotsyndrom | Erste Wörter |
| | Gelbsucht (verstärkt) | Erste Sätze |
| | Mißbildungen | Sauberkeitsgewöhnung |
| | Blutgruppenunverträglichkeit | Kindergartenbesuch |
| | Austauschtransfusion | Schulbesuch |
| | Infektionen | |
| | Apnoezustände | Krankheiten |
| | Gewichtsverlust | Operationen |
| | Medikamente | Medikamente |
| | Behandlungsmaßnahmen | Impfungen |
| | | Unfälle |
| Arzt- und Klinikberichte | | Allergien |
| | | Beschwerden |
| | | |
| | | Körperfunktionen |
| | | Besondere Gewohnheiten |
| | | Früher gestellte Diagnosen: |

Während der weiteren Entwicklung sind Erkrankungen möglich, die eine geistige Behinderung zur Folge haben, z. B. Infektionen des Gehirns und der Hirnhäute (Encephalitis, Meningitis) oder Schädel-Hirn-Verletzungen; jeweils sind objektive Informationen wichtig.

# 8.1.3 Entwicklungsanamnese

Zum Verlauf ist bedeutsam, ob eine harmonische Verzögerung aller Funktionsbereiche vorliegt oder nur Teilaspekte betroffen sind, ob es zu einem Stillstand oder gar zum Verlust bereits erworbener Fähigkeiten gekommen ist (»Entwicklungsknick«). Im Folgenden wird die normale Entwicklung in verschiedenen Funktionsbereichen skizziert.

Für die *motorische Entwicklung* gelten trotz großer Variabilität »Grenzsteine« als normal: Freies Sitzen ab dem 9.–10. Monat, sicheres Laufen zu Beginn des 2. Lebensjahres; mit drei Jahren kurz hüpfen, auf Zehenspitzen gehen und Treppenstufen alternierend steigen; mit vier Jahren ein niedrig gespanntes Seil überspringen, Ball mit den Armen fangen, auf einem Bein stehen; im 6. Lebensjahr einfache Turnübungen.

Die *Sprachentwicklung* beginnt mit Lall- und Plapperlauten und deren Nachahmung (etwa acht Monate). Ab dem 10. Lebensmonat wird die Plaudersprache der Erwachsenen imitiert, zu Beginn des 2. Lebensjahres besteht die Babysprache aus einigen verständlichen Wörtern; einfache Aufforderungen werden befolgt und Gegenstände benannt. Bald kann das Kind kommunizieren und sprachlich nach Essen und Trinken verlangen, am Ende des 2. Lebensjahres bildet es Sätze aus zwei und mehr Wörtern. Mit dem Fragealter wird der Wortschatz rasch erweitert, im 3. Lebensjahr verwendet das Kind »Ich«, lernt grammatikalisch korrekte Strukturen und benutzt die Sprache als Werkzeug. Im 4. Lebensjahr kommt ein sogenanntes Initialstottern bzw. physiologisches Stammeln mit Verwechslung von Konsonanten am Wortanfang auch bei normaler Entwicklung vor.

**Tab 8.2:** APGAR-Schema zur Beurteilung der neonatalen Adaptation

| Symptom | Beurteilung (Punkte) | | |
|---|---|---|---|
| | 0 | 1 | 2 |
| Herzfrequenz | fehlend | weniger als 100 | mehr als 100 |
| Atmung | fehlend | langsam, unregelmäßig | kräftiges Schreien |
| Muskeltonus | fehlend | schwach | kräftige, aktive Bewegungen |
| Reflexe (Grimassieren bei Stimulation) | fehlend | Grimassieren | Schreien |
| Hautfarbe | generalisiert zyanotisch oder blaß | blaue Extremitäten | generalisiert rosig |

Die *kognitive Entwicklung* der ersten beiden Lebensjahre gilt als »sensomotorische Phase«: Motorische Handlungen werden mit Wahrnehmungen verknüpft (Greifen nach gesehenen Gegenständen). Mit der Verfügbarkeit von Sprache bekommt das Verhalten symbolischen Charakter (ein Holzstück wird wie ein Auto behandelt, gleichzeitig werden Motorengeräusche imitiert). Das Vorschulkind lernt nach dem Prinzip von Versuch und Irrtum, allgemeine Regeln, Konzepte und Beziehungen werden mit dem beginnenden Schulalter erfasst; abstrakt-logisches, formales und Hypothesen prüfendes Denken gelingt ab etwa 12 Jahren.

Die *soziale Entwicklung* führt im 2. Monat zu responsivem Lächeln, bald auch zu aktiver Beziehungsaufnahme und Kontaktsuche (Blick- und Kopfzuwendung, Imitation, Interaktion beim Essen und Trinken, Beantworten von Gebärden). Parallel zur Sprachentwicklung werden Handlungen nachgeahmt, einfache Aufforderungen befolgt und Bedürfnisse übermittelt. Das Kind identifiziert sich mit Eltern und Geschwistern, zeigt Autonomie (helfendes Verhalten) und kann sich mit drei bis vier Jahren in Gruppen anpassen (erste Freundschaften), sein Aktionsradius wächst. Im Vorschulalter wird die Beziehung zu den Eltern lockerer. Bei Erweiterung des sozialen Umfeldes in der mittleren Kindheit sind Lehrer und Gleichaltrige wesentliche Beziehungspersonen, die Stellung in der Gruppe definiert das Selbstbild. Gruppenbezug sowie enge Freundschaften nehmen mit Beginn der Adoleszenz nochmals zu, die Bindung an die Eltern lässt nach.

Hinweise auf die sich formende *Persönlichkeit* des Kleinkindes vermitteln seine labilen und zugleich intensiven Gefühle, sein Bedürfnis nach Autonomie und dadurch entstehende Konflikte mit der Umwelt. Typische Ängste dieses Alters sind vor allem auf Tiere und Geister gerichtet. Psychopathologisch bedeutsam können Wutanfälle, Aggressivität und Hyperaktivität sowie Ess- und Schlafstörungen sein. In der mittleren Kindheit entstehen Strukturen der Verhaltenssteuerung, die Instanz des Gewissens tritt an die Stelle unmittelbarer erzieherischer Konsequenzen. In der emotionalen Entwicklung zeigt sich ein deutlicher Rückgang von Ängsten. Störungen äußern sich in sozialem Rückzug, mangelndem Selbstbewusstsein, Verstimmung sowie schulbezo-

genen Ängsten mit Neigung zu körperlichen Reaktionen. Der Jugendliche ist mit der Wahrnehmung sexueller Reifungsvorgänge und Interessen konfrontiert; ausgeprägte Stimmungslabilität und Selbstwertkrisen haben nicht notwendigerweise pathologische Bedeutung, aber manche Störung beginnt in dieser Zeit, z. B. depressive Reaktionen, delinquente Handlungen oder psychotische Erkrankungen.

## 8.2    Psychopathologischer Befund

Zur Beurteilung der vielfältigen komorbiden psychischen Störungen, die in Verbindung mit einer geistigen Behinderung auftreten können (▶ **Kap. 5**), ist die Kenntnis des psychopathologischen Befundes unerlässlich. Dessen Erhebung kann sich an der von Steinhausen (2010) vorgenommenen Gliederung und allgemeinen Darstellung orientieren, bedarf aber auch einer besonderen Berücksichtigung von Aspekten, die bei geistiger Behinderung zu beachten sind. Zunächst werden *Kontaktverhalten und Kooperation* beurteilt: Scheu und Zurückhaltung, autistische Beziehungsunfähigkeit und starke Abhängigkeit von Bezugspersonen oder aber Distanzlosigkeit sowie negativistische und aggressive Beziehungsgestaltung.

Bei der Beurteilung der *Psychomotorik* sind Ausdruck, Mimik und Gestik, auch Tics, Manierismen, Stereotypien und Grimassieren zu erfassen.

Die *Bewusstseinslage* bewertet man quantitativ (überwach bis komatös) und qualitativ (eingeengt, erweitert, traumhaft), die *Orientierung* zu Zeit, Ort, Person und Situation. Das *Denken* wird formal (verlangsamt, beschleunigt, inkohärent) und inhaltlich (Wahnbildung, überwertige Ideen) beschrieben.

Die *Stimmungslage* kann sich in Qualität (depressiv, dysphorisch) und *Affektäußerungen* (labil, inadäquat) unterscheiden. Die *Auffassungsfähigkeit* zeigt sich im Begreifen von Wahrnehmungserlebnissen, die *Konzentration* in Aufmerksamkeit und Ausdauer, eng verbunden mit der *Antriebslage* (Antriebsarmut bzw. Hypoaktivität oder Antriebssteigerung bzw. Hyperaktivität).

*Alt- und Neugedächtnis*, Zeitgitter und Merkfähigkeit werden u. a. durch Nachsprechen von Zahlenreihen geprüft. Illusionäre *Verkennungen und Halluzinationen* sind zu registrieren. *Ich-Störungen* beziehen sich auf Identität, Derealisation oder Depersonalisation. Zu achten ist auf Zwangsgedanken und -handlungen sowie Phobien mit spezifischem Angstinhalt.

Als für Menschen mit geistiger Behinderung spezifischer Befund interessiert ein deskriptives *Profil des Entwicklungsstandes*, vorhandener Fertigkeiten und auffälliger Verhaltensweisen. Die *sprachliche Entwicklung* wird nach Verstehen und Verständnis, aktivem Sprechen und Wortschatz, syntaktischer und grammatikalischer Struktur eingeschätzt. Fein- und grobmotorische Fertigkeiten sind gesondert zu prüfen, und auf

**Tab. 8.3:** Der psychopathologische Befund

| | |
|---|---|
| **A.** | **Allgemeine Befunde** |
| 1. | Äußeres Erscheinungsbild |
| 2. | Kontaktverhalten und Kooperation |
| 3. | Psychomotorik |
| 4. | Wachheitsstörungen |
| 5. | Orientierung |
| 6. | Denken |
| 7. | Stimmung und Affekte |
| 8. | Auffassung |
| 9. | Konzentration |
| 10. | Antriebslage |
| 11. | Gedächtnis und Merkfähigkeit |
| 12. | Wahrnehmung |
| 13. | Ich-Störungen |
| 14. | Zwänge und Phobien |
| **B.** | **Spezifische Befunde** |
| 1. | Sprachlicher Entwicklungsstand |
| 2. | Motorischer Entwicklungsstand |
| 3. | Körper- und/oder Sinnesbehinderung |
| 4. | Selbstversorgungsfertigkeiten |
| 5. | Sauberkeitsverhalten |
| 6. | Essverhalten |
| 7. | Soziale Fertigkeiten |
| 8. | Kulturtechniken und Alltagsfertigkeiten |
| 9. | Schlafverhalten |
| 10. | Stereotypien |
| 11. | Automutilation |

begleitende körperliche Behinderungen und Sinnesstörungen ist zu achten.

Als *Selbstversorgungsfähigkeiten* interessieren Ankleiden, Körperhygiene und Ausscheidungsfunktionen sowie das Essverhalten, das bei geistiger Behinderung spezifisch auffällig sein kann, etwa die Symptome Pica (Aufnahme nicht essbarer Substanzen), Rumination (Verschlucken von hochgewürgter Nahrung) oder Hyperphagie (exzessive Nahrungsaufnahme).

*Soziale Fertigkeiten* umfassen die Beziehungsfähigkeit in der Familie bzw. unter Gleichaltrigen. Die Beherrschung von »Kulturtechniken« (Lesen, Schreiben, Rechnen) oder Alltagsfertigkeiten (Benutzen von Verkehrsmitteln, Einkaufen usw.) gibt Aufschluss über die psychosoziale Kompetenz.

Ein- und Durchschlafschwierigkeiten sind von selteneren Veränderungen im Schlaf-Wach-Rhythmus zu differenzieren. Stereotypien (Jaktationen, d. h. rhythmische Schaukelbewegungen des Kopfes oder Oberkörpers, oder Manierismen), Automutilationen (Selbstverletzungen) bzw. Autostimulationen oder Autoaggressionen (Kopfschlagen, Beißen, Fingerbohren in den Augen) werden vermerkt.

Für eine strukturierte Erfassung des psychopathologischen Befundes und des Verhaltens bei geistiger Behinderung sind verschiedene Instrumente verfügbar (► **Kap. 9**). Das Ziel der psychopathologischen Befunderhebung (► **Tab. 8.3**) besteht darin, ein möglichst anschauliches Bild vom untersuchten geistig behinderten Menschen mit seinen besonderen Verhaltensweisen zu entwerfen. Vor allem sind Symptome genauer zu analysieren, die spezielle Interventionen erfordern. Ihr Anpassungscharakter lässt zwischen einer primären Störung und einer sekundären Reaktionsbildung unterscheiden. Die kontinuierliche Verlaufsbeobachtung zeigt, wie Symptome durch die jeweilige Situation modifiziert werden: Manche Auffälligkeiten sind wegen begrenzter Mitteilungsfähigkeit erst nach längerer Beobachtung (möglichst gut standardisierte Situationen, ggf. Videoaufzeichnung) zu verstehen oder durch Fremdanamnese über Betreuungspersonen zu erschließen.

# 8.3    Somatischer Befund

Die körperliche Untersuchung erfordert Einfühlungsvermögen und setzt Erfahrung im Umgang mit unerwarteten Reaktionen voraus. Sie muss an die jeweilige Situation angepasst werden; schon durch Beobachten (z. B. im Spiel) sind viele Informationen zu sammeln.

Der allgemeine Gesundheitszustand, verschiedene Körperfunktionen und Reaktionen des Nervensystems werden beurteilt; der geistig behinderte Mensch ist in seiner psychosomatischen »Gesamtheit« zu erfassen.

## 8.3.1 Situation und Ablauf der Untersuchung

Für Menschen mit geistiger Behinderung kann die körperliche Untersuchung ängstigend und irritierend sein. Die Begleitung durch Eltern, Erzieher oder Betreuer vermittelt Geborgenheit, auch vertraute Gegenstände sind hilfreich.

Eine schematische Befunderhebung (▶ Tab. 8.4) ist oft unmöglich, trotzdem sind alle wichtigen Daten systematisch zu sammeln. Kleinkinder sitzen zunächst auf dem Schoß der Mutter, das notwendige Entkleiden kann nach und nach erfolgen und ängstigende Handgriffe (z. B. Hinlegen, Inspektion von Mund und Rachen) stehen am Ende der Untersuchung.

Behinderte Kinder sollten sich früh an Routinen der ärztlichen Untersuchung gewöhnen und deshalb oft Gelegenheit haben, diese als Zuschauer zu erleben.

Die Handgriffe der Untersuchenden müssen bestimmt und konsequent sein, aber auch Mitfühlen, Zutrauen und Sicherheit vermitteln. Die erforderliche Erfahrung ist in der Begegnung und durch Anleitung zu erwerben.

**Tab. 8.4:** Schema und Befunde der somatischen Untersuchung

| | |
|---|---|
| **Verhalten bei der Untersuchung** | kooperativ/ruhig/indifferent; unruhig/abwehrend/aggressiv/schreiend |
| Stimme | unauffällig/rauh/schnarrend/heiser/krähend/schrill/Katzenschrei |
| Sprachäußerung | normal/undeutlich/unartikuliert/verwaschen/unvollkommen/fehlend |
| **Haut und Schleimhäute** | |
| Farbe | unauffällig/blaß/gerötet/ikterisch/cyanotisch (zentral/peripher) – Cutis marmorata/Hämatome/Petechien/Blutungen/Verletzungen |
| Oberfläche | glatt/rauh; feucht/trocken/schuppig; Hyperkeratose/Narben/Kratzeffekte |
| Pigmentation | hell/mittel/dunkel<br>Vitiligio/Lentigines/Epheliden/Naevi pigmentosi/Café au lait-Flecken/White spots |
| Turgor | normal/pastös/schlaff/vermindert<br>Curis laxa/hyperelastica/Myxödem/Ödem (Lokalisation: …) |
| Kopfhaar | blond/braun/schwarz/rot; kurz/lang/dicht/schütter/fein<br>Alopezie/weiße Strähne/Wirbel; glatt/gewellt/kraus/spröde/brüchig<br>Ansatz: Stirn: normal/tief/Glatze, Nacken: normal/tief |
| Körperbehaarung | normal/vermehrt/vermindert<br>Hirsutismus/Behaarung am Rücken/Sakrale Hypertrichose<br>Axillarbehaarung: normal/spärlich/fehlt<br>Bartwuchs: |

| | |
|---|---|
| Finger- und Fußnägel | unauffällig/schmal/hyperkonvex/hypoplastisch<br>Uhrglasnägel/Onycholysis/Onychogryposis/Pachyonychie/Skleronychie/subunguale Hyperkeratose/Koenen-Tumoren<br>Trophische Störungen: |
| Besonderheiten | Naevus pilosus/Naevus flammeus/cavernöse, capilläre Hämangiome (Lokalisation)<br>Fibrome/Verrucae/Ekzem/andere Exantheme; Lichtempfindlichkeit/Adenoma sebaceum/Teleangiektasien/Keratosis palmoplantaris/Cutis verticis gyrata/Lipome/Foveola coccygea<br>Andere:<br>Lymphknoten: |

## Kopf

| | |
|---|---|
| Form | symmetrisch/asymmetrisch/brachycephal/dolichocephal/Asynkletismus<br>Besonderheit: |
| Kopfhaltung und Beweglichkeit | unauffällig<br>auffällig durch: |
| Fontanellen | Maße: × cm<br>Vorwölbung/knöcherner Buckel/verzögerter Schluß<br>Encephalocele/Lokalisation:<br>Knochenlücken: |
| Stirn | unauffällig/gewölbt/hoch/Stirnhöcker/fliehend/schmal |
| Gesicht | oval/rund/asymmetrisch (re/li); Vogelgesicht/Sphinxgesicht; Wangenröte/Gesichtsspalte/Lippenspalte (ob./unt.)/Kieferspalte/Gaumenspalte/Lippen-Kiefer-Gaumenspalte; Zwischenkieferprominenz; Mikrognathie/Mittelgesichtshypoplasie; Mikrogenie/Progenie; vorspringende Jochbögen |

Augen:

| | |
|---|---|
| Lidachsen | horizontal/geneigt (mongoloid/antimongoloid) |
| Lidspalten | unauffällig/klein/schlitzförmig/groß; ungleich/Ptosis (re/li); Ektropium/Symblepharon/Blepharitis; Mikrophthalmie/Anophthalmie |
| Augenbrauen | normal/buschig/schütter/fehlend/Synophris |
| Augenwimpern | normal/lang/fehlend/Trichiasis |
| Augeninnenwinkel | unauffällig/stumpf/spitz/verdeckt; Epikanthus/Mongolenfalte |
| Bulbi | groß/klein/fehlend; Exophthalmus/Enophthalmus |
| Augenabstand | ... mm (normal/eng/weit) |
| Beweglichkeit | normal/gestört; Strabismus paralyticus (re/li)<br>Strabismus alternans/convergens/divergens |
| Konjunktiven | unauffällig/gerötet/Teleangiektasien |
| Skleren | weiß/bläulich/gelblich/Blutung |
| Iris | hell/mittel/dunkel (Farbe: ...)<br>Heterochromie/Hypoplasie/Aplasie/Kolobom; Lischknötchen; Brushfield spots/Seitendifferenz |

|  | Cornea | ... mm (normal/groß/klein) |
|---|---|---|
|  | Seh-vermögen | evtl. ophthalmologischer Befund: |
| Ohren: |  |  |
|  | Ohrmuschel | unauffällig/groß/klein<br>Modellierung: gut/unvollkommen/abweichend<br>Überwiegen von Helix/Anthelix/Tragus<br>Fehlen von Helix/Anthelix/Tragus/Antitragus<br>Tuberculum Darwini<br>Präauriculare Anhängsel/Fisteln/Retroauriculäre Fisteln/Kerbenohr/<br>Satyrohr<br>Stellung: normal/tief/anliegend/abstehend<br>Rotierung: senkrecht/dorsalrotiert<br>Teleangiektasien/Behaarung<br>Aplasie/andere Mißbildung: |
|  | Ohrläpp-chen | frei/angewachsen/fehlend |
|  | Gehörgang | normal/Stenose/Atresie |
|  | Hör-vermögen | evtl. pädaudiologischer Befund |
| Nase: |  |  |
|  | Form | groß/klein/schmal/breit/kurz/lang/klobig<br>Papageiennase/Steckkontaktnase/Spalte; breite/hohe/eingesunkene<br>Nasenwurzel |
|  | Ver-knorpelung | vollständig/unvollständig; Mißbildung: |
|  | Durch-gängigkeit | normal/verlegt; Schleimhaut: |
|  | Philtrum | normal/lang/verkürzt/fehlend |
| Mund: |  |  |
|  | Form | groß/klein/permanent offen/Speichelfluß |
|  | Lippen | unauffällig/schmal (O/U)/breit (O/U)/Radiärfurchen/Fisteln/Faulecken/<br>Frenula |
|  | Mund-schleimhaut | normal/entzündet/Leukoplakie |
|  | Gingiva | normal/hyperplastisch/blutend |
|  | Zähne | Zahnformel<br>Aplasie/Hypoplasie; Anodontie/Hypodontie/Mikrodontie<br>Diastema/Stellungsanomalie/offener Biß<br>Karies/Verfärbung/Schmelzdefekte<br>Formanomalien:<br>Sanierung: |
|  | Zunge | unauffällig/rissig/belegt/trocken/furchig<br>Makroglossie/Mikroglossie/Protrusion/Linuga scrotalis/geographica/nigra/<br>Haarzunge; Atrophie/Fibrillation/Narben/Schwellung<br>Papillen: |
|  | Gaumen | breit/schmal/flach/hoch/spitz/Gaumenspalte (harter/weicher Gaumen/<br>operiert)<br>Uvula: normal/gespalten/fehlend |

|  | Rachen | reizlos/gerötet/verschleimt/nicht einzusehen |
|---|---|---|
|  | Tonsillen | normal/vergrößert/zerklüftet/Belag/Sekret/entfernt |
|  |  | Besonderheiten: |

## Hals

| Form | normal/verkürzt/lang; Schiefhals |
|---|---|
| Beweglichkeit | normal/eingeschränkt durch |
| Schilddrüse | normal/nicht tastbar/vergrößert: |
| Lymphknoten | normal/vergrößert: |
| Besonderheit | Halscysten/Fisteln/Lymphangiom/Pterygium (bds./re./li.) |

## Wirbelsäule

| Form | unauffällig/Lordose/Kyphose/Skoliose (Lokalisation: …) |
|---|---|
|  | Gibbus/Kyphoskoliose |
| Muskeln | normal/hypotroph/atrophisch |
| Bewegung | normal/eingeschränkt |
| Besonderheit | Spina bifida occulta/Meningocele/Meningomyelocele/Lipom/Naevus/ |
|  | Hämangiom/Dermalsinus |

## Thorax

| Form | normal/Hühnerbrust/Trichterbrust/Kielbrust/Spalte/Herzbuckel/Flanken-depression/Harrisonsche Furche/Glockenthorax/Faßthorax/Schildthorax |
|---|---|
| Weichteile | Brustmuskeln: kräftig/hypotroph; Aplasie des Pectoralis |
|  | Mammae: fehlend/normal entwickelt (Stad. nach Tanner: …) |
|  | Gynäkomastie/Anisomastie |
|  | Mamillen: normal/hypoplastisch/vergrößert/eingezogen/accessorische |
|  | Mamillen |
|  | Abstand        cm |

## Schultergürtel

| Form | unauffällig/Abweichung: |
|---|---|
|  | Scapula alata/Schulterblatthochstand/Anomalie (Fehlen) der Clavicula |

## Obere Extremität

| Form | unauffällig/Abweichung: |
|---|---|
| Gelenke | normal/Abweichung/Streckhemmung/Überstreckbarkeit/Cubita valga |
|  | Besonderheit: |
| Hände | klein/groß/kurz/lang/plump; Tatzenhand/Dreizackhand |
|  | Handfurchen: Vierfinger/Sydney/andere: |
|  | Finger: Syndaktylie/Schwimmhaut/Polydaktylie/Klinodaktylie/fehlende |
|  | Beugefalte/Kamptodayktylie/Dubois-Zeichen |
|  | Daumen (normal/proximal disloziert/breit/verkrümmt) |
|  | Spinnenfinger/Trommelschlegelfinger/Überkreuzung/andere Besonder-heit: |

## Beckengürtel

| Form | normal/asymmetrisch/Darmbeinschaufelhypoplasie/Exostosen/andere |
|---|---|
|  | Besonderheit: |
| Hüftgelenke: | normal/Bewegungseinschränkung/Spreizhemmung/Beugehemmung/ |
|  | Rotationshemmung (R/L) |

| Untere Extremität | |
|---|---|
| Form | unauffällig/Abweichung: |
| Gelenke | normal/Achsenabweichung/Streckhemmung/Überstreckbarkeit/Genua valga/vara/recurvata/Fehlen der Patella/andere Besonderheit: |
| Füße | unauffällig/klein/groß/breit/schmal<br>Spreizfuß/Spitzfuß/Hohlfuß/Plattfuß/Knickfuß/Senkfuß/Klumpfuß/Hakenfuß/Wiegenkufenfuß/andere Besonderheit:<br>Sohlen: Vierzehenfurche/Sandalenfurche<br>Zehen: Syndaktylie/Schwimmhautbildung/Polydaktylie/Sandalenlücke/Hammerzehe/Hallux valgus/breite Großzehen/Deviation von Zehen/andere Besonderheit: |
| **Atmungsapparat** | Normalbefund<br>Besonderheit: |
| **Herz-Kreislaufsystem** | Normalbefund<br>Besonderheit: Herzfehler |
| **Abdomen** | Bauchdecken normal/gebläht/eingesunken/Muskelaplasie<br>Bruchpforten geschlossen/Hernien (operiert)<br>Rectusdiastase |
| | Nabel |
| | Leber/Milz: normal/vergrößert<br>Nieren |
| **Genitale** | männlich/weiblich/nicht eindeutig |
| Penis | normal/auffallend groß/klein/Hypospadie/Epispadie/Phimose/Circumcision |
| Scrotum | normal/hypoplastisch/Hydrocele/schalartige Falte |
| Hoden | Größe R … ml, L … ml/deszendiert/im Leistenkanal/nicht tastbar |
| Pubes | fehlend/vorhanden (Stad. nach Tanner: …) |
| Vulva | unauffällig/Hypoplasie der Labien/Klitorishypertrophie/Hymenalatresie |

## 8.3.2 Somatische und neurologische Befunde

Körpergröße und -gewicht sind bei unruhigen, widerstrebenden Kindern mitunter schwer zu bestimmen; Wiegen kann auf dem Arm der Mutter und Messen im Liegen erfolgen. Eine Normkurve (Perzentilen, Somatogramm) informiert über Wachstumsverlauf und allgemeinen Gesundheitszustand. Mit dem fronto-occipitalen Kopfumfang ist das Hirnwachstum zu verfolgen (▶ Abb. 8.2). Bei manchen Fehlbildungssyndromen interessieren spezielle Messdaten.

Im neurologischen Befund definieren bestimmte Symptome (Spastik, Ataxie, Dys-kinesie usw.) ein »neurologisches Syndrom«, das auf Lokalisation bzw. Pathogenese der Störung schließen lässt. Speziell sind Hirnnervenfunktionen, Reflexe und Reaktionen sowie Koordinationsleistungen zu prüfen. Die Motoskopie erfasst das Bewegungsverhalten. Eine nur orientierende Beurteilung sensorischer Funktionen (Sinnesorgane, Sensibilität) ist meist ausreichend.

Die phänotypische Analyse erfasst das Erscheinungsbild und achtet besonders auf somatische Anomalien (▶ Tab. 8.5); sind solche vorhanden, spricht das für eine pränatal entstandene Entwicklungsstörung (▶ Abb. 8.3; ▶ Kap. 2). Qualitative Veränderungen (Anomalie vorhanden oder nicht) sind von quantitativ abweichenden

Merkmalen zu differenzieren (Normwerte mit Variation). Hautleistenmuster (Dermatoglyphen) werden nach einem Abdruck von Handflächen, Fingerbeeren und Fußsohlen ausgewertet; die Linienzüge können auch mit Lämpchen und Vergrößerungsglas betrachtet und analysiert werden.

**Tab. 8.5:** Kleine Anomalien von diagnostischer Bedeutung

| | |
|---|---|
| Kopf | ungewöhnlich große Fontanellen<br>ungewöhnliche Schädelform<br>ungewöhnliches Haarmuster |
| Augen | Telekanthus (Hypertelorismus)<br>Hypotelorismus<br>Epikanthus<br>abnorme Neigung der Lidachsen<br>Brushfield-Flecken der Iris, Kolobom |
| Mund | Prominenz des Gaumenbogens<br>hoher (gotischer) Gaumen<br>zusätzliche Frenula<br>Lippenfisteln<br>Zahnanomalien |
| Ohren | Präaurikularanhängsel<br>abnorme Form der Ohrmuschel<br>Veränderung des Ohrläppchens<br>abnorme Position bzw. Rotation der Ohrmuscheln |
| Hände | Veränderung der Handfurchen (Vierfingerfurche)<br>Veränderung der Beugefalten (Kleinfinger)<br>Klinodaktylie, Dubois-Zeichen<br>Hypoplasie der Nägel<br>angedeutete Syndaktylie<br>ungleiche Größe der Finger bzw. Metacarpalia<br>Hautleistenmuster (Dermatoglyphen) |
| Genitale | Veränderung des Skrotum (Schalskrotum)<br>Hypoplasie der großen Labien |
| Haut | Skalpdefekte<br>Grübchen an ungewöhnlicher Stelle |

Nicht als Anomalien anzusehen sind (vor allem bei Neugeborenen):
Kapilläres Hämangion, unvollständige Faltung des Helixbogens, Darwinscher Höcker, Sattelnase, Verbiegung der Unterschenkel, Steißgrübchen, leichte Syndaktylie zwischen 2. und 3. Zehe, Hydrocele testis

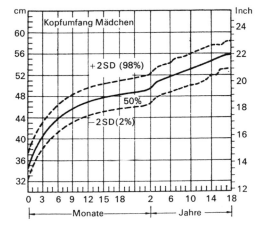

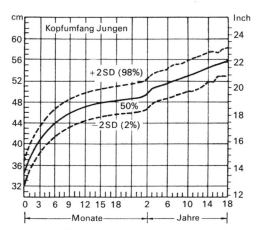

**Abb. 8.2:** Kopfumfang-Kurven (nach Nellhaus, 1968)

205

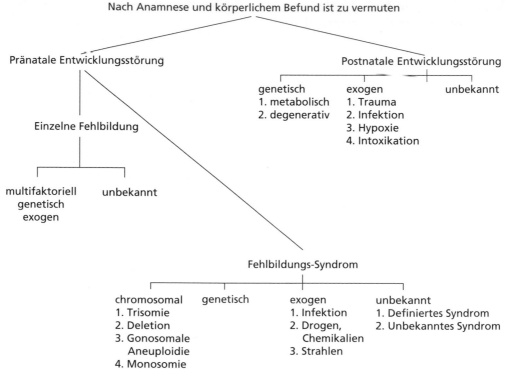

**Abb. 8.3:** Diagnostisches Schema bei der Analyse von Entwicklungsstörungen

# 8.4 Apparative Untersuchungsverfahren

## 8.4.1 Sinnesprüfung

Die Beurteilung der Sinnesfunktionen soll helfen, zusätzliche Beeinträchtigungen durch Schwerhörigkeit oder Sehschwäche zu erkennen und zu beheben. Bei mangelnder Kooperation sind »objektive« Verfahren nötig.

*Sehen*: Es interessieren Sehschärfe, Augenbeweglichkeit und die Fähigkeit zu binokularer und farblicher Wahrnehmung sowie Veränderungen am Augenhintergrund. Das Elektroretinogramm informiert über die Funktion der Netzhautrezeptoren, visuell evozierte Potentiale über die zentrale Verarbeitung der Sehreize.

*Hören*: Orientierungsreaktion und Audiometrie (definierte Töne bzw. Geräusche) erfordern eine gute Verhaltensbeobachtung. Objektiv ist die Analyse akustisch evozierter Potentiale, von Reizantworten im Hirnstamm und im Bereich der Hirnrinde (BERA). Otoakustische Emissionen oder Tympanometrie geben weitere Informationen.

Nur selten ist es nötig, die Funktion anderer Sinne differenziert zu analysieren, meist reichen Befragen und Beobachten aus. Das Schmerzempfinden kann bei geistig behinderten Menschen vermindert sein.

## 8.4.2 Neurophysiologische Methoden

Vom Elektroencephalogramm (EEG) sind hinsichtlich des Symptoms der geistigen Behinderung keine Informationen zu erwarten. Das EEG kann aber auf allgemeine oder umschriebene Hirnfunktionsstörungen hindeuten (Entzündung, Tumor, Durchblutungsstörung), wichtig ist es zum Nachweis einer vermehrten Anfallsbereitschaft (hypersynchrone Potentiale). Die Diagnose Epilepsie erfordert neben der Beobachtung von Anfallssymptomen stets ein EEG, evtl. mit Langzeitregistrierung oder Doppelbildaufzeichnung.

*Indikation:* Nicht bei jedem geistig behinderten Menschen ist die Ableitung eines EEG nötig, wohl aber empfehlenswert. Wenn anfallsartige Symptome auftreten und durch Beobachtung nicht zu entscheiden ist, ob es sich um cerebrale Anfälle oder Verhaltensänderungen anderer Ursache handelt, ist mitunter ein EEG telemetrisch abzuleiten oder müssen mehrere Körperfunktionen polygraphisch aufgezeichnet werden (EEG, EKG, Atmung, Augenbewegungen; im Schlaf als Polysomnographie).

## 8.4.3 Bildgebende Diagnostik (neuroradiologische Untersuchung)

Eine Röntgenaufnahme des Schädels gibt nur indirekt Hinweise auf Veränderungen am Gehirn (z. B. Asymmetrie). Bildgebende Verfahren zeigen die einzelnen Strukturen des Zentralnervensystems. Vor allem die Magnetresonanztomographie (MRT) lässt mit Schnittbildern in verschiedenen Ebenen (horizontal, sagittal, frontal) auch kleinere Veränderungen an der grauen und weißen Hirnsubstanz oder im Bereich der Hirnventrikel und Subarachnoidalräume erkennen. Nach Gabe von Kontrastmittel werden bei der Angiographie die Hirngefäße dargestellt. Die Sonographie, bei Säuglingen durch die noch offene Fontanelle gut möglich, ist besonders zur Diagnose und Verlaufskontrolle bei Hydrocephalus wichtig.

*Indikation:* Sind Hirnfehlbildungen oder raumfordernde Prozesse (Tumoren) zu vermuten, muss eine bildgebende Diagnostik veranlasst werden. Ein MRT ist bei jedem Kind mit geistiger Behinderung empfehlenswert (trotz evtl. nötiger Narkose), kann es doch wichtige Hinweise für die prognostische und genetische Beurteilung geben (Atrophie, Hydrocephalus, Verkalkungen, Porencephalie). Bildgebende Verfahren zum Nachweis funktioneller Veränderungen (fMRT, PET, SPECT, Spektrographie) sind in der Praxis nur ausnahmsweise indiziert (Stoffwechselvorgänge und Durchblutung, Rezeptoren, Bahnsysteme).

## 8.4.4 Zytogenetische und molekulargenetische Untersuchung

*Indikation:* Eine Chromosomenanalyse ist bei geistiger Behinderung vor allem dann zu veranlassen, wenn neben einer Störung der körperlichen Entwicklung kleine und/ oder große Anomalien festgestellt werden. Mittels Mikro-Arrays (Comparative Genomic Hybridisation, CGH) sind auch kleine Strukturveränderungen an den Chromosomen gut zu erfassen (▶ Kap. 2).

Eine differenzierte Beurteilung erfordert nicht selten spezielle Techniken, z. B. Bandenfärbung, Geschwisterchromatidaustausch, Fluoreszenz-in-situ Hybridisierung (FISH), DNA-Polymorphismus, Oligonukleotid-Array (SNPs), Polymerase-Ketten-Reaktion (PCR), oder Sequenzierungsverfahren (▶ Kap. 2). Diese werden mit der stets nötigen Beratung in genetischen Spezialinstituten durchgeführt. Immer ist ein sorgfältiger klinischer Befund die Voraussetzung dafür, verlässliche Antworten auf eine gezielte Fragestellung zu erhalten.

## 8.4.5 Biochemische Analysen

Der Anteil angeborener Stoffwechselstörungen an den Ursachen geistiger Behinderung ist zwar gering (etwa 5 %), einzelne dieser Störungen können aber behandelt werden, was eine frühe Diagnose voraussetzt. Abnorme Stoffwechselprodukte werden in Blut oder Urin, seltener im Liquor nachgewiesen, spezielle Enzymbestimmungen erfolgen an Zellkulturen (Lymphozyten, Hautfibroblasten). Vielfach reicht zunächst ein »Screening« aus, bei dem mit relativ einfachen Methoden nach einer Stoffwechselstörung gesucht wird.

*Indikation:* Hinweis auf angeborene Stoffwechselstörung oder degenerative Erkrankung gemäß Anamnese, Entwicklungsverlauf (»Knick«, Demenz) oder klinischem Befund (Augen, Organvergrößerung, Geruch, neurologisches Syndrom).

## 8.4.6 Bioptische Untersuchungen

*Indikation:* Feingewebliche (histologische oder ultrastrukurelle) Untersuchungen kommen meist nur infrage, wenn mit anderen Methoden keine Diagnose zu stellen, aber eine fortschreitende Erkrankung zu vermuten ist (Haut-, Bindehaut-, Nerven- und Muskelbiopsien, Knochenmarkspunktion). Vor dem Eingriff ist sicherzustellen, dass eine umfassende Untersuchung der Gewebeprobe erfolgt (Kontakt zu speziellen Institutionen, z. B. den Komptenzzentren für seltene Erkrankungen).

## 8.4.7 Serologisch-immunologische Methoden

*Indikation:* Durch Nachweis von Antikörpern werden abgelaufene Infektionen diagnostiziert, die Ursache einer geistigen Behinderung sein können, z. B. pränatale Erkrankung an Rubeolen, Zytomegalie, HIV, Toxoplasmose, Lues. Veränderungen am Nervensystem können auch die Folge von Autoimmunprozessen sein (Antikörper-Encephalopathie); der Nachweis erfordert spezielle immunologische Verfahren (z. B. NMDA-Antikörper).

## 8.4.8 Hormonuntersuchungen

*Indikation:* Bestimmte klinische Symptome sind Anlass für eine endokrinologische Analyse (Hormonwerte in Blut oder Urin). Eine geistige Behinderung als Folge der Schilddrüsenunterfunktion bei Hypothyreose (Myxödem, Kretinismus) ist heute durch Früherkennung zu verhindern.

## 8.4.9 Liquoruntersuchung

*Indikation:* Die Analyse des Liquor cerebrospinalis ist vor allem differenzialdiagnostisch bedeutsam: Vermehrung der Zellzahl und des Eiweißgehaltes bei chronisch entzündlichen und degenerativen Prozessen; Bestimmen von Zucker, Elektrolyten, Enzymen, Antikörpern, myelinbasischen Proteinen und neuerdings auch von Neurotransmittern bei spezieller Fragestellung.

## 8.4.10 Indikation für Zusatzuntersuchungen

Bei den unterschiedlichen Ursachen der geistigen Behinderung ist nicht zu erwarten, dass mit einem starren Untersuchungsschema und durch Einsatz aller möglichen Tests brauchbare diagnostische Ergebnisse zu erzielen sind. Ein solches Vorgehen wäre nicht nur unrationell, sondern auch unnötig belastend. Vielmehr muss nach den Informationen der Vorgeschichte und aufgrund der klinischen Befunde eine sinnvolle Strategie verfolgt werden (Algorithmus): In einzelnen Schritten sind wahrscheinliche Hypothesen zu bestätigen oder zu widerlegen, bis letztlich Klarheit erreicht ist oder die verfügbaren

Möglichkeiten ausgeschöpft sind (► **Kap. 2**). Entsprechende Studien haben gezeigt, dass gewisse Schlüsselinformationen entscheidend sind und bei mangelnder oder falscher Wertung der Basisdaten die möglichen technischen Verfahren das diagnostische Ergebnis nicht wesentlich verbessern. Trotz aller Bemühungen bleibt vielfach eine »Dunkelziffer« unaufgeklärter Ursachen von bis zu 30 %.

# 8.5 Früherkennung und Vorsorgeuntersuchung

Möglichkeiten der primären, sekundären und tertiären Prävention sind in ► **Kapitel 1** dargestellt. Auf Probleme der pränatalen Untersuchung oder der Präimplantationsdiagnostik (PID) kann hier nicht eingegangen werden. Frühe Behandlung und rechtzeitige Förderung setzen stets eine erfolgreiche Frühdiagnose voraus; diese ist auch das Ziel der Vorsorgeuntersuchungen.

**Tab. 8.6:** Im Neugeborenen-Screening erfasste Zielkrankheiten mit Prävalenzen (nach Nennstiel-Ratzel et al., 2011; n = 4 098 811, 2004–2009)

| Krankheit | Prävalenz |
|---|---|
| Hypothyreose | 1:3640 |
| Adrenogenitales Syndrom | 1 : 12 930 |
| Biotinidasemangel | 1 : 22 771 |
| Galaktosämie (klassisch) | 1 : 68 314 |
| Phenylketonurie/Hyperphenylalaninämie | 1 : 5289 |
| Ahornsirupkrankheit | 1 : 163 952 |
| Medium-Chain-Acyl-CoA-Dehydrogenase-Mangel | 1 : 10 299 |
| Long-Chain-3-OH-Acyl-CoA-Dehydrogenase-Mangel | 1 : 204 941 |
| (Very)Long-Chain-Acyl-CoA-Dehydrogenase-Mangel | 1 : 97 591 |
| Karnitin-Palmitoyl-CoA-Transferase-I-Mangel | 1 : 819 762 |
| Karnitin-Palmitoyl-CoA-Transferase-II-Mangel | 1 : 1 024 703 |
| Karnitin-Acylkarnitin-Translokase-Mangel | – |
| Glutarazidurie Typ I | 1 : 128 088 |
| Isovalerianazidurie | 1 : 102 470 |
| **Gesamt** | **1 : 1355** |

209

## 8.5.1 Neugeborenen-Screening

Stoffwechselstörungen, die zunächst keine klinischen Erscheinungen verursachen, werden durch Suchtests erkannt (▶ **Tab. 8.6**). Dazu geeignete Methoden müssen sensibel und spezifisch sein, keine falsch positiven oder negativen Resultate haben, sich einfach anwenden lassen und alle Neugeborenen erfassen.

## 8.5.2 Vorsorgeuntersuchungen

Im Jahre 1971 wurden Vorsorgeuntersuchungen von den gesetzlichen Krankenkassen als Regelleistung übernommen, was ein Umdenken vom kurativen Ansatz zur Prävention einleitete. Seitdem wird systematisch nach Entwicklungsstörungen gesucht, um so früh wie möglich Maßnahmen der Behandlung zu ergreifen. Die Termine sind in den ersten beiden Lebensjahren relativ häufig.

Bei der Vorsorgeuntersuchungen erfolgt stets eine genaue Analyse der Sinnesfunktionen und der Bewegungsentwicklung, auch wird auf Symptome einer geistigen Behinderung geachtet: Es interessieren das Kontaktverhalten, Interesse an der Umgebung und an Personen und die sprachliche und kognitive Entwicklung. Informativ sind das Aktivitätsniveau (vermehrter Antrieb bei mangelnder Konzentrationsfähigkeit oder Antriebsminderung mit Rückzugstendenz), Erinnerungsvermögen (Kurz- und Langzeitgedächtnis), Imitationsfreude und Kombinationsfähigkeit, Aufmerksamkeit und Konzentration und nicht zuletzt das psychomotorische Verhalten.

Der Arzt muss sich stets ein Bild vom Entwicklungsstand des Kindes verschaffen, basierend auf Angaben der Eltern und eigenen Beobachtungen während der (neuro-) pädiatrischen Untersuchung. Falls sich ein Verdacht ergibt, kann mit Entwicklungstests eine weitere »Bestandsaufnahme« erfolgen (▶ **Kap. 9**), auch als Basis für weitere Kontrollen. Es muss auch nach den möglichen Ursachen einer Entwicklungsstörung gesucht werden. Gerade im Säuglingsalter können Diagnosen überaus schwierig sein; entscheidend ist vielfach eine genaue Verlaufskontrolle.

## Literatur

Aase JM (1990) Diagnostic Dysmorphology. New York, Plenum

Cohen MM jr (1982) The Child with Multiple Birth Defects. New York, Raven

Curry CJ et al. (1997) Evaluation of mental retardation: Recommendations of a consensus conference. American Journal of Medical Genetics 12, 468–477

Dykens EM, Hodapp RM, Finncane BM (2000) Genetics and Mental Retardation Syndromes. Baltimore, RH Brookes

Hadders-Algra M (2010) The Neurological Examination of the Child with Minor Neurological Dysfuntion. 3. ed. London, Wiley-Blackwell

Heinrich U, von Voss H, Rost I (2008) Array-CGH in der Routinediagnostik bei geistiger Entwicklungsstörung. Journal für Labormedizin 32, 298–307

Jones KL (20 067) Smith's Recognizable Patterns of Human Malformation. 6. ed. Philadelphia, Elsevier-Saunders

Lampert F, Neuhäuser G (2011) Kunst der Diagnose – was Gesicht und Hände verraten. Berlin, Lehmanns media

Largo RH (2007) Babyjahre. Entwicklung und Erziehung in den ersten vier Jahren. München, Piper

Michaelis R, Niemann G (2010) Entwicklungsneurologie und Neuropädiatrie. Grundlagen und diagnostische Strategien. 4. Auflage. Stuttgart, Thieme

Nennstiel-Ratzel U, Hoffmann GF, Lindner M (2011) Neugeborenenscreening auf Stoffwechsel- und Hormonstörungen. Monatsschrift für Kinderheilkunde 159, 814–820

Neuhäuser G (1982) Genetische Aspekte der Behinderung. Marhold, Berlin

Prechtl, HFR (1980) The optimality concept. Early Human Development 4, 201–205

Rieß O, Schöls L (Hrsg.) (2002) Neurogenetik. Molekulargenetische Diagnostik neurologischer und psychiatrischer Erkrankungen. 2. Auflage. Stuttgart, Kohlhammer

Rossi LN, Vassella F, Herschkowitz N (1986) Diagnostic approach in children with severely retarded psychomotor development of unknown origin. Pädiatrie und Pädologie 21, 47–52

Schanze C (Hrsg.) (2007) Psychiatrische Diagnostik und Therapie bei Menschen mit Intelligenzminderung. Stuttgart, Schattauer

Schauman B, Alter M (1976) Dermatoglyphics in Medical Disorders. New York, Springer

Schlack HG, Thyen U, von Kries R (Hrsg.) (2009) Sozialpädiatrie. Gesundheitswissenschaft und pädiatrischer Alltag. Heidelberg, Springer

Shevell M (Ed.) (2009) Neurodevelopmental Disabilities: Clinical and Scientific Foundations. London, Mac Keith Press

Smith DW, Simons FER (1975) Rational diagnostic evaluation of the child with mental deficiency. American Journal of Diseases in Childhood. 129, 1285–1290

Stahl B, Irblich D (Hrsg.) (2005) Diagnostik bei Menschen mit geistiger Behinderung. Göttingen. Hogrefe

Steinhausen H-C (2010) Psychische Störungen bei Kindern und Jugendlichen. Lehrbuch der Kinder- und Jugendpsychiatrie. 7. Auflage. München, Elsevier

Steinhausen H-C (Hrsg.) (2001) Entwicklungsstörungen im Kindes- und Jugendalter. Stuttgart, Kohlhammer

Stengel-Rutkowski S, Schimanek P (1985) Chromosomale und nicht-chromosomale Dysmorphiesyndrome. Stuttgart, Enke

Straßburg AM, Dacheneder W, Kreß W (2008) Entwicklungsstörungen bei Kindern. 4. Auflage. München, Elsevier

Volpe JJ (2000) Neurology of the Newborn. 4. ed. Philadelphia, Saunders

Warkany J, Lemire RJ, Cohen MM jr (1981) Mental Retardation and Congenital Malformations of the Central Nervous System. Chicago, Year Book Medical Publishers

# 9 Psychologische Diagnostik

*Klaus Sarimski*

Das internationale Klassifikationssystem der ICD-10, nach dem im Kindesalter pädiatrische und kinder- und jugendpsychiatrische Diagnosen gestellt werden, unterscheidet eine leichte Intelligenzminderung (IQ 50–70) von einer mittelgradigen (IQ 35–49), schweren (IQ 20–34) und schwersten Intelligenzminderung (IQ < 20). Auch die »American Association on Mental Retardation« (AAMR) benutzt in ihrer Definition – zuletzt revidiert im Jahre 2002 – einen psychometrisch erfassten Stand der intellektuellen Fähigkeiten zur Definition der mentalen Retardierung. Sie grenzt sie von leichteren Entwicklungsproblemen ab als bedeutsame Abweichung von der durchschnittlichen intellektuellen Leistungsfähigkeit um mehr als zwei Standardabweichungen der IQ-Wert-Verteilung sowie Einschränkung der adaptiven Fähigkeiten um mehr als zwei Standardabweichungen in einem entsprechenden Beurteilungsverfahren bzw. in mehr als zwei Subskalen bei einem mehrdimensionalen Instrument. Beide Definitionen benutzen somit das Ergebnis psychometrischer Testverfahren als Kriterium der diagnostischen Zuordnung von Kindern, Jugendlichen und Erwachsenen zur Personengruppe der Geistigbehinderten[1].

Die Verwendung psychometrischer Tests zur Abgrenzung der Kinder und Jugendlichen mit geistiger Behinderung von denen ohne Behinderung entspricht dem herkömmlichen Gebrauch von Tests im Rahmen des klassischen sonderpädagogischen Überweisungsverfahrens, wie es in der Bundesrepublik Deutschland mit dem Aufbau des Sonderschulwesens in den 1960er und 1970er Jahren eingeführt wurde. Tests dienen dabei zum Vergleich einer individuellen Leistung mit der durchschnittlichen Vertei-

---

[1] Da sich dieses Buch überwiegend mit Fragen des Kindes- und Jugendalters beschäftigt, sollen schwerpunktmäßig die Konzepte psychologischer Diagnostik dieser Altersgruppe und die zur Verfügung stehenden Verfahren vorgestellt werden. Die Einschätzung kognitiver Funktionen, die Analyse der Aktivitäten, die Menschen mit geistiger Behinderung im Bereich des Wohnens und Arbeitens selbstständig oder mit Assistenz ausführen, ihrer Partizipation am sozialen Leben und psychopathologischen Auffälligkeiten bedürfen im Erwachsenenalter teilweise anderer Verfahren, die an ihre individuelle Lebenssituation angepasst sind.

lung der Leistungen in einer repräsentativen Bezugsgruppe mit dem Ziel der Identifikation von Kindern, die mit den Anforderungen der Regelschule überfordert sein werden und der spezifischen pädagogischen Förderung einer Sonderschule bedürfen.

Zur Unterscheidung zwischen Schülern für eine (Förder-)Schule für Lernbehinderte und denen für eine Schule für Geistigbehinderte (je nach Bundesland unterschiedlich bezeichnet; z. B. als »Schule mit Schwerpunkt Förderung der geistigen Entwicklung«) wurde dabei vom Deutschen Bildungsrat im Jahre 1973 die Grenze bei einem Testwert drei Standardabweichungen unter dem Mittelwert, also einem IQ < 55, gezogen.

In der Praxis hat sich eine solche Orientierung allein am Intelligenztestergebnis allerdings nur begrenzt durchgesetzt. Mit der Zeit wurden zunehmend mehr Kinder mit einem IQ > 55 der Schule für Geistigbehinderte zugewiesen, wenn sie ausgeprägte »Verhaltensauffälligkeiten«, d. h. hyperaktives, impulsives, oppositionelles, aggressives oder destruktives Verhalten zeigten, was die Teilnahme am Unterricht der Schule für Lernbehinderte wenig aussichtsreich erscheinen ließ.

In den letzten Jahren hat sich international und in den deutschsprachigen Ländern das Verständnis von sonderpädagogischer Förderung gewandelt. Mit der Bestimmung der allgemeinen Schule als primärem Ort der Förderung von Kindern mit und ohne kognitive Beeinträchtigungen gilt es, einen individuellen sonderpädagogischen Förderbedarf für jedes Kind zu ermitteln. Dieser soll sich nicht mehr auf getrennte Schulformen beziehen; Verfahren zur Untersuchung kognitiver Funktionen und anderer Entwicklungsbereiche dienen in diesem gewandelten Verständnis psychologischer Diagnostik der Beschreibung von Förderbedürfnissen und der Entwicklung von Förderkonzepten.

## 9.1 Normorientierte, struktur- und förderorientierte Diagnostik

Gemäß diesen unterschiedlichen Zielsetzungen psychologischer Tätigkeiten sind normorientierte von struktur- und förderorientierten diagnostischen Verfahren zu unterscheiden. Normorientierte Verfahren basieren auf dem klassischen Verständnis psychologischer Diagnostik als Vergleich einer individuellen Merkmalsausprägung mit einem empirisch gewonnenen Mittelwert in einer Referenzgruppe. Ihre Aufgaben sind so ausgewählt, dass sie als repräsentative und zuverlässige Indikatoren eines Persönlichkeitsmerkmals – z. B. der intellektuellen Fähigkeiten eines Kindes – gelten können und eine Vorhersage seines Leistungsvermögens in Situationen erlauben, die nicht unmittelbar im Test erfasst werden können, aber vom gleichen Merkmal abhängen – in diesem Fall dem schulischen Lernerfolg. Auf der Basis der Testleistung wird quasi eine Wahrscheinlichkeitsschätzung des »wahren Wertes« (Ausprägung des angezielten Persönlichkeitsmerkmales) vorgenommen, die einen möglichst geringen Messfehler haben sollte.

Damit ein Verfahren diesen Zweck erfüllen kann, muss es die Kriterien der Objektivität, Reliabilität und Validität in hinreichendem Maße erfüllen. Die Schätzung wird dann hinreichend genau sein, wenn die Durchführung, Auswertung und Interpretation des Verfahrens unabhängig von der Person des Untersuchers, d. h. objektiv sind, das Ergebnis über einen gewissen zeitlichen Abstand hinweg stabil (d. h. reliabel) und die Aufgabenauswahl tatsächlich tauglich (valide) zur Vorhersage des Zielkriteriums ist.

Die Verwendung normorientierter Verfahren bei Kindern und Jugendlichen mit geistiger Behinderung hat vor diesem Hintergrund erhebliche Kritik erfahren. In der alltäglichen Praxis der Untersuchung behinderter Kinder scheitert der Versuch einer standardisierten Durchführung gemäß den Instruktionen des Testhandbuchs oft an unzureichender Motivation des Kindes zur Mitarbeit bei den Aufgaben oder problematischen Verhaltensweisen, mit denen es sozialen Anforderungen auszuweichen gelernt hat, die es potentiell zu überfordern drohen. Eine Abweichung von der standardisierten Durchführung durch zusätzliche Motivationshilfen, Lenkung oder Aufteilung der Untersuchung in mehrere Abschnitte ist oft unerlässlich, um ein Bild von den Fähigkeiten des Kindes zu erhalten. Solche Abweichungen reduzieren jedoch die Objektivität und Zuverlässigkeit des Ergebnisses im testtheoretischen Sinne. Darüber hinaus ist es sehr fragwürdig, ob eine Aufgabensammlung, die als prognostisches Instrument zur Vorhersage des Schulerfolgs bereits bei nicht behinderten Kindern nur begrenzt tauglich ist, für eine Untersuchung behinderter Kinder mit der gleichen Zielsetzung einfach übernommen werden kann. Empirische Untersuchungen, ob ihr Schulerfolg von den gleichen oder womöglich ganz anderen Faktoren als bei nicht behinderten Kindern abhängt, fehlen weitgehend.

Somit können normorientierte Verfahren lediglich zur Bestimmung des gegenwärtigen Status der Entwicklung des Kindes verwendet werden. Der Diagnostiker kann eine Antwort auf die Frage geben, ob der Entwicklungsstand von den alterstypischen Fähigkeiten bedeutsam abweicht (oder noch innerhalb der »normalen« Variationsbreite liegt) und eine besondere Förderung notwendig ist. Eine solche Fragestellung kann bei Kindern mit leichter intellektueller Behinderung sinnvoll sein, erübrigt sich aber bei Kindern und Jugendlichen mit schwerer Behinderung. Ihre wesentlich langsamere Entwicklung ist Eltern und Pädagogen von den ersten Lebensjahren an unmittelbar evident.

Eine Aussage über den Grad der Entwicklungsabweichung setzt allerdings voraus, dass die Vergleichswerte (noch) zeitgemäß sind; veraltete Normwerte für Aufgabensammlungen, die epochalen Veränderungen unterliegen, sind für diesen Zweck untauglich. Bei der Interpretation der quantitativen Daten ist zudem die mögliche Abweichung vom »wahren Wert« (Messfehler) zu berücksichtigen, so dass sich strikte Abgrenzungen verschiedener Grade geistiger Behinderung allein auf der Grundlage eines einmaligen Testergebnisses verbieten. Schlussfolgerungen für die Gestaltung des Förderkonzepts lassen sich aus normorientierten Verfahren kaum ableiten.

Strukturorientierte diagnostische Verfahren gehen nicht vom Vergleich der individuellen Leistung mit den Leistungen einer Referenzgruppe aus, sondern haben das Ziel, das individuell erreichte Niveau bei der Aneignung einer bestimmten Kompetenz zu bestimmen. Voraussetzung ist, dass die »Entwicklungslogik des Gegenstandes« bekannt ist, d. h. ein empirisch überprüftes, theoriegeleitetes Modell vorliegt, in welchen Entwicklungsstufen oder -schritten sich der Aneignungsprozess vollzieht. Ein solches Modell lässt sich z. B. für die Entwicklung der sensomotorischen Intelligenz oder des symbolischen Spiels aus der konstruktivistischen Entwicklungstheorie Piagets ableiten. Ebenso lässt sich der Aneignungsprozess für basale Lese- oder Rechenfertigkeiten in eine Abfolge von Entwicklungsschritten gliedern, die das Kind beim Erwerb dieser Kompetenzen vollziehen muss. Bei Verwendung solcher strukturorientierter diagnostischer Verfahren lässt sich nicht nur der Entwicklungsstatus bestimmen, sondern auch der nächste Entwicklungsschritt des Kindes, die »Zone seiner nächsten Entwicklung«. Sie erlauben Schlussfolgerungen, durch welche Aufgaben oder förderliche Angebote der Entwicklungsprozess des Kindes angeregt werden kann, so dass eine gewisse Einheit von Diagnostik und Förderung entsteht (Schuck, 2000).

Eine förderungsorientierte Diagnostik dient explizit der Beschreibung von Stärken und Schwächen eines Kindes und seines individuellen Förderbedarfs mit dem Ziel, einen individuellen Entwicklungs- und Förderplan zu erstellen (Eggert, 1997). Sie geht über die Verwendung einzelner Testverfahren in abgegrenzten Untersuchungssituationen hinaus und integriert Beobachtungen des Verhaltens des Kindes in seiner jeweiligen Umwelt und seine biographischen Erfahrungen mit Eltern, Pädagogen und Therapeuten zu einer individuellen Beschreibung seiner Fähigkeiten, Besonderheiten und Bedürfnisse. Die Förderplanung ist dabei nicht einseitig auf die Defizite des Kindes ausgerichtet, sondern baut auf seinen Stär-

ken als Ressourcen für die Alltagsbewältigung auf, ist auf eine kontinuierliche Verlaufsbeobachtung angelegt und vermeidet statische Klassifikationen nach dem Schweregrad der Behinderung. Bei Kindern im Schulalter ist nicht die Zuordnung zu einer pädagogischen Institution das Ziel des diagnostischen Prozesses, sondern die Planung der bestmöglichen Förderung des Kindes durch innere Differenzierung und offene Arbeitsformen in einem gemeinsamen Unterricht behinderter und nicht behinderter Kinder. Verfahren zur Beurteilung der kognitiven Fähigkeiten von Kindern und Jugendlichen mit geistiger Behinderung werden im Folgenden unter norm-, struktur- und förderorientierten Gesichtspunkten vorgestellt. Eine praxisnahe Übersicht über diese und andere Verfahren findet sich im Band 2 der Reihe »Kinder-Diagnostik-System« (KIDS-2), der sich auf die Untersuchung bei geistiger Behinderung und schweren Entwicklungsstörungen bezieht (Sarimski und Steinhausen, 2007).

## 9.2 Beurteilung der kognitiven Fähigkeiten

Bei nicht behinderten Kindern haben die klassischen Wechsler-Intelligenztests für das Vorschul- und Schulalter (zuletzt in revidierter Fassung mit deutscher Normierung vorgelegt als »Hannover-Wechsler-Intelligenztest für das Vorschulalter-III«, »Wechsler Preschool and Primary Scale of Intelligence-III« und Hamburg-Wechsler-Intelligenztest für das Kindesalter-IV) die weiteste (normorientierte) Verwendung erfahren. Sie umfassen je nach Altersgruppe bis zu 15 (teilweise optionale) Teiltests, die in einen »Verbalteil« und einen »Handlungsteil« gegliedert sind. Insbesondere die sprachbezogenen Aufgaben überfordern das Instruktionsverständnis und die verbalen Äußerungs-

fähigkeiten der meisten Kinder mit geistiger Behinderung, so dass sie primär für Kinder mit leichter Intelligenzminderung zu gebrauchen sind. Zudem zeigt sich in vielen empirischen Untersuchungen, dass sie weniger Aufschluss über basale kognitive Verarbeitungsprozesse oder spezifische Ausfälle bei Kindern mit Lernstörungen geben als über das Ausmaß der Wissensdefizite eines Kindes. Die Ergebnisse sind in hohem Maße abhängig von entsprechenden Lerngelegenheiten in Elternhaus, Kindergarten und Schule und unterliegen beträchtlichen epochalen Veränderungen. Dies zeigte sich z. B. im Zuge der Revisionen des HAWIK; zum gleichen Zeitpunkt mit alter oder neu-nor-

215

mierter Version getestet, erreichten Kinder Testwerte, die oft um mehr als zehn IQ-Punkte variierten.

Die Verwendung von älteren Testverfahren, deren Normierung längere Zeit zurückliegt, ist nicht zu empfehlen. Das gilt z. B. für die Vergleichswerte, die für die »Testbatterie für Geistigbehinderte« (TBGB) im Jahre 1969 erhoben wurden. Dieses Verfahren unterschied sich von den übrigen Intelligenztests durch seine niveau-spezifische Orientierung. Es wurden Aufgaben aus verschiedenen Tests mit dem Ziel zusammengestellt, in der Altersgruppe von sieben bis zwölf Jahren zwischen Kindern zu differenzieren, die der Schule für Lernbehinderte bzw. der Schule für Geistigbehinderte zugewiesen werden sollten. Unabhängig von der Fragwürdigkeit solcher schulbezogener Klassifikationen hat sich das Verfahren in der Praxis nur teilweise durchsetzen können. Der Verzicht auf zusammenfassende IQ-Werte machte die Abgrenzung zwischen beiden Gruppen im Einzelfall oft schwierig. Außerdem eigneten sich die Aufgaben allenfalls für Kinder mit leichter oder mittelgradiger Behinderung, während schwerbehinderte Kinder überfordert waren.

Im Spektrum der verfügbaren Verfahren zur Beurteilung von kognitiven Fähigkeiten wird die Kaufman Assessment Battery for Children (K-ABC) dem Ziel, möglichst viele Informationen über Teilfertigkeiten der Informationsverarbeitung zu gewinnen, wesentlich besser gerecht. Sie wurde in den Jahren 1978–1983 in den USA von Kaufman und Kaufman entwickelt. Die deutschsprachige Ausgabe erfolgte nach zwei Erprobungsstudien und der Normierung an insgesamt 1308 Kindern durch Melchers und Preuss (1991). Die Verwendung dieses Tests kann immer noch empfohlen werden, obgleich seit der Erstveröffentlichung keine Aktualisierung der Normierung vorgenommen wurde und ein Teil des Bildmaterials (z. B. im Subtest »Gesichter und Orte«) nicht mehr zeitgemäß ist. Die Aufgaben sind in

Skalen zum ganzheitlichen (simultanen) und zum einzelheitlichen (sequentiellen) Denken gruppiert. Unter ganzheitlichem Denken wird ein kognitiver Verarbeitungsstil zusammengefasst, der eher wahrnehmungsgebunden, räumlich-gestalthaft und simultan ist und Analogieschlüsse verlangt. Im Gegensatz hierzu ist das einzelheitliche Denken eher sequentiell und analytisch; bei dieser Art der Aufgabenbearbeitung steht jeder Aspekt in sachlicher und logischer Beziehung zum vorhergehenden. Die Fähigkeit zur Lösung der Aufgaben ist – anders als z. B. bei den herkömmlichen Wechsler-Intelligenztests – relativ unabhängig von den Lernerfahrungen des Kindes. Fertigkeiten, wie sie gewöhnlich im Kindergarten und in der Schule erworben werden, können fakultativ in einer zusätzlichen Skala aus fünf Aufgaben (z. B. Lösen von Rätseln, einfaches Rechnen, Lesefähigkeit) geprüft werden.

Die Skalen zum simultanen und sequentiellen Denken umfassen insgesamt zehn Tests, von denen in der Einzeluntersuchung je nach Alter des Kindes maximal acht durchgeführt werden. Die Schwierigkeit der Aufgaben ist so gewählt, dass sie von normalbegabten Kindern in der Altersspanne zwischen zweieinhalb und zwölfeinhalb Jahren gelöst werden können. ▶ Tabelle 9.1 gibt einen Überblick über die verschiedenen Aufgaben und ihre Beurteilungsmöglichkeiten.

Die Kaufman Assessment Battery for Children ist ursprünglich nicht für die systematische Analyse des Fähigkeitsprofils von Kindern und Jugendlichen mit geistiger Behinderung entwickelt worden, sondern dem herkömmlichen testdiagnostischen Konzept eines quantifizierenden Vergleichs der individuellen Leistung eines Kindes mit der sogenannten Normalverteilung verhaftet. Durch ihre Orientierung an einem mehrdimensionalen Modell voneinander relativ unabhängiger, hierarchisch zusammenwirkender Prozesse der Informationsverarbei-

**Tab. 9.1:** Beurteilungsdimensionen in der Kaufman Assessment Battery for Children (K-ABC)

| Dimension | Teiltest |
| --- | --- |
| Selektive Aufmerksamkeit bei der Beachtung von visuellen Details | Zauberfenster, Wiederkennen von Gesichtern, Gestaltschließen, Bildhaftes Ergänzen, Fotoserie |
| Visuell-konstruktive Prozesse | Dreiecke |
| Integration visueller Wahrnehmung | Handbewegungen, Gestaltschließen, Dreiecke, Bildhaftes Ergänzen, Räumliches Gedächtnis, Fotoserie |
| Visuelle (Kurzzeit-)Merkfähigkeit | Zauberfenster, Wiedererkennen von Gesichtern, Handbewegungen, Räumliches Gedächtnis |
| Auditive Merkfähigkeit | Zahlennachsprechen, Wortreihe |
| Exekutive Kontrolle bei schlussfolgerndem Denken | Dreiecke, Bildhaftes Ergänzen, Fotoserie |

tung (Das und Naglieri, 1996; Naglieri et al., 2009) und durch die Möglichkeit zur getrennten Auswertung jedes Teiltests erlaubt sie jedoch eher als andere Verfahren die Identifikation von spezifischen Schwierigkeiten eines Kindes und ihre psychologische Interpretation als Probleme der Aufmerksamkeitskontrolle, Merkfähigkeit, simultanen Verarbeitung oder Kontrolle über Planungsprozesse (exekutive Funktionen).

Ein solches Fähigkeitsprofil lässt sich auf der Basis der Skalenwerte in den Teiltests oder – bei der Untersuchung von Kindern jenseits der in den Normtabellen vorgesehenen Altersgruppen – auf Basis ihrer Referenzalterswerte, für welche Altersgruppe die beobachteten Lösungen des Kindes dem Durchschnitt entsprächen, durch einen sogenannten ipsativen Vergleich erstellen, d. h. eines Vergleichs der Werte in den Teiltests mit dem individuellen Mittelwert des Kindes (Hodapp et al., 1992). Darüber hinaus lassen sich eine Reihe qualitativer Aspekte des Arbeitsverhaltens eines Kindes beobachten:

- Fähigkeit, trotz Unsicherheit zu antworten (Zauberfenster, Gestaltschließen, bildhaftes Ergänzen)
- Zögern bei der Lösung als Ausdruck von Angst vor Misserfolgen (Handbewegungen, Wortreihe, räumliches Gedächtnis)

- Flexibilität in der Bearbeitung aufeinanderfolgender Aufgaben (Gestaltschließen, Dreiecke, Wortreihe, bildhaftes Ergänzen, räumliches Gedächtnis)
- Fähigkeit zur Hemmung impulsiver Reaktionen (Zauberfenster, Wiedererkennen von Gesichtern, bildhaftes Ergänzen, Fotoserie)
- Neigung zu Perseverationen (Handbewegungen, Gestaltschließen)
- Gebrauch von Strategien bei der Aufgabenbearbeitung (Wiedererkennen von Gesichtern, Handbewegungen, Wortreihe, bildhaftes Ergänzen, räumliches Gedächtnis, Fotoserie)

Studien zu spezifischen Ergebnisprofilen von Kindern und Jugendlichen mit geistiger Behinderung bei der Untersuchung mit den Kaufman-Skalen sind noch nicht sehr zahlreich. Die vorhandenen zeigen aber relativ einheitlich Stärken in Aufgaben, die implizite Gedächtnisprozesse und das Erfassen anschaulicher Zusammenhänge prüfen, und Schwächen bei Aufgaben, die Speicherung und Reproduktion von Gedächtnisinhalten sowie den Gebrauch von Strategien bei der Aufmerksamkeitssteuerung und Problemlösung erfordern (Kamphaus und Reynolds, 1987). Dies entspricht dem Bild, das in experimentellen Studien über die Besonderheiten der kognitiven Verarbeitungsprozesse bei geistiger Behinderung ermittelt wurde (▶ Kap. 3.3). Im Einzelnen erreichen sie meist relativ hohe Werte in den Teiltests »Zauberfenster«, »Wiedererkennen von Gesichtern« und »Gestaltschließen«, können aber nur wenige Aufgaben aus den Subtests »Bildhaftes Ergänzen«, »Räumliches Gedächtnis« und »Fotoserie« lösen. Es handelt sich dabei überwiegend um Untersuchungen bei Kindern mit leichter geistiger Behinderung. Im deutschsprachigen Raum kam z. B. Süss-Burghart (1996) bei 96 Kindern mit einer geistigen Behinderung mittleren Grades (Gesamtwert < 55) im Alter von acht bis elf Jahren zu ähnlichen Profilergebnissen.

Es ist sinnvoll, diese Aufgabensammlung durch einzelne Aufgaben aus anderen Verfahren zu ergänzen, um ein möglichst vollständiges Bild der Fähigkeiten zu beschreiben. Dazu eignen sich insbesondere Aufgaben aus dem Non-verbalen Intelligenztest von Snijders-Oomen 2,5–7 (2007) bzw. 5,5–17 (1997). Diese Aufgaben werden primär über Demonstrationen und Gesten vermittelt und können vom Kind sprachfrei bearbeitet werden, so dass ihre Lösung nicht von seinen rezeptiven und expressiven sprachlichen Fähigkeiten abhängt. Vergleichsuntersuchungen mit anderen Entwicklungs-, Intelligenz- und Sprachverständnistests, die im Rahmen der niederländischen Normierung und in den USA und Australien durchgeführt wurden, zeigen eine hohe Übereinstimmung der Ergebnisse bei Kindern mit unbeeinträchtigter Entwicklung und bei Kindern mit unterschiedlichen Behinderungen. Die Version für jüngere Kinder liegt in einer Fassung mit aktuellen deutschen Normen vor.

Das Verfahren umfasst sechs Teiltests, die ab der Entwicklungsstufe von zweieinhalb Jahren eingesetzt werden können. Mit den Aufgabengruppen Mosaike, Puzzles und Zeichenmuster können primär die visuell-konstruktiven und visuell gesteuerten Wahrnehmungsleistungen beurteilt werden, an

den Aufgaben zur Bildung von Kategorien und Analogien sowie dem Erfassen von Situationen lassen sich integrative Leistungen und schlussfolgerndes Denkvermögen beobachten. Kindern mit mentalen Entwicklungsstörungen fällt der Subtest »Zeichenmuster« besonders schwer, während ihnen einfache Aufgaben zum Kombinieren von Puzzleteilen zu einem Gesamtbild (ähnlich wie beim Subtest »Gestaltschließen« der K-ABC) relativ leicht gelingen.

Beide Verfahren lassen sich darüber hinaus als förderdiagnostische Instrumente verwenden, indem die Testdurchführung systematisch variiert wird (Eggert, 1997; Haywood, 1998). Eine solche adaptive Testdurchführung vermittelt ein Bild vom Lernpotential des Kindes und den Hilfen, die es benötigt, um bestimmte Aufgaben lösen zu können. Solche Hilfen können bestehen aus:

- der Einbeziehung leichterer Aufgaben als bei standardisierter Durchführung für die Altersgruppe vorgesehen (»testing of limits«, Stärkung der Motivation durch Erfolgserlebnisse)
- Vorschaltung von Übungsaufgaben zur Vermittlung kognitiver Prinzipien (z. B. einfacher Sortieraufgaben vor der Prüfung verbaler Kategorienbildung)
- Umformulierung von Fragen und Instruktionen bzw. Ergänzung weiterer Beispiele zur Erleichterung des Verständnisses des Aufgabenprinzips
- der schrittweisen Einführung von Lösungshilfen seitens des Untersuchers durch Verbalisierung von Arbeitsstrategien, Demonstration oder andere Hinweise zur Erleichterung systematischen Vorgehens bei der Bearbeitung
- der Wiederholung von Testaufgaben zur Beurteilung des Lerngewinns

Eine adaptive Testdurchführung ist besonders sinnvoll, wenn ein Kind auf die Untersuchungssituation sehr scheu reagiert, wenig Motivation zur Mitarbeit hat, bereits häufig

Misserfolge bei Anforderungen ähnlicher Art erlebt hat oder aufgrund eines anderen sprachlich-kulturellen Hintergrunds wenige Erfahrungen hat mit der Bearbeitung abstrakter Aufgaben, wie sie der Test vorsieht. Sie erlaubt keine normbezogene Auswertung und ist somit nicht geeignet, die Frage nach der Ausprägung einer Entwicklungsabweichung (Entwicklungsstatus) zu beantworten. Wenn der sonderpädagogische Förderbedarf bereits feststeht, ermöglicht sie dagegen eine Beschreibung von spezifischen pädagogischen Hilfen, die das jeweilige Kind für die Bewältigung von unterschiedlichen Aufgaben benötigt, und die Einschätzung seines Lernpotentials. Damit wird sie der Zielbeschreibung des förderdiagnostischen Ansatzes gerecht: »Es geht nicht darum, sich mit Tests zu begnügen, die den schulischen Misserfolg eines Kindes adäquat vorhersagen, sondern Instrumente so anzupassen, dass sich Wege beschreiben lassen, damit eben diese Vorhersage nicht eintrifft« (Haywood, 1998).

Ein differenziertes System von Intelligenz- und Entwicklungsskalen für Kinder von fünf bis zehn Jahren wurde von Grob et al. (2009) unter dem Titel »Intelligence and Development Scales« (IDS) zusammengestellt. Es geht auf die Aufgabensammlung des früher weit verbreiteten Kramer-Binet-Tests zurück, wurde aber vollständig überarbeitet, erweitert und an 1330 Kindern normiert. Es verfolgt explizit die Absicht, bereichsspezifische Stärken und Schwächen eines Kindes durch einen modularen Testaufbau zu analysieren. Dazu wurden 19 Untertests in sechs Funktionsbereichen konzipiert, die sich auf Bereiche der kognitiven Entwicklung (Wahrnehmung, Gedächtnis- und Denkfähigkeiten), emotionalen Kompetenz (Emotionen erkennen und regulieren, soziale Situationen verstehen, soziale Kompetenzen) und Leistungsmotivation (Durchhaltevermögen und Leistungsfreude) beziehen. Untersuchungen zur Reliabilität und Validität (u. a. bei lernbehinderten Kindern und Kindern mit Asperger-Syndrom) lassen dieses Verfahren als vielversprechende Ergänzung des diagnostischen Instrumentariums erscheinen. Erfahrungen in der Untersuchung von Kindern mit geistiger Behinderung stehen jedoch noch aus.

## 9.3 Verwendung von Entwicklungstests

Jüngere oder schwerbehinderte Kinder sind mit den Anforderungen, die die genannten Tests stellen, überfordert. Bei ihnen kann eine qualitative Beschreibung individueller Fähigkeiten und Schwierigkeiten der kognitiven Verarbeitungsprozesse aus der Beobachtung an Aufgaben herkömmlicher Entwicklungstests gewonnen werden. Auch diese Tests sind ursprünglich normorientiert konzipiert, um den Entwicklungsstand eines Kindes mit der sogenannten Normalentwicklung zu vergleichen und bedeutsame Abweichungen zu identifizieren. Dazu liegen jeweils Altersmittelwerte und Mindestnormen (95er bzw. 90er Perzentilnormen) für die einzelnen Aufgaben vor, so dass sich in den Entwicklungsbereichen Grob- und Feinmotorik, kognitive Verarbeitung, Sprachverständnis, Sprachproduktion und Sozialentwicklung ein individueller Entwicklungsquotient (Entwicklungs-/Lebensalter) bestimmen lässt.

So lässt sich die Fähigkeit zur Aufmerksamkeitssteuerung, vergleichenden Wahrnehmung und zielgerichteten Handlungsplanung z. B. an einzelnen Aufgaben aus der

»Münchener Funktionellen Entwicklungsdiagnostik« oder den »Griffiths Entwicklungsskalen« beobachten. Sie wurden zur Prüfung von feinmotorischen und perzeptiven Fertigkeiten ausgewählt. Ihnen liegt eine implizite Vorstellung vom Entwicklungsprozess dieser Fähigkeiten im frühen Kindesalter zugrunde. Die Abfolge der Entwicklungsschritte beruht jedoch nicht auf einer theoriegeleiteten Vorstellung von der »Entwicklungslogik« des Kompetenzerwerbs, sondern allein auf der empirisch vorgefundenen Rangfolge der Schwierigkeit der einzelnen Aufgaben für Kinder unterschiedlichen Alters. Die Aufgaben können somit nicht als strukturdiagnostische Verfahren angesehen und zur Planung der nächsten Förderziele verwendet werden. Von einer normorientierten Verwendung dieser Entwicklungstests ist abzuraten, da die Referenzwerte nicht auf repräsentativen Stichproben beruhen bzw. veraltet sind.

Eine deutsche Bearbeitung der international häufig verwendeten »Bayley Scales of Infant Development« (Bayley-II) liegt seit 2007 vor. Auch dieses Verfahren beruht nicht auf einer theoriegeleiteten Vorstellung von Entwicklungsprozessen, erlaubt aber eine verlässliche Einschätzung des kognitiven und motorischen Entwicklungsstandes eines Kindes. Eine weitergehende Differenzierung der Fähigkeiten ist nicht vorgesehen.

Dem Anspruch einer strukturorientierten Diagnostik voneinander abgrenzbarer Entwicklungsdimensionen näher kommt das Konzept des »Entwicklungstests 6–6«. Er enthält z. B. Aufgaben in der Skala der kognitiven Entwicklung, die die Merkfähigkeit für Abbildungen (Bilder wiedererkennen, Bildinhalte reproduzieren), visuelle Perspektivenübernahme, Kategorienbildung (Objekte nach Größe, Form und Farbe gemäß sprachlicher Instruktion ordnen, Gegensätze, Farben und Formen benennen, Gruppierung von Gegenständen nach gemeinsamen Funktionen oder Oberbegriffen gruppieren) sowie das Verständnis logischer Abläufe

(Bildergeschichte) in einer Abfolge verschiedener Schwierigkeitsgrade überprüfen. Sie sind in ihrer Anforderungsstruktur z. T. Aufgaben der K-ABC ähnlich, aber weniger komplex, so dass sie zur Deskription kognitiver Fähigkeiten bei Kindern nützlich sein können, deren Fähigkeitsniveau dem ein- bis dreijähriger Kinder mit unbeeinträchtigter Entwicklung entspricht. Ihre Lösung ist allerdings zu einem beträchtlichen Teil von den rezeptiven und expressiven sprachlichen Fähigkeiten der Kinder abhängig. Zudem gestaltet sich die Durchführung und Auswertung des Verfahrens angesichts einer an eng umgrenzten Altersgruppen orientierten Zusammenstellung der vorzugebenden Aufgaben recht unübersichtlich. Empirische Studien zur Validität der Aufgabenauswahl zur Beurteilung der einzelnen Entwicklungsdimensionen brachten nicht immer erwartungskonforme Ergebnisse (Lissmann et al., 2006).

Strukturorientierte diagnostische Verfahren mit Relevanz für die Untersuchung von Kindern mit geistiger Behinderung liegen schließlich zur Beurteilung der Entwicklung der sensomotorischen Intelligenz und des Symbolgebrauchs im Spiel vor. Sie beruhen jeweils auf der Entwicklungstheorie Piagets. In den »Ordinalskalen zur sensomotorischen Entwicklung« werden die Fähigkeiten zur Objektpermanenz, zum Verständnis für räumliche und kausale Zusammenhänge, die Nachahmungsfähigkeiten sowie die Schemata im spielerischen Umgang mit Objekten erfasst, die die Entwicklung nicht behinderter Kinder in den ersten beiden Lebensjahren kennzeichnen. Sie stellen Vorläufer für komplexere Leistungen der Wahrnehmung, Speicherung und der exekutiven Funktionen dar. Im Unterschied zu herkömmlichen Entwicklungstests wurde dieses Verfahren nicht normorientiert, sondern mit dem Ziel der qualitativen Bestimmung der Entwicklungsstufe der sensomotorischen Handlungskompetenz im sechsstufigen Modell der frühen Intelligenzentwicklung nach

Piaget konzipiert. In der Praxis hat sich eine vollständige Durchführung angesichts der großen Zahl der Beobachtungsitems nicht bewährt. Das Verfahren lässt sich jedoch als Orientierungshilfe für die Beurteilung der Struktur des spontanen Spiels mit Bezug auf die einzelnen Stufen der frühen kognitiven Entwicklung in vereinfachter Form benutzen (Sarimski, 2009).

Eine Beurteilung der Fähigkeit zum Symbolgebrauch im Spiel als Teilbereich der frühen kognitiven Entwicklung erlaubt der »Symbolic Play Test«. Dem Kind werden vier Gruppen mit kleinen Spielgegenständen (Puppenspielzeug) vorgelegt. Es lässt sich beobachten, wieweit es bereits in der Lage ist, die Gegenstände zum nachahmenden Spiel mit Bezug auf sich selbst oder eine Puppe zu gebrauchen bzw. einzelne Handlungen zu Sequenzen oder zur Gestaltung kleiner Spielszenen (wie Tischdecken oder Beladen eines Traktors) zu kombinieren.

## 9.4 Beurteilung der Sprache und Wahrnehmung

Zusätzlich zu den Testverfahren zur Beurteilung der kognitiven Fähigkeiten lassen sich verschiedene Tests zur Diagnostik des Standes der Sprachentwicklung sowie der taktilen, akustischen und visuellen Wahrnehmungsfähigkeit einsetzen, um eine möglichst umfassende Beschreibung von Teilfähigkeiten und Förderbedürfnissen eines Kindes zu formulieren. Die meisten dieser Tests sind normorientiert konzipiert und lassen sich über die Bestimmung des individuellen Entwicklungsalters in diesen Teilbereichen in Beziehung setzen zur allgemeinen kognitiven Entwicklung des Kindes. Sie wurden jedoch ursprünglich zur Untersuchung von Kindern mit Teilleistungsstörungen bei altersgemäßen allgemeinen intellektuellen Fähigkeiten entwickelt. Bei ihrer Interpretation müssen die gleichen Grenzen der Übertragbarkeit und prognostischen Aussagekraft für Kinder und Jugendliche mit geistiger Behinderung beachtet werden, die für die kognitiven Testverfahren im Allgemeinen gelten.

Zur Beurteilung des Sprachentwicklungsstandes eignet sich der Sprachentwicklungstest für zweijährige Kinder (SETK-2). Es handelt sich um ein standardisiertes Testverfahren zur Beurteilung der rezeptiven und produktiven Sprachverarbeitungsfähigkeiten, die sich im zweiten und dritten Lebensjahr bei nicht behinderten Kindern entwickeln. Der Test umfasst Aufgaben zum Sprachverstehen und zur Sprachproduktion. Dem Kind werden Worte und Sätze vorgesprochen, wobei es die Aufgabe hat, unter jeweils vier Bildern dasjenige zu zeigen, das dem vorgegebenen Wort oder Satzinhalt entspricht. Anschließend wird es gebeten, einzelne Gegenstände des täglichen Gebrauchs, Tiere und Fahrzeuge zu benennen und auf Bildkarten dargestellte Inhalte zu beschreiben. Die Auswertung erlaubt neben dem Vergleich mit Altersnormen von zwei- bis dreijährigen Kindern eine qualitative Beurteilung der Fähigkeit, semantische Relationen (Akteur, Handlungsobjekt und räumliche Relationen) in Sätzen zu verarbeiten und selbst sprachlich zu enkodieren sowie einfache morphologische Regeln anzuwenden. Sie sind so gestaltet, dass sie charakteristische Entwicklungsmerkmale dieser frühen Sprachentwicklungsstufe zu erfassen erlauben, die Voraussetzungen für komplexere semantische und syntaktische Fähigkeiten darstellen.

Kinder, die bereits über solche Fähigkeiten verfügen, können mit dem Sprachentwicklungstest für drei- bis fünfjährige Kinder (SETK 3–5) untersucht werden. Er umfasst ebenfalls Aufgaben zur Beurteilung des Sprachverstehens und der Sprachproduktion; zusätzlich erlaubt er eine quantitative Messung sprachbezogener Gedächtnisfähigkeiten, die sich in der Sprachentwicklungsforschung als funktional bedeutsam für den weiteren Spracherwerbsprozess erwiesen haben. Zur Beurteilung des Sprachverstehens werden neben der Bildauswahl auch Mani-

pulationsaufgaben gestellt, mit denen die Fähigkeit des Kindes untersucht werden kann, komplexere Temporal-, Kausal- und Relativsätze zu verstehen. Im Sprachproduktionsteil wird neben der Satzbildung in jeweils einzelnen Teiltests die morphologische Regelbildung (Pluralbildung) sowie das phonologische Arbeitsgedächtnis für Kunstwörter, die Gedächtnisspanne für Wortfolgen und das Satzgedächtnis geprüft (► Tab. 9.2).

**Tab. 9.2:** Tests zur Beurteilung der sprachlichen Fähigkeiten bei Kindern mit geistiger Behinderung

| | | |
|---|---|---|
| Elternfragebögen für die Früherkennung von Risikokindern (ELFRA) | Fragebogen | Reaktion auf Sprache Gebrauch von Gesten Wortverständnis Wortproduktion, Satzbildung Beachtung von morphologischen Regeln |
| Sprachentwicklungstest für zweijährige Kinder (SETK-2) | Sprachverstehen Sprachproduktion | Wortverständnis Satzverständnis Wortbildung Enkodierung semantischer Informationen im Satz |
| Sprachentwicklungstest für drei- bis fünfjährige Kinder (SETK 3–5) | Sprachverstehen Sprachproduktion Sprachgedächtnis | Satzverständnis Enkodierung semantischer Relationen Morphologische Regelbildung Phonologisches Arbeitsgedächtnis Gedächtnisspanne für Wortfolgen Satzgedächtnis |
| Patholinguistische Diagnostik bei Sprachentwicklungsstörungen (PDSS[2]) | Sprachverstehen Sprachproduktion Sprachgebrauch | Phonologisch-phonetische Fähigkeiten Semantische Kompetenzen Morphologisch-syntaktische Kompetenzen Pragmatische Kompetenzen |
| Aktiver Wortschatztest für drei- bis sechsjährige Kinder – Revision (AWST-R) | Sprachproduktion | Wortbildung |
| Test zur Überprüfung des Grammatikverständnisses (TROG-D) | Sprachverstehen | Verarbeitung syntaktischer Regeln |

Eine differenziertere Analyse sprachlicher Kompetenzen ist mit der »Patholinguistischen Diagnostik bei Sprachentwicklungsstörungen« (2010) möglich. Sie erlaubt in einer standardisierten und normierten Form die Untersuchung der phonologisch-phonetischen, semantischen, morphologisch-syn-

taktischen und pragmatischen Fähigkeiten von Kindern auf einem Entwicklungsniveau von zwei bis sechs Jahren. Dazu werden 23 Untertests vorgegeben, die auch einzeln durchgeführt und ausgewertet werden können. Neben der quantitativen Auswertung ermöglichen sie über eine qualitative Fehleranalyse Aussagen über Sprachverarbeitungsprobleme eines Kindes, aus denen sich unmittelbar Hinweise für die Förder- und Therapieplanung ableiten lassen. Dieses Verfahren erscheint für die Untersuchung von Kindern mit geistiger Behinderung gut geeignet; empirische Studien zur Reliabilität und Validität in dieser Zielgruppe stehen aber noch aus.

Hinzuweisen ist weiterhin auf den »Aktiven Wortschatztest für drei- bis sechsjährige Kinder – Revision« (AWST-R) und den »Test zur Überprüfung des Grammatikverständnisses« (TROG-D), mit denen sprachliche Fähigkeiten geistig behinderter Kinder ebenfalls überprüft werden können. Bei jüngeren, schwerbehinderten oder nicht sprechenden Kindern muss die kommunikative Kompetenz über die Befragung der Eltern, eine Beobachtung im Freispiel sowie in vorstrukturierten Kommunikationsproben beurteilt werden (Sarimski, 2009). Dabei gilt es, die kommunikativen Mittel (Gesten, Lautbildung, erste Worte, Bildkarten oder Gebärden) und sozialen Fähigkeiten zu beschreiben, über die ein Kind zur Verhaltensregulation, sozialen Kontaktaufnahme, Abstimmung der gemeinsamen Aufmerksamkeit und zum sozial-affektiven Ausdruck verfügt. Seine Eltern können dazu systematisch befragt werden, was das Kind tut, wenn es Kontakt aufnehmen möchte, Hilfe braucht, einen Wunsch nach einem Gegenstand oder einer Speise hat, gegen etwas protestieren oder etwas kommentieren möchte, was ihm wichtig ist.

Elternangaben, Beobachtungen im spontanen Spiel und in Kommunikationsproben, bei denen kommunikative Initiativen des Kindes »herausgefordert« werden, können (im Sinne einer struktur- und förderorientierten Diagnostik) einem zweidimensionalen Modell der vorsprachlichen Entwicklung zugeordnet werden. Für jede kommunikative Funktion wird anhand des Grades der Koordination der Mittel die Stufe der kommunikativen Entwicklung bestimmt. Systematische Beurteilungsrichtlinien geben die »Early Social-Communication Scales« (Seibert und Hogan, 1982) sowie die »Communication and Symbolic Behavior Scales« (Wetherby und Prizant, 1993). Ein Inventar zur Erfassung des Gebrauchs von Gesten, des rezeptiven und produktiven Wortschatzes sowie der frühen syntaktischen und morphologischen Kompetenzen über eine systematische Befragung der Eltern bieten die »Elternfragebögen für die Früherkennung von Risikokindern« (ELFRA). Der produktive Wortschatz jüngerer Kinder kann ebenfalls mit dem »Fragebogen zur frühkindlichen Sprachentwicklung« (FRAKIS) erhoben werden.

Zur differenzierten Diagnostik von Wahrnehmungsfunktionen stehen bei Kindern ab der Entwicklungsstufe von ca. vier Jahren der »Southern California Sensory Integration Test« (SCSIT) sowie »Frostigs Entwicklungstest der visuellen Wahrnehmung« (FEW-2) zur Verfügung. Die Aufgaben des SCSIT umfassen u. a. Prüfungen der räumlichen und Figur-Grund-Wahrnehmung, der Finger- und Rechts-Links-Unterscheidung, das Erkennen von Berührungsreizen (z. B. Zeichen auf der Haut) sowie des eigenen Körperschemas. Der FEW-2 erfasst mit fünf Untertests die Auge-Hand-Koordination, Figur-Grund-Unterscheidung, Formkonstanz und Identifikation und Reproduktion von Gestalten bei visuellen Wahrnehmungsaufgaben und stellt geringere motorische Anforderungen an die Kinder als eine frühere Version des gleichen Tests. Beide Testverfahren wurden als diagnostische Grundlage für die Planung von spezifischen, an den individuellen Defiziten orientierten Übungsbehandlungen konzipiert.

# 9.5 Beurteilung adaptiver Kompetenzen

Die psychologische Diagnostik beschränkt sich nicht auf die Beurteilung einzelner Funktionen und die Identifikation von Stärken und Schwächen eines Kindes. Vielmehr versucht sie, dem Gesamtbild der Behinderung als Einschränkung der selbstbestimmten Aktivitäten, mit denen sich ein Individuum am sozialen Leben beteiligen kann, gerecht zu werden. Das erfordert eine systematische Erfassung der adaptiven Kompetenzen. Adaptive Kompetenzen umfassen gemäß der revidierten Definition der geistigen Behinderung durch die American Association on Mental Retardation (Luckasson et al., 2002) die Fähigkeiten eines Kindes, Jugendlichen oder Erwachsenen zur Bewältigung von Alltagsaufgaben in folgenden Bereichen: Kommunikation, Selbstversorgung, soziale Fähigkeiten, Leben zu Hause, Teilnahme am öffentlichen Leben, Selbstbestimmung, Gesundheit und Sicherheit, schulische Fertigkeiten, Freizeitgestaltung und Arbeit. Diese Fähigkeiten sind als konzeptuelle, praktische und soziale Fähigkeiten in drei Dimensionen geordnet.

Die Kompetenzen eines Kindes in diesen Alltagsbereichen müssen von den Eltern (oder Pädagogen) erfragt werden. So gehören Fragen zur Selbstständigkeit beim Essen, Waschen und Anziehen, bei der Toilettenbenutzung oder der Mitarbeit im Haushalt zur allgemeinen Anamnese. Eine systematische und zeitökonomische Dokumentation aller adaptiven Bereiche geschieht über standardisierte Fragebögen. Die weiteste Verbreitung in den englischsprachigen Ländern haben die »Vineland Adaptive Behavior Scales: Second Edition« (VABS-II) gefunden. Sie enthalten Items zu den Bereichen der Kommunikation, praktischen Fertigkeiten (»daily living skills«), Sozialisation und motorischen Fähigkeiten, erfassen damit jedoch nur einen Teil der o. g. Alltagsbereiche. Die Erhebung kann per Interview oder schriftlichen Fragebogen erfolgen, die Auswertung erfolgt auf der Basis von (gegenüber einer älteren Fassung) aktualisierten Normwerten, die allerdings nur für die USA vorliegen. Zur Frage ihrer Übertragbarkeit auf den deutschen Sprachraum liegen noch keine empirischen Daten vor.

Die Ergebnisse der Beurteilung adaptiver Kompetenzen korrelieren mit den Ergebnissen von Intelligenztests (r = .40 – .60), stellen aber faktoriell eigenständige Entwicklungsdimensionen dar. Dies gilt für behinderte und nicht behinderte Kinder gleichermaßen (Kamphaus, 1987; Platt et al., 1991). Sie sind je nach Alter allerdings von unterschiedlichen Aspekten kognitiver Verarbeitungsfähigkeit abhängig. So stehen bei jüngeren Kindern eher die praktischen Fähigkeiten der Selbstversorgung und des täglichen Lebens im Vordergrund, die durch Beobachtungslernen und praktische Anleitung erworben werden können. Bei älteren Kindern sind es eher die sozialen Kompetenzen in der Interaktion mit Gleichaltrigen, die von der Entwicklung sozialer Kognitionen bestimmt werden. Je nach Art und Schwere der Behinderung ergeben sich daraus unterschiedliche Verlaufsmuster der Entwicklung, können die Fähigkeiten in den einzelnen Bereichen beträchtlich variieren.

Für den deutschen Sprachraum wurde bisher leider keines der verschiedenen amerikanischen Beurteilungsinstrumente adaptiert und normiert. Lediglich eine Kurzform des Vorläufers der VABS, die »Vineland Social Maturity Scale«, wurde in die TBGB (Testbatterie für Geistigbehinderte) aufgenommen. Die Skala umfasst 43 Items und ist bei nicht behinderten Kindern im Alter von zwei bis sieben Jahren in einer deutschen Stichprobe normiert worden (Eggert, 1974). Den amerikanischen Verfahren am nächsten kommt das »Heidelberger Kompetenz-Inventar« (HKI-R; Holtz und

Nassal, im Druck). Der Fragebogen besteht aus insgesamt 250 Einzelitems, die sich zu 25 Unterbereichen und drei übergeordneten Kompetenzbereichen aufgrund inhaltlicher logischer und empirischer Überprüfungen kategorisieren lassen. Jede Unterbereichsskala setzt sich aus zehn Items zusammen. Auf diese Weise lassen sich sowohl Aussagen zu einzelnen Unterbereichen (z. B. Essen/ Trinken, mathematische Grundkenntnisse, Arbeitsverhalten) wie auch zu übergeordneten Kompetenzbereichen (praktische, kognitive und soziale Kompetenz) machen, die darüber Auskunft geben, wie das Kind im Vergleich zu gleichaltrigen Kindern mit geistiger Behinderung einzuschätzen ist. In der aktuell revidierten Fassung liegen Normwerte für die Altersgruppe von 6 – 19 Jahren vor, die an einer repräsentativen Stichprobe von 1796 Schülern aus 363 zufällig ausgewähl-

ten Schulen mit dem Förderschwerpunkt »geistige Entwicklung« im Bundesgebiet erhoben wurden.

Ein kurzer Leitfaden für eine strukturierte Befragung von Eltern und anderen Bezugspersonen zu adaptiven Kompetenzen ist in dem bereits erwähnten Band KIDS-2 (Sarimski und Steinhausen, 2007) enthalten.

Generell wirft die Bewertung der Ergebnisse von Skalen zur Erfassung adaptiver Kompetenzen – nach Altersnormen auf der Basis der Beobachtungen bei normal entwickelten Kindern (Sparrow et al., 1984), niveauspezifisch bei Kindern mit geistiger Behinderung in einer bestimmten Altersspanne (Holtz et al., 1984) oder bei einzelnen Gruppen, z. B. autistischen Kindern (Carter et al., 1998) – im Sinne eines »sozialen Entwicklungsquotienten« jedoch mehrere Fragen auf.

**Tab. 9.3:** Bereiche des Heidelberger-Kompetenz-Inventars (HKI-R)

| Praktische Kompetenz | Essen/Trinken, An-/Ausziehen, Hygiene/Körperpflege, Sicherheitsverhalten, Praktische Fertigkeiten/Haushalt |
|---|---|
| Kognitive Kompetenz | Räumliche Orientierung und Verkehr, Einkaufen/Umgang mit Geld, Inanspruchnahme von Dienstleistungen und öffentlichen Einrichtungen, Zeitwissen/Zeitmessung, mathematische Grundkenntnisse, mathematische Strategien und Rechenoperationen, Grundlagen des Schriftspracherwerbs, Lesen und Schreiben, Sprachverstehen, Sprachproduktion, Umgang mit Medien |
| Soziale Kompetenz | Lern- und Arbeitsverhalten, Identität/Selbstkonzept, Selbstkontrolle, Selbstbehauptung, Perspektivenübernahme/Mitgefühl, Sozialkontakt/Partnerschaft, Kooperation/Soziale Regeln, Gesundheit und Wohlergehen, Freizeit |

Es handelt sich um Verhaltensmerkmale wie Selbstkontrolle (Abwarten, Kritik akzeptieren), Selbstbehauptung, Verständnis für die Perspektive des Anderen oder Kooperation mit sozialen Regeln. Die Eltern- oder Lehrerbefragungen spiegeln dabei ihre (jeweils selektive) Erfahrung mit dem betreffenden Kind oder Jugendlichen wider und ihre Erwartungen an die persönliche Selbstständigkeit, nicht aber den objektiven Grad der Beeinträchtigung. Entsprechend ihrer unterschiedlichen Beobachtungsgelegenheiten,

Erfahrung und Beziehung mit dem Kind und impliziten Maßstäben kann die Einschätzung eines Kindes zwischen Eltern und Lehrern sowie zwischen verschiedenen Lehrern beträchtlich variieren.

Als Maß der Fähigkeiten des Kindes, die sozialen Erwartungen unter den jeweiligen Lebensumständen erfüllen zu können, sind sie abhängig von dem kulturellen Hintergrund der Familie, den Restriktionen seiner Lebenswelt und der Qualität seiner Entwicklungsumgebung. Aus den Daten ist nicht zu entscheiden, ob ein Kind eine bestimmte Fähigkeit noch nicht zeigt, weil seine Behinderung zu schwer ist, körperliche Handicaps im Wege stehen, es in seiner Lebensumwelt dazu bisher nicht motiviert war (aufgrund fehlender erzieherischer Erwartungen, z. B. bei Kindern aus anderen Kulturkreisen) oder es schlicht noch keine Gelegenheit bekommen hat, sie zu erwerben (z. B. aufgrund einer Unterforderung in Kindergarten oder Schule). Skalen zur Beurteilung adaptiver Kompetenzen können somit lediglich zur Beschreibung der gegenwärtigen Förderbedürfnisse eines Kindes dienen. Sie müssen durch eine sorgfältige Analyse ergänzt werden, von welchen Kontextbedingungen der Gebrauch und die Aneignung adaptiver Fähigkeiten im Einzelfall abhängt.

Die Entwicklung eigener Beurteilungsinstrumente für junge Kinder, Kinder mit schwerer Behinderung oder zusätzlicher Sinnesschädigung und für besondere Lebensphasen (z. B. den Übergang in eine betreute Wohneinrichtung) wäre in diesem Zusammenhang wünschenswert.

## 9.6    Beurteilung problematischer Verhaltensformen

Neben der Beurteilung von Fähigkeiten und adaptiven Kompetenzen als Grundlage der Förderplanung umfasst die psychologische Tätigkeit der Analyse von Verhaltensformen, die als problematisch angesehen werden, und die Planung von Interventionen zur Lösung von sozialen Situationen, die dadurch belastet werden. Im Elterninterview wird nach

- abnormen Reaktionen auf Reize (Selbststimulation, repetitive Manipulation von Objekten, Unempfindlichkeit für Schmerzen, Abwehr gegen Veränderungen und Beharren auf Ritualen),
- Stereotypien (ungewöhnliche Armbewegungen, Körperschaukeln, gleichförmige Vokalisationen) und
- anderen belastenden Verhaltensweisen (Wutanfälle, aggressives Verhalten, Kooperationsabwehr, Provokation von Aufmerksamkeit) gefragt.

Verschiedene Fragebögen ergänzen die Elternbefragung durch eine standardisierte Beurteilung von Verhaltensbesonderheiten bei Kindern und Jugendlichen mit geistiger Behinderung.

In Ermangelung von Instrumenten mit adäquater Standardisierung und Validität für geistig- (und insbesondere schwer-)behinderte Kinder wurden in der Praxis dafür zunächst die kinderpsychiatrischen Beurteilungsinstrumente genutzt, die sich bei nicht behinderten Kindern bewährt haben (z. B. die »Child Behavior Checklist«, CBCL). Sie enthalten jedoch keine Fragen zu Verhaltensweisen, die bei geistig behinderten Kindern gehäuft auftreten und eine besondere Belastung bedeuten (z. B. unterschiedliche selbstverletzende und stereotype Verhaltensweisen), bei nicht behinderten Kindern dagegen extrem selten sind. Die CBCL lässt sich daher lediglich bei leichter intellektueller Behinderung sinnvoll einsetzen.

Mittlerweile sind mehrere deutsche Adaptationen von ursprünglich englischsprachigen Fragebögen erschienen, die dieser Aufgabe besser gerecht werden (▶ Tab. 9.4). Die »Nisonger Child Behavior Rating Form« (NCBRF; Aman et al., 1996, Tasse et al., 1996) umfasst 71 Items, bei denen auf einer dreistufigen Skala positives Sozialverhalten,

Ängstlichkeit/Gehemmtheit, Hyperaktivität, autistisches Verhalten, Selbstverletzung/Stereotypien, Rückzug/ritualisiertes Verhalten und Reizüberempfindlichkeit beurteilt werden. An 326 Kindern (überwiegend mit einem IQ zwischen 55 und 70) im Alter von drei bis 16 Jahren wurden amerikanische Normen erhoben und altersbezogene Veränderungen untersucht; bei den meisten Kindern lagen auch Beurteilungen der betreuenden Pädagogen vor. Die relativ kurze Bearbeitungszeit, Brauchbarkeit für die gesamte Altersspanne, hohe Übereinstimmung mit etablierten Verfahren (»Aberrant Behavior Checklist«) und hinreichend differenzierte Erfassung von behinderungsspezifischen Verhaltensformen wie Stereotypien und Autoaggressionen machen diese Skalen zu einem empfehlenswerten Instrument für die Einschätzung von Verhaltensauffälligkeiten bei geistig behinderten Kindern. Eine deutsche Übersetzung mit orientierenden Vergleichswerten aus einer Untersuchung von 246 geistig behinderten Kindern ist im bereits erwähnten Band KIDS-2 für die Praxis verfügbar (Sarimski und Steinhausen, 2007).

**Tab. 9.4:** Fragebögen zur Verhaltensbeurteilung bei Kindern und Jugendlichen mit geistiger Behinderung

| Skala | Items | Bereiche |
| --- | --- | --- |
| Nisonger Child Behavior Checklist | 71 | Soz. Kompetenzen, störendes Verhalten, Ängstlichkeit, Hyperaktivität, Selbstverletzung/Stereotypien, Rückzug, ritualistisches Verhalten, Reizüberempfindlichkeit |
| Verhaltensfragebogen für Kinder mit Entwicklungsstörungen | 96 | Sozialbeziehungen, selbstabsorbiertes Verhalten, disruptiv/antisoziales Verhalten, Kommunikationsstörung, Angst |
| Inventar für Verhaltensprobleme | 32 | Stereotypes Verhalten, Selbstverletzungen, aggressives Verhalten |

Die international gebräuchliche »Developmental Behavior Checklist« (DBC; Einfeld und Tonge, 1995) wurde von Steinhausen ins Deutsche übersetzt, an einer repräsentativen Stichprobe von 721 Kindern und Jugendlichen mit unterschiedlichem Schweregrad der geistigen Behinderung normiert und als »Verhaltensfragebogen für Kinder mit Entwicklungsstörungen« (VFE) veröffentlicht (Einfeld et al., 2007). Sie wurde empirisch – ähnlich wie die CBCL – zusammengestellt mit dem Ziel, möglichst spezifische Items zu finden, die die Verhaltens- und emotionalen Auffälligkeiten auch schwerer geistig behinderter Kinder charakterisieren. In 96 Items werden Einschätzungen zu störendem Verhalten, selbstbezogenem Rückzugsverhalten, Ängstlichkeit, antisozialem Verhalten und die Qualität der Kommunikation und Beziehungsfähigkeit dokumentiert. Der Fragebogen hat sich auch zur Differenzierung von charakteristischen Verhaltensmerkmalen bei unterschiedlichen definierten Syndromen bewährt (Einfeld et al., 1994, 1997; Steinhausen et al., 2002). Ferner wurde auch die Version für Erwachsene (VFE-ER) an einer umfangreichen Stichprobe (N = 743) psychometrisch analysiert und normiert (Steinhausen und Winkler Metzke, 2011).

Schließlich liegt von Rojahn (1989) das »Behavior Problems Inventory« (BPI) vor, das ursprünglich zur Erfassung der Rate von selbstverletzendem Verhalten bei erwachsenen geistig Behinderten in stationären Einrichtungen entwickelt und auch in einer epidemiologischen Studie eingesetzt wurde (Rojahn et al., 1985). Es umfasst 32 Items zur Beurteilung von Häufigkeit und Schweregrad von Aggressivität, Stereotypien und

Selbstverletzungen. Die Validität (faktorielle Struktur und Übereinstimmung mit Beurteilungen in anderen etablierten Verfahren) wurde in unabhängigen Studien bestätigt (Sturmey et al., 1995; Rojahn et al., 2001). Auch dieses Verfahren liegt in einer deutschen Übersetzung unter dem Titel »Inventar für Verhaltensprobleme« (IVP) im Band KIDS-2 (Sarimski und Steinhausen, 2007) vor.

Solche standardisierten Instrumente erlauben eine Beurteilung der Schwere und Art von belastenden Verhaltensformen eines Kindes. Sie beschreiben das Kind in verschiedenen Dimensionen problematischen Verhaltens und vergleichen es mit behinderten Kindern gleichen Alters. Auf dieser Basis lässt sich eine Entscheidung treffen, ob eine behandlungsbedürftige Verhaltensstörung vorliegt. Die Planung von Interventionen setzt dann die Kenntnis der biographischen Zusammenhänge, des Lebensumfelds des Kindes sowie eine genaue Analyse der Form und Funktion des Verhaltens voraus. Durch systematische Befragung von Eltern und Pädagogen sowie direkte Beobachtungen gilt es, die Bedingungen zu identifizieren, unter denen sie auftreten und durch die sie aufrechterhalten werden, potentielle Alternativen im Verhaltensrepertoire des Kindes, seine kommunikativen Ausdrucksmöglichkeiten sowie seine sozialen Beziehungen und den Erfolg bzw. Misserfolg früherer Interventionsversuche zu dokumentieren (► Kap. 10).

# 9.7    Ausblick

Allzu lange hat sich die Untersuchung behinderter Kinder auf die Beurteilung der intellektuellen Fähigkeiten beschränkt. Für die diagnostische Beurteilung der emotionalen und sozialen Entwicklung bei geistiger Behinderung fehlt es noch weitgehend an geeigneten Untersuchungsinstrumenten. Es wäre daher sehr wünschenswert, neuere Verfahren – z. B. zur Beurteilung der sozialen Fähigkeiten behinderter Kinder in der Interaktion mit Gleichaltrigen sowie ihrer individuellen Temperamentsdispositionen und Motivationslagen – für den deutschen Sprachraum zu adaptieren. Dazu bietet sich u. a. der Fragebogen zur »Evaluation of Social Skills for Individuals with Severe Retardation« (MESSIER, Matson, 1994) an. Er umfasst 98 Items, die speziell auf die Erfassung von sozialen Fähigkeiten bei schwerer Behinderung abgestimmt sind. Der »EZ-Yale Personality Questionnaire« (Zigler et al., 1999) umfasst 37 Beobachtungsitems, mit denen sich motivationale Merkmale wie Außengerichtetheit, Erfolgszuversicht, positive Reaktionstendenz einschätzen lassen. Beide Verfahren haben sich in ersten amerikanischen Studien als reliabel und valide in der Differenzierung zwischen behinderten und nicht behinderten Kindern sowie in der Beschreibung individueller Merkmale der Persönlichkeit und Sozialkompetenz von Kindern mit geistiger Behinderung erwiesen.

Psychologische Diagnostik dient der Feststellung einer geistigen Behinderung, der Beschreibung des individuellen Profils von Fähigkeiten und Defiziten der kognitiven und sprachlichen Verarbeitungsprozesse, der adaptiven Kompetenzen und der Bedingungen für die soziale Partizipation bzw. das Auftreten herausfordernder Verhaltensformen sowie der Formulierung individueller Förder- und Interventionspläne. Diese komplexe Aufgabe kann nur in enger Zusammenarbeit zwischen Eltern, Pädagogen, Therapeuten, Psychologen und Ärzten des Kindes erfüllt werden. Während jüngere Kinder durch ein flächendeckendes Netz von Frühförderstellen und sozialpädiatrischen Zentren betreut werden können, ist die Versorgung mit interdisziplinär und dezentral arbeitenden Diensten für ältere Kinder, Jugendliche und Erwachsene mit geistiger Behinderung und psychologischem Untersuchungs- und Behandlungsbedarf in vielen Regionen unzureichend.

# Zusammenfassung

Bei der psychologischen Diagnostik sind norm-, struktur- und förderorientierte Verfahren zu unterscheiden. Bei der Verwendung von Entwicklungs- und Intelligenztests gilt es, differenzierte Aussagen über einzelne Entwicklungsbereiche und Komponenten der kognitiven Verarbeitungsfähigkeiten zu machen. Verfahren zur Beurteilung von Wahrnehmungs-, Sprach- und adaptiven Kompetenzen sowie zur Beurteilung von problematischen Verhaltensformen ergänzen das diagnostische Spektrum bei der Untersuchung von Kindern und Jugendlichen mit geistiger Behinderung.

# Literatur

Aman M, Tasse M, Rojahn J, Hammer D (1996) The Nisonger CBRF: A child behavior rating form for children with developmental disabilities. Research in Developmental Disabilities 17, 41–57

Carter A, Volkmar F, Sparrow S, Wang J, Lord C (1998) The Vineland Adaptive Behavior Scales: Supplementary norms for individuals with autism. Journal of Autism and Developmental Disorders 28, 287–302

Eggert D (1974) Eine vergleichende Untersuchung zur Sozialreife geistig behinderter Kinder und jüngerer nicht-behinderter Kinder mit der Vineland Social Maturity Scale. Praxis der Kinderpsychologie und Kinderpsychiatrie 23, 139–144

Eggert D (1997) Von den Stärken ausgehen. Individuelle Entwicklungspläne in der Lernförderungsdiagnostik. Dortmund, borgmann

Einfeld S, Tonge B (1995) The Developmental Behavior Checklist: The development and validation of an instrument to assess behavioral and emotional disturbance in children and adolescents with mental retardation. Journal of Autism and Developmental Disorders 25, 81–104

Einfeld S, Tonge B, Florio T (1994) Behavioural and emotional disturbance in fragile X syndrome. American Journal of Medical Genetics 51, 386–391

Einfeld S, Tonge B, Florio T (1997) Behavioural and emotional disturbance in individuals with Williams syndrome. American Journal on Mental Retardation 102, 45–53

Einfeld S, Tonge BJ, Steinhausen HC (2007) Verhaltensfragebogen bei Entwicklungsstörungen. Göttingen, Hogrefe

Grob A, Meyer C, Hagmann-von Arx P (2009) Intelligence and Development Scales (IDS). Göttingen, Hogrefe

Haywood HC (1998) Interactive assessment, in R Taylor (Ed.), Assessment of individuals with mental retardation. San Diego, Singular Publ, 103–130

Hodapp R, Leckman J, Dykens E, Sparrow S, Zelinsky D, Ort S (1992) K-ABC profiles in children with fragile X syndrome, Down syndrome, and non-specific mental retardation.

American Journal of Mental Deficiency 97, 39–46

Holtz K, Eberle G, Hillig A, Marker K (1984/1998) Heidelberger-Kompetenz-Inventar für geistig Behinderte. Heidelberg, Edition Schindele

Kamphaus R (1987) Conceptual and psychometric issues in the assessment of adaptive behavior. Journal of Special Education 21, 27–35

Kamphaus R, Reynolds C (1987) Clinical and research applications of the K-ABC. Circle Pines, American Guidance Service

Lissmann I, Domsch H, Lohaus A (2006) Zur Stabilität und Validität von Entwicklungsergebnissen im Alter von 6 Monaten bis 6 Jahren. Eine Analyse am Beispiel des ET 6–6. Kindheit und Entwicklung 15, 35–44

Luckasson R, Borthwick-Duffy S, Buntix W, Coulter, D, Craig E, Reeve A (2002) Mental retardation: Definition, classification and systems of supports (10. ed.). Washington: American Association on Mental Retardation

Matson J (1994) Matson Evaluation of Social Skills for Individuals with Severe Retardation: MESSIER (professional manual). Baton Rouge, Scientific International Publications.

Melchers P, Preuss U (1991) Kaufman-Assessment Battery for Children. Amsterdam, Swets & Zeitlinger

Naglieri J, Conway C, Goldstein S (2009) Using the Planning, Attention, Simultaneous, Successive (PASS) Theory within a neuropsychological context, in C Reynolds, E Fletcher-Janzen (Eds.) Handbook of clinical child neuropsychology. New York, Springer, 783–800

Platt L, Kamphaus R, Cole R, Smith C (1991) Relationship between adaptive behavior and intelligence: Additional evidence. Psychological Reports, 68, 139–145

Rojahn J (1989) The Behavior Problems Inventory (BPI). Ohio, Ohio State University

Rojahn J, Fenzau B, Hauschild D (1985) Selbstverletzungsverhalten bei geistig Behinderten. Geistige Behinderung 24, 183–192

Rojahn J, Matson L, Lott D, Esbensen A, Smalls Y (2001) The behavior problems inventory: An instrument for the assessment of self-injury, stereotyped behavior, and aggression/destruction in individuals with developmental disabilities. Journal of Autism and Developmental Disorders 31, 577–588

Sarimski K (2009) Frühförderung behinderter Kleinkinder. Göttingen, Hogrefe

Sarimski K, Steinhausen HC (2007) Geistige Behinderung und schwere Entwicklungsstörungen. KIDS 2. Göttingen, Hogrefe

Schuck K-D (2000) Diagnostische Konzepte, in J Borchert (Hrsg.), Handbuch der Sonderpädagogischen Psychologie. Göttingen, Hogrefe, 233–248

Seibert J, Hogan A (1982) Early Social-Communication Scales. Unpublished Manual. Miami, Mailman Center for Child Development

Sparrow S, Balla D, Cicchetti D (1984) Vineland Adaptive Behavior Scales. Circle Pines, American Guidance Services.

Steinhausen HC, Winkler Metzke C (2011) Der Verhaltensfragebogen bei Entwicklungsstörungen im Erwachsenenalter (VFE-ER). Psychometrische Kennwerte und Normierung. Zeitschrift für Klinische Psychologie und Psychotherapie 40, 161–171

Sturmey P, Sevin J, Williams D (1995) The Behavior Problem Inventory: a further replication of ist factor structure. Journal of Intellectual Disability Research 39, 353–356

Süss-Burghart H (1995) Die Kaufman Assessment Battery for Children (K-ABC): Testergebnisse, Validität und Retestreliabilität bei mental retardierten Kindern. Frühförderung interdisziplinär 14, 72–77

Tasse M, Aman M, Hammer D, Rojahn J (1996) The Nisonger Child Behavior Rating Form: Age and gender effects and norms. Research in Developmental Disabilities 17, 59–75

Wetherby A, Prizant B (1993) Communication and Symbolic Behavior Scales – normed edition. Chicago, Riverside Publ.

Zigler E, Bennett-Gates D, Hodapp R (1999) Assessing personality traits of indiviudals with mental retardation, in E Zigler, D Bennett-Gates (Eds.), Personality development in individuals with mental retardation. Cambridge, University Press, 206–225

**Testverfahren**
**(in der Reihenfolge ihres Auftretens im Text)**

Hamburg-Wechsler-Intelligenztest für Kinder IV, HAWIK-IV (2008) Petermann F, Petermann U (Hrsg.) Bern, Huber

Hannover-Wechsler-Intelligenztest für das Vorschulalter – III, HAWIVA-III (2007). Ricken G, Fritz, A, Schuck K, Preuß, U (Hrsg.) Bern, Huber

Wechsler Preschool and Primary Scale of Intelligence – III. WPPSI-III (2009) Petermann F (Hrsg.) Frankfurt, Pearson

Testbatterie für das geistig behinderte Kind, TBGB (1975; 3. Auflage) Bondy C et al., Weinheim, Beltz Test

Kaufman Assessment Battery for Children, K-ABC (2009; 8. Auflage) Melchers P, Preuss U (Hrsg.) Leiden, PITS

Snijders-Oomen Non-verbaler Intelligenztest, SON-R 2,5–7 (1996) Tellegen P, Laros J, Petermann F (Hrsg.) Göttingen, Hogrefe

Snijders-Oomen Non-verbaler Intelligenztest, SON-R 5,5–17 (1997) Snijders J, Tellegen P, Laros A, Amsterdam/Frankfurt, Swets & Zeitlinger

Intelligence and Developmental Scales, IDS (2009) Grob A, Meyer C, Hagmann-von Arx P (Hrsg.) Göttingen, Hogrefe

Münchener Funktionelle Entwicklungsdiagnostik, MFED 1–3 (1994; 4. Auflage) Hellbrügge T, Göttingen, Testzentrale

Griffiths Entwicklungsskalen, GES (2000; 2. Auflage), Brandt I, Sticker E, Weinheim, Beltz Test

Bayley Scales of Infant Development-II-Deutsche Fassung, BSID-II (2008; 2., korrigierte Auflage) Reuner G, Rosenkranz J, Pietz J, Horn R, Frankfurt: Pearson

Entwicklungstest 6–6, ET 6–6 (2004, 2., veränderte Auflage) Petermann F, Stein I, Macha T Frankfurt, Harcourt Test Service

Ordinalskalen zur sensomotorischen Entwicklung (1987) Sarimski K (Hrsg.) Weinheim, Beltz Test

Symbolic Play Test, SPT (1976) Lowe K, Costello A, Windsor: NFER-Nelson Publ. Co.

Sprachentwicklungstest für zweijährige Kinder, SETK-2 (2000) Grimm H, Aktas M, Frevert S, Göttingen, Hogrefe

Sprachentwicklungstest für drei- bis fünfjährige Kinder, SETK 3–5 (2001) Grimm H, Aktas M Frevert S, Göttingen, Hogrefe

Patholinguistische Diagnostik bei Sprachentwicklungsstörungen, PDSS (2010; 2. Auflage) Kauschke C, Siegmüller J, München, Elsevier

Aktiver Wortschatztest für drei bis sechsjährige Kinder-Revision, AWST-R (2006) Kiese-Himmel C, Göttingen, Hogrefe

Elternfragebögen für die Früherkennung von Risikokindern, ELFRA (2006; 2. Auflage) Grimm H, Doil H, Göttingen, Hogrefe

Fragebogen zur frühkindlichen Sprachentwicklung, FRAKIS (2009) Szagun G, Stumper B, Schramm S, Frankfurt, Pearson

Sensory Integration and Praxis Test, SIPT (1991; 3. Auflage) Ayres A, Los Angeles, Western Psychological Services

Frostigs Entwicklungstest der visuellen Wahrnehmung-2, FEW-2 (2008) Büttner G, Dacheneder W, Schneider W, Weyer K Göttingen, Hogrefe

Heidelberger Kompetenz Inventar für geistig Behinderte – revidierte Fassung, HKI-R (im Druck) Holtz K, Nassal A, Göttingen, Hogrefe

Vineland Adaptive Behavior Scales-II, VABS-II (2005) Sparrow S, Cicchetti D, Balla D, Memphis

# Teil C:  Behandlung und Rehabilitation

# 10 Körperliche Störungen und ihre Behandlung

*Johannes Buchmann und Gerhard Neuhäuser*

## 10.1 Gesundheitsfürsorge bei Menschen mit geistiger Behinderung

Maßnahmen der Gesundheitsfürsorge und der Prävention spielen im modernen Gesundheitswesen eine zunehmend wichtige Rolle. Menschen mit geistiger Behinderung müssen an allen Vorsorgemaßnahmen teilnehmen, die nach dem aktuellen Stand des medizinischen Wissens angeboten und von den gesetzlichen Krankenkassen (»Gesundheitskassen«) übernommen werden (Krebsvorsorge, Früherkennung von Diabetes, Hypertonie, Herz-Kreislaufstörungen; Brucker, 1998). Wichtig sind die regelmäßige Überprüfung von Sehen und Hören, Mundhygiene und Zahnbehandlung (notfalls in Narkose). Stets müssen Risiken berücksichtigt werden, die mit der Ätiologie zusammenhängen (Komorbiditäten). Dementsprechend hat die Untersuchung in einer Werkstatt für behinderte Menschen gezeigt, dass Seh- und Hörstörungen, Zahnprobleme, Skoliose und Fußdeformitäten, Adipositas und Kreislaufstörungen häufig sind und nicht zureichend behandelt waren (Müller-Erichsen et al., 2008).

Fachärzte der verschiedenen Disziplinen werden bei speziellen Problemen auch von Menschen mit geistiger Behinderung aufgesucht; dabei sind die Voraussetzungen für eine vertrauensvolle Kommunikation vielfach nicht gegeben, allein weil entsprechende Erfahrungen fehlen, besonders wenn eine stationäre Behandlung erforderlich wird. Für Kinder und Jugendliche ist die Versorgung weitgehend gesichert; Sozialpädiatrische Zentren an Kliniken verfügen über spezielle Möglichkeiten der Diagnostik und Therapie. Es ist aber oft schwierig, einen reibungslosen Übergang ins Erwachsenenalter zu organisieren: Aktuelle Bemühungen für eine erfolgreiche »Transition« müssen fortgesetzt werden.

Arztbesuche und notwendige Untersuchungen müssen gut vorbereitet werden; dann sind auch in der Akutsituation die notwendigen Maßnahmen einfacher durchzuführen. Hilfreich ist ein »Ambulanz-Training«, das schon im Kindergarten und in der Schule beginnt. Kontinuität, Verständnis und Einfühlungsvermögen sind die Basis für das erforderliche Vertrauensverhältnis. Durch eine sorgfältige Dokumentation ist die nötige Kommunikation zu gewährleisten. Dies kann bei unklaren Beschwerden entscheidend dazu beitragen, die Situation schnell zu klären und erforderliche Schritte der Diagnostik und Therapie unverzüglich einzuleiten.

Die Grundlage jedes therapeutischen Handelns (»Be-Handlung«) muss eine möglichst genaue Diagnose sein. Die ärztliche Diagnose wird nach einer umfassenden Untersuchung gestellt, sie soll Ursache und Entstehungsgeschichte der verantwortlichen Störung angeben sowie deren Auswirkungen genau beschreiben (▶ Kap. 8). Auch wenn nicht immer klare Antworten möglich sind, muss doch stets versucht werden, pathogenetische und vor allem psychosoziale Zusammenhänge mit den aktuell verfügbaren diagnostischen Methoden und nach Analyse aller gewonnenen Informationen aufzudecken und zu erklären. Nur so können die Ziele, aber auch Grenzen der möglichen Behandlungs- und Fördermaßnahmen realistisch angegeben und auf die individuelle Situation bezogen werden. Alle vorgeschlagenen Aktivitäten sollten fachlich begründet und wissenschaftlich vertretbar, aber auch für den Menschen mit geistiger Behinderung und seine Angehörigen zumutbar sein; nach dem alten Prinzip des »nil nocere« (niemals schaden) sind Belastungen auf jeden Fall zu meiden (Neuhäuser, 2008).

Spezielle Therapiemaßnahmen müssen, soweit sie sich nicht aufgrund der Ursache einer Behinderung ergeben (z. B. Diätbehandlung bei PKU, ▶ Kap. 4), in das Gesamtkonzept einer individuell nötigen wie möglichen Förderung bzw. Unterstützung eingebunden sein. Sie sind ein Teil der Aktivitäten, die zur Integration bzw. Inklusion beitragen, indem sie bestimmte Funktionsstörungen bessern oder beseitigen (z. B. Seh- oder Hörhilfen, Anfallsbehandlung). Das interdisziplinäre Bemühen fordert eine vertrauensvolle Abstimmung, die nach an den Vorgaben der International Classification of Functioning, Disability and Health (ICF) Aktivitäten, Partizipation, Teilhabe und Selbstbestimmung berücksichtigt (▶ Kap. 21).

Mitunter beobachtet man bei Eltern, aber auch bei Therapeuten geradezu eine »Flucht« in gewisse aktuell propagierte Verfahren. Es wird versucht, »möglichst viel herauszuholen« und entsprechend viel zu tun (Polypragmasie). Dies ist im Prozess der Bewältigung des Schicksals, ein Kind mit Behinderung zu haben und ihm helfen zu wollen, durchaus verständlich, zeigt aber auch, dass die ärztliche Betreuung dazu beitragen muss, den Aufwand und die Belastungen von gut gemeinten Vorschlägen und Verordnungen kritisch zu bedenken. Eine therapiebedingte Überforderung von Kind und Familie hat nachteilige Folgen und kann das gewünschte Ergebnis gefährden. Deshalb muss schon beim Diagnosegespräch und während der folgenden Beratungen erörtert werden, welche Maßnahmen aufgrund der gegebenen Situation angezeigt und sinnvoll sind. Bei Begründungen sind Spekulationen zu meiden, die leider bei manchen »alternativen Behandlungsverfahren« im Vordergrund stehen. Oft müssen Prioritäten gesetzt werden: Zunächst sind »Nahziele« zu formulieren und anzustreben, um bei einer realitätsbezogenen Perspektive unnötige Belastung für Kind und Familie zu verhindern.

Um die Wirksamkeit von Therapiemaßnahmen zu beurteilen, ist eine sorgfältige Dokumentation der Befunde und des Verlaufs nötig. Erst dann sind kritische Analysen möglich, wie sie im Rahmen der Qualitätssicherung nach den Regeln einer »evidenzbasierten Medizin« gefordert werden. Bei Menschen mit geistiger Behinderung ist das nicht einfach, da viele Einflussfaktoren bzw. Variablen zu berücksichtigen sind – Veränderungen im Entwicklungsverlauf entstehen ja nicht allein als Folge therapeutischer Interventionen. Vielfach ist es sinnvoll, eine Therapie zeitlich zu begrenzen, sie kann die langfristig geplante pädagogische Förderung oder eine psychologische bzw. psychotherapeutische Hilfe nicht ersetzen. Immer müssen die Eltern eines Kindes mit geistiger Behinderung in Überlegungen und Maßnahmen einbezogen werden: Sie sind als Spezialisten für ihr Kind gleichberechtigte Partner im therapeutischen bzw. im interdisziplinären Team.

## 10.2 Psychosomatische Störungen

Die engen Beziehungen zwischen körperlichen Funktionen und seelischem Erleben sind im Alltag immer wieder zu beobachten, sie kommen besonders in psychosomatischen Beschwerden und verschiedenen psychosomatischen Krankheiten zum Ausdruck (Herpertz-Dahlmann und Warnke, 2006; Steinhausen, 2010). Leider gibt es unseres Wissens keine verlässlichen Angaben zur Frage, wie häufig psychosomatische Erkrankungen bei Menschen mit geistiger Behinderung auftreten bzw. wie sie verlaufen; dass sie nicht selten sind und oft verkannt werden, lehrt die praktische Erfahrung (Bundesvereinigung Lebenshilfe, 2002).

Die Deutung bestimmter Beschwerden und Symptome kann schwierig sein, weil die Erlebnisfähigkeit und Ausdrucksmöglichkeiten für die Diagnose bedeutsam sind. Psychosomatische Erkrankungen verändern den Ablauf der Entwicklung, verkomplizieren Regulations- und Adaptationsvorgänge, besonders in kritischen Lebensphasen. Sie müssen rechtzeitig erkannt und richtig gedeutet werden, wenn Therapie- und Fördermaßnahmen erfolgreich sein sollen. Psychosomatische Erkrankungen der Atemwege sind Asthma bronchiale und andere mit plötzlicher Atemnot einhergehende funktionelle Störungen. Neben Allergenen (Tierhaare, Hausstaub) kommen auch psychische Faktoren (Angst, Erregung) als Auslöser in Betracht. Sensationen in der Herzgegend können ebenfalls psychosomatischer Natur sein, sie müssen von koronaren Durchblutungsstörungen abgegrenzt werden. Verdauungsbeschwerden mit Unverträglichkeit, Erbrechen, Durchfällen und kolikartigen Schmerzen sind nicht selten psychosomatisch bedingt. Ein gastroösophagealer Reflux kommt besonders bei Menschen mit schwerer Behinderung vor, oft verbunden mit häufigem Ruminieren (Hochwürgen von Nahrung), verursacht Erbrechen und Schmerzen; nicht selten ist dies eine Komplikation beim Cornelia de Lange-Syndrom (▶ Kap. 4).

Bei Menschen mit geistiger Behinderung kann die Schmerzempfindung verändert sein, auch sind sie oft nicht in der Lage, präzise Angaben zu formulieren. Bei plötzlichen Verhaltensänderungen muss auch an akute Erkrankungen, z. B. eine Gallenblasen- oder Blinddarmentzündung, gedacht werden. Chronisch verlaufende Infektionen der Nieren und ableitenden Harnwege äußern sich mitunter nur in diffusen Bauchschmerzen; zumindest Blut- und Urinuntersuchungen sind erforderlich, bevor eine »funktionelle Ursache« angenommen wird.

Nahrungsverweigerung und Appetitlosigkeit, Antriebsverlust und allgemeine Schwäche, Rückzugstendenz und Verweigerungshaltung, häufiges Stürzen und Verletzungen, Einnässen und Einkoten können auf eine körperliche Erkrankung hinweisen. Jede Verhaltensänderung, die nicht durch Umwelteinflüsse zureichend zu erklären ist, sollte Veranlassung sein, an eine psychosomatische Störung zu denken und erforderliche Schritte zum Nachweis bzw. Ausschluss einer »organischen Ursache« einzuleiten (▶ Kap. 5).

## 10.3 Epilepsie

Bei etwa 20–30 % der Menschen mit geistiger Behinderung treten cerebrale (epileptische) Anfälle auf, bedingt durch die meist vorliegende Hirnschädigung; diese hat unterschiedliche Ursachen und begünstigt das Entstehen »hypersynchroner Aktivität« bzw. vermehrt die bei jedem Menschen vorhandene Anfallsbereitschaft (Neuhäuser, 1982; Steffenburg et al., 1995). Eine gewisse Korrelation gibt es zwischen dem Schweregrad einer Behinderung und der Häufigkeit bzw. Ausprägung von Anfällen; treten diese wiederholt auf, liegt eine Epilepsie vor (Häufigkeit 0,5–1 % in der Gesamtbevölkerung). Die Ätiologie der geistigen Behinderung kann eine Rolle spielen; so kommt bei tuberöser Sklerose (TSC) besonders oft eine Epilepsie vor (▶ Kap. 4).

Die verschiedenen Formen der Epilepsie sind bei Menschen mit geistiger Behinderung in gleicher Weise wie bei nicht behinderten Patienten zu beobachten, sie werden nach den Kriterien der aktuell gültigen Klassifikation beurteilt (Eggers und Neuhäuser, 2012; Siemes, 2009).

Manche Anfallsäußerungen werden von der Behinderung geprägt bzw. modifiziert, mitunter ist schwer zwischen Anfallssymptomen und situationsbedingten Verhaltensänderungen zu differenzieren. Menschen mit geistiger Behinderung können nur wenig von ihren Empfindungen vor bzw. nach einem Anfall berichten; für sie ist das Ereignis mit seiner »Bewusstseinspause« besonders schwer einfühlbar; nur gelegentlich schützen sie sich vor drohenden Verletzungen, wenn Prodromalerscheinungen oder Auren den Anfall ankündigen.

Wesentlich für die *diagnostische Zuordnung* epileptischer Anfälle ist die Anamnese (mit Angaben zur Ätiologie). Alle Beobachtungen vor, während und nach einem Anfallsereignis sind bedeutsam: Neben dem Bericht von Eltern bzw. Betreuern, der durch gezielte Fragen ergänzt werden muss, erweisen sich Videoaufzeichnungen (Handy) als hilfreich. Die wichtigste diagnostische Maßnahme ist eine Elektroencephalographie (EEG), was wegen Unruhe und Abwehr nicht einfach sein kann und gegebenenfalls die Gabe eines sedierenden Medikaments erfordert (Schlaf-EEG); bei Müdigkeit kann die Anfallsneigung zunehmen. Für die genaue Differenzierung der Anfallsäußerungen wird mitunter eine Langzeit- oder Doppelbildaufzeichnung nötig. EEG-Muster bestimmen die Zuordnung zu einzelnen Epilepsie-Syndromen (z. B. West-Syndrom, Lennox-Gastaut-Syndrom, Landau-Kleffner-Syndrom, Rolando-Epilepsie). Ferner sollte die bildgebende Diagnostik eingesetzt und wiederholt werden, falls nach Verlauf und Befund ein raumfordernder, entzündlicher oder degenerativer Prozess zu vermuten ist.

Die allgemeinen *Grundsätze der Anfallsbehandlung* gelten auch für Menschen mit geistiger Behinderung (▶ Tab. 10.1). Mit der differenziert eingesetzten Gabe von Medikamenten soll eine vollständige oder zumindest weitgehende Anfallsfreiheit erreicht werden, was schon wegen der Ätiologie nicht immer

gelingt. Man will nicht nur die Anfälle und damit verbundene Gefahren beseitigen, sondern auch anfallsbedingten (iktogenen) Schäden vorbeugen. Eine Verschlimmerung der Epilepsie kann sich nachteilig auf Verhalten und geistige Leistungen auswirken; bei manchen Epilepsien kann eine Demenz entstehen (z. B. ESES-Syndrom mit vor allem im Schlaf auftretender hypersynchroner Aktivität).

**Tab. 10.1:** Grundsätze der Epilepsiebehandlung

| |
|---|
| Differenzierte Diagnose des Epilepsie-Syndroms nach Anfallsablauf, EEG-Befund, Verlauf und ätiologisch bedeutsamen Faktoren |
| Wahl des geeigneten Medikaments, erforderliche Voruntersuchungen |
| Langsames Ermitteln der erforderlichen Dosis (einschleichende Dosierung), regelmäßige Kontrolle der Verträglichkeit |
| Bei unzureichendem Erfolg Kombination von Medikamenten; dabei sind Wechselwirkungen zu beachten, auch mit anderen Pharmaka |
| Anfallsfreiheit ist vor allem bei Menschen mit schwerer Behinderung nicht immer zu erreichen; es sollte dann kompromißhaft eine Medikation gewählt werden, bei der das Verhalten möglichst wenig beeinflußt wird |
| Genaue Beobachtung des Verlaufs; Führen eines Anfallskalenders |
| Hinweise zur Lebensführung; gegebenenfalls verhaltentherapeutisch orientierte Maßnahmen |
| Beachten der psychosozialen Situation; Beratung von Angehörigen, Erziehern und Betreuern |

Die *Behandlung* stützt sich zunächst auf altbewährte Antiepileptika, sollte aber auch in den letzten Jahren neu entwickelte Mittel einbeziehen. Man versucht, zunächst mit einem einzigen Präparat auszukommen und ermittelt die Dosis je nach Wirkung. Reicht dieses Vorgehen nicht aus, ist eine Kombination verschiedener Antiepileptika nötig. Dann ist besonders auf mögliche Nebenwirkungen zu achten, zumal Menschen mit geistiger Behinderung diese nicht immer

selbst anzugeben vermögen (Unverträglichkeit, Müdigkeit, Hautausschlag, Gangunsicherheit). Eine sorgfältige Beobachtung mit rascher Möglichkeit zur Verständigung zwischen Arzt und Eltern bzw. Betreuern muss gewährleistet sein, vor allem wenn es darum geht, Anfallssymptome richtig zu deuten oder einen tragbaren Kompromiss zwischen Anfallsfreiheit und möglichem Einfluss auf das Verhalten zu erreichen. Regelmäßige ärztliche Kontrollen sind erforderlich.

## 10.4 Bewegungsstörungen

Nicht jede fein- und grobmotorische Schwierigkeit hat »Störungswert«; gleichwohl ist es

wichtig, sie zu erkennen und wenn nötig zu behandeln. Dies gilt für Kinder und Jugendliche mit geistiger Behinderung in besonderer Weise, sind sie doch in fast allen Bereichen der Entwicklung betroffen, sei es emotional, sozial, intellektuell oder motorisch (Häßler, 2011; ► Kap. 16).

## 10.4.1 Umschriebene Entwicklungsstörungen motorischer Funktionen

Hauptmerkmal dieser Störung ist eine Beeinträchtigung der motorischen Koordination. Nach ICD-10 kann sie nur diagnostiziert werden, wenn sie nicht durch eine Intelligenzminderung erklärbar ist. Deren Nachweis ist in der Praxis bei jüngeren Kindern jedoch kaum möglich, zumal dann meist eine »kombinierte umschriebene Entwicklungsstörung« vorliegt.

Für die Entwicklungsstörung motorischer Funktionen gelten nach der aktuellen S3-Leitlinie (AWMF, 2011; Blank, 2012,) folgende Kriterien:

- Die motorische Leistungsfähigkeit liegt deutlich unter der gleichaltriger Kinder,

falls das Kind entsprechende Fertigkeiten erwerben konnte;
- die Bewegungs- und Koordinationsprobleme beeinflussen Alltagsfertigkeiten oder (vor-)schulische Leistungen;
- die Bewegungs- und Koordinationsprobleme sind nicht Folge anderer körperlicher oder neurologischer Erkrankungen (bevor dies jedoch feststeht, können sie eine vermutete oder beginnende geistige Behinderung begleiten).

Meist zeigt die entwicklungsneurologische Untersuchung choreatiforme Bewegungsunruhe, vermehrt Spiegelbewegungen oder andere motorische »Unreifezeichen«, auch neurologische »soft signs« von fraglicher Wertigkeit. Die Kinder sind »ungeschickt«, lernen spät krabbeln und laufen, fallen oft, haben Schwierigkeiten beim Zeichnen und Schreiben; häufig gibt es komorbide Artikulationsstörungen (ICD-10 F80). Bei der altersbezogenen neuropädiatrischen Prüfung fallen bimanuelle Koordinationsstörungen, ein breitbasiges Gangbild, unsicherer Einbeinstand und erschwerter Strichgang auf (»Developmental Coordination Disorder«, DCD).

**Tab. 10.2:** Testverfahren zur Einschätzung motorischer Fertigkeiten von Kindern

| Test | Gemessene Fertigkeiten | Altersgruppen/Normierung |
|------|------------------------|--------------------------|
| M-ABC Motoric Assessment Battery for Children (3 Untertests) | Handgeschicklichkeit, Ballfertigkeiten, Balance | 3 Altersgruppen 3;0–6;11 7;0–10;11 11;0–16;11 |
| LOS 18 Lincoln Oseretzki Skalen (18 Aufgaben) | Motorische Kraft, Geschwindigkeit, Gleichgewichtshaltung, Auge-Hand-Koordination, Auge-Fuß-Koordination | Lernbehinderung 7;0–13;11 Jahre, geistige Behinderung 8;0–12;11 Jahre |
| KTK Körper-Koordinationstest für Kinder (4 Untertests) | Entwicklungsstand der Gesamtkörperbeherrschung und -kontrolle | 6–14 Jahre |
| MOT 4–6 Motoriktest für vier- bis sechsjährige Kinder (18 Items) | Gesamtkörperliche Gewandtheit und Beweglichkeit; feinmotorische Geschicklichkeit; Gleichgewichtsvermögen, Reaktionsfähigkeit, Sprungkraft und Schnelligkeit, Bewegungsgenauigkeit, Koordinationsfähigkeit | 4–6 Jahre |

Zur genaueren Analyse eigenen sich Skalen und Tests (▶ Tab. 10.2), z. B. Lincoln-Oseretzkii Skala, Körperkoordinationstest für Kinder (KTK) oder Motoriktest für 4–6-jährige Kinder (MOT 4–6). Dem aktuellen Standard entspricht die Motoric Assessment Battery for Children (M-ABC) (Venatsanou et al., 2010).

Die *Behandlung* motorischer Auffälligkeiten ist Aufgabe der *Ergotherapie* und *Physiotherapie,* dabei kommen z. B. prozess-orientierte Maßnahmen zum Einsatz: Sensorische Integrationstherapie (SI) oder Cognitive Orientation to Occupational Performance (CO-OP) (Polatajko et al., 2012). Sensomotorisch-perzeptive Interventionen sollen propriozeptive Defizite ausgleichen. Dann kann je nach Bedarf eine motorisch-funktionelle Behandlung folgen, ist aber oft nicht mehr notwendig.

Ziel der *Physiotherapie* ist es, eine so weit wie möglich unabhängige Teilhabe an den wichtigen Lebensbereichen des Alltags zu erreichen. Behandlungsprioritäten richten sich nach den Angaben des Kindes, seiner Eltern und der Schule, basieren auch auf dem professionellen Hintergrundwissen der Therapeuten. Als günstig haben sich das adaptierte Bobath-Konzept oder spezifische aufgabenorientierte Interventionen wie das Neuromotor Task Training (NTT) erwiesen (Bouwien et al., 2012). Zu empfehlen ist auch, die Kinder an Sportgruppen ohne Leistungsdruck teilnehmen zu lassen, auch und gerade aufgrund der sozialen Aspekte. Um die Frage, »welcher Sport denn für das Kind geeignet sei«, sicher beantworten zu können, fehlt es an aussagekräftigen Untersuchungen. Erfahrungsgemäß sind Tanzgruppen (rhythmische, koordinierte Bewegungen) oder Reiten und ähnliche Aktivitäten, die allen Kindern Spaß machen, gut geeignet (▶ Kap. 16).

## 10.4.2 Tics und Tourette-Syndrom

Als Tic wird eine unwillkürliche, rasche, wiederholte, nicht rhythmische Bewegung meist umschriebener Muskelgruppen bezeichnet, oder eine Lautproduktion, die plötzlich einsetzt und keinen erkennbaren Zweck hat. Motorische Tics sind Blinzeln oder Grimassieren, vokale Tics äußern sich in Grunzlauten, Schnüffeln oder Räuspern, selten als Wiederholen von Wörtern oder Satzfragmenten, bei komplexen Tics kommt es zu plötzlichen Intentions-Bewegungen. Die Kombination motorischer und vokaler Tics kennzeichnet das Gilles de la Tourette-Syndrom (Du et al., 2010). Auch wenn die Tics in Kapitel V der ICD-10 (Verhaltens- und emotionale Störungen) aufgeführt sind, handelt es sich *nicht* um primär psychische Störungen. Eine Komorbidität mit geistiger Behinderung ist häufig.

Die Diagnose wird nach dem klinischen Bild gestellt. Kind und Eltern sind zu explorieren; einfache motorische Tics werden von vielen Kindern nicht als belastend erlebt. Für eine Quantifizierung durch Eltern und Lehrer eignet sich die Yale Globale Tic Schweregrad Skala (YGTSS, abgedruckt bei Steinhausen, 2010). Eine entwicklungsneurologische Untersuchung ist nötig, auf Laboruntersuchungen kann meist verzichtet werden, günstig sind aber EEG und MRT zum Ausschluss fokaler Anfälle bzw. eines intracerebralen Prozesses.

Die Therapie beginnt mit der Aufklärung über das Krankheitsbild; oft bestehende Ängste der Eltern sind anzusprechen. Verhaltenstherapeutische Maßnahmen können hilfreich sein. Sind die Kinder etwas älter, vermögen sie mitunter eine den Tics vorausgehende Anspannung wahrzunehmen und »umzulenken«. Pharmakotherapeutisch sind Dopaminrezeptorblocker (Antipsychotika wie Tiapridex, Pimozid, Risperidon) Mittel der ersten Wahl (für Kinder und

Jugendliche nicht zugelassen). Mit Sulpirid, Aripriprazol, Clonidin, Clonazepam und Piracetam gibt es Alternativen. Nur bei ausgeprägten Ticstörungen oder Tourette-Syndrom kommen Mittel der dritten Wahl (Clozapin, Tetrabenazin) infrage. Bei komorbiden Zwängen kann auch ein SSRI eingesetzt werden, z. B. Fluvoxamin. Eine tiefe Hirnstimulation gilt derzeit als ultima ratio, kann aber (noch) nicht empfohlen werden (Roessner et al., 2011).

Die Prognose ist bei einfachen Tics gut, bei einem stark ausgeprägten Tourette-Syndrom hingegen sehr unterschiedlich. Oft treten motorische oder vokale Tics nur vorübergehend auf, auch das Tourette-Syndrom kann spontan verschwinden. Für betroffene Familien ist der Kontakt zu Selbsthilfegruppen hilfreich.

## 10.4.3 Choreatische und choreatiforme Syndrome

*Chorea* (griech. Tanz) bezeichnet unwillkürliche, unregelmäßige, abrupte, kurzzeitige und zufällig verteilte Bewegungen. Im Gegensatz zu Tics sind sie langsamer und nicht repetitiv, andererseits schneller als athetotische oder dystone Aktivität. Es können alle Körperregionen betroffen sein. Beim *Ballismus* kommen kurze und schleudernde Bewegungen proximaler Muskelgruppen vor.

Die *Chorea major (Huntington)* wird autosomal dominant vererbt (Gen auf Chromosom 4p16.3) und geht mit intellektueller Beeinträchtigung (Demenz) einher. Die parainfektiöse *Chorea minor (Sydenham)* ist durch α- bzw. β-hämolysierende Streptokokken verursacht. Differenzialdiagnostisch sind in der Praxis vor allem hyperkinetische Störungen und tardive, meist arzneimittelinduzierte Dyskinesien abzugrenzen, selten kommen andere Erkrankungen in Betracht (benigne hereditäre Chorea; Chorea bei neurometabolischen und neurodegenerativen Erkrankungen, Hirntumoren oder cerebro-

vaskulären Störungen, bei Lupus erythematodes oder mit Nachweis von Antiphospholipidantikörpern; Chorea-Akanthozytose (McLeod), paroxysmale kinesiogene Choreoathetose (DYT10) bzw. paroxysmale nichtkinesiogene dystone Choreoathetose).

Pharmakologisch werden als Mittel der ersten Wahl Antipsychotika eingesetzt, paradoxerweise trotz möglicher choreatiformer Spätdyskinesien; aussagekräftige Studien fehlen (Problem der »orphan diseases«). Verwandt werden die Substanzen Tiaprid, Haloperidol, Perphenazin und Clonazepam (Weindl und Conrad, 2005), Tetrabenazin und Clonazepam als Mittel der ersten Wahl. Bei komorbiden Zwängen kommen SSRI (Fluvoxamin) in Betracht, bei Depressivität Sulpirid oder Trizyklika, bei Ängsten Lorazepam oder Alprazolam. Eine supportive psychotherapeutische Begleitung der Kinder und ihrer Eltern ist unerlässlich. Der Kontakt zu Selbsthilfegruppen sollte angebahnt werden.

## 10.4.4 Dystone Syndrome

*Dystonie* führt durch anhaltende tonische, klonische, phasische oder rhythmische Muskelkontraktionen zu abnormen Haltungen und repetitiven Bewegungen (Ceballos-Baumann, 2005); typisch ist ihre Zunahme bei Intentionsbewegungen, tremoröse oder myokloniforme Aktivierungsmuster können hinzukommen. Bei der *Athetose* treten verzerrende, repetitive, langsam schraubende Bewegungen bevorzugt der Akren auf (distale Dystonie oder auch langsame Chorea). Im Kindesalter werden besonders zervikale und krurale (Fuß-)Dystonien beobachtet, letztere im Rahmen von infantilen Cerebralparesen oder bei dopaminresponsiver Dystonie.

Dystonien werden nach Ätiologie (primär und sekundär), Alter (infantil, juvenil, adult) oder Topik (fokal, segmental, multifokal, generalisiert, Hemisymptomatik) unterschieden. Beim Dystonie-plus-Syndrom kommen andere neurologische Symptome hinzu (Dystonie-Myoklonus-Syndrom). Sekundäre Dystonien sind meist arzneimittelinduziert oder durch eine hypoxisch-ischämische Hirnschädigung bedingt (infantile Cerebralparesc). Viele heredodegenerative Erkrankungen gehen mit dystonen Syndromen einher (Morbus Wilson, Morbus Huntington, spinocerebelläre Ataxien).

Differenzialdiagnostisch bedeutsam ist bei Kindern die zervikale Dystonie, fälschlicherweise noch als »Torticollis spasticus« bezeichnet (Laterokollis, Retrokollis oder Anterokollis). Bei Säuglingen wird dann nicht selten das sogenannte »KISS« Syndrom (kopfgelenkinduzierte Symmetriestörung) mit konsekutiver »C-Skoliose« sowie opisthotonusähnlicher Haltung festgestellt und manualtherapeutisch behandelt (Biedermann, 1993) seine Bedeutung ist umstritten (Buchmann und Häßler, 2004). In Abgrenzung zum idiopathischen Spitzfuß und zur spastisch-dystonen Cerebralparese kommt das Segawa-Syndrom infrage (L-Dopa-sensitive Dystonie), dessen Symptome sich fast unmittelbar nach Dopamingabe bessern.

Bei fokalen und segmentalen Dystonien, die in spezialisierten Zentren behandelt werden sollten, ist die intramuskuläre Injektion von Botulinumtoxin heute Mittel der ersten Wahl. Generalisierte Dystonien können mit Anticholinerika, Baclofen, Benzodiazepinen, Clozapin und Tetrabenazin beeinflusst werden (Albanese et al., 2006; Peall et al., 2011). Eine tiefe Hirnstimulation ist ultima ratio bei schwerer generalisierter Dystonie (Mueller et al., 2008).

Die begleitende Psychotherapie ist bei schweren Dystonien auch im Kindesalter hilfreich; kombiniert mit einem SSRI sind ausgeprägte sozialphobische Symptome bei Jugendlichen aufzufangen.

## 10.4.5 Infantile Cerebralparesen

Die infantilen Cerebralparesen sind ein Symptomenkomplex *statischer* Encephalopathien. Nach Hagberg (1973) werden sie charakterisiert durch

* neurologisch klar definierte Symptome – Spastik, Dystonie, Dyskinesie, Ataxie
  – Entstehung vor dem Ende der Neonatalperiode
  – fehlende Progredienz
  – häufige, aber nicht immer assoziierte Störungen wie Intelligenzminderung, Sehstörungen, Epilepsie (► Tab. 10.3; Krägeloh-Mann, 2001).

Abzugrenzen sind progrediente Erkrankungen des Gehirns. Gleiches gilt für sensomotorische Integrationsstörungen, die »minimale cerebrale Dysfunktion (MCD)« oder »Aufmerksamkeits-Defizit-Syndrome«. Die Diagnose beschreibt das klinische Syndrom unter Berücksichtigung des MRT-Befundes. Viele Symptome sind in den ersten Lebensmonaten unspezifisch, mitunter prägt sich das typische Bild erst nach zwei bis drei Jahren aus.

Als *Ursachen* der infantilen Cerebralparese kommen genetische Faktoren, früh pränatal entstandene Schädigungen und perinatale Komplikationen infrage. Entsprechend fallen die Befunde bildgebender Verfahren differenziert aus. Bei Reifgeborenen mit *bilateralen spastischen infantilen Cerebralparesen* findet man im ersten Trimenon entstandene Fehlbildungen des Gehirns, in etwa 20 % Folgen einer hypoxisch-ischämischen Encephalopathie mit kortiko-subkortikaler Schädigung parasagittal oder im Bereich von Basalganglien und Thalamus. Bei Frühgeborenen mit *spastischer Diplegie* werden überwiegend Läsionsmuster des frühen dritten Trimenon gesehen, d. h. eine periventrikuläre Leukomalazie mit Ventrikelerweiterung, auch Marklagerreduktion nach Blutungen.

**Tab. 10.3:** Einteilung der infantilen Cerebralparesen

| Spastische Cerebralparese | Dyskinetische Cerebralparese | Ataktische Cerebralparese |
|---|---|---|
| • spastische Hemiplegie<br>• bilaterale spastische Cerebralparese<br>  – beinbetont (Diplegie, Beine > Arme betroffen), ~ 60 %<br>  – komplett (Tetraplegie, Arme > Beine betroffen), ~ 20 %<br>  – tri-betont (Beine und ein Arm > anderer Arm betroffen), ~ 10 %<br>  – spastisch – dyskinetisch, ~ 10 % | • vorwiegend dyston<br>• vorwiegend athetoid | • nicht progressive kongenitale cerebelläre Ataxie |

Als Ursache der *spastischen Hemiplegie* wird zu etwa zwei Dritteln eine strukturelle Läsion nachgewiesen: Bei Reifgeborenen zu 50 % Infarkte im Stromgebiet der A. cerebri media, sonst periventrikuläre unilaterale Gliosen, bei Frühgeborenen vorwiegend unilaterale porencephale periventrikuläre Marklagerreduktion nach ventrikulären Blutungen.

Reifgeborene mit *dyskinetischer infantiler Cerebralparese* haben zu 50 % hypoxisch-ischämisch entstandene bilaterale Schädigungen von Thalamus und Basalganglien. *Choreoathetoide Cerebralparesen* nach Kernikterus sind heute sehr selten. Bei der *ataktischen infantilen Cerebralparese* bleibt die Ursache mitunter unklar, oft handelt es sich um genetisch bedingte cerebelläre Anomalien (30–40 % Hypoplasie).

Die *Therapie der Cerebralparesen* strebt als interdisziplinär ausgerichtete Langzeitbehandlung eine Optimierung der vorhandenen funktionellen Möglichkeiten an. Wesentlich sind Maßnahmen der *Physiotherapie*, vor allem nach Bobath und Vojta bzw. mit verwandter Technik (Rp. Krankengymnastik auf neurophysiologischer Grundlage). Da hier wie bei der Behandlung spastischer Paresen anderer Ätiologie kontrollierte Studien fehlen, sind wissenschaftlich fundierte Empfehlungen bezüglich der Wahl der Technik nicht möglich; es ist fraglich, ob eine Methode anderen überlegen ist (Karch et al., 2011).

Bei entsprechend ausgeprägter Symptomatik kommen Nachtschienen oder Einlagen in Betracht. Fokale spastisch-dystone Symptome werden mit Injektionen von Botulinumtoxin-A behandelt (Koog und Min, 2010), generalisierte Symptome (Tetraspastik) mit Baclophen oder Tizanidin oral. Die intrathekale Applikation von Baclophen durch eine »Pumpe« ist für ältere, schwer behinderte Kinder mitunter hilfreich (Butler und Campbell, 2000). Selten sind orthopädische Korrekturoperationen oder eine dorsale Rhizotomie nötig.

# 10.5 Therapiemaßnahmen beim Down-Syndrom

Obwohl Menschen mit Down-Syndrom sich im Aussehen stark ähneln, wird bei näherem Kennenlernen rasch deutlich, wie stark Entwicklungsverlauf, Persönlichkeit und Verhalten individuell geprägt sind. Der Verhaltensphänotyp (▶ **Kap. 5**) weist zwar bestimmte Eigenheiten auf, ist aber oft nicht »syndromspezifisch«, sondern auch von genetischen Einflüssen und Umweltfaktoren bestimmt (»Familienähnlichkeit«).

Viele Erfahrungen der Praxis zeigen, dass bei Kindern, Jugendlichen und Erwachsenen mit Down-Syndrom besondere medizinische Maßnamen meist unnötig sind, von wichtigen Ausnahmen abgesehen, die mit den in verschiedenen Lebensabschnitten möglichen Komplikationen zusammenhängen (► Tab. 10.4).

**Tab. 10.4:** Bei Kindern mit Down-Syndrom häufig vorkommende Organkomplikationen und Krankheiten (nach Storm 1995)

| Kardiale Komplikationen | Störungen der Schilddrüsenfunktion |
|---|---|
| A. Angeborene Herzfehler:<br>  – Endokardkissendefekt (kompletter/partieller atrioventrikulärer Kanal)<br>  – Ventrikelseptumdefekt/Atriumseptumdefekt<br>  – Ductus arteriosus apertus<br>  Fallotsche Tetralogie<br><br>B. Pulmonalarterienhypertonie: bei Links-Rechts-Shunt sekundär durch:<br>  Chronische Atemwegsobstruktion durch hyperplastische Tonsillen und Adenoide<br>  Laryngomalazie<br>  Obstruktive Schlaf-Apnoen<br>  Vergrößerte Zunge/Hypoplasie des Mittelgesichtes<br>  Häufige Infektionen der oberen Luftwege<br>  Lungenhypoplasie<br>  Abnorme Lungengefäßmorphologie<br>  Gastro-ösophagealer Reflux | Struma<br>Chronische lymphozytäre Thyreoiditis<br>Hypothyreose<br>  – angeborene Hypothyreose<br>  – Wachstumsstörung der Schilddrüse im Zusammenhang mit einer generalisierten Wachstumsverzögerung<br>  – immunpathologische Form mit Nachweis von Autoantikörpern gegen Schilddrüsengewebe<br>  – Resistenz der Trisomie-21-Zellen gegen Schilddrüsenhormone |

| Infektionen | Gastrointestinale Komplikationen | Orthopädische Komplikationen | Augenärztliche Komplikationen | Hämatologische Komplikationen | Neurologisch-psychiatrische Komplikationen |
|---|---|---|---|---|---|
| Otitis media mit Erguß<br>Sinusitis<br>Bronchitis<br>Bronchopneumonie<br>Pneumonie | Duodenalstenose/-atresie<br>Aganglionose (Hirschsprungsche Erkrankung)<br>Reflux-Ösophagitis/Hiatushernie<br>Malabsorption (u.a. Vitamin A)<br>Zöliakie | Atlantoaxiale Instabilität<br>Hüftluxation<br>Metatarsus primus varus mit Hallux valgus oder varus<br>Pes planus<br>Patella-Instabilität<br>Skoliose<br>Epiphyseolysis | Strabismus<br>Nystgmus<br>Keratoconus<br>Katarakte<br>Brechungsfehler<br>Blepharitis | »Leukämoide« Reaktionen des Neugeborenen<br>Leukämie<br>Myelofibrose<br>Vitamin-B$_{12}$-Malabsorption | Infantile Spasmen (BNS-Krämpfe)<br>Alzheimersche Erkrankung<br>Autismus<br>Depression<br>Anorexie |

Unmittelbar nach der Geburt muss *operativ* ein Verschluss von Speiseröhre, Zwölffinger- oder Enddarm beseitigt werden. Eine spezielle Gefährdung bedeuten angeborene Herzfehler; werden die relativ häufigen Septumdefekte mit Verbindung zwischen den Herzkammern nicht rechtzeitig verschlossen, kommt es früh durch Lungenhochdruck zum Herzversagen.

Problematisch sind Maßnahmen der *plastischen Chirurgie*, die vor etwa 30 Jahren wegen der gegebenen technischen Möglichkeiten propagiert wurden, dann aber aus gutem Grund wieder in den Hintergrund getreten sind. Eine große Zunge (Makroglossie) ist meist wegen Muskelschlaffheit »vorgetäuscht« und kann durch orofaciale Therapie (Mundgymnastik) sowie mit einer individuell angepassten Gaumenplatte (Castillo-Morales, 1991) gut beeinflusst werden. Durch plastische Eingriffe sind zwar Veränderungen im Gesicht zu erreichen (Beseitigung von Falten, Korrektur der Augenstellung oder der Nasenform), wird aber die individuelle Besonderheit des Down-Syndroms nicht geändert. Plastische Operationen kommen nur infrage, wenn sich gewisse Merkmale nachteilig auf die Persönlichkeitsentwicklung auswirken (sog. »Thersites-Komplex«); vielfach reichen einfache kosmetische Maßnahmen aus (Brille, geeignete Frisur und ansprechende Kleidung).

Verschiedene Ansätze zu einer vermeintlich *spezifischen Therapie* bei Down-Syndrom, insbesondere mit Frisch- oder Trockenzellinjektionen, Gabe von Megavitaminen, Spurenelementen oder Enzymen, haben nicht zu wissenschaftlich nachweisbaren Veränderungen führen können. Dabei soll nicht bestritten werden, dass mitunter positive Effekte beobachtet bzw. von Eltern berichtet werden. Dafür müssen aber auch andere Faktoren in Betracht gezogen werden; ein wissenschaftlicher Nachweis verlangt bestimmte Voraussetzungen mit Ausschluss von sogenannten »konfundierenden Variablen«, d. h. Merkmalen, welche bei der

Therapiebewertung ungenügend kontrolliert bzw. unberücksichtigt bleiben. Es muss ja bedacht werden, dass beim Down-Syndrom die genetische Information von Beginn an verändert ist und auf der Wirkung zahlreicher und nicht etwa nur einzelner Gene beruht (Neuhäuser, 1997).

Nach dem heutigen Kenntnisstand gibt es jedenfalls keine »spezifische« Therapie« des Down-Syndroms. Demgegenüber ist die günstige Wirkung von Maßnahmen der Frühförderung auf verschiedene Funktionen, vor allem auf die motorische, soziale und emotionale Entwicklung, nach zahlreichen Studien erwiesen (Krause, 2003; ▶ Kap. 14). Bei Therapieempfehlungen sind immer mögliche Nebenwirkungen zu beachten. So können Frisch-, aber auch Trockenzellen zu schweren allergischen Reaktionen und Schockzuständen führen und bergen zudem das Risiko, Viren oder Prionen zu übertragen.

Bei *sportlichen Aktivitäten* ist zu berücksichtigen, dass Menschen mit Down-Syndrom eine Bindegewebsschwäche verbunden mit Muskelschlaffheit und Gelenkverrenkungen haben. Besonders die obere Halswirbelsäule ist durch eine atlanto-axiale Instabilität gefährdet: Bei starker Beugung kann der verlagerte »Zahn« des zweiten Wirbels das Rückenmark schädigen. Diese bei 12–15 % der Menschen mit Down-Syndrom vorkommende Anomalie ist durch eine spezielle Röntgenuntersuchung nachzuweisen. Vor Teilnahme am Leistungssport, z. B. im Rahmen von Special Olympics, sollte stets eine sportmedizinische Untersuchung durch einen mit den Besonderheiten beim Down-Syndrom vertrauten Arzt erfolgen.

## 10.5.1 Alternative Therapien

In den letzten Jahrzehnten hat ganz allgemein die Beliebtheit sogenannter alternativer Behandlungsverfahren zugenommen. Manche Ärzte haben sich weitgehend oder ausschließlich auf derartige Ansätze spezialisiert und viele Patienten wünschen oder verlangen sie, weil sie umweltbewusst die Heilkräfte der Natur nutzen möchten. Dabei wird oft übersehen, dass auch pflanzliche Mittel Nebenwirkungen haben und giftig sein können und dass zahlreiche der heute eingesetzten Medikamente »biologische Vorbilder« haben. Unbestreitbar sind Impfungen, Antibiotika und Psychopharmaka therapeutisch erfolgreich und haben die Gesundheit und Lebenserwartung deutlich verbessert. Andererseits hat jedes Mittel aufgrund der Patientenerwartung auf Besserung einen nicht unbedeutenden »Plazeboeffekt« und wirkt nicht allein durch die verabreichte Substanz. Mit diesem Effekt sind manche Erfolgsmeldungen (»Wunderheilungen«) zu erklären. Verschiedene medizinische Fachgesellschaften haben auch zu alternativen Therapieverfahren informative Stellungnahmen abgegeben (z. B. die Leitlinien der AWMF und der Gesellschaft für Neuropädiatrie, siehe unter www.neuropaediatrie.com).

Im Bemühen um eine verantwortungsbewusste ärztliche Behandlung ist stets und nicht nur bei Menschen mit geistiger Behinderung zu prüfen, ob eine alternative Therapie infrage kommt und vertretbar ist. Sie sollte ausreichend erprobt und geprüft sein, mögliche Nebenwirkungen müssen bekannt sein und die Effekte sollten neurobiologisch erklärt werden können (Neuhäuser, 2002). Auch wenn die strengen Maßstäbe der evidenzbasierten Medizin nicht erfüllt sind, kann in Einzelfällen in Abstimmung mit Eltern und Betreuern ein Behandlungsversuch gerechtfertigt sein. Dieser sollte sich am Grundsatz des »nil nocere« orientieren (also keinen Schaden setzen), sorgfältig dokumentiert werden und zeitlich begrenzt sein (Schlack, 1998).

## Zusammenfassung

- Geistige Behinderung ist keine Krankheit. Menschen mit geistiger Behinderung sind aber für manche Krankheiten besonders anfällig. Beschwerden können sie oft nur schwer äußern.
- Auf psychosomatische Beschwerden und Erkrankungen ist auch bei Menschen mit geistiger Behinderung zu achten. Nach sorgfältiger diagnostischer Klärung haben erforderliche Therapiemaßnahmen stets die individuellen Situation zu berücksichtigen.
- Gesundheitsfürsorge und Prävention sind bei Menschen mit geistiger Behinderung wie im modernen Gesundheitssystem üblich sicherzustellen. Im Zusammenhang mit einer oft vorhandenen Mehrfachbehinderung ergeben sich besondere Risikokonstellationen.

- Cerebrale Anfälle und Epilepsien sind bei Menschen mit geistiger Behinderung häufig. Die Diagnose und die Therapie orientieren sich an allgemein gültigen Richtlinien.
- Die mit einer geistigen Behinderung kombinierten Bewegungsauffälligkeiten umfassen Entwicklungsstörungen der motorischen Funktionen, Tics, Chorea, Dystonie sowie infantile Cerebralparesen. Nach diagnostischer Differenzierung sind physio- und/oder ergotherapeutische Maßnahmen erforderlich; Medikamente werden unterstützend eingesetzt.
- Beim Down-Sydrom kommt eine spezielle Behandlung in Betracht, wenn Komplikationen auftreten. Alternative Therapieverfahren sollten kritisch und nur ausnahmsweise angewandt werden.

# Literatur

Albanese A et al. (2006) A systematic review on the diagnosis and treatment of primary (idiopathic) dystonia and dystonia plus syndromes: report of an EFNS/MDS-ES Task Force. European Journal of Neurology 13, 433–444

AWMF-Leitlinien (2011) Deutsch-Schweizerische Versorgungsleitlinie (S3) basierend auf internationalen Empfehlungen (EACD-Consensus) zu Definition, Diagnose, Untersuchung und Behandlung bei umschriebenen Entwicklungsstörungen motorischer Funktionen (UEMF).

Biedermann H (1993) Das KISS-Syndrom der Neugeborenen und Kleinkinder. Manuelle Medizin 31, 97–107

Blank R (2012) Umschriebene Entwicklungsstörungen motorischer Funktionen – Definition, Diagnose, Ätiologie, Verlauf. Kinderärztliche Praxis 83, 14–18

Bouwien CM, Smits-Engelsman, Schoemaker, MM, Blank R (2012) Neuromotor Task Training: Aufgabenorientierte Behandlung bei Kindern mit UEMF. Kinderärztliche Praxis 83, 26–31

Brucker KP (1998) Gesundheitliche Vorsorge für Menschen mit geistiger Behinderung. Geistige Behinderung 37, 66–76

Buchmann J, Häßler F (2004) Aufmerksamkeitsdefizit-Hyperaktivitätssyndrom (ADHS) – Manualmedizinische, neurophysiologische und kinderneuropsychiatrische Befunde. Manuelle Medizin 42, 105–202

Bundesvereinigung Lebenshilfe (Hrsg.) (2002) Eine behinderte Medizin? Zur medizinischen Versorgung von Menschen mit geistiger Behinderung. Marburg, Lebenshilfe-Verlag

Butler C, Campbell S (2000) Evidence of the effects of intrathecal baclofen for spastic and dystonic cerebral palsy. AACPDM Treatment Outcomes Committee Review Panel. Developmental Medicine and Child Neurology 42, 634–645

Castillo-Morales R (1991) Die orofaziale Regulationstherapie. München, Pflaum

Ceballos-Baumann AO (2005) Dystonien, in A Ceballos-Baumann, B Conrad (Hrsg.) Bewegungsstörungen. Stuttgart, Georg Thieme, 128–175

Du JC et al. (2010) Tourette syndrome in children: an updated review. Pediatrics and Neonatology 51, 255–264

Eggers Ch, Neuhäuser G (2012) Epilesie, in JM Fegert, Ch Eggers, FG Resch (Hrsg.) Psychiatrie und Psychotherapie des Kindes- und Ju-

gendalters. 2. Auflage. Berlin, Springer, 319–371

Gaedt C (1995) Gesundheitsdienste für Menschen mit geistiger Behinderung; in Verband evangelischer Einrichtungen für Menschen mit geistiger und seelischer Behinderung (VEEMB), Tagungsdokumentation, Stuttgart, 1–13

Hagberg B (1973) Klinische Syndrome bei Cerebralparese: Eine umfassende neuropädiatrische Studie. Monatsschrift für Kinderheilkunde 121, 259–264

Häßler F (2011) Intelligenzminderung. Berlin, Springer

Herpertz-Dahlmann B, Warnke A (Hrsg.) (2006) Psychosomatisches Kompendium der Pädiatrie. Leitfaden für den Kinder- und Jugendarzt. München, Marseille-Verlag

Karch D, Heinemann KJ, Blank R (2011) Physiotherapeutic and occupational treatment of children with cerebral palsy, in CP Panteliadis (Ed.) Cerebral Palsy. A Multidisciplinary Approach. München, Distri-Verlag Dr. Karl Feistle

Koog YH, Min BI (2010) Effects of botulinum toxin A on calf muscles in children with cerebral palsy: a systemic review. Clinical Rehabilitation 24, 685–700

Krägeloh-Mann I (2001) Epidemiologie, Pathogenese und Klinik, in F Heinen, W Bartens (Hrsg.) Das Kind und die Spastik. Erkenntnisse der Evidence based Medicine zur Cerebralparese. Bern, Hans Huber, 37–48

Krause MP (2003) Zur Frage der Wirksamkeit von Frühförderung. Kindheit und Entwicklung 12, 35–43

Mueller J, et al. (2008) Pallidal deep brain stimulation improves quality of life in segmental and generalized dystonia: results from a prospective randomized sham-controlled trial. Movement Disorders 23, 131–134

Müller-Erichsen M, Eccher R, Lang M, Pahlich A, Neuhäuser G (2008) Entwicklung individueller Potenziale von Menschen mit geistiger Behinderung. Interdisziplinäre Diagnostik – Methoden und Ergebnisse im Projekt »InDiPro«, Teil I. Geistige Behinderung 47, 232–245

Neuhäuser G (1982) Anfallsleiden bei geistig Behinderten. Geistige Behinderung 21, 17–30

Neuhäuser G (1997) Zur Wirksamkeit von Therapiekonzepten – Behandlungsmöglichkeiten bei Down-Syndrom, in E Wilken (Hrsg.) Neue Perspektiven für Menschen mit Down-Syndrom. Erlangen, Selbstverlag, 100–107

Neuhäuser G (2002) Erwartungen an Therapie und Förderung. Hinweise für mögliche Entscheidungshilfen. Frühförderung interdisziplinär 21, 20–28

Neuhäuser G (2008) 50 Jahre medizinische Betreuung für Menschen mit geistiger Behinderung. Geistige Behinderung 47, 78–89

Polatajko H, Becker H, Blank R (2012) Das CO-OP – ein kognitiver Ansatz für Kinder mit UWMF. Kinderärztliche Praxis 83, 32–36

Roessner V et al. (2011) European clinical guidelines for Tourette syndrome and other tic disorders. European Journal of Child and Adolescent Psychiatry 20, 153–154; 173–196

Schlack, HG (Hrsg.) (1998) Welche Behandlung nützt behinderten Kindern? Mainz, Kirchheim-Verlag

Siemes H (2009) Epilepsien bei Kindern und Jugendlichen. 2. Auflage. Bern, Hans Huber

Steffenburg U, Hagberg G, Viggedal G, Kyllerman M (1995) Active epilepsy in mentally retarded children. I. Prevalence and additional neuroimpairments. II. Etiology and reduced pre- and perinatal optimality. Acta Paediatrica 84, 1147–1152; 1153–1159

Steinhausen H-C (2010) Psychische Störungen bei Kindern und Jugendlichen. Lehrbuch der Kinder- und Jugendpsychiatrie. 7. Auflage. München, Elsevier

Storm W (1995) Das Down-Syndrom. Medizinische Betreuung vom Kindes- bis zum Erwachsenenalter. Stuttgart, Wissenschaftliche Verlagsgesellschaft

Venetsanou F et al. (2011) Can the movement assessment battery for children-test be the »gold standard« for the motor assessment of children with Developmental Coordination Disorder? Reviews of Developmental Disabilities 32, 1–10

Weindl A, Conrad B (2005) Chorea, in A Ceballos-Baumann, B Conrad (Hrsg.) Bewegungsstörungen. Stuttgart, Georg Thieme, 11

# 11 Psychopharmakotherapie

*Frank Häßler und Olaf Reis*

## 11.1 Allgemeine Leitlinien

Die Pharmakotherapie sollte bei psychischen Störungen, von denen Menschen mit geistiger Behinderung betroffen sind, als nachgeordnete Interventionsstrategie in ein Gesamtbehandlungskonzept unter primärer Ausschöpfung allgemeiner und spezieller psycho- und soziotherapeutischer sowie pädagogischer Maßnahmen in Abhängigkeit von einer differentiellen Indikation eingebettet sein. Für Menschen mit geistiger Behinderung und einer zusätzlichen psychischen Störung (▸ Kap. 5) gelten die gleichen Behandlungskriterien wie für nicht intelligenzgeminderte Personen, wobei es zu beachten gilt, stets mit einer geringeren Dosis zu beginnen und in langsameren Schritten die Dosis zu steigern (start low, go slow)

(Häßler, 2011). Diese Empfehlung hat sich ebenso wie das Vermeiden von zu hohen Dosen über alle Substanzklassen hinweg bewährt. Oft liegt die optimale Tagesdosis bei 30–50 % der empfohlenen Höchstdosis. Da Menschen mit einer geistigen Behinderung besonders vulnerabel, d. h. generell anfälliger für Nebenwirkungen sind, sollte deren Auftreten systematisch und regelmäßig erfasst werden (Matson und Mahan, 2010). International werden vorrangig zwei Beurteilungsskalen eingesetzt, die »Dyskinesia Identification System Condensed User Scale« (DISCUS) (Sprague et al., 1989) und die »Matson Evaluation of the Drug Side Effects« (MEDS) (Matson et al., 1998). Wenn nicht nur extrapyramidal motorische

Nebenwirkungen von Antipsychotika, insbesondere Symptome der gefürchteten tardiven Dyskinesie erfasst werden sollen, ist die MEDS geeigneter, da mit ihrer Hilfe gleichzeitig auch gastrointestinale und kardiovaskuläre Nebenwirkungen dokumentiert werden können (Matson et al., 2008). Aus den erwähnten Gründen sollte auch eine Kombinationstherapie unterschiedlicher Antipsychotika (► Kap. 11.13) eher eine Ausnahme sein.

Benzodiazepine sind ebenso wie Sedativa/Hypnotika aufgrund ihrer Nebenwirkungen (Prävalenz von 13 %), der Gefahr paradoxer Effekte und ihres Gewöhnungs- bzw. Abhängigkeitspotenzial in der Langzeittherapie entbehrlich (Kalachnik et al., 2002). Als Zusatzmedikation zu Antipsychotika bei der Behandlung schizophrener Psychosen sind sie über einen kurzen Zeitraum (bis ca. 14 Tage) aber oft sehr hilfreich

Viele der bei Erwachsenen eingesetzten modernen Psychopharmaka besitzen keine oder eine nur auf einige Indikationen beschränkte Zulassung im Kindes- und Jugendalter (► Tab. 11.1). Bei einer fehlenden Zulassung können diese Medikamente im Rahmen eines therapeutischen Heilversuches (sog. »off-label-use«) eingesetzt werden, wobei dann besonders strenge Maßstäbe an die Aufklärung und Dokumentation anzulegen sind. Zu beachten ist auch, dass es bei dieser Anwendung Probleme mit der Kostenerstattung durch die jeweilige Krankenkasse geben kann.

**Tab. 11.1:** Zulassungsstatus von atypischen Antipsychotika und Selektiven Serotonin-Wiederaufnahmehemmern (SSRI) bei Kindern und Jugendlichen

| Substanz | Produktname | Zulassung | Erhaltungsdosis | Indikation |
|---|---|---|---|---|
| Aripiprazol | Abilify | > 15 Jahre | 10 mg/Tag (max. 30 mg/Tag) | Schizophrenie |
| Clozapin | Clozapin ... Leponex | > 16 Jahre | 25 – 300 mg | Therapieresistente Schizophrenie, Mittel der 2. Wahl |
| Risperidon | Risperdal | > 5 Jahre (max. Anwenddauer 6 Wochen) | 0,5 – 3 (4) mg/Tag | Verhaltensstörungen bei Intelligenzminderung |
| Fluoxetin | Fluctin | > 8 Jahre, nur Hartkapseln 20 mg, nach 4 – 6 Sitzungen PT | 5 – 60 mg/Tag | Depression |
| Fluvoxamin | Fevarin | > 8 Jahre | 25 – 50 mg/Tag max. 200 mg/Tag | Zwangsstörungen |

Besteht eine Indikation zur Psychopharmakotherapie, so ist nach angemessener und dokumentierter Aufklärung bei Einwilligungsfähigkeit des Betroffenen eine rechtsverbindliche Zustimmung einzuholen, bei Einwilligungsunfähigkeit die des gesetzlichen Vertreters bzw. Betreuers. Im Hinblick auf die §§ 1904 und 1906 BGB kommt der Entscheidung, ob es sich um eine Heilbehandlung oder eine »freiheitsentziehende Maßnahme« durch den Einsatz von Medikamenten handelt, eine juristische Bedeutung zu. Bei einer Heilbehandlung, soweit sie nicht mit einer extremen Gefährdung des Betroffenen einhergeht, wovon bei zugelassenen Medikamenten, insbesondere Antipsychotika, a priori nicht ausgegangen werden muss, reicht die Zustimmung des Personensorgeberechtigten bzw. Betreuers. Im Falle »freiheitsentziehender Maßnahmen«

bedarf es der Zustimmung des Vormundschafts- bzw. Familiengerichts.

## 11.2 Psychopharmakaprävalenz

In den 1980er Jahren lagen die Prävalenzraten von Psychopharmaka für in Großeinrichtungen betreute bzw. untergebrachte Menschen mit geistiger Behinderung zwischen 30 % und 50 % (Aman und Singh, 1988). Dagegen nahmen nur 25 %–35 % aller gemeindenah in unterschiedlichen Wohnformen lebenden geistig Behinderten Psychopharmaka. Nicht einbezogen wurden in diese Angaben Antiepileptika, die neben der Indikation bei cerebralen Anfällen oder Epilepsie auch bei psychischen Problemen bzw. Verhaltensauffälligkeiten eingesetzt wurden. Singh et al. (1997) gaben auf der Basis der Literatur aus den Jahren 1966 – 1995 Prävalenzraten für Psychopharmaka und/oder Antikonvulsiva in Großein-

richtungen zwischen 44 % und 60 % an. Spreat et al. (2004) verglichen an 2248 geistig behinderten Personen in Oklahoma die Medikation mit Psychopharmaka im Jahr 1994 mit der im Jahr 2000. Bei einer nahezu gleich bleibenden Prävalenz von 21 % hatte der Anteil der atypischen Antipsychotika von 0,1 % auf 7,7 % und der von Selektiven Serotonin-Wiederaufnahmehemmern (SSRI) von 1,2 % auf 11,1 % zugenommen. Die Psychopharmakaprävalenz in Pflegeheimen lag mit 31,7 % um 12,2 % über der in betreuten Wohneinrichtungen. Im Vergleich zu den genannten Prävalenzraten bei Erwachsenen erhält hingegen nur jedes zwölfte geistig behinderte Kind Psychopharmaka (Bildt et al. 2006).

## 11.3 Antipsychotika bei Kindern und Jugendlichen

Antipsychotika sind in der Regel für die Behandlung schizophrenen Psychosen zugelassen. Davon abweichend haben sich einige Mittel als wirksam in der Behandlung »herausfordernden« Verhaltens erwiesen (Handen und Gilchrist, 2006; Häßler und Reis, 2010). Vor Beginn einer Therapie mit Antipsychotika sind sowohl eine körperliche als auch psychiatrische Untersuchung, eine Leber- und Nierenfunktionsprüfung mittels entsprechender Laborparameter, ein Differentialblutbild, ein EKG mit QTc-Zeit Bestimmung sowie ein EEG (optional aufgrund

der potenziellen Absenkung der Krampfschwelle) erforderlich.

### Risperidon

In einer Vielzahl von randomisierten, kontrollierten Studien erwies sich Risperidon (Risperdal®) bei Kindern und Jugendlichen als effektiv in der Kontrolle von Hyperaktivität, Irritabilität, Impulsivität, fremd- und autoaggressivem Verhalten sowie Stereotypien (Häßler und Reis, 2010). Die Nebenwirkungen wie Prolaktinspiegelerhöhung, Gewichtszunahme, Müdigkeit, Kopfschmerzen und milde extrapyramidal motorische Symptome (EPMS) sind nicht nur dosisabhängig, sondern teils auch vorübergehender Natur (Auftreten in den ersten 14 Tagen bis 4 Wochen). In der Praxis hat sich ein Beginn mit 0,5 mg/Tag und eine Steigerung alle drei Tage um 0,5 mg bis zur effektiven Enddosis von 2–4 mg/Tag bewährt. Höhere Dosen provozieren mit hoher Wahrscheinlichkeit EPMS. Langzeitdaten (> 12 Monate) bezüglich Effizienz und Sicherheit liegen nur vereinzelt vor (Croonenbergs et al., 2005). Risperidon ist zur Therapie aggressiven Verhaltens bei intelligenzgeminderten Kindern ab fünf Jahren bis maximal sechs Wochen zugelassen.

## Clozapin

Die Studienlage hinsichtlich der Anwendung dieses ersten atypischen Antipsychotikums bei Kindern und Jugendlichen mit geistiger Behinderung ist sehr dürftig (Häßler und Reis, 2010). Clozapin hat eine Zulassung ab 16 Jahren und fungiert als Antipsychotikum der 2. Wahl. Die Besonderheiten bezüglich Nebenwirkungen und Interaktionen sind entsprechend der Fachinformation unbedingt zu beachten.

## Zuclopenthixol

Zuclopenthixol ist für Kinder und Jugendliche nicht zugelassen. Neben Einzelberichten existiert eine offene Studie über 12 Wochen, die neben einem guten Effekt auf die Zielsymptome Hyperaktivität, Aggressivität und Impulsivität vor allem die Sicherheit (geringe Nebenwirkungsrate) von Zuclopenthixol belegt (Heinze, 1967; Spivak et al., 2001).

Nach eigenen Erfahrungen liegt die effektivste Tagesdosis zwischen 6 und 16 mg. Die individuelle Enddosis sollte über Aufdosierungsschritte von 2 mg/Tag innerhalb von 14 Tagen erreicht werden. Nebenwirkungen wie Gewichtszunahme, Prolaktinspiegel-

erhöhung und/oder EPMS sind bei dieser Dosierung eher die Ausnahme.

## Olanzapin

In einer offenen Studien und einer plazebokontrollierten Untersuchung erwies sich Olanzapin bei Jugendlichen als wirksam bezüglich der Symptome Hyperaktivität und Irritabilität (Handen und Hardan, 2006; Hollander et al., 2006). Die Nebenwirkungs- und Abbruchrate war aber höher als in den Studien mit Risperidon. Olanzapin hat keine Zulassung für Minderjährige. Ebenso wie bei Clozapin ist unter anderem das Absenken der Krampfschwelle zu beachten. Aufgrund der indifferenten Studienlage empfiehlt sich Olanzapin nicht als Mittel der 1. Wahl. Die mittleren Tagesdosen liegen zwischen 10 und 20 mg. Individuell ist eine höhere Dosierung bis 30 mg/Tag möglich.

## Quetiapin

Aufgrund vorliegender Ergebnisse ausschließlich offener Studien lässt sich nicht eindeutig ableiten, dass Quetiapin effektiv in der Behandlung aggressiven und hyperaktiven Verhaltens ist (Findling et al., 2004; 2006). Eigene Erfahrungen weichen aber deutlich von den Studienergebnissen ab, da sich Quetiapin nicht nur als wirksam, sondern in einer Dosierung bis max. 450 mg/d auch als äußerst nebenwirkungsarm erwies. Quetiapin hat aber keine Zulassung für Kinder und Jugendliche.

## Aripiprazol

Die von Stigler et al. (2004) behandelten fünf Kinder und Jugendlichen im Alter von 5–18 Jahren mit tiefgreifenden Entwicklungsstörungen wiesen auf der Clinical Global Improvement Skala (CGI) eine 100 %ige Verbesserung auf. Zumindest bei normal intelligenten Kindern und Jugendlichen im

Alter von 6–16 Jahren konnten Ercan et al. (2011) dieses Ergebnis replizieren: Aripiprazol zeigte in einem Dosierungsbereich von 5–10 mg/Tag neben guten Effekten auf un aufmerksames und hyperaktives Verhalten auch eine ausreichende Wirksamkeit auf Impulsivität und Aggressivität sowie eine globale Verbesserung im CGI bei 63 % aller Probanden.

### Ziprasidon

Ziprasidon ist für Kinder und Jugendliche nicht zugelassen. McDougle et al. (2002) beobachteten bei tiefgreifender Entwicklungsstörung unter Ziprasidon eine Reduktion von Aggressivität und Irritabilität. Das Mittel kann zwar zu einer Verlängerung der QTc-Zeit führen, weist aber selten metabolische Nebenwirkungen wie Gewichtszunah-me und Veränderungen des Glukosestoffwechsels auf.

### Niedrig potente Antipsychotika

Substanzen aus dieser Gruppe werden wegen ihrer »sedierenden« antihistaminergen und antiadrenergen Wirkung häufig als Akut- und/oder Begleitmedikation eingesetzt; sie wirken insbesondere auf Symptome wie Unruhe, Agitiertheit und Aggressivität (Fritze, 2004). Als effektiv haben sich insbesondere *Levomepromazin* (Dosis bei Kindern 1 mg/kg/Körpergewicht, bei Jugendlichen bis max. 400 mg/Tag) und *Pipamperon* (Tagesdosis bei Kindern bis max. 6 mg/kg/Körpergewicht bzw. 240 mg/Tag, verteilt auf 3 Einzelgaben) erwiesen. Eine Kombination der niedrig potenten Antipsychotika ist nicht sinnvoll, erhöht aber die Gefahr problematischer Interaktionen.

# 11.4 Antipsychotika bei Erwachsenen

Deb und Unwin beschrieben noch 2007, dass seit 2002 nur eine einzige randomisierte kontrollierte Studie bezüglich der Effektivität von Antipsychotika auf Problemverhalten bei Erwachsenen mit Intelligenzminderung ohne komorbide psychiatrische Störungen publiziert wurde und diese das atypische Antipsychotikum Risperidon betraf. Seitdem sind einige weitere Studien durchgeführt und veröffentlicht worden, was für eine zunehmende Fokussierung auf die Zielgruppe der geistig behinderten Menschen spricht. Neuere Übersichtsarbeiten stammen von Matson und Neal (2009) sowie Häßler und Reis (2010).

### Risperidon

Aufgrund der positiven Ergebnisse in Studien mit verhaltensauffälligen intelligenzgeminderten Kindern fand Risperidon als atypisches Antipsychotikum auch im Erwachsenenbereich am meisten Beachtung, obwohl die Studienergebnisse inkonsistent sind. So fanden Gagiano et al. (2005), die über einen Zeitraum von vier Wochen 39 Erwachsenen 1–4 mg/Tag Risperidon verabreichten, bei 58,2 % eine Verbesserung in der Aberrant Behaviour Checklist (ABC) gegenüber 31,3 % in der Plazebogruppe (n = 38). Über Nebenwirkungen berichteten 59 % in der Verumgruppe und 66 % in der Plazebogruppe. EPMS, Müdigkeit, Verletzungen und Kopfschmerzen standen im Vordergrund der angegebenen Nebenwirkungen. Gewichtszunahme, metabolische Veränderungen und Prolaktinspiegelerhöhungen müssen beachtet werden. Dagegen ergab sich in der von Tyrer et al. (2008) publizierten drei-armigen Studie (n = 86 nicht psychotische aggressive intelligenzgeminderte Personen) kein Vorteil von Risperidon gegenüber Haldol und dem Plazebo. Die zu empfehlende Dosis liegt zwischen 0,5 und 4 mg/Tag. Höhere Dosen haben keinen zusätzlichen Effekt, erhöhen nur das Risiko von Nebenwirkungen, insbesondere von EPMS (de Leon et al., 2009).

### Zuclopenthixol

Bereits Santosh and Baird (1999) unterstrichen, Zuclopenthixol sei das einzige konventionelle Antipsychotikum, das überhaupt einen positiven Effekt auf chronische Verhaltensauffälligkeiten habe. Diese Einschätzung konnte durch neuere Ergebnisse einer doppel-blinden, plazebo-kontrollierten Studie bestätigt werden (Häßler et al., 2007;

Häßler et al., 2008). Zuclopenthixol, dreimal täglich bis zu einer Höchstdosis von 20 mg/Tag gegeben, hat keine nennenswerten Nebenwirkungen wie Gewichtszunahme, Prolaktinspiegelerhöhung oder EPMS.

### Andere atypische Antipsychotika

Zu Quetiapin, Olanzapin, Clozapin, Aripiprazol und Ziprasidon liegen keine aktuellen randomisierten, plazebo-kontrollierten, doppel-blinden Studien bei Erwachsenen mit geistiger Behinderung vor, die außerhalb der Indikation für psychische Störungen wie Schizophrenien, Depression oder Manie durchgeführt worden wären. Publiziert wurden nur Fallberichte oder retrospektive sehr kleine Studien (n < 25) (Deb und Unwin, 2007). Nach eigenen Erfahrungen profitieren aggressive Patienten, die weder auf Risperidon noch auf Zuclopenthixol ausreichend respondiert haben, häufig von Quetiapin in Tagesdosen von 150–400 mg.

## 11.5 Antidepressiva bei Kindern und Jugendlichen

Vor der im Jahre 2003 einsetzenden Diskussion über ein möglicherweise erhöhtes Risiko für die Entwicklung suizidaler Gedanken in Verbindung mit Selektiven Serotonergen Wiederaufnahmehemmern (SSRI) hatten diese die Trizyklika, die mit wesentlich mehr Nebenwirkungen behaftet sind, in der Behandlung von Depressionen weitgehend verdrängt. Trizyklika senken die Krampfschwelle, weisen ein höheres Risiko für ein delirantes Syndrom auf, haben ein geringeres therapeutisches Fenster und besitzen mehr kardiale Risiken.

Die für Kinder und Jugendliche zugelassenen SSRI schließen aber nicht die Indikation »Problemverhalten« ein.

Die aktuelle Studienlage erlaubt aber keine generalisierende Empfehlung für SSRI bei stereotypem oder aggressivem Verhalten, da entsprechende Untersuchungen für Sertralin, Citalopram/Escitalopram und Paroxetin bei geistig behinderten Kindern fehlen. Fluoxetin weist eine zu geringe Responserate auf und kann selbst aggressives und maniformes Verhalten hervorrufen. Dennoch scheint Fluoxetin gemäß einer Übersicht von Aman et al. (1999), die 15 Fallberichte und vier offene Studien einbezog, auch einen positiven Einfluss auf selbstverletzendes Verhalten, Impulsivität und depressive Symptome bei Kindern mit Intelligenzminderung zu haben, ohne dass die gefürchtete maniforme

Aktivierung auftritt. Für Fluvoxamin liegen aus doppel-blinden, plazebo-kontrollierten Studien an Kindern mit Autismus Erfahrungen vor, wonach es entsprechend den Zielkriterien der Studien zu Verbesserungen im motorischen (stereotypen) Verhalten, beim Halten des Blickkontaktes und in der Kommunikation kam (Handen und Gilchrist, 2006). Für depressive Symptome empfiehlt sich der Einsatz von Fluoxetin, für Zwangssymptome von Fluvoxamin und für Angst von Sertralin (off label). Andere Antidepressiva wie Venlafaxin, Mirtazapin und Bupropion sind bei geistig behinderten Kindern noch nicht gut untersucht (Häßler und Reis, 2010).

## 11.6 Antidepressiva bei Erwachsenen

Die einzige randomisierte, kontrollierte Studie (crossover design), in der Antidepressiva bei Verhaltensproblemen von Erwachsenen mit geistiger Behinderung eingesetzt wurden, stammt aus dem Jahre 1995 (Lewis et al.). Sechs der zehn eingeschlossenen Patienten profitierten von Clomipramin. In einer neueren retrospektiven Studie untersuchten Janowsky et al. (2005) an 14 geistig behinderten Erwachsenen den additiven Effekt von 10 – 40 mg/Tag Paroxetin. Während sich selbstverletzendes Verhalten signifikant besserte, nahm die Fremdaggressivität nicht ab. Branford et al. (1998) schätzten den Effekt von SSRI auf das Problemverhalten von geistig behinderten Menschen als sehr gering ein. In 65 % aller Behandlungen mit Paroxetin oder Fluoxetin waren bei 33 Erwachsenen keinerlei positive Wirkungen nachzuweisen.

## 11.7 Stimmungsstabilisatoren bei Kindern und Jugendlichen

Stimmungsstabilisatoren wie Lithium und einige Antiepileptika (Valproinsäure, Carbamazepin, Oxcarbazepin) haben sich in der Therapie von Impulsivität, bipolaren Störungen, fremd- und autoaggressivem Verhalten bei geistig behinderten Jugendlichen bewährt. Sie weisen aber ein nicht zu unterschätzendes Nebenwirkungsspektrum bis hin zu teratogenen Effekten auf. Häufig sind Kombinationen von Stimmungsstabilisatoren und gering dosierten Antipsychotika notwendig. Lithium kann generell weder für Kinder unter 12 Jahren noch für geistig behinderte Kinder und Jugendliche empfohlen werden, da die Wahrscheinlichkeit des Auftretens von Nebenwirkungen bis hin zur Intoxikation erhöht ist (Handen und Gilchrist, 2006). Eine Zulassungsbeschränkung auf Erwachsene liegt laut Roter Liste 2009 aber nicht vor.

## 11.8 Stimmungsstabilisatoren bei Erwachsenen

Auf der Basis von nur zwei randomisierten, plazebo-kontrollierten Studien mit Lithium im Erwachsenenbereich kann keine generelle positive Empfehlung abgegeben werden (Matson und Neal, 2009). Sowohl Valproat als auch Topiramat scheinen aber einen positiven Effekt auf das Verhalten von Menschen mit geistiger Behinderung zu haben (Deb und Unwin, 2007).

## 11.9 Opioidantagonisten bei Kindern und Jugendlichen

Naltrexon zeigte in mehreren kontrollierten Studien über einen kurzen (akuten) Behandlungszeitraum bei geringen Nebenwirkungen gute Effekte auf hyperaktives, impulsives, stereotypes und (auto-)aggressives Verhalten (Elchaar et al., 2006). Limitierend für die Beurteilung sind aber die kleinen Fallzahlen der Studie, in der Jungen besser respondierten als Mädchen.

## 11.10 Opioidantagonisten bei Erwachsenen

Eine alternative Behandlungsstrategie beruht auf der Opioid-Hypothese, die davon ausgeht, dass selbstverletzendes Verhalten (SVV) die endogene Opioid-Ausschüttung triggert und damit zentrale Belohnungssysteme stimuliert. Gleichzeitig verhindert endogenes Opioid, dass der durch SVV ausgelöste Schmerz hemmend auf das Verhalten wirkt. Die Behandlungsalternative besteht somit in der Anwendung von Opioid-Antagonisten (Naltrexon und Naloxon). Die einzige randomisierte, kontrollierte Studie, die den Effekt von Naltrexon im Vergleich zu Plazebo an 33 Erwachsenen untersuchte, kam zu dem Ergebnis, dass Naltrexon nicht wirksam ist (Willemsen-Swinkels et al., 1995). Zumindest kurzfristig kann es aber selbstverletzendes Verhalten in bis zu 47 % aller Fälle reduzieren. Zu dieser Einschätzung kommen Symons et al. (2004) anhand einer quantitativen Analyse von 27 Publikationen der Jahre 1983–2003.

## 11.11 Stimulanzien

Die folgenden Ausführungen beziehen sich ausschließlich auf Kinder und Jugendliche, da Methylphenidat erst seit 2011 in Deutschland auch für Erwachsene zugelassen ist. Die nahezu ausschließliche Indikation für stimulierende Substanzen (▶ Tab. 11.2) betrifft die Behandlung der Aufmerksamkeitsdefizit-Hyperaktivitätsstörung (ADHS).

Methylphenidat ist das am häufigsten verschriebene Psychopharmakon bei Kindern mit einer unterdurchschnittlichen Intelligenz (Bramble, 2007). In mehr als 20 kontrollierten Studien lagen die Responseraten zwischen 45 und 66 %, also um ca. 10–30 % unter denen bei normal intelligenten Kindern mit ADHS (Handen und Gilchrist, 2006). Im Ergebnis ihrer Metaanalyse, in die sieben Studien bis zum Jahr 2000 mit insgesamt 160 Patienten einflossen, postulierten Connor et al. (2002), dass Stimulanzien auf aggressives und davon abhängiges Verhalten die gleichen Effektstärken haben wie auf die Kernsymptome Hyperaktivität und Aufmerksamkeitsstörung. Der wichtigste Prädiktor für einen positiven Behandlungseffekt ist ein IQ > 50 (Aman et al., 2003). Demgemäß sollten bei einem IQ unter 50, d. h. bei Kindern und Jugendlichen mit mittelgradiger und schwerer Intelligenzminderung, keine Stimulanzien gegeben werden, da die Responserate unter 20 % liegt und die Nebenwirkungsrate auf 22 bis > 50 % steigt. Nebenwirkungen sind vor allem Tics, Dysphorie, sozialer Rückzug, emotionale Instabilität, Angst und Anorexie (Stigler et al., 2004). Aber auch im Bereich von IQ > 50 zeigen intelligenzgeminderte Kinder und Jugendliche häufiger Nebenwirkungen (Pearson et al., 2004). Die Ansprechrate und die Ansprechreaktion auf die adäquate und etablierte Therapie mit Stimulanzien ist bei geistig behinderten Personen

**Tab. 11.2:** Stimulanzien und ihre Dosierungsbereiche (Häßler, 2011)

| chemische Kurzbezeichnung | Medikament | Wirkdauer/ Dosis (h) | mg/kg KG | Tagesdosis | Einzelgaben |
|---|---|---|---|---|---|
| Methylphenidat mit schneller Freisetzung | Ritalin (10 mg Tbl.), Medikinet (5,10,20 mg Tbl.) Generika | 3–4 | 0,3–1,0 | 10–40 mg max.60 mg | 1–3 (2/3 morgens, 1/3 abends) |
| Methylphenidat mit verzögerter Freisetzung | Concerta (18,36,54 mg Kps.) | 8 – 12 (14) | 0,3–1,0 | max. 72 mg | 1 (evtl. plus morgens MPH unretardiert) |
| | Ritalin LA (20,40 mg Kps.) | 6 – 10 | 0,3 – 1,0 | max. 60 mg | 1 |
| | Medikinet Retard (10,20,30, 40 mg Tbl.) | 5 – 8 | 0,3 – 1,0 | max. 60 mg | 1 |
| | Equasym Retard (10,20,30 mg Kps.) | 6–8 | 0,3 – 1,0 | max. 60 mg | 1 |
| D-L-Amphetamin (keine Fertigarznei) | Amphetaminsaft | 4–5 | 0,1–0,5 | 5–20 mg max. 40 mg | 1–3 |
| Modafinil (keine Zulassung für die ADHS-Behandlung) | Vigil (100 mg Tbl.) | 5–8 | | 100–500 mg | 1–2 |

anders, zumal die Symptome Hyperaktivität, Unaufmerksamkeit und Impulsivität möglicherweise eine andere Ursache haben. Wie Buchmann et al. (2011) bereits postulierten, ist die phänomenologisch imponierende Aufmerksamkeitsschwäche bei intelligenzgeminderten Kindern eher auf eine Impulskontrollstörung zurückzuführen. Dafür würde sprechen, dass Antipsychotika (Risperidon) einen besseren Effekt auf Verhaltensmerkmale, insbesondere impulsives Verhalten bei geistig behinderten Menschen, haben als Methylphenidat (Häßler und Reis, 2010). Zu den bereits erwähnten Nebenwirkungen der Stimulanzien kommen noch Blutdrucksteigerung, Zunahme der Pulsfre-

quenz, Hemmung des Längenwachstums und in Einzelfällen plötzlicher Tod (sudden death) hinzu (Handen und Gilchrist, 2006).

Unter Stimulanzien, insbesondere unter Dosen bis 0,30 mg/kg/KG, können sich bei intelligenzgeminderten Kindern die Zielsymptome Hyperaktivtät, Aufmerksamkeitsstörung und Impulsivität paradoxerweise sogar verstärken (Pearson et al., 2004). Inwieweit Stimulanzien Verhaltensauffälligkeiten bei geistig behinderten Menschen, die kein ADHS haben, positiv beeinflussen, ist bisher in keiner einzigen größeren Untersuchung gezeigt worden (Deb und Unwin, 2007).

## 11.12 Atomoxetin

Eine mögliche Alternative für die Behandlung des ADHS stellt der noradrenerge Wiederaufnahmehemmer Atomoxetin dar, der sich in ersten Fallstudien bei Kindern und Jugendlichen mit geistiger Behinderung in einer Komedikation als effektiv bezüglich der Symptome Hyperaktivität und Unaufmerksamkeit und nebenwirkungsarm erwies (Jou et al. 2005). In der Studie von Mazzone et al. (2011) lag die Responserate bei den Kindern und Jugendlichen mit einem IQ

</= 70 aber nur bei 5.9 %, bei einem IQ zwischen 71 und 84 bei 41.7 % und bei einem IQ > 85 bei 76.9 %. Die Autoren folgerten selbst, dass Atomoxetin nur bei lernbehinderten Kindern und Jugendlichen ausreichend wirksam ist.

Die individuelle Dosis sollte zwischen 0,5 und 1,2 mg/kg/KG liegen. Insbesondere cardiovaskuläre Nebenwirkungen wie Puls und/oder Blutdruckanstieg sind zu beachten.

## 11.13 Kombinationen von Psychopharmaka

Bei Durchsicht der entsprechenden Literatur fällt auf, dass es kaum Erfahrungsberichte und offene Untersuchungen, schon gar nicht kontrollierte Studien zur Polypsychopharmazie gibt, obwohl ein Fünftel bis zwei Drittel aller Menschen mit geistiger Behin-

derung, die in Pflegeeinrichtungen leben, mehr als ein Psychopharmakon erhalten. Lott et al. (2004) untersuchten die Arzneimittelverschreibungen für 2344 Personen, die aufgrund von tiefgreifenden Entwicklungsstörungen mit und ohne Intelligenzminderung in gemeindenahen Institutionen untergebracht waren. In dieser großen Patientengruppe hatten 62 % mehr als ein Psychopharmakon, 36 % sogar drei und mehr Psychopharmaka erhalten.

Die im Folgenden beschriebenen Kombinationstherapien können sich in erster Linie auf praktische Erfahrungen (experience-based) und weniger auf statistisch abgesicherte, methodisch anspruchsvolle Studien (evidence-based) stützen (Häßler, 2011):

- Konventionelles Antipsychotikum mit einem weiteren konventionellen Antipsychotikum, z. B. Haldol mit Levomepromazin
- Atypisches Antipsychotikum mit konventionellem Antipsychotikum, z. B. Risperidon und Zuclopenthixol
- Atypisches Antipsychotikum (z. B. Risperidon) mit Methylphenidat
- Atypisches Antipsychotikum mit Antidementiva
- Antipsychotika mit Antidepressiva (SSRI)
- Antipsychotika mit Antiepileptika

Schon bei Monotherapie können zahlreiche Nebenwirkungen auftreten, die aufgrund zu wenig beachteter und teils auch nicht bekannter und zu wenig untersuchter Interaktionen bei Polypharmazie zu einem kaum beherrschbaren Problem werden können. Mit immer mehr verordneten Medikamenten steigen die möglichen Wechselwirkungen und unvorhersehbaren unerwünschten Arzneimittelnebenwirkungen an, wobei sich die Nutzen-Risiko-Relation zugunsten des Risikos verschieben kann.

Auch nicht primär psychotrop wirkende Medikamente können aufgrund von Interaktionen auf pharmakokinetischer und pharmakodynamischer Ebene psychische Veränderungen bis hin zu Psychosen auslösen. Insbesondere Antibiotika in Kombination mit Lithium, Benzodiazepinen, Neuroleptika, Antidepressiva, Methadon und Disulfiram sind dafür bekannt. Da Menschen mit einer geistigen Behinderung nicht nur vulnerabler hinsichtlich des Auftretens psychischer Störungen, sondern auch stärker durch somatische Störungen und Erkrankungen belastet sind, müssen die Vor- und Nachteile einer Polypharmazie sorgfältig gegeneinander abgewogen werden. Die Möglichkeiten einer Monotherapie sind primär auszuschöpfen, ehe eine Kombinationstherapie in Erwägung gezogen wird. Ein Therapeutisches Drug Monitoring (TDM) sollte bei einer Polypharmazie gewährleistet sein. Auch die epileptogene Potenz eines jeden Psychopharmakons muss berücksichtigt werden.

## Zusammenfassung

Die Behandlung mit Psychopharmaka muss immer in ein therapeutisches Gesamtkonzept eingebettet sein. Ihr Einsatz ist bei psychischen Störungen unter Beachtung aller gesetzlichen Bestimmungen immer dann gerechtfertigt, wenn psychoedukative, sozio- und psychotherapeutische Maßnahmen ausgeschöpft bzw. nicht ausreichend wirksam sind. Eine besondere Indikation bei Menschen mit geistiger Behinderung stellt das »herausfordernde« Verhalten dar, was in der Regel durch impulsive und aggressive Reaktionen geprägt ist. Aufgrund der Studienlage haben sich in der Behandlung dieses Verhaltens Risperidon und Zuclopenthixol als effektiv und vertretbar nebenwirkungsarm erwiesen.

Da geistig behinderte Kinder und Jugendliche oft auch ein hyperaktives, impulsives und unaufmerksames Verhalten zeigen, werden häufig Stimulanzien eingesetzt, sie sollten aber ausschließlich im Bereich der leichten Intelligenzminderung zur Anwendung kommen, da sie nur hier eine vergleichbare Effektivität wie bei normal Intelligenten aufweisen. Im Bereich der mittelgradigen und schweren Intelligenzminderung sind Stimulanzien kaum wirksam und mit vielen Nebenwirkungen behaftet.

Häufig werden im Rahmen einer Polypragmasie verschiedenste Kombinationen von Psychopharmaka eingesetzt, deren Interaktionen wenig bekannt sind. Erst wenn die Möglichkeiten einer Monotherapie ausgeschöpft sind, sollte eine Zweierkombination entsprechend den Empfehlungen in diesem Kapitel erprobt werden. Weniger Psychopharmaka sind häufig effizienter.

## Literatur

Aman MG, Arnold LE, Armstrong SC (1999) Review of serotonergic agents and perseverative behavior in patients with developmental disabilities. Ment Retard Dev Disabil 5, 279–289

Aman MG, Buican B, Arnold LE (2003) Methylphenidate treatment in children with borderline IQ and mental retardation: analysis of three aggregated studies. J Child Adolesc Psychopharmacol 13, 29–40

Aman MG, Singh NN (1988) Patterns of drug use: Methodological considerations, measurement techniques, and future trends, in MG Aman, NN Singh (Eds.) Psychopharmacology of the Developmental Disabilities. New York, Springer, 1–28

Bramble D (2007) Psychotropic drug prescribing in child and adolescent learning disability psychiatry. J Psychopharmacol 21, 486–491

Branford D, Bhaumik S, Naik B (1998) Selective serotonin reuptake inhibitors for the treatment of perseverative and maladaptive behaviours of people with intellectual disability. J Intellect Disabil Res 42, 301–306

Buchmann J, Gierow W, Reis O, Häßler F (2011). Intelligence moderates impulsivity and attention in ADHD children – an ERP study using a go/nogo pardigm. World J Biol Psychiat 12 (S1), 35–39

Croonenberghs J, Fegert JM, Findling RL, De Smedt G, van Dongen S, Risperidone study group. 2005. Risperidone in children with disruptive behavior disorders and subaverage intelligence: a 1-year, open-label study of 504 patiens. J Am Acad Child Adolesc Psychiat 44, 64–72

De Bildt A, Mulder EJ, Scheers T, Minderaa RB, Tobi H (2006) Pervasive developmental disorder, behavior problems, and psychotropic drug use in children and adolescents with mental retardation. Pediatrics 118, 1860–1866

Deb S, Unwin GL (2007) Psychotropic medication for behaviour problems in people with intellectual disability: a review of the current literature. Curr Opin Psychiat 20, 461–466

Elchaar GM, Maisch NM, Augusto LM (2006) Efficacy and safety of naltrexone use in pediatric patients with autistic disorder. Ann Pharmacother 40, 1086–1095

Ercan ES, Uysal T, Ercan E, Ardic UA (2011) Aripiprazol in children and adolescents with conduct disorder: A single-center, open-label study. Pharmacopsychiat http://dx.doi.org/101055/s-0031–1286348

Findling RL, McNamara NK, Gracious BL, O'Riordan MA, Reed MD, Demeter C, Blumer JL (2004) Quetiapine in nine youths with autistic disorder. J Child Adolesc Psychopharmacol 14, 287–294

Findling RL, Reed MD, O'Riordan MA, Demeter CA, Stansbrey RJ, McNamara NK (2006) Effectiveness, safety, and pharmacokinetics of quetiapine in aggressive children with conduct disorder. J Am Acad Child Adolesc Psychiat 45, 792–800

Fritze J (2004) Neuroleptika/Antipsychotika, in G Nissen, J Fritze, GH Trott (Hrsg.) Psychopharmaka im Kindes- und Jugendalter. München, Urban & Fischer, 405–507

Gagiano C, Read S, Thorpe L, Eerdekens M, van Hove I (2005) Short and long-term efficacy and safety of risperidone in adults with disruptive behaviour disorders. Psychopharmacology 179, 629–636

Handen BL, Gilchrist R (2006) Practitioner review: psychopharmacology in children and adolescent with mental retardation. J Child Psychol Psychiatry 47, 871–882

Handen BL, Hardan AY (2006) Open-label, prospective trial of olanzapine in adolescents with subaverage intelligence and disruptive behaviour disorders. J Am Acad Child Adolesc Psychiat 45, 928–935

Häßler F (2011) Intelligenzminderung. Berlin, Springer

Häßler F, Glaser T, Beneke M, Pap AF, Bodenschatz R, Reis O (2007) Zuclopenthixol in adults with intellectual disabilities and aggressive behaviours. Br J Psychiat 190, 447–448

Häßler F, Glaser T, Pap AF, Beneke M, Diefenbacher A, Reis O (2008) A double-blind placebo-controlled discontinuation study of Zuclopenthixol for the treatment of aggressive disruptive behaviours in adults with mental retaddation-secondary parameter analyses. Pharmacopsychiat 41, 232–239

Häßler F, Reis O (2010). Pharmacotherapy of disruptive behavior in mentally retarded subjects: A review of the current literature. Develop Disabil Res Rev 16, 265–272

Heinze H (1967) Klinisch-jugendpsychiatrische Erfahrungen mit Ciatyl®. Med Klin 62, 426–428

Hollander E, Wasserman S, Swanson EN, Chaplin W, Schapiro ML, Zagursky K, Novotny S (2006) A double-blind placebo-controlled pilot study of olanzapine in childhood/adolescent pervasive developmental disorder. J Child Adolesc Psychopharmacol 16, 541–548

Janowsky DS, Shetty M, Barnhill J, Elamir B, Davis JM (2005) Serotonergic antidepressant effects on aggression, self-injurious and destructive/disruptive behaviours in intellectually disabled adults: a retrospective, open-label, naturalistic trial. Int J Neuropsychopharmacol 8, 37–48

Jou RJ, Handen BL, Hardan AY (2005) Retrospective assessment of atomoxetine in children and adolescents with pervasive developmental disorders. J Child Adolesc Psychopharmacol 15, 325–330

Kalachnik JE, Hanzel TE, Sevenich R, Harder SR (2002) Benzodiazepine behavioral side effects: Review and implications for individuals with mental retardation. Am J Ment Retard 107, 376–410

deLeon J, Greenlee B, Barber J, Sabaawi M, Singh NN (2009) Practical guidelines for the use of new generation antipsychotic drugs (except clozapine) in adult individuals with intellectual disabilities. Res Dev Disabil 30, 613–669

Lewis MH, Bodfish JW, Powell SB, Golden RN (1995) Clomipramine treatment for stereotype and related repetitive movenment disorders associated with mental retardation. Am J Psychiat 100, 299–312

Lott IT, McGregor M, Engelman L, Touchette P, Tournay A, Sandman C, Fernandez G, Plon L, Walsh D (2004) Longitudinal prescribing patterns for psychoactive medications in community-based individuals with developmental disabilities: utilization of pharmacy records. J Intellect Disabil Res 48, 563–571

Matson JL, Mayville EA, Bielecki J, Barnes WH, Bamburg JW, Baglio CS (1998) Reliability of the Matson Evaluation of Drug Side Effect Scale (MEDS). Res Dev Disabil 19, 501–506

Matson JL, Fodstad JC, Rivet TT (2008) The convergent and divergent validity of the Matson Evaluation of Drug Side-effects (MEDS) and the Dyskinesia Identification System: Condensed User Scale (DISCUS). J Intellect Dev Disabil 33, 337–344

Matson JL, Neal D (2009) Psychotropic medication use for challenging behaviors in persons with intellectual disabilities: An overview. Res Develop Disabil 30, 572–586

Matson JL, Mahan S (2010) Antipsychotic drug side effects for persons with intellectual disability. Res Dev Disabil 31, 1570–1576

Mazzone L, Reale L, Mannino V, Cocuzza M, Vitiello B (2011) Lower IQ is associated with decreased clinical response to atomoxetine in children and adolescents with attention-deficit hyperactivity disorder. CNS Drugs 25, 503–509

McDougle CJ, Kern DL, Posey DJ (2002) Case series: use of ziprasidone for maladaptive symptoms in youth with autism. J Am Acad Child Adolesc Psychiat 41, 921–927

Pearson DA, Lane DM, Santos CW, Casat CD, Jerger SW, Loveland KA, Faria LP, Mansour R, Henderson JA, Payne CD, Roache JD, Lachar D, Cleveland LA (2004) Effects of methylphenidate treatment in children with mental retardation and ADHD: Individual variation in medication response. J Am Acad Child Adolesc Psychiat 43, 686–698

Santosh PJ, Baird G (1999) Psychopharmacotherapy in children and adults with intellectual disability. Lancet 354, 233–242

Singh NN, Ellis CR, Wechsler HBA (1997) Psychopharmaco epidemiology of mental retardation: 1966 to 1995. J Child Adolesc Psychopharmacol 4, 255–266

Spivak B, Mozes T, Mester R, Kodelik M, Weizman A (2001) Zuclopenthixol of Behavioral disturbances in Mentally Retarded Children and Adolescents: An Open-Label Study. J Child Adolesc Psychopharmacol 11, 279–84

Sprague RL, Kalachnik JE, Slaw KM (1989) Psychometric properties of the Dyskinesia Identification System: Condensed User Scale (DISCUS). Ment Retard 27, 141–148

Spreat S, Conroy JW, Fullerton A (2004) Statewide Longitudinal Survey of Psychotropic Medication Use for Persons With Mental Retardation: 1994 to 2000. Am J Ment Retard 109, 322–331

Stigler KA, Desmond LA, Posey DJ, Wiegand RE, McDougle CJ (2004) A naturalistic retrospective analysis of psychostimulants in pervasive developmental disorders. J Child Adolesc Psychopharmacol 14, 49–56

Symons FJ, Thompson A, Rodriguez MC (2004) Self-injurious behavior and the efficacy of naltrexone: a quantitative synthesis: Ment Retard Dev Disabil Res Rev 10, 193–200

Tyrer P, Oliver-Africana PC, Ahmed Z, Bouras N, Cooray S (2008) Risperidone, haloperidol, and placebo in the treatment of aggressive challenging behaviour in patients with intellectual disability: a randomised controlled trial. Lancet 371, 57–63

Willemsen-Swinkels SHN, Buitelaar JK, Nijhof GJ, van Engeland H (1995) Failure of naltrexone hydrochloridee to reduce self-injurious and autistic behavior in mentally retarded adults: Double-blind placebo-controlled studies. Arch Gen Psychiat 52, 766–773

# 12 Psychologische Behandlungen

*Klaus Sarimski*

Bei Kindern, Jugendlichen und Erwachsenen mit geistiger Behinderung liegt ein erhöhtes Risiko für die Ausbildung von psychischen Störungen und Verhaltensauffälligkeiten vor. Hyperaktives, destruktives oder aggressives Verhalten, ängstlicher sozialer Rückzug, Stereotypien und Selbstverletzungen belasten unmittelbar die Beziehung zur Umwelt, gefährden aber auch langfristig die soziale Teilhabe an den Aktivitäten in der Familie, im Kindergarten, in der Schule, am Arbeitsplatz oder in einer Wohneinrichtung. Sie stellen die häufigste Begründung für einen Ausschluss aus inklusiven und integrativen sozialen Kontexten dar und reduzieren damit in vielen Fällen die Möglichkeiten zu sozialen Kontakten mit Kindern, Jugendlichen und Erwachsenen ohne intellektuelle Beeinträchtigung. Gleichzeitig gelten sie als wichtigster Einflussfaktor für die subjektiv erlebte Belastung von Eltern und Familien sowie Betreuern, die mit Menschen mit geistiger Behinderung in pädagogischen Einrichtungen arbeiten.

Besonders hoch ist dieses Risiko, wenn eine schwere Behinderung vorliegt, sprachliche Mitteilungsmöglichkeiten eng begrenzt sind oder gänzlich fehlen, eine zusätzliche Sinnesschädigung oder ein spezifisches genetisches Syndrom vorliegt, das mit einer erhöhten Wahrscheinlichkeit für die Ausbildung von belastenden sozialen Verhaltensweisen einhergeht.

Angesichts dieses erhöhten Risikos ist es äußerst bedauerlich, dass die Ressourcen für eine fachkundige Behandlung dieser psychischen Störungen und Verhaltensauffälligkeiten in Deutschland bis heute unzureichend sind. Nur wenige Einrichtungen der Kinder- und Jugend- bzw. Erwachsenenpsychiatrie verfügen über Mitarbeiter mit Erfahrungen in der Behandlung von Menschen mit geistiger Behinderung oder bieten spezifische ambulante oder stationäre Behandlungskonzepte an (Hennicke, 2008). Die Versorgung mit psychologischen Behandlungen ist ungenügend, da sich nur wenige niedergelassene Psychotherapeuten dieser Patientengruppe widmen. In teilstationären Einrichtungen (z. B. Heilpädagogischen Kindergärten oder Tagesstätten) und vollstationären Wohneinrichtungen ist die Kapazität der Psychologen – wenn sie denn überhaupt im Stellenplan berücksichtigt sind – so begrenzt, dass kaum mehr als diagnostische Maßnahmen und Beratungen angeboten werden können. Der Anspruch von Kindern, Jugendlichen und Erwachsenen mit geistiger Behinderung auf eine adäquate Gesundheitsversorgung, die auch die Behandlung von psychischen Störungen und Verhaltensauffälligkeiten einschließt, wird damit nur unzureichend erfüllt. Dabei ist es heute unstrittig, dass Menschen mit ganz unterschiedlich ausgeprägter geistiger Behinderung von vielfältigen psychotherapeutischen Methoden profitieren können, wenn die Therapeuten kompetent genug sind, sich auf die spezifischen Belange ihrer Klienten und deren Umfeld einzustellen (Stahl, 2003, S. 592).

## 12.1 Spektrum verschiedener Therapiekonzepte

Allen psychologischen Behandlungsmaßnahmen der unterschiedlichen Therapieschulen ist gemeinsam, dass sie das Angebot einer stützenden Beziehung zum Klienten mit Hilfen zur Klärung und zur Bewältigung der Problematik verbinden, für die eine Behandlung gesucht wird. Die einzelnen Therapieansätze unterscheiden sich jedoch sehr in dem Gewicht, das sie diesen drei Behandlungselementen zumessen, und damit in der Eignung für die Arbeit mit Kindern, Jugendlichen und Erwachsenen mit geistiger Behinderung.

Psychoanalytische Therapieansätze sehen ihr wichtigstes Ziel darin, dem Klienten im Rahmen eines stützenden Beziehungsangebots zu helfen, Einsicht in seine Beziehungsprobleme zu gewinnen, um sich dann anders verhalten zu können. Sie stellen erhebliche Anforderungen an die sprachlichen und kognitiven Fähigkeiten des Klienten. In der Arbeit mit Erwachsenen mit leichter geistiger Behinderung finden sie Verwendung, lassen sich aber kaum auf Kinder oder Klienten mit schwerer Behinderung übertragen (Prout und Nowak-Drabik, 2003). Gestalttherapeutische Ansätze versuchen, Menschen mit geistiger Behinderung neue Erfahrungsqualitäten zur Stärkung ihres Selbstwertgefühls zu vermitteln, wozu besonders körpertherapeutische Verfahren verwendet werden (v. Vugt und Besems, 1991). Bei der klientenzentrierten Gesprächstherapie steht die Selbstexploration des Klienten und die Verbalisierung seiner emotionalen Erlebnisinhalte im Kontext einer Gesprächsführung im Mittelpunkt, die von positiver Wertschätzung, emotionaler Wärme und Aufrichtigkeit geprägt ist. Systemische Ansätze betrachten die Verhaltensauffälligkeiten eines Klienten als einen Versuch der Problemlösung, an dem alle Beteiligten im sozialen Bezugssystem beteiligt sind, und konzentrieren sich darauf, durch eine Veränderung der Beziehungsgestaltung seitens der Bezugspersonen die Entstehung neuer, erwünschter Verhaltensmuster zu erleichtern.

Keiner dieser psychologischen Behandlungsansätze ist aber darauf ausgerichtet, dem Klienten konkrete Handlungsstrategien zur Problemlösung, d. h. alternative Verhaltensmuster zu vermitteln, welche die bisherigen belastenden Verhaltensweisen ersetzen können. Zudem ist keiner dieser Ansätze bei Klienten mit geistiger Behinderung durch methodisch gut kontrollierte Studien mit größeren Fallzahlen evaluiert. In vielen Fällen handelt es sich um Einzelfallberichte, bei denen unzureichend dokumentiert ist, wie die theoretisch intendierte Behandlungsform in konkrete Behandlungsschritte umgesetzt wurde. Die Merkmale der Klienten und die Diagnostik von Verhaltensauffälligkeiten oder psychischen Störungen sind nur vage beschrieben und die Ergebnisse der Behandlung werden nicht durch objektive Daten belegt. Die genannten Behandlungskonzepte können somit – zumindest bei Kindern, Jugendlichen und Erwachsenen mit schwerer geistiger Behinderung – nicht als evidenzbasierte Therapieformen gelten (Willner, 2005).

Eine umfangreiche Fachliteratur zur Evaluation differenzierter Konzepte für unterschiedliche psychische Störungen und Verhaltensauffälligkeiten bei Kindern, Jugendlichen und Erwachsenen mit geistiger Behinderung liegt dagegen für verhaltenstherapeutische Behandlungsansätze vor. Sie haben sich international in der Behandlung von psychischen Störungen und Verhaltensauffälligkeiten bei geistiger Behinderung durchgesetzt.

Gegenüber verhaltenstherapeutischen Ansätzen herrschen leider bei vielen Praktikern in pädagogischen Einrichtungen noch immer erhebliche Vorbehalte. Sie beziehen sich auf kritische Aspekte der Verhaltenstherapie, die in den ersten Jahren ihrer Implementierung ihre Berechtigung hatten. Dazu gehörten:

a) ein eingeschränkter Fokus auf die Reduzierung von problematischem Verhalten statt Förderung alternativer Kompetenzen;
b) eine einseitige Manipulation von Konsequenzen zur Modifikation des problematischen Verhaltens;
c) die Verwendung von Strafmaßnahmen zur Einleitung von Verhaltensänderungen;
d) die Ausbeutung eines Machtgefälles zwischen dem Klienten und dem Therapeuten, der die Kontrolle über Sanktionen für problematisches Verhalten inne hat.

Es handelt sich bei diesen kritischen Argumenten jedoch um Vorurteile, die historisch aus den Anfängen der Verhaltenstherapie nachvollziehbar sind, der Weiterentwicklung verhaltenstherapeutischer Konzepte aber nicht gerecht werden.

Eine Reihe von Meta-Analysen zur Wirksamkeit verhaltenstherapeutischer Interventionen (z. B. Didden et al., 1997; Rojahn und Bienstein, 2007) haben zu dieser Weiterentwicklung beigetragen. Sie belegten eindrücklich eine höhere Wirksamkeit von kombinierten therapeutischen Vorgehensweisen gegenüber isolierten Maßnahmen zur Reduzierung einzelner Verhaltensauffälligkeiten sowie eine höhere Wirksamkeit von Ansätzen, bei denen vor Behandlungsbeginn eine sorgfältige funktionale Analyse des problematischen Verhaltens durchgeführt worden war.

# 12.2 Positive Verhaltensunterstützung

Im Folgenden wird ein Überblick über die Grundsätze der verhaltensorientierten Behandlung von Kindern, Jugendlichen und Erwachsenen mit geistiger Behinderung gegeben, die dem gegenwärtigen »State of the art« entspricht. Sie lassen sich als »Positive Verhaltensunterstützung« (Positive Behavioral Support, PSB; Sarimski und Steinhausen, 2008) beschreiben. Dieses Konzept verfolgt das Ziel, verhaltensorientierte Prinzipien nicht nur zur Reduzierung von problematischem Verhalten, sondern gleichzeitig zum Aufbau alternativer, sozial verträglicher Verhaltensweisen einzusetzen, um so eine dauerhafte Verbesserung der individuellen Lebensqualität des Klienten zu erreichen (Carr et al., 1999). Es gilt dabei herauszufinden, auf welche Situationen der Klient mit problematischem Verhalten reagiert, welche Veränderungen der Umgebung nötig werden, um dem entgegenzuwirken, und welche Kompetenzen er erwerben müsste, um das gleiche Ziel für sich zu erreichen, dem zuvor das problematische Verhalten gedient hat.

Alle Behandlungsmaßnahmen werden in partnerschaftlicher Zusammenarbeit zwischen Therapeut und den Bezugspersonen geplant und sind auf den Alltag und die Ressourcen dieser Bezugspersonen abgestimmt. Sie enthalten in der Regel ebenso edukative, präventive Maßnahmen wie verhaltensaufbauende und -reduzierende Konsequenzen, d. h. bestehen aus multiplen Komponenten statt isolierten Interventionen, und werden verbindlich festgelegt sowie kontinuierlich in ihrer Effektivität evaluiert. Grundlage der Behandlungsplanung ist eine sorgfältige funktionale Analyse des problematischen Verhaltens.

## 12.2.1 Funktionale Verhaltensanalyse

Die Identifikation von Auslösern und aufrechterhaltenden Bedingungen geschieht durch eine funktionale Analyse des Verhaltens. Sie dient der Suche nach funktionalen Zusammenhängen der Verhaltensauffälligkeiten und Möglichkeiten, ihnen durch Veränderung der Bedingungen ihres Auftretens vorzubeugen bzw. sie durch das Einüben alternativer Kompetenzen so zu ersetzen, dass eine unbelastete Situationsbewältigung gelingt. Sie umfasst in der Regel folgende Schritte:

- Datenerhebung im natürlichen Lebensumfeld, d. h. zu Hause, im Kindergarten, in der Schule, am Arbeitsplatz oder im Wohnbereich
- Identifizierung der Kontexte, von wiederkehrenden Situationen oder Aktivitäten, bei denen problematische Verhaltensweisen auftreten
- Ableitung einer Hypothese über die Funktion des Verhaltens und die Variablen, die sein Auftreten beeinflussen
- Überprüfung der Hypothese in ausgewählten Problemsituationen durch direkte Beobachtung
- Entwicklung eines Interventionsplans, wie erwünschtes Verhalten bestärkt und als Alternative zu problematischen Verhaltensweisen aufgebaut werden kann

Dazu werden zunächst Interviews mit Eltern oder anderen Bezugspersonen zu ihren Beobachtungen, zur Form des problematischen Verhaltens sowie den Bedingungen und Konsequenzen seines Auftretens durchgeführt. Sie können durch standardisierte Fragebögen ergänzt werden, bei denen verschiedene Variablen eingeschätzt werden sollen, die für

267

die Auftretenshäufigkeit des Problems relevant sein können. Daraus lässt sich z. B. erkennen, ob das Verhalten eher die Funktion hat, soziale Aufmerksamkeit zu erwecken, vor Anforderungen auszuweichen oder Dinge, Aktivitäten oder sensorische Erfahrungen zu erreichen, die das Kind, der Jugendliche oder der Erwachsene mag. Dazu liegt in deutscher Sprache z. B. das »Inventar zur funktionellen Erfassung selbstverletzenden Verhaltens« (IfES, Bienstein und Nußbeck, 2010) vor, das auch zur Erhebung funktionaler Zusammenhänge anderer problematischer Verhaltensformen adaptiert werden kann. Dieses Instrument hat sich – ebenso wie sein amerikanisches Pendant, die »Questions about behavioral function scale« (Matson und Vollmer, 1995; Freeman et al., 2007) – als reliabel und valide bewährt.

Die Befragung sollte durch die Dokumentation direkter Beobachtungen ergänzt werden. Dazu werden die Bezugspersonen gebeten, über einen gewissen Zeitraum einfache Protokolle zu führen, bei denen vorausgehende Bedingungen (»antecedent conditions«), die Form des problematischen Verhaltens (»behavior«) und nachfolgende Konsequenzen (»consequences«) in Stichworten aufgezeichnet werden (sog. ABC-Protokolle).

Eine quasi-experimentelle Überprüfung von Einflussvariablen wird mit der Methode der »analogen Grundratenerhebung« angestrebt. Dabei wird die Häufigkeit eines Verhaltens unter verschiedenen, standardisierten Bedingungen protokolliert, die sich in festgelegten Zeitintervallen abwechseln. So können z. B. die soziale Aufmerksamkeit des Therapeuten kontingent auf problematisches Verhalten variiert werden, unmittelbare Anforderungen an das Kind, den Jugendlichen oder Erwachsenen gestellt werden, einfache Beschäftigungsmaterialien zur selbstständigen Beschäftigung überlassen oder auf jede soziale Interaktion verzichtet werden, um zu sehen, wie sich die Reaktio-

nen unter den verschiedenen Bedingungen verändern. Übersichten von Iwata et al. (1994), Kurtz et al. (2003) und Hanley et al. (2003), die Arbeiten aus verschiedenen Altersgruppen zu unterschiedlichen problematischen Verhaltensweisen zusammenfassen, sprechen dafür, dass sich bei einem solchen Vorgehen in vielen – wenn auch nicht allen – Fällen ein eindeutiger Zusammenhang zuverlässig identifizieren lässt. Die Methode ist allerdings sehr zeitaufwändig. Bei Verhaltensweisen, die mit relativ hoher Frequenz auftreten, besteht eine relativ hohe Übereinstimmung mit den Ergebnissen von Befragungen und Protokollen, die Bezugspersonen ausfüllen, so dass dieses Vorgehen in der Praxis meist genügt (Yarborough und Carr, 2000).

Bei den Befragungen und Beobachtungen muss neben den unmittelbar wirksamen Auslösern und verstärkenden Konsequenzen immer auch nach weiteren kritischen Bedingungen für das Auftreten (»establishing operations«, Michael, 2000) geforscht werden. Sie können entweder direkt die Auftretenshäufigkeit eines Problems beeinflussen oder indirekt, indem sie den Verstärkerwert von einzelnen Konsequenzen erhöhen, die auf das Verhalten folgen. So kann sich z. B. zeigen, dass selbstverletzende Verhaltensweisen, die durch soziale Aufmerksamkeit aufrechterhalten werden, häufiger auftreten, wenn das Kind eine Zeitlang eben diese Aufmerksamkeit nicht erhalten hat (Deprivation). In anderen Fällen nimmt ihre Häufigkeit in Phasen des Übergangs von einer Aktivität zu einer anderen, bei hohem Geräuschpegel oder bei Annäherung anderer Personen zu. Auch Phasen der Schlafdeprivation oder des körperlichen Unbehagens durch Schmerzzustände können eine Rolle spielen. Nur wenn solche Zusammenhänge erfasst werden, lässt sich die intra-individuelle Variabilität im Auftreten problematischer Verhaltensweisen hinreichend verstehen.

In diesem Sinne lassen sich auch genetische Dispositionen (Merkmale eines Verhaltensphänotypen) oder psychische Störungen (▶ **Kap. 5**) als kritische Bedingungen für problematisches Verhalten und Erleben konzeptionell integrieren (Baker et al., 2002). Bei spezifischen Syndromen kann die Toleranz für bestimmte Umweltanforderungen (Reizeindrücke, soziale Erwartungen) verändert und die Fähigkeit zur Selbstregulation von Affekten und Handlungen reduziert sein. Psychische Erkrankungen können die Wahrnehmung und intra-psychische Bewertung von Situationen verändern und dysfunktionales Verhalten erklären, das für Eltern oder Betreuer auf den ersten Blick »aus heiterem Himmel« und ohne jeden Auslöser aufzutreten scheint.

## 12.2.2 Interventionen mit multiplen Komponenten

Aus der Zusammenschau aller vorliegenden diagnostischen Informationen wird dann eine erste Hypothese formuliert, von welchen Bedingungen das Auftreten problematischer Verhaltensweisen abhängt und wodurch es aufrechterhalten wird. Daraus werden dann die Komponenten der Interventionsplanung abgeleitet. Sie umfassen

- Veränderungen von Auslösebedingungen,
- präventive Strategien für kritische Situationen,
- effektive Konsequenzen zur Reduzierung problematischer Verhaltensweisen und zum Aufbau von sozial verträglichen Handlungsalternativen sowie
- Maßnahmen zur Krisenbewältigung.

### Veränderungen von Auslösebedingungen

Mögliche Veränderungen von Auslösebedingungen ergeben sich aus den Ergebnissen der systematischen funktionalen Analyse. Ein entwicklungsgemäßes Angebot von Beschäftigungs- und Entspannungsmöglichkeiten ist Voraussetzung und trägt dazu bei, problematischem Verhalten vorzubeugen. Wenn sich die Reizvielfalt einer Situation als relevant erwiesen hat, kann es z. B. hilfreich sein, die äußere Gestaltung der Situation (im Klassenzimmer oder Wohnraum) zu verändern. Wenn bestimmte soziale Anforderungen als Auslöser identifiziert wurden, kann eine Vereinfachung der (sprachlichen) Komplexität, die Reduzierung des Umfangs oder die Visualisierung der Anforderung durch geeignete Abbildungen sinnvoll sein. Mitunter führt auch bereits die Einführung von Wahlmöglichkeiten für den Klienten dazu, dass problematische Verhaltensweisen seltener auftreten. Treten sie gehäuft bei Schlafdeprivation auf, ist an Interventionen zur Veränderung des Schlafverhaltens zu denken. Körperliche Erkrankungen als Auslösefaktoren bedürfen selbstverständlich einer adäquaten medizinischen Behandlung.

Ein wertvolles Konzept zur Anpassung der sozialen Umgebung an die Bedürfnisse von Kindern, Jugendlichen oder Erwachsenen, die nicht oder wenig sprechen können und deren Sprachverständnis eingeschränkt ist, ist das TEACCH-Konzept (Häußler, 2005). Dabei werden vielfältige visuelle Strukturierungshilfen verwendet, um Räumlichkeiten, zeitliche Abläufe, Arbeitsschritte oder Materialien so überschaubar zu machen, dass es den Klienten leichter fällt, sich zu orientieren und die sozialen Erwartungen in einer Situation zu erfüllen.

Präventive Strategien für kritische Situationen erfordern klare Absprachen zwischen allen Beteiligten, wie Anforderungen gestellt und wie mit problematischem Verhalten umgegangen werden soll. Wenn diese gehäuft in Phasen des Übergangs von einer Aktivität zu einer anderen auftreten, gilt es, Übergänge für das Kind, den Jugendlichen oder Erwachsenen in verständlicher, z. B. bildgestützter Form anzukündigen und Rituale einzuführen, die ihm die Bewältigung erleichtern. Auch hier haben sich Elemente des TEACCH-Konzepts bewährt.

## Konsequenzen zur Reduzierung problematischen Verhaltens

Effektive Konsequenzen zur Reduzierung problematischen Verhaltens ergeben sich ebenfalls aus den Ergebnissen der individuellen funktionalen Analyse. Haben Verhaltensweisen die Funktion, soziale Aufmerksamkeit zu binden, so kann ein systematisches Ignorieren zur Abschwächung angezeigt sein. Diese Strategie ist jedoch in der Praxis sehr aufwändig und mitunter schwierig umzusetzen, da sie erfordert, dass alle möglicherweise verstärkenden Reaktionen (z. B. auch die soziale Aufmerksamkeit von Klassenkameraden oder Mitbewohnern in der Gruppe) kontrolliert werden können. Wenn das Ignorieren nicht konsequent durchgehalten werden kann, entsteht eine sogenannte intermittierende Verstärkung, die eher zu einer Stabilisierung, mitunter auch zu einer Zunahme der Häufigkeit der Symptomatik führt.

Negative Konsequenzen wie ein kurzes Festhalten oder ein kurzer Ausschluss aus der sozialen Situation können als Reaktion auf impulsives oder aggressives Verhalten erwogen werden. Wenn die problematischen Verhaltensweisen der Vermeidung von unangenehmen Anforderungen dienen, so dürfen sie nicht negativ verstärkt werden, indem auf die Anforderung gänzlich verzichtet wird. In der Praxis werden solche negativen Verstärkungszusammenhänge oft übersehen, indem von alltäglichen Annahmen ausgegangen und das individuelle Erleben nicht berücksichtigt wird. So kann z. B. ein

Kind mit ausgeprägter autistischer Symptomatik, das mit sozialen Beziehungsangeboten leicht überfordert ist, soziale Zuwendung eher als aversiv erleben; in diesem Fall wäre zu erwarten, dass Verhaltensmuster (z. B. repetitive oder selbstverletzende Verhaltensweisen) zunehmen, bei deren Einsatz es die Erfahrung macht, dass sich ein Erwachsener aus dem Kontakt zurückzieht und es sich damit der Interaktion entziehen kann.

Ein systematisches Kontingenzmanagement im Sinne eines Verhaltensvertrags, bei dem Token (Spielmarken oder -geld) durch erwünschtes Verhalten gesammelt und durch problematisches Verhalten verloren werden, kann sinnvoll sein. Voraussetzung ist, dass die Vereinbarungen vom Kind oder Erwachsenen verstanden werden und der Erwerb einer bestimmten Menge von Token in einem überschaubaren Zeitraum verstärkt wird, indem er oder sie Zugang zu einem bevorzugten Objekt oder einer bevorzugten Aktivität erhält. In der Praxis ist es wichtig, dabei die individuellen Präferenzen sorgfältig zu analysieren und sich nicht von voreiligen Annahmen, was als positive Verstärkung wirken könnte, leiten zu lassen. Das setzt in der Regel eine längere Phase der Beobachtung voraus, um zu erkennen, welchen Objekten oder Aktivitäten sich ein Kind, Jugendlicher oder Erwachsener von sich aus und mit Ausdauer zuwendet, wenn ihm ein breites Angebot von Beschäftigungsmöglichkeiten gemacht wird.

Während soziale Zusammenhänge aus der direkten Beobachtung erkennbar sind, müssen nicht-soziale Funktionen des Verhaltens erschlossen werden. Diese können z. B. in einer sensorischen Stimulation bestehen, die mit dem problematischen Verhalten verbunden ist, oder einer Reduzierung von Zuständen körperlichen oder emotionalen Unbehagens. Bei einzelnen selbstverletzenden Verhaltensweisen muss auch von einem positiv erlebten Effekt durch Ausschüttung von Endorphinen ausgegangen werden. Verhaltensweisen mit nicht-sozialen Funktionen sind einer psychologischen Behandlung weniger zugänglich. Auch hier schließt sich aber die Frage an, ob alternative Verhaltensweisen aufgebaut werden können, durch die das Kind, der Jugendliche oder Erwachsene diesen jeweils gewünschten Effekt erreichen und dann auf das problematische Verhalten verzichten kann.

## Aufbau alternativer Kompetenzen

Alle Maßnahmen zur Reduzierung unerwünschten Verhaltens können nur dann nachhaltigen Erfolg haben, wenn sie mit systematischen Interventionen zum Aufbau alternativer Kompetenzen verbunden werden, die das problematische Verhalten mit der Zeit ersetzen können. In vielen Fällen geht es dabei darum, dass das Kind, der Jugendliche oder Erwachsene lernt, seine Bedürfnisse in einer kritischen Situation auf andere Weise mitzuteilen als bisher. Über ein solches »Funktionales Kommunikationstraining« bei nicht oder wenig sprechenden Menschen mit geistiger Behinderung lernt der Betroffene, alternative Kommunikationsmittel einzusetzen. So kann er z. B. eine Symbolkarte überreichen, ein Handzeichen machen oder ein elektronisches Kommunikationsgerät bedienen, um z. B. Unterstützung bei einer Aufgabe (»Hilf mir«) oder eine Pause oder Zuwendung (»Beschäftige dich mit mir«) einzufordern. Eine Reduzierung problematischen Verhaltens ist auf diesem Wege dann zu erreichen, wenn die Inhalte der Mitteilung der Funktion des ursprünglichen problematischen Verhaltens entsprechen und die Mitteilung verlässlich wahrgenommen und beantwortet wird.

Weitere Beispiele zum systematischen Aufbau alternativer Kompetenzen als Behandlungskomponenten sind die Förderung von einfachem Beschäftigungsverhalten, wenn ein problematisches Verhalten durch unzureichende Anregung (»Langeweile«) motiviert ist, oder die Förderung von sozialen Kompetenzen zur Kontaktaufnahme mit Gleichaltrigen. Impulsive, aggressive und destruktive Verhaltensweisen im sozialen Alltag sind oft durch einen Kontaktwunsch motiviert, der aber nicht in sozial verträglicher Form ausgedrückt werden kann. Eine systematische Anleitung, wie ein Wunsch nach einem gemeinsamen Spiel oder zur Aufnahme in eine Gruppe mitgeteilt oder wie ein Konflikt durch Teilen, Abwechseln oder Absprache gelöst werden kann, trägt dann möglicherweise zu einer Reduzierung der problematischen Verhaltensweisen bei.

Das Neulernen solcher Kompetenzen, die bisher im Verhaltensrepertoire des Kindes, Jugendlichen oder Erwachsenen fehlen, erfordert allerdings eine sorgfältige Planung. Die angezielten komplexen Fertigkeiten müssen in der Regel in klar definierte Einzelschritte gegliedert werden, so dass sie einzeln eingeübt werden können. Instruktion, Demonstration – soweit möglich – und manuelle Führung sowie konsequente Verstärkung durch einen vom Kind oder Erwachsenen positiv erlebten Reiz werden eingesetzt, um neues Verhalten anzubahnen. Nach dem Prinzip der Verhaltensverkettung können dann einzelne Verhaltensweisen miteinander kombiniert werden; dabei wird die Verstärkung allmählich ausgeblendet und schließlich von der Ausführung der komplexeren Verhaltenskette abhängig gemacht.

## Kriseninterventionen

Als Maßnahmen zur Krisenbewältigung werden solche bezeichnet, die nicht dem therapeutischen Zweck einer Veränderung des Verhaltens dienen, sondern zunächst nur dazu gedacht sind, eine kritische Situation zu lösen, so dass möglichst wenige Gefahren für den Betroffenen und seine Umwelt entstehen. Bei schweren Formen destruktiven Verhaltens (z. B. Umherwerfen von Möbeln),

271

aggressiven Verhaltens (z. B. Treten von Mitschülern) oder selbstverletzenden Verhaltens (z. B. Beißen in die eigenen Hände) ist der Einsatz körperlicher Einschränkungen durch Festhalten unumgänglich. Bei sorgfältiger Beobachtung der Situationszusammenhänge lassen sich jedoch in vielen Fällen Vorzeichen für das Einsetzen solcher Verhaltensweisen identifizieren. In diesem Fall ist es oft möglich, das Verhalten durch frühzeitiges striktes Aussprechen eines Verbots oder Umlenken des Klienten auf eine andere Tätigkeit zu verhindern. Maßnahmen zur Krisenbewältigung sollten immer mit dem Versuch eines Gesprächs verbunden werden, wenn der Betroffene sich wieder beruhigt hat, um alternative Handlungsmöglichkeiten für künftige kritische Situationen anzubahnen.

## 12.2.3 Spezifische Maßnahmen bei ausgewählten Störungsbildern

### Aggressives Verhalten

Aggressives, fremdschädigendes Verhalten und Wutanfälle sind häufig eher als Ausdruck unzureichender Selbstkontrolle und nicht als vorsätzlich eingesetzte, instrumentelle Verhaltensweisen anzusehen. Vor allem bei schwerer geistiger Behinderung spiegeln sie die Überforderung eines Kindes, Jugendlichen oder Erwachsenen wider, eine soziale Anforderung angemessen zu beantworten und die eigenen Emotionen zu regulieren. Häufige Vorerfahrungen mit sozialer Ausgrenzung können die Wahrscheinlichkeit solcher impulsiver Kontrollverluste erhöhen. In diesen Fällen kann ein systematisches »Ärger-Management-Training« erwogen werden. Dabei wird mit dem Klienten erarbeitet, welche Handlungsalternativen er in kritischen Situationen hat, um einem Kontrollverlust vorzubeugen und sich zu entspannen. Diese Alternativen müssen zu-

nächst in neutralen Situationen eingeübt werden, bevor sie dann – u. U. mithilfe eines Betreuers – in der kritischen Situation abgerufen werden können. Wichtig ist, dass sie unmittelbar stress-reduzierenden Effekt haben und in kritischen Situationen verlässlich zugänglich sind.

### Angststörungen

Die Behandlung von Angststörungen bei geistiger Behinderung orientiert sich an den Behandlungskonzepten der systematischen Desensibilisierung und der graduellen Exposition, die sich bei nicht behinderten Kindern und Erwachsenen bewährt haben. Zunächst ist es wichtig, die individuell wirksamen Hilfen zur Emotionsregulierung herauszufinden. Entspannende Musik, beruhigende Worte, angeleitete Selbstinstruktionen oder beruhigende Massage können in Übungssitzungen dann mit der Exposition des angstauslösenden Reizes verbunden werden, bis sich die Angstreaktion allmählich abschwächt und eine schrittweise Übertragung in den Alltag angebahnt werden kann (Paclawskyj und Yoo, 2004).

### Zwanghaftes und stereotypes Verhalten

Zwanghaft wirkendes oder stereotypes Verhalten ist nur dann behandlungsbedürftig, wenn es zu einer wesentlichen Störung der sozialen Integration des Betroffenen führt. So kann die Toleranz der Umwelt z. B. durch eine sehr hohe Frequenz des Verhaltens überfordert werden. In diesem Fall wird es nicht sinnvoll sein, eine vollständige Aufgabe des Verhaltens anzustreben. Eine Reduzierung seiner Häufigkeit kann aber dadurch erreicht werden, dass es an bestimmte Signale gebunden wird (»Stimuluskontrolle«). In diesem Fall lernt das Kind, der Jugendliche oder Erwachsene, dass die repetitiven Verhaltensweisen in bestimmten Zeiten (angezeigt durch das Signal) toleriert, zu anderen Zeiten aber unterbunden oder ignoriert werden.

Eine zweite Maßnahme, die bei nichtsozial verstärkten Verhaltensweisen erwogen werden kann, ist die sogenannte »Stimulus-Sättigung«. Auch diese Intervention kann bei zwanghaftem oder stereotypem Verhalten angezeigt sein, wenn angenommen wird, dass es dazu dient, eine bestimmte sensorische Erfahrung zu wiederholen. In diesem Fall kann entschieden werden, diese sensorische Erfahrung frei zugänglich zu machen, so dass sie nicht mehr abhängig ist vom Einsatz des problematischen Verhaltens. Das reine Blockieren einer Stereotypie, z. B. durch Festhalten, würde in diesen Fällen zu aggressiven Reaktionen, einer Verlagerung auf andere stereotype Muster oder zunehmendem Rückzug aus der sozialen Interaktion führen (Noll und Barrett, 2004).

## Selbstverletzendes Verhalten

Auch bei selbstverletzendem Verhalten haben sich kombinierte Behandlungskonzepte aus verhaltensfördernden Ansätzen, bei denen symptomfreie Zeitintervalle differentiell verstärkt und alternative Kommunikationsweisen zur Mitteilung von Bedürfnissen aufgebaut wurden, und negativen Konsequenzen bei seinem Auftreten in vielen Studien als wirksam erwiesen (Kahng et al., 2002; Rojahn und Bienstein, 2007). Auch bei Kindern, Jugendlichen und Erwachsenen mit einem spezifischen genetischen Syndrom, bei denen selbstverletzendes Verhalten zum Verhaltensphänotyp gehört, haben sich teilweise soziale Funktionen (Suche nach Aufmerksamkeit oder Vermeidung unangenehmer Anforderungen) für sein Auftreten nachweisen lassen, so dass auch bei ihnen kombinierte Behandlungsansätze der beschriebenen Art angezeigt sein können (Paclawskyj, 2010). Dies ist aber nicht immer der Fall. Bei einigen Kindern und Ju-

gendlichen, die sich durch zwanghaft wirkende Verhaltensweisen mit hoher Frequenz selbst zu schädigen drohen, ohne dass eindeutige soziale Verstärkungsbedingungen nachzuweisen sind, kann Schutzkleidung (z. B. ein Helm oder Armmanschetten) indiziert sein. Allerdings muss damit eine Reduzierung von Kontakt- und Handlungsmöglichkeiten in Kauf genommen werden. In Einzelfallstudien ist es gelungen, solche mechanischen Schutzmaßnahmen allmählich »auszuschleichen« (sog. Fading) und gleichzeitig alternative Verhaltensformen systematisch aufzubauen, ohne dass das problematische Verhalten wieder zunahm. Eine mechanische Fixierung in bestimmten Situationen ist nur in extremen Fällen schwerer Selbstschädigung zu erwägen.

Bei schwerer Selbstverletzung, bei der dauerhafte körperliche Schädigungen (Kopfverletzungen, Substanzverlust durch Lippenbeißen o. Ä.) drohen, kann auf Bestrafungsmethoden (schmerzhafte Reize kontingent auf das Verhalten) nicht generell verzichtet werden. Sie sind jedoch nur dann ethisch vertretbar, wenn nachgewiesen ist, dass für den speziellen Fall keine anderen, weniger eingreifenden Behandlungsmethoden zur Verfügung stehen. Um Missbrauch vorzubeugen, sollte vor der Durchführung von schmerzinduzierenden Methoden auf jeden Fall ein interdisziplinäres Fachkollegium konsultiert werden, das die fachlichen und ethischen Aspekte abwägt und die Behandlung supervidiert.

## Essstörungen, Pica und Ruminieren

Eine generalisierte Nahrungsabwehr oder extreme Selektivität beim Essen können eine schwere Belastung für den Alltag in der Familie oder einer Betreuungseinrichtung darstellen. Das psychologische Behandlungsvorgehen bei persistierendem Verweigerungsverhalten oder extrem selektivem Essverhalten beruht auf einem systematischen Kontingenzmanagement, oft ergänzt durch eine Manipulation des Appetits in Absprache mit einem medizinischen Fachkollegen. Damit das Essen bei den Mahlzeiten selbst Verstärkerwert erhält als Sättigung von Hungergefühlen, muss auf Zwischenmahlzeiten und kalorienreiche Getränke verzichtet werden. In diesem Fall sind häufige Therapiesitzungen in ablenkungsarmer Umgebung, eine differenzielle Verstärkung für kleine Ansätze der Tolerierung bislang abgelehnter Speisen sowie das Ignorieren von jeglichem ausweichendem oder abwehrendem Verhalten erfolgreich. Es folgt dann eine graduelle Konfrontation mit neuen Speisen (Linscheid, 2006).

Wenn ein generalisiertes Abwehrverhalten durch ungünstige Interaktionsmuster (z. B. Verzicht des Erwachsenen auf die Anforderung und Bestärkung des problematischen Verhaltens durch Angebot bevorzugter Kost) aufrechterhalten wird, empfiehlt sich eine differenzielle Verstärkung für Ansätze kooperativen Verhaltens mit einer negativen Verstärkung durch Beendigung der Mahlzeit nach einem vorher festgelegten (zunächst sehr niedrig angesetzten) Kriterium bzw. einem kurzen sozialen Ausschluss, wenn die Mahlzeit abgebrochen werden muss, bevor dieses Kriterium erreicht ist.

Einzelne Kinder, Jugendliche oder Erwachsene mit schwerer Behinderung neigen dazu, nicht zum Essen bestimmte Dinge in den Mund zu stecken und zu schlucken (z. B. Papier, Abfall, Toilettensachen, Zigarettenstummel). Diese Verhaltensauffälligkeit (Pica) stellt eine erhebliche Gesundheitsgefährdung dar. Die Behandlung dieses selbstverletzenden Verhaltens erfordert in der Regel eine Kombination aus differentieller Verstärkung von Zeiten, in denen das problematische Verhalten nicht auftritt, mit kontingenten Strafreizen, sobald es auftritt (Hoch et al., 2004).

Das aktive Hochwürgen und erneute Schlucken von Nahrung (Ruminieren) gehört ebenfalls zum Spektrum der problematischen Verhaltensweisen, die bei schwerer Behinderung auftreten können. Es kann zu Dehydration, Unterernährung, ösophagealen Entzündungen oder Aspiration führen und ist deshalb ebenfalls dringend behandlungsbedürftig. Das Verhalten wird durch positive sensorische Erfahrungen (erkennbar an einer gewissen Zufriedenheit beim erneuten Schlucken der Nahrung) oder durch soziale Aufmerksamkeit aufrechterhalten, die mit diesem Verhalten erzielt wird. Im ersten Fall ist es als Selbststimulation zu werten, so dass es gilt, das Beschäftigungsangebot zu optimieren und Zeiten zu verstärken, in denen nicht ruminiert wird. Auch hier muss der Einsatz von Strafreizen (z. B. das Ausspülen des Mundes mit Zitronensaft oder Tabasco-Sauce) erwogen werden, wenn sich auf anderem Weg keine Besserung erreichen lässt (Fredericks et al., 1998).

## Schlafstörungen

Auch Ein- und Durchschlafstörungen treten bei geistiger Behinderung gehäuft auf und weisen eine erhebliche Persistenz auf, so dass sie den Alltag ebenfalls sehr belasten können. Sie gehören zum Verhaltensphänotyp bei einigen genetischen Syndromen (Autismus, Rett-, Angelman- und Smith-Magenis-Syndrom). Die Etablierung von festen Schlafzeiten (Schlafstrukturierung) mit bestimmten Ritualen sowie die Verhinderung des Einschlafens außerhalb des Bettes wirken in verhaltenstherapeutischer Terminologie als »Stimuluskontrolle«, d. h. stärken die Assoziation zwischen bestimmten Außenreizen und dem Einschlafen. Diese einfachen Maßnahmen führen in vielen Fällen bereits zu einer wesentlichen Besserung. Eine zusätzliche Gabe des körpereigenen Hormons Melatonin hat sich bei einigen Kindern als ergänzende Möglichkeit bewährt, Einschlafstörungen zu beeinflussen (Ross et al., 2002).

Wenn das Verhalten die Funktion hat, soziale Aufmerksamkeit zu binden, kann die Anwesenheit der Eltern oder Betreuer in der Einschlaf- oder Aufwachzeit ausgeblendet werden, indem sie das Zimmer erst nach längeren Zeitintervallen betreten und ihre beruhigende Zuwendung schrittweise reduzieren (»checking«), so dass die Wahrscheinlichkeit steigt, dass das Kind das selbstständige (Wieder-)Einschlafen erlernt. Eine solche graduelle Reduzierung der Aufmerksamkeit ist für viele Eltern leichter durchzuhalten als ein striktes Ignorieren des nächtlichen Aufwachens (und Schreiens).

Auch bei verschobenen Schlafrhythmen können Methoden der Konditionierung erfolgreich angewendet werden (Lancioni et al., 1999). Bei dem sogenannten »Bedtime-Fading« wird das Kind zunächst sehr spät zu Bett gebracht und vorzeitiges Einschlafen verhindert; wenn es nicht binnen weniger Minuten einschläft, wird es erneut aus dem Bett geholt. Die Effektivität dieses Vorgehens lässt sich auf klassische Konditionierung (Assoziation des Bettes mit Schlafen nach Schlafdeprivation) und milde Bestrafung (des Nicht-Einschlafens durch erzwungenes Aufstehen) zurückführen. Wenn das Kind extrem früh erwacht, bietet sich die Methode des »aktiven Weckens« an, bei dem das Aufwachen unter Stimulus-Kontrolle (externes Wecken) gebracht wird.

## Ausscheidungsstörungen

Eine selbstständige Blasen- und Stuhlkontrolle gehört zu den lebenspraktischen Fertigkeiten, welche die sozialen Beziehungen zwischen älteren Kindern, Jugendlichen und Erwachsenen mit geistiger Behinderung und ihren Eltern bzw. Betreuern sehr entlasten. Sie gehörten deshalb von Anfang an zu den Zielen verhaltensbasierter Trainingsprogramme und wurden bereits Anfang der 1970er Jahre durch Azrin und Foxx (1971) sowie Kane und Kane (1976) erprobt. Das Programm sieht vor, dass die Teilnehmer in festgelegten engen Abständen die Toilette aufsuchen; dazwischen wird regelmäßig kontrolliert, ob sie noch trocken sind. Das Training findet zunächst ganztägig im Badezimmer statt. »Erfolge« bei beiden Gelegenheiten werden verstärkt, auf »Unfälle« folgt ein Entzug von Verstärkern oder eine negative Konsequenz (z. B. ein »full cleanliness training«, bei dem der Klient sich und die Umgebung aufwändig reinigen muss). Im Verlauf des Trainings werden die Hilfen zum regelmäßigen Toilettengang allmählich reduziert, bis das selbstständige Aufsuchen der Toilette erreicht ist. Das Vorgehen hat sich auch bei schwerer Behinderung bewährt, stellt aber eine aufwändige Intervention dar, die in der Regel nur zu Hause oder unter stationären Bedingungen möglich, unter den Alltagsbedingungen von Schule oder Heim jedoch kaum zu realisieren ist.

Ein ähnlich erfolgversprechendes intensives Trainingsprogramm wurde für die Behandlung des nächtlichen Einnässens entwickelt (Azrin et al., 1973). Es benutzt eine Klingelweck-Apparatur, wie sie auch in der Behandlung nicht behinderter Kinder mit Enuresis eingesetzt wird. Das Vorgehen beruht auf einer Sensibilisierung des Kindes für die Blasenspannung. Im ersten Teil des Trainings wird – bei erhöhter Flüssigkeitsgabe – das Kind in stündlichen Abständen geweckt; die Blasenentleerung und das Nicht-Einnässen werden positiv bestärkt. Bei stabilem Erfolg wird auf das externe Wecken verzichtet und der Toilettengang vor dem Einschlafen mit hoher Frequenz »geübt«. Bei nächtlichem Einnässen muss es jeweils Kleidung und Bettzeug wechseln (als mild negative Konsequenz).

Zur Behandlung einer Enkopresis werden feste Zeiten zum Toilettengang nach den Mahlzeiten eingeführt, um die spontanen Darmbewegungen durch gastro-kolische Reflexe zu nutzen, und eine erfolgreiche Darmentleerung wird positiv verstärkt. Tritt die Enkopresis in Verbindung mit Stuhlverhalten auf, ist eine Kombination mit Laxativen, Diätmaßnahmen oder Abführhilfen angezeigt, die im Verlauf der Behandlung schrittweise ausgeblendet werden (Smith, 1996).

## 12.2.4 Kombination von psychologischen und psychopharmakologischen Maßnahmen

Angesichts der komplexen Zusammenhänge von psychischen Störungen und Verhaltensauffälligkeiten bei Kindern, Jugendlichen und Erwachsenen mit geistiger Behinderung ist ein integratives Behandlungskonzept wünschenswert, bei dem sowohl psychologische Behandlungsansätze zur Modifikation von Verhaltensweisen, für die sich soziale Funktionen nachweisen lassen, wie auch pharmakologische Behandlungsansätze für Verhaltensweisen, die auf biochemische Dysfunktionen gründen, miteinander kombiniert werden. »Best Practice«-Modelle in der Versorgung dieses Personenkreises zeichnen sich dadurch aus, dass vor jeder pharmakologischen Behandlung eine differenzierte funktionale Analyse des problematischen Verhaltens durchgeführt wird. Zudem muss gewährleistet sein, dass die Umgebung auf die Bedürfnisse des behinderten Menschen abgestimmt ist, d.h. die Umgebung und die Alltagsabläufe hinreichend strukturiert sind, er ihm angemessene Anregungen und Wahlmöglichkeiten zu Beschäftigungen

vorfindet und seine Bezugspersonen in der sozialen Interaktion seine individuellen Hilfebedürfnisse berücksichtigen.

Wenn in der funktionalen Verhaltensanalyse keine eindeutigen sozialen Zusammenhänge identifiziert werden können oder sich ein erster Behandlungsversuch, der auf der Modifikation sozialer Zusammenhänge beruht, als nicht oder nur teilweise erfolgreich erweist, ist eine pharmakologische Intervention angezeigt. Das gilt vor allem für Stimmungsschwankungen, Hyperaktivität, impulsives Verhalten, Irritabilität oder Depressivität, die weitgehend unabhängig von Ereignissen in der Umwelt des Individuums auftreten. In der klinischen Praxis zeigt sich nicht selten, dass eine Behandlung mit Stimulantien oder Neuroleptika die Wirksamkeit einer nachfolgenden psychologischen Intervention erhöhen kann. Auch wenn unser Wissen um die spezifischen Zusammenhänge zwischen Medikation und Verhaltenseffekten noch rudimentär ist, gibt es einige Hinweise, dass die Behandlung mit Stimulantien die Reaktionsbereitschaft für positive Verstärker steigert, die Behandlung mit Neuroleptika die Neigung zu vermeidenden Verhaltensweisen vermindern kann. Verhaltensorientierte Interventionen, die auf der Modifikation von (positiven oder negativen) Verstärkungszusammenhängen beruhen, können damit mehr Aussichten auf Erfolg haben (Hagopian und Caruso-Anderson, 2010).

## 12.3 Interdisziplinäre Versorgung

Die Behandlung von psychischen Störungen und Verhaltensauffälligkeiten bei Kindern, Jugendlichen und Erwachsenen mit geistiger Behinderung erfordert ein differenziertes Spektrum von Versorgungsangeboten. El-

tern und Pädagogen unternehmen vielfältige Anstrengungen, um für Kinder, Jugendliche und Erwachsene ein Lebensumfeld zu schaffen, das ihnen eine größtmögliche soziale Teilhabe ermöglicht. Krisen sind in solchen

Prozessen unausweichlich. Leider werden psychologische Hilfen häufig erst dann gesucht, wenn sich (alltags-)pädagogische Maßnahmen als nicht mehr ausreichend erweisen, so dass dann kurzfristig wirksame Lösungen erwartet werden. In solcherart zugespitzten Situationen ist eine fundierte multifaktorielle Betrachtungsweise der Problematik erheblich erschwert. Eine fortlaufende Begleitung von Eltern und Pädagogen durch Psychologen könnte einer Eskalation von Problemen in vielen Fällen vorbeugen.

Das Behandlungskonzept der positiven Verhaltensunterstützung sieht vor, dass sowohl die Diagnostik wie auch die einzelnen Maßnahmen eines Interventionspaketes weitgehend durch die unmittelbaren Bezugspersonen in der Praxis umgesetzt werden. Die Aufgabe des Psychologen besteht darin, die einzelnen Behandlungsschritte gemeinsam mit diesen Bezugspersonen zu planen, sie zu beraten und zu supervidieren. Die pädagogischen Mitarbeiter in Kindergärten, Schulen, Tagesstätten und Heimeinrichtungen benötigen dazu ein grundlegendes Wissen um die möglichen Einflussfaktoren auf die Ausbildung problematischer Verhaltensweisen und empirisch gesicherte Erkenntnisse über erfolgversprechende Behandlungsansätze sowie eine gewisse Erfahrung in der Praxis der Durchführung einer funktionalen Verhaltensanalyse und der Umsetzung von verhaltensaufbauenden und verhaltensreduzierenden Maßnahmen. Beides kann in relativ kompakter Form als Aus- oder Weiterbildungseinheit vermittelt werden.

Studien zur Effektivität von Weiterbildungsmaßnahmen zeigen, dass eine reine Wissensvermittlung dazu nicht ausreicht, grundlegende Kompetenzen – wie sie für die Interventionen bei leichteren Formen von Verhaltensauffälligkeiten ausreichen – aber durchaus erreicht werden können, wenn die Maßnahmen eine Anleitung im konkreten Vorgehen an Praxisbeispielen enthält. Leider gehören entsprechende Ausbil-

dungsinhalte bisher nicht zum verpflichtenden Lehrangebot in der Ausbildung von Erziehern, Heilerziehungspflegern oder Heil- und Sonderpädagogen. Eine Qualitätsverbesserung dieser Ausbildungsgänge ist ebenso wünschenswert wie die Verpflichtung zu praxisnaher Weiterbildung in diesem Arbeitsfeld.

Eine Möglichkeit der Prävention von Verhaltensauffälligkeiten behinderter Kinder liegt in Angeboten von »Elterntrainingsmaßnahmen« in Gruppenformaten. Solche Ansätze haben sich als Mittel der Prävention bei Kindern mit altersgerechter Entwicklung bewährt. Das Trainingsprogramm »Triple P – Positive Parenting Program« ist ein Beispiel für einen solchen Ansatz, der sich in empirischen Forschungsarbeiten als wirksam erwiesen hat und zunehmend auch in Deutschland Verbreitung findet (Probst, 2009). In diesem Programm werden Erziehungsstrategien zur Förderung der kindlichen Entwicklung und zum Umgang mit problematischen Verhaltensweisen im Alltag vermittelt. Es handelt sich um ein standardisiertes Konzept für die Arbeit mit Elterngruppen, das bis zu zehn Sitzungen umfasst. Eine differenzierte Analyse der Auftretenszusammenhänge von kritischen Verhaltensweisen und eine Abstimmung auf individuelle Entwicklungs- und Verhaltensmerkmale sind nicht vorgesehen.

Die Durchführung dieses Programms bei Eltern von behinderten Kindern im Vorschulalter ergab eine signifikante Reduzierung von problematischen Verhaltensweisen im Alltag, die sich in einem Follow-up-Zeitraum von einem Jahr als stabil erwies (Plant und Sanders, 2007). Die Autoren haben ergänzende Empfehlungen für eine Anpassung an die spezifischen Herausforderungen von Eltern behinderter Kinder formuliert, die sich vor allem auf Techniken des Stress-Managements und den Umgang mit eigenen Sorgen und depressiven Stimmungen beziehen. Eine erste Evaluation einer deutschen Version in einer multizentrischen

Studie an Sozialpädiatrischen Zentren ergab ebenfalls positive Effekte (Hampel et al., 2010); weitere Versorgungsstudien sind in Vorbereitung.

Die Diagnostik und Behandlungsplanung bei schweren Formen von Verhaltensauffälligkeiten und psychischen Störungen sollte in der Hand eines interdisziplinären Teams aus Psychologen und (Kinder- und Jugend-)Psychiatern liegen. Sie sollten als Fachdienste möglichst niedrigschwellig zugänglich sein, d. h. neben ambulanten Möglichkeiten zur Diagnostik und Behandlung auch mobile Beratungsangebote in Kindergärten, Schulen und Heimeinrichtungen vorsehen. Sie können an Sozialpädiatrischen Zentren oder Kliniken für Kinder- und Jugend- oder Erwachsenenpsychiatrie angesiedelt sein. Die Erfordernisse einer fachkundigen funktionalen Verhaltensanalyse, psychiatrischen Diagnostik, Planung und u. U. Kombination von psychologischen und pharmakologischen Behandlungsansätzen lassen die interdisziplinäre Zusammenarbeit zwischen Psychologen und Psychiatern zwingend notwendig erscheinen.

Leider erfüllen die bisherigen Initiativen zur Etablierung entsprechender Fachdienste diese Merkmale einer »Best Practice« nur teilweise. Einer interdisziplinären Zusammenarbeit stehen mitunter strukturelle Bedingungen in den einzelnen Einrichtungen entgegen; zudem ist die Zahl der Fachkollegen mit entsprechend spezialisiertem Wissen unzureichend, denn auch in der Ausbildung von Psychologen und (Kinder- und Jugend-)Psychiatern werden die spezifischen Aspekte der Diagnostik und Behandlung von Kindern, Jugendlichen und Erwachsenen mit geistiger Behinderung bislang nicht hinreichend berücksichtigt. Schließlich machen es die Regelungen der Kostenerstattung durch die Krankenkassen oft unmöglich, die aufwändigen diagnostischen und therapeutischen Maßnahmen zu finanzieren. Dies gilt vor allem für die Arbeit mit schwer und schwerst geistig behinderten Menschen.

Ergänzend zu mobil und ambulant tätigen Fachdiensten bedarf es einzelner stationärer Behandlungseinheiten, die auf die spezifischen Bedürfnisse von Kindern, Jugendlichen und Erwachsenen mit geistiger Behinderung eingestellt sind. Eine stationäre Diagnostik und Behandlung sollte bei Patienten mit sehr schweren Störungsbildern möglich sein; auch bei ihnen kann ein nachhaltiger Erfolg der Behandlung aber nur erreicht werden, wenn die sozialen Bedingungen der Lebensumwelt in die Analyse der Problematik einbezogen und die Behandlungsmaßnahmen nach stationärer Planung und Erprobung dann systematisch von den Betreuungspersonen übernommen und im Alltag fortgeführt werden. Auch in dieser Hinsicht ist die Versorgung bislang unzureichend, obgleich der unabweisbare Bedarf an solchen Einrichtungen an einigen Orten zu neuen Initiativen geführt hat.

## Zusammenfassung

Unter den psychologischen Behandlungskonzepten erfüllen verhaltenstherapeutische Verfahren am ehesten die Kriterien evidenzbasierter Interventionen. Das Konzept der »Positiven Verhaltensunterstützung« integriert dabei eine funktionale Verhaltensanalyse mit Veränderungen von Auslösebedingungen, präventiven Strategien für kritische Situationen, effektiven Konsequenzen zur Reduzierung problematischer Verhaltensweisen und zum Aufbau von sozial verträglichen Handlungsalternativen sowie Maßnahmen zur Krisenbewältigung. Spezifische Behandlungsansätze liegen u. a. für selbstverletzendes Verhalten, Ess- und Schlafstörungen vor. Eine Kombination mit psychopharmakologischen Interventionen kann die Effektivität erhöhen.

## Literatur

Azrin N, Foxx R (1971) A rapid method of toilet training the institutionalized retarded. Journal of Applied Behavior Analysis 4, 89–99

Azrin N, Sneed T, Foxx R (1973) Dry bed training: A rapid method of eliminating bedwetting of the retarded. Behaviour Research and Therapy 11, 427–434

Bienstein P, Nußbeck S (2010) Inventar zur funktionellen Erfassung selbstverletzenden Verhaltens (IfES). Göttingen, Hogrefe

Carr E, Levin L, McConacchie G, Carlson J, Kemp D, Smith C, McLaughlin M (1999) Comprehensive multisituational intervention for problem behavior in the community: Long-term maintenance and social validation. Journal of Positive Behavior Interventions 1, 5–25

Didden, R, Duker P, Korzilius H (1997) Meta-analytic study on treatment effectiveness for problem behaviours with individuals who have mental retardation. American Journal on Mental Retardation 101, 387–399

Fredericks D, Carr J, Williams L (1998) Overview of the treatment of rumination disorders for adults in a residential setting. Journal of Behavior Therapy and Experimental Psychiatry 29, 31–40

Freeman K, Walker M, Kaufman J (2007) Psychometric properties of the questions about behavioral function scale in a child sample. American Journal on Mental Retardation 112, 122–129

Hagopian L, Caruso-Anderson M (2010) Integrating behavioral and pharmacological interventions for severe problem behavior displayed by children with neurogenetic and developmental disorders, in B Shapiro, P Accardo (Eds.) Neurogenetic syndromes. Behavioral issues and their treatment. Baltimore, Brookes, 217–242

Hampel O, Hasmann S, Schaadt A, Holl R, Petermann F, Hasmann R (2010) Effekte des Stepping Stones Elterngruppentrainings für Familien mit behinderten Kindern. Kindheit und Entwicklung 19, 1–12

Hanley G, Iwata B, McCord B (2003) Funcitonal analysis of problem behavior: a review. Journal of Applied Behavior Analysis 36, 147–185

Häußler A (2005) Der TEACCH Ansatz zur Förderung von Menschen mit Autismus. Dortmund, Borgmann

Hennicke K (2008) Versorgung von geistig behinderten Kindern und Jugendlichen mit und ohne zusätzliche psychische Störungen in Deutschland. Zeitschrift für Kinder- und Jugendpsychiatrie 32, 127–134

Hoch T, Long K, McPeak M, Rojahn J (2004) Self-injurious behavior in mental retardation, in J Matson, R Laud, M Matson (Eds.) Behavior modification for persons with developmental disabilities: Treatment and supports. Vol. I. Kingston, NADD, 190–218

Iwata B, Dorsey M, Slifer K, Bauman K, Richman G (1994) Toward functional analysis of self-injury. Journal of Applied Behavior Analysis 27, 197–209

Kahng S, Iwata B, Lewin A (2002) Behavioral treatment of self-injury 1964–2000. American Journal on Mental Retardation 107, 212–221

Kane J, Kane G (1986) Geistig schwer Behinderte lernen lebenspraktische Fertigkeiten. Bern, Huber

Kurtz P, Chin M, Heute J, Tarbox R, O'Conner J, Paclawskyi T (2003) Functional analysis and treatment of self-injurious behavior in young children: a summary of 30 cases. Journal of Applied Behavior Analysis 36, 205–219

Lancioni G, O'Reilly M, Basili G (1999) Review of strategies for treating sleep problems in persons with severe or profound mental retardation or multiple handicaps. American Journal on Mental Retardation 104, 170–186

Linscheid T (2006) Behavioral treatments of pediatric feeding disorders. Behavior Modification 30, 6–23

Matson J, Vollmer T (1995) User's guide: Questions about behavioral function (QABF). Baton Rouge, Scientific Publ.

Michael J (2000) Implications and refinements of the establishing operations concept. Journal of Applied Behavior Analysis 33, 401–411

Noll L, Barrett R (2004) Stereotyped acts, in J Matson, R Laud, M Matson (Eds.) Behavior modification for persons with developmental disabilities: Treatment and supports. Vol. I. Kingston, NADD, 219–278

Paclawskyi T (2010) Functional behavioral assessment: Its value in the treatment of maladaptive behaviors in individuals with neurogenetic syndromes, in B Shapiro, P Accardo (Eds.) Neurogenetic syndromes. Behavioral issues and their treatment. Baltimore, Brookes, 135–152

Paclawskyi T, Yoo H (2004) Mood, anxiety, and psychotic disorders in persons with developmental disabilities: Approaches to behavioral treatment, in J Matson, R Laud, M Matson (Eds.) Behavior modification for persons with developmental disabilities: Treatment and supports. Vol. II. Kingston, NADD, 213–252

Plant K, Sanders M (2007) Reducing problem behavior during care-giving in families with preschool-aged children with developmental disabilities. Research in Developmental Disabilities 28, 362–385

Probst P (2009) Literatur-Review zur Validität des präventiven Elterntrainings Stepping Stones Triple P. Praxis der Kinderpsychologie und Kinderpsychiatrie 58, 351–367

Prout HT, Nowak-Drabik K (2003) Psychotherapy with persons who have mental retardation: An evaluation of effectiveness. American Journal on Mental Retardation 108, 82–93

Rojahn J, Bienstein P (2007). Selbstverletzendes Verhalten bei Kindern und Jugendlichen mit intellektueller Beeinträchtigung. Zeitschrift für Kinder- und Jugendpsychiatrie und Psychotherapie 35, 411–422

Ross C, Davies P, Whitehouse W (2002) Melatonin treatment for sleep disorders in children with neurodevelopmental disorders: an observational study. Developmental Medicine and Child Neurology 44, 339–344

Sarimski K, Steinhausen H-C (2008) Psychische Störungen bei geistiger Behinderung. Göttingen, Hogrefe

Smith L (1996) A behavioural approach to the treatment of non-retentive encopresis in adults with learning disabilities. Journal of Intellectual Disability Research 30, 130–139

Stahl B (2003) Psychotherapie und psychologische Beratung geistig behinderter Menschen, in D Irblich, B Stahl (Hrsg.) Menschen mit geistiger Behinderung. Göttingen, Hogrefe, 591–645

von Vugt G, Besems T (1991) Gestalttherapie mit Behinderten, in S Fikar, H Fikar, KE Thumm (Hrsg.) Körperarbeit mit Behinderten. Stuttgart: Wittwer

Willner P (2005) The effectiveness of psychotherapeutic interventions for people with learning disabilities: a critical overview. Journal of Intellectual Disability Research 49, 73–85

Yarborough S, Carr E (2000) Some relationships between informant assessment and functional analysis of problem behavior. American Journal on Mental Retardation 105, 130–151

# 13 Sonderpädagogische Aufgaben und Beiträge

*Theo Klauß*

Im Sinne der ICF (DIMDI, 2005) bezeichnet der Begriff »*Geistige Behinderung*« Personen, die auf der Grundlage beeinträchtigter mentaler Funktionen (*kognitive Beeinträchtigung*), aber auch solcher im sensorischen, motorischen und kommunikativen Bereich an der Entwicklung von »altersgemäßen bzw. sozial erwarteten Kompetenzen (Aspekt ›*Aktivitäten*‹)« wesentlich beeinträchtigt sind und auch an der Teilhabe in »zentralen Lebensbereichen« erheblich »behindert« werden (Fischer, 2008, S. 210). Je nach Ausmaß beeinträchtigter Hirnfunktionen (Sarimski, 2003) und spezifischer Entwicklungsbedingungen zeigen sich unterschiedliche Grade der kognitiven Beeinträchtigung, sodass eine geistige Behinderung ein großes Spektrum an Lernniveaus umfasst. Die Entwicklung von Kompetenzen (*Aktivitäten*) wird durch *Kontextfaktoren* wie die Gestaltung der Lernangebote und -voraussetzungen mitbedingt, also dadurch, ob die Pädagogik Lernen und Entwicklung unter den Bedingungen der jeweiligen Beeinträchtigung ermöglicht. Und ob ein Kind mit einer kognitiven Beeinträchtigung an allgemeinen bzw. an besonder(nd)en Bildungsangeboten oder gar nicht an Bildung teilhaben kann, hängt davon ab, ob Kindertagesstätten und Schulen so ausgestattet sind, dass sie dessen Lernbedürfnissen und Bildungsmöglichkeiten gerecht werden können.

Für die Pädagogik für Menschen mit kognitiver Beeinträchtigung ergibt sich daraus eine doppelte Aufgabenstellung: die Gestaltung von pädagogischen Angeboten und Hilfen in allen Lebensbereichen, damit diese ihren *individuellen Möglichkeitsraum* (vgl. Klauß, 2005) weitest möglich ausschöpfen können, und die Mitgestaltung von sozialen Systemen, damit diese Menschen mit kognitiver Beeinträchtigung Zugang und Zugehörigkeit eröffnen und sie bei der Teilhabe begleiten können.

# 13.1 Bildbarkeit und Bildungsrecht

Menschen mit erheblicher kognitiver Beeinträchtigung galten über den größten Zeitraum unserer Kulturgeschichte als nicht bildbar, häufig wurde ihnen sogar das Lebensrecht abgesprochen (Antor und Bleidick, 2000). Als die Pädagogik im 19. Jahrhundert begann, Kinder mit Behinderungen zu berücksichtigen, schien das für kognitiv beeinträchtigte Menschen allenfalls in abgelegenen Anstalten möglich, wo Leistungsstärkere schulische Bildungsangebote und Anleitung zu praktischen Tätigkeiten erhielten (Möckel, 1997, 44). Hanselmann begründete 1932 in seiner »Einführung in die Heilpädagogik« die Bildbarkeit der *Geistesschwachen*, die zu praktischer Nützlichkeit und Brauchbarkeit erzogen werden sollten. Daran anknüpfend konnten die Begründer der modernen Geistigbehindertenpädagogik (Bach, 1967; Speck, 1970) mit dem Postulat einer *praktischen Bildbarkeit* die Aufnahme von Kindern mit geistiger Behinderung in Sonderschulen begründen. Gegenüber einem auf die Aneignung von Kulturtechniken reduzierten Bildungsverständnis stellte das einen Fortschritt dar. Damit war jedoch die Vorstellung der Bildungsunfähigkeit nicht wirklich aufgehoben, sondern nur die Grenze verschoben (Ackermann, 1990). Bei der *lebenspraktischen Bildung* stand die Selbstständigkeit als individuelle Kompetenz im Mittelpunkt. Geistig behinderte Kinder sollten zu selbstständiger Lebensführung sowie dazu befähigt werden, »Alltagshandgriffe ohne Hilfe auszuführen« (Walburg, 1976, 5). Hauptziele waren außerdem soziale Anpassung, Anlernfähigkeit und Körperbeherrschung (Mühl, 2008).

In mehreren Schritten wurde danach das auf das Einüben lebenspraktischer Fertigkeiten verengte Bildungsverständnis überwunden. Mühl (1979) machte durch seinen Begriff des handlungsbezogenen Unterrichts deutlich, dass Menschen mit kognitiver Beeinträchtigung auch lernen können, eigenen Motiven zu folgen, sich Ziele zu setzen, etwas zu planen und das Durchgeführte zu bewerten – also zu handeln. Dann wurde das *Bildungspotenzial* von Menschen mit kognitiver Beeinträchtigung im Bereich der Kreativität entdeckt. Galten sie zuvor als unfähig zum Spielen und kreativen Gestalten (vgl. Lamers, 1994), entstanden nun viele Kunstprojekte, und die ästhetische Bildung nahm in der Schule für Geistigbehinderte zunehmenden Raum ein. Zu einem weiteren Schwerpunkt schulischer Bildung wurde Unterstützte Kommunikation. Menschen ohne Lautsprache können heute mit elektronischen Hilfsmitteln, mit Bildern und Piktogrammen oder mit Mimik, Gestik und eigenen Gebärdensprachen Bedürfnisse kommunizieren (▶ **Kap. 15**). Auch Menschen mit hohem Hilfebedarf können an Kommunikation teilhaben, wenn ihre teilweise minimalen Äußerungen und andere Aktivitäten wahrgenommen, aufgegriffen und dialogisch beantwortet werden (Hennig, 2011).

Inzwischen haben auch die Kulturtechniken ihren festen Platz im Bildungsangebot für kognitiv beeinträchtigte Schüler. Der erweiterte Lesebegriff (Hublow und Wohlgehagen, 1978), wonach das Lesen bereits mit dem Identifizieren von Situationen und Bildern beginnt, trug dazu bei, die Schriftsprache als Lerngegenstand für alle Kinder zu erschließen. Ähnliche Entwicklungen gibt es bei der Mathematik (Kornmann, 2003).

Ende der 1970er Jahre trug die Erkenntnis, dass Bildung auch durch wahrnehmende Aneignung der Welt möglich ist (vgl. *Basale Stimulation*; Fröhlich, 1998), dazu bei, die Schule für Menschen mit schwerer und mehrfacher Behinderung zu öffnen. Ihre Einbeziehung machte auch die Bedeutung zwischenmenschlicher Beziehung als Grundlage von Erziehung und Bildung deutlich (vgl.

Jantzen, 1978; Pfeffer, 1988; Fornefeld, 1989).

Die Bildungspläne der Schulen für Geistigbehinderte beinhalteten lange Zeit ein reduziertes Spektrum an Bildungsinhalten. Inzwischen hat der Anspruch, alle Kinder alles zu lehren (Klauß und Lamers, 2003), dazu geführt, dass auch im Unterricht mit Menschen mit geistiger und schwerer Behinderung ganz *normale* Bildungsinhalte vermittelt werden (*Bildung mit ForMat;* Lamers und Heinen, 2006).

## 13.2 Pädagogische Leitideen

Wertorientierte Zielvorstellungen dienen als Orientierung für pädagogisches Handeln ebenso wie als Kriterien für die Ausgestaltung und Bewertung pädagogischer Dienste und Einrichtungen. In der Geschichte der Pädagogik für Menschen mit kognitiver Beeinträchtigung bestimmten mehrere solcher *Leitideen* nacheinander den wissenschaftlichen und praktischen Diskurs.

Am Beginn dieser Entwicklung stand in den 1960er Jahren die Idee der *Selbstverwirklichung in sozialer Integration* (KMK, 1980). Menschen mit kognitiver Beeinträchtigung sollten ihren Platz und Anerkennung in der Gesellschaft finden können, von der Kindertagesstätte bis zum gemeindeintegrierten Wohnen im Erwachsenenalter, allerdings in einem geschützten Rahmen von Sondereinrichtungen. Hier sollten sie ihre Fähigkeiten entwickeln und auf eine annähernd normale Biographie vorbereitet werden (Klauß, 1995). Ab Ende der 1970er Jahre wurden dabei auch Menschen mit schwerer und mehrfacher Behinderung einbezogen.

### 13.2.1 Normalisierung

Diese Idee entzündete sich an den weltweit vorhandenen traditionellen Großeinrichtungen. Der dänische Jurist Bank-Mikkelsen schrieb 1959 in ein Fürsorgegesetz, Menschen mit einer geistigen Behinderung sollten ein *Leben so normal wie möglich* führen können. Das *Normalisierungsprinzip* ist vor allem eine Aufforderung an die Gesellschaft, »bestehende Strukturen, Normen und Leistungsanforderungen auf ihre Angemessenheit für alle ihre Mitglieder, d. h. auch für die behinderten Menschen zu überprüfen und zu verändern« (Richter, 1990, 46). Für die Pädagogik ist sie deshalb vor allem ein Impuls, Lebensbedingungen zu verändern, Barrieren abzubauen und jedem Menschen ganz normale Bedürfnisse zuzubilligen.

### 13.2.2 Integration und Inklusion

Seit den 1970er Jahren wird in der BRD Integration in allen Lebensphasen gefordert und erprobt. Alle Menschen sollen in allen wichtigen Lebensbereichen dazu gehören, von Anfang an, denn »wo nicht ausgesondert wird von der frühen Kindheit an, da braucht auch nicht integriert zu werden« (Muth, 1984, 9). Angeregt durch internationale Entwicklungen forderten Eltern und Pädagogen das gemeinsame Lernen und Leben, und der Deutsche Bildungsrat verlangte 1973 die weitgehende Einführung gemeinsamen Unterrichts. Nach Feuser (1989) sollte das Bildungswesen umgestaltet und eine Allgemeine Pädagogik gemeinsames Lernen von Menschen mit unterschiedlichsten Lernvoraussetzungen ermöglichen. Nach zahlreichen Modellprojekten und Schulgesetzänderungen existieren inzwischen umfängliche Erkenntnisse, wie Kinder mit Förderbedarf im Schwerpunkt geistige Entwicklung (KMK, 1994) im Vorschulalter gemeinsam spielen, in der Schule gemeinsam lernen, gemeinsame Freizeit- und Wohnangebote nutzen und Arbeitsmöglichkeiten auf dem allgemeinen Arbeitsmarkt finden und ausüben können.

Gleichwohl dominieren für sie weiterhin pädagogische Hilfen in Sondereinrichtungen. Nur 4 % der Schüler mit Förderbedarf im Schwerpunkt geistige Entwicklung besuchten im Schuljahr 2009/10 allgemeine Schulen (KMK-IVC, 2010, 3.) Hinzu kommen Kinder und Jugendliche in *Außenklassen* (vgl. Klauß, 2000a). Gleichzeitig vergrößerte sich der Anteil von Schülern der Schulen im Förderschwerpunkt geistige Entwicklung an der gesamten Schülerschaft in Deutschland von 1999 bis 2008 von 0,69 % auf 0,94 % (KMK, 2010, 39).

Im Vorschulalter besuchen in manchen Bundesländern fast alle Kinder mit kognitiver Beeinträchtigung allgemeine Kindertagesstätten, während es in anderen Bundesländern weit weniger als die Hälfte sind. Nur etwa 1 % der Schulabgänger im Förderschwerpunkt geistige Entwicklung finden Arbeitsplätze auf dem allgemeinen Arbeitsmarkt. Immer mehr Menschen mit kognitiver Beeinträchtigung beziehen eine normale Wohnung und werden *ambulant* unterstützt, die große Mehrheit lebt aber noch in stationären Einrichtungen oder bei den Eltern.

Nach der zögerlichen Umsetzung der Integrationsidee wird seit der Jahrtausendwende der Begriff der Inklusion genutzt, um dem ursprünglichen Ziel der Integration entsprechend zu fordern, dass Menschen mit Behinderungen selbstverständlich in normalen Institutionen teilhaben – wie alle anderen Menschen, denen aufgrund von ethnischer Herkunft, sozialer Lage etc. Ausgrenzung droht (ebd.). Mit der Behindertenrechtskonvention (BRK; UN 2008) wird daraus ein Rechtsanspruch auf Zugang zu einem hochwertigen inklusiven Bildungswesen und zur Inklusion in allen anderen Lebensbereichen. Dafür müssen soziale Systeme so gestaltet werden, dass niemand *behindert wird*, und die Vertragsstaaten treffen »geeignete Maßnahmen zur Einstellung von Lehrkräften, [...] und zur Schulung von Fachkräften sowie Mitarbeitern und Mitarbeiterinnen auf allen Ebenen des Bildungswesens« (BRK, Art. 24, 4).

## 13.2.3 Selbstbestimmung

Seit Beginn der 1990er Jahre thematisiert die Pädagogik für Menschen mit kognitiver Beeinträchtigung die Selbstbestimmung. Angeregt durch Menschen mit Körperbehinderung (*Krüppelbewegung*) trägt die Idee der Erkenntnis Rechnung, dass Unterstützungsbedarf nicht zu einem weitgehend fremdbestimmten Leben führen muss. Es geht darum, »Unterstützung und Begleitung ausschließlich in den Dienst bereits vorhandener Interessen, Wünsche und Entwicklungsmöglichkeiten der Betroffenen zu stellen« (Lindmeier, 1999, 213) und um »Befreiung des beeinträchtigen Menschen aus Abhängigkeit, sozialer Kontrolle und (psychiatrischer) Definitionsmacht« (Stinkes, 2000, 170). In den Schulen werden Unterrichtsmethoden angewandt, die mehr Selbstbestimmung ermöglichen und erfordern (Mühl, 1979). Die Rechte von Selbstvertretungsorganen (Heim- und Werkstattbeiräte) wurden gesetzlich erweitert, und Dienste und Einrichtungen lassen die Qualität ihrer Leistungen auch von ihren Kundinnen und Kunden selbst beurteilen. Selbstvertretungsgruppen und -gremien engagieren Coaches, die bei der Selbstbestimmung unterstützen (Schlummer und Schütte, 2006). Das 2008 bundesweit eingeführte *Persönliche Budget* ermöglicht es Menschen mit Behinderung, selbst über Art und Umfang der von ihnen in Anspruch genommenen Assistenz- und Betreuungsleistungen bestimmen zu können.

Eingeschränkt ist dieses Recht allerdings dadurch, dass ambulante Unterstützung nicht teurer sein soll als die entsprechende institutionell erbrachte Leistung, und dass die vor allem für kognitiv beeinträchtigte Menschen wichtige Beratung über das Budget nicht in diesem enthalten ist.

## 13.3    Teilhabe und sonderpädagogische Handlungsfelder

Mit der Rezeption der ICF (DIMDI, 2005) wird die *selbstbestimmte Teilhabe* zu einem pädagogischen Leitbegriff. Die Art und Weise der Teilhabe soll den Interessen, Bedürfnissen und Wünschen der Menschen entsprechen. Für die Pädagogik erweitert sich damit ihr Aufgabenbereich. Sie macht Kindern, Jugendlichen und Erwachsenen nicht nur an ihren individuellen Möglichkeiten und Bedürfnissen orientierte Bildungs- und Förderangebote, sondern sie arbeitet auch systemisch und wirkt bei der inklusiven Entwicklung allgemeiner sozialer Systeme mit, damit alle Menschen un-behindert teilhaben können.

### 13.3.1 Frühe Hilfen und elementare Bildung

Frühe Hilfen orientieren sich an der individuellen Entwicklung und den Teilhabechancen jedes Kindes. Als Erstes soll es in der Familie zu einem wertgeschätzten Mitglied werden können, das die Anregung und Unterstützung erfährt, die es braucht. Dies gilt besonders für frühgeborene Kinder mit einem erhöhten Risiko, eine Behinderung auszubilden. Frühgeburten sind für Eltern und Ärzte eine besondere Herausforderung, und sie treffen die Eltern unvorbereitet (Heinen und Simon, 1995). Eltern benötigen in dieser Situation neben Gesprächen auch Unterstützung bei der Neuordnung ihres Lebens. Dazu gehören nicht beschönigende, aber empathisch gegebene Informationen, Vertrauen der Gesprächspartner und Akzeptanz der Autonomie den Eltern gegenüber, aber auch fachliche Unterstützung und die Einbeziehung sozialer Netzwerke. Pädagogische Angebote für frühgeborene Kinder orientieren sich an den Erfahrungen, die Kinder im Mutterleib machen und die nach der zu frühen Geburt zu kompensieren sind (vgl. *Basale Stimulation*; Fröhlich, 1998).

Pädagogische Angebote im Elementarbereich sollen allen behinderten und von Behinderung bedrohten Kindern und ihren Familien Normalität ermöglichen, die Entwicklung des Kindes fördern und die Familien stärken (*Empowerment*). Die Entwicklung der Frühförderung verlief nach Speck (1996) »von der Kindförderung zur Familienorientierung« (469) und »von der mono- zur interdisziplinären Frühförderung« (471). Sie ist zu einem System geworden, das diagnostische, therapeutische, pädagogische und sozial rehabilitative Maßnahmen für Säuglinge, Kleinkinder und Kinder bis zum Schulalter sowie für deren Familien umfasst (Fornefeld, 2002, 85).

Im Mittelpunkt der Frühförderung (▶ Kap. 14) steht das Kind mit seinen individuellen Möglichkeiten und Besonderheiten (*Individualisierung*). Wichtig sind basale Ansätze, die Grundlagen für die Entwicklung und Bildung des Kindes legen können, also Konzepte zur Bewegung, Wahrnehmung und zum Umgang mit dem eigenen Körper und mit der direkten Umwelt. Besondere Bedeutung kommt der frühen Entwicklung der Kommunikation und der Beziehung zwischen Eltern und Kind zu, die aufgrund der Beeinträchtigungen des Kindes erschwert sind. Dem Prinzip der *Ganzheitlichkeit* entspricht es, dass Kinder nicht in Bezug auf Teilfunktionen gefördert werden, sondern dass kommunikative, motorische, perzeptive und andere Anregungen integriert werden und die Entwicklungsförderung weitgehend in den Alltag eingebunden wird.

Neben die Orientierung am Kind tritt gleichberechtigt die *Familienorientierung*. Die Familie soll gestärkt und in ihren Erfahrungen und Kompetenzen ernst genommen werden. Frühe Förderung ist weniger eine Frage von Behandlungsfrequenz und methodischer Optimierung, als vielmehr ein Geschehen, das sich in psychosozialer Interaktion abspielt. Sie ist nur unter Berücksichtigung der Eigenaktivität des Kindes und in Kooperation mit den Eltern leistbar (vgl. Leyendecker und Horstmann, 1997, 12).

Der Erfolg der frühen Förderung hängt besonders davon ab, ob medizinische, psychologische, sonder- und sozialpädagogische, physio- und ergotherapeutische, logopädische, juristische und finanzielle Hilfen im Interesse des Kindes und der Familie zusammenwirken (*Interdisziplinarität*). Die Frühförderung hat hier eine koordinierende Aufgabe. Ihre Organisationsformen sind von Bundesland zu Bundesland sehr unterschiedlich, und oft ist die Kooperation zwischen den verschiedenen Hilfesystemen nicht befriedigend. Häufig müssen Eltern selbst die Koordination sehr unterschiedlicher und zu wenig vernetzter Angebote übernehmen (Klauß, 2007).

Der Eintritt in eine Kindertagesstätte bedeutet für Kinder mit kognitiver Beeinträchtigung und ihre Familien einen Einschnitt. Häufig wird erstmals geklärt, ob das Kind auf besondere Unterstützung angewiesen ist, und ob es diese in einer besonderen Einrichtung oder gemeinsam mit seinen Nachbarkindern erhalten kann. Oft findet eine Einzelintegration statt, bei der ein Kind den Kindergarten seiner Wohngegend besucht,

ohne dass dort besondere Qualifikationen in Bezug auf seinen individuellen Förderbedarf zur Verfügung stehen. Integrative Kindergärten und integrative Gruppen in allgemeinen Kindergärten können individuelle Hilfen für Kinder mit besonderem Förderbedarf anbieten, etwa durch den Einsatz von Heilpädagogen oder Therapeuten. Auch Frühförderstellen unterstützen mit ihren Angeboten Kinder mit sonderpädagogischem Förderbedarf in KiTas und deren Familien und Erzieherinnen. Auch Sonderkindergärten machen inzwischen integrative Angebote.

## 13.3.2 Teilhabe an schulischer Bildung

Der Förderschwerpunkt geistige Entwicklung ist einer von neun Förderschwerpunkten (KMK, 1994), sie entsprechen den Sonder- bzw. Förderschulen. Mit den Empfehlungen der KMK (2011) wird weiterhin ein *multi-track approach* angestrebt, bei dem sonderpädagogische Unterstützung in allgemeinen und in Sonderschulen angeboten wird. Letztere können sich zu Kompetenzzentren weiterentwickeln (KMK, 2011, 2), sodass Kinder mit kognitiver Beeinträchtigung unterschiedlich an schulischer Bildung teilhaben können:

- an inklusiven allgemeinen Schulen, die die Kinder ihres Einzugsgebietes aufnehmen; sie haben teilweise Sonderpädagogen und erhalten fachliche Unterstützung von Kompetenzzentren
- an integrativen oder Schwerpunktschulen, die Kinder mit sonderpädagogischem Förderbedarf aus einem größeren Einzugsgebiet aufnehmen und umfänglichere sonderpädagogische Angebote machen können
- an Sonderschulen sowie in deren Außenklassen, wo sie von speziell qualifizierten Lehrpersonen unterrichtet und begleitet werden

Das Spektrum der Lernvoraussetzungen der Kinder mit kognitiver Beeinträchtigung ist sehr groß. Unterricht und Förderung müssen sich an Schülern mit sehr heterogenen Lernvoraussetzungen orientieren, im gemeinsamen Unterricht ebenso wie in Sonderschulen. Im Unterricht werden bevorzugt handlungsorientierte und offene Unterrichtsformen genutzt. Diese sollen »den Kindern und Jugendlichen die notwendigen Erfahrungs- und Zugangsfelder für aktive, zunehmend selbstständige und ergebnisorientierte Entwicklungsprozesse bieten« (KMK, 2011). Offener, projekt- und handlungsorientierter Unterricht, Freiarbeit und Wochenplanunterricht ermöglichen den Schülern eigene Entscheidungen, das Einbringen eigener Themen, Interessen und Erfahrungen sowie das Lernen von- und miteinander. Sie öffnen auch die Schule nach außen und beziehen außerschulische Erfahrungsfelder ein (Fischer, 1997).

Die Empfehlungen der KMK von 1980 orientierten sich nicht an Fächern und Bildungsinhalten, sondern an Unterrichts- und Erziehungszielen. Schulische Angebote sollten den individuellen Bedürfnissen der Schüler entsprechen und die Kenntnisse, Kompetenzen und Haltungen vermitteln, die für ein Leben als Erwachsener für notwendig gehalten wurden. Die Ziele der pädagogischen Förderung haben sich seither gewandelt. Inzwischen wird auch kognitiv beeinträchtigten Kindern und Jugendlichen Allgemeinbildung zugebilligt, bei der sie sich durch die Auseinandersetzung mit den gleichen Bildungsinhalten wie alle anderen Kinder kategorial bilden können (vgl. Klafki, 1996). Die KMK (2011) empfiehlt für inklusive Bildungsangebote, dass »für die schulische Bildung und Erziehung aller [...] allgemeine Bildungsstandards und Lehrpläne zugrunde gelegt [werden]« (S. 8). Und der aktuelle Bildungsplan G in Baden-Württemberg (MKJS, 2009) orientiert sich – wie andere auch – in seinen Bildungsbereichen

an den Unterrichtsfächern der Bildungspläne allgemeiner Schulen.

Aufgrund der Verschiedenheit aller Kinder hinsichtlich ihrer Lernvoraussetzungen, Interessen und Erfahrungen haben die didaktischen Prinzipien der Differenzierung und Individualisierung für jeden Unterricht Gültigkeit. Für Kinder mit kognitiver Beeinträchtigung muss dieser jedoch stärker differenziert werden. Eine äußere Differenzierung, bei der Kinder nach ihren Lernvoraussetzungen getrennt unterrichtet oder gefördert werden, ist nur begrenzt sinnvoll, wenn etwa bestimmte Kompetenzen besser in der Einzelförderung vermittelt werden können. Vorrang hat die innere Differenzierung, bei der unterschiedliche Schüler miteinander und voneinander lernen. Differenzierung bezieht sich auf die Art und Intensität der Unterstützung und Hilfestellung und den Einsatz von Medien und Hilfsmitteln, auf das Niveau der Anforderungen und wählbare individuelle Aufgaben (z. B. in der Freiarbeit) sowie die Anzahl der Aufgaben und die Zeit, auf Sozialformen und die flexible Zusammensetzung von Lerngruppen. Wünschenswert ist gemeinsamer Unterricht im Team, in dem zwei Pädagogen (Team-Teaching) und weitere Professionen mitwirken.

Unterricht und Förderung für Kinder mit kognitiver Beeinträchtigung erfordern didaktisches Wissen über die Gestaltung von Lehr-Lernprozessen und wie man Menschen mit ganz unterschiedlichen Voraussetzungen den Zugang zu Bildung eröffnen kann. Individualisierung und Differenzierung orientieren sich an den unterschiedlichen Entwicklungsniveaus der Kinder, also an den in der Entwicklung bereits ausgebildeten Arten der Weltaneignung, wie sie beispielsweise der »entwicklungslogischen Didaktik« (Feuser, 1989) und weiterführenden didaktischen Ansätzen (Seitz, 2005, Lamers und Heinen, 2006) zugrunde liegen. Ein Lernen am gemeinsamen Gegenstand (Feuser, 1989) wird möglich, wenn sich alle Kinder auf ihrem jeweils individuellen Niveau bilden und zugleich miteinander kooperieren können. Der Bildungsplan für die Schule für Geistigbehinderte in Baden-Württemberg (MKJS, 2009) unterscheidet in diesem Sinne vier Aneignungsniveaus. Ihre Berücksichtigung soll jedem Schüler den Zugang zu einer allgemeinen Bildung in dem Sinne eröffnen, dass er sich mit den in unserer Kultur und Gesellschaft als bedeutsam geltenden Themenbereichen so beschäftigen kann, dass diese für ihn Bedeutung erlangen. Dies kann *basal-perzeptiv, konkret-gegenständlich, anschaulich* und *abstrakt-begrifflich* stattfinden. Zu jedem Themenfeld wird hier neben einer sachlogischen Darstellung von Inhalten exemplarisch an einem Teilinhalt aufgezeigt, wie dieser auf unterschiedlichen Aneignungsniveaus erarbeitet werden kann. Dadurch können Schüler mit sehr unterschiedlichen Lernvoraussetzungen kooperativ an schulischer Bildung teilhaben, und jede einzelne Schülerin, jeder Schüler kann sich mit Bildungsinhalten auf vielfältige Art und Weise auseinandersetzen und sich diese zu eigen machen.

### 13.3.3 Teilhabe am Arbeitsleben

Aus dem Recht auf Arbeit und Beschäftigung (BRK Art. 27) ergibt sich für die Pädagogik die Aufgabe, Menschen mit kognitiver Beeinträchtigung auf berufliche Tätigkeiten vorzubereiten, ihnen den Zugang zu Arbeit und Beschäftigung zu ermöglichen, sie dabei zu begleiten und zu unterstützen und bei der Gestaltung geeigneter Arbeitsangebote mitzuwirken. Sie sollen dadurch zum eigenen Lebensunterhalt beitragen können und darüber hinaus die Erfahrung machen, dass sie produktiv sein und für sich und andere Wertvolles herstellen können. Dabei werden Stärken entwickelt, Interessen und Selbstbewusstsein ausgebildet. Bei Arbeit und Beschäftigung benötigte Fähigkeiten fordern und fördern Bildung, sowohl im Bereich der Kulturtechniken als auch in Bezug auf

handwerkliche und ästhetische Kompetenzen. Soziale Regeln, *Arbeitstugenden* wie Zuverlässigkeit, Fleiß, Verantwortlichkeit, Pünktlichkeit werden als wichtig erlebt, und Arbeit erfordert Kommunikation in Form von Absprachen, Koordination und Erfahrungsaustausch. Schließlich strukturieren Arbeit und Beschäftigung den Tag, die Woche, das Jahr und das ganze Leben. Erst durch die Arbeits-Zeit entsteht ein Gefühl für Frei-Zeit (Klauß, 2005).

Die Pädagogik ermöglicht Menschen mit kognitiver Beeinträchtigung solche Erfahrungen im Bereich der beruflichen Bildung in der Berufsschulstufe (MKJS, 2009) und im Berufsbildungsbereich der Werkstatt für behinderte Menschen (WfbM; ▸ Kap. 17). Hier sind die meisten Menschen mit kognitiver Beeinträchtigung beschäftigt. Die WfbM haben einen Bildungsauftrag im Bereich der beruflichen Bildung (Berufsbildungsbereich) und bei den die Produktion ergänzenden Bildungsangeboten (vgl. Sozialgesetzbuch IX). Sie sind zugleich Wirtschaftsbetriebe, die den an die Menschen mit Behinderungen ausbezahlten Lohn erwirtschaften müssen. Daraus folgt ein Spannungsverhältnis, das die Pädagogen der WfbM vor die Aufgabe stellt, konkrete Arbeitsaufträge so zu gestalten, dass die Beschäftigten dabei ihre Kompetenzen ausbilden und erweitern können. Das erfordert eine Arbeitsteilung nach den Fähigkeiten der Beschäftigten, eine Entwicklung von Hilfsmitteln und adäquate Unterstützung.

Über die Aufnahme in die WfbM entscheidet ein Gremium der Arbeitsverwaltung unter Beteiligung der Schule und der Eltern. Dabei geht es zunächst um den Eintritt in den durch die Arbeitsverwaltung als Maßnahme der beruflichen Bildung finanzierten Berufsbildungsbereich. Hier sollen Eignungen und Interessen herausgefunden und Kompetenzen vermittelt werden. Im Produktionsbereich werden großenteils Aufträge von Fremdfirmen bearbeitet, vor allem in den Bereichen Montage, Holz, Metall,

Textil und Hauswirtschaft sowie Dienstleistungen. Viele Werkstätten betreiben auch Eigenproduktion.

Im Gegensatz zur Schule gibt es Aufnahmebedingungen für die WfbM, beispielsweise ein Mindestmaß an wirtschaftlich verwertbarer Arbeit. Wer diese nicht erfüllt, kann einen Förder- und Betreuungsbereich besuchen, häufig unter dem *verlängerten Dach* der WfbM. Die hier beschäftigten und betreuten Menschen sind weder sozialversichert noch erhalten sie Lohn. In unterschiedlichem Maße verstehen es Förder- und Betreuungsbereiche als ihre Aufgabe, ihren Nutzern auch berufliche Bildung anzubieten (Terfloth und Lamers, 2011). Neben der Tagesstrukturierung, -gestaltung und -begleitung, der Förderung von Kommunikation, Bewegungs- und Freizeitaktivitäten werden einfache produktive Tätigkeiten wie Textilarbeiten, Gestalten mit Ton und Holz, Verwerten von Briefmarken, Gartenarbeiten, Malen, Backen und Kochen und Transportdienste angeboten.

Schulen im Förderschwerpunkt geistige Entwicklung eröffnen jungen Menschen mit kognitiver Beeinträchtigung auch den Zugang zum *allgemeinen Arbeitsmarkt*. Dabei können sie unterschiedliche Formen integrativer beruflicher Rehabilitation nutzen (vgl. Doose, 1998, 22–26). Integrationsfachdienste unterstützen die Integration auf den allgemeinen Arbeitsmarkt. Das von der *Hamburger Arbeitsassistenz* umgesetzte Konzept der *Unterstützten Beschäftigung* umfasst beispielsweise die:

- Bewerbung bei der Arbeitsassistenz, Erstgespräch: individuelles Fähigkeitsprofil und Qualifizierungsplan werden erstellt
- Erschließung von Arbeitsplätzen auf dem regionalen Arbeitsmarkt und Beratung der Betriebe zu personellen und finanziellen Unterstützungsmöglichkeiten
- Qualifizierung und Begleitung am Arbeitsplatz (*Job-Coach*)

- Nachbetreuung nach der Einarbeitungsphase

Integrationsfirmen sind Selbsthilfefirmen, Beschäftigungsbetriebe und andere Firmenprojekte, in denen Menschen mit und ohne Behinderungen zusammenarbeiten. Beispiele dafür sind das Stadthaushotel in Hamburg und die CAP-Lebensmittelmärkte.

Auch die WfbM bietet Arbeitsplätze in *normalen* Betrieben an, indem sie Einzelarbeitsplätze oder ganze Arbeitsgruppen in Firmen auslagert. Die Beschäftigten gehören zur WfbM und werden von deren Personal begleitet, arbeiten aber in der Produktion oder im Dienstleistungsbereich für eine Firma und auf deren Gelände, etwa bei der Pflege von Grünanlagen.

### 13.3.4 Wohnen unter pädagogischem Aspekt

Wer beim Wohnen Unterstützung benötigt, soll sie dort erhalten können, wo er lebt, und niemand darf gezwungen werden, in einer besonderen Wohnform zu leben. Die BRK sichert Menschen mit Behinderung neben »Freizügigkeit« (Art. 18) und »Achtung der Privatsphäre« (Art. 22) die »unabhängige Lebensführung und Teilhabe an der Gemeinschaft« (Art. 19) zu. Das Recht auf Wohnen ist eine wesentliche Bedingung für ein gutes, humanes Leben. Eine Wohnung bietet und ermöglicht Schutz, Sicherheit und Vertrautheit, sie enthält alles, was zur Befriedigung von Grundbedürfnissen notwendig ist. Sie hat eine den individuellen Vorlieben und dem Geschmack entsprechende Einrichtung, sodass man sich zu Hause fühlen kann.

Menschen mit kognitiver Beeinträchtigung benötigen in unterschiedlichem Maße Assistenz und Unterstützung beim Wohnen, und die Möglichkeit, sich die dafür relevanten Kompetenzen anzueignen. Diese finden sich in schulischen Bildungsplänen im Fach

Hauswirtschaft, aber auch in Deutsch, Mathematik, Sozialkunde sowie Kunst etc. In Trainingswohnungen können sie lernen, wie sie eine Wohnung beziehen, gestalten, reinigen und gemeinsam bewohnen können. Beim Wohnen können sie ihre Persönlichkeit entwickeln, ihre Individualität ausprägen und ein befriedigendes soziales Leben führen lernen (Klauß, 2008 a).

Viele Menschen mit kognitiver Beeinträchtigung leben im Erwachsenenalter noch in ihrer Herkunftsfamilie. Wenn sie diese verlassen, können sie unterschiedliche Formen des Wohnens nutzen. Im Rahmen ihrer persönlichen Zukunftsplanung (Doose, 2004) sollten sie selbst entscheiden können, wo, wie und von wem begleitet sie ihr Leben verbringen möchten.

Ein großer Teil der Erwachsenen lebt in unterschiedlichen stationären Wohnangeboten. Aus den im 19. Jahrhundert gegründeten *Anstalten* sind dorfähnliche Komplexeinrichtungen hervorgegangen, in denen Menschen mit Behinderungen zur Schule gehen, arbeiten und medizinisch betreut werden, ihre Freizeit verbringen und alt werden. In den letzten Jahren streben viele von ihnen eine Dezentralisierung an. Für die dort lebenden Menschen kann dies bedeuten, dass sie nach Jahrzehnten in eine andere Umgebung, eventuell in ihre Heimatregion umziehen. Solche Veränderungen müssen mit den Menschen vorbereitet und von ihnen selbst entschieden werden.

Wohnheime (Wohnstätten) wurden zunächst meist in der Nachbarschaft einer WfbM und für die dort beschäftigten Menschen gebaut. Heute leben in ihnen auch Menschen mit hohem Hilfebedarf und Rentner. Sie sind in der Regel Bestandteile eines Netzes von Wohnangeboten, zu dem auch Wohngemeinschaften in *normalen* Wohngebieten (*Außenwohngruppen*) gehören.

Ein zunehmender Teil der Menschen mit kognitiver Beeinträchtigung lebt mit ambulanter Betreuung in eigenen Wohnungen. Das *ambulant Betreute Wohnen* wird allerdings in der Regel über eine geringe Personalausstattung definiert, sodass es Menschen mit höherem Hilfebedarf kaum offen steht. Nach Art. 29 der BRK ist das dringend zu ändern und die Betreuung in einer eigenen Wohnung auch dann zu ermöglichen, wenn diese aufwändiger ist als in einem Heim. In Heimen ist nur ein annähernd *normales* Wohnen möglich. Anzustreben sind Nachbarschaften und kleine, gemeindeintegrierte Wohnformen, mit einem Zugang zu ambulanten Assistenzdiensten. Dem Ziel der Inklusion entspricht es, wenn in einer Bürgergesellschaft Menschen mit unterschiedlichen individuellen und kulturellen Hintergründen gleichberechtigt zusammenleben können. Zunehmend entstehen inklusive Wohnmodelle, in denen Menschen mit und ohne Behinderungen, aber auch verschiedenen Alters etc. zusammenleben. Ein Beispiel dafür sind Mehrgenerationenhäuser. In diesen Nachbarschaften finden Begegnung, Begleitung und gegenseitige Unterstützung statt, diese wird in begrenztem Maße durch professionelle Hilfen ergänzt.

Menschen mit kognitiver Beeinträchtigung können auch von Familien betreut werden: Bei der Familienpflege erhält die Familie eine finanzielle Unterstützung, oft auch eine fachliche Beratung. In Pensionsfamilien erhält der Gast nur Wohnraum und Verpflegung, lebt ansonsten aber eigenständig.

Eine nicht genau bekannte Zahl von Menschen mit kognitiver Beeinträchtigung lebt in Pflegeheimen (vgl. Klauß, 2008 b). Viele Kostenträger streben Unterbringungsformen an, die durch die Pflegeversicherung (mit-)finanziert werden und in denen dementsprechend medizinische und pflegerische Leistungen im Vordergrund stehen. Der BRK entsprechend ist auch hier zu fordern, dass Menschen mit kognitiver Beeinträchtigung selbstbestimmt und in dem Umfeld lebend alt werden können, in dem sie wohnen möchten, und dort die für ihre gesellschaftliche Teilhabe erforderliche Begleitung und Unterstützung erhalten.

## 13.3.5 Freizeitgestaltung

Menschen mit kognitiver Beeinträchtigung haben ein Recht auf »Teilnahme am kulturellen Leben sowie an Erholung, Freizeit und Sport« (Art. 30, BRK). Sie nutzen ihre Freizeit zur Befriedigung individueller Bedürfnisse wie Erholung, Selbstverwirklichung, Erweiterung der eigenen Perspektiven und zu sozialen Kontakte, aber auch zur Bildung, zur Teilhabe am sozialen Miteinander in Form von Kommunikation, Integration, Partizipation und Enkulturation. Aufgabe der Pädagogik ist es, Barrieren zu überwinden, die eine *normale* Nutzung der Freizeit erschweren (Markowetz und Cloerkes, 2000). Dazu gehören ihre Abhängigkeit von anderen Menschen, eine eingeschränkte Mobilität, und häufig das Fehlen oder die mangelnde Zugänglichkeit von Aktivitätsangeboten, die behinderten Menschen gefallen und sie interessieren. Schließlich müssen sie – bei Bedarf mit pädagogischer Unterstützung – Ideen entwickeln können, was sie unternehmen möchten, und Freizeitinteressen ausbilden können. Sogenannte *offene Hilfen* unterstützen die Teilhabe an *normalen* Freizeitangeboten und bieten beispielsweise Begleitung beim Besuch von kulturellen Veranstaltungen, beim Mitmachen in einem Sportverein etc. Sie machen darüber hinaus eigene Angebote zur Freizeitgestaltung. Nach einer Umfrage unter Lebenshilfe-Ortsvereinigungen bieten die meisten von ihnen (72 %) in Kursen kreative und Bildungsangebote, Sport, offene Angebote und Clubs sowie Reisen und Urlaub an. Allerdings scheinen »die Angebote, die in Freizeitinstitutionen angeboten werden, eher von Menschen mit leichter bzw. mittlerer Behinderung wahrgenommen [zu] werden«. Menschen mit hohem Assistenzbedarf bleiben oft ausgeschlossen (Theunissen et al., 2000, 365).

## 13.3.6 Erwachsenenbildung

Welche Möglichkeiten haben Menschen mit kognitiver Beeinträchtigung, ihr Recht auf lebenslange Bildung (BRK Art. 24) einzulösen? In der WfbM gehört die Erwachsenenbildung zum Bildungsauftrag, sie umfasst Angebote zur beruflichen Qualifikation und Persönlichkeitsbildung, zur Mit- und Selbstbestimmung und zu Erhalt und Förderung von Kulturtechniken, zur Kreativität, Kommunikation, Gesundheitsvorsorge, Ernährung und zur Selbstständigkeit.

Menschen mit kognitiver Beeinträchtigung können Volkshochschulen und spezielle Weiterbildungsinstitutionen besuchen. Traditionelle Schwerpunkte der speziellen Angebote für Menschen mit kognitiver Beeinträchtigung sind Kurse, in denen sie ihre Fertigkeiten in lebenspraktischen Bereichen (z. B. Kochen), bei der Freizeitgestaltung oder auch beim Lesen und Schreiben nutzen und erweitern können; es geht aber auch die Befähigung zu möglichst autonomem Handeln (*Empowerment*). Menschen mit kognitiver Beeinträchtigung können bei entsprechender Anregung und Ermutigung an Selbstvertrauen in Bezug auf ihre sozialen Beziehungen gewinnen. Badelt (1992) fiel auf, dass die ihr bekannten Menschen mit kognitiver Beeinträchtigung »eine deutliche Entwicklung in ihrer Persönlichkeit vollzogen haben. Gerade diejenigen, die die Angebote von Gruppengesprächen und Fortbildung annehmen konnten, strebten zunächst nach einer Erweiterung ihrer Handlungskompetenz, nach mehr Autonomie und Eigenständigkeit und vergrößerten ihren Lebensraum. In den letzten Jahren steht jedoch mehr das Thema ihrer eigenen Identitätsfindung im Vordergrund« (ebd., 12). Die Gesellschaft für Erwachsenenbildung und Behinderung (GEB, 2002) definiert als Ziele der Erwachsenenbildung »Autonomiegewinn und Emanzipation, Beschäftigung des Menschen mit sich selbst, Auseinandersetzung des Menschen mit seinen gesellschaftlichen Verflechtungen, Übung in kommunikativen Prozessen, Bewältigung technischer Anforderungen, Qualifizierung für ein eigenständiges Handeln im Alltagsleben, Sensibilisierung für Symbolwelten, ästhetische Bildung in allen künstlerischen Bereichen, Entfaltung spielerischer und gestalterischer Tätigkeiten, Eröffnung von Handlungsräumen für körperliche Betätigung, Vermittlung berufsbezogener Fähigkeiten, Kenntnisse und Qualifizierungen«.

Es gibt neben zielgruppenspezifischen Angeboten der Erwachsenenbildung erfolgreiche Modelle integrativer Erwachsenenbildung, bei denen Menschen mit kognitiver Beeinträchtigung an regulären Veranstaltungen der Erwachsenenbildung teilnehmen können. Barrieren liegen hier vor allem bei der fehlenden Qualifikation von Kursleitern, aber auch bei der fehlenden Assistenz, die für eine Teilnahme von Menschen mit Hilfebedarf erforderlich wäre (Schöler et al., 2000).

## Zusammenfassung

Die Entwicklung der Pädagogik für Menschen mit geistiger Behinderung war anfangs bestimmt von der Aufgabe, deren Bildbarkeit zu begründen. Orientiert an den Leitideen der Normalisierung, Integration/Inklusion und Selbstbestimmung wurden Konzepte und Organisationsformen entwickelt, die Teilhabe in allen Lebensbereichen ermöglichen. Dabei hat die Pädagogik heute sowohl die Aufgabe, für die Bereiche des Vorschulalters, der Schule, von Arbeit und Beschäftigung, Wohnen und Freizeit eigene Angebote zu gestalten als auch das Ziel, allgemeine gesellschaftliche Institutionen so zu unterstützen, dass sie im Sinne der Inklusion Menschen mit kognitiver Beeinträchtigung gleichberechtigte Zugehörigkeit ermöglichen können.

## Literatur

Ackermann K-E (1990) Zum Verständnis von »Bildung in der Geistigbehindertenpädagogik«, in W Dreher (Hrsg.) Geistigbehindertenpädagogik vom Menschen aus. Gütersloh, Jakob van Hoddis, 65–84

Antor G, Bleidick U (2000) Behindertenpädagogik als angewandte Ethik. Stuttgart, Kohlhammer

Bach H (1967) Geistigbehindertenpädagogik. Berlin, Marhold

Badelt I (1992) Erwachsenenbildung geistig behinderter Menschen. Ein Überblick. Geistige Behinderung 31, 4–14.

DIMDI (2005) ICF – Internationale Klassifikation der Funktionsfähigkeit, Behinderung und Gesundheit. Deutschsprachige Übersetzung – Stand Oktober 2005. (http://www.dimdi.de/static/de/klassi/icf/index.htm, Zugriff am 01. 04. 07)

Doose S (2004) »I want my dream!« Persönliche Zukunftsplanung; neue Methoden einer individuellen Hilfeplanung mit Menschen mit Behinderungen. 7., überarb. u. erw. Neuaufl. Hamburg, Bundesarbeitsgemeinschaft für Unterstützte Beschäftigung

Feuser G (1989) Allgemeine integrative Pädagogik und entwicklungslogische Didaktik. Behindertenpädagogik 28, 4–48

Fischer E (1997) Offener Unterricht in der Schule für Geistigbehinderte: Möglichkeiten und Grenzen. Lernen konkret 16, 2–10

Fischer E (2008) Geistige Behinderung im Kontext der ICF – ein interdisziplinäres, mehrdimensionales Modell?, in E Fischer (Hrsg.) Pädagogik für Menschen mit geistiger Behinderung. Sichtweisen, Theorien, Aktuelle Herausforderungen. 2. Auflage. Oberhausen, Athena, 385–417

Fornefeld B (1989) Elementare Beziehung und Selbstverwirklichung geistig Schwerstbehinderter in sozialer Integration. Reflexionen im Vorfeld einer leiborientierten Pädagogik. Aachen, Wissenschaftsverlag Mainz

Fröhlich A (1998) Basale Stimulation. Das Konzept. Düsseldorf, selbstbestimmtes leben

GEB – Gesellschaft für Erwachsenenbildung (2002) Diskussionspapier der Gesellschaft für Erwachsenenbildung und Behinderung. Arbeitspapier, unveröff.

Hanselmann H (1976) Einführung in die Heilpädagogik. Ein Buch über den Unterricht und die Erziehung anormaler Kinder. 9. Auflage. Zürich, Rotapfel (1. Auflage 1932)

Heinen N, Simon J (1995) Frühgeborene Kinder und ihre Eltern in der Frühförderung, in Vereinigung für Interdisziplinäre Frühförderung (Hrsg.) Frühförderung und Integration. München, Reinhardt, 87–105

Hennig B (2011) Interaktion und Kommunikation zwischen Menschen mit schwerster Behinderung und ihren Bezugspersonen: Aspekte des Gelingens, in A Fröhlich, N Heinen, Th Klauß, W Lamers (Hrsg.) Schwere und mehrfache Behinderung – interdisziplinär. Oberhausen, Athena, 273–297

Hublow Ch, Wohlgehagen E (1978) Lesenlernen mit Geistigbehinderten. Zeitschrift für Heilpädagogik 29, 23–28

Jantzen W (1978) Behindertenpädagogik Persönlichkeitstheorie Therapie. Köln, Pahl-Rugenstein

Klafki W (1996) Neue Studien zur Bildungstheorie und Didaktik: zeitgemäße Allgemeinbildung und kritisch-konstruktive Didaktik. 5. Auflage. Weinheim, Juventa

Klauß Th (1995) Irgendwann kommt die Trennung … Für einen möglichst normalen Lebenslauf von Menschen mit geistiger Behinderung. Zeitschrift für Heilpädagogik 46, 443–450

Klauß Th (2000 a) Erleichtert oder erschwert Intensivkooperation schulische Integration?, in Th Klauß (Hrsg.) Aktuelle Themen der schulischen Förderung. Heidelberg, Winter, 34–48

Klauß Th (2000 b) Überwindung defizitärer Sichtweisen und Ermöglichung von Selbstbestimmung durch handlungsorientierten Unterricht für Schüler mit geistiger Behinderung, in Th Klauß (Hrsg.) Aktuelle Themen der schulischen Förderung. Heidelberg, Winter, 100–145

Klauß Th (2005) Ein besonderes Leben. Grundlagen der Pädagogik für Menschen mit geistiger Behinderung. 2. Auflage. Heidelberg, Winter

Klauß Th (2006) Wie wird die Qualität der schulischen Bildung von SchülerInnen mit (schwerer) geistiger Behinderung ‚gesichert‹?, in K Hennicke (Hrsg.) Psychologie und Geistige Behinderung. Berlin, DGSGB, 35–49

Klauß Th (2007) Kooperation mit Eltern schwerbehinderter Kinder in der Frühförderung, in A Fröhlich, N Heinen, W Lamers (Hrsg.) Frühförderung schwerstbehinderter Kinder. Düsseldorf, selbstbestimmtes leben, 224–252

Klauß Th (2008 a) »… wohnst Du schon?« Eine eigene Wohnung als Menschenrecht. Behindertenpädagogik 47, 115–126

Klauß Th (2008 b) Reicht Pflege im Alter nicht aus? Menschen mit geistiger Behinderung zwischen Eingliederungshilfe und Pflegeversicherung, in Th Klauß (Hrsg.) Älterwerden und seelische Gesundheit – Perspektiven für Menschen mit geistiger Behinderung. Berlin, DGSGB, 43–61

Klauß Th, Lamers W (2003) Alle Kinder alles lehren … brauchen sie wirklich alle Bildung?, in Th Klauß, W Lamers (Hrsg.) Alle Kinder alles lehren … Grundlagen der Pädagogik für Menschen mit schwerer und mehrfacher Behinderung. Heidelberg, Winter, 13–28

KMK (1980) Empfehlungen für den Unterricht in der Schule für Geistigbehinderte. Neuwied, Luchterhand

KMK (1994) Empfehlungen zur sonderpädagogischen Förderung in den Schulen in der Bundesrepublik Deutschland. Beschluß der Kultusministerkonferenz vom 06.05.1994. (http://www.kmk.org/fileadmin/veroeffentlichungen_beschluesse/1994/1994_05_06-Empfehl-Sonderpaedagogische-Foerderung.pdf, Zugriff am 11.11.11.)

KMK (2010) Sonderpädagogische Förderung in Schulen 1999 bis 2008. Statistische Veröffentlichungen der Kultusministerkonferenz. Dokumentation Nr. 189 – März 2010. Berlin

KMK (2011) Inklusive Bildung von Kindern und Jugendlichen mit Behinderungen in Schulen. Beschluss der Kultusministerkonferenz vom 20.10.2011. (http://www.kmk.org/fileadmin/veroeffentlichungen_beschluesse/2011/2011_10_20-Inklusive-Bildung.pdf, Zugriff am 11.11.11)

KMK-IVC (2010) Sonderpädagogische Förderung in allgemeinen Schulen (ohne Förderschulen) 2009/2010. Berlin, den 22.12.2010 (http://www.kmk.org/fileadmin/pdf/Statistik/

Aus_SoPae_Int_2009.pdf. Zugiff am 18.06.11)

Kornmann R (2003) Entwicklungstheoretische Überlegungen und praktische Beispiele für ein pädagogisches Verständnis von Mathematik, das keinen Menschen ausschließt, in W Lamers, Th Klauß (Hrsg.) Alle Kinder alles lehren ... aber wie? Theoriegeleitete Praxis bei Menschen mit schwerer Behinderung. Düsseldorf, selbstbestimmtes leben, 137–153

Kristen U (1994) Unterstützte Kommunikation. Eine Einführung. Düsseldorf, selbstbestimmtes leben

Lamers W, Heinen N (2006) »Bildung mit For-Mat« – Impulse für eine veränderte Unterrichtspraxis mit Schülerinnen und Schülern mit (schwerer) Behinderung, in N Heinen, D Laubenstein, W Lamers (Hrsg.) Basale Stimulation kritisch – konstruktiv. Düsseldorf, selbstbestimmtes leben, 141–205

Lamers W (1994) Spiel mit schwerstbehinderten Kindern und Jugendlichen. Aachen, Wissenschaftsverlag Mainz

Leyendecker C, Horstmann T (Hrsg.) (1997) Frühförderung und Frühbehandlung. Wissenschaftliche Grundlagen praxisorientierte Ansätze und Perspektiven interdisziplinärer Zusammenarbeit. Heidelberg, Winter

Lindmeier C (1999) Selbstbestimmung als Orientierungsprinzip der Erziehung und Bildung von Menschen mit geistiger Behinderung – kritische Bestandsaufnahme und Perspektiven. Die neue Sonderschule 44, 209–224

Markowetz R, Cloerkes G (Hrsg.) (2000) Freizeit im Leben behinderter Menschen. Theoretische Grundlagen und sozialintegrative Praxis. Heidelberg, Winter

MKJS Ministerium für Kultus Jugend und Sport Baden-Württemberg (2009) Bildungsplan 2009, Schule für Geistigbehinderte. Stuttgart

Möckel A (1997) Die Funktion der Sonderschulen und die Forderung der Integration, in H Eberwein (Hrsg.) Handbuch Integrationspädagogik. Kinder mit und ohne Behinderung lernen gemeinsam. Weinheim, Juventa, 40–47

Mühl H (1979) Handlungsbezogener Unterricht mit Geistigbehinderten. Bonn, Dürrsche Buchhandlung

Mühl H (2008) Entwicklung und Standort der Geistigbehindertenpädagogik innerhalb der (Sonder-)Pädagogik, in E Fischer (Hrsg.) Pä-

dagogik für Menschen mit geistiger Behinderung. Sichtweisen – Theorien – Aktuelle Herausforderungen. 2., überarb. Auflage. Oberhausen, Athena, 45–68

Muth J (1984) Vorwort zu: gemeinsam leben lernen. Konzept und Erfahrungen. Borken

Pfeffer W (1988) Förderung schwer geistig Behinderter. Würzburg: edition bentheim

Richter S (1990) Normalisierung als Zielperspektive für die Behindertenhilfe, in C Köttgen (Hrsg.) Aus dem Rahmen fallen. Kinder und Jugendliche zwischen Erziehung und Psychiatrie. Bonn, Psychiatrie-Verlag, 35–48

Sarimski K (2003) Entwicklungspsychologie genetischer Syndrome. 3., überarb. und erw. Auflage. Göttingen, Hogrefe

Schlummer W, Schütte U (2006) Mitwirkung von Menschen mit geistiger Behinderung. Schule Arbeit Wohnen. München, Reinhardt

Schöler J, Lindmeier B, Lindmeier Ch, Ryffel G, Skelton R (Hrsg.) (2000) Integrative Erwachsenenbildung für Menschen mit Behinderung. Praxis und Perspektiven im internationalen Vergleich. Neuwied, Luchterhand

Seitz S (2005) Zeit für inklusiven Sachunterricht. Baltmannsweiler, Schneider

Speck O (1970) Der geistigbehinderte Mensch und seine Erziehung. München, Reinhardt

Speck O (1996) System Heilpädagogik. Eine ökologische reflexive Grundlegung. 3. Auflage. München, Reinhardt

Stinkes U (2000) Selbstbestimmung – Vorüberlegungen zur Kritik einer modernen Idee, in K Bundschuh (Hrsg.) Wahrnehmen Verstehen Handeln. Perspektiven für die Sonder- und Heilpädagogik im 21. Jahrhundert. Bad Heilbrunn, Klinkhardt, 169–192

Terfloth K, Lamers W (2011): Berufliche Bildung für alle – außer für Menschen mit schwerer und mehrfacher Behinderung? Teilhabe 50, 69–75

Theunissen G, Dieter M, Neubauer G, Niehoff U (2000) Zur Situation geistig behinderter Menschen in ihrer Freizeit. Geistige Behinderung 39, 360–72

UN (2008) Konvention über die Rechte von Menschen mit Behinderungen. Deutsche Fassung

Walburg W R (1976) Lebenspraktische Erziehung Geistigbehinderter. 3. Auflage. Berlin, Marhold

# 14 Frühförderung mit der Familie

*Klaus Sarimski*

## 14.1 Ziele der Frühförderung

Die Frühförderung bezeichnet ein interdisziplinäres System von Hilfen, das zur Förderung des Kindes medizinische, psychologische und pädagogische Leistungen umfasst. Im Falle einer (drohenden) geistigen Behinderung richten sich die Maßnahmen der Frühförderung sowohl auf das Kind selbst wie auf die Eltern-Kind-Beziehung und die Bedürfnisse der Familie. Neben der direkten Förderung des Kindes werden die Eltern umfassend beraten, damit sie Verständnis für die Entwicklungsprobleme ihres Kindes entwickeln, eine entwicklungsförderliche Beziehung zu ihrem Kind aufbauen und Ressourcen zur Bewältigung dieser besonderen Lebenssituation mobilisieren können. Die Beratung der Eltern, wie sie die Entwicklung ihres Kindes im gemeinsamen Alltag fördern können, und direkte Aktivitäten der Förderung und Therapie mit dem Kind sollen so Impulse für Fortschritte in der motorischen, kognitiven, kommunikativen und sozial-emotionalen Entwicklung setzen und ihm helfen, sein Entwicklungspotential auszuschöpfen. Die Eltern sollen Informationen über die Behinderung, die Fördermöglichkeiten und die sozialrechtlichen Hilfsangebote erhalten, Sicherheit in der Erziehung ihres Kindes gewinnen, zu einem stabilen Gleichgewicht zwischen den Bedürfnissen des Kindes und der anderen Familienmitglieder finden und Vertrauen in ihre eigenen Bewältigungskräfte sowie eine zuversichtliche Perspektive für die Zukunft aufbauen.

Neben diesen familienorientierten Zielen gehört es zu den Aufgaben der Frühförderung, die Integration des Kindes in (inklusive) Kindertagesstätten und (inklusive) Schulen vorzubereiten und die dortigen Fachkräfte zu unterstützen, um die bestmögliche soziale Teilhabe des Kindes zu gewährleisten. Der Arbeitsbereich der Frühförderung erstreckt sich über die ersten sechs Lebensjahre bis zum Schuleintritt; ihr Schwerpunkt liegt bei Kindern mit (drohender) geistiger Behinderung in den ersten drei bis vier Lebensjahren auf der Entwicklungsförderung und Familienberatung, im weiteren Verlauf auf der Unterstützung der sozialen Integration in Kindertagesstätten durch Beratung der dortigen Fachkräfte und gezielte ergänzende Förder- und Therapiemaßnahmen.

## 14.2 Organisations- und Finanzierungsstrukturen

Die konzeptionelle Diskussion und institutionelle Ausrichtung der Frühförderung wurde in der Bundesrepublik (in den alten Bundesländern) von Vertretern der (Sozial-) Pädiatrie (Hellbrügge, 1981) und Sonderpädagogik (Speck, 1977; Speck und Thurmair, 1989) initiiert. Daraus hat sich mittlerweile ein flächendeckendes Netz von Einrichtungen der Frühförderung entwickelt. Sie umfassen regionale und interdisziplinäre Frühförderstellen, die pädagogische und therapeutische Maßnahmen der Frühförderung anbieten, überregional organisierte Frühförderstellen für Kinder mit Hör- oder Sehschädigungen sowie Sozialpädiatrische Zentren, die ärztlich geleitet sind und ärztliche, therapeutische und sozialpädagogische Leistungen umfassen.

Frühförderstellen für Kinder mit Hör- oder Sehschädigungen sind an die entsprechenden Förderschulen angegliedert. Dies gilt in einzelnen Bundesländern auch für regionale Frühberatungsstellen für Kinder mit (drohender) geistiger Behinderung. Die überwiegende Mehrzahl der Frühförderstellen ist heute aber als selbständige Einrichtungen mit Sozial-, Heil- oder Sonderpädagogen, Psychologen, Physio-, Sprach- und Ergotherapeuten organisiert, letztere entweder als feste Mitglieder des Teams oder als Kooperationspartner der pädagogisch-psy-

chologischen Mitarbeiter. Pädiater (und in seltenen Fällen Kinder- und Jugendpsychiater oder andere Fachärzte) gehören in der Regel nicht zu den festen Mitarbeitern der Frühförderstellen, sondern sind Netzwerkpartner, mit denen die Frühförderstellen kooperieren. Sozialpädiatrische Zentren sind entweder ebenfalls selbstständige Einrichtungen oder an Kinderkliniken angegliedert und sollen nachrangig zu den Frühförderstellen tätig werden, wenn spezifische diagnostische oder therapeutische Probleme zu lösen sind.

Die Aufgaben und die Finanzierung der Sozialpädiatrischen Zentren sind im Sozialgesetzbuch V geregelt. Auch für die Arbeit der interdisziplinären Frühförderstellen wurde 2001 mit der Frühförderverordnung (FrühV) eine bundeseinheitliche gesetzliche Grundlage geschaffen, die aber bis heute noch nicht in allen Bundesländern umgesetzt ist. Dies hat z. T. sehr unterschiedliche, länderspezifische Regelungen zur Organisation und Finanzierung von Frühförderstellen zur Folge, die eine einheitliche Weiterentwicklung der Einrichtungen erschweren (vgl. weiterführend Sohns, 2010).

Zum System der Frühförderung sind zusätzlich entwicklungsneurologische oder neuropädiatrische Abteilungen sowie Spezialambulanzen (z. B. für Kinder mit Spina bifida) zu zählen, die an einigen Kinderkliniken bestehen. Darunter sind insbesondere Nachsorge-Einrichtungen für frühgeborene Kinder zu nennen, für die mittlerweile ebenfalls ein differenziertes Versorgungsnetz etabliert wurde. Diese Einrichtungen kooperieren mit den regionalen und interdisziplinären Frühförderstellen. Kinderärzte in freier Praxis, Kinder- und Jugendpsychiater sowie niedergelassene nicht-ärztliche Therapeuten (Physiotherapeuten, Sprachtherapeuten, Ergotherapeuten, Musiktherapeuten und Psychologen) vervollständigen das Netz der Frühförderung.

## 14.3 Familienberatung in der Frühförderung

### 14.3.1 Diagnosevermittlung

Der Zeitpunkt, zu dem die Eltern eines Kindes die Diagnose einer (drohenden) geistigen Behinderung erfahren, ist sehr unterschiedlich. Bei einzelnen genetischen Syndromen (z. B. Down-Syndrom, Prader-Willi-Syndrom, Cornelia de Lange-Syndrom) kann der Verdacht aufgrund der körperlichen Phänotypmerkmale bereits unmittelbar oder bald nach der Geburt gestellt (in Einzelfällen bereits während der pränatalen Betreuung) und wenig später durch humangenetische Untersuchungen bestätigt werden. Der häufigere Fall ist jedoch, dass die Eltern und der Kinderarzt im Rahmen seiner Vorsorgeuntersuchungen während der ersten beiden Lebensjahre Entwicklungsverzögerungen bemerken, die Anlass zu einer weiterführenden Diagnostik sind. Nicht immer führen diese Untersuchungen dann jedoch bereits zu eindeutigen Aussagen über die Art und Prognose der Entwicklungsauffälligkeiten, so dass viele Eltern längere Zeit unsicher bleiben, ob sie sich auf eine Behinderung ihres Kindes einstellen müssen. Viele Eltern erleben diese Unsicherheit als sehr belastend und eine Diagnosestellung als Erleichterung, auch wenn sie mit der Sorge um eine dauerhaft verlangsamte Entwicklung verbunden ist.

Die Mitteilung der Diagnose einer Behinderung ihres Kindes verändert die Lebenssituation und die Lebensperspektive der meisten betroffenen Eltern schlagartig und unumkehrbar. Zu jedem Zeitpunkt bedeutet das Anerkennen der Diagnose ein Abschied von der Hoffnung auf ein gesundes, sich normal entwickelndes Kind, das die Eltern sich gewünscht hatten, und ein Verlust an Zukunftssicherheit. Sie müssen sich mit der Enttäuschung und Trauer, die mit diesem Abschied verbunden sind, den Folgen der Behinderung für die Entwicklung des Kindes und vielen praktischen Problemen des Alltags auseinandersetzen. Dazu gehört auch, sich über die Ursachen, Fördermöglichkeiten und Versorgungsstrukturen zu informieren. Oft sind damit zahlreiche Termine bei Ärzten und Therapeuten und evtl. auch eine erneute Klinikaufnahme des Kindes verbunden. Anträge zur Finanzierung von speziellen Fördermaßnahmen oder Hilfsmitteln erfordern zusätzliche Zeit. Eigene Bedürfnisse, Interessen und berufliche Pläne müssen dahinter fast immer zurückstehen.

Gleichzeitig müssen die Eltern versuchen, mit der Unsicherheit über die weitere Entwicklung ihres Kindes fertig zu werden, sich mit den Entwicklungschancen schrittweise vertraut zu machen und daraus eine realistische Zukunftsperspektive zu entwickeln, wie ein für das Kind und die gesamte Familie befriedigender Alltag aussehen kann. Die beiden Partner müssen miteinander das Gespräch über ihre Sorgen, Wünsche und Vorstellungen vom weiteren Weg führen und die Geschwister müssen über die Behinderung des kleinen Bruders oder der kleinen Schwester aufgeklärt, gleichzeitig aber auch in ihren eigenen Bedürfnissen wahrgenommen werden. Großeltern müssen über die Diagnose informiert und vielleicht ausdrücklich um ihre Unterstützung gebeten werden. Schließlich muss ein Weg gefunden werden, um den sozialen Kontakt zu Freunden und Nachbarn unter den Einschränkungen, die mit der neuen Situation verbunden sind, aufrechtzuerhalten und sozialer Isolation vorzubeugen. Die Vielfalt der neuen Anforderungen gefährdet schließlich das Grundvertrauen der Familie in ihre eigenen Kräfte, die Herausforderungen meistern zu können.

Zu einem familien- und beziehungsorientierten Konzept von Frühförderung gehört die Unterstützung der Eltern bei diesen vielfältigen Aufgaben. Diese Unterstützung bezieht sich sowohl auf die kognitive Verarbeitung der Inhalte dessen, was mit der ärztlichen Diagnose vermittelt wurde, wie auch auf die Versuche der Eltern, ihr emotionales Gleichgewicht nach dieser Mitteilung wiederzufinden. Viele Eltern berichten retrospektiv, dass sie Fachbegriffe, die der Arzt bei der Vermittlung der Diagnose verwendet, nur teilweise haben verstehen können und von der Menge und Bedeutung der Informationen emotional überfordert wurden, so dass sie im ärztlichen Gespräch selbst nicht nachzufragen vermochten. Ein erstes Gesprächsangebot durch die Frühförderung in zeitlicher Nähe zur Diagnosemitteilung kann den Eltern eine Gelegenheit bieten, Fragen zur Art, Ursache und Prognose der Behinderung zu stellen, die ihnen unklar geblieben sind. Darüber hinaus bietet es die Möglichkeit, die Entwicklungsperspektiven des Kindes mit Blick auf den familiären Alltag zu besprechen. Auch in dieser Hinsicht wünschen sich viele Eltern eine Ergänzung zum ärztlichen Gespräch. Die ärzt-

lichen Mitteilungen erleben sie oft als auf körperliche Probleme und Funktionsdefizite des Kindes fokussiert; sie vermissen anschauliche, für sie nachvollziehbare Beschreibungen, auf welche Fähigkeiten des Kindes sie trotz der Behinderung im weiteren Verlauf der Entwicklung hoffen können und welcher konkrete Hilfebedarf im Alltag mit der Behinderung verbunden sein kann.

Selbstverständlich sind konkrete prognostische Aussagen im frühen Kindesalter für alle Beteiligten nur begrenzt möglich. Fachkräfte der Frühförderstellen haben aber aufgrund ihrer langjährigen Erfahrung mit Entwicklungsverläufen bei unterschiedlichen Behinderungsformen oft eher die Möglichkeit, die Eltern bei dem Versuch zu unterstützen, sich ein anschauliches Bild von den Auswirkungen der Behinderungen auf den familiären Alltag, aber eben auch von den verbleibenden Möglichkeiten der Alltagsgestaltung zu machen.

## 14.3.2 Gestaltung entwicklungsförderlicher Beziehungen

Eine zweite Aufgabe der Frühförderung liegt in der Unterstützung bei der Anpassung an den kindlichen Hilfebedarf im Alltag. Zahlreiche Forschungsarbeiten der letzten Jahre sprechen dafür, dass die subjektiv erlebte Belastung einer Familie weniger von der Tatsache der Behinderung des Kindes selbst bestimmt wird als von der Entwicklung von problematischen Verhaltensweisen, die den Umgang mit dem Kind im Alltag erschweren. Schon bei dreijährigen Kindern mit Entwicklungsstörungen sind es z. B. Aufmerksamkeitsprobleme, aggressive und unkooperative Verhaltensweisen oder soziale Rückzugsformen des Kindes, die darüber entscheiden, in welchem Ausmaß die Eltern den familiären Alltag als belastet erleben (Baker et al., 2002). Andere Studien zeigen, dass es alltägliche Probleme beim Essen oder Zubettbringen der Kinder sind, die – neben den Schwierigkeiten bei der Durchführung von Behandlungsmaßnahmen zu Hause und der Einhaltung medizinischer und therapeutischer Termine – den größten Stressfaktor für die Eltern ausmachen (Plant und Sanders, 2007).

Ein familien- und beziehungsorientiertes Konzept der Frühförderung umfasst konkrete Hilfen zur Prävention oder Lösung von eben diesen Verhaltens- und Interaktionsproblemen. In den meisten Fällen sind auffällige und belastende Verhaltensweisen des Kindes in diesem Alter das Ergebnis einer Wechselwirkung von Überforderung des Kindes durch bestimmte soziale Anforderungen und ungünstigen Lernprozessen, indem Eltern ungewollt unerwünschte Verhaltensweisen verstärken und dadurch verfestigen. Um ihnen vorzubeugen, gilt es, den Eltern ein möglichst konkretes Bild über den aus der Behinderung folgenden Hilfebedarf des Kindes im Alltag zu vermitteln.

Kinder mit eingeschränkten kognitiven Fähigkeiten sind z. B. in besonderem Maße darauf angewiesen, dass ihre Eltern sich auf ihr Verständnisvermögen einstellen, ihre Spielangebote stärker strukturieren und auf den kindlichen Entwicklungsstand und ihre Aufmerksamkeit abstimmen, die Komplexität ihres Sprachangebots reduzieren und ihre kommunikativen Ansätze bestärken. Eltern unterscheiden sich in ihrer Sensibilität und Responsivität für diesen kindlichen Hilfebedarf. Einige Eltern stellen sich intuitiv gut auf die Bedürfnisse ihrer Kinder ein. Anderen Eltern fällt dies schwer, so dass es zu Fehlschlägen bei der Interaktion im Spiel und Alltag kommt und sich ungünstige, sich wechselseitig verstärkende Interaktionskreisläufe ausbilden, die durch ein hohes Maß an Direktivität der Eltern und ausweichende oder abwehrende Verhaltensweisen der Kinder gekennzeichnet sind. Die Eltern werden mehr und mehr verunsichert, welche Erwartungen sie an ihr Kind im Alltag stellen können und bestärken ausweichende Verhaltensweisen ungewollt, indem sie auf An-

forderungen verzichten, und abwehrende oder impulsiv-aggressive Verhaltensweisen, indem sie mit besonderer Aufmerksamkeit und Zuwendung reagieren. Aufgabe der Frühförderung ist es, den Eltern ein größtmögliches Maß an Sicherheit im Umgang mit dem Kind zu vermitteln. Eine Interaktionsberatung, bei der Videoaufzeichnungen aus dem Alltag und Spiel genutzt werden, um die Wahrnehmung der Eltern für die kindliche Fähigkeiten sowie Hilfebedürfnisse zu sensibilisieren und angemessene Er- und Beziehungsverhaltensweisen zu fördern, kann eine wesentliche Unterstützung für einen gelingenden Alltag sein (Sarimski, 2009).

Die Beratung sollte sich dabei nicht auf die Gestaltung der Interaktionen zwischen Eltern und Kind beschränken. Wenn mehrere Kinder zur Familie gehören, ist ein wichtiges Thema der Beratung, wie die Eltern positive Beziehungsformen zwischen den Geschwistern und dem behinderten Kind unterstützen können. Forschungsarbeiten sprechen dafür, dass diese Beziehungen grundsätzlich nicht weniger positiv oder konfliktträchtiger sein müssen als die Beziehungen zwischen nicht behinderten Geschwistern. Die Zeit, die Geschwister miteinander verbringen, und die Rollenmuster, die sich dabei ausbilden, hängen aber stark von der Art und Schwere der Behinderung ab. Beim gemeinsamen Spiel entstehen oft asymmetrische Rollenmuster, bei denen das ältere Geschwisterkind das Spiel lenkt und Hilfestellungen gibt, damit sich der Bruder oder die Schwester beteiligen können. Um daraus befriedigende Beziehungsmuster entstehen zu lassen, ist es wichtig, dass die Eltern den anderen Kindern der Familie helfen, die Behinderung und den Hilfebedarf des Kindes im Alltag zu verstehen, um es nicht zu überfordern bzw. seine ausbleibenden Antworten oder impulsiven Reaktionen nicht als mutwillige Störungen falsch zu interpretieren. Viele Eltern haben auch die Sorge, dass die psychische Entwicklung der Geschwisterkinder gefährdet sein könnte, weil sie ihnen angesichts ihrer vielfältigen Aufgaben nicht mehr die nötige Aufmerksamkeit und Unterstützung geben können. Auch darauf gilt es in der Beratung einzugehen und mit den Eltern Wege zu suchen, wie sie verbindlich Zeit für die älteren Geschwister im Alltag reservieren und zumindest teilweise ihre Bedürfnisse berücksichtigen können. Die meisten Studien fanden in diesem Fall keine Häufung von Verhaltensauffälligkeiten oder spezifischen Effekte auf die Persönlichkeitsentwicklung von Geschwistern behinderter Kinder (Tröster, 1999, 2001).

## 14.3.3 Mobilisierung von sozialer Unterstützung

Bis heute herrscht in den meisten Fällen eine traditionelle Rollenaufteilung vor, bei der Mütter in höherem Maße die Aufgaben im Haushalt und in der Kinderbetreuung übernehmen. Auch dann, wenn von den Partnern vor der Geburt des ersten Kindes eine gleichberechtigte Übernahme dieser Aufgaben angestrebt war, führen die besonderen Aufgaben, die mit der Pflege, Förderung und Therapie im Falle einer Behinderung verbunden sind, nicht selten dazu, dass sich diese traditionellen Muster ausbilden. Für die Frühförderung bedeutet dies, die Aufteilung der Betreuungsaufgaben explizit zum Thema der Beratung zu machen. Dabei geht es um ganz konkrete Überlegungen, wie sich der Alltag am besten strukturieren und organisieren lässt, und darum, Spielräume auszuloten, wie sich der Vater trotz beruflicher Verpflichtungen an den Aufgaben zu Hause bestmöglich beteiligen kann und welche Unterstützungen mobilisiert werden können. Wenn ein tragfähiges soziales Netz besteht, kann es z. B. bei Kindern mit hohem Pflegeaufwand sehr hilfreich sein, Großeltern in die Betreuung zu bestimmten Zeiten der Woche einzubeziehen. In anderen Fällen können Freunde der Eltern eine Entlastung sein, indem sie z. B. kurzzeitig die Betreuung des Kindes übernehmen oder sich Zeit für die Geschwister nehmen. Hilfreich ist es auch, wenn mit Unterstützung der Frühförderstelle ein persönlicher Kontakt zu anderen Familien mit behinderten Kindern hergestellt werden kann. Auf diese Weise erfahren die Eltern, wie andere Familien die Herausforderung zu meistern versucht haben, und werden auf Möglichkeiten aufmerksam, die sie vielleicht zunächst selbst nicht sehen konnten.

Die individuellen Bewältigungsstile von Müttern und Vätern können unterschiedlich sein. Tendenziell ist es Müttern wichtiger als Vätern, soziale Unterstützung für die Bewältigung des Alltags zu mobilisieren. Sie suchen mehr Kontakte und Beratung (Eckert, 2008). Väter setzen dagegen häufiger auf handlungs- und problem-orientierte Strategien, z. B. indem sie behinderungsrelevante Informationen sammeln, um wieder Sicherheit zu gewinnen (Frey et al., 1989). Ein Teil der Väter neigt allerdings auch zum Ausweichen vor der Auseinandersetzung mit der Behinderung und hofft »auf ein Wunder«.

Gemeinsame Beratungsgespräche mit beiden Eltern geben die Möglichkeit, das partnerschaftliche Gespräch über Sorgen, Ängste und Hoffnungen, die mit der Behinderung verbunden sind, und Erwartungen und Wünsche aneinander zu thematisieren. Sie haben nicht den Charakter familientherapeutischer Interventionen, sondern dienen dazu, den partnerschaftlichen Zusammenhalt angesichts der Behinderung des Kindes im Respekt vor den individuellen Bewältigungsformen zu stärken und Offenheit für die Mobilisierung sozialer Unterstützung zu fördern. Dies trägt zu einer Stärkung des familiären Zusammenhalts und der langfristigen Belastbarkeit der Familie bei. Familien behinderter Kinder sind in ihrem Zusammenhalt grundsätzlich nicht wesentlich stärker gefährdet als Familien mit nicht behinderten Kindern (Risdall und Singer, 2007; Urbano und Hodapp, 2007).

# 14.4 Entwicklungsförderung des Kindes

## 14.4.1 Alltagsintegrierte Förderung im Spiel

Zu den Kernaufgaben der Fachkraft der Frühförderung gehört es, den Entwicklungsstand des Kindes in den Bereichen der Motorik, Kognition, Kommunikation und im sozial-emotionalen Bereich einzuschätzen und daraus eine Förderplanung abzuleiten, bei der das Kind auf sein Entwicklungsniveau und seine individuellen Verhaltensdispositionen abgestimmte Anregungen zur Weiterentwicklung in die »Zone der nächsten Entwicklung« erhält.

Die Entwicklungsdiagnostik bei Kindern mit (drohender) geistiger Behinderung umfasst sowohl standardisierte entwicklungsdiagnostische Verfahren (▶ Kap. 4) wie auch strukturierte Beobachtungen des Spielverhaltens und der Qualität der Eltern-Kind-Interaktion (Sarimski, 2009). Für die Förderplanung ist dabei das quantitative Ergebnis eines Entwicklungstests, das über die Abweichung der individuellen Entwicklung vom Entwicklungsverlauf nicht behinderter Kinder Auskunft gibt, weniger bedeutsam als die qualitativen Informationen zu den Kompetenzen des Kindes, die sich dabei erkennen lassen. Das diagnostische Ziel ist es, eine möglichst umfassende Einschätzung

- der kognitiven Kompetenzen (Aufmerksamkeit, Verständnis für Zusammenhänge, Gedächtnis, Handlungsplanung, Symbolgebrauch),
- der kommunikativen Fähigkeiten (vorsprachliche Verständigung, Aufmerksamkeitsabstimmung und Turnwechsel im Dialog, Gestengebrauch, Verständnis und Bildung von Worten und Sätzen) sowie

- der Selbstregulationsfähigkeiten des Kindes (Anpassungsfähigkeit, Emotionsregulation, Ausdauer) zu gewinnen.

Diese entwicklungsdiagnostischen Beobachtungen werden mit den Eltern besprochen, um ihnen ein Verständnis für die gegenwärtige Entwicklungsstufe des Kindes und seine individuellen Hilfebedürfnisse zu vermitteln und daraus gemeinsam Ziele für die Entwicklungsförderung abzuleiten. Dabei geht es nicht um das Einüben einzelner Fertigkeiten nach einem standardisierten Übungsprogramm, sondern um die Gestaltung von entwicklungsförderlichen Anregungen im Spiel, die Impulse für Entwicklungsfortschritte in den einzelnen Bereichen setzen sollen. Die Fachkraft orientiert sich bei der Planung an den Interessen des Kindes und den Aktivitäten, denen Eltern und Kind in ihrem gemeinsamen Alltag nachgehen. Sie erprobt die Förderaktivitäten gemeinsam mit den Eltern und vermittelt ihnen dabei die Strategien ihres Vorgehens, die die Lernprozesse des Kindes erleichtern sollen. Partnerschaftliche Planung und Transparenz der Förderstrategien sind entscheidende Voraussetzungen dafür, dass die Eltern die Anregungen in ihrem Alltag mit dem Kind umsetzen.

Ziele der Förderung sind hier die Stärkung der Eigeninitiative des Kindes, der Aufmerksamkeit und Ausdauer sowie der kommunikativen Beteiligung und Kooperation bei gemeinsamen Aktivitäten. Sie sind »Schlüsselkompetenzen« für Entwicklungsfortschritte des Kindes. Sie werden in größeren Zeitintervallen durch eine erneute entwicklungsdiagnostische Einschätzung evaluiert.

## 14.4.2 Physio-, Sprach- und Ergotherapie

Die Entwicklungsförderung im Spiel kann ergänzt werden durch spezifische Behandlungsmaßnahmen der Physio-, Sprach- oder Ergotherapie. Die Indikationsstellung obliegt formell dem betreuenden Kinderarzt, sie sollte jedoch immer auf der Basis einer gemeinsamen Einschätzung des Förder- und Therapiebedarfs und der Ressourcen der Familie durch Arzt, Psychologen und/oder Pädagogen getroffen werden.

Physiotherapeuten, die im Bereich der Frühförderung tätig sind, haben in der Regel eine Zusatzausbildung zur Behandlung »auf neurophysiologischer Grundlage« (z. B. nach der Methode von Bobath oder Vojta). Sie sind in besonderer Weise darin geschult, Haltung und Bewegung funktional zu beobachten und so zu bewerten, dass sich Rückschlüsse für physiotherapeutische Maßnahmen ergeben, die bei dem Kind erwünschte Haltungs- und Bewegungsfähigkeiten anbahnen. Ein geistig behindertes Kind, das aufgrund seiner verminderten motorischen Lernfähigkeit nicht sitzen oder nicht laufen kann, ist anders zu behandeln als ein anderes, das wegen einer Cerebralparese nicht sitzt oder nicht läuft. Den Eltern sind Hilfen zur täglichen Pflege des bewegungsretardierten oder cerebralparetischen Kindes beim Füttern, Baden, Lagern, Schlafen und bei der Haltung im Sitzen zu vermitteln, so dass unnötige pathologische Bewegungsmuster vermieden, zweckmäßige Bewegungsfunktionen gefördert werden und sekundären Haltungsschäden, Versteifungen, Gelenkluxationen und Atrophien vorgebeugt wird (Hüter-Becker und Dölker, 2010).

Sprachtherapeuten und Logopäden richten ihr Augenmerk zuerst auf die sensomotorischen Abläufe, die u. a. den Funktionen der Atmung, des Mundöffnens und -schließens, des Kauens und Schluckens, der Speichelkontrolle und Zungenmotorik zugrunde liegen; die oral-motorische Förderung erleichtert nicht nur Entwicklungsschritte beim Füttern und Essen, sondern verbessert gleichzeitig die Voraussetzungen für die Sprachentwicklung. Die Förderung der Lautbildung, der vorsprachlichen Kommunikation sowie dann der ersten Wort- und Satzbildung stellt den zweiten Aufgabenbereich dar. Die dabei verfolgten Förderkonzepte unterscheiden sich nach Aus- und Fortbildungsstand des Therapeuten; nicht alle Konzepte sind dabei hinreichend evaluiert. Als evidenz-basierte Verfahren können die Konzepte zur Kommunikationsförderung in der Eltern-Kind-Interaktion (Möller, 2009) sowie zur psycholinguistisch fundierten Sprachtherapie (Siegmüller und Kauschke, 2007) gelten. Bei geistig behinderten Kindern mit Hörbehinderung gehört zusätzlich die Unterstützung bei der Anpassung eines Hörgerätes oder Cochlea Implantats sowie die dialogische Hörfrühförderung zu den Aufgaben des Sprachtherapeuten oder Logopäden.

Ergotherapeuten versuchen, dem Kind durch ausgesuchte Materialien (ausgewähltes Spielzeug, Alltagsgegenstände, handwerkliche Stoffe, wie Papier, Holz, Ton, Farben usw.) in einer nach didaktischen Gesichtspunkten oft spielerisch gestalteten Lernsituation oder durch Übungen zur Integration von perzeptiven und motorischen Abläufen nach dem Konzept der Sensorischen Integrationstherapie (Bundy, 2006) zur (grob- und fein-)motorischen, sensorischen, geistigen, sozialen und emotionalen Entwicklung zu geben.

Physio-, sprach- und ergotherapeutische Behandlungskonzepte haben bei geistig behinderten Kindern immer das Ziel, die adaptiven Kompetenzen des Kindes im Alltag zu fördern; um wirksam zu werden, sind sie darauf angewiesen, dass die Eltern entsprechende Anleitungen und Empfehlungen aus den Therapiesitzungen im Alltag umsetzen. Zwischen der Entwicklungsförderung im

Spiel und diesen Therapiekonzepten bestehen daher vielfältige Überschneidungen. Es bedarf daher einer gemeinsamen Planung mit den Eltern, welche entwicklungsförderlichen Maßnahmen gegebenenfalls Priorität erhalten sollen, und einer kontinuierlichen Absprache zwischen den Fachkräften, um eine aufeinander abgestimmte Förderplanung zu erreichen und eine Überforderung von Kind und Eltern zu vermeiden.

## 14.5 Ärztliche Aufgaben in der Frühförderung

Die ärztlichen Aufgaben beinhalten die medizinische Diagnostik, die sowohl die Klärung der Behinderungsursache als auch die Verlaufsdiagnostik umfasst, die ärztliche Therapie (z. B. medikamentöse Behandlung bei Epilepsie), die Verordnung von operativen bzw. orthopädischen Maßnahmen sowie Physio-, Sprach- oder Ergotherapie und die kontinuierliche Beratung der Eltern in Zusammenarbeit mit den pädagogisch-psychologischen Fachkräften. Gemäß der Frühförderverordnung (FrühV) ist der betreuende Kinderarzt an der Erstellung der individuellen Förderpläne in interdisziplinären Frühförderstellen zu beteiligen.

Im Rahmen der Ursachensuche für die Behinderung wird der Arzt nach der klinischen Untersuchung die Entscheidung zu treffen haben, ob Laboruntersuchungen (z. B. bei Verdacht auf eine Stoffwechselstörung), neuroradiologische und neurophysiologische Untersuchungen (Computer-Tomographie, Magnet-Resonanz-Tomographie, Elektroencephalographie, Ableitung evozierter Potentiale u. a.) oder eine humangenetische Begutachtung indiziert sind. Letztere ist vor allem bei Kindern mit schwerer geistiger Behinderung angezeigt, da diese in der Mehrzahl auf angeborene Ursachen zurückzuführen sind, die durch zyto- und molekulargenetische Untersuchungen geklärt werden können.

Eine besondere Bedeutung hat die Früherkennung und Frühbehandlung von Begleitstörungen des Sehens, Hörens und der Motorik. Sie sind bei Kindern mit geistiger Behinderung relativ häufig. Eine frühe Erkennung und Behandlung kann sie vor vermeidbaren Zusatzbehinderungen schützen.

Durch die bundesweite Einführung des Neugeborenen-Hörscreenings hat sich zwar die Chance einer Früherkennung von Hörschäden wesentlich verbessert, es bleibt aber unerlässlich, bei Kindern mit geistiger Behinderung regelmäßig das Hörvermögen zu überprüfen, da Hörminderungen u. U. erst im Verlauf der Entwicklung – z. B. infolge häufig wiederkehrender Mittelohrentzündungen bei generell erhöhter Infektanfälligkeit der Kinder – auftreten können. Eine sorgfältige audiologische Überprüfung ist insbesondere bei Kindern mit schwerer Behinderung wichtig, bei denen es in der Beobachtung im Alltag oft schwer fällt, zu entscheiden, ob ausbleibende Reaktionen auf akustische Reize auf ein eingeschränktes Hörvermögen oder die beeinträchtigten zentralen Verarbeitungsfähigkeiten des Kindes zurückzuführen sind. Apparative Methoden der Hörprüfung vermögen hier eine sichere Diagnose zu stellen. Bei Feststellung einer Hörschädigung muss unmittelbar eine Versorgung mit einer Hörhilfe (Hörgerät oder Cochlea Implantat) eingeleitet und ein Kontakt zu einer Frühförderstelle für hörbehinderte Kinder hergestellt werden.

Die Überprüfung von Sehstörungen zur Identifikation einer Kurz- oder Weitsichtigkeit oder eines Strabismus ist ebenfalls im ersten und in den folgenden Lebensjahren obligatorisch. Sehstörungen beeinträchtigen die Kontaktaufnahme und Erkundung der Umwelt nachhaltig und hemmen die Entwicklung geistig behinderter Kinder zusätzlich. Sie sind bei Kindern mit einer zusätzlichen Cerebralparese besonders häufig. Apparative Methoden der Überprüfung der Sehfähigkeit (visuell evozierte Potentiale) können auch hier erforderlich sein. Wenn im Rahmen der augenärztlichen Untersuchung eine Sehbehinderung oder gar Blindheit diagnostiziert wird, sind spezifische Fördermaßnahmen erforderlich, um die motorische Entwicklung, Orientierungsfähigkeit und Tast- und Explorationsfähigkeit des Kindes zu fördern. Durch eine unverzügliche Kontaktaufnahme zu einer Frühförderstelle für sehgeschädigte bzw. blinde Kinder werden sowohl spezifische Fördermaßnahmen eingeleitet wie auch die Eltern umfassend beraten.

Die Diagnose einer zusätzlichen Cerebralparese begründet die Einleitung einer physiotherapeutischen Behandlung. Sie muss in das individuelle Förderkonzept integriert werden und neben der Vermittlung von krankengymnastischen Übungen im engeren Sinne eine Beratung der Eltern in der Pflege, in der Lagerung und Unterstützung der kindlichen Aufrichtung, beim Füttern und der Anleitung zur Selbstständigkeit beim Essen sowie der Förderung der Bewegungsentwicklung und Eigenaktivität im Alltag umfassen.

In der Nachsorge frühgeborener Kinder hat es sich bewährt, dass die allgemeine ärztliche Betreuung durch den niedergelassenen Kinderarzt durch regelmäßige Beratungen in einer Nachsorgesprechstunde ergänzt wird. Sie gehört zum Versorgungsangebot vieler Perinatalzentren und hat den Vorteil, dass die dort betreuenden Ärzte die Entwicklung sehr unreif geborener Kinder bereits aus ihrer Zeit auf der Neugeborenen-Intensiv- und Frühgeborenenstation kennen und die Entwicklungsrisiken einschätzen können. Die Kontinuität dieses Beratungsangebots erspart es den Eltern, sich auf wechselnde ärztliche Bezugspersonen einzustellen und trägt dazu bei, nach der hoch belasteten Anfangszeit wieder Sicherheit und Zuversicht zu gewinnen. Vielerorts befinden sich auch Nachsorgekonzepte im Aufbau, bei denen die entwicklungsneurologische Kontrolle mit einer pädagogisch-psychologischen Beratung und mobiler Unterstützung durch erfahrene Pflegekräfte verbunden wird (Porz und Erhardt, 2003).

## 14.6 Wirksamkeit von Frühfördermaßnahmen

### 14.6.1 Einfluss auf den Entwicklungsverlauf der Kinder

Studien zur Wirksamkeit von Frühfördermaßnahmen wurden in den 1970er und 1980er Jahren vor allem im anglo-amerikanischen Raum durchgeführt. Guralnick (1998) und Lambert (2003) fassten ihre Ergebnisse zusammen. Danach ist bei Kindern mit anlagebedingter geistiger Behinderung in den ersten Lebensjahren mit einem allmählichen Abfall des Entwicklungsquotienten um .50 bis .75 Standardabweichungen (d. h. 8–12 EQ-Punkte) zu rechnen. Durch Frühfördermaßnahmen kann dieser Abfall auf 6–7 EQ-Punkte (d. h. etwas mehr als .40 Standardabweichungen) reduziert werden. Es lässt sich jedoch keine Beschleunigung der Entwicklung im Sinne einer Angleichung an die Normalentwicklung erreichen. Einzelne Studien belegen allerdings sehr viel größere Effekte. So berichteten z. B. Fewell und Oelwein (1991) über eine intensive Förderung von Kindern mit Down-Syndrom, durch die eine signifikante Beschleunigung des Entwicklungstempos in den sozialen und adaptiven Kompetenzen (weniger in den motorischen, kognitiven und sprachlichen Fähigkeiten) erzielt werden konnte.

Dass die Qualität der Eltern-Kind-Beziehungen für die Entwicklung eine wesentliche Rolle spielt, zeigen Erfahrungen zum Entwicklungsverlauf von Kindern mit unterschiedlichen Behinderungen, die u. a. aus einer multizentrischen Studie stammen, die in den USA durchgeführt wurde (»Early Intervention Collaborative Study«, Shonkoff et al., 1992; Hauser-Cram et al., 2001). Die Autoren wählten eine aufwändige mehrdimensionale Methodik zur Verlaufsbeurteilung und begleiteten 190 Kinder aus 29 regionalen Frühförderzentren über einen Zeitraum von zehn Jahren, darunter z. B.

54 Kinder mit Down-Syndrom. Die Kinder erhielten zunächst überwiegend Frühförderung zu Hause, später ergänzt durch Kleingruppenangebote in einem Förderzentrum und Elterngruppen zur Beratung.

In den ersten beiden Lebensjahren ließen sich systematische prädiktive Zusammenhänge nachweisen zwischen dem Verlauf der kindlichen Entwicklung und der Schwere der Behinderung, dem Vorliegen zusätzlicher körperlicher Beeinträchtigungen (z. B. Anfälle, kardiologische Probleme), frühen Regulationsstörungen des Kindes und der Entwicklung einer responsiven, gut aufeinander abgestimmten Mutter-Kind-Interaktion. Zusätzliche individuelle Therapien hatten keinen nachweisbaren Einfluss, aber offenbar in Einzelfällen einen kompensatorischen Effekt, wenn die Intensität der Frühförderung niedrig war. Im weiteren Verlauf korrelierte der Entwicklungsverlauf der kommunikativen und adaptiven Kompetenzen mit der Qualität der Familienbeziehungen. Die Bedeutung der Mutter-Kind-Interaktion und der Qualität der Familienbeziehungen war

**Belastungen durch die Behinderung**

- Informationsbedarf zur Behinderung
- Belastung der familiären Beziehungen
- Hilfebedarf in praktischen Fragen
- Umgang mit kindlichen Regulations- und Verhaltensproblemen
- Zweifel an der eigenen Bewältigungskompetenz

**Familiäre Bedingungen**

- Merkmale der Eltern (psychische Gesundheit, Intelligenz, Erziehungsstil)
- Finanzielle Ressourcen
- Soziale Unterstützung

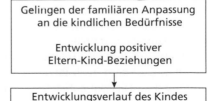

Gelingen der familiären Anpassung an die kindlichen Bedürfnisse

Entwicklung positiver Eltern-Kind-Beziehungen

Entwicklungsverlauf des Kindes

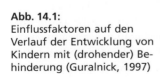

**Abb. 14.1:**
Einflussfaktoren auf den Verlauf der Entwicklung von Kindern mit (drohender) Behinderung (Guralnick, 1997)

auch am Entwicklungsergebnis im Alter von zehn Jahren deutlich abzulesen. Kinder, bei denen die Mutter-Kind-Interaktion gut aufeinander abgestimmt war, zeigten einen höheren Entwicklungsstand in ihren adaptiven Kompetenzen; Eltern mit stabilen familiären Beziehungen und guter sozialer Unterstützung erlebten sich insgesamt als weniger belastet.

Diese Ergebnisse sind gut vereinbar mit den Studien zur Bedeutung der Unterstützung positiver Eltern-Kind-Beziehungen für den Entwicklungsverlauf sehr unreif geborener Kinder (Mahoney et al., 1998) und den positiven Auswirkungen einer videogestützten Interaktionsberatung auf die Qualität der Mutter-Kind-Interaktion und den kindlichen Entwicklungsverlauf bei entwicklungsverzögerten Kindern (Mahoney et al., 2007).

Guralnick (1997) fasst diese Ergebnisse in einem Modell der Einflussfaktoren auf den Entwicklungsverlauf behinderter Kinder zusammen, das international als Grundlage der Planung von Frühfördermaßnahmen anerkannt ist (► Abb. 14.1).

## 14.6.2 Elterliche Zufriedenheit mit Frühfördermaßnahmen

Der Erfolg einer Frühförderung bemisst sich in einem solchen Konzept nicht (mehr) allein in den Entwicklungsfortschritten des Kindes – z. B. als Beschleunigung des Entwicklungstempos, gemessen mit einem standardisierten Entwicklungstest. Für die Evaluation von Maßnahmen der Frühförderung ist es ebenso angemessen, danach zu fragen, inwieweit sie dazu beigetragen haben, dass sich eine Familie auf die besonderen Bedürfnisse des Kindes einzustellen vermag und seine soziale Teilhabe im Alltag fördert. Dazu dienen Studien, die Eltern nach ihrer Zufriedenheit mit Frühfördermaßnahmen fragen. Dabei wird unterschieden zwischen

der Qualität der Zusammenarbeit von Eltern und Fachleuten (dem »Wie« der Praxis der Förderung) und dem Erhalt von Hilfen, die die Familien benötigen, um den Bedürfnissen der Kinder und allen Mitgliedern der Familie gerecht werden zu können (dem »Was« der Praxis der Förderung). Die Qualität der Zusammenarbeit spiegelt sich als Beziehungsqualität in einer vertrauensvollen Partnerschaft zwischen Eltern und Fachkräften, der Einbeziehung in alle Entscheidungsprozesse der Förderung, dem Respekt vor (auch kulturell geprägten) Werthaltungen der Eltern sowie effektiven Kommunikations- und Problemlöseprozessen zwischen Eltern und Fachleuten wider. Ob eine Familie das von ihr benötigte Maß an familienorientierten Hilfen erhält, hängt dagegen von der Vermittlung von Informationen und praktischen Empfehlungen an die Eltern, von der emotionalen Unterstützung bei der Bewältigung ihrer besonderen Lebenssituation sowie von der flexiblen Abstimmung der Hilfen auf die Bedürfnisse der Eltern und vom Gelingen der interdisziplinären Zusammenarbeit und Koordination von Hilfen ab.

Trivette et al. (2010) veröffentlichten hierzu eine Meta-Analyse von acht Studien, die sich auf 910 Kinder mit und ohne Behinderung und ihre Eltern bezogen, die an Programmen zu frühen Hilfen teilnahmen. Sie konnten mit komplexen Pfadanalysen nachweisen, dass sowohl die Qualität der Zusammenarbeit mit Fachkräften der Frühförderung wie auch die erhaltenen Hilfen direkte Effekte auf das elterliche Zutrauen in die eigene Kompetenz und ihre psychische Stabilität hatten und dass diese beiden Faktoren als Mediatoren indirekte Effekte auf die Qualität der Eltern-Kind-Interaktion und den kindlichen Entwicklungsverlauf hatten.

Die Qualität der Zusammenarbeit umfasst z. B. die Offenheit von Fachleuten für Gespräche über die elterliche Belastung, die kooperative Einbeziehung der Eltern in die Zielplanung und den Förderprozess selbst, die Transparenz der Informationen über die

Behinderung und die Förderstrategien sowie die Berücksichtigung der Bedürfnisse aller Familienmitglieder im Alltag.

Die fachlichen Hilfen beziehen sich auf die Beratung zum Umgang mit kindlichen Verhaltensproblemen und Belastungen im Alltag, auf die Anleitung zur Förderung in den einzelnen Bereichen der Entwicklung, auf die emotionale Verarbeitung der Diagnosemitteilung sowie auf die Mobilisierung sozialer Ressourcen zur Bewältigung der behinderungsbedingten Belastungen. Die Zufriedenheit mit fachlichen Hilfen lässt sich nicht unabhängig von den familiären Bedürfnissen betrachten. Sie wird mitbestimmt von der Zufriedenheit mit erhaltenen Hilfen in den Fragen, in denen die Eltern Beratungs- und Unterstützungsbedarf für sich gesehen haben.

Die vorliegenden Forschungsergebnisse sprechen dafür, dass die überwiegende Mehrzahl der Eltern behinderter und von Behinderung bedrohter Kinder mit der Zusammenarbeit mit den Fachkräften und den erhaltenen Hilfen in der Frühförderung zufrieden ist. Dies gilt sowohl für Frühförderprogramme, die in den USA evaluiert wurden (Bailey et al., 2004) wie auch für Frühförderangebote, die in verschiedenen europäischen Ländern (Lanners und Mombaerts, 2000) und in Deutschland (Bayern; Peterander, 2000) evaluiert wurden.

Sarimski et al. (2012) legten eine Untersuchung zur Zufriedenheit von 125 Eltern (darunter 66 Eltern von Kindern mit geistiger Behinderung) vor, die sich auf Kinder im Alter von einem bis drei Jahren bezog. Die Eltern äußerten sich in einer globalen Einschätzung überwiegend zufrieden mit der Frühförderung. Die Zufriedenheit mit den erhaltenen Hilfen korrelierte negativ mit der Belastung in der Eltern-Kind-Interaktion sowie der alltäglichen Belastung und den Zukunftssorgen, d. h. Mütter, die sich als höher belastet empfinden, sind weniger zufrieden mit den erhaltenen Hilfen, und umgekehrt. Ein wichtiger Hinweis für die Praxis der Frühförderung ergab sich aus der Verteilung der Antworten der Eltern auf die einzelnen Fragen, in welchen Aspekten sie mehr Hilfe benötigt hätten, als sie bekommen haben bzw. mit welchen Aspekten der Zusammenarbeit mit den Fachkräften sie nicht zufrieden waren. Die Unzufriedenheit bezog sich hier einerseits auf den Wunsch nach mehr Unterstützung bei der Suche nach finanziellen Hilfen und beim Umgang mit Behörden, andererseits auf mehr Unterstützung beim Umgang mit schwierigen Verhaltensweisen, Schlaf- oder Essproblemen. Verbesserungsbedarf zeigte sich auch im Bereich der emotionalen Unterstützung der Eltern und der Berücksichtigung der Bedürfnisse aller Familienmitglieder. Mindestens ein Drittel der befragten Mütter hätte sich hier in der Zusammenarbeit mit den Fachkräften mehr gewünscht, als sie erfahren haben.

### 14.6.3 Herausforderungen in der Weiterentwicklung

Aus den Ergebnissen zur elterlichen Zufriedenheit und dem Wissen um Einflussfaktoren auf die kindliche Entwicklung ergeben sich Herausforderungen für die Weiterentwicklung der Frühförderung. Obwohl die Fachkräfte der Frühförderung mehr als überwiegend den Prinzipien einer beziehungs- und interaktionsorientierten Frühförderung zustimmen, gelingt es offenbar nicht in jedem Fall, diese Prinzipien in der Praxis umzusetzen. Die Beratung bei der emotionalen Bewältigung der Herausforderungen für die Familie, beim Umgang mit belastenden Verhaltensweisen im Alltag und bei der Suche nach sozialrechtlichen Hilfen ist offenbar verbesserungsbedürftig.

In der Tat fehlt es an empirischen Untersuchungen zu der Frage, wie die einzelnen Arbeitsinhalte in der Frühförderpraxis umgesetzt werden. Studien aus dem angloamerikanischen Raum sprechen dafür, dass sich Fachkräfte der Frühförderung in der Beratung zu diesen Fragen wesentlich unsicherer fühlen als bei der direkten Förderung des Kindes. Peterson et al. (2007) dokumentierten die Inhalte von Förderstunden bei 120 behinderten oder von Behinderung bedrohten Kindern durch direkte Beobachtung und stellten fest, dass sich die Fachkraft zu 26 % der Zeit allein mit dem Kind beschäftigte. In 40 % der Zeit wurden die Eltern in die Förderung direkt einbezogen, jedoch nur in 3 % der Zeit in ihrer Interaktion mit dem Kind beobachtet und beraten. Fragen, die über die Beratung zur unmittelbaren Förderung hinausgingen, nahmen insgesamt nur einen geringen Raum ein. Es besteht Grund zur Annahme, dass diese Eindrücke auf die deutsche Situation übertragbar sind. Eine stärkere Fokussierung der Frühfördermaßnahmen auf die Unterstützung entwicklungsförderlicher Eltern-Kind-Beziehungen und familiärer Bedürfnisse wäre wünschenswert und sollte verstärkt in die Aus- und Weiterbildung der Fachkräfte einbezogen werden.

Dies gilt in besonderem Maße für Familien mit multiplen Risiken, bei denen chronische Armutslagen, psychische Erkrankungen eines Elternteils, Alkohol- oder Drogenabhängigkeit sowie andere soziale Probleme die Zusammenarbeit und eine effektive Gestaltung der Frühförderung erschweren. Trotz des prinzipiell niedrigschwelligen Zugangs zu Frühförderstellen ergeben sich für die Fachkräfte erhebliche Schwierigkeiten, diese Eltern zu erreichen und für eine Zusammenarbeit zu gewinnen. Das liegt einerseits an Verständigungsschwierigkeiten zwischen den Fachkräften, die meist selbst in mittelständischen, bildungsnahen Familien aufgewachsen sind, und Familien aus bildungsfernen Schichten, die mit vielfältigen Problemen der alltäglichen Lebensbewältigung zu kämpfen haben. Eine befriedigende Zusammenarbeit wird andererseits erschwert durch fehlendes Vertrauen dieser Familien – die nicht selten bereits negative Erfahrungen mit »öffentlichen Helfern« gemacht und u. U. Sorge haben, dass der Kontakt zur Frühförderstelle zum Eingreifen des Jugendamtes führen könnte – in Hilfsangebote, die Erwartung von Zurückweisung und Vorwürfen sowie eine allgemeine Hoffnungslosigkeit, Herausforderungen in ihrem Leben erfolgreich bewältigen zu können. Die Zusammenarbeit mit Familien mit multiplen Belastungen stellt daher besondere Herausforderungen an die Kompetenz der Fachkräfte der Frühförderung, erfordert eine geduldige, respektvolle, verlässliche und langfristig angelegte Begleitung, die individuell abgestimmte Entlastungen, konkrete Hilfen im Alltag und eine Stärkung des elterlichen Vertrauens in ihre eigenen Fähigkeiten umfasst. Hier besteht ein Vernetzungs- und Koordinationsbedarf mit Hilfsangeboten der Jugend- und Sozialämter. Darüber hinaus könnte eine enge Zusammenarbeit mit Einrichtungen der »Frühen Hilfen«, wie sie bundesweit an zahlreichen Modellstandorten zur Prävention von Kindeswohlgefährdung entstehen, eine Chance bieten, den komplexen Bedürfnissen dieser Gruppe von Eltern gerecht zu werden (Kißgen und Heinen, 2010; Leyendecker, 2010).

## Zusammenfassung

Familienberatung, Förderung entwicklungsförderlicher Eltern-Kind-Interaktionen und Hilfen zur Mobilisierung sozialer Unterstützung sind zentrale Aufgaben der Frühförderung. Sie werden mit der Entwicklungsförderung des Kindes im Spiel, in Physio-,

Ergo- oder Sprachtherapie sowie ärztlichen Beiträgen zu einem umfassenden Konzept der Frühförderung integriert. Ihre Wirksamkeit lässt sich aus Langzeitstudien zur Entwicklung behinderter Kinder sowie aus Befragungen zur elterlichen Zufriedenheit mit der Frühförderung ableiten. Die Zusammenarbeit mit Familien mit multiplen Belastungen stellt besondere Herausforderungen an die Fachkräfte der Frühförderung.

## Literatur

Bailey D, Hebbeler K, Scarborough A, Spiker D, Malik S (2004) First experiences with early intervention. A national perspective. Pediatrics 113, 887–896

Baker B, Blacher J, Crnic K, Edelbrock C (2002) Behavior problems and parenting stress in families of three-year-old children with and without developmental delays. American Journal on Mental Retardation 107, 433–444

Bundy A (2006) Sensorische Integrationstherapie: Theorie und Praxis. Heidelberg, Springer

Eckert A (2008) Ressourcen und Bedürfnisse im familiären Leben: Ergebnisse einer Befragung der Eltern von Kindern mit einer geistigen Behinderung. Geistige Behinderung 137–147

Fewell RR, Oelwein P (1991) Effective early intervention: Results from the model Preschool Program with Down syndrome and other developmental delays. Topics in Early Childhood Special Education 11, 56–68

Frey K, Greenberg M, Fewell R (1989) Stress and coping among parents of handicapped children: A multidimensional approach. American Journal on Mental Retardation 94, 240–249

Guralnick M (1997) Second-generation research in the field of early intervention, in M Guralnick (Ed.) The effectiveness of early intervention. Baltimore, Brookes, 3–22

Guralnick M (1998) Effectiveness of early intervention for vulnerable children: A developmental perspective. American Journal on Mental Retardation 102, 319–345

Hauser-Cram P, Warfield ME, Shonkoff JP, Krauss MW (2001) Children with disabilities: A longitudinal study of child development and parent well-being. Monographs of the Society for Research in Child Development 66, 1–114

Hellbrügge T (1981) Klinische Sozialpädiatrie. Heidelberg, Springer

Hüter-Becker B, Dölker M (2010) Physiotherapie in der Pädiatrie. Stuttgart, Thieme

Kißgen R, Heinen N (2010) Frühe Risiken und Frühe Hilfen. Grundlagen, Diagnostik und Prävention. Stuttgart, Klett-Cotta

Lambert JL (2003) Früherziehung von Kindern mit einer geistigen Behinderung: Ist die kindliche Entwicklung ein valides Kriterium für deren Wirksamkeit? Vierteljahrsschrift für Heilpädagogik und ihre Nachbargebiete 70, 1–13

Lanners R, Mombaerts D (2000) Evaluation of parents' satisfaction with early intervention services within and among European countries: Construction and application of a new parent satisfaction scale. Infants & Young Children 12, 61–70

Leyendecker C (2010) Gefährdete Kindheit: Risiken früh erkennen – Ressourcen früh fördern. Stuttgart, Kohlhammer

Mahoney G, Boyce G, Fewell R, Spiker D, Wheeden, A (1998) The relationship of parent-child interaction to the effectiveness of early intervention services for at-risk children and children with disabilities. Topics in Early Childhood Special Education 18, 5–17

Mahoney G, Kim JM, Lin C (2007) Pivotal behavior model of developmental learning. Infants & Young Children 20, 311–325

Möller D, Spreen-Rauscher M (2009) Frühe Sprachintervention mit Eltern. Schritte in den Dialog. Stuttgart, Thieme

Peterander F (2000) The best quality cooperation between parents and experts in early intervention. Infants & Young Children 12, 32–45

Plant K, Sanders M (2007) Predictors of care-giver stress in families of preschool-aged children with developmental disabilities. Journal of Intellectual Disability Research 41, 109–124

Porz F, Erhardt H (2003) Case-Management in der Kinder- und Jugendmedizin. Neue Wege in der Nachsorge. Stuttgart, Thieme

Risdall D, Singer G (2004) Marital adjustment in parents of children with disabilities: A historical review and meta-analysis. Research and

Practice for Persons with Severe Disabilities 29, 95–103

Sarimski K (2009) Frühförderung behinderter Kleinkinder. Göttingen: Hogrefe

Sarimski K, Hintermair M, Lang M (2012) Zufriedenheit mit familienorientierter Frühförderung – Analysen und Zusammenhänge. Frühförderung interdisziplinär 31, 56–70

Shonkoff J, Hauser-Cram P, Krauss MW, Upshur C (1992) Development of infants with disabilities and their families. Monographs of the Society for Research in Child Development, 57

Siegmüller J, Kauschke C (2007) Patholinguistische Therapie bei Sprachstörungen. München, Elsevier

Sohns A (2010) Frühförderung. Ein System im Wandel. Stuttgart, Kohlhammer

Speck O (1977) Frühförderung entwicklungsgefährdeter Kinder. München, Reinhardt

Speck O, Thurmair M (1989) Fortschritte in der Frühförderung entwicklungsgefährdeter Kinder. München, Reinhardt

Trivette C, Dunst C, Hamby D (2010) Influences of family systems intervention practices on parent-child interactions and child development. Topics in Early Childhood Special Education 30, 3–19

Tröster H (1999) Sind die Geschwister behinderter oder chronisch kranker Kinder in der Entwicklung gefährdet? Ein Überblick über den Stand der Forschung. Zeitschrift für Klinische Psychologie und Psychotherapie 28, 160–176

Tröster H (2001) Die Beziehung zwischen behinderten und nichtbehinderten Geschwistern. Zeitschrift für Entwicklungspsychologie und Pädagogische Psychologie 33, 2–19

Urbano RC, Hodapp R (2007) Divorce in families of children with Down syndrome: A population-based study. American Journal on Mental Retardation 112, 261–274

# 15 Kommunikationsförderung

*Susanne Wachsmuth*

## 15.1 Begriffsbestimmung »Kommunikationsförderung«

In der ursprünglichen Definition von Kommunikation »als teilen, mitteilen, teilnehmen lassen; gemeinsam machen, vereinigen« geht die Bedeutung des Begriffs über den der Lautsprache hinaus. Mühl (1999, 264) definiert sie als »soziales Handeln mit Hilfe von Signalen, Zeichen oder Symbolen«.

Will man einerseits die Vereinfachung der Watzlawick'schen Maxime vermeiden, dass alles Verhalten Kommunikation sei (Schwarzburg von Wedel 2007) und andererseits auch präintentionale körpersprachliche Äußerungen als möglichen Ausgangspunkt für kommunikative Förderung von Menschen mit geistiger Behinderung in die Darstellung einbeziehen, dann ist der Begriff der Kommunikation schwer zu definieren. Daher beschränkt sich der Versuch auf eine deskriptive Erklärung.

Neben der natürlich oder mithilfe von elektronischen Sprechhilfen produzierten Lautsprache werden Körpersprache (Mimik, Gestik, Blickkontakt, Körperspannung, Atmung) als mögliche Mittel der

Kommunikation angesehen ebenso wie Vokalisationen, Gebärden, Schrift, Symbole (in Form von Abbildungen oder Gegenständen) und Bilder. Damit umfasst die Kommunikationsförderung sowohl die Förderung der Lautsprache als auch die der Schriftsprache und alternativen Kommunikationsmethoden. Im Lehrplan des Saarlandes heißt es: »Kommunikation ... ist in allen Situationen des Mensch-Seins möglich.« Die Aufgabe der Bezugspersonen ist es, die Kommunikationsangebote aufzuspüren, zu beantworten und damit die kommunikative Situation zu verbessern.

# 15.2 Bedeutung von Kommunikation

Unzureichende kommunikative Fähigkeiten haben massive Auswirkungen auf die verschiedensten Lebenssituationen der Betroffenen und ihrer Bezugspersonen. Die Lebens- und Versorgungsqualität von schwer behinderten Menschen ist unmittelbar abhängig von ihrer Fähigkeit, Beziehungen aufbauen zu können. Biographien von Personen, die kommunikative Fähigkeiten (scheinbar) vollständig verloren haben, schildern, wie sie als Objekte wahrgenommen und behandelt werden (Tavalaro und Tayson, 1998, 39; Bauby, 1998, 82) und wie sich ihre Situation ändert, sobald es ihnen gelingt, zu vermitteln, dass sie verstehen und »etwas zu sagen haben«.

Papoušek weist nach, dass die vorsprachliche kommunikative Kompetenz von Säuglingen die Verhaltensweise der Eltern massiv beeinflusst. So sind Eltern von nicht behinderten Säuglingen ohne Anleitung in der Lage, auf die kindlichen Äußerungen so zu reagieren, dass die sprachliche Entwicklung gefördert wird. Das Kontaktverhalten von kranken sowie blinden, gehörlosen und schwer behinderten Kindern oder solchen mit frühkindlichem Autismus hingegen ist häufig nicht in der Lage, diese optimale intuitive, didaktisch wirksame Verhaltensanpassung der Eltern auf allen Ebenen der vorsprachlichen Kommunikation und des Sprachangebotes zur Förderung der Fähigkeiten im artikulatorischen und kommuni-

kativen Bereich zu initiieren (Papoušek, 1998, 179). So bedingt die schwächer ausgeprägte kommunikative Kompetenz dieser Säuglinge von Anfang an eine ungünstigere Situation für die weitere Entwicklung.

Einerseits ist die Beeinträchtigung der kommunikativen Kompetenz Ursache für eine unzureichende Zuwendung, andererseits ist unzureichende Zuwendung Ursache für kommunikative Beeinträchtigungen, wie sie am deutlichsten im Hospitalismus zum Ausdruck kommen (Spitz, 2005), so dass hier die große Gefahr eines circulus vitiosus besteht.

Häufig ist die geringere soziale Interaktion mit Gleichaltrigen (Sarimski, 2008 b, 316) und eine soziale Isolation die Folge unzureichender kommunikativer Fähigkeiten. Ebenso ist die Mitteilung von Bedürfnissen und Wünschen eingeschränkt. Das gilt insbesondere für Situationen, in denen eine Person mit stark begrenzten kommunikativen Fähigkeiten außerhalb ihrer vertrauten Umgebung oder mit Fremden konfrontiert ist oder wenn die Wünsche und Bedürfnisse neu, ungewöhnlich oder durch andere Bedingungen schwer zu erraten sind. Diese Situation kann zu einem resignativen Verhalten führen. Die Betroffenen scheinen an Kommunikation kaum mehr interessiert. Es kann aber auch zu Verhaltensauffälligkeiten kommen, wie sie Helen Keller (1994) in ihrer Autobiographie eindrucksvoll darstellt.

Die kognitiven Fähigkeiten einer Person, die sich unzureichend über Lautsprache verständigen kann, werden häufig als gering eingeschätzt; denn allgemein wird ein unmittelbarer Zusammenhang von Intelligenz und Sprechvermögen angenommen. Zwar kann eine Korrelation der kognitiven Einschränkung mit den sprachlichen Fähigkeiten festgestellt werden, doch ist diese nicht eindeutig und weist lediglich eine Tendenz auf. Im Einzelfall muss dieser Zusammenhang überprüft werden. So wird häufig insbesondere bei der mit Cerebralparesen auftretenden Dysarthrie oder auch Anarthrie der Intellekt fälschlicherweise als zu niedrig angenommen, wodurch sich negative Konsequenzen für die Einstellung gegenüber einer Kommunikationsförderung ergeben können.

Eine Auswirkung auf den Wissenserwerb, der isoliert von der kognitiven Kompetenz betrachtet werden muss, kann aus zweierlei Gründen unterstellt werden: erstens werden lautsprachliche Lernangebote nicht verstanden, zweitens kann das Interesse nicht durch Fragen bekundet werden; daraus kann eine unzureichende Förderung resultieren. Ein Lernen ohne die Fähigkeit zu verstehen und verstanden zu werden ist undenkbar.

Wendeler (1976) stellt Untersuchungen vor, die belegen, dass Sprache bei der Lösung von Aufgaben benötigt wird. So wird Versuchspersonen mit geistiger Behinderung ein Bild gezeigt, und etwas später soll der dargestellte Gegenstand auf einem anderen Bild erkannt werden. Obwohl die Versuchspersonen zwei Abbildungen gleicher Gegenstände einander zuordnen konnten, versagten sie, wenn zwischen der Präsentation der ersten und zweiten Abbildung eine gewisse Zeit lag. Nur wenn sie angehalten worden waren, die erste Abbildung zu benennen, konnten sie die zweite Abbildung herausfinden. Sie mussten zu dieser Benennung aufgefordert werden, selbstständig setzten sie die Sprache nicht zur Steuerung ihres Handelns ein. Die geringere Leistung gegenüber einer Kontrollgruppe nicht behinderter

Personen besteht demnach in dem unzureichenden Einsatz der Sprache (ebd., 96 ff.).

Hat man am Informationsfluss nur unzureichend teil, resultieren negative Auswirkungen aus diesem Nichtwissen: Es treten Fehler auf, man ist unsicher und erfüllt die erforderlichen Aufgaben nicht. Diese Folgen des unzureichenden Verstehens von Information bewirken als Konsequenz darüber hinaus, dass Personen als unfähig, unwillig, unsicher und widerspenstig erlebt werden.

Die unzureichende Fähigkeit, sich verständlich zu machen, hat ebenfalls gravierende Auswirkungen auf die Entwicklung des Selbstkonzepts und auf die Persönlichkeit. Das Selbstkonzept ist das unbewusste und bewusste Bild, das wir von uns selbst, von unserer eigenen Person haben. Es bildet sich aus den Erfahrungen, die wir mit uns und in Begegnung mit den Menschen unserer Umwelt machen. Es sind also Begegnungen mit anderen Menschen, die das eigene Selbstbild formen. Die kommunikative Kompetenz bestimmt die Qualität von Begegnungen wesentlich mit und somit auch das Selbstbild.

Das Selbstkonzept wiederum beeinflusst das Verhalten. So wird ein nicht sprechender Mensch, von dem angenommen wird, dass er nichts zu sagen hat und der sich demzufolge als nicht beachtenswert erlebt, nicht – bzw. selten – versuchen, sich mitzuteilen. Er zieht sich zurück und macht den Anschein, nicht am Dialog interessiert zu sein. Das von den Anderen wahrgenommene Desinteresse entspringt hierbei nicht einer angeborenen Veranlagung oder Unfähigkeit, sondern es ist das Resultat der Einstellung seiner Mitmenschen, welche eine sich selbst erfüllende Prophezeiung in Gang setzt.

Darüber hinaus wird das Selbstkonzept von der Erinnerung beeinflusst. Diese ist im Gedächtnis durch Symbole – sei es die Lautsprache oder seien es Bilder – abgespeichert. Das dialogische Miteinander und Erinnerungen sind daher notwendig, um eine positive und realistische Ich-Identität aufzubauen.

Um sie zu erhalten, ist es wichtig, die eigenen Vorstellungen ausdrücken zu können, die von Anderen wahr- und ernst genommen sowie beantwortet werden. Gelingt dies nicht, resultieren daraus u. U. Resignation und Zurückgezogenheit

Ebenso finden sich spezifische Zusammenhänge zwischen dem aggressiven und destruktiven Verhalten, das bei einigen nicht sprechenden Personen beobachtet wird, und ihrem Unvermögen, sich mitzuteilen. Dann werden mitunter unangepasst erscheinende Verhaltensweisen aufgebaut, weil es nicht gelingt, durch allgemein akzeptable Formen der Kommunikation wahrgenommen zu werden. Die Wirksamkeit der Erweiterung kommunikativer Fähigkeiten bezüglich des Abbaus von Verhaltensstörungen belegen empirische Studien (McNaughton und Tawney, 1993; Vaughn und Horner, 1995).

Die bisherigen Ausführungen zeigen die Bedeutung der kommunikativen Kompetenz für den Menschen mit geistiger Behinderung selber auf. Ihre Bedeutung für die Bezugspersonen darf aber nicht vernachlässigt werden. Insbesondere Eltern leiden, wenn es nicht gelingt, einen positiven Dialog zu ihrem Kind aufzubauen, in dem sie sich erkannt fühlen und ihr Kind verstehen.

## 15.3 Entwicklung der kommunikativen Kompetenz

Bereits ab der Geburt lassen sich die sogenannten Vorausläuferfähigkeiten eobachten (Grimm, 2003). Das sind: erstens die frühe Fähigkeit der sozialen Kognition, wie die bevorzugte Aufmerksamkeit für menschliche Gesichter und Stimme, die Fähigkeit zur Imitation und für einfache Gesten, zweitens die Fähigkeit zur Sprachwahrnehmung, die sich in einer Präferenz für Muttersprache, in der Nutzung prosodischer Elemente, Differenzierung sprachlicher Kontraste und im Erkennen der Sprache der Mutter zeigt und drittens frühe kognitive Leistungen; dazu zählen die Objektkategorisierung, das Verstehen konventioneller und referentieller Gesten und das Gedächtnis für Sprache (Grimm, 2003).

Auf dieser Grundlage entwickeln sich die vier linguistischen Ebenen (Nonn, 2011): die Pragmatik, die Semantik, die Phonologie und die Syntax, die jeweils in den Modalitäten Sprachverständnis und Sprachproduktion differenziert werden. Dabei ist die Pragmatik der Schlüssel für die Sprachentwicklung (ebd., 34 f). Das Kind erfährt, dass es etwas bewirken kann. »Das Kind ist in der Lage, sich durch differenzierte und koordinierte nonverbale Verhaltensweisen (z. B. Blickkontakt, Zeigen auf ein Objekt, Greifen, Gesten) in der Interaktion mitzuteilen« (ebd., 35). Durch Rückmeldung der Bezugspersonen, zunehmende Beherrschung der Sprechwerkzeuge und Übung der Wahrnehmung differenzieren sich die ersten Zeichen immer weiter aus und werden allmählich konventionalisiert.

## 15.4 Kommunikative Fähigkeiten von Menschen mit geistiger Behinderung

Wirth (2000, 743) spricht davon, dass 73–100 % der Menschen mit geistiger Behinderung Sprachauffälligkeiten im Bereich der Lautsprache haben. Fröhlich (1995) schreibt bezüglich der kommunikativen Fähigkeiten: »Dabei wird deutlich, dass bei einer wachen, pädagogisch aufmerksamen Beobachtung 100 % aller in Einrichtungen für Geistigbehinderte geförderten Kinder und Jugendliche als auffällig zu gelten haben« (ebd., 131). Wenngleich eine Tendenz besteht, den Schweregrad der geistigen Behinderung mit der der Kommunikationsstörung zu korrelieren, wird davor gewarnt, Rückschlüsse vom Ausmaß dieser Störung auf die Intelligenz zu ziehen (Wirth, 2000, 741; Nußbeck, 2007, 74). Insbesondere, wenn neben der Lautsprache auch Mimik und Gestik von einer Behinderung betroffen sind (z. B. bei Cerebralparesen), besteht die Gefahr, die intellektuelle Leistungsfähigkeit Betroffener zu unterschätzen.

Die kommunikativen Fähigkeiten von Menschen mit geistiger Behinderung sind außerordentlich heterogen. Auf den ersten Blick scheinen einige in ihrer lautsprachlichen Entwicklung gar nicht beeinträchtigt zu sein. Bei Menschen mit Hydrocephalus wird von einigen Autoren das »Cocktail-Party-Syndrom« beschrieben, sie zeichnen sich also durch eine besondere sprachliche Eloquenz aus; es gelingt ihnen auf die Gesprächsbeiträge einzugehen, doch zeigt eine genauere Analyse, dass zwar die sozial-pragmatische Kompetenz gut entwickelt ist, die Beiträge allerdings an innerer Logik und Konsistenz sowie am mangelnden Bezug zum vorgegebenen Thema leiden (Dennis et al., 1994).

Nachdem sie eine Spracherwerbsverzögerung aufgeholt haben, imponieren Kinder mit Williams-Beuren-Syndrom häufig ebenfalls mit einer flüssigen Sprache. Im Sprach-teil des HAWIK werden deutlich bessere Ergebnisse als im Handlungsteil erreicht, und der Wortschatz weist ungewöhnliche Wörter auf (van Minnen, 2009).

Häufig ist das Sprachverständnis von Menschen mit geistiger Behinderung besser entwickelt als die aktive Ausdrucksfähigkeit. Empirische Erhebungen zeigen, dass ein hoher Anteil der Personen mit geistiger Behinderung – die Angaben schwanken zwischen 25 und 60 % (Wachsmuth, 2008, 328) – nicht über eine hinreichende Lautsprache zur Bewältigung ihres Alltags verfügt.

Nußbeck (2007) unterscheidet zwei Gruppen von Menschen mit geistiger Behinderung: »eine verhältnismäßig homogene Gruppe mit leichteren Beeinträchtigungen (IQ unter 70), der nach dem Normalverteilungsmodell etwa 2,5 % der Bevölkerung zuzuordnen sind, und eine mit einer Prävalenz von 0,4 % wesentlich kleinere und heterogenere Gruppe der als mittelschwer bis schwerst geistig behindert klassifizierten Personen« (Nußbeck, 2007, 72). Bei der ersten Gruppe sind die Ursachen für die Behinderung häufig nicht diagnostizierbar. Ihre Sprachentwicklung verläuft zwar verzögert, doch wird meist während der Schulzeit die Lautsprache so weit erworben, dass sie zur Bewältigung des Alltags ausreicht. Allerdings bleiben häufig Schwierigkeiten im Bereich des Lesens und Schreibens bestehen.

Viele Auffälligkeiten der Kinder der ersten Gruppe finden sich in ähnlicher Form auch bei nicht behinderten Kindern oder sind Stadien im Laufe einer regulären Sprachentwicklung. Allerdings werden für Kinder mit geistiger Behinderung gewöhnlich ein deutlich verzögerter Beginn der Sprachentwicklung, anhaltende Artikulationsstörungen und kürzere Äußerungslängen beschrieben. Bei entsprechender Einstellung der Bezugspersonen, verbleiben Kinder mit geistiger

Behinderung länger auf der Stufe der Kleinkindsprache und verwenden entsprechende Ausdrücke (Nußbeck, 2007, 75).

Die zweite, äußerst heterogene Gruppe kann nach Nußbeck »nicht mehr als extreme Ausprägung der normalen Variationsbreite angesehen werden« (ebd., 74), sondern ihre kommunikative Kompetenz wird durch spezifische behinderungsbedingte Faktoren mitbedingt.

Bei Kindern mit schwerer geistiger Behinderung spricht Fröhlich von Kommunikations-Entwicklungsstörungen (Fröhlich, 1995, 133), die sich schon im Säuglingsalter durch Varianten im Bereich der Mimik und Gestik, der Wachheit und Konzentration und durch ein scheinbar reduziertes Mitteilungs- und Aufnahmebedürfnis auszeichnen. Diese Verhaltensbesonderheiten führen zu Irritationen in der frühen Eltern-Kind-Beziehung und sind mögliche Ursache für eine unzureichend fördernde Umgebung.

Beeinträchtigungen können auf jeder der vier linguistischen Ebenen – Pragmatik, Semantik, Phonetik-Phonologie und Syntax – sowohl im Verstehen als auch in der Produktion beobachtet werden. Die *pragmatische Kompetenz* wird von nicht behinderten Kindern in der Regel problemlos erlernt. Auch Kinder mit geistiger Behinderung sind in diesem Bereich häufig sehr erfolgreich. Kindern mit Trisomie 21 gelingt es zum Beispiel meist gut, zu vermitteln, was sie möchten oder ablehnen, und bei Mädchen mit Rett-Syndrom, die kaum über lautsprachliche Fähigkeiten verfügen, spricht man von den »Kindern mit den sprechenden Augen«, von denen man nach Aussage der vertrauten Bezugspersonen Vieles ablesen kann. Die grundlegenden pragmatischen Fertigkeiten wie Ablehnen, Fordern, Hinweisen und Kommentieren werden häufig erworben. Komplexere pragmatische Fähigkeiten, die für eine erfolgreiche Gesprächsführung benötigt werden, wie zum Beispiel rechtzeitiger Sprecherwechsel, angemessenes Einleiten von Beginn und Abschluss eines Gesprächs, Höflichkeitsformeln, Beachtung des Themenwechsels, Verständnis für Ironie und Witz bereiten hingegen Schwierigkeiten.

Eine Ausnahme machen Kinder mit autistischen Zügen. Sie zeigen oft gute phonetisch-phonologische Fertigkeiten und eine relativ gut ausgeprägte Syntax, sind aber in ihren pragmatischen Fähigkeiten deutlich eingeschränkt. Am deutlichsten wird dies, wenn sie Lautsprache nicht zur Kontaktaufnahme nutzen, sondern sie bevorzugt echolalisch oder monologisierend einsetzen.

Auffälligkeiten im Bereich der *Semantik* zeigen sich in einem eingeschränkten Wortschatz, wie er häufig bei Menschen mit geistiger Behinderung anzutreffen ist. Wirth (2000) nennt folgende Merkmale: beschränkter Wortschatz, fehlender Gebrauch abstrakter Begriffe, verspäteter Erwerb von Gattungsbezeichnungen, generalisiert angewandte Verben als Ersatz für Begriffe, z. B. »zum Essen« statt »Kuchen« (ebd. 744).

Untersuchungen von Szagun (2002) belegen, dass bestimmte kognitive Voraussetzungen für den Erwerb erster sprachlicher Bezeichnungen notwendig sind, da das Kind zunächst über Objektpermanenz und die Fähigkeit zur Kategorisierung verfügen sowie eine innerliche Vorstellung des Bezeichneten entwickelt haben muss. Die ersten Begriffe verändern sich dann unter dem Einfluss der das Kind umgebenden Sprache, d. h. sie werden erweitert oder präzisiert.

Semantische Fähigkeiten zeigen sich nicht nur im Wortschatz, sondern auch im Verstehen und in der Anwendung grammatischer Merkmale, z. B. Pluralbildungen oder Vergangenheits- und Passivformen, welche die Bedeutung von Äußerungen ändern.

Auf der phonetisch-phonematischen Ebene bedingen die Verzögerung der Sprachentwicklung, Wahrnehmungsprobleme, motorische und organische Störungen länger andauernde Artikulationsstörungen, die von einigen Menschen mit geistiger Behinderung nie überwunden werden und manchmal zu einer für Fremde unverständlichen Aussprache führen (Nußbeck, 2007, 75).

Bezüglich der Syntax fällt die kurze Äußerungslänge auf (Nußbeck, 2007, 75), häufig werden Ein-Wort-Sätze oder kurze Mehr-Wort-Sätze ohne Nebensätze verwendet. Konjunktionen sind selten, möglicherweise, weil die damit ausgedrückten logischen Relationen nicht erkannt werden.

In der Modalität der Sprachproduktion ist neben den beschriebenen Merkmalen die Stimme von besonderer Bedeutung. Dobslaff (1995) stellte bei einer Untersuchung von Kindern mit geistiger Behinderung häufig stimmlich-prosodische Auffälligkeiten fest: Die Stimme ist rauer, der Tonumfang geringer, die Akzentsteuerung undifferenzierter, die Lautsprache klingt weniger dynamisch, oft zu leise, manchmal aber auch übermäßig laut, und es treten Pausen und Unregelmäßigkeiten im Redefluss auf. Ebenso beobachtete Dobslaff Unsicherheiten in der Interpretation prosodischer Merkmale (ebd. 130). Wirth (2000) beschreibt ebenfalls Schwierigkeiten bei der »Sinnverdeutlichung durch Sprachakzente (Dynamik, Melos, Rhythmik, Tempo): Je nach Reaktionsbereitschaft wird ohne Bindung an den Red-einhalt laut oder leise gesprochen; Nuancierung und Dosierung fehlen. Auffällig sind ferner sinnwidrig melodische Akzentuierung, Monotonie sowie Rhythmusstörungen infolge beliebiger Atmung, z.B. im Wort und nicht sinngemäß« (ebd., 744). Die Besonderheiten der Stimme beschreibt der Autor als »leise, matt, weinerlich, schwach, monoton, heiser oder laute, schrille, krächzende, rauhe (!), dumpfe Stimme, offenes oder geschlossenes Näseln« (ebd., 744 f.).

In der Modalität des Sprachverständnisses wird das (Laut-)Sprachverstehen oft als wesentlich besser als die (Laut-)Sprachproduktion beschrieben. Eindrucksvoll ist diese Diskrepanz z.B. bei Kindern mit Angelman-Syndrom, die in der Regel maximal über einen Wortschatz von 1–2 Wörtern verfügen, jedoch einfache Sätze und Aufforderungen zu verstehen scheinen (Nußbeck, 2007, 78 f.). Ähnlich große Diskrepanzen treten beim Prader-Willi-Syndrom und in weniger auffälliger Weise auch bei Trisomie 21 auf. Doch ist es im Alltag sehr schwer, das Sprachverständnis vom Situationsverständnis zu unterscheiden.

## 15.5 Ursachen für kommunikative Einschränkungen

Für die Einschränkungen in der kommunikativen Entwicklung von Menschen mit geistiger Behinderung können fünf Ursachenkomplexe ausfindig gemacht werden: kognitive Behinderung, besondere sozial-emotionale Beziehungen, die Motorik, organische Auffälligkeiten und Wahrnehmungsstörungen.

### 15.5.1 Kognition

Die kognitive Beeinträchtigung ist das grundlegende Merkmal einer geistigen Behinderung. Die Bedeutung von Worten und die sprachlichen Regeln muss der Einzelne selber aus der Umgebungssprache ableiten. Dies ist ein kognitiver Prozess, der unter optimalen Bedingungen zum Erwerb eines angemessenen Wortschatzes und der grammatischen Regeln führt. Neben der Fähigkeit relevante Informationen wahrzunehmen, sich ihnen hinreichend lange aufmerksam zuzuwenden und ihnen Bedeutung zuzuordnen, müssen diese Informationen im Gedächtnis gespeichert werden. Hier treten Schwächen auf, die sich auf der Wortbildungsebene darin zeigen, dass einige Menschen mit geistiger Behinderung zwar in der Lage sind, Wörter korrekt zu imitieren, wenn sie ihnen direkt vorgesprochen werden, nicht aber, sie selbstständig zu generieren. Artikulatorisch können die Phoneme gebildet werden, aber entweder das auditive, das kinästhetische oder das motorische Gedächtnis haben dies nicht entsprechend gespeichert (Nußbeck, 2007, 102 f.). Darüber hinaus beeinträchtigt die Schwäche des Gedächtnisses die Entwicklung des Wortschatzes.

## 15.5.2 Sozial-emotionale Beziehungen

Wie oben bereits erwähnt, wird der Spracherwerbsprozess in der frühen Entwicklung insbesondere von den Eltern unterstützt. Hat das Kind die genannten Vorausläuferfähigkeiten nicht oder nur sehr schwach, sind die Kontaktaufnahme und deren Aufrechterhaltung für Eltern erschwert. Fröhlich (2008 a) stellt die Situation von Eltern dar und erläutert, wie die Enttäuschungen, die alltäglichen Probleme und das Verhalten der behinderten Kinder die Entfaltung der von Papoušek (1998) beschriebenen »intuitiven elterlichen Didaktik« beeinflussen, so dass diese sich nicht immer hinreichend entwickelt oder nicht über einen genügend langen Zeitraum aufrechterhalten werden kann, den das entwicklungsverzögerte Kind benötigt.

Weichen Äußerungen behinderter Kinder sehr von den Normen der üblichen Verständigung ab, zum Beispiel Zähneknirschen, so werden sie gar nicht als Bedeutungsträger wahrgenommen. Teilweise erscheinen sie nur lästig und werden als behinderungsspezifische »Tics« abgeurteilt, die man durch striktes Ignorieren zu unterdrücken versucht. Folgerichtig werden dadurch die verbleibenden kommunikativen Kompetenzen und das Interesse an Verständigung gemindert (Fröhlich, 1990).

## 15.5.3 Motorik

Die geistige Behinderung geht häufig mit körperlichen Beeinträchtigungen einher. Dabei spielen Cerebralparesen (Spastik, Athetose, Ataxie) eine besondere Rolle. Spannungen der Atem-, Mund- und Gesamtmotorik erschweren die Artikulation, den Mundschluss und die Kopfkontrolle, oft kommt es zu erhöhtem Speichelfluss. Der Aufbau von Willkürbewegungen, wie sie für intentionale Kommunikation notwendig sind, wird durch unwillkürliche Massenbewegungen und Fortwirken frühkindlicher Reflexe stark beeinträchtigt. Nach Atzesberger (1979) besteht die Hauptschwierigkeit »in der Situation des Scheiterns bei Anstrengung, d. h. des Verstärkens von pathologischen Bewegungsmustern durch Willenseinsatz. Das gilt auch für die artikulatorische Fehlsteuerung« (ebd., 242). Darüber hinaus sind Mimik und Gestik betroffen. Dobslaff (1995, 134) stellt bei den von ihm untersuchten 75 Kindern mit geistiger Behinderung in 66 % Haltungsmängel fest, die er für die Auffälligkeiten der Stimme mitverantwortlich macht.

Die allgemeine Hypotonie, wie sie zum Beispiel bei Trisomie 21 auftritt, bedingt sowohl ein Zurückfallen des Kopfes in den Nacken und als Konsequenz das Verschieben des Unterkiefers als auch das Offenstehen des Mundes und die vorgestreckte Zunge.

## 15.5.4 Organische Voraussetzungen

Im Gesichts- und Mundbereich können genetisch determinierte Auffälligkeiten auftreten, wie beim Katzenschrei-Syndrom (Nußbeck, 2007), oder sie gehen z. B. bei Trisomie 21 (Cichon und Grimm, 1999, 49) oder Apert-Syndrom (ebd. 71; Sarimski, 2003, 269) häufig mit einem unterentwickelten Oberkiefer einher.

Fehlbildungen können aber auch durch Verformungen entstehen, bei Cerebralparese durch muskuläre Fehlsteuerung und Verspannungen; bei 82 % der betroffenen Kinder werden Kieferfehlbildungen festgestellt (Cichon und Grimm, 1999, 189). Wenn bei ausgeprägter Hypotonie der Kopf nach hinten fällt, kann sich durch die häufige Fehlhaltung der Unterkiefer allmählich nach vorne schieben, z. B. bei Trisomie 21.

Daneben treten überproportional häufig Zahnprobleme auf. »Im Rahmen der Behindertenbehandlung und der Betreuung von Patienten mit syndromalen Missbildungen werden sowohl numerische und morphologische Anomalien der Zähne als auch vermehrt Zahnentwicklungsstörungen wie genetisch bedingte Dysplasien, Schmelz- und Dentinhypoplasien und Paraplasien beobachtet« (Cichon und Grimm, 1999, 90 f.).

Bei manchen Kindern scheint eine Makroglossie vorzuliegen, doch ist die Vergrößerung der Zunge meist das Resultat der Hypotonie. Einige haben verkürzte Zungenbändchen, die die Beweglichkeit einschränken (Limbrock et al., 2004). Doch scheinen sich Anomalien der Zunge gut kompensieren zu lassen (Fleischer-Peters, 1975).

## 15.5.5 Wahrnehmung

Zur Wahrnehmung sind intakte Sinnesorgane genauso notwendig wie die Verarbeitung der eingehenden Reize und ihre Verknüpfung mit gleichzeitig eintreffenden Reizen und bereits Bekanntem. Da Menschen mit geistiger Behinderung kognitive Probleme bei der Verarbeitung haben und/oder langsamer verarbeiten, gehören Wahrnehmungsstörungen zu den Merkmalen einer geistigen Behinderung. Durch diese Schwäche fällt es ihnen in der Regel schwerer, die Beeinträchtigung in einem Wahrnehmungsbereich durch einen anderen zu kompensieren.

Wahrnehmungsstörungen sind häufig schwer zu diagnostizieren. Besonders dramatisch wirkt sich eine Beeinträchtigung der auditiven Wahrnehmung auf den Lautspracherwerb aus. Das Apert-Syndrom geht regelmäßig mit eingeschränktem Hörvermögen einher (Sarimski, 2003, 258), Wilken (2008) spricht von 50 % Schwerhörigkeit bei Kindern mit Down-Syndrom. Eine ähnlich hohe Prävalenz wird beim Cornelia de Lange-Syndrom beschrieben, wenngleich in einer Erhebung nur bei 6 % diese Beeinträchtigung bekannt war (Sarimski, 2003, 289).

Bei Menschen mit Williams-Beuren-Syndrom wird oft eine Hyperakusis diagnostiziert, die zu einer übergenauen Wahrnehmung von irrelevanten Lautunterschieden führt und dadurch das Generalisieren von solchen Wörtern zu einem gemeinsamen Begriff erschwert, die minimale Unterschiede in der Aussprache aufweisen, aber dasselbe Wort sind (van Minnen, 2009). Menschen mit Autismus scheinen manchmal von Geräuschen überfordert zu sein und deren Wahrnehmung so weit wie möglich auszublenden. Kleinkinder werden sogar manchmal zunächst als gehörlos diagnostiziert (Klicpera und Gasteiger-Klicpera 2008, 39). Auch Störungen der kinästhetischen Wahrnehmung (Wilken 2009, 114) können die Ursache für artikulatorische Schwierigkeiten sein.

# 15.6 Kommunikationsförderung

### 15.6.1 Von der Sprachförderung zur Kommunikationsförderung

Das Ziel der Kommunikationsförderung ist es, dem Menschen mit geistiger Behinderung Wege zu eröffnen, zu verstehen und verstanden zu werden. Die Kommunikationsformen sind vielfältig, doch bleibt die lautsprachliche Kommunikation die bevorzugte Form, denn sie ermöglicht eine optimale Integration und Partizipation an der Gesellschaft, weil sie von jedem verstanden wird. Nicht von allen Menschen mit geistiger Behinderung kann die Lautsprache erworben werden oder der Erwerb dauert sehr lange und wird nicht vollständig abgeschlossen. In diesen Fällen kann Unterstützte Kommunikation eine Hilfe auf dem Weg zur Lautsprache sein oder diese auch vollständig ersetzen.

Die Überwindung der defizitorientierten Sichtweise, die noch in den 1970er Jahren vorherrschte (vgl. Atzesberger, 1970, 22 oder Arnold, 1970, 682), hat den Blick für Fördermaßnahmen geöffnet oder erweitert. Störungen der Kommunikation werden nicht mehr lediglich als unmittelbare Konsequenz einer geistigen Behinderung gesehen, sondern die vielfältigen Einflussfaktoren z. B. im Wahrnehmungsbereich, der Motorik, vor allem aber im sozialen Bereich, werden berücksichtigt.

Da die Ursachen für kommunikative Schwierigkeiten von Menschen mit geistiger Behinderung sehr heterogen sind, sich gegenseitig beeinflussen und möglicherweise verstärken, sind die Ansätze der Kommunikationsförderung ebenfalls unterschiedlich und gehen über die logopädische Übungsbehandlung hinaus.

Der Begriff »Sprachtherapie oder -förderung« wird heute im Bereich von Erziehung und Bildung von Menschen mit geistiger Behinderung in der Regel durch »Kommunikationsförderung« ersetzt; das impliziert eine Reihe tiefgreifender Änderungen.

a) Anders als bei einer Sprachtherapie, die in der Regel erst einsetzt, wenn beginnendes Sprachverständnis oder das Erreichen der fünften Stufe der sensomotorischen Intelligenz nach Piaget zu beobachten ist, gibt es keine Voraussetzungen, die das Kind leisten muss, um in den Genuss der Kommunikationsförderung zu kommen.
b) Mit dieser neuen Grundeinstellung gewinnt die frühe Interaktion zwischen Mutter und Kind eine höhere Relevanz und wird in der Förderung mit berücksichtigt.
c) Alle Kinder werden in die Förderung der kommunikativen Kompetenzen mit einbezogen – auch solche Kinder, von denen man keine Entwicklung einer Lautsprache erwartet.
d) Das bedeutet, dass die Unterstützte Kommunikation einen hohen Stellenwert bekommt.
e) Kommunikation beinhaltet die Fähigkeit, sich schreibend und lesend zu verständigen. Der Schriftspracherwerb gehört zu den aktuellen Zielen der Geistigbehindertenpädagogik und wird daher auch mit in die Kommunikationsförderung einbezogen.

Es wird ersichtlich, dass das Spektrum sowohl in der vorsprachlichen wie auch in den schriftsprachlichen Bereich hinein erweitert wird, und dass der Förderprozess eine Einbeziehung der Eltern fordert.

Mit der Einführung der Schulpflicht für geistig behinderte Kinder rückte deren lautsprachliches Vermögen in den Blickpunkt der Aufmerksamkeit. Es begann eine Zeit des intensiven Bemühens um die Förderung der Lautsprache auf der Grundlage traditioneller Sprachtherapie (Schulze, 1964; Atzesberger, 1970, 1981; Bondzio und Vater, 1981). So wurden Übungen der Sprechwerkzeuge, der Lautbildung und der Lautdiskriminierung auf die spezielle Situation geistig behinderter Menschen übertragen. Ebenso wurden Anregungen aus der Psychologie, insbesondere aus der Verhaltenstherapie, in die Sprachförderung integriert (Lovaas, 1977).

Der Zeitpunkt für den Beginn einer Kommunikationsförderung liegt heute wesentlich früher. Insbesondere die Forschungsergebnisse von Papoušek (1998) und Grimm (2003) betonen die Bedeutung der frühen Beziehung zwischen primären Bezugspersonen und dem Kind als Grundlage der kommunikativen Entwicklung. Aus diesen Erkenntnissen heraus steht heute die Stärkung einer positiven Beziehung zwischen Eltern und ihrem behinderten Kind im Fokus der Frühförderung.

In diesem Zusammenhang wird das Phänomen der kritischen »Zeitfenster« diskutiert. Das sind jene Zeiträume, in denen Kinder besonders leicht und ohne darin speziell unterwiesen zu werden, Fähigkeiten erwerben. Für die Sprachentwicklung scheint dieser Zeitraum bezüglich der Artikulation und des raschen Anwachsen des Wortschatzes etwa bis zum Alter von sieben Jahren anzudauern. In dieser Zeit lernen die Kinder Sprache nicht explizit über Regeln und gezieltes Üben, sondern offenbar mühelos und selbstständig. Bei Kindern mit geistiger Behinderung stellt sich die Frage, ob das Zeitfenster auch für sie gleichermaßen begrenzt ist, oder ob es möglicherweise durch die allgemeine Verzögerung länger »geöffnet« bleibt. Außerdem reicht für sie möglicherweise die übliche Anregung nicht aus, so dass zusätzliche Kommunikationsanreize und -vorbilder gegeben werden müssen. Das gilt insbesondere für die Kinder, denen Formen der Unterstützten Kommunikation angeboten werden, für die es üblicherweise in ihrer Umgebung keine Vorbilder gibt.

Ein frühzeitiger, möglichst integrativer Kindergartenbesuch, damit gute Sprachmodelle zur Verfügung stehen, erweist sich als sinnvoll.

## 15.6.2 Diagnostik

Da die Ursachen der kommunikativen Einschränkungen vielfältig sind, muss auch die Diagnostik verschiedene Bereiche erfassen. Dabei ist es wichtig, solche Beeinträchtigungen, die durch medizinische oder prothetische Versorgung verbessert werden können, zu erkennen.

Je ausgeprägter die kommunikativen Störungen sind, desto weniger eignen sich standardisierte Testverfahren und um so mehr muss auf die Befragung der Eltern sowie auf die Methode der Beobachtung zurückgegriffen werden.

Zur Diagnostik des Bereichs Sprache und Kommunikationsfähigkeit haben sich die Elternfragebögen für die Früherkennung von Risikokindern (ELFRA), der Sprachentwicklungstest für zweijährige und für drei- bis fünfjährige Kinder (SETK-2 und SEKT 3–5), der Heidelberger Sprachentwicklungstest (HSET), der Einschätzungsbogen kindlicher Kommunikationsfähigkeiten (CCC) und das Beurteilungsschema für vorsprachliche Kommunikationsformen (PVCS) bewährt (Sarimski und Steinhausen, 2007).

Boenisch und Sachse (2007) stellen Methoden der Diagnostik für Personen vor, die mit Unterstützter Kommunikation gefördert werden sollen. Besonderer Wert ist auf die Einbeziehung der fördernden Umfeldbedingungen gelegt, indem das Partizipationsmodell (Beukelman und Miranda, 1999) als Grundlage benannt wird. Nonn (2011) stellt den Diagnoseprozess aus logopädischer Sichtweise dar und gibt eine Übersicht zur logopädischen Entwicklungsdiagnostik in Unterstützter Kommunikation (100 ff).

Allerdings sollte mit dem Beginn der Kommunikationsförderung nicht abgewartet werden, bis die umfängliche und differenzierte Diagnostik abgeschlossen ist.

## 15.6.3 Kooperation mit den Eltern

Nachdem die Förderung früher darin bestand, dass Therapeuten Ziele und Methoden bestimmten, ist es heute allgemein anerkannt, dass ohne die Mitarbeit der Eltern eine Förderung nicht möglich ist. Das Empowerment-Konzept des Sozialwissenschaftlers Rappaport (1987) geht sogar noch darüber hinaus, indem es anstrebt, Eltern sollten weitestgehend selbstständig ihre Probleme lösen.

Die Autonomie der Eltern, das Vertrauen in sich selbst und in ihr Kind sowie in dessen Entwicklungspotential müssen gestärkt werden. Das bedeutet für die Familien, dass sie ihr Selbstverständnis als Empfänger von Unterstützung und Förderung aufgeben und sich selbst aktiv für sich und ihre Kinder einsetzen müssen. Es bedeutet auch, Ressourcen zu finden und zu mobilisieren.

Wie Fröhlich (1990) dargestellt hat, veranlassen Bewegungen und Äußerungen schwer behinderter Kinder Erwachsene nicht dazu, sie nachzuahmen; das bei nicht behinderten Kindern unwillkürlich auftretende »Spiegeln« entfällt häufig. Er schlägt deshalb den »baby talk« vor, d. h. eine Face-to-face-Position von Bezugsperson und Kind in einem optimalen Abstand von etwa 30 cm, in dem die kleinsten Aktivitäten des Kindes aufgegriffen und gespiegelt werden (Fröhlich, 1998). Wichtig ist dabei, die Reaktionen des Kindes abzuwarten, denn diese können mit deutlicher Verzögerung erfolgen, so dass eine sonst unübliche Zeit von mindestens einer Minute abgewartet werden muss.

Im Alltag gibt es viele immer wiederkehrende Situationen: bei der Körperpflege, beim Anziehen, beim Essen, bei der Begrüßung usw. Vielen Menschen mit geistiger Behinderung sind diese Situationen vertraut und sie haben eine innere Vorstellung von deren Ablauf. Es besteht die Möglichkeit, diesen Vorstellungen nicht zu entsprechen. Man kann aufhören, das Essen anzureichen, die Jacke nicht zuzuknöpfen usw. oder man kann den Fortgang der Handlung verzögern. In der Regel wird auf eine solch unerwartete Situation reagiert, und es werden Signale ausgesendet, damit die Ordnung wieder hergestellt wird. Diese Signale sind als erste Bedeutungsträger zu nutzen. Die Bezugspersonen können sie spiegeln, u. U. auch in anderen, ähnlichen Situationen anbieten und allmählich zu einem Bedeutungsträger für »weiter« oder »mehr« ausbauen.

Besonders geeignet sind Spiele. Diese finden meist in einer vertrauensvollen, zugewandten Situation statt, in der die Bezugspersonen sich Zeit genommen haben. Viele frühe Spiele sind hoch ritualisiert, z. B. »Hoppe-hoppe-Reiter«, Finger- oder Kitzelspiele. Stets lassen sich Verzögerungen einbauen, die dazu zwingen, eine Fortsetzung zu verlangen. Sollten sogar unterschiedliche Formen der Anforderung verwendet werden – zum Beispiel beim Hoppe-hoppe-Reiter-Spiel ein Bewegen des Oberkörpers und bei einem Fingerspiel das Ergreifen der Hand –, dann gibt es hier Ansätze, verschiedene Spiele unterschiedlich zu symbolisieren und später eine Auswahl zwischen den Zeichen treffen zu lassen.

## 15.6.4 Kooperation mit Ärzten und Therapeuten

Einige (wenige) körperliche Erschwernisse lassen sich medizinisch behandeln. Hier ist insbesondere die kieferorthopädische Intervention bei ausgeprägten Zahnstellungs- oder Kieferanomalien zu nennen, die manchmal eine Vorbedingung für logopädische Übungsbehandlungen sein können (Cichon und Grimm, 1999, 189). Außerdem sollten alle operativen und prothetisch möglichen Hörverbesserungsmaßnahmen eingeleitet sein.

Eine bessere Haltung wird durch Physiotherapie oder psychomotorische Übungsbehandlung erzielt. Hier kommen meist die Methoden nach Vojta oder Bobath zum Einsatz (Bergeest et al., 2011, 211).

Insbesondere für körperlich behinderte Kinder spielt die Positionierung, wie bei Cerebralparesen beschrieben, eine große Rolle. Sie ist häufig eine wichtige Voraussetzung dafür, Blickkontakt aufnehmen und gezielte Armbewegungen ausführen zu können.

## 15.6.5 Logopädische Förderung

Als logopädische Interventionen kommen die gleichen Methoden zum Einsatz, mit denen bei nicht behinderten Kindern Dyslalien, Einschränkungen des Wortschatzes oder Dysgrammatismus behandelt werden. Dabei muss auf kurze Konzentrationsfähigkeit bzw. größere Ablenkbarkeit, langsameres Lerntempo und schwächere Gedächtnisleistungen Rücksicht genommen werden. Erfolge stellen sich häufig nur sehr langsam ein und gehen, wenn die neuen Fertigkeiten noch nicht hinreichend verankert sind, wieder verloren. Eine Zusammenarbeit von Logopädie und Einrichtungen der Behindertenhilfe, mit Schulen und dem Elternhaus ist besonders wichtig, um geübte Fähigkeiten in den Alltag zu übertragen.

Bei schwer behinderten Kindern setzt die Hilfe von Logopäden bereits bei der Nahrungsaufnahme ein. Primärer Zweck ist natürlich eine gefahrlose Aufnahme von genügend Nährstoffen, darüber hinaus wird eine physiologisch richtige Aufnahme angestrebt, weil dies sekundäre Verformungen des Kie-fers und Gaumens verhindert sowie die Beherrschung der Mundmuskulatur schult.

Zur Förderung der Mundmotorik bei schwer behinderten Kindern schlagen Bienstein und Fröhlich (1991, 84 ff) stimulierende Übungen für den oralen Bereich vor und weisen darauf hin, dass schon die obligatorische Zahnpflege gute Ansatzmöglichkeiten bietet.

Die myofunktionelle Therapie wird bei muskulären Bewegungs- und Muskelspannungsstörungen aufgrund von funktionellem Ungleichgewicht im Mund-/Gesichtsbereich eingesetzt. Ziele der Therapie sind die korrekte Ruhelage der Zunge, Erwerb eines guten Schluckmusters, Mundschluss mit angemessenem Lippentonus, Erreichen einer normalen Spannung der Gesichtsmuskulatur (weder hypo- noch hyperton, symmetrisch) und Einüben der Nasenatmung (Kittel, 2009).

Castillo Morales (1998) hat eine besondere Form der myofunktionellen Therapie, die orofaziale Regulationstherapie, entwickelt und dabei die Bedürfnisse von Menschen mit Behinderung besonders berücksichtigt. Ursprünglich für Kinder mit Trisomie 21 und mit Cerebralparesen gedacht, wird sie inzwischen auch bei anderen Formen der Behinderung erfolgreich eingesetzt. Castillo Morales betont vor allem die Bedeutung einer guten Beziehung zum Kind. Auch hat er eine Gaumenplatte entwickelt, die an die individuellen anatomischen Gegebenheiten angepasst und in den Mundraum eingesetzt wird. Kleine Elemente, wie zum Beispiel Perlen, die an ihr befestigt sind, sollen die Kinder anregen, ihre Zunge gezielt einzusetzen und somit unwillkürlich zu üben.

Neben der klassischen logopädischen Übungsbehandlung werden Musik und Rhythmus verstärkt in der Therapie eingesetzt, weil viele Menschen mit geistiger Behinderung über diesen Weg gut zu erreichen sind und darüber hinaus der Redefluss gleichmäßiger wird. In den Förderbereich der Logopädie gehören weiterhin die Schulung der auditiven, aber auch der kinästhetischen Wahrnehmung sowie Stimmübungen.

## 15.6.6 Ausgewählte Störungen mit spezifischem Kommunikationsförderungsbedarf

Für einige Personengruppen wurden spezifische Methoden entwickelt, die versuchen, die Schwächen der Betroffenen zu kompensieren, indem ihre Stärken genutzt werden. Einige Ansätze sollen hier vorgestellt werden. Die Forschung dazu ist noch in den Anfängen.

### Trisomie 21

Weil diese Behinderungsform bereits sehr früh erkannt wird – oft schon pränatal oder direkt nach der Geburt – und weil sie relativ häufig auftritt, ist sie besonders gut erforscht, und es gibt eine Reihe von Interventionsmaßnahmen mit verschiedenen Schwerpunkten, die sich teilweise gegenseitig ergänzen.

Die Effektivität der orofacialen Regulationstherapie nach Castillo Morales konnte bei Kindern mit Trisomie 21 nachgewiesen werden (Limbrock et al., 2004). Im lerntheoretisch orientierten Programm »Kleine Schritte« (Haveman, 2008) werden Eltern angeleitet, mit ihrem Kind systematisch die Kommunikationsfähigkeit zu verbessern.

Viele Kinder mit Trisomie 21 lernen Lesen und Schreiben und verbessern während dieses Prozesses durch die Schulung des phonematischen Gehörs und der Genauigkeit ihre Artikulationsfähigkeit (Oelwein, 2002). Wilken (2000) hat ein Übungsmaterial für Kinder mit Down-Syndrom erstellt, das die relative Stärke der Kinder im auditiven Be-

reich und in der Imitation nutzt: die Gebärdenunterstützte Kommunikation (GuK). Sie stellt insgesamt 300 Gebärden mit entsprechenden grafischen Symbolen zur Verfügung und lässt die jeweiligen Schlüsselbegriffe einer Aussage »gebärden«. Wilken empfiehlt GuK für Kinder, die den triangulären Blick entwickelt haben und in der Lage sind, ihre Intention dadurch auszudrücken, dass sie ihren Blick zwischen dem gemeinten Objekt und einer Person pendeln lassen.

### Autismus

Etwa 50 % der Menschen mit Autismus-Spektrum-Störungen erreichen keine für die alltägliche Kommunikation ausreichende Lautsprache (Nußbeck, 2007, 82). Autistische Verhaltensweisen werden auch bei anderen Formen der geistigen Behinderung wie bei Fragilem-X-Syndrom, Rett-Syndrom oder Cornelia de Lange-Syndrom angetroffen und sind auch dort in der Regel mit vergleichbaren kommunikativen Schwierigkeiten verbunden.

Prizant (1983) beschreibt, dass 75 % der lautsprachlich kommunizierenden Menschen mit Autismus Echolalien benutzen. Diese kommen zwar auch in einer regulär verlaufenden Sprachentwicklung vor, werden aber überwunden. Prizant (1983) interpretiert sie bei Menschen mit Autismus als Stehenbleiben auf einer Entwicklungsstufe, auf der das Kind noch nicht in der Lage ist, ganzheitlich aufgenommene Äußerungen zu analysieren und die einzelnen Elemente in neue sinnvolle Aussagen zu integrieren. Dies begründet er mit einem nicht-analytischen, nicht-abstrakten Denken bei gleichzeitig häufig ausgezeichnet gutem Gedächtnis. Echolalien treten sowohl in Stresssituationen als auch bei Verständnisschwierigkeiten auf. Bei genauerer Untersuchung stellte Prizant fest, dass Echolalien entgegen anderslautender Lehrmeinungen eine Bedeutung übernehmen können, indem sie innerhalb eines Wechselgesprächs oder bei Fragen quasi als Platzhalter für den eigenen Part stehen. Dabei ist der Inhalt der Echolalie teilweise assoziativ mit der Gesprächssituation verbunden.

Howlin (1981, 98) fand, dass Kinder, die Echolalien verwenden, eine gute Prognose bezüglich der weiteren Lautsprachentwicklung haben. Wirth (2000, 727) stellt das Erlernen der Echosprache sogar als Ziel der ersten Behandlungsphase in der Sprachtherapie dar, bevor er das Benennen von Gegenständen anbahnen will.

Heffner (2005) beschreibt verschiedene Vorgehensweisen, um Echolalien als Ausgangspunkt für lautsprachliche Förderung zu nutzen. Er verweist auf Schreibman und Carr (1978), die Menschen mit Autismus Fragen stellten, auf die sie voraussichtlich keine Antwort kennen. In dieser Situation reagierten viele mit Echolalien. Daher wird die Frage unmittelbar mit »ich weiß nicht« ergänzt. Durch operantes Konditionieren soll über die Echolalie gelernt werden, bei unbekannten Fragen mit »ich weiß nicht« zu antworten. Diese Methode baut die Echolalien allerdings nicht ab, sondern formt sie lediglich für bestimmte Situationen zu sozial akzeptablen Antworten um.

McMorrow und Foxx (1986) schlagen vor, »modeling« als Trainingsmethode zu benutzen. Dabei werden ebenfalls häufig gestellte Fragen ausgewählt. Diesmal antwortet eine dritte Person auf die Fragen, und es wird erwartet, dass diese Antwort echolalisch von der Person mit Autismus wiederholt wird. Dafür wird sie verstärkt. Gelingt dies, wird die dritte Person ausgeblendet und die Frage direkt an die Person mit Autismus gestellt. Ähnlich wie bei der oben beschriebenen Methode von Schreibman und Carr wird der Mechanismus der Echolalie genutzt, um sozial akzeptiertes Verhalten zu produzieren, die zugrunde liegende Störung allerdings nicht überwunden.

Schon 1981 empfahl Howlin, dass Kinder mit Autismus, die wenig oder kein Sprachverständnis zeigen, nicht spontan vokalisieren und starke Verzögerungen der sozialen Fähigkeiten wie im Spielverhalten zeigen, eher von Methoden der Unterstützten Kommunikation profitieren.

Die Unterstützte Kommunikation verwendet in der Kommunikationsförderung von Menschen mit Autismus u. a. ebenfalls verhaltenstherapeutische Methoden. Hier setzt man bei der Förderung der pragmatischen Kompetenz an, das Kind soll lernen, dass es mit Kommunikation etwas erreichen kann. Eine häufig verwendete Methode ist das Picture Exchange Communication System (PECS), das von Frost und Bondy (2002) zusammen mit autistischen Kindern entwickelt wurde.

Das Kernanliegen besteht darin, dem Kind die pragmatische Funktion von Kommunikation zu verdeutlichen. Dafür wird in einer ersten Phase eine Situation hergestellt, in der das Kind einen hoch attraktiven Gegenstand in erreichbarer Nähe sieht, der unmittelbar vor einer erwachsenen Person liegt. In dem Augenblick, in dem das Kind danach greift, wird es von einer dritten Person, die hinter ihm sitzt, zurückgehalten; es wird ihm eine Bildkarte mit dem begehrten Gegenstand in die Hand gegeben, und das Kind wird aufgefordert, zuerst die Karte dem Erwachsenen zu geben, der hinter dem Gegenstand sitzt. Daraufhin wird dem Kind der gewünschte Gegenstand sofort gereicht. In einem sechsphasigen Programm wird die Hilfe allmählich ausgeblendet, die Bildkarten müssen vom Kind selbstständig geholt werden, die Auswahl der zur Verfügung stehenden Gegenstände und der Bildkarten wird erweitert, und es werden Satzstrukturen wie »ich möchte«, »ich sehe« usw. eingeführt.

Die Gestützte Kommunikation (Facilitated Communication, FC) ist eine weitere Methode der Unterstützten Kommunikation, die für Menschen mit Autismus entwickelt wurde. Es wird davon ausgegangen, dass die Betroffenen über eine innere Sprache verfügen, die sie aber z. B. aufgrund psychischer Blockaden oder einer Apraxie weder lautsprachlich noch durch andere Methoden der Unterstützten Kommunikation selbstständig umsetzen können. Mittels einer physischen Unterstützung, die zunächst in einer Haltgebung für die Hand besteht und allmählich immer weiter zurückgenommen wird, ermöglicht der »Stützer«, auf einer Kommunikationstafel Buchstaben oder auch Bilder auszuwählen und sich damit zu verständigen. In der Literatur ist es umstritten, ob die so erfolgten Äußerungen tatsächlich von den Menschen mit Autismus gemacht werden oder durch unbewusste Manipulationen des »Stützers« entstehen (Bober, 2010).

**Cerebralparesen**

Speziell bei Säuglingen mit Cerebralparese können die Probleme bei der Nahrungsaufnahme so ausgeprägt sein, dass eine Sondenernährung in Erwägung gezogen werden muss. Dies beeinflusst die weitere Entwicklung der Mundmotorik negativ. Kinder, die nicht gefüttert werden können, behalten u. U. Saugreflexe bei und die Mundhöhle wird nicht regulär ausgebildet. Deshalb ist bei diesen Kindern auch hinsichtlich der Sprechmotorik eine frühe Intervention notwendig. Sobald und soweit möglich, werden Entspannungstechniken, Atemübungen und Methoden zum Rhythmisieren des Sprechens trainiert.

Sowohl zur Steuerung der Mundmotorik wie auch beim Erwerb augmentativer und alternativer Kommunikationsformen ist es von größter Bedeutung, mithilfe von Fachleuten eine Sitzposition zu finden, die einerseits genügend Halt gibt, andererseits auch die Freiheit, Bewegungen auszuführen. Dabei kommt der Position des Beckengürtels eine entscheidende Bedeutung zu (Kangas, 2002).

Beim Neuro-Entwicklungsphysiologischem Aufbau (NEPA) nach Pörnbacher (1980) wird durch therapeutische Lagerung mithilfe von speziell entwickelten Keilen die eigenaktive Nackenstreckung, die für eine koordinierte Mundmotorik notwendig ist, unterstützt.

Da die Willkürmotorik bei Anstrengung besonders wenig zu steuern ist, bietet die Unterstützte Kommunikation vielen Menschen mit Cerebralparesen eine Entlastung an und nimmt Stress aus einer Kommunikationssituation, weil sie jederzeit über eine Hilfe für Notfälle verfügen.

## 15.6.7 Lesen und Schreiben als Ziel und Methode der Kommunikationsförderung

Lange galt der Unterricht in den Kulturtechniken als zu wenig Erfolg versprechend und wurde an Schulen für geistig Behinderte zugunsten von lebenspraktischen Fächern vernachlässigt. Inzwischen hat sich die Einstellung hierzu geändert. Manchen geistig behinderten Menschen gelingt es, Schriftsprache zu erlernen. Einige lernen über die Beschriftung der Symbole die Bedeutung der Schriftzeichen (Wilken, 2000), für einige ist der Gebrauch eines graphischen Symbolsystems eine Vorbereitung auf die Schrift (Gangkofer, 1993; Franzkowiak, 1999). Für andere ist eine elektronische Kommunikationshilfe mit Sprachausgabe günstig beim Lesen- und Schreibenlernen, weil diese die phonologische Bewusstheit schult, der eine besondere Bedeutung beim Leselernprozess zugemessen wird (Blischak, 1994; Gomez et al., 2004), indem er die gewählten Buchstaben laut ansagt und anschließend zu Worten zusammenfügt.

Hublow (1977, 1985) hat den Begriff der Kulturtechniken speziell für die Geistigbehindertenpädagogik frühzeitig definiert, indem er einen erweiterten Lesebegriff propagierte. Das synthetisierende Lesen und das Ganzwortlesen werden durch die Fähigkeit von Situationslesen, Bilderlesen, Signalwortlesen erweitert. Günthner nimmt diese Gedanken 1999 wieder auf und führt sie weiter aus; ein erweiterter Schreibbegriff, der auch Collagen, Stempeln, Kritzeln usw. umfasst, kommt hinzu. Im Folgenden soll sich der Begriff des Lesens und Schreibens hauptsächlich auf solche Tätigkeiten beziehen, die im zweidimensionalen Raum stattfinden; im Gegensatz zu Günthner wird das Situationslesen im Folgenden vernachlässigt.

Insbesondere im Zusammenhang mit einer Inklusion ist es wichtig, Zeichen zu identifizieren,

- die für ein Bestehen im Alltag notwendig sind. Dazu zählen Logographeme, z. B. das Schild von McDonalds oder Piktogramme, die zur Bedienung von Automaten notwendig sind, wichtige Räume kennzeichnen usw., auch die Kenntnis solcher Ganzworte, die man z. B. beim Einkauf braucht. Dies ist als umweltorientierendes Lesen zu bezeichnen (Schurad, 2004).
- Aber auch Zeichen, die eine Teilnahme in der Peergroup ermöglichen oder in den Freizeitbereich gehören, können hoch motivierend sein und gelehrt und gelernt werden. Hier wird insbesondere an die Symbole gedacht, die es ermöglichen, an Computerspielen teilzuhaben und attraktive Technik (Internet, SMS, CD-Player usw.) zu bedienen.
- Darüber hinaus kann die sich neu entwickelnde Kultur des Hörbuchs als eine moderne Form des Lesens interpretiert werden (Cunningham, 2000).

Lernt ein Mensch mit einer geistigen Behinderung einen der soeben erwähnten Bereiche zu bewältigen, so ist das ein Zugewinn in Bezug auf die Teilhabe am gesellschaftlichen Leben und der gemeinsamen Kultur. Daher

wirkt die Aufnahme solcher Fähigkeiten in den Lernzielkatalog motivierend. Jeder einzelne Lernschritt in diesem Bereich ist für sich genommen sinnvoll und motivierend zum Erwerb weiterer Fähigkeiten.

Darüber hinaus bedeutet das Unterrichten von einzelnen Buchstaben, insbesondere wenn dabei Lautgebärden unterstützend eingesetzt werden, eine Schulung der auditiven Wahrnehmung und der Lautbildung, weil die Buchstaben immer und immer wieder herausgehört und artikuliert werden müssen.

Die Forschung hat insbesondere eine starke Wirksamkeit des elterlichen Verhaltens und deren Erwartungshaltung erwiesen. Es ist daher Erfolg versprechend, auf dieses Verhalten Einfluss zu nehmen. Computerprogramme können das Lesenlernen unterstützen, indem sie dazu motivieren, einzelne Laute, Silben, Wörter oder ganze Texte laut vorzulesen, die vorgelesenen Worte hervorzuheben und zusätzliche Informationen zu bieten, so dass sich der Sinn eines Textes leichter erschließt und die Schrift an das Sehvermögen anpasst wird.

## 15.6.8 Unterstützte Kommunikation

Die Bemühungen, die lautsprachliche Kompetenz von Menschen mit geistiger Behinderung so weit zu fördern, dass sie sich im Alltag über dieses Medium verständigen können, führen nicht immer zum erwarteten Erfolg. Es verbleibt eine Gruppe geistig behinderter Menschen, die trotz intensiver Förderung über so wenig Lautsprache verfügt, dass sie sich gegenüber anderen Personen nicht lautsprachlich verständlich machen kann und/oder die Lautsprache der Anderen nicht hinreichend versteht. Diese Situation kann sich auf die Zeit eines verzögerten Spracherwerbs erstrecken oder lebenslang anhalten. Für diese Menschen bietet die Unterstützte Kommunikation Formen und

Methoden der Kommunikationsförderung an.

Unterstützte Kommunikation ist einerseits ein Oberbegriff für pädagogische und therapeutische Maßnahmen zur Erweiterung der kommunikativen Möglichkeiten. Andererseits ist sie ein Prozess der Kommunikation mit augmentativen, d. h. lautsprachergänzenden, und alternativen Kommunikationsmitteln (Bober und Wachsmuth, 2006). Partnern kommt in der Unterstützten Kommunikation eine erhöhte Bedeutung zu, denn diese ist meist auf die aktive Mitarbeit des Zuhörers angewiesen, der die Zeichen ergänzen und interpretieren muss; man spricht hier von der Notwendigkeit der Ko-Konstruktion.

Darüber hinaus sind die Nutzer bei den meisten Formen der Unterstützten Kommunikation auf die Bereitstellung eines passenden Vokabulars, z. B. in Form von graphischen Symbolen oder durch Aufnahmen auf einer elektronischen Kommunikationshilfe, angewiesen. Dabei sollte bei Menschen mit einer entsprechenden kognitiven Fähigkeit darauf geachtet werden, vermehrt sogenanntes »Kernvokabular« zur Verfügung zu stellen. Das sind etwa 200 – 300 Wörter, die unabhängig von der Situation am häufigsten gebraucht werden, z. B. »auch«, »und«, »ich« usw. Sie machen etwa 80 % der Texte aus und erlauben eine hohe Flexibilität gegenüber dem »Randvokabular«, das sich auf wenige Situationen beziehen lässt, z. B. »Eis«, »Luftballon« usw. (Boenisch et al., 2007; Sachse, 2009).

Charakteristisch für Unterstützte Kommunikation ist ihr früher Beginn mit Angeboten, die das Prinzip von Ursache und Wirkung verdeutlichen, um so die pragmatische Kompetenz zu erweitern. Lell (2007) weist darauf hin, dass Vorausläuferfähigkeiten wie die frühe Fähigkeit der sozialen Kognition, die Fähigkeit zur Sprachwahrnehmung, frühe kognitive Leistungen und das Gedächtnis für Sprache (Grimm, 2003) sowie die Motivation zur Kommunikation

gestärkt werden, und dass primären Bezugspersonen durch Unterstützte Kommunikation Hilfe geboten wird, durch geeigneten Input in einen kommunikativen Austausch zu treten.

## Körpersprache und Basale Kommunikation

Alle Menschen verfügen über eine Körpersprache. In empirischen Erhebungen (Boenisch, 2009; Wachsmuth, 2011) wurde festgestellt, dass körpereigene Zeichen, die nicht explizit in Übungssituationen erlernt wurden (Atmung, Blickrichtung, Mimik und Vokalisationen), von allen Personen verwendet werden, die nicht lautsprachlich kommunizieren. Sie ermöglichen das Ablesen, was angenehm oder unangenehm ist, wohin sich das Interesse wendet und was abgelehnt oder gewünscht wird. Bei Personen, die zusätzlich an Bewegungsstörungen leiden oder die mehrfach behindert sind, entspricht die Körpersprache oft nicht den Erwartungen. Zum Beispiel wird bei Blindheit kein Blickkontakt aufgenommen, bei Beeinträchtigungen durch Cerebralparesen kann die Fähigkeit, sich interessanten Personen oder Objekten zuzuwenden beeinträchtigt sein usw. So muss die Körpersprache individuell interpretiert werden. Ein wesentlicher Faktor bei der Deutung körpereigener Zeichen ist die Vertrautheit mit dem behinderten Menschen. Daher gelingt Eltern oder langjährigen Betreuern häufig das Verständnis von Äußerungen, die Anderen verschlüsselt bleiben oder die von Anderen überhaupt nicht wahrgenommen werden.

Mall (1998) macht darauf aufmerksam, dass von den üblichen acht Kommunikationskanälen (Blickkontakt, Sprache, Mimik, Gestik, Atemrhythmus, Lautäußerungen, Berühren, Bewegung) die ersten vier von schwer behinderten Menschen häufig nicht willentlich so gesteuert werden können, dass sie für kommunikative Zwecke zur Verfügung stehen. Die anderen vier hingegen können interpretiert werden und dienen bei der von Mall entwickelten »Basalen Kommunikation« als Grundlage eines Beziehungsaufbaus mit Menschen, die nicht über verbale oder sonstige Symbole kommunizieren können.

### Gebärden für Menschen mit geistiger Behinderung

Im Zusammenhang mit der Einführung von Gebärden für Kleinkinder, die noch nicht lautsprachlich kommunizieren, wird immer wieder die Frage gestellt, ob der Einsatz der vermeintlich leichteren Gebärden nicht den Erwerb der Lautsprache behindere. Nach allen Erfahrungsberichten und Forschungen ist dies nicht der Fall. Launonen (1996) hat eine Langzeitstudie bei zwölf Kindern mit Trisomie 21 durchgeführt und festgestellt, dass die Eltern und ihre Kinder, die Gebärden ab deren Alter von sechs Monaten bis zum dritten Lebensjahr lernten, im Gegensatz zu einer Kontrollgruppe ohne diese Förderung noch im Alter von acht Jahren über bessere kommunikative Fähigkeiten verfügten und sowohl im linguistischen Bereich als auch in der allgemeinen kognitiven Entwicklung den Kontrollkindern überlegen waren. Hervorzuheben ist, dass es den Eltern der geförderten Kinder leichter fiel, in einen fördernden kommunikativen Kontakt zu ihren Kindern zu treten. Wilken rät von einem sehr frühen Einsatz der Gebärden ab und nennt als Voraussetzung die Fähigkeit des Kindes zu »joint-attention«.

Im Gegensatz zur Gebärdensprache der Gehörlosen, die ähnlich komplex ist wie die Lautsprache, aber grammatisch vollkommen anders aufgebaut und daher für Menschen mit einer geistigen Behinderung schwer zu erlernen ist, verfügen Gebärdensammlungen oder -systeme für Menschen mit geistiger Behinderung meist nur über einzelne manuell dargestellte Zeichen, die

sich zwar an die Gebärden der Gehörlosen anlehnen, aber einfacher sind und vor allem nicht gemäß der Grammatik der Gebärdensprache verwendet werden, sondern lediglich Wörter der Lautsprache begleiten und verdeutlichen.

Gebärden sind leichter zu lernen und zu lehren als Lautsprache. Es ist möglich, die Hände der Lernenden zu führen. Dadurch kann ein Gespür für den richtigen Bewegungsablauf vermittelt werden. Gebärden sind wie die Lautsprache immer verfügbar. Emotionale Befindlichkeiten drücken sich durch den gleichzeitigen Einsatz der Mimik unmittelbar während ihres Gebrauchs aus.

Der Gebrauch von Gebärden für eine nicht sprechende Person ist eingeschränkt bei

- unzureichender handmotorischer Geschicklichkeit,
- unzureichender Gedächtnisleistung, die es nicht erlaubt, die Zeichen im Langzeitgedächtnis zu speichern und von dort abzurufen,
- Kommunikationspartnern, die nicht über Gebärden verfügen können oder wollen.

Einige Autoren haben Gebärden, bildliche Darstellungen und Schrift systematisch kombiniert. In England entstand in den 1970er Jahren Makaton, eine Sammlung von 350 Gebärden und dazugehörenden graphischen Symbolen, die in neun Stufen nach entwicklungspsychologischen Gesichtspunkten organisiert sind. Das System ist teilweise ins Deutsche übertragen worden (Siegel, 1997). Auch Guk (s. 15.6.8.1) beruht auf dieser Kombination.

### Greifbare Symbole

Bei den greifbaren Symbolen handelt es sich entweder um verkleinerte Darstellungen eines realen Objektes, z. B. ein Spielzeugauto, oder um reale Objekte, die für ein anderes

Objekt oder eine Aktivität stehen, z. B. eine Kassette für den Wunsch, Musik zu hören. Im Gegensatz zu den flüchtigen Gebärden, kann man diese Form der Symbole länger betrachten und sogar befühlen; sie sind daher bei visueller Einschränkung hilfreich.

Der Gebrauch dieser greifbaren Symbole ist im Gegensatz zu den Gebärden nicht an eine geschickte Handmotorik gebunden, obwohl auch hier zumindest die Greifbewegung ausgeführt werden muss. Die Erinnerungsleistung ist geringer, weil in diesem Fall das Symbol nur wiedererkannt werden muss. Die Bedeutung von greifbaren Symbolen ist den Kommunikationspartnern besonders dann leichter verständlich, wenn die Symbole beschriftet sind. Nachteilig ist die Schwierigkeit, passende Objekte zu finden und sie zu lagern. Die greifbaren Symbole können als Übergang zu graphischen Darstellungen z. B. auf Karton befestigt werden.

## Graphische Symbolsammlungen und -systeme

Die einfachste Form der grafischen Darstellung ist für viele Kinder ein Foto, das aus der kindlichen Perspektive heraus aufgenommen wurde. Je nach Behinderung kann jedoch die Farbigkeit oder der Hintergrund das Erkennen beeinträchtigen. Zudem bedeutet es für den Betreuenden einen hohen Arbeitsaufwand, von allen relevanten Gegenständen oder Situationen Bilder herzustellen.

Inzwischen sind verschiedene Sammlungen von Bildern entstanden, die unterschiedliche Kriterien beachten und deren Umfang stark differiert. Die Abbildungen sind möglichst realistisch (Fotosammlungen, Metacom, Picture Communication System – PSC), sie sind farbig oder schwarz-weiß (z. B. Touch'n'Talk) oder sie sind speziell für Sehbehinderte auf einem schwarzen Hintergrund (Pictogramm Ideogram Communication – PIC). Die Größe der Abbildungen

kann stark variieren, ebenso die Breite der Linien. Die verschiedenen Themenbereiche werden von verschiedenen Symbolsammlungen unterschiedlich gut abgedeckt. Ein grundsätzliches Problem graphischer Symbole ist die Darstellung nicht bildproduzierender Sachverhalte. So ist es leichter für »Apfel« ein Symbol zu finden als für »mehr«, »nochmal« usw.

Meistens werden die graphischen Zeichen auf Tafeln dargestellt, so dass sie durch Zeigen ausgewählt werden können. Je nach Umfang des Vokabulars, Merkfähigkeit, visueller und motorischer Geschicklichkeit der Benutzer können für verschiedene Situationen mehrere Tafeln zur Verfügung stehen. Graphische Zeichen können auch in Buchform organisiert oder auf Gegenständen angebracht sein.

Spezifisch für Bild- und Symbolsammlung ist, dass jede neu darzustellende Bedeutung erfordert, eine neue bildliche Darstellung zu finden. Es existiert kein System, mit dessen Hilfe neue Bilder generiert werden können. Der Vorteil von Symbolsystemen besteht demgegenüber darin, aus einem beschränkten Fundus von Grundformen oder Abbildungen, neue Symbole und Bedeutungen generieren zu können: Beispiele dafür sind Bliss und Minspeak.

Wie die greifbaren Symbole haben graphische Kommunikationsformen den Vorteil statisch und nicht flüchtig (wie Gebärden und Lautsprache) zu sein. Sie können den visuellen Fähigkeiten gut angepasst werden. Durch ihre Beschriftung ist es Menschen, die dieses System nicht kennen, möglich, die Bedeutung der Zeichen zu erlesen. Anders als bei Gebärden muss man sich die einzelnen Symbole nicht genau merken, sondern sie nur wiedererkennen. Es ist möglich, Symbole zu zeigen, den Partner zu fragen, was das jeweilige Symbol bedeutet und bei dem Zeichen, das ausdrückt, was man sagen möchte, Zustimmung zu signalisieren.

## Elektronische Kommunikationshilfen

Die elektronischen Kommunikationshilfen sind mannigfaltig. Sie reichen von einfachen Tasten mit einer einzigen Aussage über 2-, 4- und mehr Feld-Tastaturen, die in der Regel von Betreuern besprochen werden müssen, bis zu hoch komplexen Tastaturen, die freie Gestaltung eines Textes ermöglichen. Manche werden mit Joysticks o. Ä. direkt am Bildschirm angesteuert. Es ist ein großer Vorteil, dass die Bedienung nahezu beliebig an die motorischen Fähigkeiten der Benutzer angepasst werden kann. Diese müssen nur in der Lage sein, einen Schalter auszulösen: sei es mit dem Knie, dem Kopf, durch Anblasen oder mit dem Fuß, neuerdings sogar mittels Augensteuerung. Beim sogenannten Scannen werden nacheinander die Eingabefelder angezeigt, z. B. durch Aufleuchten oder einem wandernden Punkt, der von Feld zu Feld läuft. Ist das gewünschte Feld erreicht, muss der Benutzer bzw. die Benutzerin den Schalter betätigen.

Einige Geräte arbeiten mit einer natürlichen Sprachausgabe, das ist eine menschliche »Leihstimme«, die von einem Helfer mit einem Mikrofon aufgenommen wird. So kann der Anwender aber nur das sprechen, was vorher eingespeichert worden ist. Bei den komplexeren Geräten wird die Sprachausgabe häufig synthetisch erzeugt (ISAAC, 2006).

Der Einsatz der bisher beschriebenen Kommunikationsarten ist – bis auf die Körpersprache und die basale Kommunikation – an bestimmte Voraussetzungen gebunden: meist sensorische oder motorische Fähigkeiten. Im Gegensatz dazu ist die einfachste elektronische Kommunikationshilfe, die »Sprechende Taste«, voraussetzungslos. Es kommt anfangs nicht darauf an, dass das Kind versteht, was gesagt wird; es soll nur erfahren, dass Andere auf die Äußerung reagieren. So kann der aufgesprochene Text sowohl ein Gruß als auch ein »Witz des Tages« sein. Die Taste muss so positioniert werden, dass sie mühelos bedient werden kann (Locke und Sagstetter, 2000).

Sobald mithilfe einer elektronischen Kommunikationshilfe intentionale Äußerungen gemacht werden sollen, müssen die gewünschten Aussagen grundsätzlich unter einem Symbol abgespeichert sein. Daher ist der gleichzeitige Erwerb eines Symbolsystems unerlässlich. Dafür können Bilder oder Bilderkombinationen eingesetzt werden. Ideal ist der Gebrauch des Alphabets, weil damit eine unbegrenzte Menge an Vokabeln generiert werden kann. Tatsächlich gelingt es einigen nicht sprechenden Menschen mit Hilfe einer elektronischen Kommunikationshilfe schreiben zu lernen, wenn dieser einzeln eingegebene Buchstaben wiedergibt und nach Betätigung einer Leertaste zu einem Wort zusammenfügt.

Weitere Vorteile sind die relativ hohe gesellschaftliche Akzeptanz von elektronischen Geräten, die den Anwendern und Anwenderinnen dieser Kommunikationshilfen – im Gegensatz zu Benutzern von Gebärden – Anerkennung bringt, sowie die Tatsache, dass sie »sprechen«. Die Benutzer können »mitreden« – müssen nicht darauf hoffen, dass sich jemand dem Benutzer bzw. der Benutzerin »freiwillig« zuwendet und das Kommunikationsmedium interpretiert.

Ein bedeutender Nachteil besteht darin, dass es oft unnatürlich lange dauert, ehe eine Aussage aktiviert ist. Dadurch wird ein flüssiges Gespräch stark beeinträchtigt, und es entstehen Pausen, die als peinlich empfunden werden können (Braun, 1994).

## Multimodale Kommunikationsmethoden

Selbstverständlich werden die bisher dargestellten Kommunikationsmethoden miteinander kombiniert. Gleichzeitig wird einfache, klare Lautsprache verwendet. Diese Vorgehensweise wird oft mit dem Begriff »Totale Kommunikation« bezeichnet.

Im Gegensatz zum Erwerb einer Fremdsprache kommt es bei der Unterstützten Kommunikation nicht darauf an, eine einzelne Kommunikationsform perfekt zu beherrschen, sondern das Ziel ist eine optimale Verständigung. Dafür ist es sinnvoll, Kommunikationsformen so miteinander zu kombinieren, dass die Dialoge möglichst effektiv und effizient sind. Es sollte für Aussagen jeweils die Form genützt werden, die im Moment am einfachsten zur Verfügung steht, besonders sollten körpersprachliche Äußerungen, wie Nicken oder Zeigen, im Alltag – also außerhalb von Therapie- und Übungssituationen – als vollwertige Kommunikationsformen anerkannt werden. Ein Beharren auf dem vermeintlich richtigen Gebrauch von Kommunikationstafeln oder elektronischen Kommunikationshilfen kann die Freude an der Interaktion massiv beeinflussen.

## 15.6.9 Kommunikationsförderung im Alltag

Kommunikation findet im Alltag statt, daher ist es das Ziel aller Kommunikationsförderung, das in Interventionen Erlernte in den Alltag zu übertragen und die alltägliche Umgebung so zu gestalten, dass sie kommunikative Kompetenz fördert. Insbesondere bei der Implementierung von Unterstützter Kommunikation ist es von größter Bedeutung, die Bezugspersonen in den Förderprozess einzubinden und ihre Fähigkeiten im Umgang mit alternativen und augmentativen Kommunikationsmethoden zu schulen. Hilfen, zum Beispiel die Bebilderung von Informationstafeln, die für unterstützt Kommunizierende bereitgestellt werden, erleichtern auch Anderen die Orientierung. Je selbstverständlicher die Hilfen allen zur Verfügung stehen, desto mehr steigt die Wahrscheinlichkeit, dass sie nicht lediglich als Außenseiter-Methoden angesehen werden, und dass sich diejenigen, die auf sie angewiesen sind, sie nicht als zusätzliche Stigmatisierung ansehen, sondern akzeptieren und gerne nutzen.

# Zusammenfassung

Die geistige Behinderung geht aufgrund kognitiver, organischer, motorischer oder sozial-emotionaler Beeinträchtigungen sowie Wahrnehmungsstörungen regelmäßig mit Einschränkungen der kommunikativen Fähigkeiten einher. Kommunikationsförderung ist von zentraler Bedeutung für die Lebensqualität von Menschen mit geistiger Behinderung und die Basis für Unterricht und Bildung sowie für die Verwirklichung aktueller Leitideen wie Selbstbestimmung, Empowerment und Teilhabe. Sie erfordert die Zusammenarbeit von Eltern, Lehrkräften, Therapeuten und Ärzten. Besonders die Forschung im Bereich des Autismus, der Trisomie 21 und der Cerbralparese haben neue Impulse gegeben. Die Erweiterung logopädischer Maßnahmen durch Unterstützte Kommunikation ermöglicht einen früheren Einsatz von Interventionen und eröffnet auch den Personen den Zugang zur Kommunikation, die von traditionellen Methoden der Sprachtherapie nicht hinreichend profitieren.

# Literatur

Arnold GE (1970) Die Sprache und ihre Störungen. Handbuch der Stimm- und Sprachheilkunde, Band 2, 3. Auflage. Wien, Springer

Atzesberger M (1970) Sprachaufbauhilfen bei geistigbehinderten Kindern, 2. Auflage. Berlin, Marhold

Atzesberger M (1979) Bereich der Sprache, in H Bach (Hrsg.) Pädagogik der Geistigbehinderten. Band 5: Handbuch der Sonderpädagogik. Berlin, Marhold, 225–246

Bauby JD (1998) Schmetterling und Taucherglocke, 2. Auflage. München, DTV

Bergeest H, Boenisch J, Daut V (2011) Körperbehindertenpädagogik, 4. Auflage. Bad Heilbrunn, Klinkhardt

Beukelman DR, Mirenda P (1999) Augmentative and Alternative Communication. Management of Severe Communication Disorders in Children and Adults. 2. ed. Baltimore, Paul H. Brooks

Bienstein Ch, Fröhlich A (1991) Basale Stimulation in der Pflege. Pflegerische Möglichkeiten zur Förderung von wahrnehmungsbeeinträchtigen Menschen. Düsseldorf, Verlag Selbstbestimmtes Leben

Blischak D (1994) Phonological awareness: Implications for individuals with little or no functional speech. AAC – Augmentative and Alternative Communication 10, 245–254

Bober A, Wachsmuth S (2006) Lexikon der Fachbegriffe, in von Loeper, ISAAC (Hrsg.) Handbuch der Unterstützten Kommunikation. Karlsruhe, von Loeper

Bober A (2010) Zur Wirkungsweise der körperlichen Stütze während der Gestützten Kommunikation (FC). Analyse des Forschungsstands und Ableitung weiterführender Forschungsfragen. Dissertation thesis, Universität zu Köln (http://kups.ub.uni-koeln.de/3336/; Zugriff am 29. 12. 2011)

Boenisch J (2009) Kinder ohne Lautsprache. Grundlagen, Entwicklungen und Forschungsergebnisse zur Unterstützten Kommunikation. Karlsruhe, von Loeper

Boenisch J, Musketa B, Sachse S (2007) Die Bedeutung des Vokabulars für den Spracherwerb und Konsequenzen für die Gestaltung von Kommunikationsoberflächen, in S Sachse, C Birngruber, S Arendes (Hrsg.) Lernen und Lehren in der Unterstützten Kommunikation. Karlsruhe, von Loeper, 355–371

Boenisch J, Sachse S (2007) Diagnostik und Beratung in der Unterstützten Kommunikation.

Theorie, Forschung und Praxis. Karlsruhe, von Loeper

Bondzio M, Vater W (1981) Vom ersten Laut zum ersten Wort. Bonn, Reha-Verlag

Braun U (1994) Unterstützte Kommunikation bei körperbehinderten Menschen mit einer schweren Dysarthrie. Frankfurt, Peter Lang

Castillo Morales R (1998) Die Orofaziale Regulationstherapie, 2. Auflage. München, Pflaum

Cichon P, Grimm WD (Hrsg.) (1999) Zahnheilkunde für behinderte Patienten. Teil I: Klinik der Zahn-, Mund- und Kiefererkrankungen bei behinderten Patienten. Hannover, Schlütersche

Cunningham JW (2000) How will literacy be defined in the new millennium? Reading Research Quarterly 35 (1), 64–71

Dennis M, Jacennik B, Barnes M A (1994) The content of narrative discourse in children and adolescents after early – onset hydrocephalus and normally developing age peers. Brain and Language 46, 129–165

Dobslaff O (1995) Stimmheilpädagogischer Förderbedarf bei behinderten Schülern. Einführung in die Stimmheilpädagogik. Teil II: Methoden zur Ermittlung des stimmheilpädagogischen Förderbedarfs. Kennzeichnung behinderter Schüler aus stimmheilpädagogischer Sicht. Potsdam, Potsdamer Studientexte. Sonderpädagogik

Fleischer-Peters A (1975) Zungenanomalien und ihr klinisches Bild. Fortschritte der Kieferorthopädie 36, 210–219

Franzkowiak T (1999) BLISS und Schriftspracherwerb. In: Unterstützte Kommunikation mit nichtsprechenden Menschen. Karlsruhe: Tagungsband der 5. Fachtagung in Dortmund. Karlsruhe, von Loeper

Frost L, Bondy A (2002) The Pictures Exchange Communication System. Newark, Pyramid Educational Products

Fröhlich A (1990) Eltern-Kind-Kommunikation. Eine Studie zur Kommunikation bei Kindern mit schwerer Mehrfachbehinderung. Praxis Ergotherapie 5, 310–314

Fröhlich A (1995) Sprachstörungen und geistige Behinderung, in M Grohnfeldt (Hrsg.) Sprachstörungen im sonderpädagogischen Bezugssystem. Band 8: Handbuch der Sprachtherapie. Berlin, Marhold, 129–147

Fröhlich A (1998) Die Förderung schwerst (körper-)behinderter Kinder – Aspekte einer Kommunikationsförderung, in W Dittmann, S Klöpfer (Hrsg.) Zum Problem der pädagogischen Förderung schwerstbehinderter Kinder und Jugendlicher, 3. Auflage. Heidelberg, Universitätsverlag Winter, 99–119.

Gangkofer M (1993) BLISS und Schriftsprache. Bottighofen, Libelle

Gomez A, de Souza FR, Augusto SAC (2004) Strategies to support the development of phonological awareness with children using AAC. ISAAC, Biennial Conference, Natal, Brasilia

Grimm H (2003) Störungen der Sprachentwicklung, 2. Auflage. Göttingen, Hogrefe

Günthner W (1999) Lesen und Schreiben an der Schule für Geistigbehinderte. Dortmund, Modernes Leben

Haveman M (2008) Entwicklung und Frühförderung von Kindern mit Down-Syndrom: Das Programm »Kleine Schritte«. Stuttgart, Kohlhammer

Heffner GJ (2005) What is echolalia? (http.//sites. google.com/site/autismhome/home/special-situations/echolalia; Zugriff am 10. 10. 2011)

Howlin P (1981) The effectiveness of operant language training with autistic children. Journal of Autism and Development Disorders 11 (1), 89–105

Hublow C (1977) Lesenlernen – ein heißes Eisen? Lebenshilfe 16 (4), 200–210

Hublow C (1985) Lebensbezogenes Lesenlernen bei geistig behinderten Schülern. Geistige Behinderung 2, 1–24

Kangas KM (2002) Seating for task performance. Rehabilitation management. The Interdisciplinary Journal of Rehabilitation. June/July. (http://www.rehabpub.com/, Zugriff am 3. 10. 2011).

Keller H (1994) Mein Weg aus dem Dunkel. Bern, Scherz

Kittel A (2009) Myofunktionelle Therapie. 9. Auflage. Idstein, Schulz-Kirchner

Klicpera Ch, Gasteiger-Klicpera B (2008) Autistische Störung, in: S Nußbeck, A Biermann, H Adam (Hrsg.) Sonderpädagogik der geistigen Entwicklung, Band 4. Handbuch der Sonderpädagogik. Göttingen, Hogrefe, 36–55

Launonen K (1996) Enhancing communication skills of children with Down syndrome: Early use of manual signs, in S von Tetzcher, MH Jensen (Eds.) Augmentative and Alternative Communication. European Perspectives. London, Whurr, 213–231

Lell M (2007) Unterstützte Kommunikation: Antrieb oder Bremse für die Sprachentwicklung? Forum Logopädie 21 (4), 6–13

Limbrock GJ, Korbmacher H, Bender MP (2004) Mund- und Sprechentwicklung 12 Jahre nach Castillo Morales Therapie. Pädiatrie Hautnah 4, 223–226

Locke P, Sagstetter M (2000) Bringing the world of voice to individuals with severe disabilities. Part I of IV: No prerequisites. Closing the Gap 18 (6), 12–13

Lovaas OI (1977) The Autistic Child: Language Development through Behavior Modification. New York, Irvington

Mall W (1998) Kommunikation mit schwer geistig behinderten Menschen, 2. Auflage. Heidelberg, Edition Schindle

McMorrow M, Foxx R (1986): Some direct and generalized effects of replacing an autistic men's echolalia with correct responses to questions. Journal of Applied Behavior Analysis 19, 289–297

McNaughton D, Tawney J (1993) Comparison of two spelling instruction techniques for adults who use augmentative and alternative communication. Augmentative and Alternative Communication 9, 72–82

Mühl H (1999) Kommunikationsförderung, in G Neuhäuser, H-C Steinhausen (Hrsg.) Geistige Behinderung. Grundlagen, Syndrome, Behandlung und Rehabilitation, 2. Auflage. Stuttgart, Kohlhammer, 264–274

Mühl H (2002) Einzelfallstudien zum pädagogischen Umgang mit Verhaltensstörungen bei Menschen mit geistiger Beeinträchtigung. Oldenburg: Didaktisches Zentrum (diz) der Carl von Ossietzky Universität

Nonn K (2011) Unterstützte Kommunikation in der Logopädie. Unter Mitarbeit von Päßler-van Rey D, Lell M, Engl-Kasper EM, in L Springer, D Schrey-Dern (Hrsg.) Forum Logopädie. Stuttgart, Thieme

Nußbeck S (2007) Sprache – Entwicklung, Störungen und Interventionen. Stuttgart, Kohlhammer.

Oelwein PL (2002) Kinder mit Down-Syndrom lernen lesen: Ein Praxisbuch für Eltern und Lehrer, 3. Auflage. Zirndorf, G & S Verlag

Papoušek M (1998) Vom ersten Schrei zum ersten Wort. Anfänge der Sprachentwicklung in der vorsprachlichen Kommunikation. Bern, Huber

Pörnbacher T (1980) Pathologische Mundmotorik und ihre Behandlung, in G Böhme (Hrsg.) Therapie der Sprach-, Sprech und Stimmstörungen. Stuttgart, G. Fischer

Prizant B (1983) Language acquisition and communicative behavior in autism: Toward an understanding of the »whole« of it. Journal of Speech and Hearing Disorders 48, 296–307

Rappaport J (1987) Terms of Empowerment/ Exemplars of prevention: towards a theory for Community Psychology. American Journal of Community Psychology 15 (2), 121–148

Sachse S (2009) Kern- und Randvokabular in der Unterstützten Kommunikation. Sprachentwicklung unterstützen, Förderung gestalten, in C Birngruber, S Arendes (Hrsg.) Werkstatt Unterstützte Kommunikation. Karlsruhe, von Loeper, 109–126.

Sarimski K (2003) Entwicklungspsychologie genetischer Syndrome, 3. Auflage. Göttingen, Hogrefe.

Sarimski K (2008 a) Frühförderung, in S Nußbeck, A Biermann, H Adam (Hrsg.) Sonderpädagogik der geistigen Entwicklung, Band 4 Handbuch der Sonderpädagogik. Göttingen, Hogrefe, 271–291

Sarimski K (2008 b) Förderung sozialer Kompetenz, in S Nußbeck, A Biermann, H Adam (Hrsg.) Sonderpädagogik der geistigen Entwicklung, Band 4 Handbuch der Sonderpädagogik. Göttingen, Hogrefe, 313–326

Sarimski K, Steinhausen H-C (2007) KIDS. Kinder-Diagnostik-System 2. Geistige Behinderung und schwere Entwicklungsstörung. Göttingen, Hogrefe

Schreibman L, Carr E (1978) Elimination of echolaliac responding to questions through the training of a generalized verbal response. Journal of Applied Behavior Analysis 11, 453–463

Schulze A (1972) Sprachanbildung und Hörsprecherziehung bei Geistigbehinderten. Bonn-Bad Godesberg, Dürr

Schurad H, Schumacher W, Stabenau I, Thamm J (2004) Curriculum Lesen und Schreiben für den Unterricht an Schulen für Geistig- und Körperbehinderte, 3. Auflage. Oberhausen, Athena

Schwarzburg von Wedel E (2007) Bedeutung und Grenzen der Unterstützten Kommunikation – gegen eine Vereinfachung von Zusammenhängen, in U Haupt, M Wieczorek (Hrsg.) Brennpunkte der Körperbehindertenpädagogik. Stuttgart, Kohlhammer, 98–109

Siegel G (1997) Kommunikation mit Händen und Körper. Lautsprachunterstützende Gebärden von Makaton. Mainz, Selbstverlag

Spitz R (2005) Vom Säugling zum Kleinkind. Naturgeschichte der Mutter-Kind-Beziehung im ersten Lebensjahr. Stuttgart, Klett-Cotta (Englische Erstausgabe: The First Year of Life, 1965)

Szagun G (2002) Zusammenhänge zwischen semantischer und kognitiver Entwicklung, in M Grohnfeldt (Hrsg.) Störungen der Semantik. Handbuch der Sprachtherapie, Band 3, 2. Auflage. Berlin, Marhold, 37–53

Tavalaro J, Tayson R (1998) Bis auf den Grund des Ozeans. Freiburg, Herder

Van Minnen S (2009) Sprachkompetenzen bei Menschen mit Williams-Beuren-Syndrom. Eine Verzögerung oder eine Abweichung? Habilitationsschrift. Justus-Liebig Universität Gießen

Vaughn B, Horner RH (1995) Effects of concrete versus verbal choice systems on problem behavior. Augmentative and Alternative Communication 11, 89–92.

Wachsmuth S (2008) Unterstützte Kommunikation, in S Nußbeck, A Biermann, H Adam (Hrsg.) Sonderpädagogik der geistigen Entwicklung, Band 4, Handbuch der Sonderpädagogik. Göttingen, Hogrefe, 327–344

Wachsmuth S (2011) Ausbau körpersprachlicher Kompetenzen in einem gemeinsamen Erfahrungsraum. Karlsruhe, von Loeper, 434–465

Weiß H (1997) Frühförderung bei Kindern mit Down-Syndrom, in E Wilken (Hrsg.) Neue Perspektiven für Menschen mit Down-Syndrom. Dokumentation der Fachtagung Down-Syndrom in Hannover. Erlangen, Selbstverlag, 28–43

Wendeler J (1976) Psychologische Analysen geistiger Behinderung. Weinheim, Beltz

Wilken E (2000) Sprechenlernen mit GuK (Gebärden-unterstützte Kommunikation). Lauf: Selbstverlag des DS-InfoCenters

Wilken E (2008) Kinder, Jugendliche und Erwachsene mit Down-Syndrom, in S Nußbeck, A Biermann, H Adam (Hrsg.) Sonderpädagogik der geistigen Entwicklung, Band 4, Handbuch der Sonderpädagogik. Göttingen, Hogrefe, 1–35

Wilken E (2009) Sprachentwicklungsstörungen und geistige Behinderung, in M Grohnfeldt (Hrsg.) Lehrbuch der Sprachheilpädagogik und Logopädie. Band 2, Erscheinungsformen und Störungsbilder, 3. Auflage. Stuttgart, Kohlhammer, 112–122

Wirth G (2000) Sprachstörungen, Sprechstörungen, Kindliche Hörstörungen. Lehrbuch für Ärzte, Logopäden und Sprachheilpädagogen, 5. Auflage. Überarbeitet von M Ptok und R Schönweiler. Köln, Deutscher Ärzte-Verlag

# 16 Bewegung, Spiel und Sport

*Klaus Fischer*

## 16.1 Vom Theoriefeld der psychomotorischen Entwicklungsförderung zur Klärung des Bewegungsbegriffs aus dynamisch-systemischer Perspektive

Das Thema einer bewegungs- bzw. körpergebundenen Entwicklungsförderung von Menschen mit geistiger Behinderung hat zunehmend Bedeutung erlangt. Der psychomotorische Zugang will den Betroffenen über ein interessantes Bewegungs-, Material- und Spielangebot vielfältige sinnliche und motorische Erfahrungen ermöglichen. Das Konzept ist darauf ausgerichtet, die Handlungsfähigkeit in alltäglichen Situationen zu fördern und Freude an der Bewegung zu vermitteln; es unterstützt den Aufbau und die Stabilisierung der Persönlichkeit. Das Fachgebiet Psychomotorik hat in den vergangenen fünf Jahrzehnten eine starke Konzeptdifferenzierung erfahren. Ausgehend von einer eher funktional ausgerichteten

klinischen »Psychomotorischen Übungsbehandlung« im kinderpsychiatrischen Kontext (Hünnekens und Kiphard, 1960; Jarosch et al., 1993) wurde in den 1970er und 1980er Jahren ein handlungsorientiertes Konzept erarbeitet (Schilling, 1977) und in der frühen Förderung wie auch in der Grund- und Förderschule angewandt. Mit der Verwissenschaftlichung der Psychomotorik im Fachgebiet Motologie (Schilling, 1996; Fischer, 1996 a) entwickelte sich diese zu einer theoriegeleiteten Handlungswissenschaft ausgerichtet auf die Erforschung der dynamischen Person-Umwelt-Interaktionen. »Die enge Wechselwirkung zwischen Motorik und anderen Persönlichkeitsbereichen eröffnet Wege zu einer effektiven und kindgemäßen Form der Entwicklungsförderung« (Röhr-Sendlmeier et al., 2007, 19). In einer Ressourcenorientierung betrachtet man Stärken, Bedürfnisse, Wünsche und Vorlieben des Kindes bei gleichzeitiger Berücksichtigung von Problemlagen. Im Zentrum der Förderung und auch der Forschung stehen Persönlichkeitsentwicklung und Handlungsfähigkeit über den Erwerb von Ich-, Sach- und Sozialkompetenz. Die jüngere Theorieentwicklung integriert tiefenpsychologische Aspekte der Erlebniswelt des Kindes (Seewald, 2007) und thematisiert den systemischen und institutionellen Kontext (Balgo, 1998; Überblick s. Fischer, 2009).

## 16.1.1 Bewegung als dynamisch-systemisches Konstrukt

In der Psychomotorik war das Entwicklungskonstrukt schon immer ein wesentliches Element des Erklärungsansatzes (Fischer, 1996 a). Aktuelle Diskussionen weisen der Bewegung bzw. der Aktivität eine besondere Bedeutung für Entwicklung, Förderung und Rehabilitation zu. *Bewegungsaktivität* als Ressource beflügelt gleichsam die kindliche Erkenntnistätigkeit. Die Zusammenhänge werden gegenwärtig unter der Federführung der neuro- und kognitionspsychologischen Forschung verstärkt diskutiert. Während in den USA schon vor mehr als einem Jahrzehnt der Motorikforschung eine besondere Bedeutung für die allgemeine Entwicklungsforschung bei Kindern zugesprochen wurde (Thelen, 1995), gilt das für die europäische Forschung erst jetzt. Mittlerweile spricht man international von einem zweiten Goldenen Zeitalter der Bewegungsforschung (Thelen, 2000); den interdisziplinären Fachdiskurs bestimmt ein dynamisch-systemisches Entwicklungsverständnis (Thelen und Smith 2006), das Bewegung und Körperlichkeit eine fundamentale und verbindende Bedeutung für

alle Entwicklungsdomänen zuschreibt (Krist, 2006; Michaelis, 2011). Es geht darum, die Wechselwirkung von Bewegung, Kognition und sozial-emotionaler Kompetenz zu verstehen (Berthoz, 2000) und für Prozesse der kindlichen Entwicklungsförderung zu nutzen. Damit verändert sich das wissenschaftliche Verständnis von der menschlichen Motorik. Die *klassische Denkweise* geht von der reifungsbiologischen Sichtweise aus, dass der cerebrale Cortex alle neuromuskulären Funktionen kontrolliert. Motorik als Reaktion des Organismus auf sensorischen Input und motorische Aktivität ist gleichsam Folge zentraler Programmierung. Mit dieser Entwicklungstheorie argumentieren die physiotherapeutischen Behandlungsmethoden nach Vojta und Bobath: Gestörte Bewegungsmuster sollen durch rein neurophysiologische (funktionale) Intervention »normalisiert« oder »angebahnt« werden; das Kind bleibt passiver Rezipient (Gebhard, 2009, 48ff; Vanden-Abeele und Schüle, 2000).

Die *neue Denkweise* sieht den Entwicklungsprozess der menschlichen Motorik als nicht linear und diskontinuierlich an (Michaelis, 2011). Über die Rezeption der wegweisenden Arbeiten des russischen Physiologen Bernstein (1967) entwirft Reed (1982) eine allgemeine Theorie der Bewegungsaktivität, die die Bewegungsentwicklung und das Bewegungslernen nicht als Folge motorischer Programme, sondern als handlungsbezogene Person-Umwelt-Beziehung thematisiert. Unauflöslich damit verbunden ist die Sichtweise einer engen Kopplung von Wahrnehmung und Handlung (action-approach) (Krist, 2006, 153), die auf die ökologische Wahrnehmungspsychologie von James und Eleanor Gibson zurückgeht. Danach bedeutet Handeln Erkundungsaktivität und Wahrnehmungslernen (Fischer, 2007) aktives Suchen des Individuums nach sinnvollen Angeboten und Aufforderungsstrukturen (affordances) in der Umgebung, um Handlungsziele zu verwirklichen (Krist, 2006, 153–154; Fischer, 2009, 127).

### 16.1.2 Ableitungen für die Praxis

Therapie- und Förderkonzepte sind personenzentriert und handlungsorientiert (Vanden-Abeele und Schüle, 2000, 20ff; Gebhard, 2009, 60ff.). Entwicklung geschieht auf der Basis vielfältiger, motorischer Aktivität, wobei die Variabilität der moto-rischen Muster (auch bei Menschen mit Behinderung) nicht als Störung, sondern als »normal und essentiell für motorische Kontrolle und Entwicklung angesehen« wird (Piek, 2002, zit. Gebhard, 2009, 50). Die Aufgabe der Förderung ist nicht die Beschäftigung mit dem Defizit oder der Einschränkung, sondern mit der Person über die Gestaltung von Angeboten und Erfahrungsgelegenheiten für eine aktional getragene Selbstorganisation.

## 16.2  Schlüsselbegriffe

### 16.2.1 Bewegung und Wahrnehmung im Handlungskontext

Die zentralen Kategorien eines entwicklungsorientierten Förderansatzes bei Menschen mit geistiger Behinderung sind Bewegung und Wahrnehmung. Bewegung – hier immer verstanden im Handlungskontext – ist zum einen Ausdrucksmittel zur Entfaltung der Sinne (Kükelhaus und zur Lippe, 1982), zum anderen Medium der Erkenntnisgewinnung (des Kindes). Über die grundlegenden Tätigkeiten des Schaukelns, Rutschens, Balancierens, Rollens, Kletterns etc. erwirbt das Kind eine Vorstellung von Schwung, Gleichgewicht, Schwerkraft, Reibung und entwickelt sein Verständnis für die Realität. Die Bewegung ist als erste und wichtigste Kommunikationsform des Kindes vor allem entscheidendes Mittel, um im vorsprachlichen Entwicklungsalter den Dialog zwischen Kind und Bezugspersonen in Gang zu setzen. Sie erweist sich als Schlüssel in Handlungssituationen freudvollen Zugang zum Kind zu finden. Üblicherweise stehen diese explorativen und kommunikativen Funktionen der Bewegung im Vordergrund. Zunehmend ergeben sich weitere Sinngebungen für die Persönlichkeitsentwicklung und werden in bewegungsbezogene Förderkonzepte integriert. Es ist für ein behindertes Kind wichtig, den Umgang mit vielfältigem Material zu erlernen, was den Erwerb von Kulturtechniken wie Schreiben, Malen, Konstruieren (funktioneller Aspekt) vorbereitet. Es muss aber auch Freiräume geben, um intensive psychische Zustände wie Neugier und Spannung, Aufregung, Anstrengung, Ärger, Wut, Freude und Spaß zu erleben (Kretschmer, 1981, 25), diese natürlichen Gefühle in Bewegungshandlungen auszudrücken (impressive und expressive Aspekte).

Aus der Perspektive der Person geschieht die Welterschließung über Körper und Bewegung. Bewegungserfahrungen sind stets unmittelbar auf den Körper bezogen; als Bewegungserlebnisse sind sie von der Persönlichkeit nicht zu trennen, sie sind identitätsbildend. In unmittelbarer Qualität eröffnen solche Erfahrungen dem Menschen die Welt räumlich-dinglich und in personalen Bezügen. Ein so verstandener Bewegungsbegriff ist ganzheitlich und Mensch-Welt-

Beziehung im Sinn einer Dialoggestaltung (Dietrich, 2003).

Für bewegungsorientierte Bildungs- und Förderprozesse von Menschen mit geistiger Behinderung ist bedeutsam, was Lerner (1988) als kontextualistischen Zugang in der Handlungsdiskussion bezeichnet. Dies bezieht sich auf die Wechselwirkungen des handelnden Subjekts mit seiner personalen sowie dinglichen Umwelt. Diese Perspektive schreibt dem Individuum – dem handelnden Subjekt – die Rolle des Produzenten der eigenen Entwicklung zu. Als übergeordnete Kategorie wird diese auch als aktionale Entwicklungsperspektive bezeichnet (Brandtstädter, 1986; Brandtstädter und Greve, 2006); danach ist die Person nicht passives Produkt ihrer Umwelt, sondern nimmt aktiv Einfluss auf deren Veränderung, wird allerdings auch durch Umwelteinflüsse verändert. Diese Sicht ist mit Kautter et al. (1988) zum festen Bestandteil von Frühförderung und Behindertenpädagogik avanciert und gibt der Handlung gegenüber der Behandlung den Vorrang (Schlack, 2000, 32).

Damit verbunden ist eine veränderte Sichtweise des *Wahrnehmungsprozesses*. Lange hatte man in Bildungs- und Förderkontexten den Wahrnehmungsbegriff zu einseitig neurophysiologisch gesehen, z. B. im Ansatz der Sensorischen Integration. Obwohl seit Viktor v. Weizsäckers Gestaltkreistheorie (1947, 1993) Bewegung und Wahrnehmung als Einheit verstanden werden, hat die Förderpraxis bei entwicklungsbeeinträchtigten Kindern diese untrennbare Einheit nicht immer realisiert. Spezielle Programme wurden in der Annahme entwickelt, über ein gezieltes Sinnestraining die Wahrnehmungsfähigkeit des Kindes zu fördern und somit »Grundfunktionen kindlicher Persönlichkeit zu entwickeln« (Kiphard, 1979; Ohlmeier, 1979). Wahrnehmung ist jedoch nicht die Verarbeitung visueller, akustischer, taktiler, vestibulärer, propriozeptiver, olfaktorischer und gustatorischer Reize und ihre Förderung keine additive Stimulation der genannten Sinnesfunktionen. Meine Kritik an derartigen Wahrnehmungskonzepten betrifft das *Menschenbild*, das Menschen auf funktionierende Nervenzellen und Synapsen reduziert und die intentionale Seite mit Ängsten, Hoffnungen und Wünschen nur peripher berücksichtigt. Deshalb ist bei rein physiologisch ausgerichteten Wahrnehmungskonzepten der Anspruch auf *Ganzheitlichkeit* in Frage zu stellen. Vor allem die ökologisch orientierte Wahrnehmungspsychologie (Gibson, 1992, 2000) hat ja erwiesen, dass Wahrnehmung nicht ein Abbild funktionierender Sinnestüchtigkeit oder Resultat eines gezielten Sinnestrainings ist. Bezogen auf den Prozess der kindlichen Entwicklung stellt sie von Anfang an eine komplexe, intermodale Leistung des Subjekts (des Kindes) auf der Basis bedeutungsgebundener Bewegungshandlungen (Fischer, 2009, 62 ff) dar. Daraus ergibt sich zwingend ein Verständnis, das Bewegung und Wahrnehmung als Handlungseinheit begreift.

Unter ökologischer Perspektive wird Wahrnehmung zur *Erkundungsaktivität*, sind Wahrnehmung und Bewegung ein unauflösliches Gespann. Das Kind erkundet seine Umwelt über Wahrnehmungsprozesse in Bezug auf seine Handlungsmöglichkeiten (es möchte ein Ziel erreichen) und Bewegungsaktivität ist ohne antizipatorische und begleitende Wahrnehmungsleistungen nicht möglich (Fischer, 2007). Wahrnehmung ist im Hinblick auf Entwicklungsprozesse ohne Umweltbezüge nicht zu untersuchen (Gibson, 2000). Diese herzustellen und die Umwelt verändern kann der Mensch nur über seine Handlungen. Folglich ist Wahrnehmung immer auf die Erfassung handlungsrelevanter Informationen ausgerichtet, ein Prozess der Differenzierung des aktiv handelnden Kindes, und niemals eine Anreicherung von Informationen. Durch den Wahrnehmungsakt tritt das Kind in Beziehung zu seiner Umwelt, es *entdeckt,* was diese *anzubieten* hat mit erhöhter Aufmerksamkeit. Wahrnehmungen sind kein Selbstzweck, sie erhalten Sinn und Bedeutung durch die Ausrichtung auf Handlungsziele.

## 16.2.2 Implikationen für die Förderpraxis

Überlegungen zur *Förderpraxis* von Kindern mit geistiger Behinderung sind dann auf dem richtigen Weg, wenn ein Bewegungsverständnis zugrunde gelegt wird, das Bewegung und Wahrnehmung als Einheit versteht. Wahrnehmungsförderung ist nicht als Sinnestraining misszuverstehen. Der hier beschriebene Wahrnehmungsbegriff erfordert eine veränderte Praxis. Bewegungsbezogene Förderung muss stets im Sinne Gibsons eine mehrdimensionale (= multimodale) Erkundungstätigkeit sein und in ganzheitlichen Handlungssituationen vermittelt werden (die aktuelle Wahrnehmungsforschung diskutiert dieses unter dem Begriff der »cross-modal« bzw. »multisensory processes«, Calvert et al., 2004). Die Förderpraxis ist dabei nach übergeordneten und altersrelevanten Funktionen auszurichten, jeweils bezogen auf relevante Realisierungsmöglichkeiten. Ritter (1987, 12) formuliert für die ökologische Wahrnehmungspsychologie folgende Aufgabenbereiche:

- räumliche Orientierung und zielgerichtete Steuerung der eigenen Bewegung, anfangs auch der Fortbewegungsmöglichkeiten;
- Erkennen der gegenständlichen Welt und von Ereignissen in ihrer Bedeutung für das Handeln;
- Steuerung der sozialen Kommunikation.

Die Affinität zu den psychomotorischen Praxisbereichen der Körper-, Material- und Sozialerfahrung ist beachtenswert. Handlungssituationen sind als Problemlösungsaufgaben zu gestalten, die Kindern einen krea-tiven Umgang mit Handlungsmöglichkeiten erlauben und vorgegebene Lösungswege nachvollziehen (Fischer, 2007, 225).

## 16.2.3 Körper-/Leiberfahrung als Teil des Selbstkonzepts

Aus der Entwicklungsperspektive betrachtet, sind Erfahrungsdaten vom eigenen Körper grundlegend für die personale Identität (Paulus, 1986). Die Verwurzelung des Menschen im eigenen Körper ist Ausgangspunkt für inneres und äußeres Erleben; menschliches Erleben umschließt gewissermaßen zwei Seins-Weisen: im-Körper-Sein (Körpererfahrung) und Außerhalb-des-Körpers-Sein (soziale und materiale Erfahrung), es beinhaltet Selbst- und Umwelterfahrung.

In der handelnden, interaktiven Auseinandersetzung mit der Welt wird die Motorik als bewusstes und unbewusstes Bewegungsgesamt des Menschen zur wichtigen Grundlage für Handlungs- und Kommunikationsfähigkeit. Genau dieses ist der Akzent der bewegungsorientierten Entwicklungsförderung geistig behinderter Menschen innerhalb eines prinzipiell ganzheitlichen und mehrdimensionalen Erziehungs- und Förderkonzepts. Menschliches Handeln basiert überwiegend auf (Bewegungs-)Erfahrungen, die in einer ständigen Wechselbeziehung zu sinnlichem Wahrnehmen, Bewegen, Erleben und Verarbeiten gewonnen, ständig differenziert und erweitert werden.

»In diesem Sinne ist Identität das Ergebnis eines Prozesses der Selbstidentifizierung anhand des Wissens und der Erfahrungen über sich selbst, d.h. das Kind (Subjekt) macht sich selbst (sein Selbst) zum Gegenstand (Objekt) seiner Bewusstseinsprozesse« (Neubauer, 1993, 303). Bei sich ständig wandelnden Bewusstwerdungs- und Bewusstseinsprozessen stellt die Körpererfahrung eine wesentliche Variable dar. Die wichtigsten Aspekte sollen im Folgenden spezifiziert werden, orientiert am Strukturmodell

Bielefelds. Danach ist Körpererfahrung als Oberbegriff für die »Gesamtheit aller im Verlaufe der individuellen wie gesellschaftlichen Entwicklung erworbenen Erfahrungen mit dem eigenen Körper, die sowohl kognitiv wie affektiv, bewusst wie unbewusst sein können« (Bielefeld, 1986, 17) anzusehen.

## Die kognitive Komponente: das Körperschema

Der Begriff des Körperschemas beschreibt den Prozess der Gewahr- und der Bewusstwerdung der eigenen Körperlichkeit und ist damit auch Instrumentalisierung (Wahrnehmung des Körpers als Objekt). Ein Schema will als wesentliches, gemeinsames Charakteristikum einer Klasse von Elementen Neues in Bekanntes, Bestehendes integrieren und gegebenenfalls differenzieren. In diesem Sinn hat ein Körperschema die Funktion, aktuelle Afferenzen aus dem Körper vor dem Hintergrund der Bewegungserfahrungen zu verarbeiten, das Erkennen der Körperposition ist sonst unmöglich. Das Körperschema kann als eine Art verinnerlichtes Koordinatensystem angesehen werden, in dem die Hauptachsen der Glieder (vorne/hinten; oben/unten; rechts/links) als Ganzes räumlich vertreten sind, während die Lokalisation einzelner Körperorte sekundär abgeleitet wird (Joraschky, 1983). Die Hauptkoordinaten entsprechen den horizontalen und vertikalen Raumdimensionen.

Das entwicklungsorientierte Konzept nimmt Bezug auf diese Zusammenhänge zwischen Wahrnehmung und Kognition und spezifiziert handlungsgebundene Förderangebote, die geistig behinderte Kinder spielerisch und beispielhaft die Entwicklungsschritte von der Erfahrung des eigenen Körperraumes zur Erfahrung des außerkörperlichen Raumes (nach-)vollziehen lassen (Vortisch und Wendler, 1993; Eggert und Bertrand, 2002). Handlungsgebundene Kör-

pererfahrungen bereiten nicht nur (spätere) komplexe sportmotorische Handlungen vor, sondern sind das Fundament für alle Orientierungsleistungen in Zeit und Raum: sich in einem unbekannten Gelände zurechtfinden, eine Zeichnung, einen Stadtplan oder eine Karte lesen können, Größen, Höhen, Tiefen, Abstände, Winkel, auch Geschwindigkeiten einzuschätzen, die Schreib- und Leserichtung einzuhalten und das Symbolsystem der Schriftsprache und des Zahlenraumes zu verstehen. Diese Voraussetzungen auch für den Erwerb komplexerer Leistungen (Erwerb von Kulturtechniken: Rechnen, Schreiben, Lesen) sind in allen Richtlinien und Bildungsplänen der Förderschule für Geistige Entwicklung zu finden.

## Die emotionale Komponente: das Körperbild

Während der Begriff »Körperschema« eher die Struktur und den Prozess der Wahrnehmung des eigenen Körpers erfasst, spiegelt das Körperbild die subjektiv-erlebnismäßige Einordnung und Bewertung wider. Für das unmittelbar erkannte, erlebte und bewertete Bild des eigenen Körpers sind kognitive und affektiv-emotionale Faktoren gleichermaßen bedeutsam. Der Forschungszugang der Phänomenologie bevorzugt die subjektbezogene Terminologie der Leiblichkeit als Bestandteil des Selbst (Körper-Sein) gegenüber dem Körper als Objektbezug (Körper-Haben) (Joraschky, 1986, 35; Lemche, 2009). Im Gegensatz zum Körperschema entwickelt sich das Körperbild – quasi als emotionales Selbstbewertungssystem – aus einer Vielfalt von (Bewegungs-)Erlebnissen. Erinnerungen, Erfahrungen und Erlebnisse, aber auch der aktuelle psychische Zustand spielen eine entscheidende Rolle. Körpererleben wird zum wichtigen Bestandteil des Selbsterlebens. Positiv erlebte Bewegungshandlung stärkt das Selbstwertgefühl, die Bewertung der eigenen Person. Entwicklungsfördernde Bewegungserziehung schafft deshalb Situationen, die dem geistig behinderten Kind durch Erfahrungen bewältigter Aufgaben ein Gefühl der Zufriedenheit mit den eigenen Fähigkeiten vermittelt.

Das Selbstkonzept ist somit generalisierte Selbstwahrnehmung. Motorische Erfahrungen leisten entscheidende Einwicklungshilfe. Gerade das psychomotorische Förderkonzept mit seinem reichhaltigen Bewegungs- bzw. Spielrepertoire und seinem didaktisch-methodischen Inventar trägt zur Identitätsentwicklung von Menschen mit geistiger Behinderung bei. Folgende Grunderkenntnisse sind zu berücksichtigen (in Anlehnung an Zimmer, 2006, 78 ff.):

- *Förderung von Eigenaktivität und Selbsttätigkeit*
  Bewegungstätigkeit soll Freude an der Bewegung vermitteln, der Handelnde sich als Gestalter seines Tuns verstehen.
- *Gestaltung von Situationen zur Erfahrung der Selbstwirksamkeit*
  Bewegungs- und Spielsituationen sind dann am wirksamsten, wenn der Handlungserfolg für das Kind mit geistiger

Behinderung selbst wahrnehmbar ist, etwa beim gemeinsamen Bauen oder durch das Überbrücken einer Distanz mit dem Rollbrett.

- *Vermeidung vorschneller Hilfeleistung*
  Zur Vermeidung gelernter Hilflosigkeit sollen eigene Problemlösungen in den Vordergrund gestellt werden. Wichtig ist das Gefühl, eine Aufgabe selbst bewältigt zu haben. Hilfe und begleitendes Lob sollen angemessen und handlungsbezogen sein.
- *Wertschätzung des Kindes unabhängig von seiner Person*
  Gemäß dem humanistischen Menschenbild ist das Kind in seinem So-Sein, mit seinen Eigenarten, Stärken und Schwächen zu akzeptieren und Wertschätzung nicht von objektiven Leistungen abhängig zu machen.
- *Vermeidung konkurrierender Leistungsstandards*
  Erfolgsmeldungen sollten weniger über den Vergleich mit anderen gegeben, sondern eher als individueller Leistungsfortschritt interpretiert werden.

## 16.3 Handlungsspielräume sind Freiheitsräume

Behinderte Kinder brauchen besonderen Handlungsspielraum. Nach dem Modell der Ökologie der menschlichen Entwicklung Bronfenbrenners (s. Fischer, 1996 b, 2009) sind vor allem die unmittelbaren Lebensbereiche entwicklungswirksam. Die Entwicklung des Kindes erfolgt durch die Beziehungsgestaltung mit relevanten Personen und zeigt sich in einer Differenzierung der Rollenidentität. Das Erkenntnisinteresse des Kindes ist auch auf die materialen Objekte der Umgebung gerichtet und raumbezogen. Der Begriff der sozialräumlichen Umwelt

impliziert Beziehungsmuster zwischen räumlichen Gegebenheiten und Menschen, die sie für sich nutzen und darin gemeinsam leben. Physikalisch gesehen ist die Welt in ihren materialen Beschaffenheiten objektiv, zur Umwelt wird sie erst in der Bezugnahme zum Menschen. Umwelt als ökopsychologisches Konstrukt entsteht durch die Existenz und Tätigkeit des Menschen.

Kinder erleben ihre Umwelt über Bewegung und Spiel, aus ihrer Perspektive wird die Umwelt zum Erfahrungs- und Erprobungsraum. Gegenständliche Welt und räumliche Umgebung werden nicht in ihrer physikalischen Dimension, sondern in ihrer subjektiven Sinngebung erfahren. Lewin spricht vom Aufforderungscharakter bzw. von der Valenz räumlicher Gegebenheiten. Kinder eignen sich ihre Umwelt über Bewegung und Spiel an. Sie bauen eine Beziehung zu ihr auf und verleihen ihr eine eigene Bedeutung. Durch selbsttätiges Bearbeiten und Nutzen werden Spielräume zu etwas Eigenem, zu einem Raum, der die Aktivitäten des Kindes widerspiegelt. Dabei verändert sich nicht nur die Umwelt, sondern auch das Kind, das aktiv seine Fähigkeiten, sein Können erweitert und dabei in der Entwicklung vorankommt.

Phantasie, Neugier und Kreativität erfordern geeignete Räume, Umweltaneignung durch Kinder braucht die Möglichkeit, etwas zu verändern oder umzufunktionieren, spielerisch neue Zusammenhänge zu entdecken. Dafür sind Räume notwendig, die zweckentfremdet werden können, Material zur Umgestaltung enthalten; wo Kinder ihre Spuren hinterlassen, sich der Dinge bemächtigen und selbst tätig werden können. Phantasie, Neugier und Kreativität bleiben nur dann erhalten, wenn die Kinder Räume nach ihrem Muster entdecken, erkunden und ihnen einen neuen Sinn geben können. Schritt für Schritt ergreift das Kind Besitz von der Welt; indem es voranschreitet, erwirbt es deren Repräsentation.

Handlungsspielräume als Freiheitsräume ermöglichen Selbstbestimmung. Nach Hahn (1990) ist diese ein Bedürfnis aller Menschen und bedeutet »Mensch-Sein«. Unsere Entwicklung zielt darauf ab, den Weg aus der Unmündigkeit zur Mündigkeit zu beschreiten, d.h. von der Abhängigkeit zu Freiheit und Autonomie, um eine eigene Identität zu entwickeln. Jede Erziehung sollte auf eine möglichst autonome und selbstbestimmte Lebensform abzielen. Selbstbestimmt zu leben bedeutet, eigene Entscheidungen zu treffen, um Bedürfnisse realisieren zu können und bildet so die Basis für Wohlbefinden. Voraussetzung sind Handlungs- und Entscheidungsmöglichkeiten, die nicht von anderen beeinflusst werden.

»Der Mensch ist während seines ganzen Lebens ständig bestrebt, Zustände des eigenen Wohlbefindens selbstbestimmt zu erreichen und zu erhalten. Selbstbestimmung ist deshalb das Wesensmerkmal seiner Existenzverwirklichung« (Hahn, 1990, 23). Menschen mit geistiger Behinderung haben zwar ein »lebenslanges Mehr an sozialer Abhängigkeit« (Hahn, 1994, 87), d.h. Selbstständigkeit und Unabhängigkeit sind für sie schwerer zu realisieren, dennoch gibt es für alle einen universellen Weg zur Selbstbestimmung und zum Wohlbefinden: Bewegung als das Mittel zur Realisierung des menschlichen Freiheitspotentials. Sich in Bewegung – zumal in sozialer Gemeinschaft (Inklusion) – selbst zu erleben und Bewegungsfreiräume zu erfahren, ist unmittelbar realisierte Freiheit (Hahn, 1990, 14).

## 16.4 Spiel und Kritik an einer defizitorientierten Spielförderung

Grundlage der heilpädagogischen Spielförderung ist, im Spiel die kindliche Entwicklung zu unterstützen. Obwohl empirisch nur zum Teil direkte Einflüsse des Spiels auf Entwicklungsprozesse nachzuweisen sind (Einsiedler, 1994, 45), spricht sich die Fachwelt für einen Zentrierungswechsel aus: Kindliche Entwicklung vollzieht sich im Spiel und nicht unbedingt allein durch Spiel. Aus handlungstheoretischer Sicht sind drei Wesensmerkmale bestimmend (Oerter, 1999):

- *Selbstzweck des Spiels:* Im Spiel ist vor allem die Spieltätigkeit entscheidend; es wird um seiner selbst willen betrieben. Allenfalls das Ergebnis (Gewinn oder Verlust) spielt gelegentlich eine Rolle, jedoch werden die Folgen des Spiels, im Gegensatz zu anderen Handlungen (etwa dem Sportspiel), nicht berücksichtigt. Das Spiel ist also intrinsisch motiviert, d. h., es verstärkt und belohnt sich selbst und verfolgt keinen Zweck. Hohe Motivation erklärt sich vor allem durch ein Flusserlebnis (»Flow«) der Spieler (Oerter), sie gehen in Spieltätigkeit auf oder verschmelzen mit dieser.
- *Realitätskonstruktion im Spiel:* Das Kind erschafft sich im Spiel eine neue Realität, spielt Tätigkeiten aus der realen Lebenswelt nach und modifiziert sie. »Spiel bildet also einen anderen Handlungsrahmen, innerhalb dessen Gegenstände, Handlungen und Personen etwas anderes bedeuten können als in der Realität außerhalb des Spiels« (Oerter, 2008, 251). Diese Realitätskonstruktion ermöglicht dem Kind, im Spiel seine eigene Welt zu schaffen, besonders im Phantasie- und Rollenspiel.
- *Ritual und Wiederholung:* Handlungen mit Ritualcharakter wiederholen sich im Spiel. Sie »haben einen festgelegten Ablauf und sind in ihrer Gestalt stärker profiliert als normale Handlungen« (Oerter, 2008, 237). Einfachste Form ist die Wiederholung von Bewegungen, die einen bestimmten Effekt auslösen, z. B. mit einem Löffel an ein Glas klopfen und einen Klang erzeugen. Durch Variation wird entweder ein Handlungsschema (z. B. Werfen) auf mehrere Gegenstände

angewandt oder eine Handlung mit dem gleichen Spielgegenstand wird modifiziert und zu einem variablen Schema integriert. Als höchste Form der Wiederholung bezeichnet Oerter das Spielen unvereinbarter, einschneidender Erlebnisse bzw. das Ausspielen von Wünschen und Zielvorstellungen zur Problembewältigung. Das Ritual hat im Spiel ordnende Funktion, es erzeugt Sicherheit und Geborgenheit, ferner bewirkt der rituelle Erlebnischarakter ein Gefühl der Existenzsteigerung.

Die Fachwelt ist sich auch darin einig, Funktionsspiel, Rollenspiel, Konstruktionsspiel und Regelspiel unterschiedlichen Entwicklungsperioden zuzuordnen. Dabei kommen jeweils bestimmte psychomotorische, kognitive, emotionale und soziale Fähigkeiten zum Ausdruck bzw. können gelernt werden. Funktion bestimmt das Spiel der Kleinkinder, es geschieht aus Freude an der Bewegung, trägt aber zum Erlernen von Bewegungsabläufen bei. Dazu gehören Krabbeln und Robben des Säuglings, Betasten und Ergreifen von Gegenständen, aber auch der Umgang mit verschiedenen Materialien, wie Sand und Wasser. Funktionsspiel bleibt weit über das Kleinkindalter hinaus erhalten und begegnet uns später in Form der regelfreien Ball- und Fangspiele wieder. Im Rollenspiel werden Personen, Verhaltensweisen und Situationen nachgespielt, erstmals im zweiten Lebensjahr einhergehend mit der Entwicklung des Sprachvermögens. Hier können soziale Fertigkeiten erprobt und erlernt, Alltagserlebnisse und damit verbundene Gefühle verarbeitet werden. Ab dem fünften Lebensjahr sind Kinder zunehmend in der Lage, komplexe Lebenskontexte (Kindergarten- und Schulsituationen) mit differenzierter Rollenverteilung nachzuspielen. Parallel dazu entwickelt sich das Konstruktionsspiel. Geht es im Funktionsspiel primär um die Betätigung selbst, so gewinnt im Konstruktionsspiel die Freude am Handlungsprodukt (Turmbau mit Bauklötzen) und der Schaffenskraft (etwa Farbkompositionen beim Malen oder Formenvielfalt beim Zeichnen) an Bedeutung. Charakteristisch dafür ist die Realisierung einer eigenen Idee, die Kreation eigener Werke. Ab dem sechsten Lebensjahr basiert Spielinteresse wesentlich auf Regeln; ganzkörperliche Bewegungsspiele – die leider immer mehr in Vergessenheit geraten (Thiesen, 1994, 1999) – werden heute vielfach von Brettspielen und Computerspielen abgelöst (Mogel, 2008).

Die Heilpädagogik kritisiert eine Spielpädagogik, die sich an Unzulänglichkeiten und Defiziten behinderter Menschen orientiert, deren Spielvermögen infrage stellt und dieses durch ein Übermaß an Förderung und Therapie zu realisieren versucht. Dagegen stellt Fornefeld fest, das Spielverhalten von Kindern mit (schwerer) geistiger Behinderung sei »kein defizitär anderes, sondern ein urmenschliches, das wir als solches erkennen und anerkennen müssen, indem wir dem Kind Freiräume zum Spielen lassen und uns an seinen Spielen beteiligen, damit wir einander besser verstehen« (Fornefeld, 1996, 36). Für ein behindertes Kind ist Spiel oft die einzige Basis, von der aus es sich körperlich, seelisch, emotional und geistig entfalten und weiterbilden kann.

»So führt das Spiel dazu, dass der Behinderte nach und nach zu einem besseren Erfassen seiner eigenen Person gelangt. Weil die Kräfte des Verstandes und des Gemüts in gleicher Weise angesprochen werden, bietet das Spiel eine Ausgangsbasis, von der aus der Behinderte dazu kommen kann, sein Leben trotz seiner Behinderung zu meistern« (Krenzer, 1975, 17).

Leider haben Kinder mit (schwerer) geistiger Behinderung auch heute noch weit weniger Gelegenheit zum Spiel als Kinder ohne Behinderung.

»Spiel um des Spielens Willen, Spiel als bedeutsames Erlebnis für die Gegenwart, Spiel mit Freude und Spaß ohne primäre Relevanz für die Zukunft, Spiel aus einer ursprünglichen Neigung und spontanen Fähigkeit heraus, findet nicht die Beachtung und Würdigung, wie es […] der Fall sein müsste« (Lamers, 1990, 271).

Der Mensch spielt, um zu spielen, um sich und etwas zu erleben und um sich immer wieder mit Neuem zu überraschen. Das Spiel hat seine primäre Bedeutung im Hier und Jetzt und nicht im Zukunftsbezug. En passent verändert es die Person selbst genauso wie deren Umwelt. So hinterlässt das Spiel personale Spuren und ist Teil des Wohlbefindens und der Lebensbewältigung für alle Menschen (Behrens und Fischer, 2011).

## 16.5 Sport für Menschen mit einer geistigen Behinderung zwischen Leistungs- und Freizeitaktivität

Der hier verwendete Sportbegriff hat nicht viel mit dem traditionellen Verständnis von Sport als einer Summe institutionalisierter Sportarten gemein. Er verlangt vielmehr nach einem offeneren Verständnis (Bundesvereinigung Lebenshilfe, 2005). Karl (1991, 17) definiert Sport »als eine menschliche Aktivität […], die wesentlich als aktive motorische Aktion der Willkürmotorik erscheint und deren Vollzug in der Regel positive Emotionen beim sich Bewegenden hervorruft«. Wird der emotionale Aspekt als Folge der Bewegung selbst und weniger als Folge einer erreichten Leistung betont, erfüllt ein in diesem Sinne ausgelegtes Sporttreiben Heckers Forderung nach dem »Sport für alle«.

Ausgehend von der Überzeugung, dass Sport das Leben von Menschen bereichern kann, verlangt Hecker (1996, 2), dass »sportpädagogische Bemühungen das Ziel verfolgen sollen, den Weg für Erlebnisse und Erfahrungen im Sport für viele Menschen so zu öffnen, dass sie Zugang zum Sport finden und ihn als lebensbereichernd empfinden«. Dies kann nur mithilfe eines breitensportlich ausgerichteten Sportangebots gelingen. Ein zu stark am Leistungsaspekt orientierter Sportbegriff verwehrt vor allem behinderten und leistungsschwächeren Menschen eine befriedigende Teilnahme.

*Sport* reicht vom Freizeit- und Breitensport, bei dem Gleichgesinnte über das Spiel und die sportliche Bewegung soziale Erlebnisse haben, bis zum Spitzen- und Leistungssport. Sicher trägt es zur Persönlichkeitsbildung und zur Befriedigung eigener Bedürfnisse bei, wenn spitzensportliche Leistungen gelingen. Dies ist aber nur für wenige Menschen zu realisieren, da die körperlichen, psychischen und sozialen Anforderungen sehr hoch sind. Die meisten Menschen mit und ohne Behinderung sind daher im Breitensport organisiert und erleben bei sportlichen Aktivitäten sinnstiftende Befriedigung und Erfolg. Auch im Behindertensport – als übergeordneter Beschreibung des Sportgedankens – werden in unterschiedlichen Gruppen verschiedene Aufgaben und Ziele verfolgt (Schüle, 1996, 260):

- *Behindertensport im Rahmen der Rehabilitation*: Nach Rieder et al. (1996) umfasst dies »die Gesamtheit der Aktivitäten, die nötig sind, um dem Behinderten bestmögliche körperliche, geistige und soziale Bedingungen zu sichern, die es ihm erlauben, mit seinen eigenen Mitteln einen möglichst normalen Platz in der Gesellschaft einzunehmen« (Rieder et al., 1996, 34, auch Bundesarbeitsgemeinschaft für Rehabilitation). Rehabilitationssport ist ein wichtiger Teil der Aktivitäten, die zur Eingliederung von Menschen mit und ohne Behinderung in die Gesellschaft einen wichtigen Beitrag leisten können, da er sowohl geistige und soziale als auch körperliche Anreize bietet. Faktisch steht der medizinische Aspekt des Rehabilitationssports für die Kostenträger im Vordergrund, eine Kostenübernahme dient dazu, Rehabilitationsziele in funktioneller Sicht zu erreichen und anschließend zu sichern.

- *Behindertensport als Breiten- und Freizeitsport*: Wesentliche Zielsetzung ist insbesondere für Menschen mit schweren Behinderungen traditionell ebenfalls eine rehabilitative Funktion, die als gesellschaftliche Eingliederung definiert wird. Strohkendl (1995, 216; 2006) kritisiert die bestehende Auffassung vom Behindertensport als vorwiegend therapeutisch-gesundheitliche Maßnahme. Der medizinisch ausgerichtete Teil ist zwar wichtig für die Eingliederung behinderter Menschen, er darf aber keinesfalls derart zum Schwerpunkt sportlicher Aktivitäten werden, dass sinnstiftende sportliche Inhalte vernachlässigt werden. Die Maßnahmen sollten möglichst schnell in pädagogisch-psychologische Hilfen übergeleitet werden, um das Selbsthandeln des Behinderten zu fördern. Hierfür sind Bewegung, Spiel und Sport besonders effektiv. Auch im Freizeitsport der Behinderten geschieht ein Wechsel vom defizit- zum ressourcenorientierten Paradigma (Seel, 2005).

- *Behindertensport als Wettkampfsport*: Keinesfalls soll der Leistungsgedanke aus dem Behindertensport verdrängt werden. Für Grupe und Krüger (1997) repräsentieren sportliche Wettkämpfe und Leistungen anthropologische Grundmuster menschlichen Handelns. Es gibt ein Bedürfnis, sich selbst zu verbessern, ebenso ein Bestreben, sich mit anderen zu messen. Dieses auszuleben, hat positive

Effekte: »Sportliche Auseinandersetzungen stellen ritualisierte Möglichkeiten dar, sich mit anderen körperlich zu messen und zu vergleichen. Man kann dabei lernen, seinen Körper zu beherrschen, seine körperlichen Fähigkeiten einzuschätzen [...] und seine Leistungen in Konkurrenz mit anderen (und mit sich selbst) zu verbessern« (Grupe und Krüger 1997, 276). Nicht anders ist heute der Erfolg der Paralympics als Parallelveranstaltung zu den Olympischen Spielen zu verstehen (Innenmoser, 1996, 249 ff).

- *Behindertensport als Sport an Förderschulen:* Von einem Menschen mit schwerer Behinderung kann nicht erwartet werden, dass er von sich aus den Zugang zu organisierten Breitensportangeboten findet. Es gibt oft keine oder nur wenige Möglichkeiten, diesbezügliche Erfahrungen zu sammeln und die positiven Effekte von Sport am eigenen Leibe zu erfahren. Es ist daher eine Aufgabe der Schulen und Förderschulen, (geistig) behinderte Kinder und Jugendliche durch einen nicht leistungsorientierten Schulsport an den Sport als sinnvolle und bereichernde Freizeitbeschäftigung heranzuführen. Damit kann ein wichtiges Ziel der Bildung und Rehabilitation behinderter Menschen – die soziale Gemeinschaft in der Gesellschaft – erfüllt werden.

Gerade im Schulbereich haben in den letzten Jahren revolutionäre Veränderungen stattgefunden. Sport ist zunehmend zu einem Bildungsgut avanciert, das am Prozess einer mehrdimensionalen Entwicklungsförderung beteiligt ist (Drave et al., 2000) und eine inkludierte Gesellschaft von Menschen mit und ohne Behinderung verwirklichen hilft (Motorik, 2011).

## Zusammenfassung

Bewegung wird im psychomotorischen Sinne definiert und in Beziehung gesetzt zu aktuellen dynamisch-systemischen Erklärungsmodellen menschlicher Entwicklung. Danach kommt den Entwicklungsbereichen der Bewegung, Wahrnehmung und des Körpererlebens eine wesentliche Bedeutung für die Personagenese zu; dieses gilt für Menschen mit und ohne Behinderung gleichermaßen. Aus der Kritik an einer defizitorientierten Spiel- und Bewegungsförderung zeigt der Beitrag Wege auf, die Menschen mit geistiger Behinderung über eine erfahrungs- und erlebnisbezogene Orientierung die soziale Teilhabe am Bewegungs- und Sportgeschehen sichern.

## Literatur

Balgo R (1998) Bewegung und Wahrnehmung als System: Systemisch-konstruktivistische Positionen in der Psychomotorik. Schorndorf, Hofmann

Behrens M, Fischer K (2011) Bewegung und Mobilität für Kinder mit schwerer und mehrfacher Behinderung, in A Fröhlich, N Heinen, T Klauß, W Lamers (Hrsg.) Schwere und mehrfache Behinderung – interdisziplinär. Oberhausen, Athena, 255–271

Bernstein NA (1967) The Coordination and Regulation of Movement. Oxford, UK, Pergamon Press

Berthoz A (2000) The brain's sense of movement. Cambridge, Mass., Harvard University Press

Bielefeld J (Hrsg.) (1986) Körpererfahrung. Göttingen, Hogrefe

Brandstädter J (1986) Personale Entwicklungskontrolle und entwicklungsregulatives Handeln: Überlegungen und Befunde zu einem vernachlässigten Forschungsthema. Zeitschrift für Entwicklungspsychologie und Pädagogische Psychologie 18, 31 634.

Brandtstädter J, Greve W (2006) Entwicklung und Handeln, in W Schneider, F Wilkening (Hrsg.) Theorien, Modelle und Methoden der Entwicklungspsychologie. Enzyklopädie der Psychologie, Serie V, Band 1, Göttingen, Hogrefe, 409–459

Calvert GA, Spence C, Stein BE (Eds.) (2004) The handbook of multisensory processes. Cambridge, Mass, MIT

Bundesvereinigung Lebenshilfe (Hrsg.) (2005) Menschen in Bewegung. Erziehungswissenschaft, Behindertenpädagogik und Psychomotorik im Austausch über Empowerment. Marburg, Selbstverlag

Dietrich K (2003) Anmerkungen zum dialogischen Bewegungskonzept als Grundlage einer pädagogischen Bewegungsforschung, in I Bach, H Siekmann (Hrsg.) Bewegung im Dialog. Hamburg, Czwalina, 11–13

Drave W, Rumpler F, Wachtel P (2000) Empfehlungen zur sonderpädagogischen Förderung. Allgemeine Grundlagen und Förderschwerpunkte. Würzburg, Edition Bentheim

Eggert D, Bertrand L (2002) RZI – Raum-Zeit-Inventar der Entwicklung der räumlichen und zeitlichen Dimensionen bei Kindern im Vorschul- und Grundschulalter und deren Bedeutung für den Erwerb der Kulturtechniken Lesen, Schreiben und Rechnen. Dortmund, Borgmann

Einsiedler W (1994) Das Spiel der Kinder: Zur Pädagogik und Psychologie des Kinderspiels. Bad Heilbrunn, Klinkhardt

Fischer K (1996 a) Entwicklungstheoretische Perspektiven der Motologie des Kindesalters. Schorndorf, Hofmann

Fischer K (1996 b) Entwicklung im Netzwerk – Neue Tendenzen der Entwicklungspsychologie und ihre Bedeutung für die Theorie-Konstruktion der Motologie, in S Amft, J Seewald (Hrsg.) Perspektiven der Motologie. Schorndorf, Hofmann, 193–200

Fischer K (2007) Wahrnehmungsstörungen, Wahrnehmungsförderung, Wahrnehmungslernen: Ein konzeptioneller Bedeutungswandel in der Psychomotorik. Motorik 30 (4), 221–226

Fischer K (2009) Einführung in die Psychomotorik. 3. Auflage. München, Reinhardt

Fornefeld B (1996) Das Spiel schwerstbehinderter Kinder: ein defizitär anderes?, in W Lamers (Hrsg.) Spielräume – Raum für Spiel. Düsseldorf, Verlag selbstbestimmtes Leben, 25–37

Gebhard B (2009) Motorik und Interaktion in der Entwicklung von Risikokindern. Dortmund, Diss

Gibson EJ (1992) How to think about perceptual learning: Twenty-five years later, in HL Pick jr., P van den Broeck, DC Knill (Eds.) Cognition: Conceptual and Methodological Issues. Washington, American Psychological Association, 215–237

Gibson EJ (2000) Perceptual learning in development: Some basis concepts. Ecological Psychology 12 (4), 295–302

Hünnekens H, Kiphard EJ (1960): Bewegung heilt – Psychomotorische Übungsbehandlung bei entwicklungsrückständigen Kindern. Gütersloh, Flöttmann

Jarosch B, Göbel H, Panten D (1993) Von der psychomotorischen Übungsbehandlung zur Klinischen Psychomotorischen Therapie, in T Irmischer, K Fischer (Hrsg.) Psychomotorik in der Entwicklung. Schorndorf, Hofmann, 147–161

Grupe O, Krüger M (1997) Einführung in die Sportpädagogik. Schorndorf, Hofmann

Hahn M (1990) Bewegung als Freiheit, in G Huber, H Rieder, G Neuhäuser (Hrsg.) Psychomotorik in Therapie und Pädagogik. Dortmund, Verlag Modernes Lernen, 11–12

Hahn M (1994) Selbstbestimmung im Leben auch für Menschen mit geistiger Behinderung Geistige Behinderung 33 (2), 81–93

Hecker G (1996) Sportpädagogik. Frankfurt, Limpert

Innenmoser J (1996) Sport, Spiel und Bewegung für Behinderte – Entwicklungen, Trends, Möglichkeiten und Probleme, in H Rieder, G Huber, J Werle (Hrsg.) Sport mit Sondergruppen. Ein Handbuch. Schorndorf, Hofmann, 245–264

Joraschky P (1986) Körperschema und das Körper-Selbst, in E Brähler (Hrsg.) Körpererleben. Ein subjektiver Eindruck von Leib und Seele. Berlin, Springer, 34–49

Karl H (1991) Die schulische und außerschulische Situation körperbehinderter Kinder und Jugendlicher unter Berücksichtigung entwicklungs- und sozialpsychologischer Aspekte, in

H Rusch, S Größing (Hrsg.) Sport mit Körperbehinderten. Schorndorf, Hofmann

Kautter H, Klein G, Laupheimer W, Wiegand H-S (1988) Das Kind als Akteur seiner Entwicklung. Heidelberg, Edition Schindele

Kiphard EJ (1979) Psychomotorik als Prävention und Rehabilitation. Gütersloh, Flöttmann

Kretschmer J (Hrsg.) (1981) Sport und Bewegungsunterricht. München, Urban & Schwarzenberg

Krenzer R (1975) Spiele mit behinderten Kindern. Heidelberg, Kemper

Kükelhaus H, zur Lippe R (1982) Die Entfaltung der Sinne. Frankfurt, Fischer

Krist H (2006): Psychomotorische Entwicklung, in W Schneider, B Sodian (Hrsg.) Kognitive Entwicklung, Enzyklopädie der Psychologie, Serie V, Band 2, Göttingen, Hogrefe, 151–238

Lamers W (1990) Anmerkungen zum Spiel (schwer) geistigbehinderter Kinder, in W Dreher (Hrsg.) Geistigbehindertenpädagogik – vom Menschen aus. Gütersloh, Jakob vom Hoddis, 267–281

Lemche E (2009) Entwicklungsphasen des Körperbildes und Methoden zur Erfassung der kognitiven Körperorientierung in der frühen Kindheit, in P Joraschky, T Loew, F Röhricht (Hrsg.) Körpererleben und Körperbild. Stuttgart, Schattauer, 9–24

Lerner RM (1988) Kontextualismus und Personen-Kontext-Interaktion in der Perspektive der Life-Span Entwicklungspsychologie. Schweizerische Zeitschrift für Psychologie 47 (2/3), 83–91

Michaelis R (2011) Motorische Entwicklung als Paradigma der kindlichen Entwicklung, in H Keller (Hrsg.) Handbuch der Kleinkindforschung. 4. Auflage. Bern, Huber, 122–150

Mogel H (2008) Psychologie des Kinderspiels. Von den frühesten Spielen bis zum Computerspiel. 3. Auflage. Heidelberg, Springer

Motorik (2011) Schwerpunkt Bewegung in der sonderpädagogischen Förderung. 3 (34)

Neubauer W (1993) Identitätsentwicklung, in M Markefka, B Nauck (Hrsg.) Handbuch der Kleinkindforschung. Neuwied, Luchterhand, 303–315

Oerter R (1997) Psychologie des Spiels. Weinheim, Beltz

Oerter R (1998) Kindheit, in R Oerter, L Montada (Hrsg.) Entwicklungspsychologie. Weinheim, Psychologie Verlags Union

Ohlmeier G (Hrsg.) (1979) Frühförderprogramme für behinderte Kinder. Dortmund, Modernes Lernen

Paulus P (1986) Körpererfahrung und Selbsterfahrung in persönlichkeitspsychologischer Sicht, in J Bielefeld (Hrsg.) Körpererfahrung. Göttingen, Hogrefe, 87–123

Piek JP (2002) The role of variability in early motor development. Infant Behavior and Development 25, 452–456

Reed ES (1982) An outline of a theory of action systems. Journal of Motor Behavior 14, 98–134

Rieder H, Huber G, Werle J (Hrsg.) (1996) Sport mit Sondergruppen. Ein Handbuch. Schorndorf, Hofmann

Ritter M (1987) Einführung: Wahrnehmung und visuelles System. Spektrum der Wissenschaft: Verständliche Forschung. Heidelberg, Spektrum Akademischer Verlag, 7–14

Röhr-Sendlmeier U, Knopp K, Franken S (2007) Auswirkungen psychomotorischer Förderung auf die körperliche, kognitive und Persönlichkeitsentwicklung, in U Röhr-Sendlmeier (Hrsg.) Frühförderung auf dem Prüfstand. Berlin, Logos, 17–33

Schlack HG (1998) Handeln statt Behandeln, in C Leyendecker, T Horstmann (Hrsg.) Große Pläne für kleine Leute. Grundlagen, Konzepte und Praxis der Frühförderung. München, Reinhardt, 31–38

Schilling F (1977) Bewegungsentwicklung, Bewegungsbehinderung und das Konzept der »Erziehung durch Bewegung«. Sportwissenschaft 7 (4), 361–373

Schilling F (1996) Motologie – das Marburger Konzept, in J Werle (Hrsg.) Forschung im Sport mit Sondergruppen. Heidelberger Fachgespräche zur Sportwissenschaft. Bd. 7. Heidelberg, Institut für Sport und Sportwissenschaft Selbstverlag, 59–88

Schüle K (1996) Behindertensport – Wege der Therapie, Animation und Emanzipation, in E Zwierlein (Hrsg.) Handbuch Integration und Ausgrenzung. Neuwied, Luchterhand

Seel R (2005) Barrierefreie Freizeit. Bewegungsorientierte Freizeitaktivitäten auf der Basis psychomotorischer Grundprinzipien, in Bundesvereinigung Lebenshilfe (Hrsg.) Menschen in Bewegung. Erziehungswissenschaft, Behindertenpädagogik und Psychomotorik im Austausch über Empowerment. Marburg, Selbstverlag, 113–121

Seewald J (2007) Der Verstehende Ansatz in Psychomotorik und Motologie. München, Reinhardt

Strohkendl H (1995) Gesellschaftliche Rehabilitation durch Sport. Rehabilitation 34, 213–218

Strohkendl H (2005) Rehabilitationssport im Verein. Rollstuhlsport 25: H. 5, 12–15

Thelen E (1995) Motor development. A new synthesis. American Psychologist, H. 2, 79–95

Thelen E (2000) Motor development as a foundation and future of developmental psychology. International Journal of Behavioral Development, 24, H. 4, 385–397

Thelen E, Smith LB (2006) Dynamic systems theories, in W Damon, RM Lerner (Eds.) Handbook of Child Psychology. Volume 1. Theoretical Models of Human Development. 6. edition. Hoboken, Wiley and Sons, 258–312

Thiesen P (1994) Klassische Kinderspiele. Weinheim, Beltz

Thiesen P (1999) Himmel, Hölle und Co. Weinheim, Beltz

Vanden-Abeele J, Schüle K (2000) Wissenschaftliche Begründung der Sporttherapie aus dynamischer und handlungsorientierter Sicht, in K Schüle, G Huber (Hrsg.) Grundlagen der Sporttherapie. München, Urban & Fischer, 9–31

Vortisch E, Wendler M (1993) Vom Körperraum zum Lebensraum. Eine Sammlung von Spielanregungen zur Entwicklungsförderung von Kindern. Sportunterricht 42 (8), 113–120 (Lehrhilfen)

von Weizsäcker V (1947, 1993) Der Gestaltkreis. Theorie der Einheit von Wahrnehmen und Bewegen. 3. Auflage. Stuttgart, Thieme

Zimmer R (2006) Handbuch der Psychomotorik. 8. Auflage. Freiburg, Herder

# 17 Berufliche Habilitation und Rehabilitation

*Gerd Grampp*

## Einleitung

Mit dem 2009 durch den Bundestag beschlossenen Gesetz zum UN-Übereinkommen über die Rechte von Menschen mit Behinderungen liegt eine wichtige Grundlage für die berufliche Habilitation und Rehabilitation vor. Das Übereinkommen verpflichtet die Vertragsstaaten zur Umsetzung der darin aufgeführten Anforderungen. Für Habilitation und Rehabilitation (Art. 26) sollen die Vertragsstaaten »wirksame und geeignete Maßnahmen« treffen, »um Menschen mit Behinderungen in die Lage zu versetzen, ein Höchstmaß an Unabhängigkeit, umfassende körperliche, geistige, soziale und berufliche Fähigkeiten sowie die volle Einbeziehung in alle Aspekte des Lebens und die volle Teilhabe an allen Aspekten des Lebens zu erreichen und zu bewahren«.

Dieses Ziel soll durch »umfassende Habilitations- und Rehabilitationsdienste und -programme, insbesondere auf dem Gebiet der Gesundheit, der Beschäftigung, der Bildung und der Sozialdienste« erreicht werden. Für die Praxis bedeutet das, dass vorhandene Strukturen zu verändern sind, aber auch dass sie beibehalten werden sollen. Aus Art. 26 und 27 des UN-Übereinkommens sowie §§ 40, 41 und 136 des Sozialgesetzbuches Neuntes Buch (SGB IX) ergeben sich für dieses Kapitel zwei thematische Schwerpunkte: *Berufsbildung und Qualifizierung* sowie *Arbeit und Beschäftigung*. Die verwendeten Begriffe weisen auf unterschiedliche Bedeutungen hin.

In Anlehnung an Schaub und Zenke (1995, 287) kann *Bildung* als Prozess verstanden werden, der Kompetenzen als Grundlage der Selbstbestimmung zum Ziel hat, während *Qualifizierung* auf Qualifikationen zielt, die im fremdbestimmten Arbeitsprozess erforderlich sind. *Arbeit* ist nach Schaub und Zenke (1995, 29) eine zielorientierte Tätigkeit, mit der Produkte erzeugt, Dienstleistungen erbracht oder »geistig-kulturelle Objekte« geschaffen werden. Erwerbsarbeit dient über die Entlohnung der Sicherung der Lebensgrundlagen. *Beschäftigung* bezeichnet die Form, in der Arbeit ausgeführt wird. Sie steht nach § 7 Abs. 1 Sozialgesetzbuch Viertes Buch (SGB IV) für nicht selbstständige, weisungsgebundene Arbeit, in der Qualifikationen verwertet werden.

Die Struktur der beiden thematischen Schwerpunkte orientiert sich an der *Internationalen Klassifikation der Funktionsfähig-*

*keit, Behinderung und Gesundheit* (ICF) als geeignetes Instrument für die Umsetzung von Menschenrechtsaufträgen und nationalen Gesetzen (ICF Einführung, 11). Grundlage ist Kapitel 5 *Dienste, Systeme und Handlungsgrundlagen* der Klassifikation der Umweltfaktoren. Vor den ▶ **Kapiteln 17.2** (Berufsbildung und Qualifizierung) sowie ▶ **17.3** (Arbeit und Beschäftigung) werden zunächst die Umsetzungskonzepte des UN-Übereinkommens sowie die Umweltfaktoren der ICF als Instrument (▶ **Kap. 17.1**) dargestellt. Zum Schluss des Kapitels werden wichtige Inhalte zusammengefasst und ein Problem, das sich aus der gegenwärtigen Praxis ergibt, beschrieben.

## 17.1 Konzept und Instrument zur Umsetzung des UN-Übereinkommens

In Art. 3 UN-Übereinkommen über die Rechte behinderter Menschen werden im englischen Originaltext »full and effective participation and inclusion in society« als »principles of the present Convention« benannt. In der abgestimmten deutschen Übersetzung heißen die Prinzipien »volle und wirksame Teilhabe an der Gesellschaft und Einbeziehung in die Gesellschaft«. Inclusion wird stimmig mit Einbeziehung übersetzt. Für participation wird mit Teilhabe allerdings nur eine mögliche Bedeutung aus dem Gesamtspektrum Beteiligung, Teilnahme, Mitwirkung, Mitbestimmung, Einbeziehung ausgewählt.

Das Problem der Übersetzung englischer Begriffe im UN-Übereinkommen greift Aichele (2008, 12) auf und kommt zu dem Schluss, dass inclusion »ein neuer, aus dem Englischen kommender völkerrechtlicher Begriff [ist], der ohne Weiteres im Deutschen übernommen werden könnte«. Er fordert: »Es sollte alles daran gesetzt werden, die

sprachlichen Feinheiten der authentischen Sprachfassungen der UN-Behindertenrechtskonvention in allen Punkten angemessen wiederzugeben«. Gleiches gilt analog auch für participation – auch hier könnte durchaus Partizipation verwendet werden, wie übrigens bei Art. 26 die Originalbegriffe – Habilitation und Rehabilitation – ohne Übersetzung verwendet werden.

Durch das UN-Übereinkommen hat der Begriff *Inklusion* eine starke Aufwertung erfahren und wird oft als einziges Konzept der Umsetzung angesehen. Allerdings finden sich in Art. 2 *Begriffsbestimmungen* des UN-Übereinkommens zwei Konzepte, die für die Praxis der Inklusion Bedeutung haben.

*»Universelles Design* ist ein Design von Produkten, Umfeldern, Programmen und Dienstleistungen, die von allen Menschen im größtmöglichen Umfang genutzt werden können, ohne dass eine Anpassung oder ein spezielles Design erforderlich ist. Universelles Design schließt Hilfsmittel, die von be-

stimmten Gruppen behinderter Menschen benötigt werden, nicht aus«. Das in Art. 24 geforderte inklusive Bildungssystem für alle Bildungsbereiche und -ebenen als Verpflichtung der Vertragsstaaten entspricht dem Universellen Design.

»*Angemessene Vorkehrungen* sind notwendige und geeignete Änderungen und Anpassungen, die keine unverhältnismäßige oder unbillige Belastung darstellen, wenn sie in einem bestimmten Fall benötigt werden, um behinderten Menschen gleichberechtigt mit anderen den Genuss und die Ausübung aller Menschenrechte und Grundfreiheiten zu gewährleisten«. Welche Auswirkungen sich daraus für ein inklusives Bildungssystem ergeben, muss sorgfältig und verantwortlich geprüft werden. Möglicherweise wird es eine wesentlich differenziertere Praxis geben, als es ein allein am universellen Design orientiertes Verständnis von Inklusion nahelegt.

In diesem Zusammenhang ist darauf zu verweisen, dass die »Versagung angemessener Vorkehrungen« nach Art. 2 UN-Übereinkommen eine *Diskriminierung* darstellt und dem Grundsatz der Nicht-Diskriminierung (Art. 3) widerspricht. Außerdem verpflichtet Art. 4 UN-Übereinkommen die Vertragsstaaten u. a. dazu, »alle geeigneten Maßnahmen einschließlich gesetzgeberischer Maßnahmen zur Änderung oder Aufhebung bestehender Gesetze, Verordnungen, Gepflogenheiten und Praktiken zu treffen, die eine Diskriminierung von Menschen mit Behinderungen darstellen«.

Das UN-Übereinkommen verpflichtet die Vertragsstaaten in Art. 4 u. a., »alle geeigneten Gesetzgebungs-, Verwaltungs- und sonstigen Maßnahmen zur Umsetzung der in diesem Übereinkommen anerkannten Rechte zu treffen«. Als Grundlage der Umsetzung bietet sich die *Internationale Klassifikation der Funktionsfähigkeit, Behinderung und Gesundheit* (ICF) an. In der Einführung (ICF, 11–12) heißt es dazu: »Die ICF bezieht sich auf und enthält die Rahmenbestimmungen für die Herstellung von Chancengleichheit von Personen mit Behinderungen. Daher stellt die ICF ein geeignetes Instrument für die Umsetzung internationaler Aufträge bezüglich der erklärten Menschenrechte und für die nationale Gesetzgebung zur Verfügung«.

In der ICF-Klassifikation *Umweltfaktoren* finden sich in fünf Kapiteln die Bedingungen für die Verwirklichung der angemessenen Vorkehrungen und des universellen Designs. Für die Gestaltung angemessener Vorkehrungen können Kapitel 1 *Produkte und Technologien*, Kapitel 2 *Natürliche und vom Menschen veränderte Umwelt*, Kapitel 3 *Unterstützung und Beziehungen* angewendet werden. Auf das universelle Design beziehen sich Kapitel 4 *Einstellungen* und vor allem Kapitel 5 *Dienste, Systeme und Handlungsgrundsätze*. Die drei Teile des Kapitel 5 werden folgendermaßen beschrieben:

Dienste erbringen »Leistungen, strukturierte Programme und Tätigkeiten in verschiedenen Sektoren der Gesellschaft [...], um die Bedürfnisse der Menschen zu decken. [Sie] können öffentlich, privat oder freiwillig und auf lokaler, kommunaler, regionaler, staatlicher oder internationaler Ebene durch Individuen, Vereinigungen, Organisationen, Agenturen oder Regierungen eingerichtet sein. Die von diesen Diensten bereit gestellten Güter und Dienstleistungen können allgemeiner Art sein oder angepasst und speziell entworfen« (DIMDI, 2005, 135).

Systeme stellen, »die administrativen Steuerungs- und Organisationsmechanismen dar, und sind von Regierungen auf kommunaler, regionaler, nationaler und internationaler Ebene sowie von anderen anerkannten Stellen eingerichtet. Diese Systeme haben den Zweck, die Dienste, die Unterstützung, strukturierte Programme und Tätigkeiten in verschiedenen Sektoren der Gesellschaft zur Verfügung zu stellen, zu organisieren, zu kontrollieren und zu steuern« (DIMDI, 2005, 135).

Handlungsgrundsätze setzen »sich aus Regeln, Vorschriften, Konventionen und Standards zusammen [...] und sind von Regierungen auf kommunaler, regionaler, nationaler und internationaler Ebene sowie von anderen anerkannten Stellen geschaffen. Handlungsgrundsätze regeln und regulieren die Systeme, die die Dienste, strukturierten Programme und Tätigkeiten in verschiedenen Sektoren der Gesellschaft organisieren,

kontrollieren und steuern« (DIMDI, 2005, 135).

In den beiden folgenden Abschnitten werden die drei Teile des Kapitel 5 in umgekehrter Reihenfolge benutzt, da sie eine Stufenfolge darstellen, die von der ethischen Ebene (gesetzliche Handlungsgrundsätze) über die strategische Ebene (Umsetzungsprogramme der Systeme) bis zur operativen Ebene (Leistungen der Dienste) reichen.

## 17.2 Berufsbildung und Qualifizierung

### 17.2.1 Handlungsgrundsätze des Bildungs- und Ausbildungswesens

»Gesetze, Vorschriften und Standards, die die Bereitstellung von Bildungs-/Ausbildungsprogrammen regeln, [...] die Struktur der lokalen, regionalen und nationalen Bildungsbehörden oder anderer autorisierter Gremien vorschreiben, [oder] die Merkmale der Bildungs-/Ausbildungssysteme regeln« (e5852). Die Handlungsgrundsätze für Berufsbildung und Qualifizierung finden sich im Sozialgesetzbuch Neuntes Buch (SGB IX), in der Werkstättenverordnung (WVO), im UN-Übereinkommen, im Berufsbildungsgesetz (BBiG) und im Fachkonzept für das Eingangsverfahren und den Berufsbildungsbereich.

#### SGB IX

Geistig behinderte Menschen haben einen umfassenden Rechtsanspruch auf Aufnahme in die Werkstatt für behinderte Menschen (SGB IX § 136). Die Leistungen im Berufsbildungsbereich der Werkstatt sollen die Leistungs- oder Erwerbsfähigkeit des behin-

derten Menschen so weit wie möglich entwickeln, verbessern oder wiederherstellen, damit ein Mindestmaß wirtschaftlich verwertbarer Arbeitsleistung erreicht werden kann (SGB IX § 40). § 136 (SGB IX) enthält folgende Formulierung: Die Werkstatt hat behinderten Menschen »eine angemessene berufliche Bildung [...] anzubieten und zu ermöglichen, ihre Leistungs- oder Erwerbsfähigkeit zu erhalten, zu entwickeln, zu erhöhen oder wiederzugewinnen und dabei ihre Persönlichkeit weiterzuentwickeln«.

#### Fachkonzept

Seit 2010 gibt es mit dem Fachkonzept für das Eingangsverfahren und den Berufsbildungsbereich (FK EV/BB) neue Richtlinien für die angemessene berufliche Bildung in der Werkstatt für behinderte Menschen. Die Agentur für Arbeit schreibt in der Anlage 3 zur HEGA 06/2010 dem Fachkonzept folgende Aufgaben zu:

- Verbesserung der Möglichkeiten zur selbstbestimmten Teilhabe am Arbeitsleben;

- Beitrag zur Umsetzung der beruflichen Inklusion als Auftrag des UN-Übereinkommens;
- Orientierung an aktuellen behinderten- und bildungspolitischen Entwicklungen bei der beruflichen Eingliederung von Menschen mit Behinderung;
- Berücksichtigung von Eingliederungsmöglichkeiten im allgemeinen Arbeitsmarkt;
- Personenorientierte Maßnahmegestaltung, Maßnahmekonzeption und -durchführung auf der Grundlage von Kompetenzfeststellungen.

Die obige Programmatik wird in mehreren Teilen des Fachkonzepts entfaltet. Für das Thema Berufsbildung und Qualifizierung wichtige Inhalte sind in zwei Abschnitten enthalten. Abschnitt 3 *Übergreifende Anforderungen an Eingangsverfahren und Berufsbildungsbereich*: 3.1 Barrierefreier Zugang und Darstellung von Informationen; 3.2 Bildungsstruktur und methodisches Vorgehen, 3.3 Übergreifende Kompetenzbildung und 3.4 Sozialpädagogische Begleitung; Abschnitt 5. *Spezielle Anforderungen an den Berufsbildungsbereich (BBB)*: 5.1 Qualifizierungskonzeption und 5.2. Berufsbildung praxisnah.

## UN-Übereinkommen

Art. 24 *Bildung* enthält nicht nur das Recht auf schulische Bildung, sondern bezieht berufliche Bildung mit ein. Nicht diskriminierende Bildung soll Chancengleichheit in einem integrativen (im engl. Original inklusiven) Bildungssystem auf allen Ebenen und durch lebenslanges Lernen verwirklichen. Die Vertragsstaaten werden verpflichtet, durch angemessene Vorkehrungen einen gleichberechtigten Zugang mit anderen zu allgemeiner Hochschulbildung, Berufsausbildung, Erwachsenenbildung und lebenslangem Lernen zu gewährleisten.

Anders als im SGB IX wird im UN-Übereinkommen ein Recht auf Berufsausbildung für alle behinderten Menschen formuliert. Das bedeutet, dass Deutschland als Vertragsstaat verpflichtet ist, die – diskriminierende – angemessene berufliche Bildung (§ 136 SGB IX) aufzugeben und im Sinne des *Universellen Designs* (Art. 2. UN-Übereinkommen) ein »inklusives Berufsbildungssystem« zu verwirklichen. Das Fachkonzept (FK EV/BB) kann als Grundlage einer Entwicklung in Richtung Berufsausbildung interpretiert werden. Im Aktionsplan der Bundesregierung zur Umsetzung des UN-Übereinkommens (Bundesregierung 2011) ist das Thema »Berufsausbildung« allerdings nicht enthalten. Das ist ein Grund zur Besorgnis, dass geistig behinderte Menschen ihr Recht auf Berufsausbildung auch zukünftig nicht wahrnehmen können.

## Berufsbildungsgesetz (BBiG) und Handwerksordnung (HwO)

Im *Berufsbildungsgesetz* (BBiG) § 64 und in der Handwerksordnung (HwO) § 42 k wird bestimmt: »Behinderte Menschen sollen in anerkannten Ausbildungsberufen ausgebildet werden«. § 65 BBiG/§ 42 l HWO ermöglichen die »Berücksichtigung besonderer Verhältnisse behinderter Menschen« bei der Berufsausbildung. Weitergehende Regelungen zur Berufsausbildung behinderter Menschen werden in § 66 BBiG/HWO § 42 m *Ausbildungsregelungen der zuständigen Stellen* getroffen. Absatz 1 lautet: »Für behinderte Menschen, für die wegen Art und Schwere ihrer Behinderung eine Ausbildung in einem anerkannten Ausbildungsberuf nicht in Betracht kommt, treffen die zuständigen Stellen auf Antrag der behinderten Menschen oder ihrer gesetzlichen Vertreter oder Vertreterinnen Ausbildungsregelungen entsprechend den Empfehlungen des Hauptausschusses des Bundesinstituts für Berufsbildung. Die Ausbildungsinhalte sollen unter

Berücksichtigung von Lage und Entwicklung des allgemeinen Arbeitsmarktes aus den Inhalten anerkannter Ausbildungsberufe entwickelt werden. Im Antrag nach Satz 1 ist eine Ausbildungsmöglichkeit in dem angestrebten Ausbildungsgang nachzuweisen.«

Diese gesetzlichen Grundlagen zur Berufsausbildung behinderter Menschen werden ergänzt durch die »Rahmenrichtlinien für Ausbildungsregelungen nach § 66 BBiG und § 42 m HwO für behinderte Menschen« des Bundesinstituts für Berufsbildung (BIBB, 2006). In der Präambel wird ausgeführt, dass es ein Ziel sein muss, behinderte Menschen »zu einem berufsqualifizierenden Abschluss in einem anerkannten Ausbildungsberuf zu führen. [...] Wenn dies jedoch trotz geeigneter Maßnahmen und Hilfen wegen Art und Schwere der Behinderung nicht möglich ist, können Ausbildungsregelungen der zuständigen Stellen Anwendung finden. Deshalb müssen entsprechende Ausbildungsregelungen und -angebote geschaffen werden, die den Neigungen und Fähigkeiten von behinderten Menschen entsprechen, um ihnen dadurch Chancen auf dem allgemeinen Arbeitsmarkt und zum lebenslangen Lernen zu eröffnen«.

In den Rahmenrichtlinien Art. 2 wird auf das Diskriminierungsverbot in Art. 3 GG verwiesen: »Ziel ist es, Benachteiligungen von behinderten Menschen im Sinne des Artikels 3 Grundgesetz in Ausbildung, Umschulung und Prüfung zu verhindern. Eine Benachteiligung liegt vor, wenn behinderte und nicht behinderte Menschen ohne zwingenden Grund unterschiedlich behandelt werden und behinderte Menschen dadurch in der gleichberechtigten Teilhabe an der beruflichen Bildung unmittelbar oder mittelbar beeinträchtigt werden«. Hier ist darauf zu verweisen, dass durch die Differenzierung in Berufsausbildung nach § 66 BBiG/42 m HWO und in angemessene berufliche Bildung nach § 136 SGB IX eine Diskriminierung vieler geistig behinderter Menschen

vorliegt, die weder durch das Grundgesetz noch durch das UN-Übereinkommen gedeckt ist.

Ziel der Rahmenrichtlinien (Art. 2) ist es, »eine Überprüfung, Abstimmung und bundesweite Vereinheitlichung von Ausbildungsregelungen in demselben Berufs bereich [einzuleiten], um in der Praxis erprobte Ausbildungsregelungen für behinderte Menschen zu vereinheitlichen und zu vereinfachen sowie in Zahl und Übersichtlichkeit deutlich zu konzentrieren.« In diesem Zusammenhang haben Vollmer und Frohnenberg (2008) u.a. Umfang, Dauer, Struktur und Inhalte der Ausbildung in vorhandenen Regelungen untersucht.

452 Ausbildungsregelungen wurden von den befragten zuständigen Stellen als gegenwärtig oder zukünftig bedeutsam eingestuft. »Diese Berufsausbildungen werden fast ausschließlich in Gruppenmaßnahmen durch einen Bildungsträger durchgeführt« (Vollmer und Frohnenberg, 2008, 29). 74 % der Ausbildungen dauern 36 Monate, 21 % 24 Monate (vgl. Vollmer und Frohnenberg, 2008, 30).

Circa 22 % der 452 bedeutsamen Ausbildungsregelungen hatten geistig behinderte Menschen als Zielgruppe. Ausbildungsdauer und Ausbildungsort verweisen darauf, dass diese Form nicht allen geistig behinderten Menschen einen Zugang zur Berufsausbildung ermöglicht. Deshalb sind neben dem universellen Design entsprechende angemessene Vorkehrungen notwendig.

## 17.2.2 Systeme des Bildungs- und Ausbildungswesens

Hier handelt es sich um »administrative Steuerungs- und Überwachungsmechanismen, die die Bereitstellung von Bildungs-/Ausbildungsprogrammen und die Merkmale der Bildungs-/Ausbildungssysteme regeln« (e5851). Die im System der Berufsausbildung zuständigen Stellen für den Erlass individueller Ausbildungsregelungen werden in § 71 BBiG benannt. Es sind vor allem die Handwerkskammern, Industrie- und Handelskammern und die Landwirtschaftskammern. Dazu kommt das Bundesinstitut für Berufsbildung. Es hat nach BBiG § 91, Abs. 3, Satz 1 a u. a. die Aufgabe, »an der Vorbereitung von Ausbildungsordnungen und sonstigen Rechtsverordnungen [...] mitzuwirken«.

Hier ist darauf zur verweisen, dass die angemessene berufliche Bildung (§ 136 SGB IX) nicht im System der Berufsausbildung verankert ist, sondern das Fachkonzept (FK EV/BB) durch die Agentur für Arbeit als Leistungsträger für den Berufsbildungsbereich der Werkstatt erstellt worden ist. Damit setzen sich die Unterschiede innerhalb der Berufsbildung für behinderte Menschen fort. In der Umsetzung des UN-Übereinkommens ist deshalb dafür zu sorgen, dass die Bestimmungen in § 66 BBiG/42 m HWO in einem inklusiven Berufsbildungssystem für alle behinderten Menschen gelten und die – diskriminierende – angemessene berufliche Bildung durch eine Berufsausbildung abgelöst wird.

## 17.2.3 Dienste des Bildungs- und Ausbildungswesens

Anbieter von Berufsausbildung sind »Dienste und Programme, die sich mit Bildung/ Ausbildung sowie Aneignung, Erhaltung und Vergrößerung von Wissen, Fachkenntnissen und beruflichen oder künstlerischen Fertigkeiten befassen« (e5850). Dienste, die Ausbildungsleistungen für behinderte Menschen erbringen, sind nach § 2 BBiG vor allem Betriebe in Industrie, Handel und Handwerk, Haushalte, berufsbildende Schulen sowie Berufsbildungswerke als Einrichtungen der außerbetrieblichen Berufsbildung.

Die erforderliche zeitliche und strukturelle Flexibilität einer Berufsausbildung für geistig behinderte Menschen – arbeitslebensbegleitend und modularisiert – im Sinne der angemessenen Vorkehrungen (Art. 2 UN-Übereinkommen) erfordert eine entsprechende institutionelle Verankerung. Hierfür bietet sich die Werkstatt für behinderte Menschen an, die schon jetzt einen Auftrag zur arbeitslebensbegleitenden beruflichen Bildung durch angemessene berufliche Bildung und berufliche Fortbildung hat (Zeitflexibilität). Sie wird außerdem durch das Fachkonzept (FK EV/BB) aufgefordert, ihre Angebote zu stufen und zu modularisieren (Strukturflexibilität).

Die umfassendste Stufe – Tätigkeitsfeld – orientiert sich an einem Berufsbild nach § 66 BBiG, z. B. FachpraktikerIn Hauswirtschaft. Die weiteren Stufen beziehen sich auf Tätigkeitsgebiete – Küche, Hausreinigung, Textilpflege –, auf Tätigkeitsbereiche – Speisevorbereitung, Speisezubereitung, Speiseausgabe – und auf Tätigkeitseinheiten – Salat waschen, Salat zerkleinern, Kartoffeln schälen, Kartoffeln zerkleinern.

Auf der Basis von Berufsbildungsgesetz, Handwerksordnung und Fachkonzept lässt sich eine Berufsausbildung entwickeln, die allen (geistig) behinderten Menschen zugänglich ist. Das bedeutet: »Werkstätten bieten Ausbildungsplätze an, damit Leistungsberechtigte eine qualifizierte Ausbildung durchlaufen können« – ein Ergebnis der *Denkwerkstatt: Inklusion und Werkstatt* der Berufsgenossenschaft für Gesundheitsdienst und Wohlfahrtspflege (Empfehlungen zur neuen Werkstatt, 2010, 13).

Damit Werkstätten allen behinderten Menschen, die »nicht, noch nicht oder noch nicht wieder auf dem allgemeinen Arbeitsmarkt beschäftigt werden können« (§ 136 SGB IX), den Zugang zur Berufsausbildung ermöglichen können, ist die Veränderung von gesetzlichen Vorschriften (Handlungsgrundsätze), z. B. § 35 SGB IX *Einrichtungen der beruflichen Rehabilitation*, notwendig. Die Systeme und Dienste sind vorhanden und sollten bereit sein, auf der Basis veränderter Handlungsgrundsätze (ethische Ebene) – u. U. diese vorwegnehmend – die notwendigen Strukturen und Prozesse zu planen (strategische Ebene) und die notwendigen Vorbereitungen für eine schnelle Umsetzung zu treffen (operative Ebene).

In der Vergangenheit wurden zwar von Werkstätten zahlreiche Projekte einer veränderten beruflichen Bildung für geistig behinderte Menschen durchgeführt (vgl. BAG

WfbM 2009), eine anerkannte Berufsausbildung scheint es jedoch nur in einem Fall zu geben: die duale Ausbildung zum Alltagsbetreuer der Gemeinnützigen Werkstätten und Wohnstätten GmbH in Sindelfingen (Röhm 2010). Aber auch hier handelt es sich um eine ganz spezifische Maßnahme, die aber zeigt, dass eine Berufsausbildung möglich ist, so dass ein inklusives Berufsbildungssystem (Grampp 2011) sich auch an diesem Beispiel orientieren kann.

# 17.3 Arbeit und Beschäftigung

## 17.3.1 Handlungsgrundsätze des Arbeits- und Beschäftigungswesens

Grundlage für die Einbeziehung in Arbeit sind »Gesetze, Vorschriften und Standards, die die Vergabe von Beschäftigungsverhältnissen und anderen Arten entlohnter Arbeit in der Wirtschaft regeln« (e5902). Handlungsgrundsätze in Form von Gesetzen, Vorschriften und Standards, die Arbeit und Beschäftigung geistig behinderter Menschen regeln, finden sich vor allem im SGB IX und im UN-Übereinkommen.

### SGB IX

In § 41 SGB IX werden die *Leistungen im Arbeitsbereich* der Werkstatt beschrieben. Sie umfassen die »Aufnahme, Ausübung und Sicherung einer der Eignung und Neigung des behinderten Menschen entsprechenden Beschäftigung«. In § 136 SGB IX werden *Begriff und Aufgaben der Werkstatt für behinderte Menschen* beschrieben: »Die Werkstatt für behinderte Menschen ist eine Einrichtung zur Teilhabe behinderter Men-

schen am Arbeitsleben [...] und zur Eingliederung in das Arbeitsleben. Sie hat denjenigen behinderten Menschen, die wegen Art oder Schwere der Behinderung nicht, noch nicht oder noch nicht wieder auf dem allgemeinen Arbeitsmarkt beschäftigt werden können, [...] eine Beschäftigung zu einem ihrer Leistung angemessenen Arbeitsentgelt aus dem Arbeitsergebnis anzubieten«.

Integrationsfachdienste sind nach § 109 SGB IX »Dienste Dritter, die im Auftrag der Bundesanstalt für Arbeit, der Rehabilitationsträger und der Integrationsämter bei der Durchführung der Maßnahmen zur Teilhabe schwerbehinderter Menschen am Arbeitsleben beteiligt werden«.

### UN-Übereinkommen

Artikel 27 *Arbeit und Beschäftigung* fordert von den Vertragsstaaten die Anerkennung und Förderung des Rechts behinderter Menschen auf Arbeit und »die Möglichkeit, den Lebensunterhalt durch frei gewählte oder angenommene Arbeit in einem offenen, integrativen [inklusiven] und für behinderte Menschen zugänglichen Arbeitsmarkt und Arbeitsumfeld zu verdienen«.

Als geeignete Schritte der Vertragsstaaten zur Verwirklichung des Rechts auf Arbeit werden in Art. 27 u. a genannt:

- Diskriminierung in allen Belangen der Arbeit zu verbieten;
- Gerechte und günstige Arbeitsbedingungen zu schaffen und zu schützen;
- Wirksamen Zugang zu allgemeinen fachlichen und beruflichen Beratungsprogrammen; Stellenvermittlung sowie Berufsausbildung und Weiterbildung zu ermöglichen;
- Beschäftigungsmöglichkeiten auf dem Arbeitsmarkt, aber auch Selbstständigkeit zu fördern;
- Beschäftigung im öffentlichen Sektor;
- Beschäftigung im privaten Sektor durch geeignete Strategien und Maßnahmen zu fördern;
- Sicherstellen, dass am Arbeitsplatz angemessene Vorkehrungen getroffen werden;
- Sammeln von Arbeitserfahrung auf dem allgemeinen Arbeitsmarkt zu fördern;
- Programme für berufliche Rehabilitation, Arbeitsplatz-Erhalt und beruflichen Wiedereinstieg zu fördern.

**Recht auf Arbeit**

Obwohl es in Deutschland kein Grundrecht auf Arbeit gibt (vgl. Papier, 2009), hat der Gesetzgeber in § 136 SGB IX bestimmt: »Die Werkstatt für behinderte Menschen steht allen behinderten Menschen – die wegen Art oder Schwere der Behinderung nicht, noch nicht oder noch nicht wieder auf dem allgemeinen Arbeitsmarkt beschäftigt werden können – unabhängig von Art oder Schwere der Behinderung offen, sofern erwartet werden kann, dass sie spätestens nach Teilnahme an Maßnahmen im Berufsbildungsbereich wenigstens ein Mindestmaß wirtschaftlich verwertbarer Arbeitsleistung erbringen werden«. Eine Einengung des Personenkreises erfolgt in § 53 Sozialgesetz-

buch Zwölftes Buch (SGB XII), da nur behinderte Menschen Anspruch auf Eingliederungshilfe haben, die »wesentlich in ihrer Fähigkeit an der Gesellschaft teilzuhaben, eingeschränkt« sind.

Diese Gesetzeslage wirft die Frage auf, ob sie – im Sinne der Gleichheit aller Menschen vor dem Recht – bestehen bleiben kann. Hier ist auf Art. 3 *Allgemeine Grundsätze* des UN-Übereinkommens zu verweisen. Danach sollen angemessene Vorkehrungen »wenn sie in einem bestimmten Fall erforderlich sind, vorgenommen werden, um zu gewährleisten, dass Menschen mit Behinderungen gleichberechtigt mit anderen alle Menschenrechte und Grundfreiheiten genießen oder ausüben können.« Da Arbeit nach Art. 23 der *Allgemeinen Erklärung der Menschenrechte* (UNO 1948) ein Menschenrecht darstellt, entspricht § 136 SGB IX als angemessene Vorkehrung durchaus den Verpflichtungen der Vertragsstaaten. Hinzu kommt noch Art. 4 *Allgemeine Verpflichtungen* Abs. 4 des UN-Übereinkommens: »Dieses Übereinkommen lässt zur Verwirklichung der Rechte von Menschen mit Behinderungen besser geeignete Bestimmungen, die im Recht eines Vertragsstaats oder in dem für diesen Staat geltenden Völkerrecht enthalten sind, unberührt.«

**Inklusives Arbeitssystem**

Art. 27 formuliert das Recht auf frei gewählte Arbeit in einem offenen, integrativen (inklusiven) und für Menschen mit Behinderungen zugänglichen Arbeitsmarkt und Arbeitsumfeld. Der Begriff »Arbeitsumfeld« wird zwar nicht weiter erläutert, könnte jedoch als Hinweis verstanden werden, dass – analog zum inklusiven Bildungssystem – ein »inklusives Arbeitssystem« zu schaffen ist. Ein solches System entspricht der »Arbeitswelt« [als] »die sachliche und soziale Sphäre, in der Menschen ihre Berufsarbeit verrichten« (Dedering, 1998, 9). In der Arbeitswelt als inklusivem System sind alle Formen und Orte der Arbeit vereinigt und sie können ohne Diskriminierung frei gewählt werden – ein Aspekt, der dem Wunsch- und Wahlrecht behinderter Menschen entspricht. In die Arbeitswelt ist der Arbeitsmarkt ebenso einbezogen wie alle anderen Arbeitsformen und -orte, an denen behinderte Menschen gegenwärtig und zukünftig tätig sind (Grampp, 2010; Grampp, 2010 a).

Arbeit hat für behinderte Menschen, die »nicht, noch nicht oder noch nicht wieder auf dem allgemeinen Arbeitsmarkt beschäftigt werden können« nicht nur eine »Erwerbs«-Funktion, sondern soll – wie berufliche Bildung und arbeitsbegleitende Maßnahmen – auch »ermöglichen, ihre Leistungs- oder Erwerbsfähigkeit zu erhalten, zu entwickeln, zu erhöhen oder wiederzugewinnen und dabei ihre Persönlichkeit weiterzuentwickeln« (§ 136 SGB IX). Im inklusiven Arbeitssystem müssen zur Erfüllung dieser Anforderung angemessene Vorkehrungen getroffen werden. Sie orientieren sich vor allem an Persönlichkeitsförderlichkeit als Merkmal humaner Arbeit. Weitere Merkmale sind noch Ausführbarkeit, Erträglichkeit, Beeinträchtigungslosigkeit, Schädigungslosigkeit, Zumutbarkeit, Zufriedenheit, Ganzheitlichkeit, soziale Interaktion, Autonomie, Lern- und Entwicklungsmöglichkeiten, Zeitelastizität, Sinnhaftigkeit (Martin, 2008). Ein Beispiel für die Berücksichtigung einiger Prinzipien ist die »teilautonome Gruppenarbeit« in einer Werkstatt (Balzer et al., 2008).

Die Verpflichtung, dafür zu sorgen, dass mit dem Verdienst der eigenen Arbeit die Bestreitung des Lebensunterhalts möglich ist (Art. 27 UN-Übereinkommen), müsste – wie in den Fällen prekärer Arbeit im allgemeinen Arbeitsmarkt – mit Sozialleistungen aufgestockt werden. Diese Forderung ist schon in Art. 23, Abs. 3 der Erklärung der Menschenrechte von 1948 zu finden. »Jeder, der arbeitet, hat das Recht auf gerechte und befriedigende Entlohnung, die ihm und seiner Familie eine der menschlichen Würde entsprechende Existenz sichert, gegebenenfalls ergänzt durch andere soziale Schutzmaßnahmen«.

## 17.3.2 Systeme des Arbeits- und Beschäftigungswesens

Umgesetzt werden die Gesetze zur Arbeit durch »administrative Steuerungs- und Überwachungsmechanismen, die die Vergabe von Arbeitsplätzen und anderen Arten entlohnter Arbeit in der Wirtschaft regeln« (e5901). Es handelt sich hierbei um die Agentur für Arbeit und die Sozialhilfeträger. Die genannten Systeme im Bereich Arbeit und Beschäftigung versuchen durchaus unter dem Aspekt einer »planbaren Entlastung der Eingliederungshilfe« (Deusch, 2009, 3), behinderte Menschen als Arbeitnehmer in den allgemeinen Arbeitsmarkt zu bringen und die arbeitnehmerähnliche, sozialaufwandsbehaftete Tätigkeit in der Werkstatt für behinderte Menschen zu vermeiden. Dazu werden einige Instrumente genutzt, die vorrangig den Übergang auf den allgemeinen Arbeitsmarkt zum Ziel haben.

Bundesweit werden die zwei Verfahren *Diagnose der Arbeitsmarktfähigkeit (DIA-AM)* und *Unterstütze Beschäftigung (UB)* eingesetzt. Baden-Württemberg nutzt zur Erreichung des Ziels, 1000 Arbeitsverhältnisse für wesentlich behinderte Menschen am allgemeinen Arbeitsmarkt bis 2010 im Rahmen der »Aktion 1000« zu schaffen, folgende Aktivitäten: *Netzwerkkonferenzen* und *Berufswegekonferenzen, Berufsvorbereitende Einrichtungen (BVE)* an Förderschulen und die *Kooperative berufliche Bildung und Vorbereitung (KoBV)* (Deusch, 2009, 3).

## Diagnose der Arbeitsmarktfähigkeit

Steigende Zugangszahlen in Werkstätten für behinderte Menschen (WfbM) haben dazu beigetragen, dass die Bundesagentur für Arbeit (BA) das Verfahren »*Diagnose der Arbeitsmarktfähigkeit (DIA-AM)*« zur Eignungsfeststellung nach § 33 Abs. 4 SGB IX entwickelt und 2008 in die Praxis eingebracht hat. In einem Zeitraum von höchstens zwölf Wochen »sollen »realistische und belastbare Aussagen« [zu der] Frage gesammelt werden, inwieweit Art oder Schwere der Behinderung einer Integration in den allgemeinen Arbeitsmarkt entgegenstehen« (Wendt, 2008). In einer ersten Phase (max. vier Wochen) findet eine Diagnostik zur Analyse der Eignung für den allgemeinen Arbeitsmarkt statt. Die zweite Phase (max. acht Wochen) dient der Erprobung in Betrieben des allgemeinen Arbeitsmarktes. Zielgruppe von DIA-AM sind lernbehinderte Menschen im Grenzbereich zur geistigen Behinderung, geistig behinderte Menschen im Grenzbereich zur Lernbehinderung sowie Menschen mit nachhaltigen psychischen Störungen und/oder Verhaltensauffälligkeiten (nicht im Akutstadium).

## Unterstützte Beschäftigung

Die *Unterstützte Beschäftigung (UB)* ist seit 2008 in § 38 a SGB IX geregelt: »(1) Ziel der Unterstützten Beschäftigung ist, behinderten Menschen mit besonderem Unterstützungsbedarf eine angemessene, geeignete und sozialversicherungspflichtige Beschäftigung zu ermöglichen und zu erhalten. Unterstützte Beschäftigung umfasst eine individuelle betriebliche Qualifizierung und bei Bedarf Berufsbegleitung.

(2) Leistungen zur individuellen betrieblichen Qualifizierung erhalten behinderte Menschen insbesondere, um sie für geeignete betriebliche Tätigkeiten zu erproben, auf ein sozialversicherungspflichtiges Beschäfti-

gungsverhältnis vorzubereiten und bei der Einarbeitung und Qualifizierung auf einem betrieblichen Arbeitsplatz zu unterstützen. Die Leistungen umfassen auch die Vermittlung von berufsübergreifenden Lerninhalten und Schlüsselqualifikationen sowie die Weiterentwicklung der Persönlichkeit der behinderten Menschen«.

Die Regeldauer der Leistungen beträgt nach § 38 a SGB IX »bis zu zwei Jahre [...], soweit sie wegen Art oder Schwere der Behinderung erforderlich sind. Sie können bis zu einer Dauer von weiteren zwölf Monaten verlängert werden, wenn auf Grund der Art oder Schwere der Behinderung der gewünschte nachhaltige Qualifizierungserfolg im Einzelfall nicht anders erreicht werden kann und hinreichend gewährleistet ist, dass eine weitere Qualifizierung zur Aufnahme einer sozialversicherungspflichtigen Beschäftigung führt«.

Zielgruppe der Unterstützten Beschäftigung »sind behinderte Menschen mit einem Potenzial für eine Beschäftigung auf dem allgemeinen Arbeitsmarkt, für die eine Integration in sozialversicherungspflichtige Beschäftigung mit anderen [...] Teilhabeleistungen, insbesondere Leistungen zur Berufsvorbereitung und Berufsausbildung bzw. Weiterbildung nicht, mit Leistungen nach § 38 a SGB IX aber möglich erscheint. Zur Zielgruppe zählen nicht behinderte Menschen, die werkstattbedürftig im Sinne des § 136 SGB IX sind«.

## Komplexes Verfahren in Baden-Württemberg

Ergänzend zu den bundesweiten Verfahren DIA-AM und UB wird in Baden-Württemberg ein komplexes Verfahren zur kooperativen Gestaltung der beruflichen Teilhabe und des Übergangs in den allgemeinen Arbeitsmarkt erprobt (Rothenhäusler, 2011; Deusch, 2009). Es hat fünf Bausteine

*(1) Schulische Vorbereitung und Kompetenzanalyse*

Die Vorbereitung bezieht sich auf die Bereiche Selbstversorgung, Mobilität, Wohnen und Freizeit sowie Arbeit. Analysiert werden kommunikative und mathematische, lebensrelevante, berufliche und teilhaberelevante Kompetenzen.

*(2) Netzwerkkonferenz*

Absprache der Zusammenarbeit, Verfahren und Inhalte durch Schulen, Betriebe und Kostenträger auf regionaler oder lokaler Ebene.

*(3) Berufswegekonferenz*

Gemeinsame verbindliche Planung und Auswertung von individuellen Maßnahmen zur Berufsvorbereitung, beruflichen Bildung und Platzierung durch alle Beteiligten vor dem Übergang in die Berufsstufe der Förderschule.

*(4) Berufsvorbereitende Einrichtung (BVE)*

Schulische Struktur zur gezielten Vorbereitung auf den allgemeinen Arbeitsmarkt unter Einbeziehung von Integrationsfachdienst und Praktikumsbetrieben.

*(5) Kooperative berufliche Bildung und Vorbereitung auf den allgemeinen Arbeitsmarkt (KoBV)*

Kombination von praktischer Tätigkeit (3 Tage) und Berufsschulunterricht (2 Tage) in Kooperation von Bildungsträger, Integrationsfachdienst, Betrieben sowie beruflicher Schule und Förderschule.

### 17.3.3 Dienste des Arbeits- und Beschäftigungswesens

»Dienste und Programme von kommunalen, regionalen oder staatlichen Verwaltungen oder von privaten Organisationen zur Vermittlung passender Arbeit für Personen, die arbeitslos sind oder den Arbeitsplatz wechseln wollen, oder zur Unterstützung von Arbeitnehmern« (e5900) sind die Institutionen, die Arbeit für alle ermöglichen sollen. In Art. 26 UN-Übereinkommen werden die Vertragsstaaten verpflichtet, einen »wirksamen Zugang zu allgemeinen fachlichen und beruflichen Beratungsprogrammen, Stellenvermittlung sowie Berufsausbildung und Weiterbildung« zu ermöglichen. Im Rahmen der staatlichen Verwaltung ist die Agentur für Arbeit nicht nur das System, sondern gleichzeitig auch der Dienst, der diese Aufgaben für geistig behinderte Menschen übernimmt. Er kann Integrationsfachdienste als private Organisationen mit der Beratung, Unterstützung und Vermittlung behinderter Menschen und mit der Information, Beratung und Unterstützung von Arbeitgebern beauftragen.

## Zusammenfassung

Aus dem UN-Übereinkommen ergeben sich für die Habilitation und Rehabilitation geistig behinderter Menschen für den Bereich Berufsbildung und Qualifizierung mit dem Recht auf Berufsausbildung in einem inklusiven Berufsbildungssystem weitreichende Veränderungen. Das erfordert sowohl eine Anpassung der Handlungsgrundsätze als auch die Entwicklung von Strategien zur Erreichung des Ziels durch die Systeme der Berufsausbildung unter Beteiligung der betroffenen Menschen und der Dienste, die

die Ausbildungsleistungen zu erbringen haben.

Für den Bereich Arbeit und Beschäftigung sollte die Fixierung auf den allgemeinen Arbeitsmarkt durch ein inklusives Arbeitssystem, das sich auf die Arbeitswelt bezieht, überwunden werden. Nur so können angemessene Vorkehrungen zur Verwirklichung des Rechts auf Arbeit für alle behinderten Menschen ihre Wirkung entfalten. Die Problematik der Fixierung auf den allgemeinen Arbeitsmarkt zeigt sich bei der Betrachtung von Erwartungen und Ergebnissen der Zugangssteuerung.

Dass die intensivierte Zugangssteuerung nicht alle Erwartungen erfüllt hat, geht aus einer Aussage der BAGüS (2010) hervor: »Hier ist festzustellen, dass die neuen Instrumente der Verbesserung der Integration von mehr behinderten Menschen in den allgemeinen Arbeitsmarkt (noch) nicht greifen (z. B. UB). Auch das von der BA entwickelte neue Diagnoseinstrument ›DIA-AM‹ hat zumindest bisher noch nicht zu einer Veränderung der Aufnahmepraxis in den Werkstätten geführt und war den Sozialhilfeträgern bei der Steuerung nicht hilfreich«. Zufriedenstellende finanzielle Ergebnisse scheinen sich in Baden-Württemberg im Rahmen der Aktion 1000 eingestellt zu haben. Deusch (2009, 12) verweist auf Einsparungen für die Eingliederungshilfe, die sich im Jahr 2007 auf 4,5 Mio. EUR belaufen haben und bis 2011 auf 13,5 Mio. EUR ansteigen sollen.

Die unter dem Entlastungsaspekt betriebene Intensivierung des Übergangs auf den allgemeinen Arbeitsmarkt orientiert sich – auch in Baden-Württemberg – an Qualifizierung und nicht an Berufsausbildung. Allerdings wird im UN-Übereinkommen in Art. 27 Berufsausbildung als geeigneter Schritt zur Sicherung des Rechts auf Arbeit genannt: »Die Vertragsstaaten sollen das Recht auf Arbeit durch geeignete Schritte, einschließlich des Erlasses von Rechtsvorschriften sichern, indem sie u. a. »d) Men-

schen mit Behinderungen wirksamen Zugang zu allgemeinen fachlichen und beruflichen Beratungsprogrammen, Stellenvermittlung sowie Berufsausbildung und Weiterbildung [...] ermöglichen«.

Nach den Rahmenrichtlinien für § 66 BBiG und § 42 m HwO »müssen für behinderte Menschen Ausbildungsregelungen und -angebote geschaffen werden, die den Neigungen und Fähigkeiten von behinderten Menschen entsprechen, um ihnen dadurch Chancen auf dem allgemeinen Arbeitsmarkt und zum lebenslangen Lernen zu eröffnen«. Wenn diese in der Werkstatt für behinderte Menschen umgesetzt werden, sind sie auch eine »geeignete Maßnahme« für den Übergang geeigneter Personen auf den allgemeinen Arbeitsmarkt (§ 136 SGB IX).

Wenn in »Berufswegekonferenzen zur individuellen Berufswegeplanung- und Steuerung« (Deusch, 2009, 5) die Weichen in Richtung allgemeiner Arbeitsmarkt gestellt werden, und auch Berufsvorbereitung und berufliche Bildung den Übergang auf den allgemeinen Arbeitsmarkt zum Ziel haben, ist zu fragen, inwieweit das Wunsch- und Wahlrecht durch die betroffenen Personen wahrgenommen werden kann. Da die durch das UN-Übereinkommen geforderte Berufsausbildung noch nicht besteht, kann gegenwärtig natürlich nicht zwischen Berufstätigkeit mit oder ohne vorausgegangene Berufsausbildung gewählt werden. Hier ist deshalb dafür zu sorgen, dass die Verpflichtung, eine Berufsausbildung für alle behinderten Menschen anzubieten, durch entsprechende Regelungen schnellstmöglich umgesetzt wird.

Das in Baden-Württemberg praktizierte Modell könnte Grundlage eines Verfahrens sein, das unter Bezug auf das Berufsbildungsgesetz folgende Schritte aufweist: Nach Berufsinformation und Berufswahl als Themen der Berufswegekonferenz muss eine Berufsausbildungsvorbereitung (§ 1 BBiG) erfolgen. Hier sind schulische Angebote und Praktika vorzusehen. Daran schließt sich die Berufsbildung im dualen Modell an

(§ 1 BBiG). Für geistig behinderte Jugendliche dürfte die Werkstatt der geeignete Ausbildungsort sein – durchaus unter Einbeziehung anderer Ausbildungsträger und der Berufsschule (§ 2 BBiG). Ziel wäre die Vorbereitung auf eine Berufstätigkeit an allen Arbeitsorten eines inklusiven Arbeitssystems – allgemeiner Arbeitsmarkt, Integrationsfirmen und die Werkstatt für behinderte Menschen.

Leitziel eines inklusiven Arbeitssystems muss es sein, behinderte Menschen dabei zu unterstützen, auf der Basis einer Berufsausbildung den gewünschten Arbeitsplatz in der Arbeitswelt zu finden, und dafür zu sorgen, dass er auf Dauer erhalten bleibt. Wenn durch eine passende und dauerhafte Platzierung auch noch das Sozialsystem entlastet wird, ist dies ein willkommener Zusatznutzen, kann aber nicht das Hauptziel von Habilitation und Rehabilitation geistig behinderter Menschen sein.

# Literatur

Agentur für Arbeit (2010) HEGA 06/10 – 02 – Teilhabe am Arbeitsleben – Fachkonzept für Eingangsverfahren und Berufsbildungsbereich in Werkstätten für behinderte Menschen (WfbM). (http://www.arbeitsagentur.de/nn_1 65870/zentraler-Content/HEGA-Internet/A03 -Berufsberatung/Dokument/HEGA-06–2010- Fachkonzept-WfbM.html, Zugriff am 02. 09. 2010)

Aichele V (2008) Die UN-Behindertenrechtskonvention und ihr Fakultativprotokoll. Ein Beitrag zur Ratifikationsdebatte. Policy Paper No. 9. Berlin: Deutsches Institut für Menschenrechte.

BAG WfbM (2009) Braunschweiger Gespräche 2009. (http://www.bagwfbm.de/category/27, Zugriff am 24. 08. 2010)

BAGüS (2010) Entwicklung der Fallzahlen in der Eingliederungshilfe. 3. Erhebung der überörtlichen Träger der Sozialhilfe. (http://www.lwl. org/spur-download/bag/Endbericht/Entwicklu ng/Fallzahlen/EinglH/20012010.pdf, Zugriff am 13. 08. 2011)

Balzer M, Birsens PM, Grampp G (2008) Teilautonome Gruppenarbeit. Referat Werkstätten:Messe 2008. Nürnberg

Berufsbildungsgesetz. (http://www.gesetze-im-internet.de/bundesrecht/bbig_2005/gesamt.pdf, Zugriff am 15. 11. 2011)

Bundesinstitut für Berufsbildung (2010) Rahmenregelung für Ausbildungsregelungen für behinderte Menschen gemäß § 66 BBiG/§ 42 m HwO. (www.bibb.de/de/26 171.htm9, Zugriff am 13. 08. 2011)

Bundesregierung (2011) Nationaler Aktionsplan der Bundesregierung zur Umsetzung des Übereinkommens der Vereinten Nationen über die Rechte von Menschen mit Behinderungen. (http://www.bmas.de/SharedDocs/Downloads /DE/PDF-Publikationen/a740-nationaler-aktio nsplan-barrierefrei.pdf?__blob=publicationFil e, Zugriff am 13. 08. 2011)

Dedering H (1998) Pädagogik der Arbeitswelt. Weinheim, Deutscher Studien-Verlag

Deusch B (2009) Zwischenbilanz Aktion 1000. Braunschweiger Gespräche 2009. (http://www. bagwfbm.de/category/72, Zugriff am 24. 8. 2010)

DIMDI – Deutsches Institut für Medizinische Dokumentation und Information (Hrsg.) (2005) Internationale Klassifikation der Funktionsfähigkeit, Behinderung und Gesundheit. (www.dimdi.de, Zugriff am 08. 07. 2006)

Empfehlungen zur »Neuen Werkstatt« – Neue Profilierung der Werkstätten für Menschen mit Behinderungen vor dem Hintergrund der Umsetzung der UN-Behindertenrechtskonvention. Positionspapier (2011). Hamburg: Berufsgenossenschaft für Gesundheitsdienst und Wohlfahrtspflege – BGW

Fachkonzept für Eingangsverfahren und Berufsbildungsbereich in Werkstätten für behinderte Menschen (WfbM). Anlage zur HEGA 06/ 2010 (2010). Agentur für Arbeit (2010) SP III 13 (http://www.arbeitsagentur.de/zentraler-Content/HEGA-Internet/A03-Berufsberatung/ Publikation/HEGA-06–2010-Fachkonzept-W fbM-Anlage.pdf, Zugriff am 02. 09. 2010)

Gesetz zu dem Übereinkommen der Vereinten Nationen vom 13. Dezember 2006 über die Rechte von Menschen mit Behinderungen sowie zu dem Fakultativprotokoll vom 13. Dezember 2006 zum Übereinkommen der Vereinten Nationen über die Rechte von Menschen mit Behinderungen, in Bundesgesetzblatt Jahrgang 2008 Teil II Nr. 35, S. 1419–1457. (www.bundesgesetzblatt.de, Zugriff am 24. 01. 2011)

Grampp G (2010) Das Menschenrecht auf Arbeit. Thesen. LAG WfbM Bremen und Niedersachsen. 1. Norddeutsche Gegenwartskonferenz 2010

Grampp G (2010 a) Konzepte und Methoden des Handlungsfeldes Arbeit, in G Grampp, S Hirsch, CM Kasper, U Scheibner, W Schlummer (2010) Arbeit. Herausforderung und Verantwortung der Heilpädagogik. Stuttgart, Kohlhammer, 96–151

Grampp G (2011) Inklusive Berufsausbildung. Die Werkstatt als Kompetenzzentrum für die Berufsausbildung behinderter Menschen. Vortrag bei der Werkstätten:Messe am 17.03 2011 in Nürnberg

Handwerksordnung. (http://www.gesetze-im-internet.de/bundesrecht/hwo/gesamt.pdf)

Martin H (2008) Vorlesung Arbeitswissenschaft 1 (AW 1) WS 2007/08. (http://www.ifa.uni-kassel.de/fileadmin/Fachgebiete/AW/daten/AW_I/AW_I_1_Folien_Allgemeines.pdf, Zugriff am 14. 05. 2009)

Papier H-J (2009) Papier: Es gibt kein Grundrecht auf Arbeit. (http://www.news-adhoc.com/papier-es-gibt-kein-grundrecht-auf-arbeit-idna2009072842394/. Zugriff 21. 10. 2009)

Röhm R (2009) Fit fürs Arbeitsleben. Anerkannte berufliche Qualifizierung in der WfbM. BAG WfbM Braunschweiger Gespräche 2009. (http://www.bagwfbm.de/category/27, Zugriff am 24. 08. 2010)

Rothenhäusler H (2011) Vorbereitung und Eingliederung wesentlich behinderter junger Menschen auf dem allgemeinen Arbeitsmarkt, in Inklusion. Eine gesellschaftliche Aufgabe. Fachtagung am 17. 02. 2011. (http://www.lsb-bw.de/media/inklusion_web_PC.pdf, Zugriff am 12. 10. 2011)

Schaub H, Zenke KG (1995) Wörterbuch zur Pädagogik. München, dtv

Sozialgesetzbuch (SGB) Viertes Buch (IV) – Gemeinsame Vorschriften für die Sozialversicherung. (http://www.gesetze-im-internet.de/sgb_4/, Zugriff am 12. 09. 2011)

Sozialgesetzbuch (SGB) Neuntes Buch (IX) – Rehabilitation und Teilhabe behinderter Menschen. (http://www.gesetze-im-internet.de/sgb_9/, Zugriff am 12. 09. 2011)

Sozialgesetzbuch (SGB) Zwölftes Buch (XII) – Rehabilitation und Teilhabe behinderter Menschen. (http://www.gesetze-im-internet.de/sgb_12/, Zugriff am 12. 09. 2011)

Übereinkommen der Vereinten Nationen über Rechte von Menschen mit Behinderungen. Erster Staatenbericht der Bundesrepublik Deutschland. (http://www.bmas.de/SharedDocs/Downloads/DE/staatenbericht-2011.pdf?__blob=publicationFile, Zugriff am 13. 10. 2011)

Vereinte Nationen (1948) Resolution 217 A (III) der Generalversammlung vom 10. Dezember 1948. Allgemeine Erklärung der Menschenrechte. (http://www.ohchr.org/EN/UDHR/Pages/Language.aspx?LangID=ger, Zugriff am 21. 10. 2009)

Vollmer K, Frohnenberg C (Hrsg.) (2008) Die Ausbildungsregelungen für behinderte Menschen unter Berücksichtigung quantitativer und qualitativer Kriterien und Fragestellungen. Abschlussbericht. Bonn: Bundesinstitut für Berufsbildung. WISSENSCHAFTLICHE DISKUSSIONSPAPIERE. Heft 103

Wendt S (2008) Neues Maßnahmeangebot der Bundesagentur für Arbeit zur Feststellung der Arbeitsmarktfähigkeit behinderter Menschen. impulse 45 (1), 34–36

# 18 Aufgaben der Pflege

*Samuel Elstner*

## Einführung

Menschen mit einer geistigen Behinderung erkranken mindestens genauso häufig wie der restliche Anteil der Bevölkerung an akuten somatischen Leiden. Die Prävalenz chronischer somatischer und psychiatrischer Störungen ist gegenüber der normintelligenten Population sogar um das 2,5-Fache erhöht (van Schrojenstein Lantma-de Valk, 2000; Scholte, 2008). Damit wird theoretisch die stationäre Versorgung in einem Krankenhaus bei dieser besonderen Patientengruppe mindestens ebenso häufig notwendig wie bei anderen auch.

Während im ambulanten Sektor neben der Dauerbehandlung von Epilepsien und Diabetes, einfache Infekte des Respirations- und Gastrointestinaltraktes, dermatologische und zahnmedizinische Interventionen sowie genitale (urologische und gynäkologische) und ophthalmologische Untersuchungen (Balogh et al., 2005; Straetmans et al., 2007) vorherrschen, sind es im stationären Bereich vor allem schwere Affektionen des Gastrointestinal- und Respirationstraktes sowie neurologisch-psychiatrische Problemstellungen (Balogh et al., 2005). Somit hat diese Klientel den gleichen Bedarf an einer guten medizinischen Versorgung wie die restliche Bevölkerung (Sullivan et al., 2006).

Defizite bezüglich kognitiver Prozesse, die Störung in der sensomotorischen Funktionsfähigkeit, ein vermindertes Selbstreflexionsvermögen und Verzögerungen in der sozioemotionalen Entwicklung stellen Kommunikationsbarrieren dar, die zu diagnostischen und therapeutischen Schwierigkeiten erheblich beitragen (Stockmann und Elstner, 2012). Der normale Stationsbetrieb in einem deutschen Krankenhaus ist nicht auf die Besonderheiten der kognitiven Informationsverarbeitungsfähigkeit bei Menschen mit geistiger Behinderung eingestellt. Andererseits wird der erhöhte medizinische und pflegerische sowie personelle und fachliche Aufwand bei ihrer Behandlung und Versorgung, der durch zeit- und apparate-aufwendigere Prozeduren bedingt ist (Lunsky und Balogh, 2010; Xenitidis et al., 2004), im DRG-Abrechnungssystem (aktuelles somatisch-stationäres Vergütungssystem nach »Diagnostic Related Groups« in Form gewichteter Fallpauschalen) nicht ausreichend berücksichtigt. So tragen Zeitdruck und Personalmangel ihr Übriges zu einer gestörten Kommunikation bei. Durch die Unruhe auf einer Station, den Effizienzdruck in der täglichen Arbeit, aber auch durch Missverständnisse werden nicht nur Verhaltensauffälligkeiten bei den Patienten ausgelöst oder zumindest verstärkt, sondern auch Symptompräsentationen nicht richtig gesehen (Harenski, 2007). Dieser Umstand kann die Gefahr einer Verlängerung von Krankheitsverläufen oder gar eines Übersehens von Krankheitssymptomen in sich bergen, deren Behandlung dann letztlich mit mehr Komplikationen behaftet ist.

Tatsächlich haben die angloamerikanischen Staaten und auch etliche europäische Länder den besonderen Aspekt der ärztlichen und pflegerischen Versorgung von Menschen mit geistiger Behinderung entdeckt und spezielle Ausbildungsprogramme entworfen. Für Deutschland besteht auf diesem Gebiet noch ein sehr großer Aufholbedarf. Nach einer Anfrage beim Deutschen Pflegeverband im November 2011 sind aktuell keine curricularen Fortbildungsaktivitäten für den Umgang mit geistig behinderten Patienten vorhanden. Bei den Ärzten existiert hingegen ein entsprechendes Curriculum für Medizin für Menschen mit geistiger oder mehrfacher Behinderung, welches flächendeckend zum Einsatz kommen müsste (Bundesarbeitsgemeinschaft Ärzte für Menschen mit geistiger oder mehrfacher Behinderung, 2011).

Im folgenden Abschnitt wird auf detaillierte Schilderungen von Vorgehensweisen zu einzelnen Krankheitsbildern oder zu besonderen Aspekten bei pflegerischen Maßnahmen, wie Sondenernährung, verzichtet. Vielmehr wird das Ziel verfolgt, Grundlagen zu vermitteln, auf denen eine klientelgerechte Pflege innerhalb der einzelnen medizinischen Disziplinen aufbauen kann. Dabei sollen die Herausforderungen im pflegerischen Umgang mit geistig behinderten Menschen betont werden. Pflegende müssen nämlich über eine deutlich erweiterte Fertigkeitenpalette verfügen (McKeon, 2009): Während sich die »reine Pflegetechnik« nicht sonderlich von der bei Menschen ohne Behinderung unterscheidet, besteht ein großer Unterschied beim Vermitteln der geplanten Tätigkeiten, im allgemeinen Umgang mit den Patienten selber, aber auch ihrem Umfeld. Somit ist eine einheitliche Definition der Einstellung und Haltung, Kommunikation und Strukturierung als Grundlage für den pflegerischen Umgang unabdingbar. Um dies zu gewährleisten, müssen die Besonderheiten in der Begegnung mit Menschen mit geistiger Behinderung bekannt sein. Darüber hinaus sind eine vermehrte Hilfestellung und das Einbeziehen des sozialen Umfelds zur Überwindung der durch die Behinderung bestehenden Barrieren unumgänglich. ▶ Abbildung 18.1 gibt einen Überblick über die komplexen Kompetenzen im pflegerischen Umgang bei der medizinischen Versorgung von Menschen mit geistiger Behinderung, die im Folgenden genauer erläutert werden sollen.

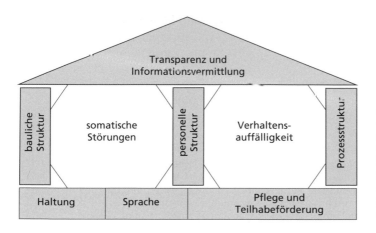

**Abb. 18.1:**
Grundlegende Bausteine für die akut-medizinische professionelle Kontakt- und Pflegegestaltung von Menschen mit geistiger Behinderung bei somatischen Störungen und Verhaltensauffälligkeiten

## 18.1 Der Teufelskreis der Vorurteile und die Schaffung einer gemeinsamen Arbeitsgrundlage

Während Menschen mit körperlichen Behinderungen vor allem in der baulichen Architektur Barrieren vorfinden, bestehen für Menschen mit einer geistigen Behinderung die Barrieren zum einen in der Einstellung des Umfeldes ihnen gegenüber, zum anderen ganz allgemein in der sprachlichen Kommunikation.

Gerade in einem strukturierten Krankenhausbetrieb ist der geistig behinderte Mensch mit seinen Bedürfnissen nach stärkerem Einbezug ein nicht immer willkommener Faktor, vor allem weil er Zeitverlust bedeutet (Harenski, 2007). Leichtfertig und unangemessen wird er als geistig kranker Patient wahrgenommen, der Erklärungen sowieso nicht versteht. Dies führt oftmals zu Frustrationen bei den Patienten, was sich nach außen hin in Verhaltensstörungen äußern kann. Für das Klinikpersonal bedeutet dies wiederum eine Bestätigung bestehender Vorurteile. So kann es schnell zu einem sich aufschaukelnden Teufelskreis kommen, der letztlich zu Gewalt und Aggression führt und für den Patienten in einer mechanischen

oder/und medikamentösen Fixierung enden kann (Hine, 2007; Panke-Kochinke, 2008).

### 18.1.1 Grundlegende Schritte in der Kontaktgestaltung mit Menschen mit geistiger Behinderung bei der Pflege im Akutkrankenhaus

Der erste Schritt zu einer an die Bedürfnisse von Menschen mit geistiger Behinderung angepassten Pflege ist die Aneignung von Wissen zum Thema geistige Behinderung. Dies ermöglicht die Entwicklung eines wertschätzenden und die Autonomie fördernden Umgangs durch Schaffung einer vertrauensvollen Umgebung. Diese kann dem geistig behinderten Menschen Erfahrungen zur Erweiterung seines Kompetenzspektrums bieten.

**Gemeinsame Einstellungsebene**

Alle Menschen, die in sozialen Berufen arbeiten, haben eine innere Motivation, das Leben von in Notlagen gekommenen Mitmenschen helfend zu beeinflussen. Dies gilt selbstverständlich auch für Personen, die im medizinischen Sektor tätig sind. Doch gerade in diesem Bereich steht das defizitorientierte Denken und Handeln gegenüber den auf Ressourcen fokussierten Tätigkeiten deutlich im Vordergrund. Dies ist nicht weiter verwunderlich – wo schnell gehandelt werden muss, ist das rasche Erkennen und Beheben von Defiziten entscheidend wichtig. Umso mehr erfordert der Umgang mit Menschen mit geistiger Behinderung bei jedem im medizinischen Bereich Arbeitenden eine neue Gewichtung dieser beiden Herangehensweisen.

Die geistige Behinderung ist keine Erkrankung, sondern eine Entwicklungsverzögerung, die mit Lernstörungen einhergeht (Schanze, 2007, 15; Dosen, 2011, 17). Es gilt, nicht nur das Gesundheitsdefizit zu erkennen, sondern den durch die Entwicklungsstörung eingeschränkten Patienten ebenso in seinen Stärken wahrzunehmen. Diese beiden Vorbedingungen sind unter dem Aspekt größtmöglicher Autonomie zu berücksichtigen und zu fördern. Der allgemeinen Vorstellung von »normalem Verhalten« scheinbar widersprechenden und damit oft nicht klar interpretierbaren Handlungsweisen von Menschen mit geistiger Behinderung liegt oftmals eine Form der Bedürfnisäußerung zugrunde, der man aufgeschlossen und nicht ablehnend oder gar feindselig gegenüber stehen sollte. Gerade von pflegenden Mitarbeitern einer Station, auf der Menschen mit geistiger Behinderung betreut werden, ist diese grundsätzliche Einstellung zu fordern. Keine andere Berufgruppe kommt in so engen Kontakt mit den Patienten, deren Kommunikationsverhalten zu vielen folgenreichen Missverständnissen führen kann. Die Grenze zwischen Förderung der Eigenständigkeit und Teilhabe am Gemeinschaftsleben mit all seinen Facetten kann schnell in Bevormundung oder gar Übergriffigkeit umschlagen. Eine professionelle Haltung und ständige Selbstreflexion müssen dabei helfen, diese Grenze nicht zu überschreiten.

**Gemeinsame Sprachebene**

Um ein wertschätzendes Umfeld zu schaffen, ist eine geeignete gemeinsame Kommunikationsbasis notwendig. Menschen mit einer geistigen Behinderung haben durch die zerebrale Funktionsstörung eine inadäquate Informationsverarbeitung, wobei nicht selten Verzögerungen vordergründig imponieren. Ebenso ist die Dauer der Antwortproduktion verlängert. Die zu vermittelnde Information sollte bei vorhandenem Sprachverständnis aus diesem Grund nur einfache Worte beinhalten. Abstrakte oder fremdsprachige Begriffe sowie lange und verschachtelte Sätze sind zu meiden. Zum Antworten muss dem Patienten ausreichend Zeit eingeräumt werden. Scheint eine Frage oder Aussage nicht verstanden worden zu sein, sollte sie in einfacheren Worten erneut gestellt werden, die durch entsprechende Mimik und Gestik unterstützt werden (Hessisches Sozialministerium, 2010, 8; Mensch zuerst, 2007).

Eine gelungene Kommunikation bedeutet anfänglich zwar ein wenig mehr Zeitaufwand, eine misslungene Verständigung kann jedoch durch ein möglicherweise dadurch hervorgerufenes selbst- oder fremdaggressives Verhalten in der Folge viel mehr Zeit erfordern (Hessisches Sozialministerium, 2010, 8).

# 18.1.2 Teilhabeförderung

Bei der stationären Versorgung von Patienten mit einer geistigen Behinderung besteht oft die Notwendigkeit, die rein pflegerische Tätigkeit durch Maßnahmen zum Erhalt von Fähigkeiten zu ergänzen. Durch einen Krankenhausaufenthalt entsteht je nach Liegedauer die Gefahr des Verlustes bisher beherrschter Alltagsfertigkeiten. Vor allem der Aufenthalt in internistischen, und besonders in psychiatrischen Kliniken kann von längerer Dauer sein. Werden dann Fertigkeiten nicht geübt, können diese schnell verloren gehen (siehe Fallbeispiel). Wichtig erscheint in diesem Zusammenhang die Fortführung einer gewissen Tagesstruktur. Der Patient sollte nötige Orientierungspunkte des Tages, wie Essen, Aufsteh- und Bettgehzeiten, Zeiten für Körperhygiene, Visiten oder Therapieangebote, vermittelt bekommen. Am besten eignen sich ausgehändigte Therapiepläne in deutlicher Schrift oder mit

Symbolen. Außerdem sollten andere Fertigkeiten des täglichen Lebens erfragt werden; dies können ganz einfache Dinge sein, wie Schnürsenkel binden, anziehen oder Lebensmittel einkaufen. Soweit möglich sind diese Übungen in den Stationsalltag einzubinden.

Gleichzeitig ist da, wo Hilfestellung zu geben ist, auch Hilfe anzubieten. Es ist nicht immer ganz leicht, die Balance zwischen »Erfahrungen machen lassen« oder sogar »sich nicht kümmern« einerseits und Bevormundung oder gar Übergriffigkeit andererseits zu halten. Ziel ist es, dem Patienten im Krankenhaus Halt und Orientierung zu geben, seine Fertigkeiten einzusetzen, ihn aber auch dort zu unterstützen, wo er durch seine Behinderung Barrieren vorfindet.

**Fallbeispiel**

Eine 35-jährige Patientin mit einer schweren geistigen Behinderung wurde wegen Verhaltensstörungen auf eine psychiatrische Spezialstation für Menschen mit geistiger Behinderung zur Diagnostik und Therapie eingewiesen. Der Aufenthalt dauerte 10 Wochen. Es konnte eine Psychose aus dem schizophrenen Formenkreis diagnostiziert, die Behandlung mit einem Antipsychotikum eingeleitet und erfolgreich durchgeführt werden. Bei dem sozialen Integrationstraining in Form einer Wochenendebeurlaubung in das Wohnheim der Patientin meldete das betreuende Personal der Einrichtung zurück, dass sich zwar die Verhaltensstörungen deutlich gebessert hätten, jedoch elementare Fertigkeiten des täglichen Lebens verloren gegangen seien. So könne die Patientin im Gegensatz zum Zustand vor dem stationären Aufenthalt nicht mehr für einen Spaziergang selbstständig die Schnürsenkel binden. Bei der Auswertung zeigte sich, dass innerhalb der 10 Wochen tatsächlich mit der Patientin kein einziges Mal ein Spaziergang außerhalb der Station oder im angrenzenden Therapiegarten, wofür feste Schuhe notwendig gewesen wären, durchgeführt worden war.

# 18.2 Strukturen

## 18.2.1 Prozessstrukturen

Wie mehrfach erwähnt, sind Menschen mit einer geistigen Behinderung gegenüber äußeren Stressoren deutlich vulnerabel. Der

Krankenhausalltag fordert von ihnen viel Stresstoleranz. Dies beginnt beim Prozess der Aufnahme und endet bei der Entlassung. Dazwischen liegen viele Untersuchungs- und Therapietermine, die sich zudem jederzeit verschieben können.

Ein koordinierter Umgang, vor allem eine Regelung des Aufnahme- und Entlassprozesses, ist aus diesem Grund gerade bei der medizinischen Versorgung unabdingbar (Walsh, 1997; Landesverband Rheinland-Pfalz der Lebenshilfe für Menschen mit geistiger Behinderung e. V. et al., 2007). Beides sollte möglichst in Anwesenheit der engen Bezugspersonen erfolgen. Diese vermitteln dem Patienten nicht nur Schutz und Halt, sondern können zudem wertvolle Auskünfte über die wichtigsten Verhaltensbesonderheiten im Umgang mit ihm sowie über andere anamnestisch und pflegerisch relevante Informationen geben. Bei der Koordination von Untersuchungs- und Therapieterminen erweist es sich als hilfreich, unangenehme Zustände, wie Nüchternzeiten vor Sonographieuntersuchungen, Spiegelungen oder Operationen, so kurz wie möglich zu halten. Alle Interventionen sollten mit dem Patienten vorher auf einfache und verständliche Weise besprochen sein. Zusätzlich ist eine gute Abstimmung mit dem Personal der anderen Disziplinen notwendig. Die wichtigsten Verhaltensregeln müssen weitergegeben werden. Trotz aller Vorsorge ist hervorzuheben, dass die meisten Prozeduren personal- und zeitaufwendiger in ihrer Ausführung sind als bei Menschen ohne Behinderung. Dies ist bei der Terminplanung zu berücksichtigen. Ebenso sollten bei notwendiger Narkose möglichst schnell mehrere Untersuchungen miteinander verbunden werden.

Auch das Entlassungsgespräch hat einen wichtigen Stellenwert. Hierbei sollten der Verlauf der stationären Behandlung, der Umgang mit dem Patienten auf der Station und die Empfehlungen für das weitere Procedere zur ambulanten Genesung zusammen mit dem Patienten und seinem direkten Umfeld besprochen werden. Die Pflege nimmt dabei einen wichtigen Rang ein. Die Vermittlung des vorherrschenden Krankheitsbildes aus pflegerischer Sicht, der Erfahrung im täglichen Umgang unter Beachtung der Grundbedürfnisse und die Weitergabe der durchgeführten pädagogischen Interventionsversuche zur Verhaltensmodifikation sind für die weiter betreuenden Personen wertvolle Informationen.

## 18.2.2 Personelle Strukturen

Der angemessene Umgang mit geistig behinderten Menschen in einem Versorgungskrankenhaus erfordert bestimmte personelle Voraussetzungen. Zwischen den Idealvorstellungen und den realistisch umsetzbaren Möglichkeiten kann allerdings ein merkbarer Unterschied bestehen. Idealerweise sollte das versorgende medizinische Team im Bereich der Gesundheits- und Krankenpflege durch Heilerziehungspfleger und Heilpädagogen ergänzt werden. Je länger die durchschnittliche Liegedauer der Patienten innerhalb der jeweiligen Fachdisziplinen ist, umso höher sollte der Anteil sein; in der Psychiatrie kann er schon 30–40 % betragen.

## 18.2.3 Bauliche Strukturen

Die räumlichen Verhältnisse sollten an die Bedürfnisse von Menschen mit Behinderungen angepasst sein und deren Einschränkungen Rechnung tragen. Neben den bereits in vielen Kliniken beachteten barrierefreien baulichen Ausstattungen für körperlich behinderte Menschen sollte es Rückzugsecken für die Patienten geben, die gegenüber äußeren Reizen besonders anfällig sind. Die Verfügbarkeit von Einzelzimmern mit intensiverer Überwachung sowie Fixiermöglichkeit ist sinnvoll. In den meisten Kliniken wird außerdem Wert auf die Verfügbarkeit bestimmter funktionaler Räume gelegt: ein Snoezel-Raum (Zimmer mit verschiedenen angenehmen Sinnesangeboten zur verbesserten Sinnesreizwahrnehmung und Entspannung) und ein Time-out-Raum (mehrfunktionaler gepolsterter Raum zum Ausagieren von Impulsdurchbrüchen als Deeskalationsmaßnahme oder als Stimuluskontrollangebot zum Rückzug bei Reizüberflutung). Ein Zimmer mit Schallisolierung stellt ferner eine gute Ergänzung zur Stimuluskontrolle bei leicht irritablen Patienten dar. Die Möbel sollten bequem, leicht umstellbar und den hygienischen Krankenhausbedingungen angemessen sein, die Farb- und Lichtausstattung kontrastreich nach Lowvision-Konzeption gestaltet werden; dabei

sind direkte und indirekte Beleuchtung zu berücksichtigen. Für die Pflege von Patienten, die bisher keine Fähigkeiten zu einer eigenständigen hygienischen Selbstversorgung erwerben konnten, sind Stationsbäder für die Unterstützung der Körperhygiene vorzuhalten. Entsprechende Ausstattungen für eine belastungsarme Pflegeunterstützung mit z. B. Sitzduschen, extra großen Badewannen, Hebevorrichtungen oder auch behindertengerechte Toiletten zum Toilettentraining sind zu empfehlen.

## 18.3 Besondere Aspekte

### 18.3.1 Beachtung besonderer somatischer Gegebenheiten

Besonders bei genetischen Syndromen mit geistiger Behinderung tritt eine Häufung bestimmter körperlicher Störungen auf, denen im pflegerischen Umgang Rechnung getragen werden muss. So sollte auf Schluckstörungen, Bewegungseinschränkungen, Störungen im Bereich des Sehens und Hörens sowie der Blasen- und Darmfunktion geachtet werden (Kerr, 2003). Allgemein sind Anzeichen von Schmerzempfindung bei der täglichen Pflege sorgsam zu registrieren (Stockmann und Elstner, 2012). Sofern bei der Aufnahme auffällige Hautläsionen, z. B. Dekubitus oder auch Verletzungen vorliegen, sollten diese beschrieben, am besten auch photografisch dokumentiert und angemessen behandelt werden. Je nach einschränkendem Störungsbild sind Unterstützungs- und Hilfsmaßnahmen einzuleiten. Eventuell benötigte Hilfsmittel wie Rollstühle oder besondere Hebevorrichtungen bei der Körperpflege können bereits vor der Aufnahme bei elektiv einbestellten Patienten

abgefragt und dann vorgehalten werden. Jedoch nicht nur die Heil- und Hilfsmittel, sondern auch die günstigste Art der stationären Unterbringung ist im Vorfeld abzuklären. Hierbei können folgende Fragen beispielhaft wichtig sein:

- Ist der Patient nur in einem Einzelzimmer zu führen oder können er und die potentiellen Mitpatienten für einen begrenzte Zeit ein gemeinsames Mehrbettzimmer tolerieren?
- Ist der Patient gewohnt, über spezielle Gegenstände und andere Mittel außerhalb der verbal-sprachlichen Ebene zu kommunizieren?

Zur Prävention schwerwiegender Zwischenfälle und zur Förderung wichtiger Körperfunktionen eignen sich pflegerische Standards mit Sturz- und Dekubitusprophylaxe, Programme zum Erhalt der Harnkontinenz und Managementbeschreibungen zur Wundversorgung im Rahmen von entsprechenden pflegerischen Zusatzausbildungen. Die systematische Krankheitssymptomerfassung oder gar die Berücksichtigung der Vermittlung präventiver Maßnahmen sind aktuell noch in der Entwicklungsphase (Lewis, 2002).

## 18.3.2 Fremd- und selbst- aggressive Verhaltensweisen

Die Ursachen von selbst- und fremdaggressiven Verhaltensweisen (▶ Kap. 5) können vielschichtig sein. Auf keinen Fall dürfen sie als ein fester Bestandteil der geistigen Behinderung hingenommen werden. Vielmehr entsprechen sie zu einem großen Teil Beschwerde- oder Symptomäußerungen von ernsthaften, somatischen oder psychiatrischen Erkrankungen (Stockmann und Elstner, 2012). Zu einem anderen Teil können sie jedoch auch einfach Äußerungen grundlegender Bedürfnisse und deren Einforderung sein. Art und Form dieser Kommunikation sind sehr stark vom jeweiligen Entwicklungsniveau des Patienten beeinflusst; eine Verzögerung betrifft nicht nur den kognitiven Bereich, sondern auch das sozioemotionale Entwicklungsniveau. Stehen am Anfang noch die eher passiven Grundbedürfnisse nach Nahrung, angenehmem Körperklima und Regulation elementarer Körperfunktionen im Vordergrund, so gehen sie in ein zunehmendes Bedürfnis nach Autonomie mit Einbezug des sozialen Umfelds über (Dosen, 2011, 41–62; Sappok et al., 2011).

Die Kenntnis dieser möglichen Wünsche nach Befriedigung von Grundbedürfnissen ist vor allem bei nicht verbal kompetenten Patienten eine wichtige Bedingung für ein Sicherheit und Halt gebendes, vertrauensvolles Umfeld. Ein auf die Bedürfnisse angepasster Umgang ist daher ein wesentliches Element im alltäglichen Umgang mit dem Patienten, vor allem in einer so extremen Ausnahmesituation wie bei einem Krankenhausaufenthalt.

## 18.3.3 An den Fähigkeiten orientierter Umgang

Informationen über Defizite, aber auch Vorlieben des Patienten bieten bereits einen guten Ansatz für einen angemessenen Umgang. Sie sind am besten vom Patienten selbst und falls das nicht möglich ist, bei Verwandten oder anderen betreuenden Personen zu erhalten. Zudem können professionelle Erhebungsschemata zur sozio-emotionalen Entwicklung eine standardisierte Einschätzung der aktuellen Bedürfnisse geben (Dosen, 2011, 371–380; Sappok et al., 2011). Diese Schemata stellen wichtige Instrumente dar, deren Nutzen den für ihre Anwendung benötigten Zeitaufwand sicherlich aufwiegt. Die Aufgaben und Herausforderungen des medizinischen Personals beim Umgang mit geistig behinderten Patienten in einem Krankenhaus bestehen darin, in kurzer Zeit die vorhandenen Fähigkeiten und die Entwicklungsstufe, auf der sich der Patient aktuell befinden könnte, zu erfassen. Durch dieses proaktive Vorgehen können Stresszustände im Vorfeld verringert oder sogar abgefangen werden. Die Schaffung einer reizarmen Auszeit durch z. B. regelmäßiges Aufsuchen eines Snoezel-Raums bzw. das Angebot, sich in ein mit weichen Polstern ausgekleidetes Zimmer, eventuell bei Musik zurückziehen zu können oder auch ein gemeinsamer Spaziergangs in einem ruhigen Teil des Krankenhausgeländes können dem Patienten helfen, das auf einer Station herrschende, häufig ungewohnte hohe Reizniveau besser zu ertragen.

## 18.3.4 Verhaltensangepasster Umgang

Neben Tests und Schemata zum Erfassen des sozio-emotionalen Entwicklungsniveaus sind individuelle Verhaltensprotokolle hilfreich. Dabei wird die einer Auffälligkeit vorangegangene Situation und der auf sie folgende Umgang unter Berücksichtigung des Umfelds dokumentiert und später im Team analysiert. Dieses Vorgehen fördert die Chance, zuvor nicht erkannte Bedürfnisse oder Störfaktoren zu identifizieren und durch modifizierende Maßnahmen zukünftige Verhaltenseskalationen zu vermeiden.

## 18.3.5 Interdisziplinäre Kommunikation

Bei all diesen Maßnahmen ist es wichtig, die gewonnenen Erkenntnisse und entwickelten Interventionsstrategien an alle Mitglieder des medizinischen Behandlungsteams weiterzugeben. Bei mindestens wöchentlich stattfindenden Teambesprechungen können die Informationen gut ausgetauscht werden. Leider sind jedoch oft nicht alle Mitarbeiter zugegen. Um trotzdem eine lückenlose Weitergabe zu gewährleisten, hat sich eine allgemein zugängliche Auflistung von Vorlieben, Ressourcen, typischen Verhaltensweisen, des ermittelten sozio-emotionalen Entwicklungsalters, der wichtigen Grundbedürfnisse und entwickelter Umgangs- und Deeskalationsregeln über ein Informationsboard, wie z.B. eine Tafel im Dienstzimmer, als geeignetes Instrument erwiesen.

## 18.3.6 Medikamentöse Interventionen

Die Nutzung medikamentöser Interventionen (detaillierte Ausführungen hierzu in den ▶ Kap. 10 und 11) zur Reduktion des Erregungsniveaus soll nicht unerwähnt bleiben. Die oben beschriebenen Maßnahmen stellen sicherlich eine wertvolle Hilfe dar, den Bedürfnissen nach Sicherheit und Vertrauen, die ein Mensch im Krankenhaus haben sollte, nachzukommen. Allerdings können äußere Reizsituationen auf einer Station die Kompensationsmechanismen eines Menschen mit einer geistiger Behinderung selbst bei optimaler pädagogisch-psychotherapeutischer Unterstützung überschreiten und zu schweren Verhaltensauffälligkeiten führen. Dann ist eine medikamentöse Regulierung des Erregungsniveaus nicht nur im Interesse der Umwelt, sondern auch im Interesse des Patienten, für den ein solcher Zustand ebenso unangenehm bis sogar quälend sein kann, eine notwendige und hilfreiche Maßnahme. Substanzen aus der Gruppe der Benzodiazepine (zum kurzzeitigen Einsatz) und der niederpotenten Antipsychotika (Neuroleptika) bieten sich als gute Möglichkeiten für eine Bedarfsmedikation an. Allerdings sollten diese Maßnahmen in ein allgemeines, pharmakologisch-pädagogisch-psychotherapeutisches Konzept eingebettet sein, das immer das Ziel einer nur aufs Notwendigste beschränkten Medikamentengabe beinhalten sollte.

## Zusammenfassung

Die akute medizinische Pflege von Menschen mit einer geistigen Behinderung unterscheidet sich in ihren Grundzügen nicht wesentlich vom bisher gelebten Alltag in Krankenhäusern. Um jedoch der besonderen Patientengruppe gerecht zu werden, bedarf es einer Betonung und besonderen Berücksichtigung bestimmter Aspekte aus dem pflegerischen Selbstverständnis (▶ Abb. 18.1). Professionalität und stärkere Gewichtung des rehabilitativen Blicks, aber auch Beobachtungs-vermögen bilden die Grundlage einer behin-dertengerechten Pflege. Ergänzend dazu stellt die Kommunikation mit teilweise schwer geistig beeinträchtigten Menschen eine täglich neue Herausforderung dar. Die Bereitschaft zum Schaffen einer gemein-samen Kommunikationsebene durch Krea-tivität und Flexibilität komplettiert das Pfle-gefundament. Darauf aufbauend können die Grundmauern für eine akut-medizinische Versorgung entstehen, die dieser Klientel gerecht werden. Hierbei müssen zusätzlich zu den für ein Krankenhaus üblichen Stan-dards weitere Besonderheiten in der bauli-chen Struktur, der personellen Ausstattung und der wesentlichen Prozessabläufe be-rücksichtigt werden. Dies alles stellt ideale Voraussetzungen dar, mit den Besonderhei-ten in der Symptomäußerung körperlicher und psychischer Erkrankungen von Men-schen mit geistiger Behinderung besser um-gehen zu können. Eine wirksame Informa-tionsweitergabe innerhalb eines Behand-lungsteams und darüber hinaus zu den wei-ter betreuenden Stellen bildet das Dach eines gelungenen Lösungsansatzes der möglichen Schwierigkeiten im Umgang mit diesen Pa-tienten. Verhaltensstörungen und nicht oder zu spät erkannte Erkrankungen kann somit professionell begegnet werden. Es ist wün-schenswert und mittelfristig sicher notwen-dig, dass auch in der deutschen Ausbildung von Gesundheits- und Krankenpflegekräften der Aspekt der professionellen Pflege von Menschen mit geistiger Behinderung einen festen Platz findet.

## Literatur

Balogh RS, Hunter D, Ouellette-Kunz H (2005) Hospital utilization among persons with an intellectual disability, Ontario, Canada 1995–2001. Journal of Applied Research in Intellectual Disabilities 18, 181–190

Bundesarbeitsgemeinschaft Ärzte für Menschen mit geistiger oder mehrfacher Behinderung. http://www.aemgb.de/html/Weiterbildung.htm, Zugriff am 06.11.2011

Dosen A (2010) Psychische Störungen, Verhal-tensprobleme und intellektuelle Behinderung. Göttingen, Hogrefe

Harenski K (2007) Geistig behinderte Menschen im Krankenhaus: Alles andere als Wunsch-patienten. Deutsches Ärzteblatt 104 (27), A1970–A1971

Hessisches Sozialministerium (Hrsg.) (2010) Men-schen mit Behinderung in ärztlicher, zahnärzt-licher und therapeutischer Behandlung. Wies-baden, Hausdruck HSM, 8

Hine H (2007) The use of physical restraint in critical care. Nursing in Critical Care 12 (1), 6–11

Kerr AM, McCulloch D, Oliver K, McLean B, Coleman E, Law T, Beaton P, Wallace S, Newell E, Eccles T, Prescott RJ (2003) Medical needs of people with intellectual disability require re-gular reassessment, and the provision of client- and carer-held reports. Journal of Intellectual Disability Research 47 (2), 134–145

Landesverband Rheinland-Pfalz der Lebenshilfe für Menschen mit geistiger Behinderung e.V., Deutscher Pflegeverband, Pflegedirektion des Klinikums der Stadt Ludwigshafen am Rhein gGmbH (Hrsg.) (2007) Pflegerische Versor-gung und Betreuung von Menschen mit geis-tiger und mehrfacher Behinderung im Kran-kenhaus. Kaiserslautern: Printec Repro-Druck Vertriebs GmbH

Lewis MA, Lewis CE, Leake B, King BH, Linde-mann R (2002) The quality of health care for adults with developmental disabilities. Public Health Reports 117, 174–184

Lunsky Y, Balogh R (2010) Dual Diagnoses: A national study of psychiatric hospitalization patterns of people with developmental disabi-lity. The Canadian Journal of Psychiatry 55 (11), 721–728

McKeon M (2009) A survey of clinical nursing skills in intellectual disability nursing. Journal of Intellectual Disability 13 (1), 31–41

Mensch zuerst (2008) Das neue Wörterbuch für Leichte Sprache. Kassel: Nordlicht Digitaldruck

Panke-Kochinke B (2008) Gewalt gegen Pflegekräfte. Problematische Situationen erkennen und lösen. Frankfurt/M., Mabuse

Sappok T, Schade C, Kaiser H, Dosen A, Diefenbacher A (2011) Die Bedeutung des emotionalen Entwicklungsniveaus bei der psychiatrischen Behandlung von Menschen mit geistiger Behinderung. Fortschritte der Neurologie und Psychiatrie 79, 1–8

Schanze C (2007) Psychiatrische Diagnostik und Therapie bei Menschen mit Intelligenzminderung. Stuttgart, Schattauer

Scholte FA (2008) European Manifesto: Basic Standards of Healthcare for People with Intellectual Disabilities. Salud Publica de Mexico 50 (Supplement 2), 273–276

van Schrojenstein Lantman-de Valk HMJ (2000) Health problems in people with intellectual disability in general practice: a comparative study. Family Practice 17, 405–407

Stockmann J, Elstner S, (2012) Somatische und psychiatrische Erkrankungen – Was ist anders im Krankheitserleben, in der Krankheitspräsentation?, in M Seidel (Hrsg.) CNE-Fortbildung Ausgabe 1, Lerneinheit 2. Stuttgart, Thieme

Straetmans JMJAA, van Schrojenstein Lantman-de Valk HMJ, Schellevis FG, Dinant GJ (2007) Health problems of people with intellectual disabilities: the impact for general practice. British Journal for General Practice 57, 64–66

Sullivan WF, Heng J, Cameron D, Lunsky Y, Cheetham T, Hennen B, Bradley EA, Berg JM, Korossy M, Forster-Gibson C, Gitta M, Stavrakaki C, McCreary B, Swift I (2006) Consensus guidelines for primary health care of adults with developmental disabilities. Canadian Family Physician 52, 1410–1418

Walsh KK, Kastner T, Criscione T (1997) Characteristics of hospitalizations for people with developmental disabilities: utilization, costs, and impact of care coordination. American Journal of Mental Retardation 101 (5), 505–520

Xenitidis K, Gratsa A, Bouras N, Hammond R, Ditchfield H, Holt G, Martin J, Brooks D (2004) Psychiatric inpatient care for adults with intellectual disabilities: generic or specialist units? Journal of Intellectual Disability Research 48, 11–18

# 19 Probleme des Alters

*Maximilian Buchka*

## 19.1 Zur Demographie des Alters

Die demographische Alterssituation der Menschen mit geistiger Behinderung kann nur vor dem Hintergrund der demographischen Entwicklung verstanden werden. Der demographische Wandel in Deutschland wird in den letzten Jahrzehnten mit Nachdruck diskutiert, vor allem seit dem populär gewordenen Sachbuch von F. Schirrmacher »Das Methusalem-Komplott« (2004). Er wird von Engler (2009), dem Präsidenten des Statischen Bundesamtes in Wiesbaden, wie folgt skizziert: In Deutschland werden seit mehreren Jahrzehnten immer weniger Kinder geboren, bis zum Jahr 2060 geht man von 1,2 Geburten pro Frau aus, 2,1 Kinder pro Frau wären jedoch nötig, um die derzeitige Elterngeneration zu ersetzen. Diese Frauen haben aber ein höheres Gebäralter als die früheren Mütter. Die Abnahme der Kinderzahl steht jedoch einer stark angestiegenen Lebenserwartung der Menschen gegenüber. Für 2060 wird von einer durchschnittlichen Lebenserwartung der neugeborenen Jungen von 85,0 Jahren ausgegangen, bei Mädchen von 89,2 Jahren. Derzeit liegt die Lebenserwartung für neugeborene Jungen bei 77,2 Jahren und bei 82,4 Jahren für Mädchen. Bei sich fortsetzender Entwicklung dürften im Jahre 2060 nur noch 77 Millionen Menschen in Deutschland leben, dabei sind die jährlichen Zuwanderungen schon mit eingerechnet. Eine Alterung der Bevölkerung der BRD zeigt sich auch im Erwerbsalter: Die Zahl der 50 Millionen Menschen, die heute im Erwerbsleben stehen, geht 2060 auf nur noch knapp 33 Millionen zurück, von denen ein erheblicher Teil deutlich älter als 50 Jahre alt ist. Waren

2008 von 100 Erwerbstätigen noch 34 Personen 65 Jahre und älter, werden es 2060, mit eingerechneten Zuwanderungsbewegungen, bereits 67 sein. Als Fazit hält Engler fest: Die demographische Entwicklung unserer Gesellschaft verändert sich radikal zugunsten der Menschen mit höherem Alter, auch bei erwerbstätigen Menschen. Diese Entwicklung kann weder von der zu erwartenden Zuwanderungsbewegung noch durch den Anstieg der Geburtenhäufigkeit bei älteren Müttern abgefedert werden.

Nach Schulz-Nieswandt (2005, 42 f.) wird die Analyse des demographischen Wandels bei Menschen mit geistiger Behinderung durch fehlendes Datenmaterial zur Altersstruktur und Lebenserwartung von Menschen mit geistiger Behinderung bestimmt. Erste Studien haben aber gezeigt, dass man nicht wie früher pauschal die Altersstruktur dieser Personengruppe mit der der Restbevölkerung gleichsetzen kann, zumal die Euthanasieaktion der Nationalsozialisten eine ganze Alterskohorte erheblich dezimiert hat. Deshalb sind derzeit noch nicht beide Altersverläufe miteinander zu vergleichen. Aufgrund der allgemeinen demographischen Entwicklung kann man aber davon ausgehen, dass es in Zukunft einen Rückgang der Menschen mit geistiger Behinderung geben wird.

Eine Möglichkeit, um doch an brauchbare demographische Daten über ältere Menschen mit geistiger Behinderung zu kommen, ist die Erhebung von Daten in Heimen. Nach Wacker (2005, 344) waren um die Jahrhundertwende von 150 000 Heimbewohnern 20 000–30 000 älter als 55 Jahre. Aktuell vermutet die Autorin, dass 24 000–32 000 Menschen mit geistiger Behinderung in einem Lebensalter von über 65 Jahren derzeit in Heimen der Behinder-

tenhilfe leben, und rechnet mit einer steigenden Tendenz (Wacker, in: Driller und Pfaff 2006, 60).

Eine weitere Methode, Aussagen zum demographischen Wandel bei Menschen mit geistiger Behinderung zu treffen, besteht in der Erfassung ihrer Lebenserwartung. Havemann und Stöppler (2010, 71) berichten von amerikanischen Studien, nach denen die Lebenserwartung dieser Personengruppe im Vergleich zur allgemeinen Bevölkerung um fünf Jahre divergiert. Zugleich ist die Lebenserwartung »deutlich differenziert(er), abhängig vom Typus der Behinderung, von den genetisch-organologischen Ursachen, von Komorbiditäten, die mortalitätsrelevant sind, aber auch von der Entwicklung anregender Umwelten und abhängig vom Kompetenzerwerb der behinderten Menschen« (Schulz-Nieswandt 2005, 42).

Trotz der noch bestehenden Differenz der Lebenserwartung geistig Behinderter zum allgemeinen Bevölkerungsdurchschnitt ist zu beobachten, dass eine Annäherung in Gang gekommen ist (Driller und Pfaff 2006, 45–48), so dass »die steigende Lebenserwartung auch geistig behinderter Menschen infolge des wachsenden Lebensstandards und einer verbesserten medizinischen Betreuung inzwischen in allen hochentwickelten Ländern als gesichert (gilt), auch wenn dafür – wie in Deutschland – ausreichende und vor allem in Längsschnittuntersuchungen gewonnene Daten nicht vorliegen« (Wacker 2001, 48). Danach erreichen auch ältere Menschen mit geistiger Behinderung »in zunehmender Zahl die Altersphase als eigenständige Lebensphase« (Tews, 2001, 36). Das ist zunächst ein grundsätzlich erfreuliches Phänomen, dass wir aber, meint Wacker, »nicht als Problem, sondern als Aufgabe betrachten« (2006, 48) müssen.

## 19.2 Multiperspektivische Aspekte zum Problem des Alters bei Menschen mit geistiger Behinderung

### 19.2.1 Medizinische Aspekte

Medizinische Probleme werden bei älteren Menschen mit geistiger Behinderung oft nicht erkannt, verkannt oder unterschätzt. Nach Ding-Greiner und Kruse (2004) liegt das daran, dass diese Menschen oft ihre Krankheitssymptome und Schmerzen nicht klar ausdrücken können oder ihre gesundheitlichen Probleme verkannt werden, weil man sie als Folge natürlicher Alternsprozesse oder der Behinderung erklärt. Deshalb kommt es oft zu einer medizinischen Unterversorgung. Wenn man von behinderungsbedingten Erkrankungen im Alter absieht, bestimmt Ding-Greiner (2008, 2) drei Alterskrankheitsgruppen:

- Altersabhängige und altersbegleitende Erkrankungen: Dazu gehören z.B. Arteriosklerose, Arthrose der großen Gelenke, Osteoporose, Lungenemphysem u.a. Sie sind Folge des Alters und treten dann als Krankheiten auf, wenn sie ein bestimmtes Ausmaß überschritten haben.
- Typische Alterskrankheiten: Sie treten gehäuft im höheren Alter auf, z.B. Demenz vom Typ Alzheimer, pathologische Erhöhung des systolischen Blutdrucks, Krebserkrankungen und altersbedingte pathologische Veränderungen des Immunsystems.
- Krankheiten im Alter: Diese Erkrankungen sind in allen Lebensphasen zu beobachten, bei älteren Menschen, deren Organreserven und Immunabwehr herabgesetzt sind, können sie aber lebensbedrohlich werden. Dazu zählen u.a. (Buchka, 2011, 92 f.):
  - Herz- und Kreislaufveränderungen mit diastolischer Blutdruckerhöhung, herabgesetzte Fähigkeit des Herzens, sich zusammenzuziehen, oder koronare Erkrankungen, weiterhin Wandverdickungen in den Venen, Myokardinfarkt sowie Arteriosklerose.
  - Lungenfunktionsstörungen, Lungenentzündungen, geringe Kapazität und Elastizität der Lunge.
  - Beeinträchtigungen der Sinnesorgane, z.B. Seheinschränkung durch grauen und grünen Star, Alterschwerhörigkeit, Geruchs- und Geschmackseinschränkungen und Herabsetzung der Hautwahrnehmungen.
  - Altersveränderungen am Skelettsystem durch Osteoporose oder durch Einschränkung der Bewegungsfähigkeit infolge Arthrose an den Gelenken oder durch altersbedingten Abbau von Muskelmasse, der Knochenbälkchen, der Elastizität von Bändern und Sehnen etc.
  - Erkrankungen der Nieren und des Harntrakts durch pathologische Regulation des Wasser-, Säure-, Basen- und Elektrolythaushalts, durch krankhafte Veränderungen der Nierenfunktion und durch Harnblasenveränderung mit nachfolgender Inkontinenz.
  - Altersbedingte Störungen im Verdauungs- und Stoffwechselsystem, z.B. durch Verstopfung, Veränderung der Darmflora, Stoffwechselverlangsamung oder Diabetes mellitus.
  - Altersbedingte Multimorbidität durch ungünstige, sich wechselhaft beeinflussende Funktionsstörungen.

Bei all diesen altersbedingten Erkrankungen und Störungen muss immer bedacht werden, welche in unmittelbarem Zusammenhang mit der geistigen Behinderung stehen und welche die Folgen von Erkrankungen im

Alter sind. Ganz allgemein gilt: »Auf individueller Ebene nehmen bei Menschen mit geistiger Behinderung mit steigendem Alter – ebenso wie bei der Gesamtbevölkerung – Funktionseinschränkungen und Krankheiten des Alters zu; damit erhöht sich auch das Mortalitätsrisiko« (Ding-Greiner und Kruse, 2004, 525).

Der Begriff der Demenz (▶ **Kap. 5**) wird heute als Oberbegriff für unterschiedliche Formen verwendet, die nach Höwler (vgl. 2004, 106) in primäre und sekundäre Demenzformen unterteilt werden. Die primären Demenzformen sind durch Hirnschädigungen entstanden. Dazu gehört der degenerative (Alzheimer-)Typ und der vaskuläre oder Multi-Infarkt-Typ. Die sekundären Demenzformen entstehen durch extrazerebrale Schäden, die entweder irreversibel (z. B. bei HIV, Tumoren) oder reversibel sind (z. B. bei Vitamin B 12-Mangel oder Hypothreose).

Das Alter ist aus medizinischen Gründen der größte Risikofaktor, um an Demenz zu erkranken. Diese Feststellung gilt gleichermaßen für den Personenkreis der älteren Menschen mit bzw. ohne geistige Behinderung. Eine besondere Risikogruppe dieses Personenkreises, an Demenz zu erkranken, sind Menschen mit Down-Syndrom. Seit geraumer Zeit weiß man von Autopsie-Untersuchungen, dass nahezu bei allen Menschen mit Down-Syndrom ab etwa dem 40. Lebensjahr, »neuropathologische Veränderungen festgestellt (werden), die auch bei der nichtbehinderten Bevölkerung mit einer Demenzerkrankung vom Alzheimer-Typ gefunden werden« (Havemann und Stöppler, 2010, 95).

Die Demenzerkrankung läuft in der Regel in vier aufeinander folgenden Stadien ab (vgl. Trost und Schwarzer, 2009, 415 f.). Sie beginnt mit dem Früh- oder Vergessensstadium (mit ersten Wortfindungsstörungen, Orientierungsstörungen in fremder Umgebung und Erschwernissen bei der Ausführung bisher gewohnter Aktivitäten). Es folgt das Mittel- oder Verwirrtheitsstadium (mit

deutlichen Einschränkungen für ein selbstbestimmtes Alltagsleben, mit Unruhe, Zeitverlustgefühl und manchmal auch Ungeduld oder Aggressivität). Die dritte Phase ist das Spätstadium (mit fortgeschrittenem Hilfebedarf, auch bei der Nahrungsaufnahme und der Ausscheidung, hinzu kommen oft physische Auffälligkeiten, wie z. B. Halluzinationen). Die letzte Phase ist das Endstadium der Demenz (mit Unfähigkeit zu denken, wahrzunehmen, zu sprechen oder sich zu bewegen).

Der Krankheitsverlauf ist von vielen Faktoren abhängig, erfährt aber durch eine frühe Diagnostik, mit einer sofortigen individuellen, sozialen und medikamentösen Behandlung, eine zeitliche Verzögerung.

## 19.2.2 Psychologische Aspekte

Als psychologische Probleme bei älteren Menschen mit Behinderung werden verschiedene Aspekte erforscht, interpretiert und diskutiert. Schon früh hat die Altersforscherin Ursula Lehr darauf hingewiesen, dass im Alter Veränderungen von Erleben und Verhaltensweisen zu beobachten sind. Dazu zählt sie u. a. eine Veränderung geistiger Fähigkeiten, insbesondere des Lernens, sowie der Persönlichkeit (Lehr, 1974, 106).

### Veränderung der Lernfähigkeiten im Alter

Studien mit der Wechsler Adult Intelligence Scale (WAIS/WAIS-R, deutsch: Wechsler Intelligenztests für Erwachsene WIE) haben nach Zimprich (2004) gezeigt, dass es Altersunterschiede in verschiedenen kognitiven Fähigkeiten hinsichtlich der fluiden und kristallinen Intelligenzleistungen gibt. Die fluide Intelligenz ist vor allem erforderlich bei der Erschließung von Sachverhalten, beim Erlernen von Regeln, beim Erkennen von Zusammenhängen etc., während die kristalline Intelligenz mit dem Einsatz der fluiden für den Abruf bereits bekannter Sachverhalte, Regeln, Zusammenhänge usw. benötigt wird. Die Studien haben gezeigt, dass die kristalline Intelligenzleistung im Alter nur gering abnimmt und auch noch 70-jährige Menschen sie fast komplett zur Verfügung haben. Allerdings nimmt sie dann ab, wie neueste Studien zeigten, weil das biologische Potential im Alter geringer wird und der Leistungsrückgang nur noch eingeschränkt kompensiert werden kann (Zimprich, 2004, 294). In diesen Studien hat sich ferner herausgestellt, dass die Abnahme der kristallinen Intelligenzleistungen bei älteren Menschen sehr unterschiedlich ist, je nachdem, ob sie im bisherigen Leben ständig mit kognitiven Anforderungen zu tun und diese immer wieder neu zu bewältigen hatten. Demzufolge ist »Altern ... ein differenzieller Prozess: Verschiedene Personen altern in verschiedenen kognitiven Fähigkeiten verschieden schnell« (Zimprich, 2004, 298). Der kognitive Alterungsprozess ist durch Plastizität gekennzeichnet, weil er mit einem kognitiven Training verzögert werden kann. Allerdings beziehen sich die Erfolge in der Regel auf einen trainierten Bereich und können im Alter nur schwer auf andere Bereiche transferiert werden.

Für alte Menschen mit geistiger Behinderung treffen diese Feststellungen nur bedingt zu. Wegen ihrer Behinderung hatten sie von Geburt an bzw. vom Zeitpunkt ihres Auftretens im Bereich von Lernen und der Intelligenzleistungen schon immer Schwierigkeiten. In der Regel wurden sie in ihrer Biographie nicht vor große kognitive Herausforderungen gestellt, so dass sie im Alter schneller in den geistigen Abbauprozess geraten und kaum Resilienzpotential aufbauen können, um diesem Prozess entgegenzuwirken.

## Persönlichkeitsveränderungen im Alter

Neben Veränderungen beim Lernen und bei geistigen Fähigkeiten sind auch solche der Persönlichkeit bei älteren Menschen bedeutsam (Lehr, 1974). Die Gesellschaft weist ihnen bestimmte sozial nachgeordnete Rollen zu und traut ihnen kaum noch körperliche, psychische und geistige Fähigkeiten zu. Sie erwartet von ihnen sogar, sich aus dem gesellschaftlichen Verantwortungskontext zurückzuziehen (Defizit- oder Disengagement-Theorie). Wenn ältere Menschen diesen Erwartungen nachkommen, verändern sie oft ihre bisherige autonome Persönlichkeitsstruktur (negative Persönlichkeitsveränderung). Wenn sie sich jedoch nicht um diese gesellschaftlichen Altersvorstellungen kümmern, sondern neue Aktivitäten entwickeln (Aktivitätstheorie) und ihre bisherige Tätigkeit, wenn auch dem Alter angepasst, fortsetzen (Kontinuitätstheorie), wachsen sie in eine neue Struktur (Wachstumstheorie) im Sinne einer positiven Persönlichkeitsveränderung hinein.

Leider sind bei älteren Menschen mit geistiger Behinderung mehr die negativen Persönlichkeitsveränderungen festzustellen, zumal ihnen auch früher im Leben nicht viel zugetraut wurde. Eine positive Persönlichkeitsentwicklung kann aber bei älteren Menschen mit geistiger Behinderung beobachtet werden, die im Rahmen ihrer Möglichkeiten bisherige Aufgaben in den Wohneinrichtungen ausfüllen dürfen und können (Ämteraufgaben), und auch im Rentenalter in irgendeiner Form dem Arbeitsleben verbunden bleiben (Seniorenwerkstatt).

## 19.2.3 Soziologische Aspekte

Das Alter hat auch immer eine soziale Komponente, nach Wieland (1993, 22) ist »Alter eine soziale Konstruktion«. Demgemäß definiert die Gesellschaft, mit welchem Lebensalter ein Gesellschaftsmitglied aus dem Erwerbsleben auszuscheiden hat und ab wann es Altersruhegeld bekommen kann. Sie lässt neben der Jugendkultur auch eine neue Alterskultur zu, mit einem eigenen sozialen Lebensstil, einer eigenen Mode und einer typischen Freizeitkultur. Wenn das Alter eine soziale Konstruktion durch die Gesellschaft ist, kann man von ihr auch erwarten, dass sie nicht nur Rückzugsszenarien für ältere Menschen angibt, sondern auch älteren Menschen Felder des inklusiven Lebens und der Teilhabe am gesellschaftlichen Entwicklungsprozess eröffnet (Wieland 1993, 22). Nur wenn der ältere Mensch sein Alter nicht als ein schlimmes »soziales Schicksal« (Thomae 1969) erleben muss, kann er selbst seinen Beitrag als alter Mensch zur gesellschaftlichen Weiterentwicklung leisten.

Die soziale Situation des älteren Menschen mit geistiger Behinderung ist in Orientierung an Tews (in Buchka, 2003, 34) entsprechend der folgenden Alterskategorien zu beschreiben:

- Entberuflichung: Der ältere Mensch mit geistiger Behinderung scheidet im Regelfall schon früh aus der Werkstatt für behinderte Menschen aus, weil man derzeit noch nicht über genügend Alternativen zur altersgerechten Berufsarbeit verfügt.

- Verjüngung: Der ältere Mensch hat 2012 eine gesündere und stabilere Konstitution als seine früheren Altersgenossen, nicht zuletzt aufgrund des medizinischen Forschritts.

- Feminisierung: Dies trifft für die Gruppe der älteren Menschen mit geistiger Behinderung ebenfalls zu. »Wurden 1995 noch ca. 8 % der über 65-jährigen Männern und ca. 16 % der Frauen gezählt, so stieg deren Anzahl in Jahre 2000 auf über 15 % der Männer und 22 % der Frauen an. Während es 2005 schon über 20 % männliche und ca. 28 % weibliche Ältere waren, wurden 2010 bereits 30 % der Männer und weit über 35 % der Frauen notiert«. Erst um das Jahr 2020 wird mit einer Stagnation dieser Entwicklung gerechnet (Wacker, 2005, 344).

- Singularisierung: Auch diese Kategorie trifft voll für die älteren Menschen mit Behinderung zu. Das liegt auch daran, dass ihnen früher das Leben in Partnerschaften verwehrt wurde bzw. die Heirat gesetzlich verboten und gesellschaftlich geächtet war. Zur Kategorie der »Hochbetagten« liegen derzeit, u. a. wegen der unsäglichen nationalsozialistischen Euthanasieaktionen, keine verlässlichen Zahlen vor.

## 19.3 Geragogische Handlungsansätze zur Erhaltung und Förderung der Kompetenz bei älteren Menschen mit geistiger Behinderung

Der Begriff »Geragogik« wurde von Mieskes (1970) in die Diskussion eingeführt. Ihre Aufgabe ist nach Veelken (2000, 88), älteren Menschen Hilfen zur Entfaltung ihrer Identität und Persönlichkeit im tertiären Sozialisationsalter anzubieten sowie die wissenschaftlichen Grundlagen zur kritischen Analyse und Veränderung ihrer Lebensbewältigung, Lebensgestaltung und Selbstverwirklichung zu schaffen.

## 19.3.1 Zum Kompetenzbegriff in der Geragogik bei Menschen mit geistiger Behinderung

Der Kompetenzbegriff wird seit 40 Jahren in der Erziehung und Bildung verwendet. Roth hatte seinerzeit Mündigkeit als Kompetenz im Hinblick auf die eigene Person, die Sachverhalte und die Gemeinschaft beschrieben. Er bestimmte Mündigkeit

- »als Selbstkompetenz, d. h. die Fähigkeit, für sich selbst verantwortlich handeln zu können,
- als Sachkompetenz, d. h. die Fähigkeit, für Sachbereiche urteils- und handlungsfähig und damit zuständig sein zu können, und
- als Sozialkompetenz, d. h. die Fähigkeit, für sozial, gesellschaftlich und politisch relevante Fach- oder Sozialbereiche urteils- und handlungsfähig und also ebenfalls zuständig sein zu können« (Roth, 1971, 180).

Heute wird nach Wollersheim (1993, 100) der Kompetenzbegriff als Faktenwissen und Sachverstehen, als Wertverfügbarkeit und Werteurteilsvermögen und letztlich als Handlungsfähigkeit und Methodenverfügbarkeit angesehen. Auch in der geragogischen Arbeit bei Menschen mit geistiger Behinderung ist die Kompetenzvermittlung nicht mehr wegzudenken (Buchka, 2003; Ding-Greiner und Kruse, 2004; Kruse, 2006). Dabei geht man davon aus, dass Menschen mit geistiger Behinderung über geringere psychische und kognitive Ressourcen verfügen und dadurch nur geringe Resilienzfähigkeiten aufbauen können, um den individuellen, sozialen und ökologischen Belastungen im Alter erfolgreich zu begegnen. Durch permanente Überforderung erhöht sich bei ihnen das Risiko, psychisch zu erkranken. In Bezug auf ihren psycho-phy-

sischen und sozio-kulturellen Status hat Kruse (2006, 123 ff.) folgende Kompetenzeinschränkungen festgestellt:

- Die leibliche, seelische und geistige Kompetenz im Alter wird vom Schweregrad der geistigen Behinderung beeinflusst, Verallgemeinerungen sind deshalb zu vermeiden.
- Die Kompetenz im Alter ist abhängig vom Grad der sensorischen, kognitiven, motorischen, sozialen und sprachlichen Anregungen, die der ältere Mensch in früheren Lebensphasen bekam.
- Die Kompetenzen im Alter sind ähnlich wie bei älteren Menschen ohne Behinderung, unterliegen jedoch einer stärkeren Variabilität.
- Kreative (z. B. künstlerische) Kompetenzen, auch solche der Selbst- und Mitverantwortung sind bei älteren Menschen mit Behinderung in gleicher Weise vorhanden wie bei nicht behinderten Älteren.
- Der Kompetenzverlust tritt bei älteren Menschen mit geistiger Behinderung eher ein als bei nicht behinderten Menschen, wenn erlerntes Wissen, erworbenes Können und eingenommene Haltungen nicht ständig trainiert bzw. geübt werden.

Es sind immer wieder sog. Kompetenzbereiche konstruiert worden (Kruse, 2006), wir bevorzugen die klassische Einteilung in Diätetik, Begleitung und Bildung (Buchka, 2003; 2011; ähnlich Havemann und Stöppler, 2010)

## 19.3.2 Geragogische Diätetik älterer Menschen mit geistiger Behinderung

Diätetik wurde zuerst von Milde im Jahr 1811 in der Allgemeinen Erziehungskunde für den Kinder- und Jugendbereich verwendet. Er hat sie als Grundlage seiner Gefühls- und Sittenlehre, Geistes- und Bildungslehre sowie Somatik- und Gesundheitslehre ange-sehen. In seiner Diätetik geht es ihm darum, die einzelnen natürlichen Anlagen des Men-schen zu wecken, zu pflegen, zu entwickeln und (z. B. im Alter) zu erhalten. Mittels der Diätetik sind Gebrechen im Alter zu behe-ben, zu kompensieren oder zu heilen; ande-rerseits leitet sie dazu an, wie man selbst-ständig für die eigene Gesundheit Sorge tragen kann (Milde 1811/1965, 47 f.).

Das Konzept der geragogischen Diätetik ist mehr als eine Ernährungslehre, sondern die »Lehre von der gesunden und vernünf-tigen Lebensweise« (Bibliographisches Insti-tut Mannheim 1987, 813). Das diätetische Konzept geragogischer Arbeit ist auch mehr als nur ein »Pflegeset« zur körperlichen Ver-sorgung, sondern greift weiter auf alle Be-reiche des Menschen. Ausgehend von Milde und in Anlehnung an Oswald (Buchka 2011, 165) kann geragogische Diätetik eingesetzt werden für:

- die Lebensimpulse: z. B. Anregung von neuen oder Weckung von nur noch schwach ausgebildeten Lebensimpulsen, Ansprechen vorhandener Lebensimpulse, Herausforderung von Widerstand gegen lebensschwächende Kräfte durch kraft-spendende und haltgebende Lebens-impulse;
- die körperlichen Lebensbedingungen: z. B. mittels diätetischer Hilfen zur Nah-rungsaufnahme, zum Schlafen und Aus-ruhen, förderpflegerischer Angebote zur Wahrnehmung des eigenen Körpers, zur Erfahrung eines angenehmen Körper-gefühls und zur sozialen Kontaktaufnah-me (auch über den Körper);
- das Gefühlsleben: z. B. mittels emotiona-ler Erlebnisse und Erfahrungen, Eindrü-cke und Ausdrucksmöglichkeiten sowie Hilfen zur Weckung und Förderung äs-thetischer und religiöser Qualitäten;
- das geistige Leben: z. B. mittels gerago-gischer Hilfen zur Kommunikation und Interaktion, zur Strukturierung der

Raum- und Zeiteinteilung, zur Gedächt-nisleistung und Gedächtnisvorstellung.

Bei den diätetischen Maßnahmen ist der Körper bzw. der Leib der zentrale Gegen-stand. Auf die große Bedeutung der Leiblich-keit hat Schmalenbach (2008) eindrucksvoll hingewiesen. Durch die diätetische Gerago-gik erfährt der ältere Menschen mit geistiger Behinderung, dass zu seiner Leibsorge (ein alter Begriff, den schon Pastor F. von Bodel-schwingh, der Gründer Bethels, verwendet hat) nicht nur die körperliche Pflege gehört, sondern ihm gleichzeitig seelische und geis-tige Hilfen zuteil werden: Menschen begeg-nen sich »hautnah« und unmittelbar, gleich-sam in einer körperbezogenen Kommunika-tion, zum Zweck der Gesundheiterhaltung und Gesundheitsförderung im Alter.

### 19.3.3 Geragogische Begleitung älterer Menschen mit geistiger Behinderung

Der Begriff »Begleitung« geht auf das alt-hochdeutsche »bileiten« zurück, was soviel bedeutet wie »leiten und führen«. Das No-men »Geleit« zeigt ein Vertrauensverhältnis zwischen dem Leitenden, der Beistand, Hilfe und Schutz gewährt, und dem Geleiteten, der diese Begleitung gerne in Anspruch nimmt. Im professionellen Sinne wird die Begleitung »auf gleicher Augenhöhe« angeboten. Ihr liegt ein Menschenbild zugrunde, das den älteren Menschen mit Behinderung nicht als eine unveränderbare Konstante ansieht, son-dern als eine Person mit Potential zum »le-benslangen Lernen« (Krueger 1993) bis ins hohe Alter. Das Konzept der geragogischen Begleitung geht davon aus, dass der Mensch auch im Alter noch nach Autonomie und Selbstbestimmung verlangt, bis in die kleins-ten Alltagsdinge hinein. Da die geragogische Begleitung immer auch eine soziale Kom-ponente hat, kann man sie professionell als eine vorübergehende »biographische Schicksalsgemeinschaft« (Grimm 1995) ansehen, in der Einer dem Anderen hilft, wenn sie einander brauchen, weil beide, der Begleitete und der Begleiter, voneinander lernen wollen, und jeder dem Anderen zu helfen bereit ist, wenn Einem die eigene Unzulänglichkeit im Alltag zu schaffen macht.

Die geragogische Begleitung bezieht sich auf die vielen Aufgaben im Alltag des Wohnens, des Arbeitens, der Freizeit und Kultur, aber auch auf Krisensituationen (wenn z. B. eine Trauer- und Sterbebegleitung nötig wird), und letztlich auch auf die eigene Persönlichkeitsbildung und Entwicklung von Ich-Identität. Die zahlreichen Aufgaben der geragogischen Begleitung sind nach Köhn (1998, 194) wie folgt zusammenzufassen: Geragogische Begleitung ist anzubieten, um:

- eine möglichst weitgehende Besserung und Leistungssteigerung der beeinträchtigten körperlichen, seelischen und geistigen Kräfte zu erreichen;
- eine Ein- bzw. Wiedereingliederung in und Teilhabe an Rollen und Prozessen in der Gesellschaft zu ermöglichen;
- eine Selbst- und Lebensentfaltung sowie Persönlichkeitsbildung im Kontext der sozialen Lebenswelt anzubieten;
- eine Hilfestellung zur Überwindung der Ablehnung von Fremdhilfen, vor allem wenn es existenziell notwendig ist (z. B. Körperhygiene), zu geben;
- eine psycho-soziale oder ethisch-moralische Beratung anzubieten und sich mit der Sinnfrage hinsichtlich des Lebens als alter Mensch mit Behinderung auseinanderzusetzen.

Wer eine angemessene geragogische Begleitung anbieten möchte, muss sich in jedem Fall um ein neues professionelles Selbstverständnis bemühen. Es geht nicht darum, welche Vorstellungen man selber hat, was für den alten Menschen mit geistiger Behinderung »gut« sei und was nicht, sondern das

Paradigma der geragogischen Begleitung »beinhaltet die Fähigkeit, von eigenen Vorstellungen und Leitideen Abstand nehmen zu können, nicht auf Lösungen hinzuarbeiten, sondern Prozesse zu begleiten, die vielleicht ganz anders verlaufen, als in den eigenen Vorstellungen erwünscht« (Hähner 1995, 267).

### 19.3.4 Geragogische Bildung älterer Menschen mit geistiger Behinderung

Der Begriff »Bildung«, einer der schillernden in der Erziehungswissenschaft, nimmt sowohl auf die Inhalte der Bildung als auch auf deren Vermittlung Bezug. Im Konzept der geragogischen Bildung gleichen die Inhalte denen der Erwachsenenbildung. Es gibt aber einige spezielle Prämissen, die Kalbermatten (2004, 115) formuliert hat:

- Der alte Mensch bleibt ein vollwertiges Mitglied der Gesellschaft und hat das Recht, an ihren Veränderungen und Entwicklungen allgemein und im Alltagsleben konkret teilnehmen zu dürfen (Sozial- und Selbstkompetenz).
- Die Bildungsmaßnahmen im Alter haben immer präventiven Charakter, d. h. durch sie sollen die geistigen, psychischen und sozialen Kräfte gefördert werden, um dadurch einem Altersabbau vorzubeugen (Sozialkompetenz).
- Bildung im Alter bietet Anlass zur Sinngebung und Lebensplanung, und ist letztlich immer Persönlichkeitsbildung (Selbstkompetenz).
- Altersbildung stellt Informationen zur selbstständigen Lebensgestaltung bereit, damit die Lebensqualität auch im Alter noch gefördert werden kann (Sachkompetenz).
- Durch die Bildungsangebote sollen ältere Menschen befähigt werden, sich in und für die Gesellschaft einzusetzen, um so zu

einer ihnen angemessenen Teilhabe zu gelangen in sozialer Interaktion und Kommunikation (Sozialkompetenz).

Als Bereiche für die Altenbildung bei geistiger Behinderung haben sich Angebote zur körperlichen Bestätigung, zur musisch-kreativen Gestaltung, zur kommunikativen und sozialen Kompetenzerweiterung, zur Gesundheitsförderung, zur geistigen und religiösen Bildung sowie zur Erhaltung und Weiterentwicklung lebenspraktischer Alltagskompetenzen bewährt. Aus speziell geragogischer Sicht hat Skiba (1996, 31 ff.) fünf wichtige didaktisch-methodische Prinzipien für die Bildungsarbeit bei älteren Menschen mit geistiger Behinderung beschrieben:

- Prävention als vorbeugende Information über zukünftige Altersprobleme und vorsorgliche bauliche und strukturelle Anpassungen an die Alterssituation
- Rehabilitation nicht als Herstellung eines früheren Zustands, sondern um durch sie neue oder vertiefte persönliche, infrastrukturelle und soziale Netze zu knüpfen
- Integration durch mögliche Einbindungen in offene Altenangebote von Gemeinden und Vereinen, mit dem Ziel, überschaubare Lebenszusammenhänge in sozialer Verbundenheit zu gewährleisten
- Durchlässigkeit, damit der alte Mensch mit geistiger Behinderung die verschiedenen Lebensräume (Wohnen, Arbeit, Freizeit) so erleben kann, dass er beim Wechsel von einem in den anderen Lebensraum nicht in eine total neue Welt einzutreten braucht
- Normalisierung weist in diesem Zusammenhang besonders auf die Partizipation und Selbstinitiative hin, d. h. auch der alte Mensch mit geistiger Behinderung ist an den Tagesentscheidungen zu beteiligen, die ihn betreffen

Für das Lernen im Alter stellt Zimprich (2004, 298 f.) fest, dass auf nachlassende kognitive Leistungsfähigkeit »individuell mit verschiedenen Kompensationsstrategien reagiert werden (kann). Ältere können den abnehmenden Leistungen in mechanisch-fluiden Fähigkeiten zum Beispiel mit einer bewussten Verlangsamung der Handlung begegnen, (mit) einer häufigeren Kontrolle des Handlungsergebnisses, der Beschränkung auf wenige Tätigkeiten und Ziele etc. Diese Kompensationsstrategien, die die Aufgabenausführung zugunsten weniger, wesentlicher Aspekte optimieren, wirken sich dann allerdings in einer Verlängerung der Ausführungszeiten aus«.

Bezüglich der Frage nach dem Bildungsort für die Altenbildung ist eine Mehrlokalität zu befürworten: Es sollte nicht nur eine einzige Angebotsstätte für die Altenbildung geben (z. B. die Volkshochschule), sondern überall dort Altenbildung angeboten werden, wo von älteren Menschen mit geistiger Behinderung Kompetenzen gefordert sind. Zum Beispiel in der Werkstatt für behinderte Menschen, wenn es darum geht, die Ablösung in den zukünftigen Ruhestand vorzubereiten; oder im Wohnhaus, wenn die konkrete Alltagsbewältigung längst verschüttete lebenspraktische Kompetenzen erfordert, und sie in einem lebenspraktischen Lerntraining neu anzubieten sind. Wenn der ältere Mensch eine für ihn neue Freizeitaktivität ausüben will, sollte das »an Ort und Stelle« angeboten werden, wo die Aktivität stattfindet (z. B. im Freizeitzentrum). Schließlich sollte, wenn jemand aus der Familie oder der Wohngruppe in den Sterbeprozess eintritt, begleitend dazu ein Bildungsgespräch über das Sterben selbst, über Abschiednehmen und Trauerformen angeboten werden. So gesehen, muss geragogische Bildung jederzeit und überall erfolgen und, nicht nur durch sog. professionelle »Altenbildner« oder in »einschlägigen Klassenräumen der Altenbildung« angeboten werden.

# Zusammenfassung

Das Altersproblem bei Menschen mit geistiger Behinderung wird aus etymologischer, demographischer, medizinischer, psychologischer und soziologischer Sicht betrachtet. Ein Schwerpunkt der Bearbeitung des Altersproblems ist das Konzept der geragogischen Kompetenzförderung und -bildung bei älteren und alten Menschen mit geistiger Behinderung, und dabei speziell die geragogische Diätetik, Begleitung und Bildung.

Die gegenwärtige Problemsituation älterer Menschen mit geistiger Behinderung wird dargestellt. Daraus ergeben sich mögliche Perspektiven für eine zukünftige geragogische Theorie (als Disziplin) und Praxis (als Profession) bei älteren und alten Menschen mit geistiger Behinderung.

# Literatur

Bibliographisches Institut Mannheim (Hrsg.) (1987) Das neue Lexikon in 10 Bänden: Band 2. Augsburg, Weltbild

Buchka M (2003) Ältere Menschen mit geistiger Behinderung. Bildung, Begleitung, Sozialtherapie. München, Reinhardt

Buchka M (2011) Das Alter. Heil- und sozialpädagogische Konzepte. Stuttgart, Kohlhammer

Egeler R (2009) Pressekonferenz »Bevölkerungsentwicklung in Deutschland bis 2060« am 18. 11. 2009 in Berlin. Statement von Präsident R. Egeler. Wiesbaden, Statistisches Bundesamt

Ding-Greiner C (2008) Altern mit geistiger Behinderung. Orientierung 4, 1–4

Driller E, Pfaff H (2006) Soziodemographische Struktur von Menschen mit Behinderung in Deutschland, in F Krueger, J Degen (Hrsg.) Das Alter behinderter Menschen. Freiburg, Lambertus

Ding-Greiner C, Kruse A (2004) Alternsprozesse bei Menschen mit geistiger Behinderung, in A Kruse, M Martin (Hrsg.) Enzyklopädie der Gerontologie. Bern, Huber, 519–531

Grimm R (1995) Perspektiven der therapeutischen Gemeinschaft in der Heilpädagogik. Ein Ort gemeinsamer Entwicklung. Bad Heilbrunn, Klinkhardt

Hähner U (1995) Von der Betreuung zur Begleitung (Assistenz), in Bundesvereinigung Lebenshilfe für geistig Behinderte e. V. (Hrsg.) Wohnen heißt zu Hause sein. Handbuch für die Praxis des gemeindenahen Wohnens für Menschen mit geistiger Behinderung. Marburg, Lebenshilfe-Verlag, 261–268.

Havemann M, Stöppler R (2010) Altern mit geistiger Behinderung. Grundlagen und Perspektiven für Begleitung, Bildung und Rehabilitation. 2. Aufl. Stuttgart, Kohlhammer

Höwler E (2004) Gerontopsychiatrische Pflege. Lehr- und Arbeitsbuch für die Altenpflege. 4. Aufl. Hannover, Schlütersche

Kalbermatten U (2004) Bildung im Alter, in A Kruse, M Martin (Hrsg.) Enzyklopädie der Gerontologie. Bern, Huber, 110–124

Kluge F (1999) Etymologisches Wörterbuch der deutschen Sprache. Bearbeitet von E. Seebold. 23. Aufl. Berlin, de Gruyter

Köhn W (1988) Heilpädagogische Erziehungshilfe und Entwicklungsförderung (HpE). Ein Handlungskonzept. Heidelberg, Schindele

Krueger F (1993) Lebensbegleitendes Lernen behinderter Werktätiger. Aufgaben und Ziele von Caritaswerkstätten. Freiburg/Br., Lambertus

Krueger F, Degen J (Hrsg.) (2006) Das Alter behinderter Menschen: Freuburg/Br., Lambertus, 118–146

Kruse, A (2006) Kompetenzformen bei älteren Menschen mit geistiger Behinderung. In:

Mieskes H (1970) Geragogik – Pädagogik des Alters und des alternden Menschen. Pädagogische Rundschau 24, 279–283

Roth H (1971) Pädagogische Anthropologie. Band 2. Hannover, Schroedel

Schirrmacher F (2004) Das Methusalem-Komplott. München, Blessing

Schmalenbach B (2008) Leiblichkeit. Lernen konkret 27, 26–29

Schulz-Nieswandt F (2005) Alter(n) und Behinderung – Lebenserwartung und Altersstruktur behinderter Menschen, in HC Berghaus, H Bermond, H Milz (Hrsg.) Die demographische Entwicklung und ihre Auswirkungen auf ältere Menschen mit Behinderung – eine unlösbare Herausforderung? Köln, Kuratorium Deutsche Altershilfe, 42–53

Skiba A (1996) Fördern im Alter. Integrative Geragogik auf heilpädagogischer Grundlage. Bad Heilbrunn, Klinkhardt

Tews HP (2001) Behindertenpolitik für ältere Menschen mit geistiger Behinderung, in Deutsches Zentrum für Altersfragen (Hrsg.) Versorgung und Förderung älterer Menschen mit geistiger Behinderung. Expertisen zum Dritten Altenbericht der Bundesregierung – Band V. Opladen, Leske und Budrich, 11–39

Thomae H (1969) Altern als soziales Schicksal. Eine psychologische Analyse der Lebenssituation alter Menschen, in Bundesministerium für Gesundheitswesen (Hrsg.) Die Gesundheit im Alter. Frechen, Bartmann, 157–188

Trost A, Schwarzer W (2009) Psychiatrie, Psychosomatik und Psychotherapie für psycho-soziale Berufe. 4. Aufl. Dortmund, modernes lernen

Veelken L (2000) Geragogik. Das sozialgeragogische Konzept, in S Becker, L Veelken, KP Wallraven (Hrsg.) Handbuch Altenbildung. Theorien und Konzepte der Gegenwart und Zukunft. Opladen, Leske und Budrich, 87–94

Wacker E (2001) Wohn-, Förder- und Versorgungskonzepte für ältere Menschen mit geistiger Behinderung – ein kompetenz- und lebensqualitätsorientierter Ansatz, in Deutsches Zentrum für Altersfragen (Hrsg.) Versorgung und Förderung älterer Menschen mit geistiger Behinderung. Expertisen zum Dritten Altenbericht der Bundesregierung – Band V. Opladen, Leske und Budrich, 43–121

Wacker E (2005) Alter und Teilhabe. Grundsatzfragen und Aufgaben der Rehabilitation, in E Wacker et al. (Hrsg.) Teilhabe. Wir wollen mehr als dabei sein. Marburg, Lebenshilfe-Verlag, 337–366

Wieland H (1993) Altern in seiner Bedeutung für geistig behinderte Menschen, in Bundesverband Lebenshilfe für geistig Behinderte e. V. (Hrsg.) Alt und geistig behindert. Ein europäisches Symposium. Marburg, Lebenshilfe-Verlag, 19–28

Wollersheim HW (1993) Kompetenzerziehung. Befähigung zur Bewältigung. Frankfurt/M., Lang

Zimprich D (2004) Kognitive Leistungsfähigkeit, in A Kruse, M Martin (Hrsg.) Enzyklopädie der Gerontologie. Bern, Huber, 289–303

# 20 Psychiatrische Versorgung

*Christian Schanze*

## 20.1 Internationale Entwicklungen der medizinischen Versorgung von Menschen mit Intelligenzminderung

Wie in den ► Kapiteln 1 und 5 dargelegt wurde, treten psychische Störungen bei Menschen mit Intelligenzminderung häufiger auf als in der Allgemeinbevölkerung. Außerdem unterscheidet sich diese Personengruppe sowohl im Verteilungsmuster der verschiedenen Störungsbilder als auch in der Ausprägung der jeweiligen klinischen Symptomatik z. T. erheblich von der Normalpopulation (Deb et al., 2001; Bhaumik et al., 2008). So sind Psychosen aus dem schizophrenen Formenkreis (Cooper et al., 2007) oder demenzielle Erkrankungen (Strydom et al., 2007) häufiger zu finden. Ferner zeigen Depressionen ein sehr viel variableres Bild und können – anders als dies üblicherweise der Fall ist – z. T. durch aggressives Verhalten geprägt sein (Ross und Oliver, 2003). In der psychiatrischen Versorgung müssen diese besonderen Aspekte unbedingt berücksichtigt werden.

Darüber hinaus zeigt diese Patientengruppe auch eine sehr hohe Komorbiditätsrate für andere und dabei v. a. neurologische Begleiterkrankungen wie z. B. Epilepsie und Cerebralparese. Insofern sind für die adäquate psychiatrische Betreuung von Menschen mit Intelligenzminderung und psychischen Auffälligkeiten sowohl in der Diagnostik als auch in der Therapie besondere Kenntnisse und Erfahrungen auf dem gesamten Gebiet der Medizin für Menschen mit geistiger oder mehrfacher Behinderung erforderlich.

In der internationalen Fachliteratur besteht bezüglich dieses Sachverhalts große

Übereinstimmung. Auf der praktischen Ebene der psychiatrischen Versorgung wird die Notwendigkeit spezialisierter Angebote in verschiedenen Ländern jedoch unterschiedlich umgesetzt.

So wurde z. B. in *Großbritannien* in den letzten 10 Jahren versucht, Menschen mit geistiger Behinderung grundsätzlich in der stationären Behandlung durch die regulären psychiatrischen Abteilungen des öffentlichen Gesundheitssystems versorgen zu lassen (Chaplin, 2004). Diese Veränderung stellt einen Paradigmenwechsel dar, denn zuvor wurde die medizinische und v. a. psychiatrische stationäre Behandlung traditionellerweise durch Spezialabteilungen oder auf diese Personengruppe spezialisierte Krankenhäuser gewährleistet. Diese Abkehr von einer separaten psychiatrischen Behandlung ist vor dem Hintergrund der in Großbritannien vollzogenen Ambulantisierung der Behindertenhilfe insgesamt zu sehen. Eine gemeindenahe Versorgung im Wohn- und Arbeits-, aber auch im medizinischen Bereich sind konsequenterweise die Leitgedanken dieses Wandels. Die gemeinsame Nutzung der allgemein verfügbaren medizinischen Dienste durch behinderte und nicht behinderte Menschen steht so im Einklang mit dem Reformgedanken des britischen Gesundheitswesens.

Dem Aspekt der Besonderheiten der geistig behinderten Menschen mit psychischen Auffälligkeiten wird trotz dieses Paradigmenwechsels versucht, anderweitig Rechnung zu tragen. So hat man regionale, auf geistig behinderte Menschen spezialisierte psychiatrische Fachteams für die adäquate Versorgung dieser Klientel aufgebaut. Diese begleiten und beraten die Einrichtungen des öffentlichen Gesundheitswesens in der Diagnostik und Behandlung der geistig behinderten Patienten, übernehmen die ambulante psychiatrische Versorgung und beraten die Mitarbeiter der Behindertenhilfe (Bouras und Holt, 2004; Bhaumik et al., 2008). Ziel dieses Konzeptes ist es – unter Berücksichtigung des wachsenden Kostendrucks im Gesundheitswesen einerseits und des Normalisierungsgedankens in der Behindertenhilfe andererseits – Gemeindenähe und spezialisierte Kompetenz miteinander in Einklang zu bringen.

In anderen Ländern wie z. B. den *USA* (U. S. Department of Health and Human Services 2002; Holden und Neff, 2000) oder *Kanada* (Lunsky et al., 2006) wird nach einer Phase der Normalisierung in der Gesundheitsfürsorge geistig behinderter Menschen inzwischen beklagt, dass die Mitarbeiter des allgemeinen Gesundheitssystems sich für die adäquate Behandlung von Menschen mit geistiger Behinderung fachlich nicht ausreichend ausgebildet fühlen und deshalb von dieser Aufgabe auch häufig überfordert sind. Dies führt letztlich zu einer Verschlechterung der Gesundheitsversorgung dieser Personengruppe (U. S. Department of Health and Human Services, 2002). Eine solche Entwicklung wirft die wesentliche Frage auf, inwiefern die Ausbildung von Ärzten und Pflegepersonal in ausreichendem Maße die Besonderheiten der medizinischen Versorgung geistig und mehrfach behinderter Menschen berücksichtigt.

Driessen und Mitarbeiter haben bereits 1997 darauf hingewiesen, dass die besonderen diagnostischen und therapeutischen Notwendigkeiten vor allem bei Menschen mit mittlerer bis schwerster geistiger Behinderung in den regulären Einrichtungen des öffentlichen Gesundheitssystems nur unzureichend Berücksichtigung finden. Chaplin zeigte in ihrer Übersichtsarbeit zum Thema *Psychiatrische Versorgungsangebote für erwachsene Menschen mit geistiger Behinderung und psychischen Krankheiten* aus dem Jahr 2004, dass diese Erkenntnis aus den Niederlanden in fast allen internationalen Studien ihre Bestätigung findet und dass allenfalls Menschen mit leichteren Behinderungsformen (Lernbehinderung oder leichte Intelligenzminderung) in den psychiatrischen Einrichtungen des öffentlichen Gesundheitswesens gut zu versorgen sind.

Die psychiatrische bzw. medizinische Versorgung geistig behinderter Menschen ist also immer auch eine *Gratwanderung zwischen Normalisierung und Separierung*. Spezialeinrichtungen tragen – wie dies von Kritikern oft kundgetan wird – zur Stigmatisierung dieser Personengruppe bei. Andererseits haben geistig behinderte Menschen auch ein Anrecht auf eine ihre Behinderung berücksichtigende, adäquate medizinische Behandlung. Das in Deutschland durch die Bundesregierung ratifizierte und seit März 2009 geltende *Übereinkommen der Vereinten Nationen über die Rechte von Menschen mit Behinderungen* besagt im Artikel 25 (Behindertenrechtskonvention, BRK), dass Menschen mit Behinderungen ein Recht auf das erreichbare Höchstmaß an Gesundheit haben. Hierbei darf keine Diskriminierung aufgrund der Behinderung erfolgen und die Gesundheitsfürsorge ist umfassend an der gesellschaftlichen Teilhabe auszurichten. Dazu gehört auch die Bereitstellung von spezialisierten Gesundheitsdiensten, die diese Personengruppe benötigt, um Folgeerkrankungen bzw. eine weitere Zunahme der Behinderung zu vermeiden. Das bedeutet, dass für behinderte Menschen eine uneingeschränkte Nutzung der gesamten vorhandenen medizinischen Infrastruktur bestehen muss. Zusätzlich müssen jedoch auch spezielle Gesundheitseinrichtungen zur Verfügung gestellt werden, die auf die Besonderheiten, die sich aus der Art und Schwere der Behinderung ergeben, ausgerichtet sind.

## 20.2 Die psychiatrische Versorgung geistig behinderter Menschen in Deutschland

### 20.2.1 Stationär-psychiatrische Versorgung

In Deutschland gibt es insgesamt *31 psychiatrische Spezialbereiche* für Menschen mit geistiger Behinderung, wovon drei in Krankenhäuser für Menschen mit geistiger und Mehrfachbehinderung integriert sind. Die übrigen 28 befinden sich in allgemeinen psychiatrischen Krankenhäusern (▶ **Abb. 20.1**). Für die stationäre Versorgung stehen bundesweit ca. 500 Betten zur Verfügung. Während eines Jahres werden dort ca. 4900 Menschen mit Intelligenzminderung akutpsychiatrisch behandelt.

In Deutschland leben jedoch insgesamt ca. 347 000 Menschen mit geistiger Behinderung (Fachverbände für Menschen mit Behinderung, 2011). Die Prävalenz schwerer psychischer Auffälligkeiten (inkl. psychiatrischer Störungen, Verhaltensauffälligkeiten und Autismus-Spektrum-Störungen) liegt insgesamt bei ca. 41 % (Cooper et al., 2007). Dies ergibt eine Zahl von ca. 142 000 psychisch stark auffälligen Menschen mit Intelligenzminderung, die eventuell auch einer fachkompetenten, das heißt auch multiprofessionell ausgestatteten, stationär-psychiatrischen Versorgung in Deutschland bedürften. Diese Aufgabe ist mit der vorliegenden Bettenzahl nicht zu bewerkstelligen. Darüber hinaus sind diese Spezialabteilungen in der Regel nicht gemeindenah verfügbar und so haben die meisten Spezialbereiche – wie eine Umfrage aus dem Jahr 2005 ergab – ein Einzugsgebiet, das weit über das der Restklinik hinausgeht. Eine gemeindenahe und flächendeckende, spezialisierte stationär-psychiatrische Versorgung ist insofern gegenwärtig nicht möglich.

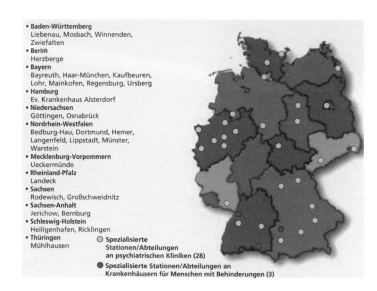

- **Baden-Württemberg**
  Liebenau, Mosbach, Winnenden,
  Zwiefalten
- **Berlin**
  Herzberge
- **Bayern**
  Bayreuth, Haar-München, Kaufbeuren,
  Lohr, Mainkofen, Regensburg, Ursberg
- **Hamburg**
  Ev. Krankenhaus Alsterdorf
- **Niedersachsen**
  Göttingen, Osnabrück
- **Nordrhein-Westfalen**
  Bedburg-Hau, Dortmund, Hemer,
  Langenfeld, Lippstadt, Münster,
  Warstein
- **Mecklenburg-Vorpommern**
  Ueckermünde
- **Rheinland-Pfalz**
  Landeck
- **Sachsen**
  Rodewisch, Großschweidnitz
- **Sachsen-Anhalt**
  Jerichow, Bernburg
- **Schleswig-Holstein**
  Heiligenhafen, Ricklingen
- **Thüringen**      ○ Spezialisierte
  Mühlhausen          Stationen/Abteilungen
                      an psychiatrischen Kliniken (28)
  ● Spezialisierte Stationen/Abteilungen an
  Krankenhäusern für Menschen mit Behinderungen (3)

**Abb. 20.1:**
Spezialabteilungen für Menschen mit geistiger Behinderung und psychischen Störungen in Deutschland

# 20.3 Ambulante psychiatrische Versorgung

## 20.3.1 Spezialisierte Angebote in den psychiatrischen Institutsambulanzen (PIA)

### Rechtliche Rahmenbedingungen und Struktur der PIAs

Gemäß § 118 SGB V sind psychiatrische Krankenhäuser dann vom Zulassungsausschuss zur ambulanten psychiatrischen und psychotherapeutischen Behandlung zu ermächtigen, wenn die Art, Schwere oder Dauer der Erkrankung oder eine zu große Entfernung zu geeigneten Ärzten eine Behandlung durch das Krankenhaus erforderlich machen. Im Text des SGB V wird in diesem Paragraphen ausdrücklich darauf hingewiesen, dass für die Behandlung der oben beschriebenen Personengruppe ärztliches und nicht ärztliches Personal zur Verfügung gestellt werden muss. Die für die psychiatrische Behandlung von Menschen mit Intelligenzminderung so wichtige Multiprofessionalität ist für die Institutsambulanzen auf diese Weise also gewährleistet.

Inzwischen ist dieser Gesetzestext durch eine bundesweite Rahmenvereinbarung mit den Spitzenverbänden der Krankenkassen, der Deutschen Krankenhausgesellschaft und der Kassenärztlichen Bundesvereinigung 2010 ergänzt worden. Allerdings gibt es hier eine Definitionslücke, die schwere Verhaltensauffälligkeiten bei Menschen mit Intelligenzminderung betrifft. Denn diese sollten gemäß der Positivliste in der Rahmenvereinbarung nicht durch die PIAs, sondern durch niedergelassene Vertragsärzte psychiatrisch versorgt werden. Doch gerade die Behandlung von Verhaltensauffälligkeiten erfordert eine hohe Fachkompetenz, ist zeitlich sehr aufwendig und setzt das Vorhandensein eines multiprofessionellen Behandlungsteams zwingend voraus. Eine solche Behandlung kann durch die Vertragsärzte in der Regel nicht geleistet werden. So steht den betroffenen Patienten häufig kein geeigneter Arzt für eine ambulante Behandlung zur Verfügung und erst durch dieses Fehlen ist es wiederum gemäß der Kriterien des § 118 Abs. 1 SGB V möglich, eine Behandlung durch die Institutsambulanz durchführen zu lassen. Für den geistig behinderten Menschen besteht im Text des SGB V aber kein gesetzlich verbindlicher Anspruch auf diese spezialisierte Behandlungsleistung. Dies steht jedoch im Widerspruch zum Artikel 25 der Menschenrechtskonvention (s. o.). Hier gibt es für die Zukunft noch erheblichen juristischen Klärungsbedarf, denn es muss erklärtes Ziel sein, dass spezialisierte medizinisch-psychiatrische Kompetenz für Menschen mit geistiger oder mehrfacher Behinderung bundesweit ohne bürokratische Hindernisse frei zugänglich gemacht wird.

## Aufbau der ambulanten Arbeit der Spezialbereiche in Deutschland

Die ambulante Versorgung geistig behinderter Menschen in Deutschland war lange Zeit auch in den psychiatrischen Kliniken mit Spezialbereichen ungenügend entwickelt. In einer postalischen Befragung wurden 2002 erstmals die 26 damaligen Spezialbereiche nach ihren stationären und ambulanten Angeboten befragt. Dabei gaben nur 12 dieser 26 Bereiche an, innerhalb der psychiatrischen Institutsambulanz (PIA) ihrer Klinik einen solchen spezialisierten ambulanten Dienst vorzuhalten. Von diesen Spezial-PIAs wurden bundesweit ca. 1600 geistig behinderte Patienten pro Quartal versorgt. Inzwischen ist die Zahl der Spezialambulanzen von 12 auf 26 angewachsen und durch sie werden insgesamt 6873 Patienten pro Quartal psychiatrisch betreut. Hierbei ist es besonders erfreulich, dass sowohl in psychiatrischen Kliniken ohne stationären Spezialbereich als auch in psychiatrischen Abteilungen an Allgemeinkran-

kenhäusern solche ambulanten Angebote aufgebaut wurden.

## Struktur und Angebote der Spezialambulanzen

Die meisten spezialisierten psychiatrischen Institutsambulanzen arbeiten aufsuchend. Hierbei halten die Ambulanzärzte in Einrichtungen der Behindertenhilfe psychiatrische Sprechstunden ab. Diese Ambulanztermine werden in der Regel von den Einrichtungsmitarbeitern organisatorisch und inhaltlich vorbereitet. Neben den routinemäßigen Vorstellungen der bereits durch die PIA behandelten Patienten werden in diesen Sprechstunden auch neue Patienten mit geistiger Behinderung und psychischen Auffälligkeiten vorgestellt. Die Entscheidung, wer vorgestellt werden soll, treffen in der Regel die Mitarbeiter der Behinderteneinrichtungen in Rücksprache mit der Einrichtungsleitung, den Eltern bzw. den gesetzlichen Vertretern und dem Hausarzt, der die formelle Überweisung ausstellt. Aber auch die Patienten selbst können natürlich um einen solchen Vorstellungstermin bitten. Durch die aufsuchende Arbeit bleibt den Patienten und deren Begleitern die Fahrzeit zum Psychiater bzw. in die Institutsambulanz erspart und Einrichtungen, die in größerer Entfernung zur psychiatrischen Klinik liegen, können so leichter psychiatrisch betreut werden. Außerdem können bei den aufsuchenden Terminen sowohl Mitarbeiter aus dem Wohn- wie aus dem Arbeitsbereich der Patienten in die Besprechung integriert werden. Dies erleichtert, Abspracheprobleme zwischen den Mitarbeitern der beiden Versorgungsbereiche von Beginn an zu vermeiden und die Betreuungsqualität zu optimieren.

Viele der größeren Spezial-PIAs betreuen Einrichtungen, die z. T. bis zu 100 km von der Klinik entfernt sind. Diese Art der psychiatrischen Betreuung ist nur möglich, wenn Fahrtkosten (inkl. Fahrtzeit) entweder durch die so versorgten Behinderteneinrichtungen den PIAs finanziell ersetzt werden oder diese von den PIAs direkt mit den Krankenkassen verrechnet werden. Eine solche umfassende, individuelle Leistungsabrechnung ist jedoch nur in Bayern, Mecklenburg-Vorpommern, Sachsen, Sachsen-Anhalt und Thüringen möglich (Leber et al., 2011). Durch die große Entfernung vieler Einrichtungen zum Standort der PIAs ist eine wirklich gemeindnahe Versorgung nicht herzustellen.

Kriseninterventionen können häufig aufgrund dieser Entfernung nur telefonisch oder durch einen vorher für und mit den jeweiligen Patienten erstellten, individuellen Krisenplan bewältigt werden.

## Problem des Kompetenztransfers – zwei Lösungsansätze

In den meisten Spezial-PIAs arbeiten v. a. die Ärzte aufsuchend in den Behinderteneinrichtungen. Die Integration von Psychologen, Sozialpädagogen oder Pflegepersonal hat sich – im Gegensatz zu den allgemein- und vor allem gerontopsychiatrischen Abteilungen der PIAs – in der Behandlung von Menschen mit geistiger Behinderung noch nicht überall als Standard etabliert. Dies liegt v. a. daran, dass nicht ärztliches Fachpersonal in den Behindertenbereichen selbst vorgehalten wird und sich die dortigen Fachdienste manchmal sehr schwer tun, von außen kommende PIA-Mitarbeiter der gleichen Berufsgruppe in ihrer Kompetenz zu akzeptieren. Auf der anderen Seite ist der Grad der Ausstattung mit Fachpersonal in den Behinderteneinrichtungen sehr unterschiedlich und so gibt es oft einen großen Bedarf an Wissenstransfer bezüglich des kompetenten Umgangs mit Menschen mit geistiger Behinderung und schweren Verhaltensauffälligkeiten oder affektiven oder schizophrenen Psychosen. Um dieser Bedarfssituation gerecht werden zu können, gibt

es in den Deutschen Spezial-PIAs zwei Handlungsansätze:

1. *Weiterbildungsprogramme* für die Mitarbeiter der Behindertenhilfe.
Dies wird z. B. von den Spezialbereichen Berlin-Herzberge, Westfälische Klinik für Psychiatrie Warstein, KBO-München-Ost, BKH-Kaufbeuren, St.-Lukas-Klinik (Liebenau) und dem Krankenhaus St. Camillus (Ursberg) bereits seit vielen Jahren erfolgreich praktiziert.
Einige Fortbildungsinstitute von Trägern der Behindertenhilfe sind ihrerseits inzwischen auch dazu übergegangen, modularisierte und zertifizierte Weiterbildungsprogramme für die Begleitung von Menschen mit Intelligenzminderung mit schweren psychischen Auffälligkeiten oder Autismus-Spektrum-Störungen anzubieten. Sie greifen in diesem Zusammenhang gerne auf Mitarbeiter der Spezial-PIAs als sachkompetente Referenten zurück.
2. *Ausbildung und Integration nicht ärztlicher Mitarbeiter in ambulante Behandlungsteams innerhalb der PIAs* mit dem Ziel eines verbesserten Wissens- und Therapietransfers.
Dieser Ansatz ist vor allem günstig, wenn eine hochfrequente psychiatrische Betreuung erforderlich ist, die aufgrund der begrenzten zeitlichen Ressourcen von den Ärzten allein nicht durchgeführt werden kann; ebenso wenn es um die in den Alltag integrierte Verhaltensanalyse von Patienten geht oder um die Durchführung von bestimmten Testverfahren (z. B. Intelligenztestung, Neuropsychologische Testung, Autismus-Diagnostik, Testung von Alltags- und Handlungskompetenzen), von Gruppentherapien (z. B. Soziales Kompetenztraining, Wut-Management-Training, Skillstraining im Rahmen der Dialektisch-Behavioralen Therapie, Psychoedukation) und von therapeutischen Einzelmaßnahmen.

Besonders wertvoll sind für diese Aufgaben Mitarbeiter aus dem Bereich der Pflege oder Mitarbeiter heilpädagogischer Berufsgruppen, wenn sie selbst bereits vorher in Einrichtungen der Behindertenhilfe beruflich tätig waren. Durch die Vorkenntnis der strukturellen Bedingungen der Behindertenhilfe erfahren diese PIA-Mitarbeiter in ambulanten Beratungssituationen häufig eine höhere Akzeptanz. Erforderliche milieutherapeutische Maßnahmen lassen sich hierdurch leichter in den Betreuungsalltag umsetzen.

Außerdem werden durch diese Mitarbeiter bei Patienten mit eingeschränkter oder fehlender Sprachkompetenz, die wegen schwerwiegender Verhaltensproblemen in den spezialisierten PIAs vorgestellt werden, auch initial individuelle Beratungen für die Implementierung z. B. von *Unterstützter Kommunikation* oder von *TEACCH*[1]-Elementen in den Betreuungsalltag von Einrichtungen oder auch in den Familien durchgeführt. Auch Therapieverfahren, die für die Behandlung von Menschen mit geistiger Behinderung und psychischen Störungen sehr wichtig sind und deren Anwendung keine akademische psychotherapeutische Ausbildung voraussetzt, wie z. B. Soziales Kompetenztraining, Wut-Management Training oder auch Skillstraining im Rahmen der Dialektisch-Behavioralen Therapie, können dann – wie dies bereits in einigen Spezial-PIAs geschieht – in einer höheren Frequenz durchgeführt werden.

---

1 TEACCH: Treatment and education for autistic and related communication handicapped children. Integratives pädagogisches Rahmenkonzept mit lerntheoretischem Hintergrund zur Förderung von Menschen mit Autismus-Spektrum-Störungen. Basiert auf den Forschungsergebnissen von Schopler und Reichler. Techniken: Strukturierung und Visualisierung von Raum, Zeit und Aktivitäten.

## 20.3.2 Psychiatrische Versorgung in Komplexeinrichtungen der Behindertenhilfe

Traditionellerweise bieten viele Komplexeinrichtungen der Behindertenhilfe sogenannte *Ärztliche Dienste* für ihre Bewohner an. In großen Einrichtungen, wie z. B. in der von Bodelschwinghschen Stiftung in Bethel oder in der Evangelischen Stiftung Neuerkerode, umfassen diese Dienste ein interdisziplinäres Team von Allgemeinärzten, Neurologen und Psychiatern.

Eine Möglichkeit der finanziellen Abrechnung ihrer Leistungen mit den Krankenkassen bietet sich diesen Ärzten über die Beantragung einer persönlichen Ermächtigung beim Zulassungsausschuss. Die Ermächtigung erfolgt nach Abschnitt VIII §§ 31 und 31 a der Zulassungsverordnung für Vertragsärzte (Ärzte-ZV) und ist zeitlich und räumlich begrenzt. Sie bedarf der Zustimmung der in dieser Region niedergelassenen Vertragsärzte (gleiche Fachrichtung wie Antragsteller) und diese wird natürlich nur dann gegeben, wenn die Versorgung der Patienten durch die niedergelassenen Fachärzte nicht gewährleistet ist.

Diese Konstruktion haben viele Ärzte in Komplexeinrichtungen gewählt, um die hausärztliche und z. T. auch psychiatrische Versorgung der Bewohner sicherzustellen. Die Abrechnung erfolgt dann – ebenso wie die für alle anderen Vertragsärzte – über das EBM-System, das die besonderen Notwendigkeiten und den hohen zeitlichen Aufwand in der Diagnostik und Therapie von Menschen mit geistiger Behinderung jedoch nur unzureichend abbildet und honoriert.

Eine andere Möglichkeit ergibt sich über den § 119 a SGB V. Durch diesen Paragraphen wird nicht ein Arzt, sondern eine Behinderteneinrichtung zur ambulanten Behandlung ermächtigt, sofern diese Einrichtung eine ärztlich geleitete Abteilung besitzt.

Solche Ambulanzen werden z. B. in der Stiftung Eben-Ezer oder in der Evangelischen Stiftung Neuerkerode betrieben. Auch in diesem Fall erfolgt eine Abrechnung der erbrachten Leistungen über das EBM-System.

### 20.3.3 Medizinisches Versorgungszentrum (MVZ)

Aufgrund der zeitlichen und räumlichen Begrenzung der Ermächtigungen sind viele Träger der Behindertenhilfe zur medizinischen Versorgung ihrer Klientel enge Kooperationen mit niedergelassenen Vertragsärzten eingegangen. Um trotzdem eine multiprofessionelle und interdisziplinäre Behandlung für Menschen mit geistiger oder mehrfacher Behinderung zu erhalten, wurden jetzt erstmals Medizinische Versorgungszentren (MVZs) gegründet (z. B. Gesundheitszentrum-Kernen). Das MVZ in Kernen entwickelte sich, gegen viele Widerstände, aus dem ehemaligen ärztlichen Dienst der Diakonie Stetten. In ihm sind sowohl Vertragsärzte wie auch ermächtigte Ärzte und nicht ärztliche Therapeuten (Ergotherapie, Logopädie, Physiotherapie) und Psychotherapeuten integriert. Das Besondere dieser durch das GKV-Modernisierungsgesetz 2004 ermöglichten Organisationsform der medizinischen Versorgung ist, dass durch den Zusammenschluss verschiedener Ärzte zu einem Behandlungszentrum sehr viel effektiver vorhandene Ressourcen genutzt werden können. Darüber hinaus verringern sich durch den räumlichen Zusammenschluss die Wege für die Patienten und der fachliche Austausch zwischen den Therapeuten wird sehr erleichtert.

Eine weitere Besonderheit des Gesundheitszentrum-Kernen ist, dass dieses MVZ nicht nur für behinderte Menschen, sondern für die Bewohner der gesamten Region offen steht. Es vereint insofern fachlich-medizinische und besondere Expertise in sich und integriert zudem sowohl behinderte als auch nicht behinderte Patienten in seiner medizinischen Versorgung.

Das Konzept der MVZs wird in einigen Komplexeinrichtungen aktuell als mögliche Sicherstellung der medizinisch-psychiatrischen Versorgung intensiv diskutiert. Der Vorteil solcher MVZs liegt für die großen Einrichtungen der Behindertenhilfe v. a. auch darin, dass ihre Genehmigung durch die Zulassungsbehörde, im Gegensatz zum System der Ermächtigungen (Zulassungsverordnung für Vertragsärzte (Ärzte-ZV) Abschnitt VIII §§ 31, 31 a und § 119 a SGB V), zeitlich nicht befristet ist und so eine langfristige und kompetente Versorgung für die Zukunft gesichert werden kann.

Erfahrung und Fachwissen im Bereich der Medizin für Menschen mit geistiger oder mehrfacher Behinderung, die in den medizinischen Abteilungen der Komplexeinrichtungen traditionell vorhanden sind, können durch solche MVZs für die Allgemeinheit gemeindenah nutzbar gemacht werden. Durch diese Organisationsstruktur der medizinischen Versorgung kann auch der Prozess der Dezentralisierung und Ambulantisierung, in dem sich die Behindertenhilfe in Deutschland zurzeit befindet, begleitet werden.

## 20.4 Versorgungsstrukturen für Menschen mit Intelligenzminderung und schweren psychischen Auffälligkeiten im Rahmen der Eingliederungshilfe

Seit der bundesweiten Einführung des *Metzler-Verfahrens* und der Erfahrung, dass dieses Verfahren nur unzureichend die psychischen Auffälligkeiten in seiner Hilfebedarfsermittlung berücksichtigt, haben viele Träger mit den überörtlichen Sozialhilfeträgern besondere Leistungsvereinbarung für die aufwendige Betreuung der Gruppe von Menschen mit Intelligenzminderung und schweren psychischen Auffälligkeiten[2] verhandelt.

Von manchen Sozialhilfeträgern wurden – wie dies z. B. in einigen Bezirken Bayerns der Fall ist – zusätzliche Erhebungsbögen entwickelt, die helfen sollen, diesen Mehraufwand adäquat abzubilden. Diese so entstandenen Wohn- oder Arbeitsbereiche sind jedoch nicht systematisch in ein sozialpsychiatrisches Versorgungskonzept eingebettet und ihr Vorhandensein hängt im Wesentlichen vom Verhandlungsgeschick der jeweiligen Träger der Behindertenhilfe ab.

Es gibt in Deutschland jedoch bereits seit vielen Jahren mehrere beispielhafte Versorgungsmodelle, die auf eine systematische Weise versuchen, diese besondere Personengruppe in ein Gesamtversorgungskonzept von Menschen mit geistiger oder mehrfacher Behinderung zu integrieren.

Dazu gehört z. B. das Modell in *Bremen*, wo immer ein einzelner Träger der Behindertenhilfe die Versorgungsverantwortung für eine Region des Stadtstaates übernommen hat. Die Träger mussten hierbei eine Versorgungsverpflichtung eingehen und sind insofern gezwungen, für alle Menschen mit geistiger Behinderung in ihrer Versorgungsregion ein fachlich kompetentes Betreuungsangebot aufzubauen. Dies gilt natürlich auch für Menschen mit geistiger Behinderung und schweren psychischen Auffälligkeiten. So ist eine wirklich gemeindenahe primäre Versorgung dieser Personengruppe garantiert und eine Verlegung der Betroffenen in Einrichtung anderer Versorgungsregionen oder gar in andere Bundesländer wurde unmöglich gemacht. Die psychiatrische Versorgung geschieht über die niedergelassenen Vertragsärzte und die psychiatrischen Abteilungen in Allgemeinkrankenhäusern vor Ort (Schanze und Schmitt, 2007).

## 20.5 Spezialisierte Aus- und Weiterbildung von Ärzten

Wie weiter oben schon erwähnt wurde, stellt die fachliche Ausbildung v. a. der Ärz-

te, aber auch mancher nicht ärztlichen Berufsgruppen, in Deutschland ein lange Zeit vernachlässigtes Problem dar. So spielt das Thema der Diagnostik und Therapie von Menschen mit geistiger Behinderung in der akademischen Ausbildung von Ärzten und Psychologen nach wie vor so gut wie keine Rolle.

---

2 Bundesweit hat sich inzwischen zu diesem Themenbereich ein Arbeitskreis »Netzwerk Intensivbetreuung« gebildet, der versucht die Belange und Erfordernisse dieser besonderen Personengruppe geistig behinderter Menschen fachlich und strukturell besser zu erfassen.

Erst 2003 konnte die Arbeitsgruppe *Geistige Behinderung* der Bundesdirektorenkonferenz mit Unterstützung des Referats *Psychische Störungen bei Menschen mit geistiger Behinderung* der Deutschen Gesellschaft für Psychiatrie, Psychotherapie und Nervenheilkunde (DGPPN) das Thema der psychiatrischen Versorgung von Menschen mit Intelligenzminderung in die fachärztliche Weiterbildung integrieren (Schanze und Schmitt, 2007). Seither finden regelmäßige Fort- und Weiterbildungen zu diesem Themenbereich im Rahmen des jährlichen Fachkongresses der DGPPN statt.

Der Bundesarbeitsgemeinschaft *Ärzte für Menschen mit geistiger oder mehrfacher Behinderung e. V.* ist es darüber hinaus 2008 gelungen, ein von der Bundesärztekammer inzwischen anerkanntes Curriculum mit dem Titel *Medizin für Menschen mit geistiger oder mehrfacher Behinderung*

zu etablieren. Der dreiteilige Grundkurs des Curriculums richtet sich an Fachärzte aller Richtungen, die mit dieser besonderen Patientengruppe arbeiten. Es möchte unfangreiche Fachkenntnis sowohl an niedergelassene Vertragsärzte wie auch Krankenhausärzte vermitteln. Die Absolventen sollen dazu befähigt werden, die spezifischen Bedürfnisse von Menschen mit geistiger Behinderung in ihrer täglichen Arbeit besser berücksichtigen zu können. Dadurch soll verstärkt sowohl die Prävention als auch das multidisziplinäre Arbeiten in die Gesundheitsversorgung von Menschen mit Behinderungen integriert werden. Ein Schwerpunkt des Curriculums liegt auch darauf, den Umgang mit den häufig bestehenden psychischen Komorbiditäten bzw. den psychischen Begleitsymptomen von somatischen Erkrankungen in der ärztlichen Praxis besser gestalten zu können.

## 20.6  Zusammenfassung und Ausblick

Die psychiatrische Diagnostik und Therapie von Menschen mit geistiger Behinderung stellt eine große fachliche Herausforderung für das Gesundheitssystem in Deutschland dar. Es besteht national und international fachliche Einigkeit darüber, dass in der psychiatrischen, aber auch in der allgemeinen medizinischen Versorgung dieser Personengruppe viele besondere Notwendigkeiten und Bedürfnisse zu berücksichtigen sind. Gemäß Artikel 25 der Behindertenrechtskonvention, die durch die Bundesregierung 2009 unterzeichnet wurde, haben Menschen mit Behinderungen ein Anrecht sowohl auf die Nutzung der gesamten vorhandenen medizinischen Infrastruktur als auch auf die Bereitstellung von speziellen, auf ihre Behinderung ausgerichteten medizinischen Angeboten.

Durch viele gesellschaftlich-strukturelle, kostentechnische und rechtliche Aspekte ist eine einheitliche Strukturierung der psychiatrischen Versorgung von Menschen mit geistiger Behinderung in Deutschland nicht ohne Weiteres möglich. Vor allem eine gemeindenahe Verfügbarkeit einer fachlich kompetenten und spezialisierten Versorgung wird auf unterschiedliche, bereits existierende medizinische und psychiatrisch-psychotherapeutische Strukturen zurückgreifen müssen.

Es gilt dabei in der ärztlichen Ausbildung und in der fachärztlichen Weiterbildung allgemein, das Thema der medizinischen Versorgung von Menschen mit geistiger oder mehrfacher Behinderung sehr viel stärker zu berücksichtigen. Trotzdem wird es darüber hinaus auch weiterhin spezielle Fachleute für die psychiatrische bzw. allgemein medizinische Versorgung dieser Patienten geben müssen. So wäre es wünschenswert, dass bundesweit in den psychiatrischen Institutsambulanzen Teams aus solchen ärztlichen und nicht ärztlichen *Spezialisten* zusammengestellt würden. Somit könnte eine adäquate psychiatrische Versorgung für die Patienten jederzeit gewährleistet werden. Diese Spezialambulanzen sollten dabei nicht in Konkurrenz zu den vorhandenen Vertragsärzten stehen, sondern sich als fachliche Ergänzung zu deren psychiatrischen Angeboten sehen, auf die eventuell auch rein konsiliarisch zurückgegriffen werden kann. Auf dieser Basis sollte eine enge Kooperation mit den niedergelassenen Nervenärzten und Psychiatern und den verschiedenen nicht ärztlichen Therapeuten vor Ort angestrebt und ein fachkompetentes, spezialisiertes und vor allem auch gemeindenahes Versorgungsnetzwerk für die besondere Patientengruppe der Menschen mit geistiger oder mehrfacher Behinderung aufgebaut werden.

## Literatur

Bhaumik S, Tyrer FC, McGrother C, Ganghadaran SK (2008) Psychiatric service use and psychiatric disorders in adults with intellectual disability. Journal of Intellectual Disability Research 52 (11), 986–995

Bouras N, Holt G (2004) Mental Health services for adults with learning disabilities. The British Journal of Psychiatry 184, 291–292

Chaplin IR (2004). General psychiatric services for adults with intellectual disability and mental illness. Journal of Intellectual Disability Research, 48 (1), 1–10

Cooper S-A, Smiley E, Morrison J, Williamson A, Allan L (2007) Mental ill-health in adults with intellectual disabilities: prevalence and associated factors. The British Journal of Psychiatry 190, 27–35

Deb S, Thomas M, Bright C (2001) Mental disorder in adults with intellectual disability. 1: Prevalence of functional psychiatric illness among community-based population aged between 16 and 64 years. Journal of Intellectual Disability Research 45 (6), 495–505

Die Fachverbände für Menschen mit Behinderung (2011) Gemeindenahe Gesundheitsversorgung für Menschen mit einer geistigen oder mehrfachen Behinderung. Konzept Gesundheitsversorgung. www.lebenshilfe.de/wData/downloads/aus_fachlicher_sicht/110413_Gesamtdokument-Gesundheitssystem.pdf. Zugriff: 03.01.2012

Driessen G, Du Moulin M, Haveman MJ, van Os J (1997). Persons with intellectual disability receiving psychiatric treatment. Journal of Intellectual Disability Research 41, 512–518

Holden P, Neff JA (2000). Intensive outpatient treatment of persons with mental retardation and psychiatric disorder: A preliminary study. Mental Retardation 38 (1), 27–32

Leber W-D, Haas A, Hahn J, Tolzin CJ, Martinsohn-Schittkowski W (2011). PIA-Dokumentation. Konzept des GKV-Spitzenverbands und des KompetenzCentrums für Psychiatrie und Psychotherapie (KCCP) zur Erfassung der Leistungen in den psychiatrischen Institutsambulanzen (PIA). http://gkv-spitzenverband.de/upload/2011_04_20_GKV-SV-Konzept_PIA-Doku_16471.pdf

Lunsky Y, Bradley E, Durbin J, Koegl C, Canrinus M, Goering P (2006) The clinical profile and service needs of hospitalized adults with mental retardation and a psychiatric diagnosis. Psychiatric Services 75, 77–83

Ross E, Oliver C (2003) The assessment of mood in adults who have severe or profound mental retardation. Clinical Psychology Review 23 (2), 225–245

Schanze C, Schmitt R (2007) Psychiatrische Versorgung von Menschen mit Intelligenzminderung in Deutschland, in C Schanze (Hrsg.) Psychiatrische Diagnostik und Therapie bei Menschen mit Intelligenzminderung. Stuttgart, Schattauer, 261–266

Strydom A, Livingston G, King M, Hassiotis A (2007) Prevalence of dementia in intellectual disability using different diagnostic criteria. British Journal of Psychiatry 191, 150–157

U.S. Public Health Services (2002). Closing the Gap: A national blueprint to improve the health of persons with mental retardation. Report of the surgeon general's conference on health disparities and mental retardation. Washington, D.C.

# 21 Selbsthilfe

*Theo Frühauf*

## 21.1 Die Bundesvereinigung Lebenshilfe für das geistig behinderte Kind – Beginn der (Eltern-)Selbsthilfe in Deutschland

Nach der Schreckensherrschaft des Nationalsozialismus veränderte sich das Bild vom Menschen mit geistiger Behinderung in unserer Gesellschaft grundlegend. Die bis zu dieser Zeit vorherrschenden Klassifizierungen geistig behinderter Menschen mit den diesem Denken entsprechenden Begrifflichkeiten wie Kretin, Idiot oder Schwachsinniger hatten eindeutig eine ab- und ausgrenzende Funktion für diesen Personenkreis.

Richtungsweisend für die weitere Entwicklung der Behindertenhilfe und die Rolle der Eltern in Deutschland war die Gründung der »Bundesvereinigung Lebenshilfe für das geistig behinderte Kind« am 23. November 1958 in Marburg. Auf Initiative des holländischen Pädagogen Tom Mutters trafen sich 14 Eltern und Fachleute, um – mit bundesweitem Anspruch – auch für Menschen mit geistiger Behinderung Selbsthilfestrukturen sowie innovative Förderkonzeptionen zu entwickeln. In den folgenden Jahrzehnten entstand aus der kleinen Gemeinschaft von 14 Personen eine Organisation, die 1989 auf 400 örtliche Vereinigungen in elf Bundesländern angewachsen war. Begleitet durch die Bundesvereinigung Lebenshilfe, die Landesverbände und viele Ortsvereinigungen in den alten Bundesländern entwickelte sich die Lebenshilfe auch in den neuen Ländern ab

1989 rasant: So bestand die Bundesvereinigung Lebenshilfe im Jahr 2010 bereits aus 523 örtlichen Vereinigungen. Damit war die Lebenshilfe zu diesem Zeitpunkt nahezu in jeder Stadt und in jedem Landkreis vertreten. Im Jahre 2010 gliederte sie sich in 16 Landesverbände und zählte ca.135 000 Mitglieder: Von diesen Mitgliedern waren ca. 9000 Menschen mit geistiger Behinderung. Die Lebenshilfe förderte und begleitete zu diesem Zeitpunkt ungefähr 170 000 Menschen mit geistiger Behinderung in ca. 3600 Einrichtungen und Diensten. Diese Aufgaben wurden von ca. 60 000 hauptamtlich und 15 000 ehrenamtlich tätigen Personen bewältigt.

In den ersten Jahrzehnten der Selbsthilfearbeit zugunsten geistig behinderter Menschen stand die Elternselbsthilfe im Mittelpunkt. Dem lag die Beobachtung zugrunde, dass gerade durch die Initiative betroffener Eltern

• am ehesten negative Vorurteile und Fehleinschätzungen über die Entwicklungs-

möglichkeiten geistig behinderter Menschen zu überwinden sind, die sowohl bei Entscheidungsträgern als auch in der allgemeinen Bevölkerung noch immer weit verbreitet waren und sind;

• neue gesetzliche Entwicklungen (z. B. Bundessozialhilfegesetz: Prinzip der Subsidiarität), die den nicht staatlichen Organisationen (u. a. Elternvereinigungen wie die Lebenshilfe) neben der Funktion der klassischen Selbsthilfe auch Mitverantwortung für den Aufbau von Dienstleistungsstrukturen für Menschen mit geistiger Behinderung zuwiesen, im Interesse betroffener Menschen umzusetzen sind und

• die im Anschluss an die eben beschriebene Gründerphase der Lebenshilfe beginnende Diskussion einer kritischen Sonderpädagogik mit der Schaffung neuer Leitbilder von der Normalisierung bis zur Inklusion vorangetrieben werden konnte.

## 21.2 Von der Elternarbeit zur Zusammenarbeit mit den Eltern

Elternarbeit in der Heilpädagogik verstand sich in ihren frühen Zeiten vor allem als Einflussnahme von Fachleuten auf das Verhalten von Eltern im Zusammenleben mit ihrem behinderten Kind. Das Miteinander von Eltern und Fachleuten beschränkte sich lange Zeit auf eine *Anleitung zum richtigen Umgang in der Familie sowie auf die erwünschte häusliche Zuarbeit für die Handlungskonzepte und Anliegen professioneller Dienste.* Die Fachleute waren in diesem Verständnis die *Wissenden* aufgrund ihrer beruflichen Qualifikation, die Eltern hingegen die *Laien,* die erst durch die Arbeit der Fachleute in die Lage versetzt wurden, mit

der Behinderung des Kindes angemessen umzugehen lernten.

Die Gründung der Lebenshilfe in Deutschland 1958 war ein Meilenstein zu einer veränderten Wahrnehmung der Eltern in ihrer eigenen Expertenrolle gegenüber dem behinderten Kind und den Fachleuten. Sie erhoben immer häufiger den Anspruch, das Hilfesystem für ihre behinderten Kinder mit aufzubauen und damit auch über Strukturfragen mit zu entscheiden. Für die Lebenshilfe war entsprechend ihrem Selbstverständnis als Selbsthilfeorganisation die Mitwirkung von Eltern in den Vereinsstrukturen selbstverständlich. Die starke Rolle der Eltern zeigt sich z. B. in der häufig in den

Satzungen vereinsleitender Organe (u. a. auch Vorstände) und weiterer Vereinsgremien vorgeschriebenen Mehrheit von Eltern, in den Elternbeiräten in Einrichtungen und in sonstigen Möglichkeiten der aktiven Elternmitwirkung im Verein auf Orts-, Landes- und Bundesebene. Die meisten Landesverbände und die Bundesvereinigung verfügen über einen eigenen Elternrat, der über der Mitwirkung von Eltern in den Vereinsorganen und Gremien hinaus den besonderen Stellenwert der Eltern in und für die Lebenshilfe sicherstellen soll.

Speck (1984, 139 – 151) fasst die allmähliche Emanzipation der Eltern aus der *Objektrolle* professionellen Handelns in drei Stufen zusammen. Das *Laienmodell* hatte Eltern eindeutig die Rolle der *Nicht-Fachleute* zugeschrieben. Eltern wurden auf die Funktion der Zubringer von Informationen und der Empfänger von Anweisungen und Ratschlägen reduziert. In den 80er Jahren des letzten Jahrhunderts hat das *Ko-Therapeuten-Modell* die Rolle der Eltern als Unterstützer von Fachleuten als ihr *verlängerter Arm* zwar gestärkt, als Ko-Therapeuten wurde ihnen jedoch letztlich nur Assistenzfunktion für die Handlungspläne der Profis zuerkannt. Eltern wurden trainiert, um am Nachmittag oder am Wochenende die Behandlungspläne der Fachleute fortzuführen. Bereits wenige Jahre nach Verbreitung des Ko-Therapeuten-Modells entstand aus der Kritik beider vorgenannter Konzepte folgerichtig die Forderung nach einer partnerschaftlichen *Zusammenarbeit von Eltern und Fachleuten* als Ausdruck eines tiefgreifenden Perspektivenwechsels. Die »Zusammenarbeit von Partnern an einer gemeinsamen Aufgabe ist die gegenseitige Ergänzung von unterschiedlichen Sichtweisen und Beiträgen« (Speck 1984, S. 146).

## 21.3 Selbsthilfe im Spannungsfeld unterschiedlicher Strukturen und Funktionen

Strukturell unterscheiden wir in Deutschland bei der Trägerschaft von Einrichtungen und Diensten für behinderte Menschen auf einer ersten Betrachtungsebene zwischen gemeinnützigen und gewerblichen Trägern in der Behindertenhilfe. Innerhalb der gemeinnützigen Verbände (diese sind unter dem Dach der Freien Wohlfahrtspflege kooperativ verbunden) sind auf einer zweiten Analyseebene Behindertenhilfe und Behindertenselbsthilfe zu unterscheiden.

Zu den Vereinigungen der Behindertenhilfe gehören auch die sog. Spitzenverbände der Freien Wohlfahrtspflege, die – teils durch eigene Träger-/und Fachverbände – auch Einrichtungen für (geistig) behinderte Menschen unterhalten. In Nähe zum verbandlichen Aufgabenfeld der Lebenshilfe sind hier zu nennen: *Deutsches Rotes Kreuz (DRK), Arbeiterwohlfahrt (AWO), der Paritätische* (ehemals Deutscher Paritätischer Wohlfahrtsverband – DPWV, mit vielen Untergliederungen der Lebenshilfe als Mitglieder) sowie die konfessionellen Spitzenverbände *Deutscher Caritasverband (DCV) und Diakonisches Werk (DW).*

Auf einer weiteren Betrachtungsebene ist festzustellen, dass insbesondere die konfessionellen Spitzenverbände der Freien Wohlfahrtspflege eigene Träger- und Fachverbände speziell zu Themen rund um geistige Behinderung organisiert haben: *Bundesverband Evangelische Behindertenhilfe (BEB) sowie Caritas Behindertenhilfe und Psychiatrie (CBP).* Wegen ihrer strukturellen und fachlichen Nähe und in vielen, vor allem auch sozialrechtlichen Anliegen vergleichbaren Interessenslagen haben sich diese Verbände schon vor Jahren zu den sog. *Kontaktgesprächen* zusammengeschlossen; sie treffen sich i. d. R. zweimal im Jahr zum Austausch, veranstalten Tagungen, geben gemeinsam Schriften heraus u. ä. m.

Innerhalb der Säule der Verbände der Behindertenselbsthilfe lassen sich wiederum zwei Gruppen unterscheiden:

- Verbände, Vereine und Vereinigungen, die als Interessenvertretung tätig sind;
- Verbände, Vereine und Vereinigungen, die neben der Interessenvertretungsfunktion selbst auch Träger von Einrichtungen und Diensten sind.

Zu der letztgenannten Gruppe gehört auch die *Lebenshilfe*. In ihrer *Mehrfachfunktion* als Betroffenenverband (behinderte Menschen sowie Eltern und Angehörige) sowie Träger- und Fachverband liegt ein Spannungsfeld zwischen der Lebenshilfe als Trägerverein und als Dienstleistungsanbieter und somit als Interessenvertreter einerseits sowie als Verbraucherschutzverband andererseits.

Aus der zuvor genannten Verbandslandschaft haben sich viele Verbände der Behindertenselbsthilfe, bei denen also behinderte Menschen und/oder ihre Angehörigen selbst als Mitglieder und als Funktionsträger den Verband repräsentieren, im Deutschen Behindertenrat (DBR) zu einem Aktionsbündnis zusammengeschlossen (hinzu kommen Verbände chronisch kranker Menschen). Er hat zur Aufgabe, Interessen behinderter und chronisch kranker Menschen und ihrer Angehörigen verbandsübergreifend auf nationaler und internationaler Ebene zu vertreten. Der DBR ist kein klassischer Dachverband und besitzt damit auch kein generelles Vertretungsmandat. Die Mitgliedsorganisationen sind eigenständig und vertreten sich in aller Regel selbst.

## 21.4 Neue Leitbilder – Neue Handlungsansätze zur Förderung der Selbsthilfe

In der Phase des umfänglichen Auf- und Ausbaus eigener sonderpädagogischer Förderorte nach dem Ende des Faschismus galt – neben neuen Förderkonzepten – vor allem die soziale Integration als wichtige Zielsetzung sonderpädagogischen Handelns. Soziale Integration meinte hier vor allem die Förderung gesellschaftlicher Akzeptanz von Menschen mit geistiger Behinderung, z. B. durch Schaffung von Begegnungsmöglichkeiten mit nicht behinderten Menschen. Diese Zeitspane stand vielfach unter dem Motto »soviel Integration wie möglich und soviel besondere Förderung wie nötig«.

### 21.4.1 Normalisierung

Dieses Leitbild ist bereits in den 60er Jahren des 20. Jahrhunderts insbesondere in Dänemark, Schweden und Kanada entwickelt worden. Normalisierung meint, ein Leben so normal wie möglich zu führen, also z. B. einen strukturierten Tagesablauf wie andere Menschen ihn für sich in aller Regel ebenfalls wünschen: Aufstehen, Waschen, Anziehen, zur Schule oder zur Arbeit gehen, die Unterscheidung der vier Jahreszeiten, ein Tages- und Nachtrythmus, eine räumliche Trennung von Wohnen, Arbeiten und Freizeit, die Möglichkeit eines Zusammenlebens von

Mädchen und Jungen, Frauen und Männern etc. Gemeint war damit nicht die unkritische Anpassung behinderter Menschen an oft fragwürdige Normalität in unserer Gesellschaft, an *Durchschnittsnormen,* sondern die Ermöglichung von Lebensrhythmen und -standards, wie sie auch für nicht behinderte Menschen gewünscht werden.

## 21.4.2 Selbstbestimmung

Zeitlich nur wenig später kam mit großer Kraft das Selbstbestimmungsparadigma hinzu. Menschen mit geistiger Behinderung forderten zunehmend, bei Entscheidungen, die sie betreffen, gehört und einbezogen zu werden. Ein wesentlicher Leitsatz lautete: »Nichts über uns ohne uns.« Die behinderten Menschen fanden mit dieser Forderung Unterstützung bei vielen Eltern und Fachleuten.

Allen Menschen mit geistiger Behinderung stehen unabhängig von Art und Schwere ihrer Behinderung Möglichkeiten und Chancen zu mehr Selbstbestimmung offen, wenn die Personen aus ihrem Umfeld (Eltern, Personal, Freunde, Nachbarn…) dies wollen. Es stellt sich nicht die Frage, für wen Selbstbestimmung aufgrund der individuellen Möglichkeiten zum Erwerb autonomen Handelns »infrage kommt«, sondern umgekehrt, welcher konkrete Schritt bei jedem Individuum der nächste zu mehr Selbstbestimmung im Kontinuum zwischen völliger Fremdbestimmung und (für jeden Menschen sicherlich utopischer) völliger Selbstbestimmung ist. Die Inhalte und die Reichweite selbstbestimmten Lebens variieren zwischen den einzelnen Individuen z. T. erheblich, nicht aber die Gültigkeit von und der Anspruch auf ein Leben so selbstbestimmt wie möglich. In der Lebenshilfe wurden die Elemente *Elternvereinigung, Fachverband* sowie *Trägerverband* konsequent um ein viertes Glied der *aktiven*

*Mitwirkung von geistig behinderten Menschen* erweitert.

Für Menschen mit geistiger Behinderung ergeben sich aufgrund dieser Entwicklung in Bezug auf den Verein Lebenshilfe Selbstvertretungsmöglichkeiten vor allem in folgenden alternativen Strukturen:

• geistig behinderte Menschen werden reguläres Mitglied in der Lebenshilfe, wie andere Menschen auch, ohne ihnen speziell vorbehaltene Angebote, wie z. B. eigene Foren;
• geistig behinderte Menschen werden Mitglied in der Lebenshilfe und finden im Verein eigene Plattformen (z. B. Foren) und/oder weitere Möglichkeiten, sich wirkungsvoll einzubringen – bis hin zu eigenen Strukturen innerhalb des Vereins Lebenshilfe (z. B. *Verein im Verein* der Lebenshilfe Bremen);
• Geistig behinderte Menschen finden sich neben der Lebenshilfe und anderen Behindertenorganisationen zu eigenen Vereinigungen zusammen. In Deutschland hat sich so z. B. 2001 ein *Netzwerk People First Deutschland* als eigenständiger Verein gegründet. Der vor einigen Jahren in »Mensch zuerst« umbenannte Verein will den programmatischen Anspruch »Zuerst sind wir Menschen« gesellschaftlich möglichst breit verankern.

## 21.4.3 Gemeinsam Leben und Lernen (Integration)

Ebenfalls schwerpunktmäßig in den 70er und 80er Jahren des letzten Jahrhunderts entstand eine breit getragene *Integrationsbewegung* als eine weitere bundesweite Leitzielorientierung. Es ging den Integrationsbefürwortern vor allem um ein Aufbrechen der nahezu »automatischen Verkettung« (i. S. einer weitestgehend selbstverständlichen Überleitung von Menschen mit geistiger Behinderung zwischen speziellen Institutionen).

Folgende Erfahrungen und fachliche Überlegungen lagen Integrations-Initiativen u, a. zugrunde:

- Menschen mit geistiger Behinderung brauchen – neben vielen anderen Formen der Unterstützung und Begleitung – auch heute noch *Schutz*, z. B. vor (weiterhin) möglichen Anfeindungen in der Gesellschaft. Nicht zuletzt die Erfahrungen in der Zeit des Nationalsozialismus haben uns gezeigt, dass es nicht primär die *Mauern spezieller Einrichtungen* sind, die schützen, sondern vor allem andere Menschen, Mitbürger, die geistig behinderte Menschen z. B. als Nachbarn, Arbeitskollegen, Mitglieder im Sportverein kennen und schätzen gelernt haben und die sich für sie engagiert und entschlossen einsetzen.
- Die Bürger in unserer Gesellschaft tun sich vielfach schwer im *normalen* Umgang mit behinderten Mitbürgen. Ein wesentlicher Grund hierfür liegt darin, dass sie zumeist (weitgehend) getrennt von behinderten Menschen aufgewachsen sind, Behinderung ihnen somit fremd ist. Alles Fremde aber löst bei uns Menschen leicht Unsicherheit und als Folge Distanzierungstendenzen aus. Hingegen werden Kinder von heute, die gemeinsam mit Kindern mit und ohne Behinderung aufwachsen, als Erwachsene von morgen diese Schwierigkeiten vermutlich nicht mehr bzw. nicht mehr im bisherigen Ausmaß haben.
- Es gibt keinen fachlichen Beleg dafür, dass das tagtägliche, ausschließliche oder überwiegende Zusammensein mit anderen behinderten Menschen für die eigene Entwicklung eines Menschen mit geistiger Behinderung förderlich oder gar notwendig ist.

Integrationsmodelle eröffnen, bei aller Kritik und Einschränkung bezüglich ihrer qualitativen und quantitativen Reichweite in Deutschland (Frühauf, 2011), grundsätzlich Wahlmöglichkeiten zwischen allgemeinen und besonderen Lern- und Lebensorten. So kann die Biographie eines Menschen mit geistiger Behinderung heute folgenden Verlauf nehmen: allgemeiner Kindergarten mit spezieller Förderung → allgemeine Schule mit integrativer Ausrichtung → Berufsschule mit integrativer Ausrichtung → Arbeiten mit Integrationshelfer auf dem allgemeinen Arbeitsmarkt → ambulant unterstütztes Wohnen im eigenen Wohnraum.

### 21.4.4 Teilhabe/Inklusion

Zukunftsweisende Konzepte streben heute danach, im Sinne der *Inklusion* ein Leben mit Behinderung von Geburt an im sozialen Regelnetzwerk des Gemeinwesens (z. B. Nachbarschaft, (Sport-)Vereine, Volkshochschulen) zu verankern und hier auch den notwendigen Unterstützungsbedarf zu sichern. Sonderpädagogische Kompetenzen wären dann an den wohnortbezogenen allgemeinen Orten, z. B. in der allgemeinen Schule, selbst anzusiedeln. Damit würde sich die Rolle der Behindertenhilfe grundlegend wandeln: Die *Spezialisten* hielten in der Regel nicht mehr eigene Einrichtungen und Dienste zur Förderung, Begleitung, Therapie etc. für behinderten Menschen vor, sondern sie würden zu »Kümmerern« für einen gelingenden Umgang mit den Bedarfen und Bedürfnissen von Menschen mit Behinderung in der kommunalen Gemeinde. Zielgruppe für professionelles Handeln der Spezialisten wären dann in erster Linie nicht mehr die Menschen mit Behinderung selbst, sondern die mit ihnen handelnden Personen im sozialen Umfeld, damit diese in die Lage versetzt würden, selbst kompetente Hilfen zu leisten (▶ Kap. 23 und 24).

Menschen mit geistiger Behinderung ein Leben so normal wie möglich zu eröffnen (Normalisierung), sie in der Welt der Nichtbehinderten physisch zuzulassen (Integration), sie möglichst weit selbst die sie betreffenden Dinge in ihrem Leben entscheiden zu lassen (Selbstbestimmung), ihre Teilhabe an den regulären Angeboten und Strukturen ihres Umfeldes von Geburt an sicherstellen (Inklusion): Diese programmatischen Meilensteine widersprechen sich nicht, sondern sind sich ergänzende, nur vor ihrem jeweiligen historischen Hintergrund zu verstehende Schritte der Vision von einer gesellschaftlichen Rolle der Menschen mit geistiger Behinderung als gleichberechtigte Bürgerinnen und Bürger.

## 21.5 Ein neues Menschenbild und seine aktuelle Bedrohung

Insbesondere seit den 1980er Jahren wurde der Mensch mit geistiger Behinderung mehr und mehr als eigenständige Persönlichkeit anerkannt, seine persönlichen Sichtweisen rückten in den Mittelpunkt unserer Aktivitäten für und mit ihnen.

Geistige Behinderung ist keine Eigenschaft, aus der sich die Gesamtpersönlichkeit des behinderten Menschen definiert. Der Mensch mit einer geistigen Behinderung ist in erster Linie Mensch wie wir alle auch und erst in zweiter Hinsicht ein Mensch mit ganz bestimmten Eigenschaften, die der gezielten Förderung, Unterstützung und Begleitung bedürfen. In der Fachdiskussion haben sich daher zunehmend Umschreibungen, wie z.B. Menschen mit geistiger Behinderung oder geistig behinderte Menschen durchgesetzt. Die bundesweite Plattform für Menschen mit geistiger Behinderung *Mensch zuerst* spricht heute von *Menschen mit Lernschwierigkeiten*.

Das Selbstverständnis vieler Pädagogen und anderer Fachleute in der Behindertenhilfe wandelt sich vor diesem Hintergrund nachhaltig. Aus *Betreuern* werden *Begleiter*, die sich in ihrer Arbeit vor allem an Wünschen und Interessen der behinderten Menschen orientieren.

### 21.5.1 Internationale Klassifikation

In der ersten von der Weltgesundheitsorganisation (World Health Organization, WHO) 1980 erstellten Klassifikation von Behinderungen unter dem Titel ICIDH-1 (International Classification of Impairments, Disabilities, and Handicaps; deutsch: Internationale Klassifikation von Schädigungen, Beeinträchtigungen und Behinderungen) dominiert noch eindeutig ein einseitiges Defizitmodell von Behinderung. Im Jahre 2001 ersetzte die WHO durch die ICF (International Classification of Functioning, Disability and Health; deutsch: Internationale Klassifikation der Funktionsfähigkeit, Behinderung und Gesundheit) den alten störungs- und defizitorientierten Ansatz durch einen nun an Funktions*fähigkeiten* orientierten Ansatz. Einbezogen werden z.B. jetzt auch Merkmale der *handicap situations*, also die Abhängigkeit einer Behinderung von gesellschaftlichen Anforderungen und Erwartungen sowie von den ökologischen, materiellen und sozialen Lebensbedingungen einer Person (siehe dt. Fassung der ICF, DIMDI).

### 21.5.2 Bioethik contra behindertes Leben

Zumindest *subtil* bestehen weiterhin Tendenzen, die eine Akzeptanz von behindertem Leben gefährden. Die biotechnologische Diskussion suggeriert die offensichtliche Machbarkeit eines leidfreien und makellosen Lebens. Die Möglichkeiten z. B. der Pränataldiagnostik, Präimplantationsdiagnostik und des therapeutischen Klonens bergen die Gefahr einer unheiligen Allianz mit Vertretern eines wieder auflebenden Kosten-Nutzen-Denkens.

Der Glaube an die Machbarkeit leidfreien Lebens droht, auf die Lebensqualität und auf den Lebenswert behinderten Lebens negativ zurückzuschlagen, indem z. B.

• Eltern, die trotz pränataldiagnostischer Möglichkeiten ein behindertes Kind zur Welt bringen, Kosten der Betreuung und Versorgung übertragen werden;
• in der Gesellschaft der Eindruck vermittelt wird, dass die Existenz behinderter Menschen eigentlich nicht nötig und daher auch nicht wünschenswert sei.

## 21.6 Ansätze einer Politik der Stärkung der Selbstbestimmung von Menschen mit geistiger Behinderung – Persönliches Budget

Der in ▶ Kapitel 21.3 benannte Spannungsbogen *Dienstleistungsanbieter versus Selbsthilfe-Interessenvertretungsverband* erhält zusätzliche Bedeutung durch aktuelle Ansätze der Sozialpolitik, die dazu beitragen sollen, eine eigenständige Lebensführung und mehr Selbstbestimmung auch für (geistig) behinderte Menschen zu ermöglichen. Insbesondere in den Niederlanden und den skandinavischen Ländern liegen recht umfängliche Erfahrungen zum sogenannten Persönlichen Budget vor. Sein Grundgedanke ist, dass die öffentlichen Mittel, z. B. im Rahmen der Eingliederungshilfe nicht direkt den Einrichtungen und Diensten zufließen, sondern dass der behinderte Mensch das Recht hat, zu entscheiden (evtl. mit Unterstützung), welche Dienstleistungen sie/er bei wem, in welcher Häufigkeit und in welcher Dauer etc. *einkauft*.

Hinsichtlich einer Realisierung für Menschen mit geistiger Behinderung sind allerdings eine Reihe von Voraussetzungen zu benennen:

• *Ausreichende Bedarfsdeckung (*aufgrund von Einsparinteressen der öffentlichen Hand nicht gesichert)
• Verhinderung des *Ausschlusses von Menschen mit hohem Hilfebedarf* gegen ihren Wunsch. Das Leitziel der Selbstbestimmung gilt für alle Menschen mit einer Behinderung, unabhängig von Art und Schwere der Behinderung.
• Abwehr möglichen Missbrauchs zugewiesener Mittel für *Fremdinteressen*
• *Regionale Sozialplanung* zur Aktivierung einer Anbieterstruktur sozialer Dienstleistung.
• *Kein vorschneller Abbau bestehender Einrichtungen und Dienste*, die auch künftig mit ihrer Dienstleistung benötigt werden, wenn auch vielfach in strukturell anderen Formen und Inhalten

- Keine Bevorzugung *unseriöser Billiganbieter* u. a. im Rahmen von Sparkonzepten
- Möglichst *geringe Wartezeiten* zur persönlichen Aufnahme in das Modell
- Unterstützung von *Peer-Counseling und Selbsthilfegruppen*
- *Schulung* der Betroffenen
- Beteiligung von Care/Case Managern als eine Art *Broker* (Vermittler) zwischen dem Markt der Dienstleistungen und den Wünschen behinderter Menschen

Trotz aller Wertschätzung für den Ansatz des Persönlichen Budgets darf nicht übersehen werden, dass die praktische Relevanz dieses Models bisher recht zurückhaltend beurteilt wird. So geht das Bundesministerium für Arbeit und Soziales von nur 0,1 % der Leistungsberechtigten aus, die das Persönliche Budget in Anspruch nehmen werden (vgl. Biewald und Frings, 2012).

# Zusammenfassung

- Meilenstein für die Entwicklung der Selbsthilfe in der Behindertenhilfe und für eine Aufwertung der Rolle der Eltern behinderter Kinder in Deutschland war die Gründung der »Bundesvereinigung Lebenshilfe für das geistig behinderte Kind« am 23. November 1958 in Marburg.
- In den ersten Jahrzehnten der Selbsthilfearbeit zugunsten geistig behinderter Menschen stand die Eltern- und Angehörigenselbsthilfe im Mittelpunkt der verbandlichen Arbeit.
- Erfahrungen mit der kompetenten Rolle von Eltern im Prozess der Förderung ihrer behinderten Kinder führten zu einer Neudefinition der traditionellen Arbeit mit Eltern. Dem Laienmodell, das den Fachleuten die Rolle der *Wissenden* aufgrund ihrer beruflichen Qualifikation und Laufbahn zuwies, den Eltern hingegen die der *Laien*, die erst durch Fachleute in die Lage versetzt werden, mit der Behinderung des Kindes angemessen umgehen zu lernen, folgte das *Ko-Therapeuten-Modell*. Nach diesem Ansatz wurde die Rolle der Eltern als Unterstützer von Fachleuten, als ihr »verlängerter Arm« zwar gestärkt, als

Ko-Therapeuten wurde ihnen jedoch letztlich nur die Assistenzfunktion für die Handlungspläne der Profis zuerkannt. Aus der kritischen Diskussion beider vorgenannter Ansätze entstand das Modell der partnerschaftlichen *Zusammenarbeit von Eltern und Fachleuten*.
- Insbesondere seit den 1970ern entstanden *neue Leitorientierungen* in der Behindertenhilfe, die auch die weitere Entwicklung der Selbsthilfe stark beeinfluss(t)en: *Normalisierung, Integration, Selbstbestimmung, Teilhabe und Inklusion*. Vor allem die *Beteiligung behinderter Menschen selbst wurde neu definiert*. Menschen mit (geistiger) Behinderung forderten, bei allen Entscheidungen, die sie betreffen, direkt einbezogen zu werden. Ein wesentlicher Leitsatz lautete: »Nichts über uns ohne uns.« In der Folge kam es zu einer verstärkten Ausgestaltung formeller wie informeller Strukturen (z. B. Heimbeiräte und Werkstatträte sowie Rolle und Funktion in klassischen Elternvereinigungen wie der Lebenshilfe).
- Das erwünschte Mehr an Selbstbestimmung stellt(e) gerade für Elternvereinigungen wie die Lebenshilfe eine eigene

und neue Herausforderung dar. Im Grundsatzprogramm von 1990 heißt es: »In der Lebenshilfe sind die Elemente ›Elternvereinigung‹, ›Fachverband‹ und ›Trägerverband‹ miteinander eine Verbindung eingegangen, die sich bewährt hat. Mehr und mehr kommt als viertes Element die Selbsthilfe geistig behinderter Menschen hinzu.«

- In der Gruppe der Verbände der Behindertenselbsthilfe lassen sich zwei Strukturmodelle unterscheiden: zum einen solche Verbände, Vereine und Vereinigungen, die ausschließlich als Interessenvertretung tätig sind sowie in solche Verbände, Vereine und Vereinigungen, die neben der Interessenvertretungsfunktion selbst auch Träger von Einrichtungen und Diensten sind. Bei einer solchen Mehrfachfunktion sind Spannungsfelder zwischen Betroffenen-/Träger- und Fachverband einerseits sowie Selbsthilfevereinigung für Eltern geistig behinderter Menschen und Selbsthilfevereinigung für geistig behinderte Menschen selbst andererseits kaum verwunderlich. So wird zu beobachten sein, ob und wie es gelingt, den funktionalen Unterschied zwischen Trägerverein und Dienstleistungsanbieter sowie Interessenvertreter- und Verbraucherschutzverband *unter einem Dach* zu gestalten.
- Für Menschen mit geistiger Behinderung ergeben sich heute vor allem folgende vereinsorientierte Angebote:
  - die reguläre Mitgliedschaft in Vereinen wie der Lebenshilfe, ohne spezielle, ihnen vorbehaltene Foren im Verein,
  - die Mitgliedschaft geistig behinderter Menschen in Vereinen mit eigenen Plattformen und Foren bis hin zu eigenen Strukturen innerhalb des Vereins Lebenshilfe (»Verein im Verein«, z. B. in der Lebenshilfe Bremen),
  - eigene Vereinigungen für geistig behinderte Menschen neben der Lebenshilfe und anderen vorhandenen Behindertenorganisationen. So hat sich in Deutschland 2001 ein »Netzwerk People First Deutschland« als ein eigenständiger Verein gegründet.

- Geistige Behinderung ist keine Eigenschaft, welche die Gesamtpersönlichkeit des behinderten Menschen widerspiegelt. Der Mensch mit einer geistigen Behinderung ist in erster Linie Mensch wie wir alle anderen auch und erst in zweiter Hinsicht ein Mensch mit ganz bestimmten Eigenschaften, die der gezielten Förderung, Unterstützung und Begleitung bedürfen. Aus diesem Grund ist auch der substantivische Begriff »geistig Behinderte« zu kritisieren, da diese Bezeichnung fälschlicherweise unterstellt, die geistige Behinderung sei Grundlage zur Typisierung einer Gesamtpersönlichkeit. Es finden sich zunehmend Umschreibungen, wie z. B. *Menschen mit geistiger Behinderung* oder *geistig behinderte Menschen*. Auch das Selbstverständnis vieler Fachleute in der Behindertenhilfe wandelte sich vor dem Hintergrund dieses neuen Menschenbildes nachhaltig; aus *Betreuern* werden *Begleiter*.
- Die internationale Entwicklung geht in eine vergleichbare Richtung. 2001 ersetzte die WHO mit der ICF (International Classification of Functioning, Disability and Health) den alten primär störungs- und defizitorientierten Ansatz der ICIDH-1 durch ein nun an Funktions*fähigkeiten* orientiertes Modell.
- Vor dem geschichtlichen Hintergrund des Naziterrors in Deutschland erhebt eine Vielzahl von Verbänden der Behindertenhilfe und Behindertenselbsthilfe warnend ihre Stimmen, wenn heutzutage unter Zugrundelegung individualethischer Ansätze die Leidvermeidung des Einzelnen in einer Ethik des Heilens um nahezu jeden Preis propagiert wird. Der Glaube an die Machbarkeit leidfreien Lebens wird auf den Lebenswert behinderten Lebens zurückschlagen.

- Der in ▶ **Kapitel 21.3** genannte Spannungsbogen *Dienstleistungsanbieter versus Interessenvertretungsverband* verstärkt sich noch durch aktuelle Ansätze der Sozialpolitik, eine möglichst selbstbestimmte Lebensführung (geistig) behinderter Menschen zu unterstützen. In den Niederlanden und den skandinavischen Ländern liegen bereits langjährige und vertiefte Erfahrungen zum sogenannten *Persönlichen Budget* vor. Sein Grundgedanke ist, dass die durch die öffentliche Hand zur Verfügung gestellten Mittel z. B. von den Sozialhilfeträgern nicht mehr direkt den Einrichtungen und Diensten zukommen, sondern dass der behinderte Mensch das Recht hat, diese Mittel im Sinne eines Persönlichen Budgets selbst (bzw. mit Unterstützung) zu verwalten, und es ihm obliegen muss, zu entscheiden, welche Dienstleistungen sie/er bei wem, in welcher Häufigkeit und in welcher Dauer etc. *einkauft.*

## Literatur

Biewald M, Frings S (2012) Auf die Plätze, fertig, los!? An die Arbeit – mit Persönlichem Budget! Teilhabe 51, 37–42

Boban I, Hinz A (2004) Qualität des Gemeinsamen Unterrichts (weiter-)entwickeln. Leben mit Down Syndrom 45, 10–14

Deutsches Institut für Medizinische Dokumentation und Information (DIMDI) (2005)/WHO-Kooperationszentrum für das System Internationaler Klassifikationen (Hrsg.) ICF. Internationale Klassifikation der Funktionsfähigkeit, Behinderung und Gesundheit. Genf

Frühauf T (2011) Verteilung von Schülerinnen und Schülern im Förderschwerpunkt Geistige Entwicklung in Förderschulen und in allgemeinen Schulen zwischen 1999 und 2008. UN Konvention und Inklusion (noch) wenig zu spüren. Teilhabe 50, 29–35

Speck O (1984) Behinderung, Eltern und spezielle pädagogische Hilfe. Vierteljahresschrift für Heilpädagogik und ihre Nachbargebiete 53, 139–151

# Teil D: Rechtliche Bestimmungen und Hilfen

# 22 Gesetzliche Grundlagen der Rehabilitation und Pflege für Menschen mit geistiger Behinderung

*Sabine Wendt*

Die rechtlichen Regelungen für die Rehabilitation und Pflege geistig behinderter Menschen sind in einer Vielzahl unterschiedlicher Gesetze gefasst. Dabei sind nationale und internationale Rechtsquellen zu beachten. So verpflichtet die Behindertenrechtskonvention der Vereinten Nationen seit 2009 Deutschland zur Anpassung seines Rehabilitationsrechts an diese internationalen Standards. Richtlinien der Europäischen Union haben 2006 zu einem Allgemeinen Gleichbehandlungsgesetz geführt, das Antidiskriminierungsregelungen auch für behinderte Menschen verbindlich macht.

Durch das Gesetzbuch Rehabilitation und Teilhabe behinderter Menschen (SGB IX) von 2001 wurde eine Vereinheitlichung des unübersichtlichen Reha-Rechts angestrebt; der Zugang zu Reha-Dienstleistungen sollte durch eine verbesserte Zuständigkeitsklärung und Beratung erleichtert werden. Dies konnte jedoch nur bedingt erreicht werden, da die unterschiedlichen Leistungsgesetze der verschiedenen Leistungsträger nach § 7 SGB IX vorrangig zu beachten sind und das SGB IX damit kein eigenes Leistungsgesetz wurde.

Wer sich über das geltende Reha-Recht informieren will, kann die aktuelle Rechtslage bei der zuständigen Service- und Beratungsstelle nach § 23 SGB IX erfragen, die nach dem SGB IX flächendeckend eingerichtet wurde. Diese Stellen können auch Anträge entgegennehmen und in Fragen des Persönlichen Budgets beraten.

Jeder Leistungsträger ist verpflichtet, die Leistungsberechtigten über ihre Rechte und Pflichten aufzuklären (§ 13 SGB I), und über die möglichen Ansprüche zu beraten (§ 14 SGB I), gegebenenfalls schriftlich mit der Bescheiderteilung. Man sollte sich aber auch von Selbsthilfeverbänden (die in der BAG Selbsthilfe zusammengeschlossen sind, wie z. B. die Lebenshilfe für Menschen mit geistiger Behinderung u. a.) oder Verbraucherschutzverbänden Informationen holen.

## 22.1 Ausgleich behinderungsbedingter Nachteile

Das Schwerbehindertengesetz als Nachteilsausgleichsgesetz ist in das SGB IX integriert worden. Alle gesetzlichen Regelungen zu diesem Themenkreis finden sich dort in dem 2. Teil, besondere Regelungen zur Teilhabe schwerbehinderter Menschen (Schwerbehindertenrecht), §§ 68 SGB IX ff., und in der Schwerbehindertenausweisverordnung.

Die Inanspruchnahme eines solchen Nachteilsausgleichs setzt zunächst die Feststellung der Schwerbehinderteneigenschaft voraus. Diese wird in einem Ausweis dokumentiert, für dessen Ausstellung die Versorgungsämter zuständig sind (§ 69 SGB IX).

Die rechtliche Feststellung der Behinderteneigenschaft ist schon im ersten Lebensjahr sinnvoll, da sie u. a. Steuererleichterungen für die Eltern zur Folge hat. Es wird geprüft, welcher Grad der Behinderung (GdB von 10–100) anzunehmen ist. Liegen mehrere Beeinträchtigungen der Teilhabe am Leben in der Gemeinschaft vor, wird der Grad der Behinderung nach den Auswirkungen der Beeinträchtigungen in ihrer Gesamtheit unter Berücksichtigung ihrer wechselseitigen Beziehungen festgestellt (§ 69 Abs. 3 SGB IX, sog. Gesamt-GdB). In dem Schwerbehindertenausweis werden bestimmte Merk-

**Tab. 22.1:** Merkzeichen des Schwerbehindertenausweises

| | |
|---|---|
| G | = der Ausweisinhaber ist in seiner Bewegungsfreiheit im Straßenverkehr erheblich beeinträchtigt (erheblich gehbehindert) |
| aG | = der Ausweisinhaber ist außergewöhnlich gehbehindert |
| H | = der Ausweisinhaber ist hilflos |
| B | = ständige Begleitung ist notwendig |
| Bl | = der Ausweisinhaber ist blind |
| Gl | = gehörlos i. S. d. § 145 SGB IX |
| RF | = der Ausweisinhaber erfüllt die gesundheitlichen Voraussetzungen für die Befreiung von der Rundfunkgebührenpflicht oder für die Gebührenermäßigung beim Fernsprechhauptanschluß. |
| 1. Kl. | = Berechtigung für die Benutzung der 1. Wagenklasse mit Fahrausweis der 2. Klasse |
| G | erhebliche Beeinträchtigung der Bewegungsfähigkeit im Straßenverkehr |
| aG | außergewöhnlich gehbehindert |
| H | Hilflose Person |
| Bl | Blinde Person |
| Gl | Gehörlose Person |
| RF | Person erfüllt die landesrechtlichen gesundheitlichen Vorgaben für die Befreiung von der Rundfunkgebührenpflicht; Telefongebührenermäßigung möglich |
| B | Berechtigung zur Mitnahme einer Begleitperson |

zeichen eingetragen, die Voraussetzung für bestimmte Leistungen sind (§ 69 SGB IX, Schwerbehindertenausweisverordnung).

Die Merkzeichen des Schwerbehindertenausweises sind in der ▶ Tabelle 22.1 dargestellt.

Die Feststellung der Behinderteneigenschaft erfolgt durch einen Arzt des Versorgungsamts. Dieser begutachtet nach den »Versorgungsmedizinischen Grundsätzen«, die als Anlage zur Versorgungsmedizin-Verordnung veröffentlicht werden. Als Behinderung wird nur die Auswirkung einer Funktionsbeeinträchtigung festgestellt, der mindestens ein Grad der Behinderung von 20 entspricht. Wenn mehrere Funktionsbeeinträchtigungen vorliegen, wird der Grad der Behinderung durch die Beurteilung der Auswirkungen in ihrer Gesamtheit festgestellt, also nicht durch einfache Addition.

In der Regel werden die Ausweise erstmalig für fünf Jahre ausgestellt, mit zweimaliger Verlängerungsmöglichkeit. In den Fällen, in denen keine Änderung in Art und Schwere der Behinderung zu erwarten ist, kann der Ausweis auch unbefristet ausgestellt werden (§ 6 Abs. 2 Schwerbehindertenausweisverordnung). Bei Kindern gilt eine Befristung auf das 10. Jahr, bei Jugendlichen auf das 20. Jahr.

Inhaber eines Schwerbehindertenausweises können folgende Nachteilsausgleiche beanspruchen: Steuervergünstigungen, unentgeltliche Beförderung im Nahverkehr und Parkerleichterungen, Fernseh- und Rundfunkgebührenbefreiung, Telefongebührenermäßigung, Eintrittsermäßigung sowie finanzielle Hilfen für das Wohnen und Bauen.

## 22.2 Lebensweltbezogene Leistungen der Rehabilitation und Teilhabe

Das SGB IX (Gesetzbuch Rehabilitation und Teilhabe) schafft zwar im Wesentlichen keine eigenen Leistungen, ist aber das verbindliche Dach für alle Reha-Träger. Das SGB IX sieht in § 5 folgende Leistungsgruppen der Teilhabe vor:

1. Leistungen zur medizinischen Rehabilitation
2. Leistungen zur Teilhabe am Arbeitsleben
3. Unterhaltssichernde und andere ergänzende Leistungen
4. Leistungen zur Teilhabe am Leben in der Gemeinschaft

Im Sozialgesetzbuch I werden die für alle zehn Sozialgesetzbücher geltenden allgemeinen Regeln zusammengefasst. In § 10 wird der Begriff der Teilhabe wie folgt umrissen:

*»Menschen, die körperlich, geistig oder seelisch behindert sind oder denen eine solche Behinderung droht, haben unabhängig von der Ursache der Behinderung zur Förderung ihrer Selbstbestimmung und gleichberechtigten Teilhabe ein Recht auf Hilfe, die notwendig ist, um*
1. *die Behinderung abzuwenden, zu beseitigen, zu mindern, ihre Verschlimmerung zu verhüten oder ihre Folgen zu mindern,*
2. *Einschränkungen der Erwerbsfähigkeit oder Pflegebedürftigkeit zu vermeiden, zu überwinden, zu mindern oder eine Verschlimmerung zu verhüten sowie den vorzeitigen Bezug von Sozialleistungen zu vermeiden oder laufende Sozialleistungen zu mindern,*
3. *ihnen einen ihren Neigungen und Fähigkeiten entsprechenden Platz im Arbeitsleben zu sichern,*
4. *ihre Entwicklung zu fördern und ihre Teilhabe am Leben in der Gesellschaft und eine möglichst selbständige und selbstbestimm-*

*te Lebensführung zu ermöglichen oder zu
erleichtern sowie*
5. *Benachteiligungen auf Grund der Behinderung entgegenzuwirken.«*

Die Reha-Träger sind in § 6 SGB IX benannt. Neu hinzugekommen sind die Sozialhilfe und Jugendhilfe. Nach § 12 SGB IX
sind die Reha-Träger zur Zusammenarbeit
verpflichtet. Zu deren Sicherung werden
unter Federführung der *Bundesarbeitsgemeinschaft für Rehabilitation (BAR)* gemeinsame Empfehlungen nach § 13 SGB IX
erarbeitet.

Nach § 12 Abs. 1 Nr. 4 SGB IX ist vorgesehen, dass die Begutachtung möglichst
nach einheitlichen Grundsätzen durchgeführt werden soll. Der Begutachtung zugrunde liegt jetzt ein für alle Reha-Träger
einheitlicher *Begriff der Behinderung* nach
§ 2 SGB IX. Danach sind

»Menschen behindert, wenn ihre körperliche
Funktion, geistige Fähigkeit oder seelische Gesundheit mit hoher Wahrscheinlichkeit länger
als sechs Monate von dem für das Lebensalter
typischen Zustand abweichen und daher ihre
Teilhabe am Leben in der Gemeinschaft beeinträchtigt ist. Sie sind von Behinderung bedroht,
wenn die Beeinträchtigung zu erwarten ist.«

Damit wird an den in der WHO üblichen
Behindertenbegriff der ICIDH-2 (Internationale Klassifikation der Schädigungen, Fähig-
keitsstörungen und Beeinträchtigungen) an-
geknüpft.

Ob bei Vorliegen einer drohenden oder
bereits eingetretenen Behinderung auch die
jeweils für den Reha-Träger geltenden Leis-
tungsvoraussetzungen erfüllt sind, ist allerdings weiterhin abhängig von den dafür
maßgeblichen Leistungsgesetzen, § 7 SGB
IX.

Für die Eingliederungshilfe der Sozialhilfe
nach dem SGB XII hat dies zur Folge, dass
der Begriff der »wesentlichen Behinderung«
nach § 53 Abs. 1 SGB XII zwar auf § 2 SGB
IX Bezug nimmt, aber darüber hinaus verlangt, dass diese ein wesentliches Ausmaß

erreicht hat, die Leistungen der Eingliederungshilfe erforderlich macht.

## 22.2.1 Früherkennung und Frühförderung

Nach §§ 26 Abs. 2 Nr. 2, 30, 55 Abs. 2 Nr. 2
und 56 SGB IX wird die Frühförderung der
medizinischen Teilhabe zugeordnet. Als sogenannte »Komplexleistung« (§ 56 Abs. 2
SGB IX) umfasst sie sowohl die medizinischen Leistungen der mit dieser Zielsetzung fachübergreifend arbeitenden Dienste
und Einrichtungen als auch nicht ärztliche
sozialpädiatrische psychologische heilpädagogische und psychosoziale Leistungen und
die Beratung der Erziehungsberechtigten. Sie
müssen allerdings unter ärztlicher Verantwortung erbracht werden und erforderlich
sein, um eine drohende oder bereits eingetretene Behinderung zum frühest möglichen
Zeitpunkt zu erkennen, und es muss ein
individueller Behandlungsplan aufgestellt
werden. Für diese Komplexleistungen sind
sowohl die Krankenkassen als auch die Sozialhilfeträger oder die Jugendhilfe zuständig, die ihre Zusammenarbeit in Rahmenvereinbarungen regeln müssen. Diese sind aber
bisher nur mangelhaft in die Praxis umgesetzt worden, so dass die gemeinsame Leistungserbringung und die damit verbundene
Vergütung der Frühförderleistung unzureichend ist (Bundesvereinigung Lebenshilfe
2009 S. 14 f.). In der Regel wird in einer
ärztlichen Verordnung die Notwendigkeit
und der Umfang der Frühförderung festgelegt, teilweise erfolgt die Erstellung eines
Eingliederungsplans für die Frühförderung
durch ein multiprofessionelles Team, an dem
Ärzte beteiligt sind (Landesregelungen). In
der Frühförderverordnung von 2003 nach
§ 32 SGB IX wird die Leistungserbringung
in interdisziplinären Frühförderstellen und
Sozialpädiatrischen Zentren geregelt. Auch
der heilpädagogische Sozialhilfeanteil der
Frühförderung wird nach § 92 Abs. 2

Nr. 1 SGB XII kostenfrei gewährt ebenso wie die Krankenkassenleistung.

Die Jugendhilfe kann nach § 35 a SGB VIII für seelisch behinderte oder für von einer Behinderung bedrohte Kinder ebenfalls zuständig sein. Hier stellt sich also die schwierige Abgrenzungsfrage einer vorwiegend geistigen oder seelischen Behinderung, die insbesondere bei Kleinkindern kaum zuverlässig zu entscheiden ist. Es gibt daher Reformvorschläge, der Jugendhilfe auch die Zuständigkeit für Eingliederungshilfeleistungen für Kinder und Jugendliche zuzuordnen. Damit würde die Unterscheidung nach Behinderung und Erziehungsschwierigkeiten unerheblich. Kinder und Jugendliche mit und ohne Behinderung wären demselben Leistungssystem zugeordnet (inklusiver Ansatz). Eine solche Alleinzuständigkeit kommt allerdings nur infrage, wenn die damit verbundenen finanziellen, personellen und strukturellen Fragen gelöst werden können (Bundesregierung, 2009, 15). Wichtig ist in diesem Zusammenhang § 14 SGB IX, der für die Zuständigkeitsklärung den Reha-Trägern enge Fristen (drei Wochen) setzt. Ist ein Gutachten erforderlich, muss innerhalb von zwei Wochen nach Vorliegen des Gutachtens entschieden werden. Die Reha-Träger sind verpflichtet,

*»in der Regel drei möglichst wohnortnahe Sachverständige unter Berücksichtigung bestehender sozialmedizinischer Dienste zu benennen. Haben sich die Leistungsberechtigten für einen benannten Sachverständigen entschieden, wird dem Wunsch Rechnung getragen. Der Sachverständige nimmt eine umfassende sozialmedizinische, bei Bedarf auch psychologische Begutachtung vor und erstellt das Gutachten innerhalb von zwei Wochen. Die in dem Gutachten getroffenen Feststellungen zum Reha-Bedarf werden den Entscheidungen der Reha-Träger zugrunde gelegt. Der gesetzliche Auftrag der Gesundheitsämter bleibt unberührt (§ 14 Abs. 5 SGB IX)«.*

## 22.2.2 Kinderkrippen, Kindergarten, Kindertagesstätten

In allen Bundesländern gibt es inzwischen gesetzliche Grundlagen für Kindereinrichtungen, wonach behinderte und nicht behinderte Kinder gemeinsam betreut und gefördert werden können. Es gibt aber weiterhin heilpädagogische Einrichtungen, die vorrangig an dem Bedarf behinderter Kinder orientiert sind und durch Mittel der Eingliederungshilfe finanziert werden. Das SGB IX sieht in § 19 Abs. 3 vor, dass

*»bei Leistungen an behinderte und von einer Behinderung bedrohte Kindern eine gemeinsame Betreuung behinderter und nicht behinderter Kinder angestrebt wird«.*

Heilpädagogische Leistungen nach § 56 SGB IX

*»werden erbracht, wenn nach fachlicher Erkenntnis zu erwarten ist, dass hierdurch eine drohende Behinderung abgewendet oder der fortschreitende Verlauf einer Behinderung verlangsamt oder die Folgen einer Behinderung beseitigt oder gemildert werden können. Sie werden immer an schwerstbehinderten und schwerstmehrfachbehinderten Kindern, die noch nicht eingeschult sind, erbracht.«*

§ 56 SGB IX legt damit eine einheitliche Definition dieses Begriffs für alle Leistungsträger fest, also auch die Jugendhilfe und die Krankenkassen. Wichtig ist weiter, dass auch schwerstbehinderte Kinder immer einen Anspruch auf heilpädagogische Hilfen haben, also nicht alleine auf Pflegeleistungen verwiesen werden dürfen. Nach § 56 Abs. 2 SGB IX werden diese heilpädagogischen Leistungen im Rahmen der Früherkennung, Frühförderung und Schulvorbereitung als Komplexleistung erbracht. Die Leistungen sollen also aus einer Hand erbracht werden, auch wenn unterschiedliche Reha-Träger dafür zuständig sein können. Der Hinweis auf schulvorbereitende Maßnahmen macht deutlich, dass keine starren Altersgrenzen gelten, sondern die Aufnahme in die Schule die Leistungen nach § 56 SGB IX beendet.

Eine Kostenbeteiligung erfolgt nur für die Kosten des Lebensunterhalts in der Einrichtung (z. B. ein erspartes Mittagessen), wenn der Sozialhilfeträger alleiniger Kostenträger ist, § 92 Abs. 2 Nr. 3 SGB XII. Integrative Einrichtungen werden aber überwiegend über Jugendhilfemittel finanziert; für sie sind die dort geregelten Kindergartenbeiträge maßgeblich, so dass Eltern mit behinderten Kindern danach die gleichen Gebühren wie Eltern nicht behinderter Kinder zu zahlen haben.

## 22.2.3 Schule

Das Recht auf Bildung ist ein Grundrecht, das behinderten Kindern den Schulbesuch nach für sie geeigneten Möglichkeiten zusichert. Daher gibt es inzwischen in allen Bundesländern ein entwickeltes System öffentlicher Sonderschulen, die von der öffentlichen Hand (Kultusministerien) betreut und finanziert werden. Dies war 1961, als die Rechtsgrundlage für die Eingliederungshilfe in der Sozialhilfe geschaffen wurde, noch anders. Es fehlten flächendeckende öffentliche Sonderschulen, das Recht auf Schule wurde zunächst in Privatschulen freier Träger für geistig behinderte Menschen umgesetzt. Heute wird Eingliederungshilfe daher zumeist nur gewährt, wenn ein Privatschulbesuch mit internatsmäßiger Unterbringung notwendig ist (z. B. für sinnesbehinderte Kinder) oder wenn keine schulrechtliche Landesregelung für den Einsatz von sogenannten Integrationshelfern vorgesehen ist, die die Begleitung eines behinderten Kindes in eine Regelschule sicherstellen sollen. Wird schulrechtlich eine integrative Beschulung mit Integrationshelfer befürwortet, ist diese Entscheidung auch für den Sozialhilfeträger bindend, der daher nicht geltend machen kann, dass dieser Bedarf bei dem Besuch

einer Sonderschule nicht anfallen würde (Langer, 2010, 106). Gegebenenfalls können im Rahmen einer offenen Ganztagsschule auch die Kosten für eine Nachmittagsbetreuung übernommen werden (Schumacher, 2010, 65).

Wird der Schulbesuch unter den oben genannten Voraussetzungen im Rahmen der Eingliederungshilfe nach § 54 Abs. 1 Nr. 1 SGB XII finanziert, müssen sich die Eltern auch bei internatsmäßiger Unterbringung nur an den ersparten Kosten des häuslichen Lebensunterhalts beteiligen (§ 92 Abs. 2 Nr. 2 SGB XII).

Eltern sollten ein Wahlrecht haben, ob sie ihr Kind in einer Sonderschule oder in einer allgemeinen Schule mit sonderpädagogischer Zusatzbetreuung einschulen. Dieses Wahlrecht ist jetzt völkerrechtlich durch Art. 24 der Behindertenrechtskonvention der Vereinten Nationen anerkannt. Danach verpflichten sich die Vertragsstaaten, ein inklusives Bildungssystem auf allen Ebenen vorzuhalten. Diese Umsetzung muss durch die Landesschulgesetze gewährleistet werden. Vorgaben dazu macht die Empfehlung der Kultusministerkonferenz »Inklusive Bildung von Kindern und Jugendlichen mit Behinderungen in Schulen« vom 3. 12. 2010 (Lindmeier, 2011, 50). Nach statistischen Erhebungen der Kultusministerkonferenz von 1999 bis 2008 wird jedoch nur für 3,3 % behinderter Kinder bundesweit eine solche inklusive Beschulung ermöglicht (Frühauf, 2011, 32). Die Bundesregierung muss durch einen Nationalen Aktionsplan und einen Staatenbericht Auskunft darüber geben, wie sie die Vorgaben der Behindertenrechtskonvention realisiert (Lachwitz, 2011, 1).

Verstärkte Reformbemühungen richten sich auf das berufliche Orientierungsverfahren in Sonderschulen, um Alternativen für eine Beschäftigung in einer Werkstatt für behinderte Menschen (WfbM) zu ermitteln. Während der dreijährigen Abschluss-Stufe der Sonderschule kann durch dieses berufliche Orientierungsverfahren geprüft werden, ob Potential für eine Beschäftigung auf dem allgemeinen Arbeitsmarkt vorhanden ist. Dazu werden zumeist mit Hilfe von Integrationsfachdiensten betriebliche Praktika durchgeführt, die in Berufswegekonferenzen ausgewertet werden. Nach § 109 Abs. 2 Nr. 3 SGB IX zählt es zu den Aufgaben eines solchen Integrationsfachdienstes, schwerbehinderte Schulabgänger zu begleiten, die für eine Beschäftigung auf dem allgemeinen Arbeitsmarkt infrage kommen. Gegebenenfalls können diese Praktika zu regulären Beschäftigungsverhältnissen führen oder in eine bis zu drei Jahre dauernde Maßnahme einer Unterstützten Beschäftigung nach § 38 a SGB IX übergeleitet werden (Laubenstein und Heger, 2010, 110). Die zuständige Arbeitsagentur führt nach Abschluss der Schule eine Begutachtung durch und spricht unter Berücksichtigung der Wünsche des behinderten Menschen eine Empfehlung aus, welcher Weg erfolgversprechend ist. Wurde keine ausreichende Vorklärung durch Berufswegekonferenzen der Schule durchgeführt, kann dazu eine eigene, drei Monate dauernde Maßnahme »Diagnose Arbeitsmarktfähigkeit« (DIA-AM) eingesetzt werden.

Im Anschluss an den Schulbesuch kann durch eine berufsvorbereitende Bildungsmaßnahme nach § 51 SGB III, die Betriebspraktika mit einem Berufsschulbesuch in dafür geeigneten Klassen verbindet, eine berufliche Eingliederung erreicht werden. Durch eine solche Maßnahme gelang z. B. in dem Bundesland Baden-Württemberg von 2005 bis 2010 die Vermittlung von 1614 Sonderschulabgängern in Arbeit, die sonst in eine WfbM aufgenommen worden wären (Ernst, 2010, 43).

## 22.2.4 Teilhabe am Arbeitsleben

Die Leistungen zur Teilhabe am Arbeitsleben werden für alle Reha-Träger im 5. Kapitel des SGB IX festgelegt. Danach werden

> *die erforderlichen Leistungen erbracht, um die Erwerbsfähigkeit behinderter oder von Behinderung bedrohter Menschen entsprechend ihrer Leistungsfähigkeit zu erhalten, zu verbessern, herzustellen oder wieder herzustellen und ihre Teilhabe am Arbeitsleben möglichst auf Dauer zu sichern« (§ 33 Abs. 1 SGB IX).*

Personen, die wegen ihrer Behinderung nicht, noch nicht oder noch nicht wieder auf dem allgemeinen Arbeitsmarkt beschäftigt werden können, haben nach § 136 Abs. 1 Satz 2 SGB IX einen Rechtsanspruch auf Aufnahme in eine Werkstatt für behinderte Menschen. Die Zahl der dort beschäftigten behinderten Menschen ist in den letzten Jahren stark angestiegen und beträgt nahezu 300 000 Personen, von denen 77 % eine geistige Behinderung haben (Wendt, 2010, 39). Nach einem diagnostischen Eingangsverfahren schließt sich ein zweijähriger Berufsbildungsbereich an (§ 40 SGB IX), für den zumeist die Bundesagentur für Arbeit oder die Rentenversicherung der zuständige Reha-Träger ist. Danach kann eine Aufnahme in den Arbeitsbereich der WfbM im Rahmen der Eingliederungshilfe der Sozialhilfe erfolgen (§ 41 SGB IX). Wer die Aufnahmevoraussetzungen der WfbM nicht erfüllt, weil trotz einer der Behinderung angemessenen Betreuung eine erhebliche Selbst- und Fremdgefährdung zu erwarten ist oder das Mindestmaß an wirtschaftlich verwertbarer Arbeit nicht erbracht werden kann (§ 136 Abs. 2 Satz 2 SGB IX), wird in der Werkstatt angegliederten Gruppen (in Tagesförderstätten) betreut (§ 136 Abs. 3 SGB IX).

Die sehr geringen Übergangszahlen von der Werkstatt auf den allgemeinen Arbeitsmarkt von nur 0,16 % zeigen, dass die Vernetzung mit anderen Instrumenten der Teilhabe am Arbeitsleben (Integrationsfachdienste, Integrationsfirmen und Arbeitsassistenz) nur mangelhaft gelingt. Aus diesem Grund wurden diese Angebote seit 2009 um die Unterstützte Beschäftigung nach § 38 a SGB IX ergänzt. 2011 wurde an 56 Standorten für 5500 Teilnehmer eine Unterstützte Beschäftigung durchgeführt (Wendt, 2011, S. 24). Diese wendet sich an den Personenkreis an der Grenze der Werkstattbedürftigkeit und unterstützt diesen nach dem Prinzip des Job Coaching: erst platzieren, dann qualifizieren. Danach erhalten behinderte Menschen Leistungen zur individuellen betrieblichen Qualifizierung für zwei Jahre (mit Verlängerungsoption um 12 Monate), um sie für geeignete betriebliche Tätigkeiten zu erproben mit Begleitung durch das Fachpersonal des Anbieters der Unterstützten Beschäftigung. An einem Bildungstag pro Woche werden berufsübergreifende Lerninhalte und Schlüsselqualifikationen vermittelt. Gelingt in dieser Zeit die Vermittlung in ein sozialversicherungspflichtiges Beschäftigungsverhältnis, schließen danach Leistungen der Berufsbegleitung an, die in der Regel durch einen Integrationsfachdienst erbracht werden.

Dies ist ein Dienst, der im Auftrag der Reha-Träger und der Integrationsämter bei der Durchführung der Maßnahmen zur Teilhabe schwerbehinderter Menschen am Arbeitsleben beteiligt wird (§ 109 Abs. 1 SGB IX). Dieser Integrationsfachdienst soll schwerbehinderte Menschen beraten, unterstützen und auf geeignete Arbeitsplätze vermitteln sowie die Arbeitgeber informieren, beraten und ihnen Hilfe leisten. Es sind auch Nachbetreuung, Krisenintervention oder psychosoziale Betreuung vorgesehen (§ 110 SGB IX).

Nach § 33 Abs. 8 Nr. 3 SGB IX übernehmen die Integrationsämter die Kosten einer notwendigen Arbeitsassistenz für schwerbehinderte Menschen als Hilfe zur Erlangung und Erhaltung eines Arbeitsplatzes. Sie wird allerdings nur bewilligt, wenn der Beschäftigte die Pflichten eines Arbeitsverhältnisses selbst ausfüllen kann. Die Arbeitsassistenz ist zur ergänzenden Unterstützung da. Förderungsfähig ist nur der Assistenzbedarf auf einem regulären, tariflich oder ortsüblich entlohnten Arbeitsplatz. Die Organisations- und Anleitungskompetenz für die Assistenzkraft liegt bei dem schwerbehinderten Arbeitnehmer. Daraus ergibt sich, dass dies Anforderungen sind, die sich vorrangig an körperlich oder sinnesbehinderte Menschen richten und die nur in seltenen Ausnahmefällen auch von geistig behinderten Menschen erfüllt werden können.

Auch eine Beschäftigung in einem Integrationsprojekt (§ 132 SGB IX) erfolgt nach den Regeln des allgemeinen Arbeitsmarkts, so dass der Verdienst höher ist als in einer Werkstatt, aber auch eine Kündigung (mit Zustimmung des Integrationsamtes) möglich ist. Ein Integrationsunternehmen oder eine Integrationsabteilung muss rechtlich und wirtschaftlich selbstständig sein und mindestens 25 % schwerbehinderte Menschen beschäftigen, deren Tätigkeit auf dem allgemeinen Arbeitsmarkt auf besondere Schwierigkeiten stößt. Wer aus einer Werkstatt in ein Integrationsprojekt wechselt, kann die Vergünstigungen bei der Sozialversicherung (siehe unten) beibehalten.

Wer mit einer Tätigkeit auf dem allgemeinen Arbeitsmarkt scheitert oder dort gekündigt wird, kann jederzeit in die WfbM zurückkehren, wenn er die Aufnahmevoraussetzungen erfüllt. Bei einer sozialversicherungspflichtigen Tätigkeit auf dem allgemeinen Arbeitsmarkt kann man nach fünf Jahren eine Erwerbsminderungsrente beziehen, wenn wegen der Behinderung keine weitere Erwerbstätigkeit mehr möglich ist, wobei hierzu nicht die Tätigkeit in einer WfbM zählt. Während dort Erwerbsminderungsrentner ohne Nachteile für den Rentenbezug beschäftigt sein können, führt der umgekehrte Weg – ein Erwerbsminderungsrentner verlässt die WfbM und wird erfolgreich auf dem allgemeinen Arbeitsmarkt integriert – zu einem Verlust der Erwerbsminderungsrente: denn eine volle Erwerbsminderung ist bei einer dauerhaften Beschäftigung nicht mehr gegeben.

Was sind die wesentlichen rechtlichen Unterschiede einer Beschäftigung auf dem allgemeinen Arbeitsmarkt und in einer Werkstatt für behinderte Menschen?

Während auf dem allgemeinen Arbeitsmarkt das Arbeitsrecht mit seinen Rechten und Pflichten gilt, haben die behinderten Mitarbeiter in der Werkstatt einen arbeitnehmerähnlichen Rechtsstatus (§ 138 SGB IX). Es gelten für sie die Schutzgesetze des Arbeitsrechts (Lohnfortzahlung im Krankheitsfall, Mutterschutz, Recht auf Teilzeitarbeit u. a. m.), es gibt einen Rechtsanspruch auf Beschäftigung, ein flächendeckendes Netz an Werkstattplätzen muss vorhanden sein, die Werkstatt hat eine Aufnahmeverpflichtung. Die Pflichten des Arbeitsrechts sind hingegen eingeschränkt: Sanktionen bei Schlechtarbeit, z. B. eine Abmahnung oder Kündigung, sind nicht möglich. Letztere kann von der WfbM nur dann ausgesprochen werden, wenn der Reha-Träger aufgrund von Hinweisen der WfbM zu dem Ergebnis kommt, dass die Reha-Maßnahme in der Werkstatt nicht mehr durchführbar ist (dies kann der Fall sein bei Menschen mit einer sehr schweren Behinderung, die sich oder andere durch Tätlichkeiten gefährden oder aufgrund von hoher Pflegebedürftigkeit nicht in der Lage sind, ein Mindestmaß an wirtschaftlich verwertbarer Arbeit zu erbringen, § 136 Abs. 2 SGB IX). Dieser Personenkreis wird dann nach § 136 Abs. 3 SGB IX in Einrichtungen oder Gruppen gefördert, die der Werkstatt angegliedert sind, darf also nicht ohne spezielle Förderung im Rahmen der Eingliederungshilfe in Pflegeeinrichtungen oder die Psychiatrie abgeschoben werden.

Der Nachteil einer Beschäftigung in der WfbM ist die sehr geringe Entlohnung (durchschnittlich nur 160 Euro im Monat), die in der Regel nur 1/10 dessen beträgt, was auf dem allgemeinen Arbeitsmarkt verdient werden könnte. Zwar wird ein Arbeitsförderungsgeld nach § 43 SGB IX in Höhe von 26 Euro von dem zuständigen Reha-Träger gezahlt, wenn der behinderte Mitarbeiter unter 290 Euro verdient, aber die Beschäftigung in einer Werkstatt ermöglicht es in der Regel nicht, den Lebensunterhalt aus dieser Beschäftigung selbst sicherzustellen. Es muss zusätzlich eine Rente bezogen werden oder Hilfe zum Lebensunterhalt, die ab 2003 durch die Grundsicherung im Alter und bei Erwerbsminderung ersetzt wurde. Die Werkstatt bietet den Vorteil der Arbeitsplatzsicherheit (flächendeckendes Netz, keine Kündigung wegen Arbeitsmangel oder Schlechtarbeit). Wichtig ist weiter, dass die Werkstatt nicht nur die Aufgabe hat, die Leistungs- und Erwerbsfähigkeit zu erhalten, zu entwickeln, zu erhöhen oder wiederzugewinnen, sondern auch die Persönlichkeit der behinderten Mitarbeiter weiterentwickeln soll (§ 136 Abs. 1 Nr. 2 SGB IX). Dafür erhält sie Mittel, so dass sie sogenannte »begleitende Maßnahmen« kultureller und sportlicher Art und Weiterbildung anbieten kann. Außerdem haben die Werkstätten in der Regel ein therapeutisches Angebot (z. B. Krankengymnastik). Über die Werkstatt ist man auch zu günstigen Bedingungen sozialversichert. Ausgangspunkt für die Beitragszahlung ist nicht der niedrige Werkstattverdienst, sondern ein fiktiver Durchschnittsverdienst. Daher sind die Anwartschaften, die für die Alters- und Erwerbsunfähigkeitsrente erworben werden können, wesentlich höher als bei gleichem Verdienst auf dem allgemeinen Arbeitsmarkt. Die Beiträge werden durch einen Bundeszuschuss erstattet. Der Bezug einer Erwerbsminderungsrente ist allerdings erst nach 20 Jahren möglich und nicht nach fünf Jahren wie auf dem allgemeinen Arbeitsmarkt.

## 22.2.5 Wohnen

Wenn Kinder mit einer geistigen Behin
derung erwachsen werden, stellt sich, wie
für andere Kinder auch, die Frage des Aus-
zugs aus dem Elternhaus und des eigenständigen Wohnens. Dabei ist je nach den Fähigkeiten des behinderten Menschen die Entscheidung zu treffen, ob eine vollstationäre
Form des betreuten Wohnens gewählt wird,
die eine Rundum-Versorgung sicherstellt
oder eine Form des ambulant betreuten
Wohnens, die mehr Eigenverantwortung
verlangt und ermöglicht. Dabei müssen
nach § 9 SGB XII die Wünsche der Leistungsberechtigten berücksichtigt werden.
Für geistig behinderte Menschen wurde
dazu das Instrument der Persönlichen Zukunftsplanung entwickelt (Emrich et al.,
2009, 1 ff.). Durch das SGB IX ist die Hilfe
beim Wohnen der Leistung zur Teilhabe am
Leben in der Gemeinschaft in § 55 Abs. 2
Nr. 5 (»Hilfe bei der Beschaffung, Ausstattung und Erhaltung einer Wohnung, die den
besonderen Bedürfnissen der behinderten
Menschen entspricht«) für alle Reha-Träger
zugeordnet, so dass auch das vollstationäre
betreute Wohnen in einem Wohnheim für
geistig behinderte Menschen von dem Sozialhilfeträger im Rahmen der Eingliederungshilfe nach dieser Vorschrift bewilligt wird
(§ 55 Abs. 2 Nr. 5 SGB IX i. V. m. § 54
Abs. 1 SGB XII).

Ob die Leistung in Form der vollstationären Betreuung oder der ambulanten Betreuung im Rahmen einer Wohngemeinschaft oder des Einzelwohnens erfolgt,
wird nach § 13 SGB XII danach entschieden,
ob »dies den Erfordernissen des Einzelfalls
zur Deckung des Bedarfs dient«. Der Sozialhilfeträger prüft also, wie hoch der Betreu-
ungsbedarf ist und ob keine anderen Betreu-
ungsmöglichkeiten gegeben sind (§ 2 SGB
XII, Nachrang der Sozialhilfe). Vorrang haben nach § 13 Abs. 1 Satz 2 SGB XII ambulante Leistungen, allerdings nur dann,

wenn sie nicht mit unvertretbaren Mehrkosten verbunden sind. In jedem Fall muss
zunächst die Zumutbarkeit geprüft werden,
bei der die persönlichen, familiären und
örtlichen Umstände angemessen zu berücksichtigen sind. Bei Unzumutbarkeit darf kein
Kostenvergleich durchgeführt werden.

Dies erfordert von dem Leistungsberechtigten eine Begründung, so dass er aufgrund
der familiären Situation darlegen muss, warum ein weiterer Verbleib im eigenen Haushalt entweder aufgrund des Alters oder der
Belastung der Betreuungsperson nicht mehr
möglich oder zur Förderung des eigenen
Selbstständigwerdens notwendig ist. Die
dazu notwendigen lebenspraktischen Fähigkeiten werden auch während der letzten
Schuljahre in der Sonderschule vermittelt.

Da das vollstationär betreute Wohnen für
geistig behinderte Menschen nur in Kosten-
trägerschaft der Sozialhilfe angeboten wird,
die grundsätzlich den eigenen Einsatz von
Einkommen und Vermögen des behinderten
Menschen und der nach bürgerlichem Recht
Unterhaltspflichtigen vorsieht, müssen auch
diese Konsequenzen bedacht werden: Als
Gegenleistung für die Übernahme der Kosten für die Eingliederungshilfe und den Lebensunterhalt in dem Wohnheim müssen die
behinderten Menschen ihr Einkommen, z. B.
den Werkstattlohn (bis auf einen geringen
Freibetrag für Erwerbstätigkeit) einsetzen.
Für das Vermögen bleibt nur ein Freibetrag
von 2600 Euro. Damit fehlt ihnen der finanzielle Gestaltungsspielraum zur Organisation ihres Alltags nach ihren Wünschen.

Für die Eltern regelt § 94 Abs. 2 SGB XII
einen begrenzten monatlichen Unterhalts-
betrag von 23,90 Euro für den Lebensunterhalt in der Einrichtung und von 31,06 Euro
für die dort geleistete Eingliederungshilfe.
Diese Beträge sind an die jeweilige Erhöhung
des Kindergeldes gekoppelt.

Zur Deckung des eigenen persönlichen
Bedarfs erhalten die Leistungsberechtigten
ein Taschengeld (Barbetrag) und Beklei-
dungsgeld als erweiterten notwendigen Be-

darf für den Lebensunterhalt nach § 27 b Abs. 2 SGB XII. Einen Zusatzbarbetrag für den eigenen Einsatz von Einkommen und Vermögen für die Heimunterbringung erhalten nach der Besitzstandsregelung des § 133 a SGB XII nur noch Personen, die diesen Zusatzbarbetrag bereits im Dezember 2004 erhalten haben.

Das ambulant betreute Wohnen unterscheidet sich vom vollstationär betreuten Wohnen dadurch, dass der behinderte Mensch selbst Mieter seines Wohnraums ist, für seinen Lebensunterhalt selbst sorgt und sich die ambulanten Betreuungsleistungen selbst beschafft. Dies setzt voraus, dass es vor Ort entsprechende Angebote gibt, die den behinderten Leistungsberechtigten eine entsprechende Versorgungssicherheit bieten, was gegenwärtig nur für 10 % dieser Personengruppe zutrifft (Urban, 2010, 27). Für Eltern besteht bei dem ambulant betreuten Wohnen die Problematik, dass sie nicht die Verantwortung an ein Heim delegieren können, wenn sie gesetzliche Betreuer ihrer behinderten Kinder sind: Es müssen bei einer Vielzahl unterschiedlicher Leistungsträger Anträge gestellt werden, um die Hilfen zu erhalten. Die Hilfe zum Lebensunterhalt (zumeist Grundsicherung wegen dauerhafter, voller Erwerbsminderung) wird bei dem örtlichen Sozialamt beantragt. Beim Wohngeldamt muss ein Antrag auf Wohngeld gestellt werden. Bei der Pflegekasse sind Hilfen für das Wohnumfeld, Hilfsmittel und Pflegegeld zu beantragen. Mit dem Anbieter der ambulanten Eingliederungshilfe muss ein Vertrag geschlossen werden, der die regelmäßige Betreuung sichert, die Kosten werden je nach Landesregelung entweder vom örtlichen oder vom überörtlichen Träger der Sozialhilfe getragen. Für jeden dieser Leistungsträger gibt es unterschiedliche Regelungen für den Einsatz von Einkommen und Vermögen.

Gesetzliche Vorgaben für den Abschluss von Miet- und Betreuungsverträgen macht das Wohn- und Betreuungsvertragsgesetz, das das Heimgesetz abgelöst hat. Es findet Anwendung, wenn ein Vertrag zwischen einem Unternehmer und Verbraucher vorliegt, in dem sich der Unternehmer sowohl zur Überlassung von Wohnraum als auch zur Erbringung von Pflege- und Betreuungsleistungen verpflichtet. Dies kann sowohl bei vollstationärer als auch bei ambulanter Wohnbetreuung der Fall sein. Es ist damit ein Verbraucherschutzgesetz, das umfangreiche Informationspflichten enthält, die bei Vertragsabschluss beachtet werden müssen. Der ordnungsrechtliche Teil des Heimgesetzes über Qualitätsanforderungen an Heime wurde durch landesrechtliche Regelungen abgelöst (Ross, 2009, 94).

## 22.2.6 Familienentlastende Dienste

Familienentlastende Dienste (FED) haben vielfältige Aufgaben: Sie sollen Eltern bei der Betreuung zuhause vertreten und geistig behinderte Menschen bei Freizeitmaßnahmen begleiten, in denen u. a. ihre Gruppenfähigkeit gefördert wird. Sie können ergänzend zu Einrichtungen tätig werden, indem sie z. B. schwerer geistig behinderte Menschen begleiten, die eine Vorbereitungszeit für den Besuch einer Einrichtung benötigen. Leider gibt es keine eindeutige Rechtsvorschrift, die die Leistungspflicht der Sozialhilfe für die Inanspruchnahme dieser Dienste im Rahmen der Eingliederungshilfe umschreibt. Wird ein Antrag auf Inanspruchnahme eines FED gestellt, prüft der Sozialhilfeträger zunächst im Rahmen des Nachrangs (§ 2 SGB XII), in welchem Umfang Leistungen durch den Träger der Jugendhilfe nach §§ 27, 35 a SGB VIII oder die Pflegeversicherung durch den FED erbracht werden können. Liegt Pflegebedürftigkeit vor, kann der Sozialhilfeträger ergänzend nach § 65 Abs. 1 SGB XII die Beratung oder zeitweilige Entlastung der Pflegeperson durch einen FED bezahlen. Bei der Antragstellung im Rahmen der Eingliederungshilfe nach § 55 Abs. 2 Nr. 7, § 58 SGB IX, § 53 SGB XII kann es notwendig sein, dass der FED zuvor einen Teilhabeplan erstellt, und im Einzelnen die Maßnahmen beschreibt, die er für den Leistungsberechtigten durchführen will. Es steht also nicht die Entlastung der Pflegeperson wie bei der Pflege im Vordergrund, sondern die Förderung des behinderten Menschen selbst. Da nach § 58 SGB XII ein Rechtsanspruch auf Erstellung eines Gesamtplans für die notwendige Eingliederungshilfe besteht, kann auf diesem Weg eine Bedarfsfeststellung für die beantragte Leistung erreicht werden. Dies ermöglicht bei einer Leistungsablehnung ggf. eine gerichtliche Überprüfung dieser Bedarfsfeststellung.

In den einzelnen Bundesländern ist die Förderung der FED sehr unterschiedlich ausgestaltet, z. T. gibt es zusätzliche Landesmittel, die es dem FED ermöglichen, preisgünstig ihre Hilfen anzubieten. Fehlen diese Finanzmittel und müssen sich die FED über reguläre Marktpreise finanzieren, bleibt nur der Weg der Einzelantragstellung über die Sozialhilfe, die Pflegeversicherung oder die Jugendhilfe, wenn Erziehungshilfe gewährt wird. Werden Sozialhilfemittel beansprucht, wird das Einkommen und Vermögen überprüft und für minderjährige Kinder ein Kostenbeitrag festgesetzt (desgleichen bei Jugendhilfeleistungen), für volljährige Kinder ein Unterhaltsbeitrag. Schon bei der Antragstellung muss der Sozialhilfeträger diese Eigenanteile ausrechnen, so dass jeder, der die Leistung in Anspruch nimmt, seine finanziellen Belastungen im Vorhinein kalkulieren kann. Hat ein FED einen Versorgungsvertrag mit der Pflegekasse abgeschlossen oder einen Kooperationsvertrag mit einem zugelassenen Pflegedienst, kann er auch die Sachleistungen der Pflegeversicherung (▶ Kap. 22.3.1) erbringen. Ein wichtiges Betätigungsfeld für FED sind die zusätzlichen Betreuungsleistungen nach § 45b Abs. 1 SGB XI, die bei erheblich eingeschränkter Alltagskompetenz in Höhe von 100 bzw. 200 Euro monatlich durch Einreichen von Rechnungen anerkannter Dienstleister, zu denen auch FED zählen, bei der Pflegeversicherung abgerufen werden können. Auch die Verhinderungspflege in Höhe von 1510 Euro jährlich kann von einem FED nach § 39 SGB XI erbracht werden, wenn die Pflegeperson wegen Erholungsurlaub, Krankheit oder aus anderen Gründen an der Pflege gehindert ist. Da diese Leistung auch stundenweise abgerufen werden kann, kann sie über das ganze Jahr das ambulante Angebot ergänzen.

## 22.3    Hilfe bei der Pflege

### 22.3.1 Pflegeversicherung

Durch die 1995 in Kraft getretene Pflegeversicherung erhalten Menschen mit geistiger Behinderung erstmals unabhängig von Einkommen und Vermögen Leistungen der Pflege. Leistungsberechtigt sind Personen, die

*»wegen einer körperlichen, geistigen oder seelischen Krankheit oder Behinderung für die gewöhnlichen und regelmäßig wiederkehrenden Verrichtungen im Ablauf des täglichen Lebens auf Dauer, voraussichtlich für mind. 6 Monate in erheblichem oder höherem Maß der Hilfe bedürfen«* (§ 14 Abs. 1 SGB XI).

Anspruchsberechtigt sind alle Personen, die in der gesetzlichen Pflegeversicherung versichert sind. Private Pflegeversicherungen müssen ein entsprechendes Leistungsangebot vorhalten (§ 23 SGB XI). Da die Pflegeversicherung der Krankenversicherung folgt und nach § 20 SGB XI eine entsprechende Versicherungspflicht zur Folge hat, bezieht sie einen sehr großen Personenkreis ein. Die Pflegekassen haben den Versicherten aufzuklären und zu beraten (§ 7 SGB XI).

Nach der Antragstellung bei der zuständigen Pflegekasse prüft der zuständige Medizinische Dienst oder ein unabhängiger Gutachter den Pflegebedarf und macht einen Vorschlag für die Einstufung in die Pflegestufe 0, I, II oder III und erstellt einen Versorgungsplan als Empfehlung für die Pflegekasse, der auch Hinweise für notwendige Therapien, Heil- und Hilfsmittel umfasst. Durch ein Screening und Assessment wird weiter erhoben, ob eine erheblich eingeschränkte Alltagskompetenz besteht, die zu Leistungen nach § 45 b SGB IX für aktivierende und qualitätsgesicherte Betreuungsangebot berechtigt (sog. Pflegestufe 0). Das Verfahren dafür ist in dem Kapitel E 1. der Begutachtungsrichtlinien der Spitzenverbände der GKV und des MDK in der Fassung vom 8. 6. 2009 wiedergegeben (GKV-Spitzenverband, 2009, 97 ff).

Die Pflegestufe I (erheblich Pflegebedürftige) erhält, wer bei der Körperpflege, der Ernährung oder der Mobilität wenigstens für zwei Verrichtungen aus einem oder mehreren Bereichen mindestens einmal täglich der Hilfe bedarf und zusätzlich mehrfach in der Woche Hilfen bei der hauswirtschaftlichen Versorgung (§ 15 Abs. 1 Nr. 1 SGB XI). Pro Woche muss dafür durchschnittlich ein täglicher Pflegeaufwand von mind. 1,5 Stunden nachgewiesen werden, wobei auf die Grundpflege mehr als 45 Minuten entfallen müssen. Bei geistig behinderten Menschen zählt dazu auch eine Beaufsichtigung oder Anleitung bei der Verrichtung des täglichen Lebens, wobei die Pflegeperson dabei allerdings örtlich und zeitlich gebunden sein muss.

Für die Pflegestufe II (Schwerpflegebedürftige) ist es notwendig, dass die Personen bei der Körperpflege, der Ernährung oder der Mobilität mindestens dreimal täglich zu verschiedenen Tageszeiten und zusätzlich mehrfach in der Woche bei der hauswirtschaftlichen Versorgung der Hilfe bedürfen. Im Tagesdurchschnitt müssen dafür drei Stunden veranschlagt werden, wobei der grundpflegerische Aufwand mindestens zwei Stunden betragen muss (§ 15 Abs. 1 Nr. 2 SGB XI).

Die Pflegestufe III (Schwerstpflegebedürftige) verlangt bei der Körperpflege, der Ernährung oder Mobilität täglich rund um die Uhr einen Hilfebedarf, auch nachts und zusätzlich mehrfach in der Woche Hilfe bei der hauswirtschaftlichen Versorgung. Als Zeitaufwand müssen mindestens fünf Stunden im Tagesdurchschnitt mit einem Anteil von vier Stunden Grundpflege nachgewiesen werden. Ein nächtlicher Grundpflegebedarf wird angenommen, wenn der Hilfebedarf in den letzten vier bis sechs Wochen zwei bis dreimal wöchentlich anfiel.

Liegt ein außergewöhnlich hoher Pflegebedarf vor, der das übliche Maß der Pflegestufe weit übersteigt, ist nach § 36 Abs. 4 SGB XI ein Härtefall gegeben, der zu weitergehenden Leistungen führt. Bei Kindern wird nur der Pflegebedarf berücksichtigt, der den bei einem nicht behinderten Kind altersbedingt gegebenen Pflegebedarf übersteigt. Entsprechende Angaben finden sich in einer Zeittabelle der Begutachtungsrichtlinien in Kapitel D 4.0/III./9 (GKV-Spitzenverband, 2009, 60 f.). Die Zuordnung zu den Pflegestufen hat die in ▶ Tabelle 22.2 dargestellten Leistungen der Pflegeversicherung (Stand 1. 1. 2013) zur Folge.

**Tab. 22.2:** Leistungen der Pflegeversicherung (Stand 1. 1. 2013)

| Keine Pflegestufe | Pflegestufe I | Pflegestufe II | Pflegestufe III | Härtefall |
|---|---|---|---|---|
| *bei erheblich eingeschränkter Alltagskompetenz* § 45 a) b): Grundbetrag 100 Euro, erhöhter Betrag 200 Euro + **§ 123:** 120 Euro Geldleistung, 225 Euro Sachleistung | + 70 Euro Geldleistung + 215 Euro Sachleistung | + 85 Euro Geldleistung + 150 Euro Sachleistung | | |
| **Pflegesachleistung** (§ 36) | Max. mtl. 665 Euro (450 + 215) | Max. mtl. 1250 Euro (1100 + 150) | Max. mtl. 1550 Euro | Max. mtl. 1918 Euro |
| **Pflegegeld** (§ 37) | Max. mtl. 305 Euro (235 + 70) | Max. mtl. 525 Euro (440 + 85) | mtl. 700 Euro | Verpflichtende Sachleistung |
| **Kombinationsleistung** (§ 38) | Pflegesachleistung + Pflegegeld (zusammen 100 %) Verbindliche Erklärung für 6 Monate im Voraus. | | | |
| Häusliche Pflege bei **Verhinderung der Pflegeperson** (§ 39) | Voraussetzung: Pflegeperson hat den Leistungsberechtigten mind. 6 Monate in häuslicher Umgebung gepflegt. Max. 1550 Euro für längstens 4 Wochen pro Kalenderjahr, auch bei Pflegestufe 0. | | | |
| • **Pflegehilfsmittel** • **Technische Hilfen** • **Wohnumfeldverbesserungen** (§ 40) • **ambulant betreute Wohngruppen** (§ 38 a) | Max. 31 Euro monatlich pauschal Eigene Zuzahlung 10 % (max. 26 Euro je Hilfsmittel). 2557 Euro pro Maßnahme und Bewohner, auch für Pflegestufe 0, max. 10 228 Euro. wenn mind. 3 Pflegebedürftige eine Pflegekraft beschäftigen, erhält jeder 200 Euro mtl. als Zuschuss. Als Anschubfinanzierung zur Gründung für Umbau werden für jeden einmalig 2500 Euro gezahlt, max. 10 000 Euro | | | |
| **Tagespflege** und **Nachtpflege** (§ 41) | Max. mtl. 450 Euro | Max. mtl. 1100 Euro | Max. mtl. 1550 Euro | Kombination mit §§ 36, 37 möglich |
| **Kurzzeitpflege** (§ 42) | Max. 1550 Euro für längstens 4 Wochen pro Kalenderjahr. Für Personen unter 25 Jahren auch in Einrichtungen der Behindertenhilfe. | | | |
| **Soz. Sicherung** der **Pflegeperson** (§ 44) | Mind. 14 Std. wöchentlicher Pflegeeinsatz und keine Erwerbstätigkeit von mehr als 30 Std. wöchentlich | | | |
| • **Rentenversicherungsbeitrag** in unterschiedlicher Höhe | Für Pflegestufe I, II und III Mindestens 14 Std. wöchentlich | Für Pflegestufe II und III Mindestens 21 Std. wöchentlich | Für Pflegestufe III Mindestens 28 Std. wöchentlich | |
| • **Unfallversicherungsbeitrag** | Nach Anmeldung durch Pflegekasse besteht gesetzlicher Unfallversicherungsschutz | | | |
| • **SGB III-Leistung** | Unterhaltsgeld (berufliche Rückkehrer) | | | |
| **Pflegekurse** (§ 45) | Unentgeltliche Schulungskurse | | | |
| **Vollstationäre Pflege** (§ 43) | Pflegestufe I 1023 Euro, Pflegestufe II 1279 Euro, Pflegestufe III 1550 Euro (Sachleistung) 256 Euro (Zuschuss) *Behinderteneinrichtung* nach § 43 a SGB XI | | | 1918 Euro |

## 22.3.2 Hilfe zur Pflege durch die Sozialhilfe

Bis zum Inkrafttreten der Pflegeversicherung war der Sozialhilfeträger zuständig für die Hilfe zur Pflege geistig behinderter Menschen. Diese Hilfe existiert weiterhin ergänzend im siebten Kapitel des SGB XII, wenn keine Leistungen der Pflegeversicherung gegeben sind, z. B. weil kein privater oder gesetzlicher Krankenversicherungsschutz gegeben ist. Der Sozialhilfeträger ist dabei an die Feststellung des Medizinischen Dienstes gebunden und gewährt ein Pflegegeld in gleicher Höhe wie die Pflegeversicherung. Das Pflegegeld wird allerdings nur gezahlt, wenn der Pflegebedürftige nicht gleichartige Leistungen nach anderen Rechtsvorschriften (insbesondere SGB XI) erhält (§ 66 Abs. 1 SGB XII). Werden daneben andere Pflegeleistungen als Beihilfen für die Pflegeperson oder zu ihrer Entlastung durch einen Familienentlastenden Dienst erbracht, kann das Pflegegeld um bis zu zwei Drittel gekürzt werden (§ 66 Abs. 2 SGB XII). Eine angemessene Kürzung kann die Sozialhilfe auch vornehmen, wenn sie die Pflegekosten für eine teilstationäre Einrichtung (heilpädagogischer Kindergarten oder Werkstatt für behinderte Menschen) trägt, § 66 Abs. 3 SGB XII.

Für die sog. Pflegestufe 0 (für Personen, die die Zeiten der Pflegestufe I nicht nachweisen können, § 61 Abs. 1 Satz 2 SGB XII) gibt es kein Pflegegeld, aber einen Aufwendungsersatz für die Pflegeperson nach § 65 Abs. 1 SGB XII sowie Beiträge für eine angemessene Alterssicherung, wenn diese nicht anderweitig sichergestellt ist. Wichtig ist die Sozialhilfeleistung für die Aufstockung der bezahlten Fremdpflege. Wer eine Rund-um-die-Uhr-Pflege benötigt, kommt mit den Leistungen der Pflegeversicherung zur Abdeckung dieser Fremdpflege nicht aus. Er hat gegenüber dem Sozialamt einen Ergänzungsanspruch nach § 66

Abs. 4 Satz 2 SGB XII, so dass das Sozialamt den nachgewiesenen Restbedarf an Fremdpflege bezahlen muss. Nach dieser Vorschrift werden auch die Kosten für die sog. Assistenzpflege übernommen. Damit sind die von dem Pflegebedürftigen angestellten Pflegekräfte gemeint, die nicht als Sachleistung der Pflegeversicherung abgerechnet werden können, da die erforderliche Zulassung durch einen Versorgungsvertrag fehlt. Sind diese Kosten allerdings höher als bei einer stationäre Pflege, wird der Mehrkostenvorbehalt der ambulanten Betreuung nach § 13 Abs. 1 Satz 5 SGB XII geprüft. Ein solcher Kostenvergleich entfällt, wenn ein Umzug in ein Pflegeheim unzumutbar ist, wenn z. B. für einen jungen behinderten Menschen nur ein Platz in einem Altenpflegeheim nachgewiesen wird oder eine Verschlechterung des Gesundheitszustands bei Nichtbeachtung des Wunsches nach vorrangiger ambulanter Betreuung zu befürchten ist. Das Pflegegeld der Pflegeversicherung wird auf die von der Sozialhilfe finanzierte Fremdpflege angerechnet.

## 22.3.3 Abgrenzung von Leistungen der Eingliederungshilfe und Leistungen der Pflege

Da für geistig behinderte Menschen und altersdemente Personen neben dem körperbezogenen ein aktivierender Pflegebedarf besteht (vgl. § 45 a SGB XII, zusätzliche Betreuungsleistungen bei eingeschränkter Alltagskompetenz für diesen Personenkreis), gibt es Überschneidungen mit dem Leistungsbedarf der Eingliederungshilfe, der ebenfalls dieser Aktivierung gilt. Insbesondere im stationären Bereich der Behindertenhilfe gab es Bestrebungen der Sozialhilfe, Kosten der Eingliederungshilfe durch Ersatz von Pflegeleistungen einzusparen. Der Druck auf Behinderteneinrichtungen, Versorgungsverträge mit der Pflegeversicherung abzuschließen, hätte strukturelle Folgen für das pädagogisch orientierte Leistungsspektrum der Eingliederungshilfe gehabt. Ein Kompromiss wurde mit der Regelung des § 43 a SGB XI getroffen, wonach für Einrichtungen der Behindertenhilfe ein pauschalierter Zuschuss von monatlich 256 Euro als Abgeltung der Pflegeleistungen für alle Pflegestufen gleichermaßen vorgesehen ist. Da dieser Betrag im Gegensatz zu den Pflegesachleistungen beim Versorgungsvertrag jedoch nicht dynamisiert wurde, gerät er als unzureichend immer stärker in die Kritik (Nicklas-Faust, 2011, 107). Daher umfasst nach § 55 SGB XII die stationäre Eingliederungshilfe auch Pflegeleistungen. Stellt der Träger der Einrichtung nach dieser Vorschrift allerdings fest, dass der behinderte Mensch »so pflegebedürftig ist, dass die Pflege in der Einrichtung nicht sichergestellt

werden kann«, vereinbaren der Träger der Sozialhilfe und die zuständige Pflegekasse mit dem Einrichtungsträger, dass die Hilfe in einer anderen Einrichtung erbracht wird; dabei ist den angemessenen Wünschen des behinderten Menschen Rechnung zu tragen. Problematisch ist allerdings, dass bei dieser Verlegungsregelung ein Zusammenwirken von Einrichtung und Leistungsträgern ausreicht, um diese zu bewirken, und lediglich den »angemessenen Wünschen« des behinderten Menschen Rechnung getragen werden muss. Es ist fraglich, ob dies mit Art. 19 a der Behindertenrechtskonvention zu vereinbaren ist, wonach Menschen mit Behinderungen gleichberechtigt die Möglichkeit haben, ihren Aufenthaltsort zu wählen und zu entscheiden, wo und mit wem sie leben wollen und nicht verpflichtet sind, in besonderen Wohnformen zu leben (Schulte, 2011, 46).

## 22.4 Medizinische Rehabilitation

Nach § 26 SGB IX werden Leistungen der medizinischen Rehabilitation erbracht, um eine drohende Behinderung, einschließlich einer chronischen Erkrankung, oder Pflegebedürftigkeit sowie Einschränkungen der Erwerbsfähigkeit abzuwenden, eine Behinderung auszugleichen, zu mindern oder zu beseitigen bzw. ihre Verschlimmerung zu verhüten oder ihre Folgen zu mildern. Damit sollen die verbliebenen Leistungsmöglichkeiten gestärkt werden und gleichzeitig solche Funktionen und Fähigkeiten gefördert werden, die die ausgefallenen ausgleichen.

Diese Leistungen werden durch stationäre oder ambulante ärztliche Behandlung erbracht sowie durch Behandlung durch Angehörige anderer Heilberufe, soweit deren Leistungen unter ärztlicher Aufsicht oder Anordnung ausgeführt werden. Nach § 2 a

SGB V ist bei der Durchführung der Krankenbehandlung den besonderen Belangen behinderter und chronisch kranker Menschen Rechnung zu tragen. Zuständig sind vorrangig die Krankenkassen nach dem SGB V, ergänzend die Unfallversicherung, Rentenversicherung und Eingliederungshilfe. Bei dieser entsprechen die medizinischen Leistungen nach § 54 Abs. 1 Satz 2 SGB XII denen der gesetzlichen Krankenversicherung und können nicht mehr darüber hinausgehen.

Das Recht von Menschen mit Behinderungen auf das erreichbare Höchstmaß an Gesundheit ohne Diskriminierung aufgrund von Behinderung ist in Art. 25 der Behindertenrechtskonvention der Vereinten Nationen aufgenommen worden.

## 22.4.1 Heilmittel

Neben der bereits in ▶ Kapitel 22.2.1 erwähnten Früherkennung und Frühförderung ist die Versorgung mit Heilmitteln nach § 32 SGB V eine wichtige Leistung der medizinischen Rehabilitation. Die verordnungsfähigen Heilmittel als persönliche medizinische Dienstleistung werden nach § 92 Abs. 1 Satz 2 Nr. 6 SGB V von dem Gemeinsamen Bundesausschuss in Form von Heilmittel-Richtlinien (zuletzt zum 1. 7. 2011) beschlossen (Gemeinsamer Bundesausschuss, 2011, 1 ff.). Zu den Heilmitteln zählen z. B. Maßnahmen der physikalischen Therapie oder Physiotherapie, der Sprachtherapie und Ergotherapie. Dabei sind nach § 6 Abs. 2 der Richtlinie Leistungen nach dem SGB V von den Leistungen zur Teilhabe am Leben in der Gemeinschaft nach dem 7. Kapitel des SGB IX abzugrenzen. Erzieherische, schulische, soziale oder heilpädagogische Leistungen bezögen sich auf die soziale Dimension der Erkrankung und stellten somit keine medizinische Indikation zur Verordnung von Heilmitteln dar (Schumacher, 2011, 123). Kleinkinder, die Leistungen der Frühförderung erhalten, haben darüber hinaus also nur dann Anspruch auf Versorgung mit einem Heilmittel, wenn dieses nicht bereits im Rahmen der Frühförderung sichergestellt ist.

Grundlage für eine Heilmittelverordnung ist ein definierter Regelfall, für den in dem Heilmittelkatalog die Gesamtverordnungsmenge und die Anzahl der Behandlungen durch Erst- und Folgeverordnung nach § 7 Abs. 7 festgelegt werden. Verordnungen außerhalb des Regelfalls sind nur für die in der Richtlinie genannten Ausnahmen möglich. Bei schweren, dauerhaften funktionellen und strukturellen Schädigungen ist nach § 8 Abs. 5 eine langfristige Genehmigung von Heilmitteln für mindestens ein Jahr oder unbefristet möglich, die gesondert bei der Krankenkasse zu beantragen ist. Auch bei Vorliegen einer langfristigen Genehmigung muss aber in jedem Quartal eine neue Verordnung ausgestellt werden. Als Zuzahlung müssen 10 % der Kosten, die die Krankenkasse übernimmt zzgl. 10 Euro je Verordnung getragen werden, wenn die individuelle Belastungsgrenze von 2 % des Bruttoeinkommens nach § 62 SGB V nicht erreicht ist, mit Ausnahme von Minderjährigen, die von Zuzahlungen befreit sind.

Behandlungen sind grundsätzlich in der Praxis des Therapeuten durchzuführen, ein Hausbesuch aus zwingend notwendigen medizinischen Gründen muss verordnet werden. Handelt es sich um Minderjährige, die ganztägig in einer auf deren Förderung ausgerichteten Tageseinrichtung untergebracht sind, kann die Therapie nach § 11 Abs. 2 Satz 3 und 4 auch in der Einrichtung erbracht werden, wozu auch Schulen zählen, wenn diese die notwendigen räumlichen Voraussetzungen erfüllen. Die dafür anfallenden Kosten müssen zwischen der Tageseinrichtung und dem Heilmittelerbringer geregelt werden, ohne den Leistungsberechtigten mit Mehrkosten zu belasten.

Die Auswahl und Anwendung des Heilmittels hängt von der Ausprägung und dem Schweregrad der Erkrankung bzw. Behinderung ab sowie dem Therapieziel und der Berücksichtigung der individuellen Kontextfaktoren nach der ICF. In einer Anlage der Richtlinien sind die nicht verordnungsfähigen Heilmittel benannt, z. B. Hippotherapie, Musiktherapie sowie kognitive Förderung nach Petö oder bei Lese- und Rechtschreibschwäche. Hier kann im Einzelfall ein Anspruch auf Kostenübernahme im Rahmen der Eingliederungshilfe oder Jugendhilfe bestehen.

## 22.4.2 Soziotherapie

Geistig behinderte Menschen, die zusätzlich an einer schweren psychischen Erkrankung (z. B. Depression) leiden, können einen Anspruch auf Soziotherapie nach § 37 a SGB V haben. Danach wird ein Behandlungs- und Rehabilitationsplan von einem Arzt unter Beteiligung des Leistungserbringers (z. B. eines sozialpsychiatrischen Dienstes) und dem Patienten erstellt, der als Komplexleistung die notwendigen Hilfen (Heilmittel, hauswirtschaftliche Hilfen, Pflege) enthält. Dafür werden die Kosten für max. 120 Stunden innerhalb von drei Jahren je Krankheitsfall übernommen, um damit Krankenhausaufenthalte zu vermeiden oder zu verkürzen. Der Gemeinsame Bundesausschuss hat dazu 2002 Soziotherapie-Richtlinien erlassen, die Näheres über Voraussetzungen, Art und Umfang der Versorgung regeln (Gemeinsamer Bundesausschuss, 2002, 1 ff.). Nach wie vor ist aber kein flächendeckendes Leistungsangebot verfügbar. Nur eine Minderheit von Bundesländern hat durch Rahmenvereinbarungen der Krankenkassen eine Regelversorgung durch gemeindepsychiatrische Dienste aufgebaut. Erschwert wird dies zudem dadurch, dass die Vorgaben in § 132 b Abs. 2 SGB V für den Abschluss solcher Versorgungsverträge auf Grundlage von Gemeinsamen Empfehlungen der Spitzenverbände der Krankenkassen 2008 gestrichen wurde (Ratzke, 2010, 95).

## 22.4.3 Hilfsmittel

Hilfsmittel sollen nach §§ 33 SGB V, 31 SGB IX ausgefallene oder beeinträchtigte Körperfunktionen ersetzen, ergänzen oder ausgleichen. Sie werden in dem Hilfsmittelverzeichnis der GKV nach § 139 SGB V aufgeführt (Bundesanzeiger Nr. 142 vom 20. 9. 2011; Rehadat, 2011), das aber keinen abschließenden Charakter hat. Der Einsatz eines Hilfsmittels muss der alltäglichen Lebensbetätigung im Rahmen der allgemeinen Grundbedürfnisse dienen. Zu den Grundbedürfnissen zählen: Gehen, Stehen, Sitzen, Liegen, Greifen, Sehen, Hören, Nahrungsaufnahme, Ausscheiden, elementare Körper-

pflege, selbstständiges Wohnen sowie das Erschließen eines gewissen körperlichen und geistigen Freiraums (Krutzki, 2011, 138). Nicht zu den Hilfsmitteln zählen Gebrauchsgegenstände des täglichen Lebens. Im beruflichen Bereich erfolgt die Hilfsmittelversorgung zur Teilhabe am Arbeitsleben nach § 33 Abs. 8 Nr. 4 SGB IX. Pflegehilfsmittel nach § 40 SGB XI zur Abdeckung des pflegerischen Bedarfs sind hingegen nachrangig zu Leistungen der Krankenversicherung. Dient das Hilfsmittel vorrangig der sozialen und gesellschaftlichen Integration, ist nur eine Leistungspflicht im Rahmen der Eingliederungshilfe nach §§ 53 ff. SGB XII möglich. Bei stationärer Pflege ist die Hilfsmittelgewährung Aufgabe der Einrichtung, soweit sie für den üblichen Pflegebetrieb jeweils notwendig ist; sie ist nicht davon abhängig, in welchem Umfang noch eine Teilhabe am Leben in der Gemeinschaft möglich ist. Sehhilfen sind nach § 33 Abs. 2 SGB V nur noch für Minderjährige und für bestimmte Indikationen nach § 33 Abs. 2 SGB V sowie nach den Richtlinien des Gemeinsamen Bundesausschusses als therapeutische Sehhilfen erstattungsfähige Hilfsmittel. Gegebenenfalls ist ein Leistungsanspruch im Rahmen der Eingliederungshilfe der Sozialhilfe gegeben, z. B. bei einer Beschäftigung in einer Werkstatt für behinderte Menschen.

Geleistet wird alles, was für den bestimmungsgemäßen Gebrauch des Hilfsmittels erforderlich ist, also auch Wartung und Pflege, Reparatur und Ausbildung in dem Gebrauch sowie Änderung und Ersatzbeschaffung. Betriebskosten (mit Ausnahme der Energieversorgung von Hörgeräten) und Zubehör gehören ebenfalls zu dem bestimmungsgemäßen Gebrauch. Soweit Festbeträge für Hilfsmittel nach § 36 SGB V geregelt sind, müssen Mehrkosten von den Versicherten alleine getragen werden. Sie haben 10 % der Kosten des Hilfsmittels als Zuzahlung zu leisten mit einem Mindestbetrag von 5 Euro, höchstens aber 10 Euro.

Dieser Betrag gilt auch als Obergrenze für den Monatsverbrauch von zum Verbrauch bestimmten Hilfsmitteln (z. B. Inkontinenzartikel).

## 22.5 Leistungen durch das Persönliche Budget

Durch das Persönliche Budget nach § 17 SGB IX können Leistungsberechtigte von den Rehabilitationsträgern anstelle von Dienst- oder Sachleistungen zur Teilhabe eine Geldleistung wählen. Damit bezahlen sie die Aufwendungen zur Deckung ihres persönlichen Hilfebedarfs. Nach einer Erprobungsphase von 2004–2007 ist das Persönliche Budget seit 2008 als Rechtsanspruch ausgestaltet.

Das Persönliche Budget ist keine neue Leistungsart, sondern lediglich eine alternative Leistungsform. Es setzt einen Anspruch auf Teilhabeleistungen bzw. andere budgetfähige Sozialleistungen voraus. Als Budgetnehmer können behinderte Menschen den Einkauf von Leistungen nach ihren Wünschen regeln. Auf Grundlage einer mit dem Leistungsträger abgeschlossenen Zielvereinbarung kann der behinderte Mensch selbst darüber entscheiden, wann, wo, wie und durch wen er seine der Leistung zugrunde liegenden Bedarfe deckt und wie und wodurch die vereinbarten Ziele erreicht werden. Dies gilt auch bei einer Vertretung durch einen gesetzlichen Betreuer oder einen Erziehungsberechtigten. Das sozialrechtliche Leistungsdreieck von Leistungsträgern, Leistungsempfängern und Leistungserbringern wird aufgelöst, da die Einrichtungen als Leistungserbringer ihre Vergütung nicht mehr durch eigene Verträge mit den Reha-Trägern als Leistungsträger erhalten, sondern direkt von dem Leistungsberechtigten. In einem trägerübergreifenden Persönlichen

Budget können unterschiedliche Teilhabeleistungen verschiedener Leistungsträger in einem Budget erbracht werden. Auch Leistungen der Pflegeversicherung können durch ein Persönliches Budget beansprucht werden, § 28 Abs. 1 Nr. 12 SGB XI. Nach § 35 a SGB XI kann das Persönliche Budget der Pflegeversicherung mit Teilhabeleistungen des SGB IX zu einem integrierten Budget kombiniert werden (Siebert und Klie, 2008, 342). Sachleistungen der Pflegeversicherung können allerdings nach dieser Vorschrift nur in Form von Gutscheinen in das Persönliche Budget einbezogen werden, da diese nur von zugelassenen Pflegekräften, Diensten und Einrichtungen erbracht werden können. In einer Handlungsempfehlung der Bundesarbeitsgemeinschaft für Rehabilitation vom 1. 4. 2009 »Trägerübergreifende Aspekte bei der Ausführung von Leistungen durch ein Persönliches Budget« wird das Verfahren der Budgetbewilligung eingehend beschrieben.

Aus einer Anfrage im Bundestag zur Umsetzung und Verbreitung der Leistungsform Persönliches Budget vom 21. 9. 2011 (Bundestagsdrucksache 17/7052) wird allerdings deutlich, dass das Persönliche Budget nur von einer kleinen Zahl von Leistungsberechtigten in Anspruch genommen wird, da das Bedarfsfeststellungsverfahren kompliziert ist, die Bearbeitung durch die Leistungsträger nur schleppend verläuft und es an ausreichenden Beratungskapazitäten fehlt.

# Zusammenfassung

Menschen mit geistiger Behinderung erhalten nach dem Sozialrechtssystem der Bundesrepublik Deutschland lebenslang an ihrem Bedarf ausgerichtete rehabilitative Hilfen.

- Sie erhalten die gleichen *Nachteilsausgleiche* wie alle schwerbehinderten Menschen, die bestimmte Merkzeichen in einem Schwerbehindertenausweis zur Voraussetzung haben.
- Die lebensweltbezogenen Leistungen der *Rehabilitation und Teilhabe* haben die Zielsetzung einer vollen und wirksamen Teilhabe an der Gesellschaft, wie sie der völkerrechtlichen Verpflichtung durch die Behindertenrechtskonvention der Vereinten Nationen in Art. 3 entspricht. Das neunte Sozialgesetzbuch Rehabilitation und Teilhabe beschreibt diese Leistungen für alle Rehabilitationsträger. Die Leistungsausführung richtet sich nach den für sie jeweils geltenden Leistungsgesetzen. Den Hauptanteil der rehabilitativen Hilfen für geistig behinderte Menschen trägt die Eingliederungshilfe der Sozialhilfe als staatliche Fürsorgeleistung.
- Die *Hilfe zur Pflege* wird zum größten Teil durch die Pflegeversicherung gewährt, die

für alle krankenversicherten Personen verbindlich abzuschließen ist. Sie deckt allerdings nur ein begrenztes Leistungsspektrum von Sach- und Geldleistungen ab und kann durch Pflegeleistungen der Sozialhilfe im Bedarfsfall aufgestockt werden.
- Die *medizinische Rehabilitation* dient dazu, die drohende oder eingetretene geistige Behinderung zu beseitigen, zu mindern bzw. auszugleichen, ihre Verschlimmerung zu verhüten oder ihre Folgen zu mildern. Dazu übernimmt die Krankenversicherung die Kosten der notwendigen stationären und ambulanten Behandlung und stellt Heil- und Hilfsmittel zur Verfügung.
- Das *Persönliche Budget* verpflichtet alle Rehabilitationsträger, auf Wunsch des Leistungsberechtigten anstelle der Dienst- oder Sachleistung einen Geldbetrag zu bewilligen, mit dem er eigenverantwortlich und selbstbestimmt entscheiden kann, wie die Hilfe ausgestaltet sein soll, und wer sie zu welchem Preis erbringen soll. In einer vertraglichen Zielvereinbarung wird die zweckentsprechende Mittelverwendung sichergestellt.

# Literatur

Bundesarbeitsgemeinschaft für Rehabilitation (2009) Handlungsempfehlungen »Trägerübergreifende Aspekte bei der Ausführung von Leistungen durch ein Persönliches Budget« (http://www.bar-frankfurt.de/fileadmin/dateili ste/publikationen/arbeitsmaterialien/downloa ds/Persoenliches_Budget/pdf/ Zugriff am 19. 10. 2011)

Bundesregierung (2009) Stellungnahme zu dem Bericht über die Lebenssituation junger Men-

schen und die Leistungen der Kinder- und Jugendhilfe in Deutschland – 13. Kinder- und Jugendbericht. Bundestagsdrucksache 16/12 860 vom 30. 4. 2009, 3–27

Bundesvereinigung Lebenshilfe für Menschen mit geistiger Behinderung (2009) Gemeinsame Stellungnahme zur Weiterentwicklung der Komplexleistung »Interdisziplinäre Frühförderung«. Rechtsdienst der Lebenshilfe 2009, 14–15

Frühauf T (2011) Verteilung von Schülerinnen und Schülern im Förderschwerpunkt geistige Entwicklung in Förderschulen und in allgemeinen Schulen im Jahr 2008. UN-Behindertenrechtskonvention und Inklusion (noch) wenig zu spüren. Teilhabe 50, 29–35

Gemeinsamer Bundesausschuss (2002) Richtlinie des Bundesausschusses der Ärzte und Krankenkassen über die Durchführung von Soziotherapie in der vertragsärztlichen Versorgung (http:/www.g-ba.de/downloads/62–492–5/RL _Soziotherapie 2001–0823.pdf, Zugriff am 20. 10. 2011)

Gemeinsamer Bundesausschuss (2011) Richtlinie über die Verordnung von Heilmitteln in der vertragsärztlichen Versorgung (http://www.g-ba.de/downloads/62–492532/HeilM-RL_201 1_0519_bf.pdf, Zugriff am 20. 10. 2011)

GKV-Spitzenverband (2009) Richtlinien zur Begutachtung von Pflegebedürftigkeit nach dem XI. Buch des Sozialgesetzbuches (http://www. vdk.de/cms/mime/248401264080177.pdf, Zugriff am 20. 10. 2011)

Emrich C, Gromann P, Niehoff U (2009) Gut Leben, Persönliche Zukunftsplanung realisieren. Marburg, Lebenshilfe-Verlag

Ernst KF (2010) Schnittstelle allgemeiner Arbeitsmarkt-Werkstatt für behinderte Menschen: Aktueller Stand der Diskussion am Beginn des Jahres 2010. Behindertenrecht 2010, 40–46

Krutzki G (2011) Neues zum Reha-Recht (Teil 1) Anwalt/Anwältin im Sozialrecht 2011, 133–142

Lachwitz K (2011) Umsetzung des Übereinkommens der Vereinten Nationen über die Rechte von Menschen mit Behinderungen (Behindertenrechtskonvention-BRK). Rechtsdienst der Lebenshilfe 2011, 1–2

Langer R (2010) Fachkraft als Integrationshelferin in Regelschule bejaht. Rechtsdienst der Lebenshilfe 2010, 106–107

Laubenstein D, Heger M (2010) Arbeiten auf dem allgemeinen Arbeitsmarkt für Menschen mit geistiger Behinderung durch »Übergang Förderschule – Beruf«. Teilhabe 49, 110–115

Lindmeier B (2011) Bildung und Inklusion. Teilhabe 50, 50–51

Nicklas-Faust J (2011) Erster Staatenbericht zur Umsetzung der Behindertenrechtskonvention beschlossen. Rechtsdienst der Lebenshilfe 2011, 103–108

Ratzke K (2010) Soziotherapie: Warum eine sinnvolle Leistung nicht umgesetzt wird. Rechtsdienst der Lebenshilfe 2010, 94–96

Rehadat (2011) Hilfsmittelverzeichnis 2011 (http://www.rehadt.de/gkv2/GKV.KHS, Zugriff am 20. 10. 2011)

Ross F (2009) Das neue Wohn- und Betreuungsvertragsgesetz: Regelungsgehalt, Anwendungsbereich und materiellrechtliche Neuerungen. Rechtsdienst der Lebenshilfe 2009, 94–99

Schulte B (2011) Die Behindertenrechtskonvention der Vereinten Nationen. Behindertenrecht 2011, 41–48

Schumacher N (2010) Eingliederungshilfe für die Teilnahme an offener Ganztagsschule? Rechtsdienst der Lebenshilfe 2010, 65

Schumacher N (2011) Neue Heilmittel-Richtlinie endlich unter Dach und Fach. Rechtsdienst der Lebenshilfe 2011, 123–125

Siebert A, Klie T (2008) Das »Integrierte Budget«, Chancen zur Weiterentwicklung des trägerübergreifenden Budgets gemäß § 17 SGB IX? Nachrichtendienst des Deutschen Vereins 2008, 341–346

Urban W (2010) Selbstbestimmte Wohnformen für alle Menschen mit (geistiger) Behinderung. Teilhabe 49, 26–32

Wendt S (2010) Reformschritte zur Vernetzung von Werkstätten für behinderte Menschen und allgemeinem Arbeitsmarkt. Rehabilitation 2010, 38–47

Wendt S (2011) Bilanz der Unterstützten Beschäftigung nach den ersten zwei Jahren. Rechtsdienst der Lebenshilfe 2011, 24–28

# 23 Betreuungsrecht

*Ulrich Hellmann*

## 23.1 Rechts- und Handlungsfähigkeit für Menschen mit Behinderung

Aus den verfassungsrechtlich verankerten Garantien der Menschenwürde (Art. 1 GG) und der Freiheit der Person (Art. 2 GG) sowie dem Diskriminierungsverbot (Art. 3 GG) folgt die gleichberechtigte Anerkennung von Menschen mit Behinderung vor dem Recht. Dieser Grundsatz wird auch von der seit März 2009 von Deutschland als verbindlich anerkannten Konvention der Vereinten Nationen über die Rechte von Menschen mit Behinderung (Behindertenrechtskonvention – BRK; ► **Kap. 24**) verdeutlicht, deren Art. 12 Menschen mit Behinderungen garantiert, »gleichberechtigt

mit anderen Rechts- und Handlungsfähigkeit zu genießen«. Soweit erforderlich, sollen Menschen mit *Behinderung* die zur *Ausübung ihrer rechtlichen Handlungsfähigkeit* ggfs. benötigte Unterstützung erhalten. Daraus folgt, dass alle Möglichkeiten zur selbstbestimmten Entscheidungsfindung für Menschen mit Behinderung auszuschöpfen sind, bevor stellvertretendes Handeln in deren Namen zur Anwendung kommen kann.

Die Position eines Menschen im deutschen Rechtssystem wird im Wesentlichen von zwei Oberbegriffen geprägt, der *Rechtsfähigkeit* und der *Handlungsfähigkeit*. Jeder

Mensch ist mit Vollendung der Geburt rechtsfähig (§ 1 BGB) und damit Träger von Rechten und Pflichten. Die Rechtsfähigkeit ist unabhängig von Geschlecht, körperlicher oder geistiger Verfassung und sie kann einem Menschen weder entzogen werden noch kann er auf sie verzichten.

Handlungsfähigkeit ist die Fähigkeit zu rechtlich relevantem Handeln. Der Oberbegriff der Handlungsfähigkeit umfasst vor allem

- die *Geschäftsfähigkeit* als Fähigkeit zur eigenständigen Vornahme von Rechtsgeschäften, z. B. Vertragsabschlüssen;
- die *Einwilligungsfähigkeit* als Fähigkeit, in ärztliche Heileingriffe oder sonstige medizinische Maßnahmen, wie z. B. eine Sterilisation oder einen Eingriff zu Forschungszwecken, einzuwilligen;
- die *Deliktsfähigkeit* als Fähigkeit, sich durch unerlaubte Handlungen schadensersatzpflichtig zu machen (§ 827 ff. BGB);
- *Prozessfähigkeit* (§ 51 Abs. 1, § 52 Zivilprozessordnung – ZPO) als die aus der Geschäftsfähigkeit folgende Fähigkeit, wirksam Prozesserklärungen abgeben zu können;

- *Handlungsfähigkeit im Verwaltungsverfahren* (§ 11 Sozialgesetzbuch Zehn – SGB X, § 12 Verwaltungsverfahrensgesetz – VwVfG) als die Fähigkeit, wirksam an Verfahrenshandlungen teilzunehmen, z. B. im Rahmen von Verfahren zur Beantragung und Bewilligung von Sozialleistungen);
- ob man für eine strafbare Handlung verantwortlich gemacht werden kann, hängt u. a. von der *Schuldfähigkeit* ab (§§ 20, 21 StGB).

Gleichberechtigte Teilhabe am allgemeinen Rechtsleben bedeutet einerseits das Recht auf selbstbestimmte Lebensführung, andererseits die Übernahme der aus eigenen Erklärungen folgenden Pflichten und Verantwortlichkeiten. Die aufgeführten Rechtsgrundsätze und Kriterien sind grundlegende Elemente der gesetzlichen Systematik, mit der unsere Rechtsordnung die staatliche Verpflichtung umsetzt, die Verwirklichung der menschenrechtlichen Garantien der Art. 1 bis 3 GG zu achten, zu fördern und Bürgerinnen und Bürger vor dabei drohenden Benachteiligungen – etwa aufgrund einer Behinderung oder Erkrankung – zu schützen.

## 23.2 Rechtliche Teilhabe und Schutz für Volljährige: Betreuung

Mit Vollendung des 18. Lebensjahres wird jeder Mensch – auch im Fall einer geistigen Behinderung – volljährig, das elterliche Sorgerecht endet. Eltern sind nicht mehr berechtigt, rechtlich wirksam für ihr Kind zu handeln. Tun sie es dennoch, weil sie sich weiterhin verantwortlich fühlen, so ist ihr Handeln rechtlich ohne Wirkung.

Für Menschen, die aufgrund fehlender intellektueller Fähigkeiten nicht in der Lage sind, ihre rechtlichen Angelegenheiten ganz oder teilweise persönlich zu regeln, besteht die Möglichkeit, eine Betreuung anzuordnen.

Ein rechtlicher Betreuer kann nur für Volljährige bestellt werden. Für Minderjährige kann, soweit deren gesetzliche Vertretung nicht durch sorgeberechtigte Eltern gewährleistet ist, ein Vormund (§§ 1773 ff. BGB), das Jugendamt als Beistand

(§§ 1712 ff. BGB) oder ein Pfleger (§§ 1909 ff. BGB) bestellt werden. Für Minderjährige, die das siebzehnte Lebensjahr vollendet haben, kann nach § 1908a BGB ein Betreuer mit Wirkung bei Eintritt der Volljährigkeit bestellt werden, wenn anzunehmen ist, dass die Maßnahme zu diesem Zeitpunkt erforderlich sein wird. Die Maßnahme wird dann mit Eintritt der Volljährigkeit wirksam, so dass keine »Betreuungslücke« wegen der Durchführung des Betreuungsverfahrens erst nach dem 18. Geburtstag entsteht.

Auf die häufig von Eltern behinderter Kinder gestellte Frage, ob eine rechtliche Betreuung für ihr volljährig gewordenes Kind notwendig ist, kann nicht pauschal mit »ja« oder »nein« geantwortet werden. Es kommt im Einzelfall darauf an, ob es regelungsbedürftige rechtliche Angelegenheiten gibt, die ohne rechtliche Unterstützung und Stellvertretung nicht erledigt werden können. Solange Eltern oder andere Angehörige und Vertrauenspersonen bei der Erledigung von rechtlichen Angelegenheiten (z. B. der Beantragung von Sozialleistungen, Organisation von Bildungs- und Arbeitsangeboten oder betreutem Wohnen) behilflich sein können, ohne dass eine gesetzliche Vertretung erforderlich wird, ist die Bestellung einer Betreuung durch das Gericht verzichtbar

## 23.2.1 Voraussetzungen der rechtlichen Betreuung

Die Voraussetzungen für die Anordnung einer Betreuung sind in § 1896 Abs. 1 geregelt:

> (1) Kann ein Volljähriger aufgrund einer psychischen Krankheit oder einer körperlichen, geistigen oder seelischen Behinderung seine Angelegenheiten ganz oder teilweise nicht besorgen, so bestellt das Vormundschaftsgericht auf seinen Antrag oder von Amts wegen für ihn einen Betreuer. Den Antrag kann auch ein

Geschäftsunfähiger stellen. Soweit der Volljährige aufgrund einer körperlichen Behinderung seine Angelegenheiten nicht besorgen kann, darf der Betreuer nur auf Antrag des Volljährigen bestellt werden, es sei denn, dass dieser seinen Willen nicht kundtun kann.

### Psychische Krankheit oder eine körperliche, geistige oder seelische Behinderung

Die vom Gesetz verwendeten Begriffe »psychische Krankheit« und »körperliche, geistige oder seelische Behinderung« sind im BGB nicht definiert. Soweit in anderen Gesetzen (z. B. SGB IX, SGB XII) Definitionen von »Behinderung« normiert sind, gelten diese nur für den jeweiligen Regelungsbereich und können bei der Sachverhaltsklärung im Betreuungsrecht allenfalls ergänzend herangezogen werden.

Als psychische Krankheit im Sinne dieser Vorschrift sind zu verstehen:

- körperlich nicht begründbare (endogene) Psychosen, z. B. Schizophrenie, manisch depressive Erkrankungen,
- körperlich begründbare (exogene) Psychosen, also seelische Störungen als Folge von Krankheiten oder Gehirnverletzungen, von Anfallsleiden oder anderen Krankheiten oder körperlichen Beeinträchtigungen, auch senile Demenz, z. B. aufgrund der Alzheimerschen Krankheit,
- Abhängigkeitskrankheiten, wie Alkohol- und Drogenabhängigkeiten,
- Konfliktreaktionen, Neurosen und Persönlichkeitsstörungen (Psychopathien), wobei es sich bei diesen psychischen Auffälligkeiten nur um eine Krankheit im Sinne des Betreuungsrechts handelt, wenn schwerste Auffälligkeiten und Störungen vorliegen (BT-Drucks. 11/4528, 114).

Als geistige Behinderung bezeichnen Gesetzgeber und diesem folgend die gerichtliche

Praxis »angeborene oder erworbene Intelligenzdefekte verschiedener Schweregrade« (BT-Drucks. 11/4528, 116; Jürgens, 2010, § 1896 Rz. 7).

Der Begriff der seelischen Behinderung wird in der Psychiatrie zwar kaum verwendet, ist jedoch üblicherweise Bestandteil der vor allem im Sozialrecht häufig vom Gesetzgeber verwendeten Trias »körperlich, geistig und/oder seelisch behindert« (z. B. § 10 SGB I, § 19 SGB III, § 14 Abs. 1 SGB XI) und soll Regelungslücken vermeiden. »Seelische Behinderung« in diesem Zusammenhang soll bleibende – oder jedenfalls lang anhaltende – psychische Beeinträchtigungen als Folge einer psychischen Krankheit beschreiben (BT-Drucks. 11/4528, 116).

Für Menschen mit psychischen, geistigen oder seelischen Behinderungen erfolgt die Bestellung eines Betreuers auf Antrag des Betroffenen oder von Amts wegen (§ 1896 Abs. 1 Satz 1). Eigene Anträge von betroffenen Volljährigen sind in der Praxis aber selten. Ganz überwiegend werden die Betreuungsgerichte tätig aufgrund von »Anregungen« von Angehörigen, Kliniksozialdiensten, Heimen, sonstigen sozialen Einrichtungen und Behörden, die Notwendigkeit einer rechtlichen Betreuung zu prüfen. Nach dem im Betreuungsrecht geltenden Amtsermittlungsgrundsatz des § 26 FamFG ist das Gericht daraufhin verpflichtet, alle »zur Feststellung der Tatsachen erforderlichen Ermittlungen zu veranstalten und die geeignet erscheinenden Beweise aufzunehmen«.

Auch für körperlich Behinderte sieht § 1896 Abs. 1 Satz 3 die Möglichkeit einer Betreuerbestellung vor, diese kann jedoch grundsätzlich nur auf Antrag des Betroffenen selbst erfolgen, weil ein nur körperlich behinderter Mensch in der Regel nicht in seiner Einsichtsfähigkeit und freien Willensbildung beeinträchtigt ist.

## Unfähigkeit, eigene Angelegenheiten zu erledigen

Die Feststellung einer Behinderung oder Erkrankung reicht für die Bestellung eines rechtlichen Betreuers nicht aus. Das Gericht muss prüfen und feststellen, dass aufgrund der Beeinträchtigung der Betroffene nicht in der Lage ist, seine rechtlichen Angelegenheiten selbst zu regeln. Dies setzt voraus, dass im konkreten Einzelfall rechtlicher Handlungsbedarf besteht bzw. konkret absehbar ist – in welchen Angelegenheiten dies der Fall ist, ist Gegenstand der im Rahmen des Amtsermittlungsgrundsatzes zu treffenden Feststellungen, aus denen sich der möglichst passgenaue Zuschnitt des Aufgabenkreises des rechtlichen Betreuers ergibt.

## Erforderlichkeitsgrundsatz

Nach § 1896 Abs. 2 darf ein Betreuer

*»nur für Aufgabenkreise bestellt werden, in denen die Betreuung erforderlich ist. Die Betreuung ist nicht erforderlich, soweit die Angelegenheiten des Volljährigen durch einen Bevollmächtigten oder durch andere Hilfen, bei denen kein gesetzlicher Vertreter bestellt wird, ebenso gut wie durch einen Betreuer besorgt werden können«.*

Der Grundsatz der Erforderlichkeit hat Verfassungsrang (BayObLG FamRZ, 1996, 897) und ist für jeden einzelnen Aufgabenkreis, der einem Betreuer übertragen werden soll, zu prüfen (BayObLG FamRZ, 1999, 1612). Eine Betreuung als Maßnahme der gesetzlichen Vertretung ist stets ein Eingriff in die Rechtsstellung des Betroffenen und hat zu unterbleiben, wenn ein Unterstützungsbedarf durch mildere Mittel gedeckt werden kann. Es kann sich um tatsächliche Hilfen, z. B. durch Angehörige, Nachbarn oder soziale Dienste handeln, deren Vorrang allerdings nur dann gelten soll, wenn durch sie die Angelegenheiten des Volljährigen ebenso gut wie durch einen Betreuer besorgt werden können. Ein Betreuer wird für die rechtliche Fürsorge eingesetzt. Wer nur tatsächliche Hilfen für die Körperpflege, die Führung des Haushalts, die pflegerische Versorgung usw. braucht, benötigt keinen rechtlichen Betreuer (BT-Drucks. 11/4528, 122). Ihre Grenzen finden die der Betreuung vorrangigen tatsächlichen Hilfen, sobald rechtswirksame Erklärungen des hilfebedürftigen Volljährigen notwendig werden, etwa die Stellung von Anträgen bei Sozialleistungsträgern, der Abschluss von Verträgen mit sozialen Diensten und Einrichtungen (z. B. Heim- oder Werkstattvertrag) oder die Einwilligung in ärztliche Maßnahmen; falls dies trotz Unterstützung nicht durch den Volljährigen selbst oder einen Bevollmächtigten erledigt werden kann, wird die Bestellung eines Betreuers erforderlich.

**Vollmacht**

Der Betreuerbestellung geht die Erteilung einer Vollmacht für eine Vertrauensperson vor. Die Rechtsprechung bejaht im Zusammenhang mit der Erteilung einer rechtsgeschäftlichen Vollmacht die dafür notwendige *Geschäftsfähigkeit* des Vollmachtgebers bereits dann, wenn er sich über die Bedeutung der von ihm erteilten Vollmacht im Klaren und insoweit zur freien Willensbestimmung in der Lage ist (OLG Hamm FamRZ, 2001, 870). Die Bevollmächtigung von Vertrauenspersonen steht auch Menschen mit geistiger Behinderung grundsätzlich als vorrangige Gestaltungsmöglichkeit zur Verfügung, spielt aber in der Praxis bisher keine große Rolle; zur Förderung der Akzeptanz solcher Vollmachten sollte in jedem Fall eine notarielle Beglaubigung erfolgen.

Hat der Betroffene die Bevollmächtigung einer Vertrauensperson gewählt, um seine Angelegenheiten regeln zu lassen, kommt bei Bedarf die Bestellung eines Betreuers für die Geltendmachung von Rechten des Betreuten

gegenüber seinem Bevollmächtigten in Betracht (sog. Kontrollbetreuer; § 1896 Abs. 3 BGB), wenn eine Überwachung des Bevollmächtigten erforderlich ist.

## 23.2.2 Vertretungsmacht des Betreuers

Nach § 1902 BGB vertritt der Betreuer den Betreuten in seinem Aufgabenkreis gerichtlich und außergerichtlich. Durch die ihm eingeräumte Vertretungsmacht ist der Betreuer zur Abgabe von Willenserklärungen einschließlich geschäftsähnlicher Handlungen, wie z. B. Aufenthaltsbestimmung, Einwilligung in ärztliche Behandlungsmaßnahmen im Namen des Betreuten, zur Entgegennahme von Willenserklärungen für den Betreuten sowie zur Prozessvertretung des Betreuten ermächtigt.

**Der betreute Mensch bleibt handlungsfähig**

Die dem Betreuer eingeräumte gesetzliche Vertretungsmacht schränkt die eigene Handlungsfähigkeit des Betreuten grundsätzlich in keiner Weise ein. Im betreuungsrechtlichen Verfahren findet keine Prüfung von Geschäftsfähigkeit statt. In rechtsgeschäftlicher Hinsicht konkurriert also die Vertretungsmacht des Betreuers mit der rechtlichen Handlungsfähigkeit des Betreuten (Jürgens, 2010, § 1902 Rz. 4). Ob Willenserklärungen des Betreuten wirksam sind, bestimmt sich allein nach den §§ 104 Nr. 2, 105 BGB, d. h. danach, ob der Betreute zum Zeitpunkt des rechtsgeschäftlichen Handelns geschäftsunfähig war oder nicht oder ob ein entsprechender Einwilligungsvorbehalt gem. § 1903 BGB angeordnet war. Im Innenverhältnis hat der Betreuer Wünsche des Betreuten zu beachten; es entspricht seinen Pflichten aus § 1901 Abs. 3 BGB, die Unterstützung des eigenen Handelns des Betreuten einem

Handeln als Vertreter vorzuziehen (Jürgens, 2010, § 1902 Rz. 5). Dieser Vorrang des Rechts auf Selbstbestimmung entspricht der Zielsetzung von Art. 12 BRK und ist deshalb in der praktischen Betreuungsarbeit sorgfältig zu beachten.

## Einwilligungsvorbehalt

Da die Bestellung eines Betreuers keinen Einfluss auf die Geschäftsfähigkeit des Betreuten hat, kann dieser grundsätzlich auch in den den Aufgabenkreis des Betreuers betreffenden Angelegenheiten selbstständig rechtswirksame Erklärungen abgeben. Um erhebliche Gefahren für die Person oder das Vermögen des Betreuten abzuwenden, ermöglicht § 1903 die Anordnung eines Einwilligungsvorbehaltes, wenn die erhebliche Gefahr einer Selbstschädigung durch künftige Willenserklärungen des Betreuten hinreichend konkretisiert ist. Die bloße Befürchtung, der Betreute könnte künftig rechtsgeschäftlich handeln, reicht nicht aus (OLG Zweibrücken FamRZ 2001, 1171), es muss festgestellt werden, dass der Betreute am Rechtsverkehr teilnimmt und hierbei Willenserklärungen abgeben wird, die für ihn nachteilig sind (Jürgens, 2010, § 1903 Rz. 2). Es muss außerdem feststehen, dass der Betreute aufgrund seiner psychischen Krankheit oder seiner geistigen oder seelischen Behinderung nicht in der Lage ist, seinen Willen frei zu bestimmen, seine Fähigkeit des Erkennens, der Willensbildung oder -steuerung muss zumindest erheblich eingeschränkt sein. Der Staat hat von Verfassungs wegen nicht das Recht, seine zu freier Willensbildung fähigen Bürger zu erziehen, zu »bessern« oder an einer Selbstschädigung zu hindern (BayObLG BtPrax, 1999, 681).

Erhebliche Gefahren für die Person können sich ergeben, wenn durch eigene Willenserklärungen negative Auswirkungen auf wichtige personenbezogene Rechtsgüter wie Leben, Gesundheit oder Freiheit zu befürchten sind, etwa durch die Kündigung des Mietvertrages oder aufgrund von psychischen Belastungen durch abgeschlossene nachteilige Geschäfte.

Eine erhebliche Gefahr für das Vermögen kann eintreten, wenn wirtschaftlich nachteilige Geschäfte abgeschlossen werden, das Vermögen verschleudert oder für Dinge eingesetzt wird, die bezogen auf die Lebensverhältnisse des Betroffenen diesem keine Vorteile bringen. Die Gefahr eines geringfügigen Vermögensschadens reicht nicht aus, um einen Einwilligungsvorbehalt zu rechtfertigen. Das OLG Hamm (OLG Hamm FamRZ, 2001, 254) hat als erhebliche Vermögensgefährdung anerkannt, wenn der Betroffene aufgrund seiner geistigen Behinderung nicht in der Lage ist, komplexe Sachverhalte zu erfassen, sich ein Urteil unter kurzfristiger Abwägung zu bilden, kein Zahlenverständnis und kein Verhältnis zum Wert des Geldes besitzt und leicht beeinflussbar ist. Unter diesen Umständen stehe der Zulässigkeit des Einwilligungsvorbehalts auch nicht entgegen, wenn es unter dem Einfluss des Betreuers zuletzt nicht konkret zu vermögensschädigenden Handlungen gekommen ist.

Ein Einwilligungsvorbehalt kann sich nur auf Willenserklärungen beziehen, die den Aufgabenkreis des Betreuers betreffen. Das im Gesetzestext verwendete Wort »soweit« bedeutet, dass der Kreis der einwilligungsbedürftigen Willenserklärungen kleiner sein kann, als der Kreis der dem Betreuer insgesamt übertragenen Aufgaben.

Die Anordnung eines Einwilligungsvorbehalts hat im Wesentlichen zur Konsequenz, dass ein ohne Einwilligung des Betreuers geschlossener Vertrag schwebend unwirksam ist und seine Rechtsgültigkeit von der Genehmigung des Betreuers abhängt (§ 108 BGB). Einseitige Rechtsgeschäfte, die der Betreuer ohne die erforderliche Einwilligung des Betreuten abgeschlossen hat, sind unwirksam (§ 111 BGB). Diese Rechtsbeschränkung bedarf im Hinblick auf die von Art. 12 BRK garantierte gleichberechtigte Rechts- und Handlungsfähigkeit von Menschen mit Behinderung grundsätzlich und in jedem Einzelfall der sorgfältigen Überprüfung auf ihre Zulässigkeit als Schutzmaßnahme.

Ausdrücklich bestimmt ist in Absatz 2 Satz 1, dass sich ein Einwilligungsvorbehalt nicht auf Willenserklärungen, die auf Eingehung einer Ehe gerichtet sind oder auf Verfügungen von Todes wegen erstrecken kann. Ferner kann sich ein Einwilligungsvorbehalt nicht auf Willenserklärungen erstrecken, zu denen auch ein in der Geschäftsfähigkeit beschränkter Minderjähriger nach den Vorschriften des Familien- und Erbrechtes nicht die Zustimmung des gesetzlichen Vertreters benötigt.

Selbst wenn ein Einwilligungsvorbehalt angeordnet ist, bedarf der Betreute nicht der Zustimmung seines Betreuers, wenn die Willenserklärung ihm lediglich einen rechtlichen Vorteil bringt (§ 1903 Abs. 3 Satz 1 BGB). Das Gleiche gilt nach Satz 2 dieser Vorschrift für Rechtsgeschäfte über geringfügige Angelegenheiten des täglichen Lebens.

Nicht zustimmungspflichtig ist die Abtretung einer Forderung an den Betreuten sowie die Annahme einer Schenkung. Einwilligungsfrei sind auch Willenserklärungen, die geringfügige Angelegenheiten des täglichen Lebens betreffen, soweit das Vormundschaftsgericht nichts anderes angeordnet hat.

## Grenzen der Vertretungsmacht des Betreuers

In einer Reihe von höchstpersönlichen Angelegenheiten ist eine Vertretungsmacht des Betreuers ausgeschlossen oder eingeschränkt:

- Organspende
- Eheschließung
- Ausübung der elterlichen Sorge
- Testierfähigkeit
- Vollmacht, Patientenverfügung
- Wahlrecht

## Organspende

Der Betreuer ist zur Einwilligung in eine Organspende des betreuten Menschen nicht berechtigt. Auch wenn die Spende zugunsten naher Angehöriger erfolgen soll, liegt diese regelmäßig im reinen Drittinteresse und stellt keine Angelegenheit dar, die im Interesse des Betroffenen zu regeln wäre (so AG Mölln FamRZ, 1995, 188). Auch mit dem am 1. November 2012 in Kraft getretenen Gesetz zur Regelung der Entscheidungslösung im Transplantationsgesetz (BGBl. 2012 Teil 1 Nr. 33 vom 12. 07. 2012, 1504) bleibt es bei den Voraussetzungen für eine Organspende, dass der Hirntod des Verstorbenen nachweislich festgestellt wurde und dessen Zustimmung vorliegt. Neu geregelt ist, dass die Krankenversicherungen ihre Versicherten ab Vollendung des 16. Lebensjahrs regelmäßig auffordern werden, eine Erklärung zur Organ- und Gewebespende zu treffen. Es besteht keine Verpflichtung, darauf zu reagieren. Zielsetzung der Regelung ist es, eindeutige Erklärungen über die Spendenbereitschaft zu erlangen. Schon nach früherem Recht sind anderenfalls regelmäßig die Angehörigen Verstorbener gefragt, deren mutmaßlichen oder früher geäußerten Willen bezüglich einer Organspende zur Geltung zu bringen. Im Hinblick auf Menschen mit einer geistigen Behinderung bedeutet dies, dass eine besonders sorgfältige und verständliche Aufklärung erfolgen muss. Anderenfalls darf mangels eindeutiger Willensäußerung keine Organentnahme erfolgen.

## Eheschließung

Die Bestellung eines Betreuers hat keine Auswirkung auf die Ehefähigkeit des Betroffenen. Ob jemand rechtlich in der Lage ist, eine Ehe einzugehen, beurteilt sich nach allgemeinem Recht.

Wenn zwei Menschen mit geistiger Behinderung heiraten wollen, ist zunächst einmal von der generellen Annahme auszugehen, dass sie ehefähig sind. Können beide die rechtlichen und tatsächlichen Auswirkungen der Eheschließung erfassen, steht der Eheschließung nichts entgegen. Einer Zustimmung des Betreuers bedarf es nicht. Bei Zweifeln an der Ehefähigkeit soll der Standesbeamte die betreuungsgerichtlichen Akten einschließlich der darin befindlichen Gutachten zur Überprüfung einsehen können (BT-Drucks. 11/4528, 65). Lehnt der Standesbeamte die Mitwirkung bei der Eheschließung ab, steht es dem Betreuten und seinem Verlobten frei, das zuständige Gericht um Entscheidung gemäß § 45 Abs. 1 Personenstandsgesetz (PStG) anzugehen, welches dann ein Sachverständigengutachten zur Frage der Ehegeschäftsfähigkeit einholen wird.

Die Rechtsprechung bewertet die Frage der Ehegeschäftsfähigkeit in der Regel spezifisch nach dem Gesichtspunkt, ob die Einsicht in das Wesen der Ehe und eine freie Willensentscheidung zur Eheschließung gegeben sind (BayObLG RdLh, 1997, 141).

## Ausübung der elterlichen Sorge

Die Ausübung der elterlichen Sorge für Kinder des Betreuten darf einem Betreuer nicht als Aufgabenkreis übertragen werden. Weder die Bestellung eines Betreuers noch die Anordnung eines Einwilligungsvorbehalts hat Auswirkungen auf die elterliche Sorge. Auch Menschen mit geistiger Behinderung sind grundsätzlich rechtlich für ihre Kinder zuständig. Muss aus Gründen des Kindes-

wohls die elterliche Sorge eines betreuten Menschen nach den §§ 1666, 1666a, 1667 BGB eingeschränkt werden, ist für das Kind ein Ergänzungspfleger gem. § 1909 Abs. 1 BGB zu bestellen.

## Testierfähigkeit

Die Bestellung eines Betreuers hat keine direkten Auswirkungen auf die Testierfähigkeit des Betreuten. Eine Verfügung von Todes wegen kann der Betreuer nicht im Namen des Betreuten errichten. Ob der Betreute selbst testieren kann, hängt von seiner natürlichen Testierfähigkeit gemäß § 2229 Abs. 4 BGB ab. Demzufolge kann derjenige, der wegen krankhafter Störung der Geistestätigkeit, wegen Geistesschwäche oder wegen Bewusstseinsstörung nicht in der Lage ist, die Bedeutung einer von ihm abgegebenen Willenserklärung einzusehen und nach dieser Einsicht zu handeln, kein Testament errichten.

## Vollmacht, Patientenverfügung

(Vorsorge-)Vollmacht und Patientenverfügung (vgl. § 1901a BGB) sind höchstpersönliche Rechtsgeschäfte, die nicht stellvertretend durch Dritte für einen Menschen mit Behinderung erklärt werden können.

## Wahlrecht

Im Regelfall hat die Einrichtung einer Betreuung keine Auswirkung auf das Wahlrecht des Betreuten. Mit dem Betreuungsgesetz wurde § 13 Bundeswahlgesetz dahingehend geändert, dass ein Betreuter vom Wahlrecht ausgeschlossen ist, wenn für ihn ein Betreuer zur Besorgung aller Angelegenheiten bestellt ist. Der Verlust des Wahlrechts ist nur als Rechtsfolge einer ausdrücklich angeordneten Betreuung »für alle Angelegenheiten« denkbar. Solange das Vormundschaftsgericht abgegrenzte Aufgabenkreise beschreibt, liegt keine »Totalbetreuung« vor, die zum Ausschluss vom Wahlrecht führt. Dies gilt auch, wenn dem Betreuer mehrere »typisierte« Aufgabenkreise (z. B. Vermögenssorge, Gesundheitssorge und Aufenthaltsbestimmungsrecht) übertragen sind. Art. 29 BRK garantiert Menschen mit Behinderung das Recht, gleichberechtigt zu wählen und gewählt zu werden. Die Monitoringstelle beim Deutschen Institut für Menschenrechte als unabhängige Einrichtung zur Überwachung der Umsetzung der BRK in Deutschland hat die »Totalbetreuung« als pauschalen Anknüpfungspunkt für die Aberkennung des Wahlrecht für völkerrechtlich unzulässig erklärt und die ersatzlose Streichung des § 13 BWG gefordert (DIMR, 2011, 18).

Behinderte Wahlberechtigte, die des Lesens unkundig oder durch körperliche Gebrechen gehindert sind, den Stimmzettel eigenhändig zu kennzeichnen oder in den Wahlumschlag zu legen, dürfen sich nach § 57 Bundeswahlordnung der Hilfe einer Vertrauensperson bedienen. Dies kann so weit gehen, dass die Vertrauensperson beim Ankreuzen des Stimmzettels die Hand des Wahlberechtigten führt oder selbst nach dessen Wunsch die Wahlentscheidung kenntlich macht. Möglich ist auch die Briefwahl unter Hinzuziehung einer Vertrauensperson. Entsprechend wurden die für regionale Wahlen einschlägigen Landes- und Kommunalwahlgesetze in den Bundesländern angepasst.

Die Grenze der zulässigen Hilfestellung wird allerdings überschritten, wenn die Stimmabgabe nicht mehr auf der persönlichen Wahlentscheidung des behinderten Wahlberechtigten beruht, sondern eine eigenmächtige Wahlentscheidung der Vertrauensperson ist; ein solches Verhalten kann die Straftatbestände der Wahlbehinderung oder der Wahlfälschung der §§ 107, 107 a bzw. – bei der Briefwahl – der falschen Versiche-

rung an Eides statt gem. § 156 Strafgesetzbuch erfüllen.

### 23.2.3 Auswahl der Betreuungsperson

Zum Betreuer bestellt das Vormundschaftsgericht eine natürliche Person, die geeignet ist, in dem gerichtlich bestimmten Aufgabenkreis die Angelegenheiten des Betreuten rechtlich zu besorgen und ihn hierbei in erforderlichem Umfang persönlich zu betreuen (§ 1897 Abs. 1 BGB). Damit sind die grundlegenden Voraussetzungen für die Auswahl des Betreuers bestimmt. Er muss geeignet sein, im Rahmen des festzulegenden Aufgabenkreises die Angelegenheiten des Betreuten zu organisieren bzw. zu erledigen. Welche Anforderungen im Einzelnen zu stellen sind, hängt von den zu regelnden Angelegenheiten ab.

**Vorschlagsrecht des Betreuten**

Für die Auswahl des Betreuers gibt § 1897 Abs. 4 BGB dem Betroffenen ein ausdrückliches Vorschlagsrecht. Schlägt der Betroffene eine bestimmte Person vor – egal ob ehrenamtlicher oder beruflich tätiger Einzelbetreuer, Vereins- oder Behördenbetreuer –, so ist diese zum Betreuer zu bestellen, soweit dies nicht seinem Wohl zuwiderläuft. Mit diesem Vorbehalt soll ausgeschlossen werden, dass sich der Betroffene durch einen unbedachten oder von »schlechten Ratgebern« beeinflussten Vorschlag selbst schädigt (BayObLG FamRZ, 1997, 870). Für die Beachtlichkeit des persönlichen Vorschlags zur Betreuerauswahl muss das Gericht von der Ernsthaftigkeit und Dauerhaftigkeit des Vorschlags überzeugt sein (BayObLG BtPrax, 2003, 270). Das Betreuungsgericht hat auch darauf Rücksicht zu nehmen, wenn der Betreute vorschlägt, eine bestimmte Person nicht zu bestellen. Eine Person, die er ablehnt, wird ohnehin vielfach nicht in der Lage sein, ihn persönlich zu betreuen und das hierfür wünschenswerte Vertrauensverhältnis herzustellen.

### Bestellung von Angehörigen

Existieren keine eigenen Vorschläge des betreuten Menschen, hat das Gericht bei seiner Auswahlentscheidung zunächst Angehörige wie Eltern, Kinder, Ehegatten und sonstige nahestehende Personen zu berücksichtigen. Dabei ist auf die Gefahr von Interessenkonflikten Rücksicht zu nehmen. Der Vorrang von Eltern, Kindern und Ehegatten besteht aber nicht absolut. Dem Gericht soll es nicht verwehrt sein, unter Abwägung aller Umstände ausnahmsweise nicht Eltern, Kinder oder Ehegatten, sondern Geschwister, andere Verwandte oder außerhalb der Familie stehende Personen zum Betreuer zu bestellen. Zu den persönlichen Bindungen im Sinne von § 1897 Abs. 5 BGB können auch religiöse, weltanschauliche, kulturelle und andere Bindungen gehören. Insgesamt werden von den in Deutschland bestehenden ca. 1,3 Millionen Betreuungen (Stand 31. 12. 2009; statistische Daten unter http://www.wiki.btprax.de/ abrufbar) etwa 59,5 % von Angehörigen und weitere ca. 5,5 % von sonstigen ehrenamtlich engagierten Personen geführt.

### Vermeidung von Interessenkollisionen

Ungeeignet als Betreuer ist nach § 1897 Abs. 3 ausdrücklich und ohne Ausnahme, »wer zu einer Anstalt, einem Heim oder einer sonstigen Einrichtung, in welcher der Volljährige untergebracht ist oder wohnt, in einem Abhängigkeitsverhältnis oder in einer anderen engen Beziehung steht«. Diese Regelung dient der Vermeidung von Interessenkonflikten und Belastungen des Vertrauensverhältnisses zwischen dem Betreuten

und dem Betreuer durch Zweifel an der Unvoreingenommenheit des Betreuers (BT-Drucks. 11/4528, 126). Derartige Konfliktsituationen können insbesondere entstehen, wenn ein Aufenthaltswechsel des Betreuten in Betracht kommt oder wenn Rechte des Betreuten gegenüber der Einrichtung durchzusetzen sind.

### Berufsbetreuer

Bei besonders schwierigen Betreuungen bestellt das Betreuungsgericht in der Regel einen professionellen Betreuer. Dies kann entweder ein freiberuflicher Berufsbetreuer oder ein Vereins- oder Behördenbetreuer sein, der als Einzelbetreuer bestellt wird. Letztere dürfen nur mit Zustimmung des Vereins bzw. der Betreuungsbehörde bestellt werden (§ 1897 Abs. 2 BGB). Sie nehmen als Angestellte die Betreuungsaufgaben wahr, es besteht aber keine Weisungsbefugnis des Arbeitgebers in der Führung der Betreuung. Bei gleicher Eignung ergibt sich aus § 1897 Abs. 6, Satz 2 BGB der Vorrang des ehrenamtlichen vor dem beruflichen Betreuer.

### Bestellung mehrerer Betreuer

Das Betreuungsgericht kann gemäß § 1899 auch mehrere Betreuer bestellen.

Voraussetzung ist stets, dass die Angelegenheiten des Betreuten dadurch besser besorgt werden können. Denkbar ist etwa die Kombination eines ehrenamtlichen und eines hauptberuflichen Betreuers, wenn letzterer aufgrund von spezifischen Fachkenntnissen für einen bestimmten Aufgabenkreis besonders geeignet ist. Ausdrücklich befürwortet der Gesetzgeber die gemeinsame Bestellung beider Elternteile zu rechtlichen Betreuern ihres geistig behinderten Kindes, insbesondere wenn diese sich bei Eintritt der Volljährigkeit an die elterliche Sorge anschließt und kein abweichender Vorschlag des Betroffenen vorliegt. Kein Elternteil soll gezwungen werden, zurückzutreten und dem anderen Teil die Führung der Betreuung allein zu überlassen. Eine solche Regelung wäre zu starr und könnte von dem betreffenden Elternteil als diskriminierend empfunden werden (BT-Drucks. 11/4528, 130). Die Rechtsprechung folgt Wünschen von Eltern nach gemeinsamer Betreuerbestellung in der Regel (so u. a. LG Hannover, Beschluss vom 27. 06. 2011, Az: 3 T 49/11).

Wenn der Betreuer an der Besorgung bestimmter Angelegenheiten gehindert ist, etwa weil er selbst ein Rechtsgeschäft mit dem Betreuten vornehmen will, z. B. bei einer Erbauseinandersetzung, kann die Bestellung eines weiteren, sog. Ergänzungsbetreuers nach § 1899 Abs. 4 BGB erforderlich sein.

Bewährt hat sich das von Betreuungsvereinen in Abstimmung mit dem Betreuungsgericht praktizierte Modell, einen Vereinsbetreuer als »Verhinderungsbetreuer« für einen durch den Verein geworbenen ehrenamtlichen Betreuer zu bestellen; diese Form der Absicherung für den Fall eigener tatsächlicher Verhinderung wegen Krankheit, Urlaub oder anderen dringenden Gründen kann entscheidend sein für die Bereitschaft von Bürgerinnen oder Bürgern, sich ehrenamtlich in der rechtlichen Betreuung zu engagieren.

## 23.2.4 Bestimmung der Aufgabenkreise des Betreuers

Der Gesetzgeber hat davon abgesehen, den Inhalt einzelner Aufgabenkreise näher zu bestimmen oder auch nur Aufgabenkreise zu typisieren. Das Betreuungsgericht hat in jedem Einzelfall im Beschluss zur Betreuerbestellung den Aufgabenkreis des Betreuers ausdrücklich festzulegen (§ 286 Abs. 1 Nr. 1 FamFG) und dabei den Grundsatz zu beachten, dass für jeden einzelnen Aufgabenkreis, der dem Betreuer zugewiesen werden soll, die rechtliche Betreuung erforderlich

sein muss. Aufgaben eines rechtlichen Betreuers können einzelne Handlungen (z. B. Beantragung einer Rente, Kündigung eines Mietvertrags), umfassendere Zuständigkeitsbereiche (z. B. Aufenthaltsbestimmungsrecht, Vermögenssorge, Zustimmung zu Heilbehandlungsmaßnahmen, Wohnungsangelegenheiten) oder – der gesetzgeberischen Zielsetzung entsprechend von den Gerichten nur in Ausnahmefällen praktiziert – alle Angelegenheiten des Betroffenen sein. Weil die rechtliche Betreuung möglichst passgenau auf den individuellen Unterstützungsbedarf des behinderten Menschen zugeschnitten werden soll, ist grundsätzlich bei der Zuweisung allgemeiner, umfassender Aufgabenkreise Zurückhaltung geboten (Jürgens, 2010, § 1896 Rz. 24). Da jedoch bei zu enger Fassung der Betreueraufgaben die Notwendigkeit eintreten kann, bei hinzukommendem Bedarf eine Erweiterung des Aufgabenkreises unter Beachtung der gleichen Verfahrensvoraussetzungen durchzuführen, die für die erstmalige Bestellung des Betreuers gelten (§ 293 Abs. 1 und 2 FamFG), nennen Betreuungsgerichte häufig aus praktischen Erwägungen typisierte Aufgabenkreise.

### Personensorge

Wird einem Betreuer die gesamte Personensorge als Aufgabenkreis übertragen, hat er insbesondere die Befugnisse, die einem Personensorgeberechtigten gegenüber Minderjährigen eingeräumt sind, also u. a. das Aufenthaltsbestimmungsrecht oder die Befugnis der Zustimmung zu ärztlichen Maßnahmen. Die Personensorge beinhaltet aber nicht die Erziehung des Betreuten, weil dieser als erwachsener Mensch zu behandeln ist, auch wenn er möglicherweise in verschiedenen Bereichen der Förderung und Unterstützung bedarf.

Die Befugnis des Betreuers zur Unterbringung des Betreuten ist zwar grundsätzlich

Teil der Personensorge, sollte aber stets in einem eigenen Aufgabenkreis angeordnet werden. Gleiches gilt für die Einwilligung in unterbringungsähnliche Maßnahmen gem. § 1906 Abs. 4 BGB.

Soll die Befugnis zur Einwilligung in ärztliche Maßnahmen zu dem Aufgabenkreis des Betreuers gehören, empfiehlt sich ein klarstellender Zusatz zu dem Aufgabenkreis der Personensorge, denn insoweit ist von Bedeutung, dass es in jedem Einzelfall zunächst auf die Vorfrage ankommt, ob der betreute Mensch selbst einwilligungsfähig ist, die pauschale Übertragung einer solchen Befugnis auf den Betreuer mittels eines typisierten Aufgabenkreises also leicht zu Missverständnissen führen könnte. Im Hinblick auf die Vielfalt der Lebensbereiche eines Menschen sollte unter Beachtung des Erforderlichkeitsgrundsatzes nur sehr zurückhaltend von der Übertragung der gesamten Personensorge auf den Betreuer Gebrauch gemacht werden.

## Aufenthaltsbestimmung

Ein spezifischer Aufgabenkreis aus dem Bereich der Personensorge ist die Aufenthaltsbestimmung. Diese gibt dem Betreuer das Recht, über die Begründung oder über einen Wechsel des ständigen Aufenthaltsorts des betreuten Menschen zu entscheiden.

Da die Aufenthaltsnahme und die Entscheidung über den Aufenthalt keine rechtsgeschäftlichen Willenserklärungen, sondern tatsächliche Handlungen sind, kann eine Aufenthaltsbestimmung durch einen anderen erst dann und solange in Betracht kommen, als der Betreute zu einer eigenen Entscheidung nicht in der Lage ist oder mit der selbst getroffenen Entscheidung sich selbst schädigt. Meinungsverschiedenheiten zwischen Betreuer und Betreutem über einen erstrebten Wohnsitzwechsel sind nach den Umständen des Einzelfalls zu bewerten. So hat das BayObLG (RdLh, 1999, 175) die von einer Betreuten gewünschte Entlassung ihrer Schwester als Betreuerin abgelehnt, die sich geweigert hatte, deren Platz in einer betreuten Wohngemeinschaft zu kündigen und dem Umzug zu einer Familie zuzustimmen, die nach ihrer Überzeugung negativen Einfluss auf die labile Psyche ihrer Schwester genommen hätte.

Zum Aufgabenkreis der Aufenthaltsbestimmung gehört nicht die Anordnung, der Betreute habe tagsüber eine Werkstatt für behinderte Menschen zu besuchen (Bienwald, 2011, § 1896, 86).

## Umgangsbestimmung

Die Befugnis, den Umgang des Betreuten mit Dritten zu regeln, erfordert die Bestimmung eines gezielt formulierten Aufgabenkreises oder der gesamten Personensorge (Bienwald, 2011, § 1896, 142). Besteht ein solcher Aufgabenkreis, ist dennoch eine Umgangsbestimmung durch einen rechtlichen Betreuer nur zulässig, wenn der betreute Mensch selbst seinen Umgang nicht bestimmen kann und er davor geschützt werden muss, sich selbst zu schädigen. Insbesondere darf der betreute Mensch seinen Angehörigen durch eine Umgangsbeschränkung des Betreuers nicht ohne strengste Notwendigkeit vorenthalten werden, weil nahe Verwandte ein gegen Dritte geschütztes, verfassungsrechtlich verbürgtes Recht (Art. 6 Abs. 1, Art. 2 Abs. 1, Art 1 GG) auf Kontaktaufnahme haben, welches auch der Betreuer zu berücksichtigen hat (Jürgens, 2010, § 1632 Rz. 8). Sachlich unangemessene Verbote der Kontaktaufnahme zu Betreuten durch eine vom Betreuer ausgesprochene Umgangsbeschränkung sind durch das Betreuungsgericht im Rahmen von dessen Aufsichtspflicht über die Tätigkeit der Betreuer nach § 1837 Abs. 2 BGB von Amts wegen zu korrigieren, wenn sich ein betroffener Angehöriger an das Gericht wendet.

## Vermögenssorge

Bei der Übernahme von Angelegenheiten der sog. Vermögenssorge hat der Betreuer zunächst gemäß §§ 1802, 1908 i BGB ein Verzeichnis über das Vermögen des betreuten Menschen zu erstellen (Geld- und Sachvermögen, Konten, regelmäßige Einkünfte, Wertpapiere, besondere Wertgegenstände). Das Vermögen des betreuten Menschen ist wirtschaftlich zu verwalten; Geld, welches nicht für laufende Ausgaben benötigt wird, muss der Betreuer verzinslich anlegen. Das Gesetz enthält insbesondere in den §§ 1821, 1822 eine Reihe von Genehmigungspflichten für Vermögensverfügungen des Betreuers. Über Einzelheiten informiert das Betreuungsgericht, bei dem auch eine Vielzahl von Vordrucken für diese Angelegenheiten erhältlich ist. Über das Guthaben auf einem Girokonto des betreuten Menschen kann der Betreuer genehmigungsfrei verfügen. Übersteigt jedoch das Guthaben auf einem solchen Konto den für dessen laufende Ausgaben benötigten Betrag, hat der Betreuer den Überschuss ebenfalls verzinslich anzulegen.

Schenkungen kann der Betreuer grundsätzlich nicht für den Betreuten vornehmen, ausgenommen solche, die einer sittlichen Pflicht oder einer auf den Anstand zu nehmenden Rücksicht entsprechen (§§ 1908 i, 1804 BGB).

Über seine Tätigkeit in Vermögensangelegenheiten hat der Betreuer dem Vormundschaftsgericht jährlich detailliert Rechnung zu legen (§ 1840 BGB). Angehörige als Betreuer sind davon nach § 1854 BGB in der Regel befreit. Entstehen aus seinen Pflichtverletzungen Schäden, ist er, wenn ihm ein Verschulden zur Last fällt, dem Betreuten zum Schadensersatz verpflichtet (§ 1833 BGB). Im Regelfall sind ehrenamtliche und berufliche Betreuer gegen solche Risiken haftpflichtversichert.

## Besorgung aller Angelegenheiten

Das Betreuungsgericht kann als Aufgabenkreis des Betreuers auch die Besorgung aller Angelegenheiten des Betreuten bestimmen. Das setzt aber voraus, dass für sämtliche Bereiche eine Betreuung erforderlich ist und der Betreute aufgrund seiner Krankheit oder Behinderung keine seiner Angelegenheiten selbst besorgen kann. Eine »Totalbetreuung« muss auch erforderlich sein, d. h. für sämtliche Bereiche, die die Lebenssituation des Betroffenen ausmachen, muss tatsächlich Handlungsbedarf bestehen (BayObLG BtPrax, 1997, 72). Die Bestellung eines Betreuers für alle Angelegenheiten ist deshalb nach dem Willen des Gesetzgebers und in der überwiegenden gerichtlichen Praxis eine seltene Ausnahme.

## Entscheidung über den Fernmeldeverkehr und Post des Betreuten

Die Entscheidung über den Fernmeldeverkehr des Betreuten und über die Entgegennahme, das Öffnen und das Anhalten seiner Post erfordert nach § 1896 Abs. 4 BGB stets eine ausdrückliche Entscheidung durch das Betreuungsgericht. Selbst die Übertragung »aller Angelegenheiten des Betreuten« reicht für die Befugnis zur Postkontrolle nicht aus (Jürgens 2010, § 1896 Rz. 35). Die entsprechende Anordnung setzt die erkennbare Gefahr voraus, dass sich der Betreute durch einen unkontrollierten Brief-, Post- oder Fernmeldeverkehr in seinen eigenen Rechtsgütern erheblich gefährdet und ohne Überwachung wichtige Briefe Dritter (z. B. Kündigungen, Rechnungen, Mahnungen) dem Betreuer unbekannt blieben (OLG München, FamRZ, 2008, 89).

Als Einschränkung des durch Art. 10 GG geschützten Brief-, Post- und Fernmeldegeheimnisses hat die Übertragung dieses Aufgabenkreises in strikter Anwendung des Erforderlichkeitsgrundsatzes zu erfolgen. Bezogen auf die Privatpost des Betreuten wäre dies allenfalls dann gerechtfertigt, wenn dieser nicht (mehr) lesen kann oder völlig verwirrt ist, damit der Betreuer den Kontakt zu Verwandten und Bekannten halten kann, die sich brieflich an den Betreuten wenden. Ansonsten sollte der Formulierung des Aufgabenkreises angefügt werden: »soweit es sich nicht offensichtlich um Privatpost handelt«.

## 23.2.5 Schutz in persönlichen Angelegenheiten

### Gesundheitssorge

Ärztliche Maßnahmen stellen einen Eingriff in das Grundrecht der körperlichen Unversehrtheit (Art. 2 Abs. 2 Satz 1 GG) und damit tatbestandlich eine Körperverletzung dar. Sie bedürfen zu ihrer straf- und zivilrechtlichen Rechtmäßigkeit der Einwilligung des Betroffenen. Die wirksame Einwilligung setzt voraus, dass der Betroffene über Grund, Art, Bedeutung, Tragweite, Risiken, alternative Behandlungsmöglichkeiten und Konsequenzen der ärztlichen Maßnahme in für ihn verständlicher Form hinreichend aufgeklärt wurde, er die Aufklärung erfassen konnte und in der Lage war, seinen Willen hiernach zu bestimmen. Die Einwilligungsfähigkeit ist im Hinblick auf jede konkrete Maßnahme zu prüfen.

Entscheidend ist dabei, inwieweit die betroffene Person aufgrund entsprechender Risiko- und Folgenaufklärung hinreichend verstehen und sich dementsprechend entscheiden kann.

Ist der Betroffene für die konkrete Maßnahme einwilligungsfähig, so hat ein Betreuer mit dem Aufgabenkreis Gesundheitsfürsorge nicht die Befugnis, anstelle des Betreuten die Einwilligung zu erteilen oder zu verweigern. Es bedarf dann auch keiner zusätzlichen Zustimmung des Betreuers. Der Wille des einsichtsfähigen Betreuten

hat absoluten Vorrang. Das Bestehen einer Betreuung mit dem Aufgabenkreis »Zustimmung zur Heilbehandlung« oder »Gesundheitssorge« ist daher nicht notwendigerweise ein Indiz für das Fehlen der Einwilligungsfähigkeit.

Ist der Betreute einwilligungsunfähig, so handelt für ihn der mit dem Aufgabenkreis Gesundheitsfürsorge beauftragte Betreuer. Der Betreuer muss durch den behandelnden Arzt in gleicher Weise vollständig über die ärztliche Maßnahme aufgeklärt werden, wie dies bei einem einwilligungsfähigen Betroffenen auch zu geschehen hätte. Bei den zu treffenden Entscheidungen hat der Betreuer, soweit dies möglich ist, Wünsche und Vorstellungen auch des nicht einwilligungsfähigen Betreuten zu erforschen und ihnen soweit wie möglich nachzukommen.

Nach § 1904 BGB bedarf »die Einwilligung des Betreuers in eine Untersuchung des Gesundheitszustandes, einer Heilbehandlung oder einen ärztlichen Eingriff der Genehmigung des Betreuungsgerichts, wenn die begründete Gefahr besteht, dass der Betreute aufgrund der Maßnahme stirbt oder einen schweren und länger dauernden gesundheitlichen Schaden erleidet. Ohne die Genehmigung darf die Maßnahme nur durchgeführt werden, wenn mit dem Aufschub Gefahr verbunden ist.«

Die Vorschrift legt fest, unter welchen Voraussetzungen ein Betreuer für seine stellvertretende Einwilligung die Genehmigung des Betreuungsgerichts einholen muss. Nach § 1904 Abs. 5 BGB gelten die Bestimmungen dieser Vorschrift für Bevollmächtigte eines Patienten entsprechend ebenso.

### Zur Zulässigkeit von Zwangsmaßnahmen

Das Gesetz enthält keine Regelungen über Zwangsbefugnisse des Betreuers zur Durchsetzung einer Behandlung. Zwangsuntersuchungen oder Zwangsbehandlungen sind bei einwilligungsfähigen Betreuten unzulässig. Der Bundesgerichtshof (BtPrax, 2001, 32) hat eine Entscheidung aufgehoben, mit der die regelmäßige Vorführung eines chronisch psychisch kranken Mannes auch unter Einsatz von Gewalt durch die zuständige Behörde zur Verabreichung von Depotspritzen als »milderes Mittel« gegenüber von ansonsten wiederholt notwendigen stationären freiheitsentziehenden Unterbringungen zur Behandlung genehmigt worden war. Die vorgesehene Zwangsvorführung zur ambulanten medizinischen Behandlung stelle sich rechtlich jedoch weder als Unterbringung zur Behandlung nach § 1906 Abs. 1 Nr. 1 BGB noch als freiheitsentziehende Maßnahme nach § 1906 Abs. 4 BGB dar. Die Gerichte hätten zu akzeptieren, dass der Gesetzgeber für solche Maßnahmen keine Zwangsbefugnis geregelt habe, auch wenn deren Fehlen dazu führen könne, dass ein Betroffener einen erneuten Krankheitsschub erleide und dann möglicherweise für längere Zeit untergebracht werden müsse.

Das Bundesverfassungsgericht hat in einer Entscheidung vom 23.03.2011 (Az.: 2 BvR 882/09) umfassend zu den rechtlichen Voraussetzungen und Grenzen der Zwangsbehandlung unter Berücksichtigung der Vorschriften der Behindertenrechtskonvention (BRK) Stellung genommen. Der Fall betraf die Zulässigkeit der Zwangsbehandlung von im Maßregelvollzug untergebrachten Personen. Die Zwangsbehandlung eines Untergebrachten ist nach Feststellung des BVerfG wie jeder andere Grundrechtseingriff nur auf der Grundlage eines Gesetzes zulässig, das die Voraussetzungen für die Zulässigkeit des Eingriffs in verfahrensrechtlicher und in materieller Hinsicht hinreichend klar und bestimmt regelt. Die Anforderungen an den Grad der Klarheit und Bestimmtheit seien umso strenger, je intensiver der Grundrechtseingriff sei, den eine Norm vorsehe. Mit der Entscheidung erklärte das Bundesverfassungsgericht (BVerfG) den § 6 Abs. 1 Satz 2

des Rheinland-Pfälzischen Landesgesetzes über den Vollzug freiheitsentziehender Maßregeln (MVollzG) für verfassungswidrig und nichtig. Die Vorschrift erlaubte Behandlungen und Untersuchungen zur Erreichung des Vollzugsziels ohne Einwilligung des untergebrachten Patienten.

Nach Feststellung des BVerfG hat die Behindertenrechtskonvention (BRK) in Deutschland Gesetzeskraft und kann als Auslegungshilfe für die Bestimmung von Inhalt und Reichweite der Grundrechte herangezogen werden. Die Regelungen der Konvention, die auf Sicherung und Stärkung der Autonomie behinderter Menschen gerichtet seien, verbieten nach Auffassung des Senats jedoch nicht grundsätzlich gegen den natürlichen Willen gerichtete Maßnahmen, die an eine krankheitsbedingt eingeschränkte Selbstbestimmungsfähigkeit anknüpfen. Dies ergebe sich deutlich u.a. aus dem Regelungszusammenhang des Art. 12 Abs. 4 BRK, der sich gerade auf Maßnahmen beziehe, die den Betroffenen in der Ausübung seiner Rechts- und Handlungsfähigkeit beschränken. Solche Maßnahmen untersage die Konvention nicht allgemein; vielmehr beschränke sie ihre Zulässigkeit, u.a. indem Art. 12 Abs. 4 BRK die Vertragsstaaten zu geeigneten Sicherungen gegen Interessenkonflikte, Missbrauch und Missachtung sowie Gewährleistung der Verhältnismäßigkeit verpflichte.

Der verfassungsrechtliche Grundsatz der Verhältnismäßigkeit gebietet, dass Zwangsmaßnahmen nur eingesetzt werden dürfen, wenn sie im Hinblick auf das Behandlungsziel Erfolg versprechen und feststeht, dass weniger eingreifende Behandlungen aussichtslos sind. Außerdem müsse der Zwangsbehandlung, soweit der Betroffene gesprächsfähig sei, der ernsthafte, mit dem nötigen Zeitaufwand und ohne Ausübung unzulässigen Drucks unternommene Versuch vorausgegangen sein, seine auf Vertrauen gegründete Zustimmung zu erreichen. Dies gelte unabhängig von der Einsichts-

und Einwilligungsfähigkeit des Untergebrachten; auch ein einwilligungsunfähiger
Mensch dürfe über das Ob und Wie einer
Behandlung, der er unterzogen werde,
grundsätzlich nicht im Unklaren gelassen
werden. Auch bei diesem sei daher die ärztliche Aufklärung über die beabsichtigte
Maßnahme nicht von vornherein entbehrlich. Eine der Verständigungsmöglichkeit
des Betroffenen entsprechenden Informationen über die beabsichtigte Behandlung und
ihre Wirkungen erübrige sich daher nicht.
Voraussetzung für die Rechtfertigungsfähig-
keit einer Zwangsbehandlung sei darüber
hinaus, dass sie für den Betroffenen nicht
mit Belastungen verbunden ist, die außer
Verhältnis zu dem erwartbaren Nutzen stehen. Die Angemessenheit sei nur gewahrt,
wenn, unter Berücksichtigung der jeweiligen
Wahrscheinlichkeiten, der zu erwartende
Nutzen der Behandlung den möglichen
Schaden der Nichtbehandlung überwiege.

Das BVerfG hebt hervor, dass in einer
geschlossenen Einrichtung untergebrachte
Personen, die einer Zwangsbehandlung unterzogen werden sollen, in besonders hohem
Maße auf verfahrensrechtliche Sicherungen
gegenüber Behörden und Gerichten angewiesen sind. Der Untergebrachte müsse Gelegenheit haben, vor Schaffung vollendeter
Tatsachen eine gerichtliche Entscheidung
herbeizuführen. Dies gelte auch in Fällen,
in denen die Einwilligung eines gesetzlichen
Vertreters vorliege. Hier müsse der stets
verfahrensfähige Betroffene zumindest, er-
forderlichenfalls mit Hilfe eines Verfahrenspflegers, rechtzeitig gegen die Erteilung der
Einwilligung vorgehen können, vgl. §§ 275,
276 FamFG. Aus der grundrechtlichen Garantie gerichtlichen Rechtsschutzes ergibt
sich nach Feststellung des Senats auch die
Notwendigkeit, gegen den Willen des Untergebrachten ergriffene Behandlungsmaßnahmen einschließlich ihres Zwangscharakters,
der Durchsetzungsweise, der maßgeblichen
Gründe und der Wirkungsüberwachung zu
dokumentieren.

Nachdem in der Folge auch der Bundesgerichtshof seine bisherige Auffassung aufgegeben hat, einer Zwangsbehandlung
während einer Unterbringung dürfe der
Betreuer nach § 1906 Abs. 1 Nr. 2 BGB
ausnahmsweise zustimmen, wenn ansonsten die erforderliche Behandlung nicht
durchgeführt werden könnte (so zuvor
BGH NJW, 2006, 1277), besteht im Betreuungsrecht keine rechtliche Grundlage für
die zwangsweise Vornahme von medizinischen Maßnahmen (BGH, Beschlüsse
vom 20. 06. 2012, Az. XII ZB 99/12 sowie
XII ZB 130/12). Aus den durch das BVerfG
aufgestellten, auch auf die Vorschriften der
UN-BRK gestützten Maßgaben folgt, dass
eine Zwangsbehandlung von einwilligungsunfähigen Betroffenen nur im Fall der Lebensgefahr oder der Gefahr schwerer irre-
versibler Gesundheitsschäden unter strenger Beachtung des Verhältnismäßigkeits-
grundsatzes zulässig sein kann. Der Wille
des Patienten hat oberste Priorität und es
müssen alle Möglichkeiten ausgeschöpft
werden, eine Behandlung bzw. Therapie
auf andere Art und Weise zu ermöglichen,
bevor eine zwangsweise Behandlung in Betracht gezogen werden darf.

Die Koalitionsfraktionen der Bundesregierung haben im November 2012 ein
Gesetzgebungsverfahren eingeleitet mit
dem Ziel, den verfassungsrechtlichen Maßgaben entsprechende Voraussetzungen für
die Zulässigkeit von Zwangsbehandlungen
zu regeln (BT-Drucksache 17/11 513 vom
19. 11. 2012).

Zu beachten ist in diesem Zusammenhang auch der neue § 1901a BGB, der
dem Einzelnen die Möglichkeit gibt, verbindliche Wünsche zu einer Behandlung
oder Nichtbehandlung in einer Patientenverfügung zu regeln.

## Schwangerschaftsabbruch

Die Zulässigkeit eines Schwangerschaftsabbruchs hängt grundsätzlich von der wirksamen Einwilligung der betroffenen Frau ab. Ist sie einwilligungsfähig, obliegt die Entscheidung über den Schwangerschaftsabbruch nur ihr persönlich.

Auch für eine geistig behinderte Frau gelten die in § 218 f. StGB enthaltenen Regelungen, z. B. die Erforderlichkeit der Beratung. Handelt es sich um eine schwangere Betreute, die eine solche Beratung nicht verstehen kann und die aufgrund ihrer fehlenden geistigen Fähigkeiten trotz Unterstützung selbst nicht in der Lage ist, eine Einwilligung in den Schwangerschaftsabbruch zu geben, so kommt ihr nach den Vorstellungen des Gesetzgebers der Schutz durch ihren Betreuer zu, der nach erfolgter Beratung, sich am Wohl der Betreuten orientierend, an ihrer Stelle entscheiden muss. Im Allgemeinen ist mit einem Schwangerschaftsabbruch keine schwerwiegende Gesundheitsschädigung oder Lebensgefahr verbunden, daher ist § 1904 BGB auf den Schwangerschaftsabbruch nicht anzuwenden, d. h., die stellvertretende Einwilligung des rechtlichen Betreuers bedarf keiner gerichtlichen Genehmigung. Rechtlich bedeutsam ist ferner, ob ein Schwangerschaftsabbruch zulässig ist, wenn sich die Schwangere mit natürlichem Willen gegen den Eingriff wendet, also zum Ausdruck bringt, die Schwangerschaft fortsetzen zu wollen. In diesen Fällen soll der Schwangerschaftsabbruch nur zulässig sein, wenn die Fortsetzung der Schwangerschaft mit der Gefahr des Todes oder einer schweren Gesundheitsschädigung verbunden ist (BT-Drucks. 11/4528, S. 77).

## Sterilisation

Zum Recht auf freie Entfaltung der Persönlichkeit gehört auch das partnerschaftliche Zusammenleben und die Möglichkeit, eigene Kinder zu haben. Dabei handelt es sich um ein elementares Menschenrecht, das gleichermaßen für behinderte und nicht behinderte Menschen gilt. Im Zusammenhang mit Partnerschaft und Sexualität stellt sich auch für Menschen mit geistiger Behinderung die Frage der Verhütung von Schwangerschaft. Als Verhütungsmethode kann dabei neben dem Einsatz der üblichen chemischen oder mechanischen Mittel auch die Sterilisation in Betracht gezogen werden.

## Verbot der Sterilisation Minderjähriger

Minderjährige befinden sich in einem Reifeprozess der Entwicklung zur Selbstständigkeit, zur Fähigkeit, eigene Entscheidungen zu treffen. Deren Lebensplanung lässt sich deshalb im Hinblick auf gewünschte Nachkommenschaft jedenfalls vor Eintritt der Volljährigkeit nicht abschließend beurteilen, weder durch die Minderjährigen selbst noch durch deren Eltern als Sorgeberechtigten. Deshalb verbietet das Betreuungsgesetz ausdrücklich in § 1631 c generell die Sterilisation Minderjähriger: »Die Eltern können nicht in eine Sterilisation des Kindes einwilligen. Auch das Kind selbst kann nicht in die Sterilisation einwilligen. § 1909 findet keine Anwendung.«

## Einwilligung des Betreuers in die Sterilisation des Betreuten

Die Einwilligung des Betreuers in eine Sterilisation des Betreuten ist in § 1905 BGB besonders geregelt, weil diese nur unter wesentlich strengeren Voraussetzungen erfolgen darf als die von § 1904 BGB erfassten ärztlichen Maßnahmen. Die Vorschrift hat folgenden Wortlaut:

»(1) Besteht der ärztliche Eingriff in einer Sterilisation des Betreuten, in die dieser nicht

einwilligen kann, so kann der Betreuer nur einwilligen, wenn
1. die Sterilisation dem Willen des Betreuten nicht widerspricht,
2. der Betreute auf Dauer einwilligungsunfähig bleiben wird,
3. anzunehmen ist, dass es ohne die Sterilisation zu einer Schwangerschaft kommen würde,
4. in Folge dieser Schwangerschaft eine Gefahr für das Leben oder die Gefahr einer schwerwiegenden Beeinträchtigung des körperlichen oder seelischen Gesundheitszustandes der Schwangeren zu erwarten wäre, die nicht auf zumutbare Weise abgewendet werden könnte und
5. die Schwangerschaft nicht durch andere Mittel verhindert werden kann.

Als schwerwiegende Gefahr für den seelischen Gesundheitszustand der Schwangeren gilt auch die Gefahr eines schweren und nachhaltigen Leides, das ihr drohen würde, weil vormundschaftsgerichtliche Maßnahmen, die mit einer Trennung vom Kind verbunden wären (§§ 1666, 1666 a BGB) gegen sie ergriffen werden müssten.
(2) Die Einwilligung bedarf der Genehmigung des Vormundschaftsgerichtes. Die Sterilisation darf erst 2 Wochen nach Wirksamkeit der Genehmigung durchgeführt werden. Bei der Sterilisation ist stets der Methode der Vorzug zu geben, die eine Refertilisierung zulässt.«

Die genannten Voraussetzungen des § 1905 BGB müssen kumulativ erfüllt sein.

## Zum Verbot der Zwangssterilisation (§ 1905 Abs. 1 Nr. 1)

Ein Betreuer kann in eine Sterilisation nur einwilligen, wenn diese dem Willen der betreuten Person nicht widerspricht. Unter »Wille« ist hier der »natürliche« Wille zu verstehen. Jede Art von Ablehnung oder Gegenwehr schließt deshalb eine Sterilisation der betreuten Person aus (BT-Drucks. 11/4528, 143). Der hier bezeichnete natürliche Wille setzt keine Einsichtsfähigkeit in die Bedeutung einer Sterilisation voraus. Der Widerspruch muss sich nicht gerade gegen die Sterilisation richten; es ist ausreichend, wenn die betreute Person zu erkennen gibt,

dass sie mit der Maßnahme nicht einverstanden ist (Jürgens, 2010, § 1905 Rz. 7; a. A. OLG Hamm BtPrax, 2000, 168). Der Widerspruch muss auch nicht verbal geleistet werden; jede Art von Gegenwehr oder körperlichen Gesten schließt die Zulässigkeit der Sterilisation aus. Der entgegenstehende Wille der betreuten Person ist während des gesamten Entscheidungsprozesses bis hin zur eigentlichen Operation zu beachten. Auch ein erst nach der Durchführung des Genehmigungsverfahrens zum Ausdruck gebrachter entgegenstehender Wille lässt die Voraussetzungen für eine wirksame Einwilligung des besonderen Betreuers entfallen (Bienwald, 2011, § 1905 Rz. 45).

## Zur dauerhaften Einwilligungsunfähigkeit (§ 1905 Abs. 1 Nr. 2)

Eine Sterilisation als Eingriff in die körperliche Unversehrtheit ist ohne wirksame Einwilligung als schwere Körperverletzung nach §§ 224, 225 StGB mit Freiheitsstrafe von zwei bis zehn Jahren bedroht.

Eine wirksame Einwilligung kann nur von jemandem erteilt werden, der einwilligungsfähig ist. Welche Kriterien zur Feststellung der Einwilligungsfähigkeit bzw. Einwilligungsunfähigkeit anzuwenden sind, ist vom Gesetzgeber nicht geregelt worden. Kann die Betroffene nach der ihr gegebenen Aufklärung die Bedeutung und Tragweite der Entscheidung erfassen und danach ihren Willen bestimmen, so ist ihre Entscheidung zu respektieren, unabhängig davon, ob sie sich für oder gegen eine Sterilisation entscheidet. Eine ersatzweise Einwilligung darf nur dann erfolgen, wenn die fehlende Einwilligungsfähigkeit der betroffenen Person nachgewiesen ist, bei nicht ausgeräumten Zweifeln hat sie zu unterbleiben. Steht fest, dass die betreffende Person zum Zeitpunkt der Entscheidung nicht selbst in die Sterilisation einwilligen kann, muss weiterhin aufgrund eines ärztlichen Gutachtens feststehen, dass sie auf Dauer einwilligungsunfähig sein wird. Einwilligungsunfähigkeit auf Dauer liegt vor, wenn für den gesamten Zeitraum der Empfängnis bzw. Zeugungsfähigkeit nicht mehr mit einer eigenen Entscheidungsfähigkeit gerechnet werden kann (Jürgens, 2010, § 1905 Rz. 6). Betreuungsgericht und Gutachter haben daher in ihre Überlegungen die weitere Entwicklung der Betroffenen mit einzubeziehen und bei ihrer Prognose zu berücksichtigen, ob diese – gegebenenfalls in Verbindung mit Rehabilitations- oder sexualpädagogischen Maßnahmen – zu einer Erlangung der Einwilligungsfähigkeit führen könnte. Die Schwere des Eingriffs einer Sterilisation sollte weiterhin die gerichtliche Feststellung voraussetzen, ob konkrete sexualpädagogische Aufklärung der Betroffenen in einer Weise stattgefunden hat, die auf die intellektuellen Verständnisschwierigkeiten eines geistig behinderten Menschen Rücksicht nimmt. Die gesicherte Prognose der dauerhaften Einwilligungsunfähigkeit muss neben der zum Zeitpunkt der Entscheidung feststehenden Einwilligungsunfähigkeit vorliegen, bei bestehenden Zweifeln muss die Maßnahme unterbleiben.

## Zur konkreten Schwangerschaftserwartung (§ 1905 Abs. 1 Nr. 3)

Grundlage für die Einwilligung des Betreuers in eine Sterilisation kann nur die konkrete und ernstliche Annahme sein, dass es ohne die Sterilisation zu einer Schwangerschaft kommen würde. Voraussetzung zur Klärung der Frage, ob überhaupt eine Schwangerschaft zu erwarten ist, ist die Feststellung, dass die Betroffene überhaupt genitale Formen der Sexualität ausüben und zur Fortpflanzung in der Lage sind. Besteht keine sexuelle Aktivität seitens des behinderten Menschen, so fehlt es an der Voraussetzung der konkreten Schwangerschaftserwartung.

Das BayObLG (RdLh 2/1997, 72) hat festgestellt, dass eine Sterilisation nicht gerechtfertigt ist, wenn keine konkreten Anhaltspunkte für die Annahme bestehen, ohne Maßnahmen zur Empfängnisverhütung werde es zu einer Schwangerschaft kommen, weil die Betroffene keine sexuellen Kontakte unterhielt und auch keine Bedürfnisse danach gezeigt hatte. Das gleiche Gericht hat in einem anderen Verfahren (BtPrax, 2001, 204) Entscheidungen der beiden Vorinstanzen bestätigt, mit denen der Antrag auf gerichtliche Genehmigung der Sterilisation einer geistig behinderten Frau zurückgewiesen wurde, die im Elternhaus wohnt und in einer Werkstatt für behinderte Menschen arbeitet. In diesem Fall hatte ein Gutachten zu den sonder- und sozialpädagogischen Gesichtspunkten es für wahrscheinlich erklärt, dass Geschlechtsverkehr der Betroffenen ungeschützt erfolgen würde. Dennoch wurde die gerichtliche Genehmigung der Sterilisation über drei Instanzen abgelehnt, weil die Betroffene keine zur Herbeiführung einer Schwangerschaft geeigneten sexuellen Kontakte unterhielt und daran auch bislang kein ausdrückliches Interesse gezeigt hatte. Viele Menschen mit geistiger Behinderung sind sexuell nicht oder nicht in einer Weise aktiv, die eine Schwangerschaft erwarten ließe. Die lediglich abstrakte Möglichkeit des Geschlechtsverkehrs mit ungewollten Folgen reicht als konkrete Schwangerschaftserwartung ebenso wenig aus wie die gemeinsame Unterbringung in einem Heim oder einer Wohngruppe mit Bewohnern beiderlei Geschlechts (Jürgens, 2010; § 1905 Rz. 8).

Eine Sterilisation kann auch nicht durch die Furcht Dritter vor dem Eintritt einer ungewollten Schwangerschaft einer geistig behinderten Frau gerechtfertigt werden. Insbesondere Eltern von Töchtern mit geistiger Behinderung leben in der Sorge über erhebliche Belastungen, die mit der Übernahme der Betreuung eines zu erwartenden Kindes einhergingen. Solchen Überlegungen hat der

Gesetzgeber eine ausdrückliche Absage erteilt (BT-Drucks. 11/4528, 75).

Es ist nicht erforderlich, dass gerade bei der betreuten Person die Möglichkeit einer Schwangerschaft besteht. Auch die konkrete und ernstliche Annahme, die Partnerin des Betreuten könne schwanger werden, soll die Einwilligung in die Sterilisation eines einwilligungsunfähigen Mannes ermöglichen. Steht allerdings die Partnerin des betreuten Mannes nicht selbst unter Betreuung, so ist ihr zuzumuten, selbst empfängnisverhütende Maßnahmen anzuwenden (BT-Drucks. 11/4528, 79). Der Gesetzgeber wollte zwar die Regelung des § 1905 auch für einwilligungsunfähige Männer anwendbar sehen, die vorgenommene rechtliche Konstruktion knüpft aber in erster Linie an eine Notlage der Partnerin und damit an deren Wohl an. Im Ergebnis ist daher § 1905 fast ausschließlich auf Frauen anwendbar.

## Zur Gefahr für Leben oder Gesundheit (§ 1905 Abs. 1 Nr. 4)

Die Einwilligung des Betreuers in eine Sterilisation ist nur zulässig, wenn infolge der konkret zu erwartenden Schwangerschaft eine Gefahr für das Leben oder eine schwerwiegende Beeinträchtigung des körperlichen oder seelischen Gesundheitszustandes der Schwangeren zu erwarten wäre, die nicht auf andere zumutbare Weise abgewendet werden kann.

Dies ist das wichtigste Merkmal der Einwilligungsvoraussetzungen des § 1905, weil es im Gegensatz zu den meisten anderen nicht nur negative Voraussetzungen normiert, unter denen die Sterilisation durch Zustimmung eines Betreuers zu unterbleiben hat, sondern die eigentliche Indikation für die Sterilisation darstellt (Jürgens, 2010, § 1905 Rz. 9). Eindeutig kommt danach nur Eigeninteresse der Betroffenen als Entscheidungskriterium in Betracht, keinesfalls jedoch die Interessen von Verwandten, Mit-

leid, Vorurteile gegenüber behindertem Leben oder angebliches Interesse der Allgemeinheit (Dörner, 1990, 109). Die Anknüpfung an eine konkrete Gefährdung der Schwangeren verdeutlicht erneut, dass von der Regelung des § 1905 überwiegend Frauen betroffen sind.

Die Vorschrift definiert zwar die zu erwartenden Notlagen eigenständig, orientiert sich aber an der medizinischen Indikation für einen Schwangerschaftsabbruch nach § 218a Abs. 2 StGB. Nur wenn die Schwangerschaft zu einer Lebens- oder schweren Gesundheitsgefahr für die Betreute führt, ist eine Sterilisation möglich. Eine Lebensgefahr kann auf körperlichen Ursachen, z. B. Gebärmutterkrebs, chronisch entzündeter Restniere, oder auf psychischer Erkrankung, wenn aufgrund schwerer Depressionen Selbstmordgefahr besteht, beruhen. In Betracht kommen auch schwere Herz- und Kreislauferkrankungen, durch die eine Schwangerschaft zu einem erheblichen Gesundheitsrisiko würde, oder wenn es infolge einer Schwangerschaft bei einer medikamentös nur schwer einzustellenden Epileptikerin zu gehäuften epileptischen Anfällen mit weiteren Gesundheitsschäden kommen würde (OLG Hamm, BtPrax, 2000, 168).

Als Beispiel für eine schwerwiegende Beeinträchtigung des »seelischen Gesundheitszustandes« der Schwangeren beschreibt die Gesetzesbegründung allein eine Selbstmordgefahr aufgrund schwerer Depressionen. Als Konkretisierung nennt § 1905 Abs. 1, Satz 2 die Gefahr eines schweren und nachhaltigen seelischen Leides, das der Schwangeren drohen würde, weil vormundschaftsgerichtliche Maßnahmen, die mit ihrer Trennung vom Kind verbunden wären (§§ 1666, 1666a BGB) gegen sie ergriffen werden müssten. Diese Notlagenbeschreibung verdeutlicht, dass hier verschiedene Interessen der betroffenen Frau gegeneinander abzuwägen sind, nämlich das Interesse an der Vermeidung eines wegen der drohenden Trennung von ihrem Kind drohenden Leides als Rechtfertigung des schwerwiegenden Eingriffs in das höchstpersönliche Recht der Fortpflanzungsfähigkeit.

Die Beziehung von Eltern zu ihrem Kind gehört zu den engsten persönlichen Beziehungen, die zwischen Menschen möglich ist und genießt den besonderen Schutz der staatlichen Ordnung. Das Grundgesetz stellt klar, dass die Pflege und Erziehung des Kindes »das natürliche Recht der Eltern und die zuvörderst ihnen obliegende Pflicht« ist (Art. 6 Abs. 2 GG). Diesem Elternrecht steht allerdings auch die Pflicht zur Pflege und Erziehung der Kinder gegenüber. Kommen Eltern dieser Verpflichtung nicht nach, so können Kinder auch gegen ihren Willen von der Familie getrennt werden, »wenn die Erziehungsberechtigten versagen, oder wenn die Kinder aus anderen Gründen zu verwahrlosen drohen« (Art. 6 Abs. 3 GG). Auf ein Verschulden der Eltern kommt es nicht an. Die Trennung eines Kindes von seinen Eltern ist daher auch gegen deren Willen im Interesse des Kindeswohls möglich. Nach § 1666 kann das Familiengericht bei Gefährdung des Kindeswohls durch Vernachlässigung des Kindes oder durch unverschuldetes Versagen der Eltern Maßnahmen treffen, um die Gefahr abzuwenden. Diese Vorschriften sind vom Bundesverfassungsgericht auch im Hinblick auf Eltern mit geistiger Behinderung bejaht worden (BVerfG NJW, 1982, 1379).

Die Prognose, dass eine solche Maßnahme später im Interesse des Kindes notwendig wäre und in der Folge deshalb ein schweres und nachhaltiges seelisches Leid der Schwangeren eintritt, dürfte allerdings schwer mit der erforderlichen Sicherheit zu treffen sein. Zu beachten ist zudem, dass nach den §§ 1666, 1666 a eine Trennung des Kindes von seinen Eltern nur zulässig ist, wenn zuvor alle möglichen Formen öffentlicher Hilfen, die eine Trennung verhindern können, ausgeschöpft sein müssen. Dabei ist zum einen die individuelle Leistungsfähigkeit der Eltern, ihre mögliche Belastbarkeit

im Hinblick auf die Kindererziehung zu sehen und zum anderen ist die Frage mit einzubeziehen, ob nicht durch andere Hilfen eine angemessene Erziehung und Entwicklung des Kindes gesichert werden kann. Die geistige Behinderung allein ist kein Grund, eine Mutter von ihrem Kind zu trennen (Heinz-Grimm, 1996, 383). Außerdem ist zu bedenken, dass diese Prognose über den gesamten Zeitraum der Einwilligungsfähigkeit und für jede denkbare Schwangerschaft gelten muss; Modelle zur Hilfe für behinderte Eltern und deren Kinder zur Ermöglichung eines Zusammenlebens stehen noch am Anfang, und möglicherweise stehen in einigen Jahren weitaus bessere Hilfen als heute zur Verfügung, die eine aus heutiger Sicht notwendige Trennung dann nicht mehr erforderlich machen würden (Jürgens, 2010, § 1905 Rz. 12).

### Zum Vorrang anderer Verhütungsmittel (§ 1905 Abs. 1 Nr. 5)

Eine Sterilisation ist nur die letzte Möglichkeit zur Empfängnisverhütung und gegenüber anderen zumutbaren empfängnisverhütenden Mitteln nachrangig. In Betracht kommen die üblichen mechanischen oder chemischen Mittel der Empfängnisverhütung, sofern sie im konkreten Fall zuverlässig und ohne unverhältnismäßige Nebenwirkungen angewandt werden können. Über die jeweilige Zumutbarkeit der Mittel entscheiden die Umstände des einzelnen Falles, insbesondere auch etwaige zu erwartende Nebenwirkungen. Bei der Beurteilung der Anwendbarkeit von Verhütungsmitteln kommt der sexualpädagogischen Begleitung besondere Bedeutung zu, da bei einer entsprechenden Förderung mit einer zunehmenden Selbstständigkeit der Betroffenen zu rechnen ist. Bezüglich der konkreten sexualpädagogischen Aufklärung ist auch auf etwaige besondere kommunikative Bedürfnisse und eines Menschen mit geistiger Behinderung Rücksicht zu nehmen.

Im Hinblick auf die konkrete Anwendung von empfängnisverhütenden Mitteln kommt es wiederum darauf an, ob die Betroffene in deren Gebrauch selbst einwilligen kann oder nicht. Eine Unterbringung der betreuten Person oder freiheitsbeschränkende Maßnahmen nach § 1906 BGB mit dem Ziel, sexuelle Kontakte zu unterbinden, sind kein zulässiges anderes Mittel im Sinne von § 1905 Abs. 1 Ziff. 5 (BayObLG BtPrax, 1997, 158).

## Bestellung eines besonderen Betreuers mit dem Aufgabenkreis Sterilisation

Die Einwilligung in die Sterilisation einer einwilligungsunfähigen Betreuten kann nur von einem nach § 1899 Abs. 2 BGB besonders für diesen Aufgabenkreis zu bestellenden Betreuer erteilt werden. Wird ein solcher bestellt, obliegt ihm die Entscheidung, ob er einer Sterilisation der Betreuten zustimmen und die gerichtliche Genehmigung der Maßnahme beantragen will. Eine solche Betreuung darf nur eine natürliche Person übernehmen, ein Betreuungsverein oder eine Betreuungsbehörde als juristische Person darf nach § 1900 Abs. 5 BGB nicht für den Aufgabenkreis der Einwilligung in eine Sterilisation bestellt werden. Für die Bestellung des besonderen Betreuers nach § 1899 Abs. 2 BGB gelten die gleichen Verfahrensvorschriften wie bei der Bestellung sonstiger Betreuer. Dem Grundsatz der Erforderlichkeit entsprechend kommt eine Betreuerbestellung nur in Betracht, wenn das Gericht sämtliche Voraussetzungen des § 1905 BGB grundsätzlich als erfüllt ansieht. Dies bedeutet, dass sich das nach § 297 Abs. 6 FamFG einzuholende Sachverständigengutachten bereits in diesem Betreuungsverfahren über die Notwendigkeit der Bestellung eines »Sterilisationsbetreuers« äußern und zu den Voraussetzungen des § 1905 Stellung beziehen muss.

Der besondere Betreuer prüft und entscheidet sodann in eigener Verantwortung, ob er die Einwilligung in die Sterilisation der Betreuten geben und deren gerichtliche Genehmigung nach § 1905 BGB beantragen will. Die Entscheidung des besonderen Betreuers, eine Sterilisation abzulehnen, bedarf keiner gerichtlichen Genehmigung. Das Betreuungsgericht ist auch nicht berechtigt, den besonderen Betreuer mit der Begründung zu entlassen, er habe es nach Prüfung der Voraussetzungen versäumt, einen Antrag auf Genehmigung der Sterilisation zu stellen, obwohl das Gericht eine Sterilisation für geboten halte (so LG Hildesheim BtPrax, 1997, 121).

## Gerichtliche Genehmigung einer Sterilisation

In einem weiteren Verfahren prüft das Betreuungsgericht die Voraussetzungen der gerichtlichen Genehmigung der Einwilligung des besonderen Betreuers in die Sterilisation, wenn dieser einen entsprechenden Antrag stellt. Die Genehmigung muss vor dem Eingriff eingeholt werden. Das Gericht prüft im Genehmigungsverfahren, ob die in § 1905 Abs. 1 Nr. 1 bis 5 BGB genannten Voraussetzungen vorliegen. Liegt nur eine der Voraussetzungen nicht vor, kann die Genehmigung nicht erteilt werden.

In § 297 FamFG sind besondere Regeln für dieses Verfahren festgelegt. Das Gericht hat der Betroffenen nach § 297 Abs. 5 FamFG einen Verfahrenspfleger zu bestellen, wenn diese nicht anderweitig vertreten ist. Es hat sich einen unmittelbaren Eindruck von der Betroffenen zu verschaffen, diese persönlich anzuhören und über den möglichen Verlauf des Verfahrens zu unterrichten, § 297 Abs. 1 FamFG. Nach § 297 Abs. 6 FamFG sind mehrere – also mindestens zwei – Sachverständigengutachten einzuholen, die sich auf folgende Gesichtspunkte (vgl. Jürgens, 2010, § 297 FamFG Rz. 9) zu erstrecken haben:

- *medizinische:* Welche Verhütungsmethoden kommen in Betracht, mit welchen Auswirkungen auf die Betreute? Kann einer Methode der Sterilisation der Vorzug gegeben werden, die eine spätere Refertilisierung ermöglichen würde? Besteht die Wahrscheinlichkeit einer Schwangerschaft?
- *psychologische:* Besteht Einwilligungsunfähigkeit der Betreuten und wenn ja, ist diese dauerhaft oder vorübergehend? Möglichkeit einer psychisch-seelischen Beeinträchtigung durch eine drohende Trennung von Mutter und Kind?
- *soziale:* Beurteilung der Gesamtsituation der Betreuten, einschließlich Ausbildungsstand, Wohnsituation und finanzieller Verhältnisse
- *pädagogische:* Wie ist die Prognose über Entwicklungsmöglichkeit und Lebensperspektive der Betreuten?
- *sexualpädagogische:* Kann die Betreute – auch unter Einbeziehung von therapeutischen und sexualpädagogischen Bildungsmaßnahmen – in die Lage versetzt werden, Schwangerschaftsverhütung auf andere Weise als durch eine Sterilisation zu gewährleisten (z. B. durch Pille, Kondome)?

Die vom Gericht nach pflichtgemäßem Ermessen ausgewählten Sachverständigen sind gemäß § 297 Abs. Abs. 6 Satz 2 FamFG verpflichtet, die Betreute vor Erstattung ihrer Gutachten persönlich zu begutachten und zu befragen. Das Spektrum der zu begutachtenden Fragestellungen legt nahe, gegebenenfalls auch Mitarbeiter von Einrichtungen und Diensten der Behindertenhilfe, von denen die Betreute unterstützt wird, als Sachverständige zu berufen.

Sachverständiger und ausführender Arzt dürfen zur Vermeidung von Interessenkonflikten nicht personengleich sein, § 297 Abs. 6 Satz 3 FamFG.

Die persönliche Anhörung mit der Verschaffung eines unmittelbaren Eindrucks von der Betreuten, die Unterrichtung über den möglichen Verlauf des Verfahrens sowie das Schlussgespräch und die weiteren Verfahrenshandlungen dürfen nicht durch einen ersuchten (anderen) Richter erfolgen, § 297 Abs. 4 FamFG.

Das Gericht hat nach Maßgabe des § 297 Abs. 2 und 3 FamFG der zuständigen örtlichen Betreuungsbehörde und den Angehörigen und Vertrauenspersonen Gelegenheit zur Äußerung zu geben. Bis zum Ende des Verfahrens sind alle Möglichkeiten auszuschöpfen, um den Willen der betroffenen Person in Erfahrung zu bringen und ihr den Eingriff verständlich zu machen.

Die Durchführung des Schlussgespräches sollte mit einer Betreuten, mit der eine Verständigung möglich ist, obligatorisch sein, um dieser bis zum Abschluss des Verfahrens die Möglichkeit offen zu halten, dem Gericht ihren tatsächlichen Willen zu offenbaren.

Die mit Gründen zu versehende Entscheidung wird wirksam mit der Bekanntmachung an den Verfahrenspfleger sowie an den besonderen Betreuer; sie ist stets auch der Betreuten sowie der zuständigen örtlichen Betreuungsbehörde bekannt zu machen.

Genehmigt das Betreuungsgericht die Einwilligung des Betreuers, kann der Betreuer gegenüber dem behandelnden Arzt in die Sterilisation einwilligen. Die Sterilisation darf jedoch nach § 1905 Abs. 2 Satz 2 BGB frühestens zwei Wochen nach Wirksamkeit der Genehmigung durchgeführt werden, denn so lange läuft die Frist zur Erhebung des Rechtsmittels der sofortigen Beschwerde gegen die gerichtliche Entscheidung. Der Betreuer hat wie der behandelnde Arzt darauf zu achten, ob sich bis zur konkreten Durchführung der Sterilisation Veränderungen ergeben, die gegen die Maßnahme sprechen, z. B. wenn die Betreute einen entgegenstehenden Willen zum Ausdruck bringt. Weil nach § 1905 Abs. 1 Satz 1 Nr. 1 BGB Zwangssterilisationen verboten sind, schließt jede Art von Gegenwehr eine

Sterilisation der Betreuten aus; dies gilt selbst dann, wenn der Betreuer in die Sterilisation bereits eingewilligt hat, weil die Einwilligung zum Zeitpunkt der Vornahme der Sterilisation rechtswirksam vorliegen muss (BT-Drucks. 11/4528, S. 143). Abzulehnen ist aufgrund dieser eindeutigen Festlegung des Gesetzgebers die vom OLG Hamm (BtPrax, 2000, 168) vertretene Auffassung, der entgegenstehende Wille der Betreuten müsse sich bewusst und gezielt gegen die Maßnahme der Sterilisation richten, die große Angst der im entschiedenen Fall betroffenen 21-jährigen Betreuten vor medizinischen Untersuchungen und die bisher erfolgreiche Gegenwehr gegen jede gynäkologische Untersuchung reiche nicht aus, um die Sterilisation als unzulässigen Zwangseingriff zu werten. Das Gericht fordert damit im Ergebnis die Einsichts- und Steuerungsfähigkeit der Betreuten in Bezug auf die Willensbildung zu der geplanten Sterilisation, und unterliegt damit einem Wertungswiderspruch zu § 1905 Abs. 1 Nr. 2 BGB, der die Feststellung der dauerhaften Einwilligungsunfähigkeit der Betreuten voraussetzt.

§ 1905 Abs. 2 Satz 3 BGB sieht vor, dass bei der Sterilisation stets die Methode zu wählen ist, die eine Refertilisierung zulässt. Mit dieser Klarstellung wird dem Grundsatz der Verhältnismäßigkeit Rechnung getragen. Bei gleichem operativen bzw. postoperativen Risiko ist der Methode der Vorzug zu geben, die mit einer höheren Wahrscheinlichkeit eine Refertilisierung erwarten lässt.

### Bisherige Erfahrungen mit § 1905 BGB

Strategie des Gesetzgebers war, entsprechend der Lebenswirklichkeit in spezifischen Ausnahmesituationen einen Bedarf für Sterilisationen einwilligungsunfähiger Menschen anzuerkennen und deren Zulässigkeit in einem mit strengsten Voraussetzungen versehenen Verfahren gerichtlich zu überprüfen, anstatt durch ein ausnahmsloses Verbot der Dritteinwilligung in die Sterilisation eines Menschen die Gefahr zu setzen, dass Sterilisationen von Menschen mit geistiger Behinderung (weiterhin) in einer rechtlichen Grauzone stattfinden.

Fakt ist, dass mit der bestehenden gesetzlichen Regelung eine Rechtslage geschaffen worden ist, die einem Verbot der Sterilisation einwilligungsunfähiger Volljähriger sehr nahe kommt. Denn der zuverlässige Nachweis der Erfüllung sämtlicher Voraussetzungen des § 1905, die überwiegend schwer zu treffende Prognoseaussagen erfordern, dürfte in vielen Fällen kaum zu führen sein. Zweifel bestehen, ob die von § 1905 geforderten, gesicherten Prognosen zum späteren Eintritt der gesetzlichen Voraussetzungen überhaupt mit der für ein rechtsstaatliches Verfahren notwendigen Zuverlässigkeit getroffen werden können. Der schwerwiegende Eingriff der Sterilisation in die körperliche Unversehrtheit und die gesamte Lebensführung der Betroffenen gebietet, die gesetzlichen Voraussetzungen der stellvertretenden Einwilligung in die Sterilisation mit größter Sorgfalt zu prüfen, dabei jegliche Drittinteressen außer Betracht zu lassen und bei bestehenden Zweifeln die Genehmigung zu versagen.

Die Sondererhebung des Bundesamtes der Justiz über betreuungsgerichtliche Sterilisationsgenehmigungen in Deutschland ergab für das Jahr 2006 bei 81 Anträgen 60 Genehmigungen, für 2007 bei 74 Anträgen 55 Genehmigungen, für 2008 bei 113 Anträgen 89 Genehmigungen sowie für 2009 bei 81 Anträgen 68 Genehmigungen (www.wiki.btprax.de/sterilisation).

Nach Art. 23 Abs. 1 Buchstabe c) der Behindertenrechtskonvention ist von Deutschland zu gewährleisten, dass »Menschen mit Behinderungen, einschließlich Kindern, gleichberechtigt mit anderen ihre Fruchtbarkeit behalten.« Die Vereinbarkeit der in § 1905 BGB geregelten stellvertretenden Einwilligung eines Betreuers in die Sterilisation eines Menschen mit Behinderung dürfte mit dieser ausdrücklichen völkerrechtlichen Verpflichtung unvereinbar sein. Deshalb besteht auch in diesem Bereich des Betreuungsrechts gesetzgeberischer Prüfungs- und Handlungsbedarf.

## 23.2.6 Unterbringung und freiheitsentziehende Maßnahmen

Über die Zulässigkeit einer geschlossenen Unterbringung oder einer sonstigen Maßnahme, durch die jemand über längere Zeit oder regelmäßig ohne oder gegen seinen Willen an einem Ort festgehalten und damit in seinem von Art. 2 Abs. 2 Grundgesetz (GG) garantierten Freiheitsrecht verletzt wird, hat nach Artikel 104 GG nur ein Richter zu entscheiden. Im Fall einer rechtswidrigen Unterbringung besteht Strafbarkeit wegen Freiheitsberaubung nach § 239 StGB und Schadensersatzpflicht nach §§ 823 ff. BGB. Von den speziellen Fällen staatlich veranlasster, strafrechtlicher Freiheitsentziehung nach dem StGB bzw. der StPO abgesehen, bietet die deutsche Rechtsordnung zwei verschiedene Rechtsgrundlagen für die freiheitsentziehende Unterbringung Volljähriger, und zwar

- die bundesrechtliche, sogenannte fürsorgliche Unterbringung nach § 1906, die ausschließlich zum Wohl und im Interesse des betroffenen Menschen erfolgen kann und
- die öffentlich-rechtliche Unterbringung nach den Unterbringungsgesetzen der sechzehn Bundesländer, die in der Mehrzahl als Psychisch-Kranken-Gesetze – kurz PsychKG – bezeichnet werden. Danach ist die Unterbringung von psychisch kranken Menschen zulässig, die eine Gefahr für die öffentliche Sicherheit und Ordnung darstellen, weil sie andere (z. B. durch unkontrollierte Aggressivität in einer Krisensituation) oder sich selbst in

erheblichem Maße (z. B. Suizid oder andere erhebliche Gesundheitsschäden) gefährden.

Eine Rangfolge dieser Unterbringungsarten besteht nicht, die Wahl der Unterbringungsform hat sich allein nach sachlichen Gesichtspunkten zu richten. Liegt nur Fremdgefährdung vor, kommt allein die öffentlichrechtliche Unterbringung nach Landesrecht in Betracht. Ist bei Selbstgefährdung eine gesetzliche Vertretung durch einen rechtlichen Betreuer mit dem Aufgabenkreis der Unterbringung indiziert, weil es sich voraussichtlich um eine länger dauernde Unterbringung handeln und der Betroffene die Fähigkeit, über seinen Aufenthalt zu bestimmen, voraussichtlich über längere Zeit nicht haben wird, dann geht die zivilrechtliche Unterbringung vor. Nur wenn gleichzeitig Eigen- und Fremdgefährdung vorliegen, kann die eine oder die andere Unterbringungsform in Betracht kommen, allerdings enthalten für diesen Fall die meisten Landesgesetze Subsidiaritätsregeln zugunsten der zivilrechtlichen, durch einen gesetzlichen Vertreter veranlassten Unterbringung.

### Unterbringung und freiheitsentziehende Maßnahmen nach § 1906

Die durch einen Betreuer veranlasste zivilrechtliche Unterbringung und andere freiheitsentziehende Maßnahmen sind in § 1906 geregelt. Danach liegt eine Freiheitsentziehung nur dann vor, wenn sie ohne oder gegen den Willen des Betreuten erfolgt. Für die persönliche Einwilligung ist nicht Geschäftsfähigkeit, sondern die natürliche Einsichts- und Urteilsfähigkeit maßgeblich. Der Betroffene muß Wert und Bedeutung des betroffenen Freiheitsrechts sowie die Folgen und Risiken seiner Zustimmung erkennen und bei seiner Entscheidung die Alternativen, d. h. die zur Erreichung des angestrebten Zweckes weniger belastenden Mittel einbeziehen und sein Handeln danach bestimmen können. Die Einwilligung des Betroffenen ist jederzeit frei widerruflich mit der Folge, dass das weitere Festhalten eine rechtswidrige Freiheitsberaubung darstellt, es sei denn, es liegen nunmehr aufgrund veränderter Umstände die Voraussetzungen für eine Unterbringung vor und der Betreuer hat die Genehmigung des Vormundschaftsgerichts eingeholt (BayObLG FamRZ, 1996, 1375).

Die Freiheitsentziehung kann ein Betreuer nur veranlassen, wenn sein Aufgabenkreis diese Angelegenheit mit umfasst. Dies ist der Fall, wenn ihm ausdrücklich der Aufgabenkreis der Aufenthaltsbestimmung oder speziell der Unterbringung zugewiesen ist (Jürgens, 2010, § 1906 Rz. 2). Maßnahmen nach § 1906 sind entsprechend dem Grundprinzip des Betreuungsrechts nur zum Wohl und im Interesse des Betroffenen zulässig. Mit den beiden in Absatz 1 Nr. 1 und Nr. 2 aufgeführten Tatbeständen sind die materiellrechtlichen Voraussetzungen abschließend gesetzlich geregelt. Die überwiegende Rechtsprechung hält eine zwangsweise Verbringung eines Betroffenen in eine offene Heimeinrichtung nach dem Betreuungsrecht für nicht genehmigungsfähig (vgl. AG Mainz, FamRZ, 2001, 656).

## Unterbringung wegen Selbstgefährdung

Ein Unterbringungsgrund wegen Selbstgefährdung ist nach § 1906 Abs. 1 Nr. 1 BGB gegeben, wenn aufgrund der psychischen Krankheit oder der geistigen oder seelischen Behinderung die Gefahr besteht, dass der Betreute sich entweder selbst tötet oder erheblichen gesundheitlichen Schaden zufügt. Es müssen objektivierbare, konkrete Anhaltspunkte für eine Suizidgefahr vorliegen, eine anhaltende Basissuizidalität eines stationär behandelten, psychisch kranken Patienten ist noch kein Grund, ihn ständig

in einer geschlossenen Abteilung unterzubringen, solange nicht eine krisenhafte Zuspitzung der Krankheit mit erkennbarer akuter Suizidalität vorliegt (OLG Stuttgart, NJW-RR, 1995, 662).

Die Gefahr einer erheblichen gesundheitlichen Schädigung des Betreuten setzt ebenfalls den konkreten Gefahreneintritt sowie die Kausalität zwischen der psychischen Erkrankung oder der geistigen oder seelischen Behinderung und der drohenden Gesundheitsschädigung voraus. Damit trägt das Gesetz dem Umstand Rechnung, dass jeder das Recht hat, krank zu sein, sich nicht behandeln zu lassen und unter Umständen an seiner Krankheit sogar zu sterben. Wer aus Leichtfertigkeit und Bequemlichkeit oder auch aus Angst vor dem Arzt oder der Behandlung eine ärztliche Beratung meidet, hat grundsätzlich das Recht, so zu handeln (vgl. BVerfG NJW, 1998, 1774). Seine Grenze findet dieses Recht, wenn die Behandlungsverweigerung sich nicht mehr als eigenverantwortliche Entscheidung der persönlichen Lebensführung darstellt, sondern Folge einer psychischen oder geistigen Beeinträchtigung ist.

## Unterbringung zur Durchführung ärztlicher Maßnahmen

Die Vorschrift des § 1906 Abs. 1 Nr. 2 war im Gesetzgebungsverfahren umstritten, weil als fraglich angesehen wurde, ob sie dem verfassungsrechtlichen Bestimmtheitsgebot entspreche, nach dem die Voraussetzungen der Freiheitsentziehung in berechenbarer, messbarer und kontrollierbarer Weise zu regeln sind. Das Bundesverfassungsgericht hat inzwischen ausdrücklich festgestellt, dass die Unterbringung eines psychisch Kranken zu seinem eigenen Schutz bei Beachtung des Grundsatzes der Verhältnismäßigkeit nur zulässig ist, wenn sich diese als unumgänglich erweist, um eine drohende gewichtige gesundheitliche Schädigung von dem Betroffenen abzuwenden. Dieses wichtige Zusatzkriterium ist als Klarstellung sehr bedeutsam, um eine nach dem reinen Wortlaut von Abs. 1 Nr. 2 denkbare, uferlose Ausweitung der Unterbringung zur medizinischen Behandlung auszuschließen. In weniger gewichtigen Fällen von Behandlungsbedürftigkeit kann der schwere Eingriff der Freiheitsentziehung leicht außer Verhältnis zu dem gegebenen Behandlungsanlass stehen. Die Unterbringung ist nur zulässig, wenn die Behandlungsmaßnahme geeignet ist, den beabsichtigten Erfolg herbeizuführen und die Nachteile, die ohne Unterbringung und Behandlung entstehen würden, die Schwere der Freiheitsentziehung überwiegen (BT-Drucks. 11/4528, S. 147).

Im Übrigen enthält Abs. 1 Nr. 2 drei Voraussetzungen:

- Die Untersuchung des Gesundheitszustandes, die Heilbehandlung oder der ärztliche Eingriff im Sinne des § 1904 müssen notwendig sein,
- die beabsichtigte Maßnahme kann ohne die Unterbringung nicht durchgeführt werden,
- der Betreute ist aufgrund einer psychischen Krankheit oder geistigen oder seelischen Behinderung nicht in der Lage, die Notwendigkeit der Unterbringung zu erkennen bzw. nach dieser Einsicht zu handeln.

Ob eine ärztliche Maßnahme zu seinem Wohl erforderlich ist, hat zunächst nach angemessener vorheriger Aufklärung der Betreute zu entscheiden, sofern er dafür im konkreten Fall die Einsichts- und Steuerungsfähigkeit besitzt. Anderenfalls entscheidet der rechtliche Betreuer im Rahmen seines Aufgabenkreises.

Als Anwendungsbereich der Nr. 2 werden die Untersuchung bei Verdacht auf Krebs an inneren Organen, die Diabetes-Einstellung sowie andere Untersuchungen und Behandlungen genannt, deren Nichtvornahme zu einer schweren Gesundheitsschädigung führen würde (Jürgens, 2010, § 1906 Rz. 18). Die drohende Nichtvornahme muss ihre Ursache in der psychischen Krankheit oder der seelischen oder geistigen Behinderung des Betreuten haben. Alle Möglichkeiten einer Behandlung ohne Unterbringung sind sorgfältig zu prüfen und müssen ausgeschlossen sein. In Betracht kommen insoweit im psychiatrischen Bereich freiwillige Behandlungen im stationären Bereich oder teilstationäre/ambulante Behandlung

- in Tag- und Nachtkliniken,
- in Übergangseinrichtungen,
- in therapeutischen Wohngemeinschaften,
- im betreuten Einzelwohnen,
- durch sozialpsychiatrische Dienste,
- durch Kriseninterventionsdienste sowie insbesondere
- durch niedergelassene Psychiater und Therapeuten.

Unterbringungen für Behandlungen oder Therapien, deren Erfolg von Einwilligung und Mitarbeit des Betroffenen abhängig ist (z. B. Suchtentwöhnungsbehandlungen, bestimmte psychotherapeutische Verfahren), sind weder zweckmäßig noch zulässig (OLG Schleswig, FamRZ, 1998, 1328).

### Freiheitsentziehende Maßnahmen nach § 1906 Abs. 4

Mit der Regelung in § 1906 Abs. 4 BGB werden sogenannte freiheitsentziehende Maßnahmen in an sich offenen Einrichtungen der Unterbringung gleichgestellt und bei Veranlassung durch Betreuer oder Bevollmächtigten der gerichtlichen Genehmigungspflicht unterstellt. Der Anwendungsbereich der Vorschriftsetzt voraus, dass

- ein Betreuer bestellt ist mit einem Wirkungskreis, der ihn zu dieser Maßnahme berechtigt,

- sich der Betreute in einer Einrichtung aufhält, ohne freiheitsentziehend untergebracht zu sein,
- ihm dort über einen längeren Zeitraum oder regelmäßig die Freiheit entzogen wird und zwar
- durch mechanische Vorrichtungen, Medikamente oder auf andere Weise.

Aus der Formulierung im Gesetz, dass sich der Betreute in einer Einrichtung aufhält, ohne untergebracht zu sein, könnte gefolgert werden, dass bei bereits gem. § 1906 Abs. 1 untergebrachten Menschen eine weitergehende Freiheitsentziehung nicht mehr genehmigungspflichtig sei. Das BayObLG hat dazu entschieden, die verfassungskonforme Auslegung des Gesetzes gebiete trotz des Wortlauts des § 1906 Abs. 4, stets eine weitere gerichtliche Genehmigung einzuholen, wenn dem Untergebrachten durch mechanische Vorrichtungen oder andere Maßnahmen regelmäßig oder für längere Zeit über die Unterbringung hinaus die körperliche Bewegungsfreiheit entzogen werde (Palandt, 2012, § 1906 Rz. 34).

## Methoden der Freiheitsentziehung

In offenen Einrichtungen der Alten- und Behindertenhilfe werden in erheblichem Umfang Zwangsmaßnahmen in Form von Fixierungen durch Angurten, Anbringen von Bettgittern, durch Einschließen oder auf andere Weise angewandt. § 1906 Abs. 4 BGB normiert ausdrücklich eine gerichtliche Überprüfung der Einwilligung des Betreuers in derartige freiheitsentziehende Maßnahmen. Es handelt sich um keine freiheitsentziehende Unterbringung, aber den Betroffenen wird auf andere Weise die Bewegungsfreiheit entzogen. Das Gesetz sieht daher die entsprechende Anwendung der Regelung über die Genehmigung der Unterbringung vor. In der Begründung des Gesetzesentwurfs wird dazu ausgeführt: »Die Mehrzahl der

betreuungsbedürftigen Personen sind ältere Menschen. Für diese ist der Aufenthalt in ›offenen‹ Einrichtungen nicht selten mit Freiheitsbeschränkungen verbunden, so etwa, wenn der Betroffene durch einen Leibgurt im Bett oder Stuhl festgebunden wird, der Betroffene durch ein Bettgitter am Verlassen des Bettes gehindert wird, das Verlassen der Einrichtung nur bei Betätigung ungewöhnlich komplizierter Schließmechanismen möglich ist, die Eingangstür zeitweilig – insbesondere nachts – verschlossen wird, ohne dass der Betroffene einen Schlüssel erhält oder ein Pförtner das jederzeitige Verlassen der Einrichtung ermöglicht, der Betroffene gezielt durch Schlafmittel oder andere Medikamente am Verlassen der Einrichtung gehindert wird, der Pförtner oder anderes Personal den Betroffenen vom Verlassen der Einrichtung abhält« (BT-Drucks. 11/4528, 82, 148).

Das LG Bielefeld (BtPrax, 1996, 232) sowie das AG Stuttgart (FamRZ, 1997, 704) haben Sende- bzw. Personenortungsanlagen für genehmigungspflichtig erklärt, wenn sie der Feststellung des Verlassens eines offenen Heims dienen. Das AG Hannover (BtPrax, 1992, 113) hält die Anbringung eines Senders an der Kleidung eines Betreuten für einen Verstoß gegen die Menschenwürde. Bei angemessener Personalausstattung der Einrichtung müsste eine ausreichende Kontrolle auch ohne solche technischen Vorrichtungen möglich sein. Deren Anbringung gegen den erklärten Willen des Betroffenen sei unzulässig (vgl. Feuerabend, 1999, 93).

Eine Freiheitsentziehung durch Medikamente liegt vor, wenn diese dazu verwendet werden, den Betreuten an der Fortbewegung in der Einrichtung oder am Verlassen der Einrichtung zu hindern, auch um so Ruhe in der Einrichtung herzustellen und die Betreuung zu erleichtern. Werden Medikamente zu Heilzwecken oder aus therapeutischen Gründen gegeben, ist Abs. 4 nicht anwendbar, wenn als Nebenwirkung der Bewegungsdrang des Betroffenen eingeschränkt wird (Jürgens, 2010, § 1906 Rz. 39). Zu Recht wird kritisch hinterfragt, ob die gezielte Vergabe von Medikamenten zur Sedierung bzw. zur Freiheitsentziehung überhaupt zulässig sein kann (Wojnar, 1997, 92) und ob ein Mittel als »Medikament« bezeichnet werden kann, wenn es dem alleinigen Zweck der Freiheitsentziehung dienen soll (Bienwald, 2011, § 1906 Rz. 64). Gestärkt werden diese Bedenken durch den Gesichtspunkt, dass derartige Medikamente in der Regel auch Neben- und Folgewirkungen bei den Betroffenen auslösen und insoweit auch unter dem Gesichtspunkt des Grundrechtsschutzes nach Art. 1 GG (Menschenwürde) und Art. 2 GG (Freiheitsrecht und Recht auf körperliche Unversehrtheit) zu bewerten sind. Jeglicher Medikamenteneinsatz sollte deshalb zumindest auch zu therapeutischen Zwecken erfolgen.

In jedem Fall ist es notwendig, eine sorgfältige Dokumentation der betreffenden Maßnahme nach Art und Dauer, Zweck und Anlass vorzunehmen. Damit wird auch die richterliche Aufgabe erleichtert, ggf. den Anlass der Medikamentengabe zu überprüfen und hieran die Genehmigungsbedürftigkeit zu orientieren.

Eine Freiheitsentziehung im Sinn des Abs. 4 setzt voraus, dass der Betreute noch in der Lage ist, sich fortzubewegen und die Wohnstätte zu verlassen. Entscheidend ist, ob jemand das Haus verlassen kann, wenn er dies möchte. Das nächtliche Abschließen von Haustüren dient in der Regel dazu, die Bewohnerschaft vor dem Zutritt Unbefugter zu schützen. Ist auch nur ein Teil der Bewohnerschaft einer Einrichtung mit einer solchen Sicherheitsmaßnahme einverstanden, kann betreuungsrechtlich nicht von einer Freiheitsentziehung gesprochen werden. Eine gerichtliche Genehmigung wäre nur dem einzelnen Bewohner gegenüber erforderlich, dem mit Zustimmung des Betreuers zwecks Verhinderung des Ausgangs die Herausgabe eines Hausschlüssels oder die

Information über einen sonstigen Schließmechanismus vorenthalten wird (vgl. Bienwald, 2011, § 1906 Rz. 76 a).

## Regelmäßigkeit oder längerer Zeitraum der Freiheitsentziehung

Eine betreuungsgerichtliche Genehmigung ist nur erforderlich, wenn die Freiheitsentziehung im Sinn von Abs. 4 über einen längeren Zeitraum oder regelmäßig erfolgt. Regelmäßigkeit liegt vor, wenn die Maßnahme entweder stets zur selben Zeit erfolgt, z. B. durch Zuschließen der Tür jeweils zur Nachtzeit, oder aus wiederkehrendem Anlass, z. B. wiederkehrendes Einsperren eines Betreuten jedes Mal, wenn er die Nachtruhe stört (BT-Drucks. 11/4528, 149). Bei dem Merkmal des längeren Zeitraums ist je nach dem Mittel der Freiheitsentziehung zu differenzieren. Eine verhältnismäßig kurze Zeit kann ausreichen, bei Fixierungen kann bereits der Zeitraum eines Pflegetages oder einer Nacht die Genehmigungsbedürftigkeit auslösen (Jürgens, 2010, § 1906 Rz. 40). Der Gesetzgeber hat von der Festlegung fester zeitlicher Grenzen abgesehen. Angebracht ist als Maßstab die Frist des § 128 StPO, der bei Inhaftierung spätestens am Tag nach deren Beginn eine richterliche Entscheidung vorschreibt.

## Gerichtliche Genehmigung der Unterbringung

Zuständig für eine zivilrechtliche freiheitsentziehende Maßnahme, in die der betreute Mensch nicht selbst einwilligen kann, ist der rechtliche Betreuer mit entsprechendem Aufgabenkreis. Dessen Unterbringungsentscheidung ist nach Abs. 2 betreuungsgerichtlich zu genehmigen. Eine freiheitsentziehende Maßnahme ist nur solange zulässig, wie die oben genannten Voraussetzungen des § 1906 Abs. 1 Nr. 1 oder Nr. 2 vorliegen.

Der Betreuer hat nach Abs. 3 die freiheitsentziehende Maßnahme zu beenden, wenn dafür die Voraussetzungen entfallen sind. Dies ist jederzeit ohne Einschaltung des Gerichtes möglich. Der Betreuer muss dem Betreuungsgericht die Beendigung der freiheitsentziehenden Unterbringung anzeigen. Der Betreuer hat sich in regelmäßigen Abständen davon zu überzeugen, dass die Voraussetzungen für die freiheitsentziehende Unterbringung noch vorliegen; er ist für den Aufenthalt des Betreuten verantwortlich, § 1906 Abs. 3. Nur im Ausnahmefall, wenn mit dem Aufschub Gefahr verbunden wäre, kommt nach Abs. 2 eine Unterbringung durch den Betreuer oder den Bevollmächtigten ohne vorherige gerichtliche Genehmigung in Betracht. Die Genehmigung ist dann nach Abs. 2 Satz 2, 2. Halbsatz unverzüglich nachzuholen.

Über die Genehmigung einer freiheitsentziehenden Unterbringung nach den Gesetzen über psychisch Kranke entscheiden die Betreuungsgerichte nach Maßgabe des jeweiligen Landesrechts.

## 23.2.7 Erhalt der Wohnung des betreuten Menschen

In den Gesetzesmaterialien wird die überragende Bedeutung der Wohnung des Betreuten als räumlicher Mittelpunkt seines Lebens und seiner sozialen Bezüge herausgestellt (BT-Drucks. 11/4528, 83 ff.). Zweck der Vorschrift des § 1907 BGB ist daher, durch Einführung betreuungsgerichtlicher Genehmigungen sowie von Mitteilungspflichten die Aufgabe oder den Verlust der Wohnung zu verhindern und die eigene Wohnung als Lebensmittelpunkt so lange wie möglich zu erhalten. Die Vorschrift bezieht sich auf Mietverhältnisse. Der Gesetzgeber wollte damit sicherstellen, dass betreute Menschen nach einem Krankenhausaufenthalt oder einer sonstigen Unterbringung in die vertraute Umgebung zurückkehren

können. Im Hinblick auf Betreute, die Eigentümer ihrer Wohnung sind, sieht der Gesetzgeber dieses Schutzbedürfnis nicht, da der Betreuer zu einem Verfügungs- oder Verpflichtungsgeschäft über das Eigentum der Genehmigung des Betreuungsgerichtes bedarf. Heimverträge fallen grundsätzlich in den Anwendungsbereich von § 1907 Absatz 1, da es sich zumindest teilweise um Mietverträge über Wohnraum handelt (Jürgens, 2010, § 1907 Rz. 5).

Für die Genehmigungsfähigkeit der Kündigung des Mietverhältnisses ist entscheidend, ob diese dem Wohl und Interesse des Betreuten dient; dabei sind nicht nur finanzielle Aspekte maßgebend, sondern auch die persönlichen Auswirkungen, die der Verlust der Wohnung, der vertrauten Umgebung und des damit verbundenen Bekanntenkreises für den Betreuten hat. Das Verfahren richtet sich nach den allgemeinen Vorschriften für das Betreuungsverfahren. Zuständig für die Erteilung der Genehmigung ist der Rechtspfleger, da kein Richtervorbehalt besteht, § 14 Nr. 4 RPflG. Wegen der erforderlichen Prognoseentscheidung über die Möglichkeit des Erhalts der eigenen Wohnung wird in vielen Fällen nach dem Amtsermittlungsgrundsatz des § 26 FamFG die Einholung eines Sachverständigengutachtens durch das Gericht naheliegend sein.

## 23.2.8 Gerichtliches Verfahren

Die Vorschriften über das Verfahren der rechtlichen Betreuung sowie für die freiheitsentziehende Unterbringung sind in dem *Gesetz über das Verfahren in Familiensachen und in den Angelegenheiten der freiwilligen Gerichtsbarkeit* (FamFG) vom 17. 12. 2008 (BGBl. I, 2586, in Kraft seit 01. 09. 2009) geregelt.

## Verfahren zur Betreuerbestellung

Das Betreuungsgericht – eine Abteilung des Amtsgerichts – nimmt Ermittlungen auf, sobald es den Betreuungsantrag eines behinderten Menschen oder die »Anregung« zu einer Betreuerbestellung erhält, die auch von Dritten, also von Angehörigen, Vertrauenspersonen, Einrichtungen und Diensten, Behörden oder Kliniken gegeben werden kann.

Zuständig für das Betreuungsverfahren ist in der Regel das Betreuungsgericht, in dessen Bezirk der betroffene Mensch seinen gewöhnlichen Aufenthalt hat (§ 272 Abs. 1 Nr. 2 FamFG). Maßgeblich ist der Ort des tatsächlichen Lebensmittelpunktes. Ein längerer Klinikaufenthalt ist in erster Linie auf die Inanspruchnahme medizinischer Versorgung ausgerichtet und begründet daher in der Regel keinen neuen gewöhnlichen Aufenthaltsort im Sinne dieser Vorschrift (OLG Karlsruhe, FamRZ, 1996, 1341). Eine mehrjährige strafrechtlich angeordnete Unterbringung in einem psychiatrischen Krankenhaus kann einen gewöhnlichen Aufenthaltsort begründen, wenn der Betroffene keinen anderen Daseinsmittelpunkt als den Ort der zwangsweisen Unterbringung hat (BayObLG, BtPrax, 2003, 132). Ändert sich der gewöhnliche Aufenthaltsort, gibt das Betreuungsgericht nach § 273 FamFG das Verfahren an das neu zuständige Gericht ab.

## Garantie der Verfahrensfähigkeit

Nach § 275 FamFG ist der betroffene Mensch in Betreuungssachen ohne Rücksicht auf seine Geschäftsfähigkeit verfahrensfähig, d. h., er kann selbst oder durch einen selbst gewählten Vertreter im Verfahren als Beteiligter auftreten und Rechte im Verfahren ausüben. Diese wichtige Garantie der Rechtsposition soll verhindern, dass Menschen mit Behinderung als bloßes *Verfahrensobjekt* behandelt werden. Sie können im Betreuungsverfahren wirksam Anträge stellen, Sachverständige benennen oder ablehnen, Rechtsmittel einlegen sowie Gerichtspost entgegennehmen, ohne dass der Frage ihrer Geschäftsfähigkeit eine Bedeutung zukommt. Daraus folgt insbesondere, dass der behinderte Mensch über die Eröffnung eines Betreuungsverfahrens unverzüglich durch das Betreuungsgericht in Kenntnis zu setzen ist.

## Bestellung eines Verfahrenspflegers

Soweit es zur Wahrnehmung der Interessen des betroffenen Menschen erforderlich ist, bestellt das Gericht ihm einen *Verfahrenspfleger* (§ 276 FamFG). Wesentlich ist dafür die Frage, ob der Betroffene aufgrund seiner Behinderung oder Krankheit nicht in der Lage ist, seine Interessen und Rechte im Verfahren wahrzunehmen, dem Verfahren in allen seinen Teilen zu folgen und Rechtsmittel gegen Entscheidungen einzulegen, die er nicht hinnehmen möchte (Bienwald, 2011, § 276 FamFG Rz. 35).

Der Verfahrenspfleger hat die Aufgabe, dem Gericht die Anliegen des Volljährigen zu unterbreiten, damit diese in die Entscheidung einfließen können. Zu seinen Unterstützungsaufgaben gehört auch, dem betroffenen Menschen die einzelnen Verfahrensschritte sowie deren Inhalt und die Bedeutung zu erklären. Die Bestellung eines Verfahrenspflegers berührt nicht die Verfahrensfähigkeit des Betroffenen, d. h. beide können im Verfahren Anträge stellen, diese zurücknehmen oder Rechtsmittel einlegen.

Als Verfahrenspfleger sollen vorrangig geeignete ehrenamtliche Personen, z. B. Vertrauenspersonen aus dem Familien- oder Freundeskreis bestellt werden, ansonsten Fachleute wie Rechtsanwälte oder Angestellte von Betreuungsvereinen (§ 276 Abs. 3 FamFG).

## Persönliche Anhörung

Das Betreuungsgericht muss vor der Bestellung eines Betreuers oder der Anordnung eines Einwilligungsvorbehalts den Betroffenen persönlich anhören und sich einen persönlichen Eindruck von dem Betroffenen verschaffen. Diesen Eindruck soll sich der mit der Entscheidung befasste Richter in der üblichen Umgebung des Betroffenen verschaffen, wenn dieser es verlangt oder wenn es der Sachaufklärung dient und der Betroffene nicht widerspricht (§ 278 Abs. 1 FamFG).

In der Regel sollte die persönliche Anhörung in der üblichen Umgebung, also am Wohnsitz des betroffenen Menschen, stattfinden. Wesentliche Fragen der Sachverhaltsermittlung (u. a. Klärung der regelungsbedürftigen Angelegenheiten; Feststellung des Unterstützungsbedarfs unter Berücksichtigung des sozialen Umfeldes; Prüfung eventuell vorrangiger »anderer Hilfen«) können auf diese Weise wesentlich besser beantwortet werden, als wenn der Betroffene in das Gericht einbestellt wird. Einer solchen Ladung kann also, auch mithilfe des Verfahrenspflegers, widersprochen werden. Dies gilt auch für eine Ansetzung der persönlichen Anhörung am Arbeitsplatz des Betroffenen (z. B. in der WfbM), der nicht mit der »üblichen Umgebung« gleichgesetzt werden kann.

Nach § 170 Abs. 1 Satz 3 Gerichtsverfassungsgesetz (GVG) ist auf Verlangen des Betroffenen einer Person seines Vertrauens die Anwesenheit bei der persönlichen Anhörung zu gestatten; Andere Personen dürfen teilnehmen, sofern der Betroffene nicht widerspricht (§ 170 Abs. 1 Satz 2 GVG). Im Interesse sachgerechter Ermittlungen kann das Gericht nach pflichtgemäßem Ermessen den ausgewählten Sachverständigen – häufig in frühem Stadium des Verfahrens – zu der Anhörung hinzuziehen; dies ist auch gegen den Willen des Betroffenen zulässig (Jürgens, 2010, § 278 Rz. 21).

## Beteiligung der Betreuungsbehörde

Nach § 26 FamFG ist das Gericht von Amts wegen verpflichtet, den Sachverhalt und damit insbesondere die Erforderlichkeit einer Betreuung zu ermitteln. Manche Betreuungsgerichte beauftragen die örtliche Betreuungsbehörde mit ergänzender Sachaufklärung, die auch als »Sozialberichterstattung« bezeichnet wird. Zu dieser Unterstützung des Gerichts ist die Behörde gemäß § 8 Betreuungsbehördengesetz (BtBG) verpflichtet. Diese Beteiligung gilt als wichtige Ergänzung neben der persönlichen Anhörung des betroffenen Menschen sowie dem nach § 280 FamFG einzuholenden Sachverständigengutachten, um alle Möglichkeiten vorrangiger Hilfen, die eine Betreuerbestellung überflüssig machen könnten, festzustellen und ggfs. zu nutzen. Mit einem Gesetzentwurf »zur Stärkung der Funktionen der Betreuungsbehörde« vom 18. 07. 2012 plant das Bundesministerium der Justiz, die Einbeziehung der örtlichen Betreuungsbehörde in jedem Betreuungsverfahren verbindlich vorzuschreiben. Zu den weiteren Verpflichtungen der Betreuungsbehörde gegenüber dem Gericht gehört u. a. die Unterstützung bei der Gewinnung von geeigneten Betreuern und Verfahrenspflegern.

## Weitere Verfahrensbeteiligte

Das Betreuungsgericht kann im Interesse des betroffenen Menschen dessen Ehegatten oder Lebenspartner, seine Eltern, Pflegeeltern, Großeltern, Abkömmlinge und Geschwister anhören und so am Verfahren beteiligen, soweit es die Bestellung eines Betreuers oder die Anordnung eines Einwilligungsvorbehaltes oder Entscheidungen über den Umfang, Inhalt und Bestand der Betreuerbestellung zum Inhalt hat (§§ 274 Abs. 4, 279 Abs. 1 FamFG). Nach § 7 Abs. 2 Nr. 1 FamFG ist zwingend am Betreuungsverfahren zu beteiligen, wessen Recht unmittelbar durch das Verfahren betroffen ist. Eltern, Kinder und Ehegatten des Betroffenen sind in ihren eigenen subjektiven Rechten nach Art. 6 GG verletzt, wenn sie in dem Betreuungsverfahren selbst die Betreuerstellung anstreben (Jürgens, 2010, § 274 Rz. 17). Angehörige können Ihre Beteiligung am Verfahren auch gem. § 7 Abs. 3 FamFG beantragen. Auf Verlangen des Betroffenen hat das Gericht auch eine Vertrauensperson anzuhören, wenn dies ohne erhebliche Verzögerung möglich ist (§ 279 Abs. 3 FamFG). Mit der Stellung als Verfahrensbeteiligte sind verschiedene Rechte und Pflichten verknüpft, insbesondere das Akteneinsichtsrecht (§ 13 FamFG), die Mitwirkungspflicht (§ 27 FamFG), das Anhörungsrecht (§§ 278 ff. FamFG) sowie das Beschwerderecht (§§ 59, 303 FamFG).

## Sachverständigengutachten

Das Betreuungsgericht muss ein Sachverständigengutachten über die Notwendigkeit und den Umfang einer rechtlichen Betreuung sowie die voraussichtliche Dauer der Maßnahme einholen. Der Sachverständige soll Arzt für Psychiatrie oder Arzt mit Erfahrungen auf dem Gebiet der Psychiatrie sein (§ 280 FamFG). Der Sachverständige hat den betroffenen Menschen vor der Erstattung des Gutachtens persönlich zu untersuchen oder zu befragen. Das Gutachten hat sich neben der Beurteilung der Behinderung oder Krankheit und deren Auswirkungen auch auf den möglichen Umfang der Aufgaben eines Betreuers sowie auf die voraussichtliche Dauer einer Betreuung zu erstrecken. Das Betreuungsgericht muss den Betroffenen zuvor über die Einholung des Gutachtens sowie über die Person des Sachverständigen in Kenntnis setzen (Kammergericht Berlin, BtPrax 2008, S. 38).

## Gerichtsbeschluss, Dauer der Betreuung

Die Entscheidung des Gerichts mit der Bezeichnung des Aufgabenkreises sowie des ausgewählten Betreuers (§ 286 FamFG) ist dem Betroffenen, dem Betreuer, dem Verfahrenspfleger und der Betreuungsbehörde bekannt zu geben. Mit der Bekanntmachung der Betreuerbestellung wird auch der Zeitpunkt genannt, zu dem das Gericht spätestens über die Aufhebung oder Verlängerung der Betreuung zu entscheiden hat (gemäß § 295 Abs. 2 FamFG beträgt die Höchstfrist 7 Jahre). Danach erhält die Betreuerin bzw. der Betreuer im Rahmen einer mündlichen Verpflichtung im Rahmen eines Einführungsgesprächs den Betreuerausweis (§§ 289, 290 FamFG).

## Einstweilige Anordnung

Das beschriebene Verfahren nimmt mit der umfassenden Ermittlungstätigkeit des Gerichts eine gewisse Zeit in Anspruch. Häufig muss jedoch rasch gehandelt werden. Nach § 300 FamFG steht dem Gericht für unterschiedliche Anlässe die einstweilige Anordnung zur Verfügung. Voraussetzungen dafür sind

- dringende Gründe für die Annahme, dass die Voraussetzungen für die Bestellung eines Betreuers oder die Anordnung eines Einwilligungsvorbehalts gegeben sind und ein dringendes Bedürfnis für ein sofortiges Tätigwerden besteht,
- ein ärztliches Zeugnis über den Zustand des Betroffenen muss vorliegen,
- falls erforderlich, muss ein Verfahrenspfleger bestellt werden,
- der Betroffene muss persönlich angehört werden.

Ein dringendes Bedürfnis für ein sofortiges Tätigwerden des Betreuungsgerichts liegt vor, wenn in überschaubarer Zukunft aufgrund konkreter Umstände eine Gefahr für den Betroffenen hinreichend wahrscheinlich bzw. jederzeit zu erwarten ist, so dass gerichtliches Einschreiten keinen Aufschub duldet.

Die einstweilige Anordnung nach § 300 FamFG kann unterschiedliche betreuungsrechtliche Verfahren betreffen, insbesondere

- die Bestellung eines vorläufigen Betreuers oder die Anordnung eines vorläufigen Einwilligungsvorbehalts;
- die vorläufige Erweiterung des Aufgabenkreises des Betreuers;
- die Verlängerung der Bertreuung;
- die vorläufige Aufhebung oder Einschränkung der Betreuung oder des Kreises einwilligungsbedürftiger Willenserklärungen bei schon bestehendem Einwilligungsvorbehalt;
- die vorläufige Entlassung bzw. die vorläufige Neubestellung eines Betreuers.

Nach § 301 FamFG kann das Betreuungsgericht bei *Gefahr im Verzug* eine einstweilige Anordnung bereits vor Anhörung des Betroffenen sowie vor Bestellung und Anhörung des Verfahrenspflegers erlassen. Diese Verfahrenshandlungen müssen dann aber unverzüglich nachgeholt werden. Anderenfalls würde das von Art. 103 GG geschützte Grundrecht auf rechtliches Gehör verletzt.

Gerechtfertigt ist eine solche einstweilige Maßnahme bei gesteigerter Dringlichkeit, wenn deren Erlass so dringlich ist, dass nicht einmal die persönliche Anhörung des Betroffenen und die Bestellung eines Verfahrenspflegers abgewartet werden kann, um drohende erhebliche Nachteile für den Betroffenen abzuwenden.

Nach § 302 FamFG tritt eine einstweilige Anordnung spätestens nach sechs Monaten außer Kraft, soweit das Gericht keinen früheren Zeitpunkt festgelegt hat. Nur nach einer weiteren Anhörung eines Sachverstän-

digen kann sie bis zu einer Gesamtdauer von einem Jahr verlängert werden.

## Rechtsmittel

Die Berechtigung zur Beschwerde gegen gerichtliche Entscheidungen in Betreuungssachen ergibt sich aus § 59 FamFG wegen Verletzung eigener Rechte von Betroffenen oder aus den besonderen betreuungsrechtlichen Verfahrensvorschriften der §§ 303, 304 FamFG, in denen ergänzend die Beschwerderechte sonstiger Verfahrensbeteiligter geregelt sind. Dabei kann es sich um die örtliche Betreuungsbehörde, Angehörige oder Vertrauenspersonen des Betroffenen (soweit diese im ersten Rechtszug beteiligt wurden), den Verfahrenspfleger sowie Betreuer und Vorsorgebevollmächtigte (soweit deren Aufgabenkreise betroffen sind) handeln. Im von Amts wegen geführten Betreuungsverfahren können deshalb Ehegatten und Lebenspartner, Eltern, Großeltern, Pflegeeltern, Kindern und Geschwistern sowie Vertrauenspersonen des Betroffenen umfangreiche Beschwerderechte zustehen: Voraussetzung ist, dass sie zuvor nach § 7 i. V. m § 274 FamFG in erster Instanz Verfahrensbeteiligte waren – dieser Status ist demnach für die weitere Mitwirkung Angehöriger im Interesse des Betroffenen von erheblicher Bedeutung; es besteht auch keine Beschwerdeberechtigung für Angehörige, falls diese nicht Verfahrensbeteiligte wurden, weil sie dem Betreuungsgericht in erster Instanz nicht bekannt waren oder sie mangels Kenntnis versäumt hatten, nach § 7 Abs. 4 FamFG einen Antrag auf Verfahrensbeteiligung zu stellen.

Die Beschwerde kann gegen allen Endentscheidungen und selbstständige Einzelbeschlüsse des Betreuungsgerichts (z. B. gerichtliche Genehmigungen oder Weisungen) erhoben werden und eröffnet eine zweite Tatsachen- und Rechtsinstanz vor dem zuständigen Landgericht, welches die gesamte

Sach- und Rechtslage in Bezug auf das einge-
legte Rechtsmittel zu überprüfen hat. In
Streitigkeiten über vermögens- oder kosten-
rechtliche Angelegenheiten ist die Beschwerde nur bei einem Beschwerdewert von mehr
als 600,00 € statthaft. Nach § 63 FamFG
beträgt die Beschwerdefrist regelmäßig einen
Monat, gegen einstweilige Anordnungen
oder Beschlüsse über die Genehmigung
von Rechtsgeschäften zwei Wochen. Sie
wird nach § 64 FamFG bei dem Gericht
eingelegt, dessen Beschluss angefochten
wird.

Als weitergehendes Rechtsmittel regelt
§ 70 FamFG die Rechtsbeschwerde, wenn
sie das Landgericht als Beschwerdegericht
ausdrücklich zugelassen hat. Die Rechtsbeschwerde muss zugelassen werden, wenn
die Rechtssache grundsätzliche Bedeutung
hat oder die Fortbildung des Rechts oder
die Sicherung einer einheitlichen Rechtsprechung eine Entscheidung des Rechts-
beschwerdegerichts – die ist in Betreuungs-
und Unterbringungssachen der Bundesgerichtshof – erfordert.

Darüber hinaus gewährt § 70 Abs. 3
FamFG die *zulassungsfreie Rechtsbeschwerde zum Bundesgerichtshof* (§ 133 Gerichtsverfassungsgesetz – GVG), wenn durch gerichtliche Entscheidung in höchstpersönliche Rechte des Betroffenen eingegriffen
oder freiheitsentziehende Maßnahmen angeordnet werden. Dies betrifft insbesondere
die Anordnung oder Aufhebung einer Betreuung oder eines Einwilligungsvorbehalts
sowie die Anordnung oder Verlängerung
von Unterbringungen nach § 1906 Abs. 1
BGB, unterbringungsähnlichen Maßnahmen nach § 1906 Abs. 4 BGB sowie Unterbringungen nach den Landesgesetzen über
die Unterbringung psychisch kranker Menschen. Die Rechtsbeschwerde ist gemäß § 71
FamFG binnen eines Monats nach der
schriftlichen Bekanntgabe des angefochte-
nen Beschlusses bei dem Rechtsbeschwerde-
gericht zu erheben.

## Aufwendungsersatz, Vergütung, Kosten

Ehrenamtliche rechtliche Betreuerinnen und
Betreuer sollen die mit der Betreuung verbundenen Auslagen nicht aus eigener Tasche
bezahlen. Deshalb haben sie einen Anspruch
auf Aufwandsentschädigung (§§ 1835,
1835 a BGB). Der Betreuer hat dabei die
Wahl, ob er jede einzelne Aufwendung durch
Quittungen belegen und abrechnen oder von
der Möglichkeit Gebrauch machen will, eine
pauschale Aufwandsentschädigung von
jährlich 323 Euro zu beanspruchen. Der
Anspruch richtet sich grundsätzlich gegen
den betreuten Menschen selbst, jedoch gilt
die Mehrzahl der Menschen mit rechtlicher
Betreuung als »mittellos« im Sinne des Gesetzes. In diesem Fall zahlt die Justizkasse die
Aufwandsentschädigung. Die Frage der
»Mittellosigkeit« beurteilt sich nach Ein-
kommens- und Vermögensfreigrenzen des
Zwölften Buches Sozialgesetzbuch (SGB
XII); u. a. gilt also für Menschen mit Behinderung ein Freibetrag von 2600 Euro (vgl.
§ 1836 c BGB). Nach allgemeiner Rechtsprechung steht die Aufwandspauschale jedem
ehrenamtlichen rechtlichen Betreuer zu,
auch im Falle der Bestellung mehrerer Betreuer nach § 1899 Abs. 1 BGB.

Werden Betreuungen berufsmäßig geführt, so steht einem Berufsbetreuer eine
Vergütung zu.

Diese ist im einzelnen im Gesetz über die
Vergütung von Vormündern und Betreuern
(VBVG) geregelt.

Gerichtskosten (insbes. Gebühren und
Auslagen, Sachverständigenkosten) werden
nur erhoben, wenn das Vermögen des
betreuten Menschen nach Abzug seiner
Verbindlichkeiten mehr als 25 000 Euro
beträgt. Unberücksichtigt bleibt ein vom
betreuten Menschen (ggfs. mit seinen Angehörigen) bewohntes, angemessenes Haus-
grundstück. Übersteigt das Vermögen die
Schongrenze, wird als Jahresgebühr vom
25 000 Euro übersteigenden Betrag 5 Euro
für jede angefangenen 5000 Euro, mindes-

tens aber 50 Euro von der Gerichtskasse erhoben (§ 92 Kostenordnung – KostO). Zahlungspflichtiger ist nur der betreute Mensch, nicht seine Angehörigen.

## Das Unterbringungsverfahren

Für die Durchführung des Genehmigungsverfahrens gelten für alle Unterbringungsarten die §§ 312 ff. FamFG. Zuständig ist nach § 313 FamFG das Gericht, bei dem bereits eine Betreuung, die den Aufgabenkreis der Unterbringung umfasst, anhängig ist; anderenfalls richtet sich die Zuständigkeit nach dem gewöhnlichen Aufenthalt des Betroffenen, d. h. nach dem Ort, an dem das Bedürfnis für die Unterbringungsmaßnahme auftritt. Soweit dies zur Interessenwahrnehmung für den Betroffenen erforderlich ist, bestellt das Gericht nach § 317 FamFG einen Verfahrenspfleger; § 319 FamFG schreibt die persönliche Anhörung des Betroffenen vor, soweit erforderlich in dessen üblicher Umgebung. Nach § 316 FamFG ist der Betroffene auch im Unterbringungsverfahren ohne Rücksicht auf seine Geschäftsfähigkeit verfahrensfähig.

## Verfahrensbeteiligte

Verfahrensbeteiligte sind nach § 315 FamFG

- der Betroffene,
- der Betreuer,
- der Bevollmächtigte im Sinne des § 1896 Abs. 2 Satz 2,
- der Verfahrenspfleger,
- auf deren Antrag die zuständige Behörde,
- Ehegatten oder Lebenspartner, wenn diese nicht dauernd getrennt leben, sowie dessen Eltern und Kinder, wenn der Betroffene bei diesen lebt oder bei Einleitung des Verfahrens gelebt hat, sowie die Pflegeeltern;

- eine vom Betroffenen benannte Vertrauensperson,
- der Leiter der Einrichtung, in der der Betroffene lebt.

Das Landesrecht kann vorsehen, dass weitere Personen und Stellen beteiligt werden.

## Sachverständigengutachten

Vor einer Unterbringung hat das Gericht nach § 321 FamFG das Gutachten eines Sachverständigen – in der Regel eines Facharztes für Psychiatrie – einzuholen, der den Betroffenen persönlich zu untersuchen oder zu befragen hat.

Nach §§ 38, 323 FamFG muss die gerichtliche Genehmigung einer Unterbringungsmaßnahme Folgendes enthalten:

- die Bezeichnung des Betroffenen mit Aufenthaltsort und Wohnanschrift;
- den Verfahrenspfleger;
- die nähere Bezeichnung der Unterbringungsmaßnahme, abhängig von der Art der zu treffenden Maßnahme: Bei der Genehmigung der zivilrechtlichen Unterbringung ist die Art der Unterbringungseinrichtung zu bezeichnen (psychiatrische Klinik, Rehaeinrichtung usw.); Welche konkrete Einrichtung gewählt wird, bestimmt der Betreuer. Im Falle unterbringungsähnlicher Maßnahmen nach § 1906 Abs. 4 ist jedoch die ganz konkrete Maßnahme nach Art, Zeit und Ort zu bezeichnen (z.B. Fixierung am Bett, Uhrzeiten). Bei der Anordnung der öffentlich-rechtlichen Unterbringung bedarf es keiner Konkretisierung der Unterbringungseinrichtung; die Vollstreckung richtet sich nach Landesrecht (Jürgens, 2010, § 323 FamFG, Rz. 3);
- den Zeitpunkt, zu dem die Unterbringungsmaßnahme endet, wenn sie nicht vorher verlängert wird; dieser Zeitpunkt darf höchstens ein Jahr, bei offensicht-

lich langer Unterbringungsbedürftigkeit höchstens zwei Jahre nach Erlass der Entscheidung liegen, § 329 FamFG;

- eine Rechtsmittelbelehrung.

### Unterbringung durch einstweilige Anordnung

Die in der Praxis nicht selten vorkommenden Unterbringungen im Wege der einstweiligen Anordnung sind nach § 331 FamFG zulässig, wenn dringende Gründe für die Annahme sprechen, dass die Unterbringungsvoraussetzungen erfüllt sind und ein dringendes Bedürfnis für ein sofortiges Tätigwerden besteht. Ein Verfahrenspfleger ist auch in diesem Fall zu bestellen und anzuhören, soweit dies zur Interessenwahrnehmung des Betroffenen erforderlich ist. Nach § 331 Nr. 3 FamFG genügt ein ärztliches Zeugnis, der Betroffene ist persönlich anzuhören. Die Anhörung ist auch im Wege der Rechtshilfe durch ein anderes Gericht zuläs-

sig. Soweit erhebliche Nachteile für die Gesundheit des Betroffenen zu befürchten sind oder er offensichtlich nicht in der Lage ist, seinen Willen kundzutun, kann von seiner persönlichen Anhörung abgesehen werden, § 34 Abs. 2 FamFG. Die Entscheidung über den Verzicht darf nach § 319 Abs. 3 FamFG nur auf Grundlage eines ärztlichen Gutachtens getroffen werden. Der Sachverständige darf nicht in der Unterbringungseinrichtung tätig sein (Jürgens, 2010, § 319 FamFG, Rz. 8). Bei gesteigerter Dringlichkeit erlaubt § 332 FamFG, die einstweilige Anordnung nach § 331 FamFG vor Anhörung des Betroffenen und vor Bestellung und Anhörung des Verfahrenspflegers zu erlassen. Diese Verfahrenshandlungen sind dann unverzüglich nachzuholen. Nach § 333 FamFG darf die vorläufige Unterbringung durch einstweilige Anordnung die Dauer von sechs Wochen nicht überschreiten; reicht dies nicht aus, so kann sie nach Anhörung eines Sachverständigen bis zu einer Gesamtdauer von drei Monaten verlängert werden.

## 23.3 Das Recht der Geschäftsfähigkeit

Die Geschäftsfähigkeit ist im ersten Titel des 3. Abschnitts »Rechtsgeschäfte« im Allgemeinen Teil des Bürgerlichen Gesetzbuches (BGB) geregelt. Grundsätzlich sind Minderjährige nach § 104 Nr. 1. BGB unter 7 Jahren *geschäftsunfähig*, zwischen 7 und 18 Jahren nach § 106 *beschränkt geschäftsfähig*.

Nach § 104 Nr. 2 BGB ist außerdem *geschäftsunfähig*, »wer sich in einem die freie Willensbestimmung ausschließenden Zustand krankhafter Störung der Geistestätigkeit befindet, sofern nicht der Zustand seiner Natur nach ein vorübergehender ist.«

Aus diesen auf das Lebensalter abstellenden Grundprinzipien sowie der unter § 104

Nr. 2 beschriebenen Ausnahmeregelung folgt, dass das Gesetz mit Vollendung der Volljährigkeit (§ 2 BGB) davon ausgeht, dass Erwachsene *in der Regel* voll *geschäftsfähig* sind. Die sogenannte *natürliche Geschäftsunfähigkeit* nach § 104 Nr. 2 BGB knüpft – in völlig überholter Terminologie aus dem Jahr 1900 – an eine medizinische Ursache an, die »krankhafte Störung der Geistestätigkeit«. Eine konkretere Antwort auf die häufig gestellte Frage, wann ein erwachsener Mensch *geschäftsunfähig* ist, hält das Gesetz nicht bereit.

### 23.3.1 Keine Möglichkeit der konstitutiven Feststellung von Geschäftsunfähigkeit

Seitdem das Betreuungsgesetz 1992 wirksam geworden ist, gibt es im deutschen Zivilrecht keine dauerhafte, konstitutive Feststellung von *Geschäftsunfähigkeit* für erwachsene Menschen mit geistiger Behinderung mehr. Bis dahin führte die – mit dem Betreuungsgesetz abgeschaffte – Entmündigung wegen »Geisteskrankheit« als Rechtsfolge zur dauerhaften *Geschäftsunfähigkeit*, die Entmündigung wegen »Geistesschwäche« zur dauerhaften *beschränkten Geschäftsfähigkeit*. Nach geltendem Recht besteht deshalb nur noch eine Möglichkeit, *Geschäftsunfähigkeit* eines erwachsenen Menschen im Einzelfall festzustellen: Ist die Gültigkeit eines Rechtsgeschäftes strittig, weil Zweifel bestehen, ob die dazu erforderliche Willenserklärung von einem Menschen abgegeben wurde, der *geschäftsfähig* war, kann die Unwirksamkeit dieses Rechtsgeschäftes gerichtlich geltend gemacht werden. Die Gerichte geben zur Vorbereitung ihrer Entscheidung regelmäßig ein Sachverständigengutachten (in der Regel Fachärzte für Psychiatrie) in Auftrag.

Die Beweislast für die *Geschäftsunfähigkeit* einer Vertragspartei trifft denjenigen, der sich auf die *Geschäftsunfähigkeit* als Nichtigkeitsgrund beruft. In der Rechtspraxis kann die rückwirkende Unwirksamkeit eines Rechtsgeschäftes daher auch von dem (»nicht behinderten«) Vertragspartner eines Menschen mit Behinderung unter Berufung auf dessen Geschäftsunfähigkeit herbeigeführt werden, z. B. von einer Versicherungsgesellschaft, um bei Eintritt des Versicherungsfalls ihre Leistungspflicht zu vermeiden. Deshalb wird zu Recht bezweifelt, dass die geltenden Vorschriften über die Geschäftsunfähigkeit und deren Rechtsfol-

gen vorwiegend dem Schutz betroffener Volljähriger dienen.

### 23.3.2 Totalnichtigkeit als Rechtsfolge

Rechtsfolge einer im Einzelfall festgestellten Geschäftsunfähigkeit ist gemäß § 105 BGB die rückwirkende Unwirksamkeit der Willenserklärung des Betroffenen. Dies gilt selbst dann, wenn diese für den Erklärenden lediglich einen rechtlichen Vorteil bewirkt hatte. Seit Jahrzehnten wird die Auffassung vertreten, dieser radikale Ausschluss vom Rechtsverkehr verstoße gegen den Verfassungsgrundsatz des Übermaßverbots (so schon Canaris, 1987, 996). Auch die mit Art. 12 der Behindertenrechtskonvention garantierte gleichberechtigte Rechts- und Handlungsfähigkeit macht eine Neujustierung dieser Rechtsvorschriften notwendig, die notwendigen Schutz im Rechtsverkehr gewährleistet, ohne zu benachteiligen.

### 23.3.3 Geschäfte des täglichen Lebens sind gültig

Forderungen, das veraltete Recht der Geschäftsunfähigkeit zu reformieren, hat der Gesetzgeber bisher nicht aufgegriffen. Um das Selbstbestimmungsrecht von Menschen mit geistiger Behinderung zu stärken und zumindest die diskriminierenden Auswirkungen des § 105 BGB für das alltägliche Rechtsleben abzumildern, wurde § 105 a BGB in das Gesetz eingefügt. Nach dieser Vorschrift gilt ein von einem geschäftsunfähigen Volljährigen geschlossener Vertrag über ein Geschäft des täglichen Lebens, das mit geringwertigen Mitteln bewirkt werden kann, als wirksam, sobald Leistung und Gegenleistung bewirkt sind.

## 23.4 Handlungsfähigkeit im Sozialleistungsverfahren

Die Rechtsgrundlagen der Mitwirkung von Menschen mit geistiger Behinderung am Sozialleistungsverfahren sind im Sozialgesetzbuch 10 (SGB X) geregelt. Nach § 10 SGB X sind alle natürlichen Personen *beteiligungsfähig*. Beteiligungsfähigkeit als Voraussetzung zur Teilnahme an einem Sozialleistungsverfahren besteht ohne Rücksicht auf die *Geschäftsfähigkeit* von der Vollendung der Geburt bis zum Tod. Demgegenüber knüpft die *Handlungsfähigkeit*, also die Fähigkeit zur Vornahme von Verfahrenshandlungen, nach § 11 Abs. 1 Nr. 1, Abs. 2 SGB X an die *Geschäftsfähigkeit* im Sinne des BGB an. Damit kann ein nach bürgerlichem Recht *Geschäftsunfähiger* zwar Sozialleistungen entgegennehmen, nicht aber wirksam entsprechende Anträge stellen.

### 23.4.1 Antragstellung

Die meisten Sozialleistungen werden nur auf Antrag gewährt und selbst wenn ein Antragserfordernis – wie etwa bei der Leistung von Sozialhilfe – nicht besteht, gelten umfassende Mitwirkungspflichten des Leistungsempfängers nach § 60 SGB I bzw. umfangreiche Überprüfungsbefugnisse der Behörden, die die Fähigkeit des Leistungsempfängers zur Mitwirkung am Verfahren erfordern. Deshalb ergibt sich für Menschen mit geistiger Behinderung häufig die Erforderlichkeit einer *rechtlichen Betreuung* nach den §§ 1896 ff. BGB mit einem Aufgabenkreis, der die Regelung von Angelegenheiten gegenüber Sozialleistungsträgern und Behörden mit umfasst.

### 23.4.2 Vertreter im Sozialleistungsverfahren

Das Sozialgesetzbuch enthält allerdings in § 15 SGB X auch die Regelung über den *Vertreter von Amts wegen*, um die Mitwirkung eines Beteiligten am Verfahren sicherzustellen. Nach dieser Vorschrift hat das Betreuungsgericht auf Ersuchen der Behörde einen geeigneten Vertreter für einen Beteiligten zu bestellen, der infolge einer psychischen Krankheit oder körperlichen, geistig oder seelischen Behinderung nicht in der Lage ist, in dem Verwaltungsverfahren selbst tätig zu werden (§ 15 Abs. 1 Nr. 4 SGB X). § 15 SGB X gilt für alle Sozialleistungsbereiche und soll sowohl der Behörde die Durchführung des Verfahrens erleichtern als auch dem Schutz und den Interessen des Beteiligten dienen.

Die Vertreterbestellung nach § 15 SGB X kommt in der Praxis allerdings so gut wie nie zur Anwendung. Grund hierfür dürfte im Wesentlichen sein, dass in der Regel über die Angelegenheiten des Sozialleistungsverfahrens hinaus rechtlicher Hilfebedarf gesehen wird und deshalb an das Betreuungsgericht unmittelbar die Anregung zur Anordnung einer rechtlichen Betreuung gegeben wird, wozu auch die Behörde berechtigt ist. Dies muss aber keineswegs in jedem Fall so sein. Nach § 15 Abs. 3 SGB X hat der *Vertreter von Amts wegen* gegen die Behörde Anspruch auf eine Vergütung und Ersatz seiner baren Auslagen.

# Zusammenfassung

Die gleichberechtigte Anerkennung von Menschen mit geistiger Behinderung vor dem Recht ist von der Verfassung (Art. 1 bis 3 Grundgesetz – GG) verbürgt und hat durch die seit März 2009 für Deutschland verbindliche Behindertenrechtskonvention der Vereinten Nationen (BRK) Bestätigung und Konkretisierung erfahren. Für volljährige, nicht mehr unter elterlichem Sorgerecht stehende Personen ist in der deutschen Rechtsordnung das *Betreuungsrecht* grundlegendes Instrumentarium zur Umsetzung der staatlichen Verpflichtung, Menschenwürde sowie Selbstbestimmungs- und Freiheitsrechte zu achten, zu fördern und vor dabei drohenden Benachteiligungen aufgrund einer Behinderung zu schützen.

Das seit 1992 geltende Betreuungsrecht ist dabei von besonderen Merkmalen geprägt, die es noch heute – auch im internationalen Vergleich – als sehr moderne Konzeption zur Förderung der selbstbestimmten Teilhabe von Menschen mit Behinderung am Rechtsleben erscheinen lassen. Der *Erforderlichkeitsgrundsatz* prägt das Betreuungsrecht im Hinblick auf das »Ob und Wie« einer Betreuung: Möglichkeiten zur Regelung der eigenen rechtlichen Angelegenheiten ohne gesetzlichen Vertreter sind vorrangig, und wenn eine Betreuung erforderlich ist, soll deren Umfang auf den individuellen Unterstützungsbedarf des Betroffenen »maßgeschneidert« sein. Bei der Ausübung der rechtlichen Betreuung hat der Betreuer vorrangig dessen fortbestehendes Selbstbestimmungsrecht zu fördern, bevor er stellvertretende Entscheidungen trifft. Für Entscheidungen über Eingriffe in besonders zu schützende Rechte (körperliche Unversehrtheit, Freiheit) benötigt der Betreuer die Genehmigung des Betreuungsgerichts.

Umfassende Verfahrensregelungen sind dazu bestimmt, Menschen mit Behinderungen in Betreuungs- und Unterbringungsverfahren nicht als Objekt zu behandeln, sondern als Subjekt zu beteiligen.

Dennoch bleibt festzustellen, dass jede Betreuungsanordnung einen Eingriff in die Rechtsstellung des betroffenen Menschen darstellt, weil damit regelmäßig die Befugnis zur rechtlichen Vertretung in den Aufgabenbereichen der Betreuung (vgl. § 1902 BGB) einhergeht und es weitgehend dem Betreuer überlassen bleibt, wie zurückhaltend er entsprechend seiner Pflichten aus § 1901 BGB davon Gebrauch macht. Die BRK verpflichtet Vertragsstaaten, Menschen mit Behinderung Zugang zu der Unterstützung zu verschaffen, die sie bei der Ausübung ihrer gleichberechtigten Handlungsfähigkeit benötigen. Dies bedeutet, das Gesetzgebung und Rechtspraxis zu überprüfen und verstärkt darauf auszurichten sind, Maßnahmen zur Förderung eigener rechtlicher Entscheidungen durch Menschen mit Behinderung zu ermöglichen. Auch das veraltete Recht der *Geschäftsunfähigkeit* bedarf der Überarbeitung.

473

# Literatur

Bienwald W (2011) Betreuungsrecht, Kommentar. 5. Auflage. Bielefeld, Gieseking

Brill K-E (Hrsg.) (1990) »Zum Wohle des Betreuten«, Werkstattschriften zur Sozialpsychiatrie. Band 47; Bonn, Psychiatrie-Verlag

Canaris (1987) Verstöße gegen das verfassungsrechtliche Übermaßverbot im Recht der Geschäftsfähigkeit und im Schadensersatzrecht JZ, 993 ff.

Deutsches Institut für Menschenrechte (DIMR 2011) Gleiches Wahlrecht für Alle, Policy Paper Nr. 18. 2. Auflage.

Entwurf eines Gesetzes zur Reform des Rechts der Vormundschaft und Pflegschaft für Volljährige (Betreuungsgesetz – BtG); BT-Drucks. 11/4528 vom 11. 05. 1989

Feuerabend U (1999) Zur Freiheitsentziehung durch sogenannte Personenortungsanlagen, BtPrax, 93 ff.

Jürgens A (2010) Kommentar zum materiellen Betreuungsrecht, zum Verfahrensrecht und zum Vormünder- und Betreuervergütungsrecht. 4. Auflage. München, Beck

Marschner R (2011) Aktuelles zur Zwangsbehandlung – in welchen Grenzen ist sie noch möglich? Recht und Psychiatrie, 160 ff.

Palandt O (2012) (Begr.) Bürgerliches Gesetzbuch. 71. Auflage. München, Beck

Walter (Hrsg.) (1996) Sexualität und geistige Behinderung. 4. Auflage. Heidelberg, Edition Schindele

Wojnar J (1997) Freiheitsentziehende Maßnahmen und ihre Auswirkungen auf die Persönlichkeit behinderter Menschen; BtPrax, 92 ff.

www.wiki.btprax.de Umfangreiches Online-Lexikon Betreuungsrecht (Zugriff am 30. 12. 2011)

# 24 Behindertenrechtskonvention und Folgen

*Klaus Lachwitz*

# Einführung

Die aktuelle Diskussion um den Bestand und die Weiterentwicklung des Deutschen Behindertenrechts wird seit dem Jahr 2009 von dem Übereinkommen der Vereinten Nationen über die Rechte von Menschen mit Behinderungen (Behindertenrechtskonvention – BRK) maßgeblich beeinflusst. Deutschland hat diesen von der Generalversammlung der Vereinten Nationen am 13. Dezember 2006 verabschiedeten Völkerrechtsvertrag mit Wirkung zum 26. März 2009 auf der Grundlage eines Gesetzgebungsverfahrens gem. Art. 59 Abs. 2 Grundgesetz (GG) ratifiziert (BR-Drs. 760/08; BT-Drs. 16/10 808; BT-Drs. 16/11 234; BGBl. 2008 Teil II. 1419 ff.).

Der gesamte Vertragsinhalt der BRK ist damit Teil des geltenden Bundesrechts der Bundesrepublik Deutschland geworden, und zwar im Rang eines einfachen Bundesgesetzes (vgl. BVerfG 26. 2. 2010 – 1 BvR 1541/09 = NJW 2010, 1943). Das Ratifikationsverfahren ist ohne Vorbehalt zu einzelnen Artikeln oder Passagen der Behindertenrechtskonvention abgeschlossen worden. Deutschland ist somit an den gesamten Vertragsinhalt gebunden.

Die BRK beschreibt und regelt die Menschenrechte aus der Perspektive von Menschen mit Behinderungen. Sie führt keine neuen Menschenrechte ein, sondern baut auf der 1948 verkündeten Allgemeinen Erklärung der Menschenrechte der Vereinten Nationen, den völkerrechtlich verbindlichen internationalen Pakten über bürgerliche und politische Rechte (Zivilpakt – IpbpR) bzw. über wirtschaftliche, soziale und kulturelle Rechte (Sozialpakt – IpwskR) von 1966 sowie weiteren UN-Menschenrechtskonventionen wie dem Übereinkommen zur Beseitigung jeder Form der Diskriminierung der Frau und dem Übereinkommen über die Rechte des Kindes auf.

## 24.1   Folgen für die deutsche Rechtsordnung

Welche Rechtsfolgen sich für die deutsche Rechtsordnung aus der Behindertenrechtskonvention ergeben, muss für jeden einzelnen Artikel der BRK im Vergleich mit dem geltenden deutschen Recht geprüft werden. Dabei ist besonderes Augenmerk darauf zu richten, welche konkreten völkerrechtlichen Verpflichtungen die einzelnen Artikel der BRK enthalten.

Zum völkerrechtlich unverbindlichen Teil der Konvention gehört die aus insgesamt 25 Regelungen bestehende *Präambel*, die bereits konkrete Hinweise zum Sinn und zum Zweck der Behindertenrechtskonvention benennt und den Gesamtkontext der Menschenrechte beschreibt, in den die Konvention eingebettet ist.

## 24.2   Aufbau der Behindertenrechtskonvention

Die Konvention ist wie folgt aufgebaut: Die ersten vier Artikel enthalten eine Beschreibung des Zwecks des Übereinkommens (Art. 1), eine Definition wichtiger Begriffe, die in der Konvention zur Anwendung kommen (Art. 2), allgemeine Grundsätze (Art. 3) und allgemeine Verpflichtungen der Vertragsstaaten (Art. 4). Dem schließt sich Art. 5 (Gleichberechtigung und Nichtdiskriminierung) an, der auf alle Menschenrechte ausstrahlt und deshalb an herausragender Stelle platziert ist. Die Art. 6 und 7 heben hervor, dass Frauen und Kinder aus menschenrechtlicher Sicht besonderen Schutz benötigen. Die Art. 8 (Bewusstseinsbildung und Art. 9 (Zugänglichkeit) machen deutlich, dass es ein besonderes Anliegen des Übereinkommens über die Rechte von Menschen mit Behinderungen ist, einen Beitrag dazu zu leisten, dass Vorurteile gegenüber Menschen mit Behinderungen abgebaut und Barrieren beseitigt werden.

Die eigentlichen Menschenrechte wie das Recht auf Leben (Art. 10), der Schutz der Unversehrtheit der Person (Art. 17) oder das Recht auf Gesundheit (Art. 25) sind in den Artikeln 10–30 geregelt. Artikel 31 verpflichtet die Vertragsstaaten zur Sammlung von Informationen (Statistik und Datensammlung). Die Artikel 32–40 enthalten Regelungen über die Umsetzung der Behindertenrechtskonvention auf internationaler Ebene und die Artikel 41 – 50 regeln Formalien wie die Verwahrung der Konvention bei den Vereinten Nationen, das Inkrafttreten und den Hinweis in Art. 50, dass »der arabische, der chinesische, der englische, der französische, der russische und der spanische Wortlaut dieses Übereinkommens gleichermaßen verbindlich sind«. Die amtliche deutsche Übersetzung der BRK (vgl. BR-Drs,

760/08) zählt nicht zu den offiziell anerkannten Amtssprachen der Vereinten Nationen. Im Zweifel gilt deshalb der englische Wortlaut der BRK, der ebenfalls in der BR-Drs. 760/08 abgedruckt ist.

## 24.3 Zweck und Ziel der Behindertenrechtskonvention

Welche konkreten Rechtsfolgen ergeben sich aus der Behindertenrechtskonvention für die deutsche Rechtsordnung und damit auch für das deutsche Behindertenrecht? Wie bei allen Gesetzen empfiehlt es sich, zunächst einen Blick auf Zweck und Ziel der Behindertenrechtskonvention zu werfen, bevor einzelne Artikel ausgelegt und mit den zurzeit geltenden deutschen Gesetzen verglichen werden.

Das Übereinkommen der Vereinten Nationen über die Rechte von Menschen mit Behinderungen ist der erfolgreiche Versuch, Menschen mit Behinderungen als vollwertige Bürger ihres jeweiligen Landes zu beschreiben und sichtbar zu machen. Nach den neuesten Schätzungen der Weltgesundheitsorganisation (WHO) sind etwa 1 Milliarde Menschen behindert, d. h. 15 % der Weltbevölkerung, die auf etwa 7 Milliarden Menschen geschätzt wird (WHO – World Report on Disability 2011, Vorwort, xi). Der Text der Behindertenrechtskonvention wurde im Januar 2004 in einer Arbeitsgruppe der Vereinten Nationen unter Beteiligung der führenden Weltverbände für Menschen mit Behinderungen (Weltblindenverband, Weltgehörlosenverband, Inclusion International u. a.) vorbereitet. In diesen Beratungen wurde vor allem kritisiert, dass eine Behinderung als *Defizit* eines Menschen angesehen wird. Stattdessen wurde gefordert, Menschen mit Behinderungen als Inhaber aller Menschenrechte auszuweisen. Der von den Vereinten Nationen berufene Vorsitzende der Arbeitsgruppe, Don Mc Kay, Botschafter Neuseelands bei den Vereinten Nationen, fasste dies wie folgt zusammen: »Disability is no longer a matter of charity, but a matter of human rights.«

Die wichtigsten Ziele der Behindertenrechtskonvention sind:

- uneingeschränkte Bürgerrechte für alle Menschen mit Behinderungen,
- Selbstbestimmung und Autonomie,
- Teilhabe am gesellschaftlichen Leben in der Form von Inklusion,
- Barrierefreiheit und Nachteilsausgleich,
- Schutz vor Diskriminierung,
- Ersetzung besonderer Wohn- und Lebensformen durch normale Lebensbedingungen mitten in der Gesellschaft.

Der Gedanke der Selbstbestimmung und der Inklusion durchzieht die Behindertenrechtskonvention wie ein roter Faden: Der behinderte Mensch soll selbst entscheiden und bestimmen dürfen, wie er sein Leben gestalten möchte, und er soll das Recht und die Möglichkeit haben, von Anfang an mitten in der Gesellschaft zu leben und zu wohnen (Art. 19 BRK), beschult zu werden (Art. 24 BRK), zu arbeiten (Art. 27 BRK) usw. Jede Form der Institutionalisierung der Behindertenhilfe oder der Sonderbehandlung wird abgelehnt, wenn sie von einem behinderten Menschen nicht ausdrücklich gewünscht wird.

477

# 24.4 Einzelne Artikel der Behindertenrechtskonvention

Ausgehend von diesen Grundüberlegungen sind aus der Perspektive der Gesundheitsversorgung und der Medizin vor allem die nachfolgend zusammengefassten Artikel der BRK von besonderer Bedeutung:

## 24.4.1 Begriff der Behinderung und Definition von Menschen mit Behinderungen (Präambel unter Ziffer e) und Art. 1 Satz 2 BRK)

Nicht nur in der Arbeitsgruppe der Vereinten Nationen, sondern auch in dem zwischen 2004 und 2006 regelmäßig tagenden Ad hoc-Komitee zur Weiterentwicklung des Textes der BRK wurde lange um eine Definition der Behinderung gerungen. Man verständigte sich darauf, den Begriff nicht festzuschreiben, sondern ihn »in der Erkenntnis, dass das Verständnis von Behinderung sich ständig weiter entwickelt«, lediglich in der Präambel der BRK zu verankern und auszuführen, »dass Behinderung aus der Wechselwirkung zwischen Menschen mit Beeinträchtigungen und einstellungs- und umweltbedingten Barrieren entsteht, die sie an der vollen, wirksamen und gleichberechtigten Teilhabe an der Gesellschaft hindern.«

Kennzeichnend für die Menschen, die von der BRK erfasst werden, ist also eine Beeinträchtigung, die sich deshalb negativ auf die Lebensbedingungen eines Menschen auswirkt, weil dieser auf Hindernisse (Barrieren) unterschiedlichster Art trifft. Insofern empfiehlt es sich, in Zukunft von »Menschen mit Beeinträchtigungen« bzw. »behinderten Menschen« und nicht mehr von »Menschen mit Behinderungen« zu sprechen. Obwohl die in der Präambel der BRK verankerte Definition der Behinderung

– wie ausgeführt – rechtlich unverbindlich ist, erhält sie rechtliche Relevanz durch die Umschreibung des »Menschen mit Behinderung« in Art. 1 Satz 2 BRK, denn in dieser völkerrechtlich verbindlichen Vorschrift heißt es: »Zu den Menschen mit Behinderungen zählen Menschen, die langfristige körperliche, seelische, geistige oder Sinnesbeeinträchtigungen haben, welche sie *in Wechselwirkung mit verschiedenen Barrieren* an der vollen, wirksamen und gleichberechtigten Teilhabe an der Gesellschaft hindern können.«

Dies wirft die Frage auf, ob der in der deutschen Rechtsordnung zur Anwendung kommende Begriff der Behinderung in Einklang steht mit der Neudefinition des behinderten Menschen in Art. 1 BRK.

Maßgeblich ist in sofern vor allem § 2 SGB IX, wonach »Menschen behindert sind, wenn ihre körperliche Funktion, geistige Fähigkeit oder seelische Gesundheit mit hoher Wahrscheinlichkeit länger als sechs Monate von dem für das Lebensalter typischen Zustand abweichen und daher ihre Teilhabe am Leben in der Gesellschaft beeinträchtigt ist«. In der Kommentarliteratur zu § 2 SGB IX wird einhellig die Auffassung vertreten, dass die Formulierung des § 2 Abs. 1 SGB IX auf die Internationale Klassifikation der Funktionsfähigkeit (Functioning), Behinderung (Disability) und Gesundheit (Health) (ICF 2001) zurückzuführen ist. Damit kann die Behinderung anders als in dem in Deutschland jahrzehntelang vorherrschenden Krankheitsfolgenkonzept »nicht mehr allein als persönliche Eigenschaft verstanden werden. Es handelt sich bei der Behinderung um ein soziales Verhältnis zwischen behindertem Menschen und Umwelt« (*Felix Welti* in HK-SGB IX Handkommentar zum Sozialgesetzbuch IX, 3. Auflage 2010, § 2 Rn. 20). Dem ist grundsätzlich zuzustimmen. Problematisch ist allerdings das in

§ 2 Abs. 1 SGB IX genannte Kriterium des Abweichens »von dem für das Lebensalter typischen Zustand.«

Wer legt fest, welcher Zustand altersgemäß und typisch ist? Wer definiert den Standard, der maßgeblich sein soll für die Unterscheidung zwischen einem behinderten und einem nicht behinderten Menschen? Artikel 3 Absatz d) BRK geht von der »Unterschiedlichkeit von Menschen mit Behinderungen« aus und fordert die »Akzeptanz dieser Menschen als Teil der menschlichen *Vielfalt* und der Menschheit«. Es bedarf deshalb einer Weiterentwicklung des § 2 SGB IX in Anlehnung an die Ziffer e) der Präambel und Art. 1 Satz 2 BRK.

## 24.4.2 Recht auf Leben (Art. 10 BRK) und Schutz der Unversehrtheit (Art. 17 BRK)

Das medizinische Handeln in Deutschland ist geprägt von der Verpflichtung, das Leben eines Menschen zu schützen, ihn vor Krankheiten zu bewahren und alles medizinisch Erforderliche zu leisten, um das körperliche und seelische Wohlergehen eines Menschen (wieder-)herzustellen. Rechtlich stützt sich diese Verpflichtung insbesondere auf Art. 2 Abs. 2 des Grundgesetzes. Die Art. 10 und 17 BRK verfolgen den gleichen Zweck wie Art. 2 Abs. 2 GG und machen deshalb keine Veränderungen in der deutschen Gesetzgebung erforderlich.

## 24.4.3 Gesundheit (Art. 25 BRK)

Die Behindertenrechtskonvention enthält in Art. 25 eine ausführliche Umschreibung des Rechts auf Gesundheit. Zum rechtlichen Verständnis und zur Anwendung dieses Artikels sind folgende völkerrechtliche Hinweise notwendig:

Zunächst muss geprüft werden, welche konkreten Verpflichtungen die Regelung des Art. 25 enthält. Einige Artikel der Behindertenrechtskonvention beschränken sich darauf, ausschließlich Verpflichtungen der Vertragsstaaten zu regeln, verleihen also keine Menschenrechte, die *individuell* von Menschen mit Behinderungen geltend gemacht werden können. Ein Beispiel für eine derartige Staatenverpflichtung ist Art. 8 BRK (Bewusstseinsbildung). Diese Vorschrift regelt, dass sich »die Vertragsstaaten verpflichten, sofortige, *wirksame und geeignete Maßnahmen* zu ergreifen, um in der gesamten Gesellschaft das Bewusstsein für Menschen mit Behinderungen zu schärfen und die Achtung ihrer Rechte und ihrer Würde zu fördern.« Demgegenüber befinden sich in der BRK auch mehrere Artikel, die als individuelle Menschenrechte ausgestaltet sind. Charakteristisch ist in derartigen Fällen die Formulierung: *Jeder Mensch hat das Recht...* Beispiele: »Die Vertragsstaaten bekräftigen, dass *jeder Mensch* ein angeborenes Recht auf Leben hat« (Art. 10 BRK). »*Jeder Mensch mit Behinderungen* hat gleichberechtigt mit anderen das Recht auf Achtung seiner körperlichen und seelischen Unversehrtheit« (Art. 17 BRK).

Insbesondere hinsichtlich dieser auf den einzelnen Menschen mit Behinderungen bezogenen Menschenrechte stellt sich in der Praxis die Frage, ob sie aufgrund der von Deutschland vollzogenen Ratifikation der BRK ohne Vorbehalt *unmittelbar* gelten. Auch diese Frage lässt sich nicht einheitlich beantworten. Die herrschende Meinung im Völkerrecht vertritt die Auffassung, dass »eine Norm dann als *unmittelbar anwendbar*« bezeichnet werden kann, »wenn und soweit sie für ihre Anwendung nicht von dem Erlass von Durchführungsvorschriften abhängt« (*Rudolf Geiger,* Grundgesetz und Völkerrecht mit Europarecht, München, 5. Auflage 2010, § 34 I 1). Ob sie darüber hinaus dem Menschen mit Behinderungen ein sofort einklagbares subjektives Recht gewährt, hängt vom jeweiligen Inhalt des einzelnen Artikels ab, insbesondere davon, ob er inhaltlich so klar bestimmt ist, dass sich der einzelne vor Behörden und Gerichten ohne Umschweife auf sein in dem jeweiligen Artikel geregeltes Recht berufen kann (»*self executive rights*«).

Unbestritten ist dies für die klassischen *Freiheitsrechte* wie das Recht auf Leben (Art. 10 BRK), das Recht auf Unversehrtheit der Person (Art. 17 BRK) oder das Recht der freien Meinungsäußerung (Art. 21 BRK), die schon im Zivilpakt der Vereinten Nationen von 1966 geregelt und inhaltlich weitgehend identisch mit den Grundrechten des Grundgesetzes der Bundesrepublik Deutschland sind (vgl. Art. 2 und Art. 5 GG).

Besonderheiten gelten für die wirtschaftlichen, sozialen und kulturellen Rechte, zu denen das Recht auf Gesundheit (Art. 25 BRK) zählt. Hier regelt Art. 4 Abs. 2 BRK in direkter Anlehnung an den Sozialpakt der Vereinten Nationen von 1966, dass sich jeder Vertragsstaat hinsichtlich dieser Rechte verpflichtet, unter *Ausschöpfung seiner verfügbaren Mittel ...* Maßnahmen zu treffen, um *nach und nach* die volle Verwirklichung dieser Rechte zu erreichen (sog. Progressionsvorbehalt). Die Vertragsstaaten müssen also die wirtschaftlichen, sozialen und kulturellen Rechte nicht sofort umsetzen, und die ärmeren Länder müssen nicht dieselben finanziellen Mittel zur Umsetzung dieser Rechte aufbringen wie die wohlhabenden Industrienationen. Allerdings enthält der letzte Halbsatz des Art. 4 Abs. 2 BRK im Vergleich mit dem Sozialpakt von 1966 die Einschränkung, dass es »Verpflichtungen aus diesem Abkommen« (Anm.: der BRK) gibt, die »nach dem Völkerrecht *sofort anwendbar* sind«, d. h., die im Ergebnis bewirken, dass sich Menschen mit Behinderungen auch auf einzelne wirtschaftliche, soziale oder kulturelle Rechte *sofort* berufen können. Unter welchen Voraussetzungen diese sofortige Wirkung eintritt, ist dem Wortlaut des Art. 4 Abs. 2 letzter Halbsatz BRK nicht

zu entnehmen. Unstreitig ist jedoch, dass ein in der BRK geregeltes wirtschaftliches, soziales oder kulturelles Recht sofort anwendbar ist, wenn es als subjektives Menschenrecht gestaltet, inhaltlich zur sofortigen Anwendung geeignet und klar bestimmt (*self executive*) ist und die Verweigerung der sofortigen Anwendung des Rechts den Tatbestand der Diskriminierung (vgl. dazu Art. 2 Abschnitt 3 und 4; Art. 3 b) und Art. 5 BRK) erfüllt.

Überträgt man diese Grundsätze auf Art. 25 BRK (Gesundheit), so zeigt sich zunächst, dass diese Vorschrift als subjektives Recht ausgestaltet ist, denn in Satz 1 heißt es, dass »die Vertragsstaaten das *Recht von Menschen mit Behinderungen* auf das erreichbare Höchstmaß an Gesundheit ohne Diskriminierung aufgrund von Behinderung anerkennen« und dass die Vertragsstaaten verpflichtet sind, »Menschen mit Behinderungen eine unentgeltliche oder erschwingliche Gesundheitsversorgung in derselben Bandbreite, von derselben Qualität und auf demselben Standard zur Verfügung zu stellen wie anderen Menschen« (Art. 25 a). Zusätzlich müssen die Vertragsstaaten Gesundheitsleistungen anbieten, die von Menschen mit Behinderungen »speziell wegen ihrer Behinderungen benötigt werden« (Art. 25 b).

Vergleicht man die Kernaussagen des Art. 25 mit den insbesondere im Sozialgesetzbuch V (Gesetzliche Krankenversicherung) enthaltenen Regelungen der Gesundheitsversorgung, so zeigt sich, dass die gesetzlichen Verpflichtungen, denen Krankenkassen, Ärzte, ärztliches Personal usw. in Deutschland unterliegen, weitgehend den Anforderungen des Art. 25 entsprechen. Zwar enthält das SGB V nicht die Zielvorgabe des »erreichbaren *Höchstmaßes* an Gesundheit ohne Diskriminierung«, § 2 Abs. 1 Satz 3 SGB V sieht jedoch vor, dass »Qualität und Wirksamkeit der Leistungen dem allgemeinen anerkannten Stand der medizinischen Erkenntnisse zu entsprechen und den medizinischen Fortschritt zu berücksichtigen haben«, wobei – vgl. § 2 a SGB V –, »den besonderen Belangen behinderter und chronischer kranker Menschen Rechnung zu tragen ist.« Darüber hinaus gilt gem. § 11 Abs. Satz 3 SGB V, dass Leistungen zur medizinischen Rehabilitation, die notwendig sind, um eine Behinderung oder Pflegebedürftigkeit abzuwenden, zu beseitigen, zu mindern, auszugleichen, ihre Verschlimmerung zu verhüten oder ihre Folgen zu mindern, unter Beachtung des Neunten Buches SGB IX erbracht werden, d.h. insbesondere unter Berücksichtigung der in § 26 SGB IX umfassend geregelten Leistungen zur medizinischen Rehabilitation. Damit ist weitgehend sichergestellt, dass behinderte Menschen in Deutschland, die gesetzlich krankenversichert sind, Leistungen erhalten, die den Voraussetzungen des Art. 25 BRK genügen. Dies gilt auf den ersten Blick auch für nicht versicherte behinderte Menschen. Zum einen, weil in diesem Fall gem. § 264 SGB V die Krankenkasse für Arbeits- und Erwerbslose die Krankenbehandlung übernehmen *kann* oder der Träger der Sozialhilfe gemäß § 48 SGB XII verpflichtet ist, Krankenbehandlung entsprechend der in den §§ 27 bis 43 b SGB V enthaltenen Regelungen zu leisten; zum anderen, weil der Träger der Sozialhilfe gem. § 54 Abs. 1 Satz 2 SGB XII für behinderte Menschen mit Anspruch auf Eingliederungshilfe (§§ 53 ff. SGB XII) Leistungen zur medizinischen Rehabilitation erbringen muss, die jeweils mit den Rehabilitationsleistungen der gesetzlichen Krankenversicherung deckungsgleich sind. Ein zweiter Blick auf das Leistungsrecht zeigt allerdings, dass dies zu Leistungslücken führen kann, wenn das SGB V keine volle Abdeckung der individuell erforderlichen Leistungen vorsieht oder der Gesetzgeber – vgl. dazu als Beispiel das GKV-Modernisierungsgesetz – den Leistungskatalog des SGB V einschränkt oder die Zuzahlungsregelungen ausweitet. Während § 38 Abs. 2 BSHG in der Fassung vom 23. 3. 1994 noch die

Auffangfunktion der Sozialhilfe berücksichtigte und Regelungen enthielt, nach denen es dem Träger der Sozialhilfe möglich war, Zuzahlungen für den Hilfebedürftigen zu leisten oder im Einzelfall weitere Leistungen, z. B. nicht verschreibungspflichtige Arzneimittel oder Sehhilfen, zu übernehmen, sieht das im SGB XII geregelte neue Sozialhilferecht in der Vorschrift des § 48 SGB XII entsprechende Öffnungsklauseln nicht mehr vor. Zwar hat das Bundessozialgericht versucht, die Folgen der restriktiven Anpassung des Leistungsrahmens der Sozialhilfe an die Leistungspflichten der gesetzlichen Krankenversicherung abzumildern, indem es z. B. entschieden hat, dass Batterien für ein Hörgerät, die von der gesetzlichen Krankenkasse nicht finanziert werden, gem. § 10 Abs. 3 Satz 1 der Eingliederungshilfeverordnung als Leistung der Eingliederungshilfe zu übernehmen sind (Urteil vom 19. 5. 2009 – B 8 SO 32/07 R); aus der Praxis wird jedoch berichtet, dass z. B. behinderte Menschen, die in vollstationären Einrichtungen der Behindertenhilfe leben, Teile ihres Barbetrags gemäß § 27 b SGB XII verwenden müssen, um nicht verschreibungspflichtige Arzneimittel oder spezielle Hilfsmittel einkaufen bzw. Betriebsmittelkosten finanzieren zu können. Soweit die Gefahr besteht, dass nicht versicherte behinderte Menschen auf diese Weise nicht nur unzureichend versorgt, sondern aufgrund ihrer Beeinträchtigung im Verhältnis zu Personen, die keine oder nur geringe Mittel für ihre Gesundheit aufbringen müssen, auch ungleich behandelt werden, könnte eine Verletzung des Art. 25 BRK vorliegen, und zwar deshalb, weil das Menschenrecht auf Gesundheit ein Recht »auf das erreichbare Höchstmaß an Gesundheit *ohne Diskriminierung*« garantiert, und der Tatbestand der Diskriminierung in der Behindertenrechtskonvention sehr weit gefasst ist: Art. 5 Abs. 2 BRK verpflichtet die Vertragsstaaten, *jede* Diskriminierung aufgrund von Behinderung zu *verbieten* und Art. 2 Abschnitt 3 BRK beschreibt als Diskriminierung aufgrund von Behinderung bereits »*jede* Unterscheidung, Ausschließung oder Beschränkung aufgrund von Behinderung, die zum Ziel oder zur Folge hat, dass das auf die Gleichberechtigung mit anderen gegründete Anerkennen, Genießen oder Ausüben aller Menschenrechte und Grundfreiheiten im politischen, wirtschaftlichen, *sozialen,* kulturellen, bürgerlichen oder jedem anderen Bereich beeinträchtigt oder vereitelt wird«.

Hinzuweisen ist darauf, dass die BRK in Art. 25 nicht nur zur Gleichbehandlung behinderter und nicht behinderter Menschen im Bereich der gesundheitlichen Versorgung verpflichtet, sondern den Vertragsstaaten darüber hinaus vorschreibt, dass sie »die Gesundheitsleistungen anbieten, die von Menschen mit Behinderungen speziell wegen ihrer Behinderung benötigt werden« (Art. 25 b). Darin liegt keine unangemessene Bevorzugung dieses Personenkreises gegenüber Menschen, die auf derartige Leistungen nicht angewiesen sind, denn gemäß Art. 5 Abs. 4 BRK »gelten besondere Maßnahmen, die zur Beschleunigung oder Herbeiführung der tatsächlichen Gleichberechtigung von Menschen mit Behinderungen erforderlich sind, nicht als Diskriminierung im Sinne dieses Übereinkommens«.

Welche Relevanz das Tatbestandsmerkmal der Diskriminierung gerade für das Recht auf Gesundheit gemäß Art. 25 BRK hat, zeigt auch Art 25 e) BRK, wonach »die Vertragsstaaten die Diskriminierung von Menschen mit Behinderungen in der Krankenversicherung ... verbieten, soweit eine solche Versicherung nach innerstaatlichem Recht zulässig ist«. Sollten also Krankenkassen einer Person die Mitgliedschaft aufgrund ihrer Behinderung verweigern, so ist Art. 25 e) BRK verletzt mit der Folge, dass die betroffene Person die sofortige Aufnahme in die Krankenversicherung »zu fairen und angemessenen Bedingungen« (vgl. Art. 25 e) 2. Halbsatz BRK) einklagen kann.

## 24.4.4 Habilitation und Rehabilitation (Art. 26 BRK)

Im Vergleich mit Art. 25 (Gesundheit) enthält Art. 26 (Habilitation und Rehabilitation) kein subjektives Menschenrecht, sondern die Verpflichtung der Vertragsstaaten, (1) »wirksame und geeignete Maßnahmen ... zu treffen, um Menschen mit Behinderungen in die Lage zu versetzen,

- ein Höchstmaß an Unabhängigkeit,
- umfassende körperliche, geistige, soziale und berufliche Fähigkeiten sowie
- die volle Teilhabe an allen Aspekten des Lebens zu erreichen und zu bewahren.

Art. 26 weist damit eine große Nähe zu den Regelungen der Teilhabe im Sozialgesetzbuch Neuntes Buch (SGB IX) auf, denn insbesondere § 4 SGB IX (Leistungen zur Teilhabe), der aufgrund des Verweises in § 53 Abs. 4 SGB XII auf die Vorschriften des Neunten Buches (SGB IX) direkt auf die Leistungen der Eingliederungshilfe für behinderte Menschen Anwendung findet, enthält in Nr. 4 die Zielvorgabe, dass die »Leistungen der Teilhabe die notwendigen Sozialleistungen umfassen, um unabhängig von der Ursache der Behinderung die *persönliche Entwicklung* ganzheitlich zu fördern *und* die Teilhabe am Leben in der Gesellschaft sowie eine *möglichst selbständige und selbstbestimmte Lebensführung* zu ermöglichen oder zu erleichtern.«

Art. 26 Abs. 1 BRK will bewirken, dass die in Art. 3 BRK geregelten *allgemeinen Grundsätze* der Behindertenrechtskonvention verwirklicht werden, die »dem Menschen innewohnende Würde, seine individuelle Autonomie, einschließlich der Freiheit, eigene Entscheidungen zu treffen, sowie seine *Unabhängigkeit*« zu achten (Art. 3 a) BRK) und »die volle und wirksame Teilhabe an der

Gesellschaft und Einbeziehung in die Gesellschaft« sicherzustellen (Art. 3 c) BRK).

Die Unabhängigkeit eines behinderten Menschen steht in Art. 3 a) BRK mit der dem Menschen innewohnenden Würde und seiner individuellen Autonomie auf einer Stufe. Dies macht deutlich, dass die Vereinten Nationen vor allem danach streben, den behinderten Menschen mit Hilfe von Maßnahmen der Habilitation und Rehabilitation durch die Vertragsstaaten so fördern zu lassen, dass er den Platz eines gleichberechtigten – in seiner Individualität geachteten – *Bürgers* seines Landes einnehmen kann und als unabhängiger Bürger wahrgenommen wird.

Die Behindertenrechtskonvention definiert auf diese Weise Sinn und Zweck von Habilitation und Teilhabe wesentlich pronuncierter als das SGB IX, denn § 1 SGB IX gibt zwar »Selbstbestimmung und Teilhabe am Leben in der Gesellschaft« als Ziel des SGB IX vor; beschränkt sich jedoch darauf, die Selbstbestimmung und gleichberechtigte Teilhabe am Leben in der Gesellschaft »zu fördern« und verzichtet auf den Begriff des Höchstmaßes an Unabhängigkeit, obwohl dieser Begriff in der deutschen Behindertenhilfe nicht unbekannt ist. So heißt es z. B. schon im Ersten Bericht der Bundesregierung über die Lage der Behinderten und die Entwicklung der Rehabilitation vom 4. 4. 1984 (BT-Drs. 10/1233): »Unter Rehabilitation im weitesten Sinne werden … alle Vorgänge, Leistungen, Hilfen und Gestaltungen von Lebensumständen verstanden, die … auf die Eingliederung der Behinderten und von Behinderung Bedrohten ins Arbeitsleben und in die Gesellschaft insgesamt gerichtet sind (Ziffer 5). Im Vordergrund steht dabei das Bemühen, im Rahmen des Möglichen jedem Behinderten *ein Höchstmaß an Förderung* zu seiner Eingliederung in die Gesellschaft zukommen zu lassen« (Ziffer 6).

Sollte das SGB IX novelliert werden, empfiehlt es sich, die Vorgaben des Art. 26 BRK zu berücksichtigen. Dazu zählt auch, dass

die Vertragsstaaten gemäß Art. 26 Abs. 1 Satz 1 BRK verpflichtet sind, Maßnahmen der Habilitation und Rehabilitation zu treffen, die Unterstützungsleistungen »durch andere Menschen mit Behinderungen« vorsehen. Dieser sogenannte *peer support* (so der englische Begriff im Originaltext der BRK) wird im deutschen Behindertenrecht kaum berücksichtigt. Dies bedarf der Nachbesserung, denn es sind oft die behinderten Menschen selbst, die aufgrund eigener Habilitations- und Rehabilitationserfahrungen als Experten in eigener Sache am besten beurteilen können, welche Maßnahmen und Hilfsmittel sich bewährt haben, welche Mängel aufgetreten sind und wie Ausstattung und Funktion »unterstützender Geräte und Technologien« (Art. 26 Abs. 3 BRK) verbessert werden können. Es sollte deshalb dafür Sorge getragen werden, dass behinderte Menschen stärker als bisher an den Entscheidungsprozessen im Bereich der Habilitation und Rehabilitation beteiligt werden. Ansätze dafür finden sich zwar im SGB IX (vgl. z. B. § 19 Abs. 1 Satz 3 SGB IX und § 21 Abs. 1 Nr. 4 SGB IX), werden aber in der Praxis bisher nur unzureichend umgesetzt.

Art. 26 BRK ist auch deshalb ein entscheidender Maßstab für die Weiterentwicklung des SGB IX, weil der Bereich der Habilitation und Rehabilitation in der Behindertenrechtskonvention sehr weit gefasst ist. Er umspannt nach Art. 26 Abs. 1 Satz 2 BRK »Habilitations- und Rehabilitationsdienste und -programme« *insbesondere* auf dem Gebiet der Gesundheit (vgl. dazu Art. 25 BRK), der Beschäftigung (vg. dazu Art. 27 BRK), der Bildung (vgl. dazu Art. 24 BRK) und der Sozialdienste (vgl. dazu Art. 19 b) und c) BRK). Damit zeigt sich auch an dieser Stelle eine Parallele zum Sozialgesetzbuch Neuntes Buch, das vor allem in den §§ 1 bis 25 gemeinsame bzw. übergreifende Vorschriften für die Leistungen zur medizinischen Rehabilitation (§§ 26 ff. SGB IX), die Leistungen zur Teilhabe am Arbeitsleben

(§§ 33 ff. SGB IX) und die Leistungen zur Teilhabe am Leben in der Gemeinschaft (§§ 55 ff. SGB IX) enthält. Allerdings schreibt Art. 26 a) BRK zusätzlich vor, dass die Habilitations- und Rehabilitationsleistungen und -programme »im frühestmöglichen Stadium einsetzen und auf einer *multidisziplinären Bewertung* der individuellen Bedürfnisse und Stärken beruhen«. Das SGB IX enthält dazu in § 10 lediglich die Regelung, dass die »beteiligten Rehabilitationsträger im Benehmen miteinander und in Abstimmung mit den Leistungsberechtigten die nach dem individuellen Bedarf voraussichtlich erforderlichen Leistungen funktionsbezogen feststellen«, lässt jedoch offen, welche fachlichen Disziplinen an der Feststellung des Bedarfs zu beteiligen sind. Der Gesetzgeber nimmt es auf diese Weise hin, dass z. B. im Bereich der Eingliederungshilfe ganz unterschiedliche Bedarfsfeststellungsverfahren unter Beteiligung unterschiedlich zusammengesetzter Berufsgruppen zur Anwendung kommen.

## Zusammenfassung

Das Recht der Gesundheit und der Rehabilitation in Deutschland muss nicht völlig neu gestaltet werden. Es entspricht in weiten Teilen den Anforderungen der Behindertenrechtskonvention. Insbesondere der neue Begriff der Behinderung in der Präambel der BRK, die Definition der Menschen mit Behinderungen in Art. 1 Satz BRK, das Recht auf Gesundheit (Art. 25 BRK), die umfassend angelegte Regelung von Habilitation und Rehabilitation (Art. 26 BK) und der alle Artikel der BRK überlagernde Grundsatz der Teilhabe (Inklusion) verpflichten jedoch dazu, die Sozialgesetzbücher V (Gesetzliche Krankenversicherung), IX (Rehabilitation und Teilhabe behinderter Menschen), XI (Soziale Pflegeversicherung) und XII (Sozialhilfe) in enger Anlehnung an die Vorgaben der Behindertenrechtskonvention weiterzuentwickeln.

*Anmerkung:* Dieses Kapitel wurde in der Funktion des Autors als Präsident von Inclusion International, London, verfasst.

## Literatur

Aichele V (2008) Die UN-Behindertenrechtskonvention und ihr Fakultativprotokoll. Ein Beitrag zur Ratifikationsdebatte, Deutsches Institut für Menschenrechte. Berlin, 5

Aichele V (2011) Die UN-Behindertenrechtskonvention in der Praxis. Eine Aufgabe für die Anwaltschaft. Die Rezeption menschenrechtlicher Normen durchsetzen, AnwBl 10, 729 – 733

Bielefeld H (2000) Zum Innovationspotential der Behindertenrechtskonvention, Deutsches Institut für Menschenrechte. Berlin, 6

Degener T (2003) Eine UN – Menschenrechtskonvention für Behinderte als Beitrag zur Ethischen Globalisierung, in: »Aus Politik und Zeitgeschichte«, Beilage zur Wochenzeitung »Das Parlament«, B 8 vom 17. Februar, 37 – 45

Degener T (2005) Antidiskriminierungsrechte für Behinderte. Ein globaler Überblick. ZaöRV 65, 887 – 935

Degener T (2009) Die UN – Behindertenrechts-konvention als Inklusionsmotor. RdJB 2, 200–219

Degener T (2009) Welche legislativen Herausfor-derungen bestehen in Bezug auf die nationale Implementierung der UN-Behindertenrechts-konvention in Bund und Ländern? Behinder-tenrecht 2, 34–52

Geiger R (2010) Grundgesetz und Völkerrecht mit Europarecht, 5. Auflage München

Kreutz M, Lachwitz K, Trenk-Hinterberger P (2013) Die UN – Behindertenrechtskonvention in der Praxis, Erläuterungen der Regelung und Anwendungsgebiete, Köln

Lachwitz K (2012) Auswirkungen des Art. 12 UN – Behindertenrechtskonvention (»Gleiche An-erkennung vor dem Recht«) auf das deutsche Geschäftsfähigkeits- und Betreuungsrecht, Überlegungen aus der Perspektive von Men-schen mit geistiger Behinderung, KJ 4, 384–403

Lachwitz K (2008) Die Behindertenrechtskonven-tion (BRK) der Vereinten Nationen befindet sich in der entscheidenden Phase! In Deutsch-land hat das Ratifikationsverfahren begonnen. RdLh 4, 183–187

Lachwitz K (2010) Impulse und Vorgaben der UN-Behindertenrechtskonvention für das Verhält-nis von Eingliederungshilfe und Pflege. Archiv für Wissenschaft und Praxis der Sozialen Arbeit 3, 64 – 70

Lachwitz K, Trenk-Hinterberger P (2010) Zum Einfluss der Behindertenrechtskonvention (BRK) der Vereinten Nationen auf die deutsche Rechtsordnung. Versuch einer Darstellung am Beispiel des Art. 19 BRK. RdLh 2, 45–52

Lachwitz K, Schellhorn W, Welti F (Hrsg.) (2010) HK – SGB IX Handkommentar zum Sozialge-setzbuch IX Rehabilitation und Teilhabe be-hinderter Menschen, 3. Auflage Köln

Masuch P (2011) Die UN – Behindertenrechts-konvention anwenden!, in Festschrift für Re-nate Jäger, Grundrechte und Solidarität. Durchsetzung und Verfahren. N.P. Engel, Kehl am Rhein, 245–263

Quinn G, Degener T (2002) Human Rights and Disability. The current use and future potential of United Nations human rights instruments in the context of disability, OHCHR, United Nations New York and Geneva

Riedel E (2010) Gutachten zur Wirkung der in-ternationalen Konvention über die Rechte von Menschen mit Behinderung und ihres Fakul-tativprotokolls auf das deutsche Schulsystem, erstattet für die Landesarbeitsgemeinschaft Ge-meinsam Leben, Gemeinsam Lernen NRW, Dortmund

Schneider J (2004) Die Justiziabilität wirtschaft-licher, sozialer und kultureller Menschenrech-te, Deutsches Institut für Menschenrechte, Ber-lin

# 25 Forensische Fragen und Probleme

*Frank Häßler*

## 25.1 Kriminologische Aspekte der Intelligenzminderung

Im Folgenden soll der Frage nachgegangen werden, ob die bei Menschen mit geistiger Behinderung häufiger auftretenden impulsiven und aggressiven Verhaltensweisen auch zu einer erhöhten Delinquenz führen. Hodgins (1992) untersuchte eine schwedische Geburtskohorte des Jahres 1953 (n = 15 117) und fand heraus, dass die Wahrscheinlichkeit einer gerichtlichen Verurteilung für geistig behinderte Männer dreimal höher und für geistig behinderte Frauen sogar viermal höher als für nicht Intelligenzgeminderte ist. Eine ähnliche Untersuchung an einer dänischen Totalpopulation (n = 300 000) über 43 Jahre zeigte vergleichbare Resultate (Hodgins et al. 1996). Intelligenzgeminderte Frauen und Männer, die stationär psychiatrisch behandelt worden waren, wiesen eine Risikorate für Straftaten von 6.9 und 5.5 auf. Auch wenn keine Aussagen über Ursachen und Wirkungen in diesen Studien getroffen wurden, verdeutlichen die Zahlen den Bedarf an geschulten Richtern und fachlich versierten Gutachtern, um den besonderen Bedürfnissen von geistig behinderten Rechtsbrechern gerecht werden zu können.

Nach zwei englischen Studien hatten 2–5 % aller geistig Behinderten in Cambridge und London als potentiell Verdächtige Kontakt mit der Polizei gehabt (Lyall et al., 1995, McNulty et al., 1995). Die Prävalenzraten geistig behinderter Strafgefangener in amerikanischen und englischen Gefängnissen liegen zwischen 0.2 und 9.5 % (Übersicht bei Murphy und Mason, 2004). Aufgrund der Einschränkungen sozialer, motorischer und sprachlicher Funktionen und der damit verbundenen restriktiven Teilhabe am gesellschaftlichen Zusammenleben von Menschen mit geistiger Behinderung werden Straftaten eher von leicht bis mittelschwer geistig Behinderten verübt.

Unsere Justiz und unser Rechtssystem sind wenig auf die besonderen Belange von Menschen mit geistiger Behinderung eingestellt. Das fängt bei Zeugen- und Beschuldigtenvernehmungen an und hört bei

Skandalurteilen gegenüber vermeintlichen Tätern mit einer geistigen Behinderung auf. Menschen mit geistiger Behinderung haben in der Regel keine Lobby und sind selbst nur in den wenigsten Fällen in der Lage, ihre Interessen adäquat zu artikulieren und zu vertreten. Leicht suggestibel lassen sie sich schnell einschüchtern und frustrieren, erkennen die Tragweite bestimmter Einlassungen nicht und können wegen häufig mangelnder Orientierung und Merkfähigkeit keine sie entlastenden Alibis liefern. Um »in Ruhe gelassen zu werden«, stimmen sie leichtfertig Vernehmungsprotokollen zu, die sie häufig gar nicht lesen bzw. deren Inhalt sie nicht verstehen können. Eigene Erfahrungen des Verfassers vor Gericht betreffen – glücklicherweise eher als Ausnahmen – auch unter Betreuung stehende geistig behinderte Zeugen und Angeklagte, die einerseits ohne Betreuungsbeistand der Befragungstortur ausgesetzt wurden und andererseits in ihren Aussagen als uneingeschränkt glaubwürdig eingeschätzt wurden.

Bezüglich spezieller Delikte herrschte lange Zeit die Auffassung vor, dass bei Brandstiftungen und Sexualstraftaten Menschen mit geistiger Behinderung überrepräsentiert sind. Im Folgenden soll deshalb auf diese beiden Delikte sowie auch noch dezidiert auf die Gewaltkriminalität eingegangen werden.

## 25.1.1 Brandstiftung

In einer eigenen Untersuchung auf der Basis einer retrospektiven Gutachtenanalyse fanden wir in Übereinstimmung mit der einschlägigen Literatur, dass 20 jugendliche Brandstifter häufig Anzeichen für organisch bedingte Funktionsstörungen im Sinne eines frühkindlichen Hirnschadens (45 %) aufwiesen, insbesondere Einmaltäter über nur unterdurchschnittliche intellektuelle Fähigkeiten verfügten, vor der Indextat in 35 % psychiatrische Hilfe in Anspruch genommen wurde, und sich bei 50 % in der Entwicklung

Symptome einer expansiven Störung des Sozialverhaltens zeigten (Häßler et al., 2000). Im Vergleich zweier norddeutscher Kohorten (je 20 Fälle aus Kiel und Rostock) wiesen jeweils 55 % eine unterdurchschnittliche Intelligenz (IQ unter 85) auf (Häßler et al., 2003). Die Aussagen sind in ihrer Verallgemeinerungswürdigkeit eingeschränkt, da die Ergebnisse keiner Gesamtpopulation von Brandstiftern gegenübergestellt werden konnten. Möglicherweise werden intelligenzgeminderte Brandstifter nur häufiger als normal intelligente begutachtet. In einer eigenen Gutachtenvergleichsanalyse wiesen 32,6 % der Brandstifter (n = 46), 4,7 % der Sexualstraftäter (n = 106) und 8,9 % der Tötungsdelinquenten (n = 56) einen IQ < 70 auf. Die Annahme, dass unter Brandstiftern häufiger geistig Behinderte vertreten sind, wird auch durch andere neuere Studienergebnisse bestätigt. In einer finnischen Studie hatten 27 % aller untersuchten intelligenzgeminderten Straftäter Brandstiftungen verübt (Männynsalo et al., 2008). Unter allen forensischen Patienten lag dieser Anteil aber nur bei 7 %.

## 25.1.2 Straftaten gegen die sexuelle Selbstbestimmung

Um überhaupt Aussagen zur Prävalenz von Intelligenzgeminderten unter den Sexualstraftätern zu machen, bedarf es zumindest einer psychometrischen Intelligenzmessung. Cantor et al. (2005) analysierten 99 Studien in einem Zeitraum von 70 Jahren mit insgesamt 7045 Sexualstraftätern, die sie 18 191 anderen Straftätern gegenüberstellten. Nur 20 dieser Studien enthielten überhaupt Aussagen über den Anteil intelligenzgeminderter Täter, der zwischen 0 und 34,4 % lag. In allen Studien mit einer Prävalenz über 7 % fehlten verlässliche Angaben zur IQ-Messung. In einer der wenigen Studien mit weiblichen Sexualstraftätern wiesen 26,7 % der insgesamt 15 Fälle eine geistige Behinderung auf (Lewis und Stanley, 2000). Nach neueren Erkenntnissen kristallisiert sich heraus, dass nicht die geistig Behinderten (IQ<70), sondern eher die Lernbehinderten (IQ 70–79) unter den Sexualstraftätern im Allgemeinen oder in speziellen Subgruppen wie extrafamiliären Kindesmissbrauchern, Inzesttätern, Vergewaltigern, Exhibitionisten und polymorph Perversen überrepräsentiert sind (Langevin und Curnoe, 2008). Geistig behinderte Straftäter machten in dieser Studie nur einen Anteil von 7,8 %, lernbehinderte Sexualstraftäter dagegen von 31 % aus, wobei Probanden mit einem IQ bis zu 84 eingeschlossen wurden. Bei den bisexuell Pädophilen lag der Anteil der geistig behinderten Straftäter mit 13,8 % am höchsten.

## 25.1.3 Gewaltkriminalität

Während intelligenzgeminderte Männer ein 1,6-fach höheres Risiko hatten, ein Tötungsdelikt zu begehen, betrug dieses bei Frauen sogar das 7-Fache (Tiihonen et al., 1993). In mehreren Studien lag der Anteil von Tötungsdelinquenten innerhalb der geistig behinderten Täter zwischen 15,5 und 16 % (Inada et al., 1995; Dwyer und Frierson, 2006, Männynsalo et al., 2008). Diese Zahlen lassen aber noch keine generelle Schlussfolgerung auf die Häufigkeit der von geistig behinderten Tätern begangenen Tötungsdelikte zu. Dwyer und Frierson (2006) fanden aber auch unter wegen Mordes Angeklagten 20 % mit einem IQ von unter 70, was zumindest eine erhöhte Aggressivität, die bei intelligenzgeminderten Menschen häufig zu beobachten ist, als Voraussetzung zu solch einer Tat unterstreicht.

## 25.2    Forensische Relevanz

### 25.2.1 Strafrecht

Unter forensischen Gesichtspunkten geht es darum, ab wann Intelligenzminderung das Eingangsmerkmal des Schwachsinns erfüllt und damit die Voraussetzung für eine verminderte oder gar aufgehobene Einsichts- und/oder Schuldfähigkeit vorliegt (vgl. Häßler, 2011). Davon abgegrenzt werden muss eine intellektuelle Minderbegabung als ein kriminelle Verhaltensstile begünstigender Faktor. Somit wird eine Grenzziehung im Sinne einer Eingangsschwelle benötigt.

Mit Blick auf die forensische Praxis ist unter allgemeinen Gesichtspunkten zu relativieren, dass die *Bestimmung des IQ als Ergänzung zur Syndrombeschreibung für* *die Eingrenzung der leichten Intelligenzminderung allein ausreicht.* Soweit es um die Bedeutung des im Einzelfall gemessenen IQ im Sinne einer Pseudoexaktheit geht, müssen das Wissen um die Schwankungen des Intelligenzgrades über die Lebenszeit hinweg und die Abhängigkeit des Messergebnisses von den verschiedensten Einflussfaktoren (Tageszeit, Testwiederholung, Vigilanz, Motivation, beeinflussende Substanzen) kritisch berücksichtigt werden (Rösler, 1973).

Bezüglich der Problematik der forensischen Bedeutung des Eingangsmerkmals der Intelligenzminderung muss man primär davon auszugehen, dass es sich bei der *Intelligenzminderung um eine ebenso schwerwiegende wie komplexe Störung* handelt, die einerseits nicht nur über die Minderung der kognitiven Funktionen zu erfassen ist und andererseits nie allein als reaktiv-umweltbedingte Störung verstanden werden kann. Sekundär muss berücksichtigt werden, dass im Rahmen des zu den Straftaten führenden Bedingungsgefüges bei geistig Behinderten *nicht der Intelligenztiefstand allein* berücksichtigt werden darf, sondern die Verflechtung mit häufig vorliegenden psychosozialen Risiken (Bindungsstörung, dissoziales Herkunftsmilieu, Gewalterfahrungen), die Ausprägung von Verhaltensstörungen, insbesondere von asozialen und aggressiven Zügen, das Ausmaß der unzureichenden sozialen Anpassung und Alkoholismus, wobei die Tatmotive der normalen Gewaltkriminalität ähnlich sind. Somit können andere Faktoren im Bedingungsgefüge krimineller Handlungen oft gegenüber dem Risiko der Intelligenzminderung deutlich überwiegen (Günter, 2004).

## Auswirkung der Intelligenzminderung auf die Verantwortungsreife und die Reife

Im § 3 JGG wird die strafrechtliche Verantwortlichkeit mit dem Geltungsbereich für Jugendliche zwischen 14 und 18 Jahren folgendermaßen definiert: »Ein Jugendlicher ist strafrechtlich verantwortlich, wenn er zum Zeitpunkt der Tat nach seiner sittlichen und *geistigen Entwicklung* reif genug ist, das Unrecht der Tat einzusehen und nach dieser Einsicht zu handeln.« Expressis verbis wird im § 3 JGG also die Einschätzung der geistigen Reife gefordert, die mittels der erwähnten diagnostischen Schritte und Verfahren erfolgen sollte. Dabei kommt es aber nicht allein auf die Bestimmung des IQ an, sondern auch auf die Alltagsbewältigung, die dazu eingesetzten Strategien und das individuelle Repertoire von Handlungsalternativen.

Die Verneinung der Verantwortungsreife kommt nur für aufholbare, d. h. temporäre Entwicklungsverzögerungen in Betracht, also nicht primär für Jugendliche mit einer geistigen Behinderung, die bei tat- und tatzeitbezogener Relevanz hinsichtlich ihrer de- oder exkulpierenden Wirkung eher gemäß §§ 20/21 StGB zu untersuchen ist. Wenngleich die Intelligenzminderung ein relativ stabiles individuelles Merkmal ist, unterliegt die Intelligenz, insbesondere in ihren Teilbereichen erheblichen Schwankungen, so dass partielle Entwicklungen durchaus möglich sind. Dies gilt insbesondere für Sexualstraftaten, die durch eine deutliche Diskrepanz zwischen biologischer und sozial-emotionaler Reife bedingt sein können. Dennoch sollte mit der Verneinung der Verantwortungsreife sehr restriktiv umgegangen werden, da die Realisierung familienrechtlicher bzw. jugendhilflicher Maßnahmen alternativ zu juristischen Strafen, Weisungen etc. oft deutlich hinter den pädagogischen Erwartungen und damit ihrer kriminalpräventiven Effizienz zurückbleiben.

Die Reifebeurteilung ist in § 105 JGG für den Altersbereich 18–21 Jahre definiert: »Begeht ein Heranwachsender (18–21 Jahre) eine Verfehlung, …, so wendet der Richter die für einen Jugendlichen geltenden Vorschriften … an, wenn 1. die Gesamtwürdigung der Persönlichkeit des Täters bei Berücksichtigung auch der Umweltbedingungen ergibt, dass er zur Zeit der Tat nach seiner sittlichen und geistigen Entwicklung noch einem Jugendlichen gleichstand oder 2. es sich nach der Art, den Umständen und den Beweggründen der Tat um eine Jugendverfehlung handelt«. Auch hier geht es um die Anerkennung einer Reifeverzögerung und die Hervorhebung von Entwicklungskräften, die noch maßgeblich am Werk sind und eine Nachreifung wahrscheinlich erscheinen lassen. Da es sich bei einer geistigen Behinderung aber um ein persönlichkeitsimmanentes, (zeit-) stabiles Merkmal handelt, könnten intelligenzgeminderte Straftäter eher nach Erwachsenenstrafrecht als nach Jugendstrafrecht verurteilt werden, was mit dem Diskriminierungsverbot nicht vereinbar wäre.

## Auswirkung der Intelligenzminderung auf Einsichtsfähigkeit und Steuerungsfähigkeit

Diese Aspekte sind in den *§§ 20/21 StGB geregelt*. Vom Gesetzgeber und der höchstrichterlichen Rechtsprechung wird hinsichtlich des zweiten Schrittes im Rahmen der Beurteilung der Verantwortungsfähigkeit gefordert, dass *zuerst die Auswirkungen der psychischen Störung auf die Einsichtsfähigkeit und danach die Auswirkungen der Störung auf die Steuerungsfähigkeit zu diskutieren sind*, wobei die nachgewiesene Aufhebung der Einsichtsfähigkeit ebenso wie das Fehlen der Einsicht bei verminderter Einsichtsfähigkeit die Erörterung der Steuerungsproblematik erübrigt. *Verminderte Einsichtsfähigkeit und verminderte Steuerungsfähigkeit können nicht zugleich vorliegen* (BGH 17. 11. 94, Az: 4 StR 441/94; BGH 04. 11. 04, Az: 4 StR 388/04; BGH 28. 01. 05, Az: 2 StR 445/05).

Im § 17 StGB setzt der schuldausschließende Verbotsirrtum beim Fehlen der »Einsicht, Unrecht zu tun« voraus, dass der Täter diesen Irrtum nicht vermeiden konnte. Konnte er ihn vermeiden, kann Strafmilderung in Betracht kommen. In diesem Zusammenhang kommt es also lediglich auf das Fehlen der Einsicht, nicht aber auf die Gründe an, die dazu geführt haben. Eine Anwendung des § 21 StGB scheidet aus, wenn der Täter *trotz verminderter Einsichtsfähigkeit im konkreten Falle das Unerlaubte der Tat erkannt* hat und damit die Einsicht in das Unrecht der Tat gegeben war. Die Möglichkeit einer Anwendung des § 20 StGB bei Verminderung der Einsichtsfähigkeit kann aber dann in die Diskussion kommen, wenn im konkreten Falle die *Einsicht in das Unrecht der Tat gefehlt hat, dies aber dem Täter nicht vorzuwerfen* ist. Nur in den Fällen, in

denen die aus juristischer Sicht als erheblich bewertete Verminderung der Einsichtsfähigkeit mit dem *vorwerfbaren Fehlen der Einsicht* einhergeht, liegen Voraussetzungen für die Anwendung des § 21 StGB vor.

Aus diesen Differenzierungen ergibt sich als wesentliche Konsequenz für die Beurteilung der Problematik durch den Sachverständigen, dass im Rahmen der Systematik des Gutachtens strikt zwischen den Auswirkungen unterschieden werden muss, die die Störung auf die Einsichtfähigkeit einerseits und die Steuerungsfähigkeit andererseits gehabt haben können.

Prinzipiell – d. h. nicht nur für das Eingangsmerkmal der Intelligenzminderung – gilt, dass die Verminderung der Einsichtsfähigkeit allein weder eine Schuldminderung über die Anwendung des § 21 StGB begründet noch die Anordnung einer Maßregel bei Fortdauer einer aus der Störung resultierenden Gefährlichkeit erwirken kann. Es kommt speziell auf die tat- und tatzeitbezogene Einsicht an, die trotz verminderter Einsichtsfähigkeit fehlen oder vorhanden sein kann.

Nach Lammel (2007) lassen sich aus der Rechtsprechung charakteristische Sachverhalte, die den Umgang mit Personen mit Intelligenzminderungen vor Gericht und insbesondere die Sachverständigentätigkeit betreffen, zusammenfassen:

- Personen mit Intelligenzminderung können in einem Strafverfahren auch als Geschädigte in Erscheinung treten. Ist das der Fall, kann das die gutachtlich zu beantwortende Frage nach der Widerstandsunfähigkeit der oder des Betroffenen nach sich ziehen. Die Beantwortung dieser Frage ist kein Thema des Schuldfähigkeitsgutachtens über den Angeklagten.

- Hinsichtlich des Angeklagten sind die Diagnose, die Zuordnung der Störung zum Eingangsmerkmal der Intelligenzminderung und die Aussagen über die tatkausale Bedeutung der Störung nicht immer nachvollziehbar und bedürfen deshalb einer besseren Begründung.

- Die durch eine geistige Behinderung tatbezogen bewirkte Aufhebung der Einsichtsfähigkeit ist der kaum vorfindbare Ausnahmefall, der noch nachvollziehbar illustriert werden müsste.
- Die Aussage über eine störungsbedingte verminderte Einsichtsfähigkeit allein kann weder zur Feststellung verminderter Schuldfähigkeit gem. § 21 StGB noch zur Anordnung einer Unterbringung gem. § 63 StGB führen. Die Feststellung der tatbezogenen Einsicht fällt in die juristische Kompetenz.
- Wird aus gutachtlicher Sicht die Unterbringung einer Person mit Intelligenzminderung in den Maßregelvollzug in Erwägung gezogen, dann ist sehr kritisch zu prüfen, ob verminderte Steuerungsfähigkeit zum Tatzeitpunkt und andauernde Gefährlichkeit tatsächlich auf das Eingangsmerkmal der Intelligenzminderung reduziert werden können. In neun der von Lammel (2007) referierten zehn Fälle war es die erstinstanzliche Entscheidung über die Anordnung der Unterbringung, die zur erfolgreichen Revision führte, wobei diese nur in einem Fall durch die Staatsanwaltschaft eingereicht wurde, um eine Unterbringung zu erwirken, ansonsten aber auf die kritische Überprüfung der Unterbringungsanordnung orientiert werden musste.

In der Regel ist es also nur die verminderte Steuerungsfähigkeit, die die Feststellung einer verminderten Schuldfähigkeit gem. § 21 StGB nach sich ziehen kann.

Bei schwerster und schwerer Intelligenzminderung ist die Einsichtsfähigkeit, bei mittelgradiger Intelligenzminderung teils die Einsichtsfähigkeit und teils die Steuerungsfähigkeit und schließlich bei leichter Intelligenzminderung entweder die Einsichtsfähigkeit oder die Steuerungsfähigkeit

entweder vermindert oder aufgehoben. Die Intelligenzminderung allein führt also nicht oder selten zu einer verminderten oder aufgehobenen Steuerungsfähigkeit, diese wird eher durch andere der bereits erläuterten Faktoren (koinzidente psychische Störungen, Symptome wie Impulsivität oder organische Defizite und Erkrankungen sowie konstellative Alkohol-/Drogenbeeinflussung) bedingt. Eine Ausnahme könnte vorliegen, wenn bei generell vorliegender Einsichtsfähigkeit in das Unrecht der Tat die Steuerungsfähigkeit in einer komplexen Überforderungssituation tatbezogen vermindert oder gar aufgehoben ist.

## Auswirkung der Intelligenzminderung auf Maßregeln der Unterbringung nach den §§ 63 und 64 StGB

Diese Aspekte sind in den §§ 63 und 64 StGB geregelt. § 63 StGB betrifft die Unterbringung in einem psychiatrischen Krankenhaus: Hat jemand eine rechtswidrige Tat im Zustand der Schuldunfähigkeit (§ 20 StGB) oder der verminderten Schuldfähigkeit (§ 21 StGB) begangen, so ordnet das Gericht die Unterbringung in einem psychiatrischen Krankenhaus an, wenn die Gesamtwürdigung des Täters und seiner Tat ergibt, dass von ihm infolge seines Zustandes erhebliche rechtswidrige Taten zu erwarten sind und er deshalb für die Allgemeinheit gefährlich ist.

Im § 64 wird die Unterbringung in einer Entziehungsanstalt folgendermaßen bestimmt: Hat eine Person den Hang, alkoholische Getränke oder andere berauschende Mittel im Übermaß zu sich zu nehmen, und wird sie wegen einer rechtswidrigen Tat, die sie im Rausch begangen hat oder die auf ihren Hang zurückgeht, verurteilt oder nur deshalb nicht verurteilt, weil ihre Schuldunfähigkeit erwiesen oder nicht auszuschließen ist, so soll das Gericht die Unterbringung in einer Entziehungsanstalt anordnen, wenn die Gefahr besteht, dass sie infolge ihres Hanges erhebliche rechtswidrige Taten begehen wird. Die Anordnung ergeht nur, wenn eine hinreichend konkrete Aussicht besteht, die Person durch die Behandlung in einer Entziehungsanstalt zu heilen oder über eine erhebliche Zeit vor dem Rückfall in den Hang zu bewahren und von der Begehung erheblicher rechtswidriger Taten abzuhalten, die auf ihren Hang zurückgehen.

Bezüglich der Unterbringung gilt für Jugendliche § 7 JGG: Als Maßregel der Besserung und Sicherung im Sinne des allgemeinen Strafrechts können die Unterbringung in einem psychiatrischen Krankenhaus oder einer Entziehungsanstalt, die Führungsaufsicht oder die Entziehung der Fahrerlaubnis angeordnet werden (§ 61 Nr. 1,2,5,6 StGB).

Der Maßregelvollzug bei Jugendlichen und jungen Heranwachsenden (14–21 Jahre) steht im Spannungsfeld von Medizin, speziell der Kinder- und Jugendpsychiatrie, und der Justiz (Häßler et al., 2004). Primär geht es um Freiheitsentzug für junge, sich noch in einer dynamischen Entwicklung befindende Menschen in gesicherten Kliniken bzw. Abteilungen. Obwohl ein solcher Freiheitsentzug von Strafgerichten angeordnet wird, erfolgt die Unterbringung nach den §§ 63 oder 64 StGB als sogenannte Maßregel der Besserung und Sicherung und hat demzufolge einen vordergründig therapeutischen Aspekt. Gleichzeitig muss jedoch erkannt werden, dass die geistige Behinderung keine Krankheit darstellt und sich aufgrund genetischer, frühkindlicher und dementieller Ursachen nicht bessern lässt. Eine therapeutische Intervention ist nur bei entsprechenden Störungen wie Impulskontrollstörung, Störung der Sexualpräferenz und Symptomen wie Angst, Aggressivität, Zwang etc., die sowohl bei Menschen mit Intelligenzminderung als auch bei normal Intelligenten auftreten können, Erfolg versprechend. Eine Intelligenzminderung ohne eine Diagnose gemäß den Kriterien der Fx.1 der ICD-10 bzw. ohne eine vor-

handene und entsprechend verschlüsselte Zweitdiagnose sollte demnach kein Eingangskriterium für die Unterbringung im Maßregelvollzug sein, wenn man den Vorgaben des Gesetzgebers hinsichtlich »Besserung und Sicherung« folgt.

Im Rostocker Jugendmaßregelvollzug wurden seit der Eröffnung im März 2001 bisher 119 Jugendliche und 76 Heranwachsende untergebracht und behandelt. Unter den Jugendlichen waren 60 % ohne Schulabschluss und unter den Heranwachsenden 48 %. Aus einer Analyse des Arbeitskreises Maßregelvollzug (2008) geht hervor, dass zum Stichtag im Februar 2 008 100 Jugendliche in den forensischen Einrichtungen, die sich an dieser Erhebung beteiligen, untergebracht waren. Davon wiesen 48 % eine geistige Behinderung (IQ < 70) oder eine Lernbehinderung (IQ < 85) auf. Über den gesamten Maßregelvollzug (Erwachsene und Jugendliche) wiesen die Patienten mit dem Eingangsdelikt Körperverletzung den höchsten Anteil von Intelligenzminderung auf (30,8 %). Dagegen hatten nur 7,7 % der wegen Sexualdelikten Untergebrachten und 2,1 % der Brandstifter eine unterdurchschnittliche Intelligenz. Jeder Vierte bis Fünfte wegen Eigentumsdelikten bzw. Mord/Totschlag Eingewiesene verfügte über intellektuelle Fähigkeiten, die durchschnittlich in einem Bereich von IQ < 85 lagen.

Um der Stigmatisierung und Ausgrenzung intelligenzgeminderter Straftäter im Maßregelvollzug entgegenzuwirken, muss fachliche Kompetenz bezüglich der gesundheitlichen und therapeutischen Erfordernisse dieser speziellen Klientel in der Maßregel vorgehalten oder durch externe Spezialisten in den Maßregelvollzug eingebracht werden. Auch im angelsächsischen Bereich wurde festgestellt: »Täter mit Intelligenminderung leiden sehr viel mehr unter psychosozialen Benachteiligungen als durch das Etikett ›psychiatrisch‹ oder ›Behinderung‹ impliziert ist. Zu fordern ist ein integratives und konsistentes Versorgungsmodell. Wir empfehlen den Einsatz von Personen in Schlüsselfunktionen (key worker) mit zahlreichen Fertigkeiten, die den Kontakt mit den individuellen Klienten halten« (Glaser und Florio, 2004).

Neben den Anforderungen der Justiz (Sicherheit, Kriminalprognose, Lockerungen etc.) sind auch Standards der psychiatrischen Behandlung und Standards der Betreuung und Behandlung von Menschen mit geistiger Behinderung zu berücksichtigen und zu gewährleisten. Personenzentriert sollte ein so genannter key worker arbeiten, der von den einzelnen Spezialdisziplinen unterstützt wird. Ein solcher key worker vereint mehrere Rollen in sich, ist Anwalt des Patienten, Freund, Elternteil, Priester, Gesetzeshüter und Gesetzesverstärker, Lehrer und Rollenmodell. Der Vorteil liegt in einer kontinuierlichen, flexiblen, koordinierenden und auf einer emotional tragfähigen Beziehung aufbauenden Hilfe ohne Informationsverlust und mit viel Kompetenz bezüglich des Entwicklungsprozesses, wobei die Hilfe über die Entlassung hinaus, d. h. prospektiv angelegt sein sollte.

Eine englische Studie kommt zu einer ähnlichen Einschätzung, plädiert aber auch für hoch gesicherte »Maßregelvollzugsplätze«. Ein Drittel der 102 untersuchten Patienten (Durchschnitts-IQ = 65.75) zeigte auch unter hoch gesicherten speziellen Betreuungsbedingungen allgemein delinquentes Verhalten, Alkoholmissbrauch und beging sexuelle Übergriffe. »Maßregelvollzugsdienste werden weiterhin für eine bestimmte Zahl von Patienten mit Intelligenzminderung benötigt. Neue und existierende Dienste müssen so gestaltet werden, dass sie den besonderen Bedürfnisprofilen, der langfristigen Rehabilitation und der Versorgung durch Spezialisten entsprechen« (Thomas et al., 2004). Andererseits könnte ein Großteil der fehlplazierten Patienten in weniger gesicherten Einrichtungen, d. h. außerhalb des Maßregelvollzugs untergebracht

und behandelt werden. Auf die Therapie von Menschen mit geistiger Behinderung in spezialisierten Einrichtungen, die optional auch freiheitsentziehende Maßnahmen realisieren können, käme alternativ zum stigmatisierenden und häufig unverhältnismäßigen Maßregelvollzug eine große Aufgabe und Verantwortung zu.

Für zwei Gruppen, intelligenzgeminderte jugendliche Rechtsbrecher mit oder ohne psychiatrischer Zweitdiagnose und erwachsene Straftäter, die zusätzlich zur geistigen Behinderung und psychiatrischen Störung auch noch einen Alkoholmissbrauch betreiben, gibt es derzeit keine flächendeckenden speziellen therapeutischen Angebote. Ohne diese werden aber die Sozial- und damit auch die Kriminalprognose ungünstiger ausfallen, was wiederum den Aufenthalt im Maßregelvollzug verlängert bzw. die Entlassung unmöglich macht. Somit kommt schon auf die Gutachter und die erkennenden Gerichte eine große Verantwortung zu, da unter Kenntnis all dieser Aspekte eine Einweisung in den Maßregelvollzug bei weniger gefährlichen Deliktarten wie Diebstahl, Vandalismus und leichten Körperverletzungen mit größter Sorgfalt zu prüfen und erst bei Ausschöpfung aller Alternativen zu empfehlen ist.

## 25.2.2 Zivilrecht und öffentliches Recht

### Geschäftsfähigkeit

In § 104 BGB ist als Grundlage für die Annahme von Geschäftsunfähigkeit der die freie Willensbestimmung ausschließende Zustand krankhafter Störungen der Geistestätigkeit genannt. Obwohl die Intelligenzminderung keine krankhafte Störung ist (gemäß UN-Behindertenrechtskonvention sollen Menschen mit Behinderungen davon befreit werden, sich selbst als »defizitär« sehen zu müssen und als defizitär angesehen zu werden), geht es in dieser Konvention auch um die Überwindung des sogenannten medizinischen Modells. Dabei wird die gesellschaftliche Wertschätzung von Menschen mit Behinderung gefordert (Diversity-Ansatz), die zur Normalität menschlichen Lebens und des gesellschaftlichen Zusammenlebens gehört. Die Konvention definiert nicht den Begriff Behinderung, beschreibt ihn aber als dynamisches Konzept, das hinreichend offen ist, um Erfahrungen und Erkenntnisse zukünftiger gesellschaftlicher Lern- und Sensibilisierungsprozesse einzubeziehen. Diese Konvention spielt auch bei der Frage der Geschäftsfähigkeit eine bedeutende Rolle. Bei einem IQ unter 60 soll trotz fehlender Begründung demnach Geschäftsunfähigkeit bestehen (Heinrichs, 2005). Im Intelligenzbereich über 60 kommt es vor allem auf psychopathologische Auffälligkeiten, das Wissen um die Inhalte, Tragweite und Bedeutung eingegangener Rechtsgeschäfte, soziale Kompetenzen, die Kritik- und Widerstandsfähigkeit gegenüber Dritten, Belastungsfaktoren und andere beeinflussende Faktoren an, die auch temporär die Fähigkeit zur freien Willensbestimmung aufheben können. Als Teil der Geschäftsfähigkeit ist die Prozessfähigkeit (d. h. die Fähigkeit, selbst Klagen einzureichen oder einen Prozessvertreter zu benennen) zu verstehen (Habermeyer, 2009).

## Testierfähigkeit

»Geistesschwäche« ist eines der Eingangsmerkmale nach § 2229 Abs. 4 BGB, welche die Unfähigkeit begründen, nicht mehr »die Bedeutung einer abgegebenen Willenserklärung einzusehen und nach dieser Einsicht zu handeln.

## Betreuungsrecht

Im Rahmen betreuungsrechtlicher Fragestellungen (zu den allgemeinen Voraussetzungen einer Betreuung, zur Notwendigkeit einer Unterbringung bzw. freiheitsentziehender Maßnahmen (§ 1906 Abs. 1 bzw. 4 BGB), zum Einwilligungsvorbehalt (§ 1903 Abs. 1 BGB) bzw. zu Sonderfragen wie Sterilisation (§§ 1905 und 1900 Abs. 5 BGB)) werden ärztliche Gutachten angefordert. Als Grundvoraussetzungen für die Errichtung einer Betreuung (§ 1896) geht es im ersten Schritt unter anderem auch um die Beurteilung, ob eine geistige Behinderung vorliegt und im zweiten Schritt, ob deshalb und, wenn ja, in welchem Umfang der Betroffene nicht mehr in der Lage ist, seine eigenen Angelegenheiten (Sorge um die Gesundheit, Aufenthaltsbestimmung, Vertretung vor Ämtern, Sorge um finanzielle Angelegenheiten) zu besorgen und wofür dann die konkrete Hilfe eines Betreuers erforderlich ist (Knittel, 2008). Freiheitsentziehende Maßnahmen dienen der Abwehr von Eigen- und/oder Fremdgefährdung, die bei Menschen mit Intelligenzminderung sehr hoch ist. Sie sollten indiziert, zeitlich befristet und angemessen sein und nur als Ultima Ratio nach Ausschöpfung aller anderen, weniger in die Persönlichkeitsrechte eingreifenden Maßnahmen nach gerichtlicher Anhörung bzw. Inaugenscheinnahme und Genehmigung vorgenommen werden.

## Öffentlich-rechtliche Unterbringung

Unterbringungen gegen den Willen der Betroffenen in psychiatrischen Krankenhäusern, die in den einzelnen Landesgesetzen (PsychKGs) geregelt sind und mehr oder minder das Fürsorgeprinzip betonen, verlangen eine Gefährdungssituation (Eigen- und/oder Fremdgefährdung) aufgrund einer psychischen Krankheit, einer vergleichbaren psychischen Störung, einer Suchtkrankheit oder einer geistigen Behinderung. Zumindest in Mecklenburg-Vorpommern ist die öffentlich-rechtliche Unterbringung auch für Minderjährige unter 14 Jahren möglich, steht damit in gewisser Konkurrenz zur zivilrechtlichen Unterbringung Minderjähriger (bis zur Vollendung des 18. Lebensjahres) nach § 1631 b BGB.

## Zivilrechtliche Unterbringung

In der neuen Fassung vom 04. 07. 2008 BGBl. I, S. 1188 lautet der § 1631 b:

> »Eine Unterbringung des Kindes, die mit Freiheitsentziehung verbunden ist, bedarf der Genehmigung des Familiengerichts. Die Unterbringung ist zulässig, wenn sie zum Wohl des Kindes, insbesondere zur Abwendung einer erheblichen Selbst- oder Fremdgefährdung erforderlich ist und der Gefahr nicht auf andere Weise, auch nicht durch andere öffentliche Hilfen, begegnet werden kann. Ohne die Genehmigung ist die Unterbringung nur zulässig, wenn mit dem Aufschub Gefahr verbunden ist; die Genehmigung ist unverzüglich nachzuholen. Das Gericht hat die Genehmigung zurückzunehmen, wenn das Wohl des Kindes die Unterbringung nicht mehr erfordert.«

Die familiengerichtliche Genehmigung der Unterbringung in einer Klinik für Kinder- und Jugendpsychiatrie bzw. einer Einrichtung der Jugendhilfe auf Antrag der/des Sorgeberechtigten erlaubt eine Freiheitsentziehung, zwingt aber nicht dazu. Wenn von einem geistig behinderten Kind oder Jugendlichen eine erhebliche Selbst- oder Fremdgefährdung ausgeht, kann eine vorübergehende Unterbringung erforderlich werden, die auf einer sachverständigen, leider nicht unbedingt fachärztlichen Stellungnahme beruht. Laut Gesetz zur Reform des Verfahrens in Familiensachen und in den Angelegenheiten der freiwilligen Gerichtsbarkeit (FGG – Reformgesetz) vom 17. 12. 2008, Inkrafttreten 01. 09. 2009, kann eine solche gutachterliche Stellungnahme auch von nicht ärztlichen, aber in der Jugendhilfe erfahrenen

Berufsgruppen abgegeben werden. Eine Unterbringung in einer kinder- und jugendpsychiatrischen Klinik, die nicht durch Ärzte veranlasst bzw. begründet wird, dürfte aus Sicht des Autors nicht mit dem SGB V vereinbar sein.

## Einwilligungsfähigkeit

Die Frage der Einwilligungsfähigkeit bezieht sich auf alle medizinpraktischen und medizintheoretischen Fachgebiete, soweit sie Forschungen am Menschen durchführen. An die Einwilligungsfähigkeit werden abhängig vom Schweregrad des medizinischen Eingriffs unterschiedliche Anforderungen gestellt. Betreuung und Geschäftsfähigkeit werden zwar tangiert, ersetzen bzw. implizieren in ihren juristischen Konstrukten aber nicht die Einwilligungsfähigkeit, die gesondert zu prüfen ist.

Einwilligungsunfähig ist, wer wegen ... geistiger Behinderung ... nicht erfassen kann,

- um welche Tatsachen es sich bei der Entscheidung handelt oder
- welche Folgen oder Risiken sich aus der Einwilligungsentscheidung ergeben und welche Mittel es zur Erreichung der mit der Einwilligung verbundenen Ziele gibt oder
- welchen Wert oder welchen Rang die von der Einwilligungsentscheidung berührten Güter oder Interessen für ihn besitzen (Helmchen und Lauter, 1995).

In die komplexe Entscheidung »Einwilligungsfähig vs. nicht fähig« müssen das Risikoprofil der geplanten Maßnahme ebenso wie die Fähigkeiten zum Informationsverständnis, zur Informationsverarbeitung, zur Urteilsfähigkeit, zur Willensbestimmung und nicht zuletzt zur Willensäußerung einfließen.

## Familienrecht

Im Rahmen des Sorgerechts (§ 1671 und weitere BGB) kann es bei Übertragung der elterlichen Sorge, die sich nach dem Kindeswohl richten soll, zu einer Entscheidung kommen, bei der Intelligenzminderung im Kontext des Förderungs- und Kontinuitätsgrundsatzes eine Rolle spielt. Der Förderungsgrundsatz beinhaltet die Eignung, Bereitschaft und Möglichkeit der Eltern zur Übernahme der für das Kindeswohl maßgeblichen Erziehung und Betreuung, der Kontinuitätsgrundsatz dagegen die Stetigkeit und Wahrung der Entwicklung des Kindes. Wenngleich die Wahrscheinlichkeit, Kinder bekommen zu können, in den unteren Intelligenzbereichen abnimmt (Huovinen, 1993), schließt die Intelligenzminderung allein weder die Erziehungsfähigkeit noch die Stetigkeit und Wahrung der Entwicklung des Kindes aus. Im Einzelfall kommt es auf eine genaue, objektive Prüfung aller Umstände an. In die abschließende Wertung müssen dann auch noch die Bindung des Kindes an die Eltern und der Kindeswille eingehen. Im Konfliktfall kommt erschwerend hinzu, dass der Begriff des Kindeswohls ein unbestimmter Rechtsbegriff ist. Auch Remschmidt und Mattejat (2009) haben in ihrem Katalog der Möglichkeiten und Zusammenhänge, in denen von einer Gefährdung des Kindeswohls auszugehen ist, nicht die Intelligenzminderung aufgenommen. Im Vorfeld einer familienrechtlichen Entscheidung für oder gegen das Sorgerecht im Zusammenhang mit einer Intelligenzminderung eines oder beider Elternteile sollten alle unterstützenden Maßnahmen, die das KJHG (KICK) ermöglicht (Hilfen zur Erziehung nach den §§ 27 bis 35 SGB VIII), zur Kindeswohlgefährdungsabwehr ausgeschöpft werden.

Ähnliches gilt für Begutachtungen bei Gefährdung des Kindeswohls gemäß § 1666 BGB.

## Eingliederungshilfe für seelisch behinderte Kinder und Jugendliche

*Diese Aspekte sind gemäß § 35 a KJHG geregelt* (Fegert, 2004; Dölling, 2009). Auch wenn die Vorschrift nur die seelische Behinderung mit einer Abweichung vom für das Lebensalter typischen Zustand von länger als 6 Monaten betrifft und damit die körperliche und geistige Behinderung ausschließt, gibt es häufig Kombinationen von psychischer Störung (auf der Basis der ICD-10 also mit Krankheitswert) und geistiger Behinderung, eine sogenannte Mehrfachbehinderung. In diesem Fall muss entschieden werden, ob die Beeinträchtigung der Teilhabe allein bzw. überwiegend aus der psychischen Störung resultiert. In solch einem Fall haben auch geistig behinderte, vorwiegend seelisch behinderte oder von seelischer Behinderung bedrohte Kinder und Jugendliche Anspruch auf Eingliederungshilfe. Für geistig behinderte Kinder und Jugendliche ohne zusätzliche psychische Störung kann eine Anspruchsbegründung im Bereich des SGB XII vorliegen.

## Glaubhaftigkeit

Da es in der Glaubhaftigkeitsbegutachtung um die situative Glaubhaftigkeit spezifischer Aussagen geht, sind entwicklungstypische Merkmale intelligenzgeminderter Personen zu berücksichtigen. Die vom BGH aufgestellten Anforderungen an Glaubhaftigkeitsgutachten umfassen:

- Kompetenzanalyse (die Intelligenz hat einen großen Einfluss auf die sprachlichen, kognitiven und exekutiven Funktionen)
- Analyse der Aussagequalität (legt man die von Steller und Köhnken (1989) erstellten Realkennzeichen zugrunde, dürften intelligenzgeminderte Opfer und/oder Zeugen benachteiligt sein und möglicherweise so-

gar unberechtigterweise in ihrer Aussage-glaubhaftigkeit angezweifelt werden)

- Konstanzanalyse (bei eingeschränkter Merkfähigkeit, Gedächtnisleistung und Wiedergabefähigkeit sind geistig Behinderte von vornherein benachteiligt, auch die leichtere Beeinflussbarkeit durch Dritte muss berücksichtigt werden)
- Fehlerquellenanalyse
- Motivationsanalyse

Bei intelligenzgeminderten Personen dürfte es schwerer fallen, die geforderte »Nullhypothese« – die Aussage ist so lange als falsch anzunehmen, bis sie logisch hinreichend sicher widerlegt wird – durch Gegenbelege zu entkräften. Bis dato fehlen adaptierte Kriterien, die dem individuellen Vermögen geistig behinderter Menschen gerecht werden.

## Fahreignung

Aufgrund der theoretischen und praktischen Anforderungen beim Erwerb der Fahrerlaubnis hat die Prüfung der Fahreignung mit wenigen Ausnahmen nur Relevanz für den Bereich der Lernbehinderung, d. h. einen IQ über 70, nicht aber für die Intelligenzminderung. Menschen mit einer Intelligenzminderung dürften in der Tat weder den Anforderungen des Fahrerlauberwerbs noch denen des modernen Straßenverkehrs gewachsen sein. Nach der Fahrerlaubnisverordnung (FeV) und den Begutachtungsleitlinien (BAST, 2000) wird für Führer von Kraftfahrzeugen mindestens ein IQ von 70 gefordert, für Bus- und Taxifahrer von mindestens 85. Wie bereits mehrfach erwähnt, kommt es aber nicht allein auf den IQ an, sondern auch auf die soziale Intelligenz, die Persönlichkeitseigenschaften, koinzidente psychische und/oder somatische Störungen. Eine Fahrprobe sollte bei entsprechenden Zweifeln erfolgen. In Ausnahmefällen sind Menschen mit einem IQ unter 70 durchaus in der Lage, verantwortungsbewusst und sicher ein Fahrzeug, insbesondere in vertrauten Umgebungen zu führen.

# Zusammenfassung

- Menschen mit einer geistigen Behinderung haben ein generell erhöhtes Risiko, straffällig zu werden.
- Dieses Risiko ist bei Frauen höher als bei Männern.
- Bezüglich einzelner Deliktarten sind Menschen mit einer geistigen Behinderung unter Brandstiftern und unter Gewaltdelinquenten überrepräsentiert, während Menschen mit einer Lernbehinderung ein höheres Risiko für Sexualstraftaten aufweisen.

- Eine Intelligenzminderung als relativ persönlichkeitsstabiles Merkmal ist allein kein Grund, die Verantwortungsreife zu verneinen.
- Da es sich bei der Intelligenzminderung um keinen aufholbaren Reifemangel handelt, wird der § 105 JGG oft nicht angewandt, was eine Benachteiligung geistig behinderter Straftäter hinsichtlich der daraus folgenden höheren Strafzumessung darstellt und mit der UN-Behindertenrechtskonvention nicht vereinbar ist.

- Obwohl die Intelligenzminderung eines der Eingangsmerkmale für eine Schuldminderung oder einen Schuldausschluss ist, müssen Einsichts- und Steuerungsfähigkeit in jedem Fall gesondert tat- und tatzeitbezogen beurteilt werden.
- Um der Stigmatisierung und Ausgrenzung intelligenzgeminderter Straftäter im Regel- und im Maßregelvollzug entgegenzuwirken, müssen fachliche Kompetenzen bezüglich der gesundheitlichen und therapeutischen Erfordernisse dieser speziellen Klientel, insbesondere im Behandlungsvollzug (sozialtherapeutische Anstalt) und im Maßregelvollzug vorgehalten oder durch externe Spezialisten eingebracht werden.
- Die Geschäfts-, Prozess- und Testierfähigkeit ist unterhalb eines IQ von 60 nicht gegeben. Oberhalb dieses IQ sind die Voraussetzungen und Fähigkeiten zur freien Willensbildung exakt zu prüfen.
- In Fragen des Betreuungsrechts, der Unterbringung bzw. freiheitsentziehender Maßnahmen bedarf es in jedem Fall einer ärztlichen (gutachterlichen) Stellungnahme.
- Im Sorgerecht schließt die Intelligenzminderung allein weder die Erziehungsfähigkeit noch die Wahrung der Entwicklung des eigenen Kindes aus.
- Wenn zu einer geistigen auch noch eine seelische Behinderung hinzukommt bzw. eine droht, haben die betroffenen Kinder einen Anspruch auf Eingliederungshilfe nach § 35 a KJHG.
- Für das Führen eines Kraftfahrzeuges ist mindestens ein IQ über 70 erforderlich, für Bus- und Taxifahrer muss er über 85 liegen.

## Literatur

Cantor JM, Blanchard R, Christensen BK, Dickey R, Klassen PE, Beckstead AL (2005) Quantitative reanalysis of aggregate data on IQ in sexual offenders. Psychological Bulletin 131, 555–568

Dölling D (2009) Kinder- und Jugendhilferecht, in HL Kröber, D Dölling, N Leygraf, H Sass (Hrsg.) Handbuch der Forensischen Psychiatrie, Bd. 5 Forensische Psychiatrie im Privatrecht und Öffentlichen Recht. Heidelberg, Steinkopff, 267–277

Dwyer RG, Frierson RL (2006) The presence of low IQ and mental retardation among murder defendants referred for pretrial evaluation. Journal of Forensic Sciences 51, 678–682

Fegert JM (2004) Empfehlungen zur Erstellung eines Gutachtens zur Eingliederungshilfe gemäß § 35 a KJHG, in G Klosinski (Hrsg.) Begutachtung in der Kinder- und Jugendpsychiatrie. Köln, Dt-Ärzteverlag, 117–122

Gaese F (2006) Psychiatrische Diagnostik und Therapie bei Menschen mit geistiger Behinderung im Erwachsenenalter – Vorstellung eines spezialisierten Behandlungsangebotes am Bezirkskrankenhaus Haar, in R Frank (Hrsg.) Geistige Behinderung. Freiburg i. B., Lambertus, 245–273

Glaser W, Florio D (2004) Beyond specialist programmes: a study of the needs of offenders with intellectual disability requiring psychiatric attention. J Intellect Disabil Res 48, 591–602

Günter M (2004) Begutachtung bei Beeinträchtigungen der geistigen Fähigkeiten im Kindes-, Jugend- und Erwachsenenalter, in K Foerster (Hrsg.) Venzlaff Foerster Psychiatrische Begutachtung. 4. Auflage. München, Elsevier, 235–246

Habermeyer E (2009) Psychiatrische Gesichtspunkte und Begutachtungsfragen der Geschäftsfähigkeit und verwandter Themenbereiche, in HL Kröber, D Dölling, N Leygraf, H Sass (Hrsg.) Handbuch der Forensischen Psychiatrie, Bd. 5 Forensische Psychiatrie im Privatrecht und Öffentlichen Recht. Heidelberg, Steinkopff, 51–100

Häßler F, Göhre C, Müller U, Buchmann J, Schläfke D, Fegert JM (2000) Jugendliche Brandstifter – eine retrospektive Analyse von Gutachtenqualität und Binnendifferenzierung der Deliktgruppe. Recht & Psychiatrie 3, 125–130

Häßler F, Schmitz G, Stephan C, Schläfke D (2003) Jugendliche Brandstifter – Vergleich zweier norddeutscher Klientel, in F Häßler, E Rebernig, K Schnoor, D Schläfke, JM Fegert (Hrsg.) Forensische Kinder-, Jugend- und Erwachsenenpsychiatrie. Schattauer, Stuttgart, 141–148

Häßler F, Schepker R, Arbeitskreis Jugendmaßregelvollzug (2004) Maßregelvollzug für Jugendliche, in G Klosinski (Hrsg.) Begutachtung in der Kinder- und Jugendpsychiatrie. Köln, Dt-Ärzteverlag, 48–64

Häßler F (2011) Intelligenzminderung mit Verhaltensstörung, in F Häßler, W Kinze, N Nedopil (Hrsg.) Paxishandbuch Forensische Psychiatrie des Kindes-, Jugend- und Erwachsenenalters. Berlin, WMV, 309–327

Heinrichs H (2005) Kommentierung der §§ 104 bis 113 BGB, in O Palandt (Begr.) Bürgerliches Gesetzbuch, 64. Aufl. München, Beck, 73–86

Helmchen H, Lauter H (1995) Dürfen Ärzte mit Demenzkranken forschen? Stuttgart, Thieme

Hodgins S (1992) Mental disorder, intellectual deficiency and crime: evidence from a birth cohort. Arch Gen Psychiat 49, 476–483

Hodgins S, Mednick SA, Brennan PA, Schulsinger F, Engberg M (1996) Mental disorder and crime. Evidence from a Danish birth cohort. Arch Gen Psychiatry 53, 489–496

Huovinen K (1993) Gynecological problems of mentally retarded women: A case-control study from southern Finland. Acta Obstet Gynecol Scand 72, 475–480

Inada T, Minagawa F, Iwashita S, Tokui T (1995) Mentally disordered criminal offenders: five years' data from the Tokyo district public prosecutor's office. International Journal of Law and Psychiatry 18, 221–230

Knittel B (2008) Betreuungsgesetz – Kommentar und Rechtssammlung (fortlaufend aktualisiertes Loseblattwerk). Starnberg, Schulz

Lammel M (2007) Der Weg von der schweren anderen seelischen Abartigkeit zur verminderten Steuerungsfähigkeit, in M Lammel, W Felber, S Sutarski, Lau S (Hrsg.) Forensische Begutachtung bei persönlichkeitsstörungen. Berlin, Medizinisch Wissenschaftliche Verlagsgesellschaft, 79–110

Langevin R, Curnoe S (2008) Are the mentally retarded and learning disordered overrepresented among sex offenders and paraphilics? International Journal of Offender Therapy and Coparative Criminology 52, 401–415

Lewis CF, Stanley CR (2000) Women accused of sexual offenses. Behavioral Science and the Law 18, 75–81

Lyall I, Holland AJ, Collins S, Styles P (1995) Incidence of persons with a learning disability detained in police custody: a needs assessment for service development. Med Sci Law 35, 61–71

Männynsalo L, Putkonen H, Lindberg N, Ktilainen I (2008) Forensic psychiatric perspective on criminality associated with intellectual disability: a nationwide register-based study. Journal of Intellectual Disability Research 53, 279–288

McNulty C, Kissi-Debrah, R, Newsom-Davies I (1995) Police involvement with clients having intellectual disabilities: a pilot study in south London. Ment Handicap Res 8, 81–98

Murphy G, Mason J (2004) People with developmental disabilities who offend, in N Bours (Ed.) Psychiatric and Behavioural Disorders in Developmental Disabilities and mental Retardation. Cambridge, University Press, 226–245

Remschmidt H, Mattejat F (2009) Psychiatrische Gesichtspunkte und Begutachtungsfragen im Familienrecht, in HL Kröber, D Dölling, N Leygraf, H Sass (Hrsg.) Handbuch der Forensischen Psychiatrie, Bd. 5 Forensische Psychiatrie im Privatrecht und Öffentlichen Recht. Heidelberg, Steinkopff, 101–116

Rösler H-D (1973) Zur psychometrischen Klassifikation der Intelligenzminderung, in H-D Rösler, H-D Schmidt, H Szewczyk (Hrsg.) Persönlichkeitsdiagnostik. Berlin, Dt. Verlag d. Wissenschaften, 37–60

Stller M, Köhnken G (1989) Statement analyses: Credibility assessment of children's testimonies in sexual abuse cases, in DC Raskin (Ed.) Psychological methods in criminla investigation and evidence. New York, Springer, 217–245

Thomas SD, Dolan M, Johnston S, Middleton H, Harty MA, Carlisle J, Thornicroft G, Appleby L, Jones P (2004). Defining the needs of patients with intellectual disabilities in the high security psychiatric hospitals in England. J Intellect Disabil Res 48, 603–610

Tiihonen J, Eronen M, Hakola P (1993) Criminality associated with mental disorders and intellectual deficiency. Archives of General Psychiatry 50, 917–918

# Stichwortverzeichnis